Beta-Rezeptoren und Beta-Rezeptorenblocker

Beta-Rezeptoren und Beta-Rezeptorenblocker

Herausgegeben von
P. Grosdanoff · F. Kaindl · O. Kraupp · T. Lehnert
P. Lichtlen · J. Schuster · W. Siegenthaler

W DE G
Walter de Gruyter
Berlin · New York 1988

Dr. P. Grosdanoff
Bundesgesundheitsamt
Institut für Arzneimittel
Seestraße 10 · D-1000 Berlin 65

Prof. Dr. F. Kaindl
Universitätsklinik Wien
Garnisongasse 13 · A-1090 Wien

Prof. Dr. Dr. Dr. h. c. O. Kraupp
Pharmakologisches Institut
der Universität Wien
Währinger Straße 13 a · A-1090 Wien

Dr. T. Lehnert
Bundesgesundheitsamt
Institut für Arzneimittel
Seestraße 10 · D-1000 Berlin 65

Prof. Dr. P. Lichtlen
Medizinische Hochschule Hannover
Karl-Wiechert-Allee 9 · D-3000 Hannover 61

Dr. J. Schuster
Bundesgesundheitsamt
Institut für Arzneimittel
Seestraße 10 · D-1000 Berlin 65

Prof. Dr. W. Siegenthaler
Department für innere Medizin
Universitätsspital
Rämisstraße 100 · CH-8091 Zürich

Dieses Buch enthält 128 Abbildungen und 87 Tabellen.

CIP-Kurztitelaufnahme der Deutschen Bibliothek

Beta-Rezeptoren und Beta-Rezeptorenblocker / hrsg. von P. Grosdanoff ... – Berlin ; New York : de Gruyter, 1987.
ISBN 3-11-011427-5
NE: Grosdanoff, Peter [Hrsg.]

Satz und Druck: Arthur Collignon GmbH, Berlin. – Bindearbeiten: Dieter Mikolai, Berlin. – Umschlagentwurf: Rudolf Hübler, Berlin.

Inhalt

V Therapeutische Probleme unter Beta-Blocker-Therapie

VI Epidemiologie

VII Toxikologische Probleme

VIII Nutzen-Risiko-Abwägung

Festvorträge

Tierschutz – Menschenschutz, eine Herausforderung in der heutigen Zeit

D. Neubert

Abstract

An attempt is made to discuss the three aspects within the title given to my contribution by the organizers of this symposium.

1) *Animal protection* and *animal rights* (although practiced in many countries and enforced by law) are difficult to define and often linked to considerable emotion. Only *certain* species get the benefit of „animal protection"; predominantly those to which man has developed special emotional ties (dogs, cats etc.). Thus, it is not a matter of saving „life" as such.

With respect to *experimentation* in medicine we have to continue and intensify all efforts to avoid pain and unacceptable discomfort to the animals involved whenever possible. This means trying to *replace* studies connected with causing pain with other *in-vivo-* or *in-vitro*-methods, or at least to reduce the number of animals suffering. But it also has to be understood and accepted that studies inducing pain and discomfort do *not* comprise a major percentage of the experiments e. g. in toxicology.

Considerable discussion has been initiated recently about the introduction of *„alternative"* methods in medical research. We have to realize that there are no „alternative" methods in science; there are only *suitable* and non-suitable methods. Furthermore, *in-vitro-* or *culture*-methods are by no means *new*. Many of such techniques have their established place in medical and biological research for decades. They have been developed by engaged scientists because they are suitable and even superior in *some* areas of research to *in-vivo*-methods; in toxicology this is predominantly „secondary-stage testing" and the *supplementation* of *in-vivo*-studies.

For the *routine* assessment of a *toxic* potential of new and little investigated substances the value of such *in-vitro*-methods should not be overestimated. Within the next years we will *not* be able to *replace* the majority of the present *in-vivo*-tests with *in-vitro*-techniques, unless we are willing to drastically reduce our present status of safety.

2) There is also considerable concern at this time about the *protection of man* against health risks caused by chemical and physical factors. Protection of animals and of man should not be a contradiction; but if a dilemma should arise, the protection of man should get highest priority. It is doubtful whether exposure to drugs (used for medication) or to „environmental" substances represent the *major* health risk for man. This becomes obvious when we consider such hazards as abuse of *psychotropic drugs*, traffic or household accidents etc.

Especially in the case of drugs (used for medication) todays relatively low risk is achieved only through the extensive testing before and during marketing required by law. Nevertheless, we have to keep and even raise our present standard of safety, to improve our methods of risk assessment for these agents, and thereby prevent health risks. The *best* prevention of health risks is to reduce (or hopefully even abandon) unnecessary drug consumption; we are far away from such a situation in our country.

3) The *challenges of our time* with respect to the aspects mentioned in the title are to concentrate on the *most relevant* problems. Most often this is not done, and problems of minor importance are boosted up and exaggerated in public discussions. This way valuable time and resources are wasted and not used for solving the important problems.

Furthermore, it is difficult and somewhat paradox to practice animal protection and at the same time not to protect human life; the *law permits* the *killing* of tenthousands (or even more, since the number is not known) of *unborn children* in our country each year.

One of the reasons for unbalanced reactions in the public and in policy, creating a serious problem of our time, is the misinterpretation of „freedom of the press". This often may lead to one-sided information of the public, and frequent careless publication of incorrect numbers (curiously always by far too large!). Occasionally, systematic *misinformation* or even deliberate false information by parts of the press is evident. Facts often are exaggerated resulting in spreading panic within the population, especially when side effects of drugs or environmental accidents occur. This has created unnecessary fears in large parts of our population. The reason for this behaviour of some members of the press apparently is, that good money may be earned by spreading false or half-true news; calming down and reporting simple facts seldom pay off in hard currency.

We have to remodel our way of approaching and then solving toxicological problems

- the most *relevant problems* have to be recognized and attempts have to be made to solve them;
- a largely *objective information* of the public has to predominate; once again the opinion of experts in the corresponding field should have more meaning than that of „amateur-toxicologists";
- we must continue to develop methods for research in medicine, using *systems unable to feel pain;* however, always highest priority has to be given to the *safety of man.*

Einleitung

Das von den Veranstaltern des Symposiums vorgegebene Thema meines Beitrages könnte zunächst den Eindruck erwecken, daß Tierschutz vor „Menschenschutz" geht. Eine derartige Vermutung erscheint nicht völlig abwegig, da heute in einigen (nicht einmal kleinen) Kreisen der Bevölkerung viel von „Tierschutz" gesprochen wird; das Wort „Mensch" kommt in solchen Diskussionen jedoch selten oder gar nicht vor.

„Tierschutz" und „Menschenschutz" müssen und sollen keinen Widerspruch darstellen. Für einen Humanmediziner wird im Zweifelsfall allerdings das Wohl des *Menschen* die höchste Priorität besitzen.

Im Folgenden sollen einige Gedanken zu den drei Aspekten vorgetragen werden, die in dem gestellten Thema enthalten sind:

1) Tierschutz,
2) Schutz des Menschen, und
3) Herausforderungen in der heutigen Zeit zu diesen beiden Problemkreisen.

Es versteht sich von selbst, daß diese Diskussion insbesondere unter Berücksichtigung *toxikologischer* Aspekte geführt werden soll.

Einige Gedanken zum „Tierschutz"

Da sich Tierschutz in erster Linie auf das *Verhalten des Menschen* gegenüber bestimmten Tierarten bezieht, ist es in diesem Zusammenhang belanglos, welchen Gefahren die entsprechenden Tierarten in der Natur ausgesetzt sind. In der freien Wildbahn gibt es keinen „Schutz"; hier gilt nur das Recht des Stärkeren. Fuchs oder Adler töten ihre Beute sicher nicht auf „humane" Art. Vom menschlichen Standpunkt aus gesehen ist die Natur grausam; auch viele Menschen sterben nicht auf „humane" Weise.

„Tierschutz" ist offenbar etwas sehr Emotionales; es ist anscheinend schwer, in unserem Lande darüber emotionslos zu diskutieren. Schon der Begriff kann nicht allgemein verständlich und allgemein verbindlich sein. Er benötigt bereits eine Definition.

Gemeint ist zweifellos nicht *jedes* Tier. Des menschlichen Schutzes bedürftig sind nach dem Gesetz und nach entsprechenden Definitionen und Ansichten zunächst einmal nur „höhere" Tiere. Dies zeigt, daß es nicht um den Schutz des „Lebens" an sich geht, sondern um den Schutz von Wesen, zu denen der Mensch eine bestimmte emotionale Beziehung entwickelt hat. Diese Emotion bezieht sich zunächst einmal auf „liebe" oder auf „treue" Tiere, die in der unmittelbaren Nähe des Menschen leben und die Reaktionen zeigen, die für den Menschen einfühlsam, sind oder auf Tiere, denen ein gewisses Maß an „Gehorsam" anerzogen wurde. Dies macht solche Tiere auch für den Menschen ungefährlich und damit sympathisch oder auch nützlich. Beispiele für derartige domestizierte Tierarten sind Hunde und Katzen, aber auch Pferde. Hingegen gelten z. B. Wolf oder Schlange als die Manifestation des Bösen (schon im Märchen), und der Esel ist dumm und störrisch und verdient Prügel, weil er nicht gehorchen will (wie es bereits die Kinder im Kindergarten lernen). Solche Klischee-Vorstellungen erhalten sich oft lebenslang.

Die Art der Beziehungen vieler Menschen zu Tieren entspringt aus der Suche nach „menschlichen" Reaktionen bei diesen Lebewesen. Sie ist darüber hinaus geprägt von Gefühlen und Stimmungen, wie z. B. Einsamkeit, Nicht-Verstanden-Werden, Enttäuschungen (insbesondere von Menschen), Langeweile, aber auch von handfesteren Motiven, wie Schutzbedürfnis (Hund) oder sogar finanziellen Vorteilen (Wettbewerbe). Ob Sport oder Dressur auch für das Tier erstrebenswert oder „vergnüglich" sind, mag dahingestellt bleiben.

Da bestimmte Gefühle beim einzelnen Menschen verschieden intensiv ausgeprägt sind (und sich auch im Laufe des Lebens wandeln mögen), wird eine recht unterschiedliche und individuelle Grundeinstellung verschiedener Menschen zum Tier verständlich, die auch durchaus nicht konstant sein muß. Beruf und Lebensumstände mögen die Einstellung zum Tier entscheidend beeinflussen. So mag ein Landwirt z. B. eine völlig andere Beziehung zum Tier entwickelt haben als ein Städter (Hofhund und Schoßhündchen).

Was kann dann der Sinn eines vernünftigen *Tierschutzes* sein? Offensichtlich bezieht sich das hinter diesem Gedanken stehende Motiv auf drei Aspekte:

- das Bestreben, unnötiges *Leiden* und unnötige *Angst* den Tieren zu ersparen, denen wir die Fähigkeit zu leiden zubilligen,
- das Vermeiden des unnötigen *Tötens* von Tieren, und
- die Erhaltung gefährdeter Arten in unserer Umwelt.

Im Rahmen unserer Diskussion sind insbesondere die ersten beiden Aspekte bedeutungsvoll. Alle Bestrebungen in diese Richtung sind nicht unproblematisch, und der Weg ist keineswegs eindeutig vorgezeichnet. Dies zeigt bereits der Gebrauch der Worte „unnötig" und „zubilligen".

Wie drückt sich „Leiden" bei den entsprechenden Tieren aus, und welche Tiere können leiden oder Angst empfinden? Oder anders ausgedrückt: welche Tiere können nicht leiden?

Es ist kaum eine begründete Aussage darüber möglich, wo in der Hierarchie des Tierreiches die Fähigkeit zu leiden oder Schmerzen zu empfinden beginnt oder aufhört. Wissenschaftliche oder „vernünftige" Gesichtspunkte helfen hier kaum weiter. Zwei extreme Standpunkte sind bei der Beurteilung denkbar:

- Es ist zur Zeit keine Methode bekannt, mit der z. B. nachgewiesen werden könnte, daß die Entwicklung des Gehirns oder allgemein des Nervensystems von einer gewissen Stufe der Entwicklung ab kein „Leiden" oder kein Empfinden von „Schmerzen" mehr gestatten sollte. Dann müßten diese Attribute aber auch *jedem* lebenden Tier, das ein Nervensystem besitzt, zugeordnet werden können.
- Da wir heute wissen, daß die Schmerzempfindung und Schmerzverarbeitung eine außerordentlich starke *psychische* Komponente beinhaltet und voraussetzt (dies ist auch der Grund, warum „Schmerzmittel" im Tierexperiment nur schlecht zu testen und zu bewerten sind), könnte man auch unterstellen, daß nur *Menschen* (und vielleicht noch andere *Primaten*) zur Schmerzverarbeitung im eigentlichen „menschlichen" Sinne fähig sind.

Zwischen diesen beiden extremen Ansichten gibt es natürlich ein breites Spektrum abgestufter Meinungen. Wieder ist es wahrscheinlich die Emotion, die den jeweiligen Standpunkt prägt. So finden es offenbar einige Menschen bereits unakzeptabel, wenn Versuchstiere schmerzlos getötet werden, oder an ihnen Versuche durchgeführt werden, die mit keinem nennenswerten Leiden (gemessen an menschlichen Maßstäben) verbunden sind. Die Ratio hinter einem solchen Standpunkt ist kaum einsichtig.

Andererseits scheint ein nicht unerheblicher Teil von Menschen der Meinung zu sein, daß der Vorgang, an einem Haken im Maul (oft längere Zeit) durch das Wasser gezogen zu werden, für einen Fisch ein großes Vergnügen bedeutet (ähnlich wie für den beteiligten Menschen). Dies ist für andere Menschen ein durchaus „bestialisches" Verhalten. Noch nie hat man jedoch einen „Tierschützer" dagegen opponieren hören, und auch kein Tierschutzgesetz erwähnt diesen Fall (wohl aus guten Gründen, denn es würde ein Sturm der Entrüstung durch weite Kreise der Bevölkerung gehen, wenn man das Angeln verbieten wollte).

Die Grenze der Fähigkeit zum Leiden und zum Empfinden von Schmerzen scheint demnach also im Tierreich irgendwo innerhalb der Klasse der Wirbeltiere zu verlaufen; vielleicht irgendwo zwischen der Maus (oder eventuell Vögeln?) und dem Fisch. Mir erscheint diese Grenzziehung zwischen Warm- und Kaltblütern wirklich sehr willkürlich gezogen!

Fast noch schwieriger ist es zu beurteilen, ob und wann Tiere *Angst* empfinden. Hier mögen menschliche Maßstäbe ganz versagen. Auf der einen Seite mag für bestimmte (auch „höhere") Tiere unser Begriff Angst gar keine Bedeutung besitzen. Angst ist ja häufig eng mit der Phantasie und der Fähigkeit zum Vorausahnen verbunden. Es gibt aber auch Hinweise dafür, daß bestimmte Tiere „Angst" eher stärker empfinden können als viele Menschen.

Die Problematik der Einstellung des Menschen zum Tier ist aber noch sehr viel komplexer und kaum zu konkretisieren. Betrachten wir einmal als Beispiel die Ratte: im Laboratorium ist sie schutzbedürftig (Tierversuche sollte man nach der Meinung vieler „Tierschützer" ganz verbieten!); aber im Keller oder in der Speisekammer ist sie nur zum Vergiften da (z. B. mit Mitteln, die zum innerlichen Verbluten und langsamen Tode führen). Offenbar hört der „Schutz" des Tieres generell dann auf, wenn sich der Mensch bedroht fühlt (das gilt auch für tollwütige Hunde und Katzen oder für andere infizierte Tiere) oder handfeste Lebensinteressen oder Vorteile ins Spiel kommen.

Um auf das Thema des Tierversuches zurückzukommen: ich möchte keinen Zweifel daran lassen, daß ich für eine drastische Verminderung von Tierversuchen bin, wann immer dies zu vertreten ist. Damit sind in allererster Linie natürlich solche Versuche gemeint, die mit gewissen Leiden und Schmerzen für die Tiere verbunden sind. Es muß in diesem Zusammenhang aber auch ganz klar festgestellt werden, daß dies ein sehr kleiner Teil der sogenannten „Tierversuche" ist. Dies zeigt bereits eine ganz einfache Überlegung: so wird z. B. in jedem toxikologischen Routineversuch eine Kontroll-Gruppe gefordert, die überhaupt keiner Stoff-Wirkung ausgesetzt wird, und es wird weiterhin eine Dosierung gefordert, bei der *kein* Effekt nachweisbar sein darf. Damit können bereits mindestens die Hälfte der Tiere in einer solchen Versuchsserie *gar keinen* Leiden oder Schmerzen ausgesetzt sein.

Wir sollten versuchen, von Tierversuchen, die mit Schmerzen oder Leiden der Tiere verbunden sind, möglichst vollständig abzukommen. Dies führt zu der Suche nach Experimenten, die an *„schmerzfreier Materie"* durchgeführt werden können. Zweifellos sind im letzten Jahrzehnt in dieser Richtung erhebliche Anstrengungen gemacht und erste Erfolge erzielt worden. Dies ist ohne jede Frage das Verdienst engagierter

Wissenschaftler, und nicht – wie es nach den heftigen Diskussionen in der Öffentlichkeit aussehen könnte – das von sogenannten Tierschützern. Wesentliche Probleme können ohnehin nicht durch Worte gelöst werden, sondern nur durch ernsthafte und sehr intensive Arbeit. So kann auf dem Gebiet der akuten Toxizitäts-Testung der Ersatz der Bestimmung der LD_{50} (die früher teilweise an unzähligen Tierspezies durchgeführt wurde) durch eine *„approximative* LD_{50}*"* [1] zu einer *erheblichen* Verminderung der notwendigen Tierzahlen führen.

Es ist zudem meine persönliche Überzeugung (der ich auch seit mehreren Jahrzehnten Ausdruck verliehen habe), daß Tierversuche bei der medizinischen Ausbildung an den Universitäten fast immer unnötig, ja nach dem Tierschutzgesetz (das solche Versuche nur dann gestattet, wenn der Zweck nicht mit anderen Mitteln erreicht werden kann) sogar *nicht zulässig* sind (da in der Regel mit audiovisuellen Mitteln mindestens die gleiche Information vermittelt werden kann).

Es wäre weiterhin erstrebenswert, besonders Versuche mit den Tierspezies, zu denen der Mensch eine enge emotionale Beziehung entwickelt hat, erheblich einzuschränken. Hierzu gehören in erster Linie Hunde und Katzen. So sollte es z. B. eine vordringliche Aufgabe der nächsten Jahre sein, festzustellen, ob nicht auf den Hund als obligate Spezies bei chronischen Toxizitätsversuchen weitgehend oder vollständig verzichtet werden kann (und ob z. B. Versuche an der Ratte nicht ausreichen). Leider liegen ernstzunehmende und wissenschaftlich fundierte Vorschläge in dieser Richtung bis heute noch nicht vor.

Aus vielen Gründen ist es heute noch nicht möglich, auf „Tierversuche" ganz zu verzichten, wenn Fortschritte in der Medizin nicht verhindert und auf dem Gebiet der Arzneimittel und Umweltagenzien unser heutiger Sicherheits-Standard beibehalten (oder sogar deutlich angehoben) werden soll. Unsere Gesellschaft hat daher nur drei Optionen:

- entweder die gegenwärtigen *Sicherheits*-Forderungen und den Anspruch auf Fortschritte in der Medizin beizubehalten und ein gewisses Maß an experimentellen Studien zu dulden;
- oder bereit zu sein, mehr *Risiken* für den Menschen durch Arzneimittel und Umweltsubstanzen in Kauf zu nehmen;
- oder den *Konsum* und die Benutzung von chemischen Substanzen (Arzneimittel eingeschlossen) und von physikalischen Faktoren wesentlich zu reduzieren. Dies würde die Gefahr unerwünschter Wirkungen beim Menschen zwar nicht verhindern, diese Chance jedoch deutlich vermindern. Letztlich sind wir natürlich durch den Über-Konsum in die schwierige Situation gekommen, das Risiko so vieler (und *zu* vieler) Expositionen abschätzen zu müssen!

Eine vernünftige Kombination aus diesen drei Möglichkeiten wäre in der heutigen Situation natürlich am zweckmäßigsten.

Dies leitet zu der Frage der Verfügbarkeit *anderer* Möglichkeiten als *in-vivo*-Versuchen zur Beurteilung von pharmakologischen und toxischen Wirkungen über. Die Abschätzung solcher Wirkungen stellt in der medizinischen Forschung zwar nicht das einzige Problem dar, zu dessen Lösung Tierversuche herangezogen werden; die Diskussion soll hier aber auf diese Problematik beschränkt werden.

Es wird heute viel von *„Alternativ-Methoden“* geredet; überwiegend von Menschen, die nichts davon verstehen. Ein ausgewogenes Urteil über die Brauchbarkeit solcher Methoden kann natürlich nur von Wissenschaftlern erwartet werden, die

– laufend mit der Problematik einer Risiko-Abschätzung von Arzneimitteln und Umwelt-Chemikalien sowie mit der Interpretation experimenteller und epidemiologischer Daten befaßt sind, und
– darüber hinaus über umfangreiche eigene Erfahrungen mit entsprechenden *in-vitro*-Methoden verfügen.

Das sind nicht sehr viele Experten!

Wir müssen zunächst einmal akzeptieren, daß es „Alternativ-Methoden“ im eigentlichen Sinne nicht gibt und auch nicht geben kann. Für einen bestimmten wissenschaftlichen Zweck gibt es nur geeignete und nicht-geeignete Methoden. Geeignete Methoden werden in der Wissenschaft *immer* dann benutzt, wenn sie verfügbar sind und ihre Brauchbarkeit zur Klärung der entsprechenden Fragestellung nachgewiesen ist. Dies gilt natürlich auch für „*in-vitro*-Methoden“.

In-vitro-Methoden werden bereits seit mehreren Jahrzehnten *intensiv* in der medizinischen Forschung benutzt. Es wäre also grundsätzlich falsch, hier von einem *neuen* Denkansatz zu sprechen. Für die *toxikologische* Routine-Forschung und zur Auffindung bisher nicht bekannter Nebenwirkungen sind solche Methoden bisher allerdings wenig geeignet. Dies ist auch der Grund, warum Ergebnisse, die mit solchen *in-vitro*-Methoden erzielt wurden, bis heute von Zulassungsbehörden nicht zur Risiko-Abschätzung mit Relevanz für den Menschen akzeptiert werden.

Eine Ausnahme stellt zur Zeit nur die Erfassung *mutagener* Wirkungen dar. Dies ist verständlich, da es sich hier um einen *generellen* toxischen Effekt handelt, der offenbar in vielen Zellen grundsätzlich ähnlich oder gleich abläuft. Auch in diesem Falle wird zur Zeit jedoch auf *zusätzliche in-vivo*-Versuche nicht verzichtet, und diesen wird im Zweifelsfalle die größere Aussagekraft zuerkannt.

Eine weitere Anwendung von *in-vitro*-Methoden in der toxikologischen *Routine-Forschung* bezieht sich auf die Lösung *spezieller* Problemstellungen wie z. B. die Austestung von *Reihen* von Substanzen auf ganz *definierte* Wirkungen. Hier muß jedoch bereits ein Anhaltspunkt für das Vorhandensein eines bestimmten toxischen Effekts bei der Muttersubstanz dieser Reihe vorhanden sein. Insofern geht es in diesem Falle eigentlich nicht um die Aufdeckung einer vorher prinzipiell *nicht* bekannten Wirkung. Zur Bestätigung des Verdachtes müssen zudem zusätzlich *immer* auch noch *in-vivo*-Versuche durchgeführt werden.

In-vitro-Methoden sind auf vielen Gebieten der Toxikologie aus dem „secondary stage testing“ kaum noch wegzudenken, und sie haben bereits ihren festen Platz in diesem wichtigen Teil der Forschung. Hier wird eine *zusätzliche* Information zu einer bereits erkannten toxischen Wirkung angestrebt (z. B. Aufklärung des Wirkungsmechanismus einer erkannten Wirkung, etc.).

Im Gegensatz zum „secondary stage testing“ ist beim heutigen Erkenntnisstand nicht damit zu rechnen, daß sich in der toxikologischen *Routine-Forschung* („primary stage testing“) die Situation in der näheren Zukunft ändern kann. Die Gründe dafür sind an anderen Stellen mehrfach ausführlich dargelegt worden [2, 4, 7, 8, 9]. Es bedarf einer weiteren *intensiven* und sehr *kompetenten* Grundlagenforschung und insbesondere einer *Validierung* bisher vorgeschlagener Methoden, um diese Situation zu ändern. Bisher ist die *Aussagekraft* aller vorgeschlagenen Methoden (auch wenn sie teilweise mit „Preisen" bedacht worden sind) kaum abzuschätzen. Die Erwartungen sollten in bezug auf einen vollständigen Ersatz von *in-vivo*-Tests nicht zu hoch gesteckt werden, und wir sollten uns vor einem Wunschdenken hüten.

Einige Gedanken zum „Schutz des Menschen"

Im Zusammenhang mit dem hier aufgeworfenen Thema stellt sich dann die Frage, ob und wie ein Schutz des Menschen möglich ist. Die Problematik ist so vielgestaltig, daß sie hier selbst dann nicht annähernd erschöpfend abgehandelt werden kann, wenn wir in dieser Diskussion die brennendsten politischen Probleme und die ausgeprägtesten menschlichen Bedrohungen wie Krieg, Hunger und Seuchen (wie heute z. B. AIDS) ausklammern.

Wir müssen zunächst einmal akzeptieren (auch wenn dies heute unpopulär zu sein scheint), daß die wesentlichsten Risiko-Faktoren im Hinblick auf eine gesundheitliche Gefährdung breiter Bevölkerungskreise sehr wahrscheinlich *nicht* durch *toxische* Einwirkungen durch Arzneimittel und vermutlich auch nur in einem vergleichsweise geringen Umfang durch Umweltfaktoren gegeben sind.

Damit soll nicht ausgedrückt werden, daß im Umgang mit Arzneimitteln oder mit „Umwelt-Chemikalien" nicht ein erheblicher Aufwand getrieben werden soll (wie es zur Zeit geschieht), um einen möglichst hohen Grad von gesundheitlicher Sicherheit zu erreichen und aufrecht zu erhalten. Es ist vielmehr gerade diesen strikten Auflagen beim Inverkehrbringen zu verdanken, daß die *Arzneimittel*-Sicherheit in den mitteleuropäischen Ländern so hoch ist (auch wenn von einigen Polemikern immer wieder das Gegenteil verkündet wird).

Da die Restriktionen und Auflagen bei der Anwendung von Verbrauchsgegenständen (Chemikalien eingeschlossen) und bei der Emission von Schadstoffen lange nicht so strikt wie bei Arzneimitteln (und zum Teil heute auch noch keineswegs ausreichend) sind, besteht auf diesem Gebiet zur Zeit sicher noch das deutlich größere Gefährdungspotential.

Viele Verdachtsmomente für Risiken, die einer Exposition gegenüber Schadstoffen zugeschrieben werden (und heute zum Teil sehr vehement diskutiert werden), sind recht vage, und es ist oft fraglich, ob ein Auftreten von gesundheitlichen Schädigungen oder sogar von Todesfällen überhaupt nachgewiesen werden kann. So wird kostbare Zeit, die sicher nutzbringender verbracht werden kann, z. B. mit endlosen Diskussionen über eine mögliche Gefährdung durch kleinste Formaldehyd-Konzentrationen oder kleinste zusätzliche Strahlendosen vergeudet.

Man kann sich des Eindrucks nicht erwehren, daß solche uferlosen, und damit sinnlosen, Diskussionen von den eigentlichen und brennenden Problemen ablenken. Offenbar ist weiten Kreisen (wohl auch von Wissenschaftlern) das Gefühl für die *wesentlichen* Probleme in unserer Zeit weitgehend abhanden gekommen; die Diskussion kleinkarierter Probleme scheint uns voll zu absorbieren.

Es ist ein psychologisches Phänomen, daß bestimmte ausgeprägte Risiken, die mit dem Gebrauch „alltäglicher" Gegenstände (Messer, Leiter, Auto etc.) oder gefährlichen Beschäftigungen (einschließlich einiger sportlicher Betätigungen) verbunden sind, offenbar auch selbst dann nicht zu einer Beunruhigung in der Bevölkerung führen, wenn sie mit großer Regelmäßigkeit und erheblicher Häufigkeit auftreten (z. B. nahezu 10 000 Todesfälle pro Jahr allein in der Bundesrepublik Deutschland durch die Benutzung des Autos und mindestens noch einmal die Hälfte dieser Zahl durch Haushalts-Unfälle).

Demgegenüber ergibt der *Verdacht* auf ein mögliches Risiko (von dem noch nicht einmal wahrscheinlich gemacht werden kann, daß es für den Menschen unter den gegebenen Bedingungen tatsächlich existiert) offenbar ein hervorragendes Motiv für endlose Diskussionen in der Laienpresse oder sogar militante Demonstrationen. Dies ist insbesondere dann der Fall, wenn es sich um Umweltbelastungen oder um Nebenwirkungen von Medikamenten handelt.

Zwei Arten von Informationen eignen sich als Grundlage für eine wissenschaftlich fundierte Risiko-Abschätzung:

- Beobachtungen beim Menschen, und
- experimentelle Studien (d. h. zur Zeit überwiegend tierexperimentelle Studien).

Es ist wichtig zu betonen, daß eine primäre *Prävention* von Gesundheitsschädigungen nur durch *experimentelle* Untersuchungen erfolgen kann, d. h. durch die Konsequenz, eine entsprechende Exposition gegenüber dem erkannten schädlichen Agens von vornherein zu vermeiden oder das Ausmaß der Exposition (die Dosis!) drastisch zu reduzieren.

Durch epidemiologische Untersuchungen kann in der Regel nur eine bereits beim Menschen *aufgetretene* Schädigung (möglichst frühzeitig) erkannt werden. Hingegen gelingt es nur selten (und nur mit außerordentlich großen und teuren Studien), den Verdacht auf eine mögliche toxische Wirkung eines Agens beim Menschen weitgehend zu entkräften. Der Wert epidemiologischer Studien wird von Laien sehr oft überschätzt; die Schwierigkeiten bei der Beurteilung und der Interpretation epidemiologischer Daten und entsprechender Verdachtsmomente sind Experten hinreichend bekannt. Auch aus diesem Grunde kann auf den Tierversuch als Entscheidungshilfe für die Arzneimittel-Sicherheit und bei der Vermeidung von Schädigungen durch „Umwelt-Substanzen" bis heute nicht verzichtet werden.

Herausforderungen in der heutigen Zeit zu diesen beiden Problemkreisen

Eine Diskussion über die Schutzwürdigkeit des Lebens (bei Mensch und Tier) überhaupt und die Glaubwürdigkeit einer solchen Diskussion wird für viele Menschen zweifellos dadurch erschwert, daß wir in den meisten Industrieländern zwar weitreichende Tierschutzgesetze besitzen, ein weitreichender *Schutz des Menschen* aber von vielen abgelehnt wird. So setzen sich z. B. im politischen Bereich paradoxerweise gerade diejenigen Gruppen für eine eklatante Verschärfung der „Tierschutz"-Regelungen ein, die auf der anderen Seite der legalen Tötung des ungeborenen *menschlichen* Lebens (möglichst in jedem Stadium der Entwicklung) voll zustimmen, oder sogar fordern, die Möglichkeit der Abtreibung in die eigenmächtige Entscheidung jeder betroffenen Frau zu stellen.

In der bisher demonstrierten Unfähigkeit unserer Gesellschaft, für Kinder auch dann angemessen zu sorgen, wenn sie für die Eltern unerwünscht sind, liegt meiner Ansicht nach eine der wesentlichen Herausforderungen der heutigen Zeit. Die praktizierte Lösung, deshalb *zehntausende* (oder sogar mehr, da die Zahl ja nicht bekannt ist) von ungeborenen Kindern jedes Jahr allein in unserem Land *legal* zu *töten,* kann sicher nicht als eine ethisch vertretbare Lösung akzeptiert werden.

Herausforderungen in der heutigen Zeit zu dem Versuch, wenigstens einige der angeschnittenen Probleme auf dem Gebiet der Toxikologie zu lösen, sehe ich in drei Richtungen:

- es muß eine weitgehend objektive *Information der Öffentlichkeit* möglich werden, mit dem Ziel, Ängste abzubauen und konstruktiv (nicht überwiegend destruktiv) zu wirken.

Davon sind wir heute sehr weit entfernt, da es für Journalisten und Herausgeber von Zeitungen und besonders von bestimmten Zeitschriften lukrativer ist, Mißstände aufzubauschen als über erfreuliche oder „positive" Dinge zu berichten. Deswegen wird heute Angst und Unzufriedenheit in weiten Bevölkerungskreisen systematisch und künstlich immer weiter geschürt. Halbwahrheiten oder sogar massive Unwahrheiten sind dabei für einen Teil der Medien willkommene Mittel, Unsicherheiten und Zweifel zu erzeugen und dadurch bestimmte gesellschaftspolitische oder weltanschauliche Ansichten zu untermauern oder entsprechende Ziele zu erreichen. Offensichtlich ist auf diese Weise auch gutes Geld zu verdienen. Es scheint kaum noch ein Zweifel möglich, daß der Begriff der „Pressefreiheit" gründlich mißinterpretiert wird (im Sinne von: alles ist erlaubt); teilweise kann man sogar bereits von einem Presseterror sprechen.

Es ist in vielen Bereichen heute ein Stadium erreicht worden, in dem ausgewogene und beruhigende Meinungen paradoxerweise verdächtig geworden sind, bestimmte Interessen zu schützen oder Sachverhalte zu verschleiern. Viele fühlen sich als „mündige Bürger"; dabei geben sie lautstark ihre Meinung von sich, ohne sich sachkundig gemacht zu haben oder den notwendigen Sachverstand zu besitzen. Wahrscheinlich ist eine Bevölkerung noch nie so durch Medien und Gruppen falsch informiert und ist die „öffentliche Meinung" noch nie so von wenigen manipuliert worden, wie in der heutigen Zeit. Der sogenannte „mündige Bürger" ist in Wahrheit ein Bürger, der zu kaum einer Zeit so unmündig (weil desinformiert oder sogar bewußt falsch informiert) war wie heute.

Wie kommt es, daß man einem ganzen Volk z. B. einreden kann, Otto-Motoren wären schädlich und Diesel-Motoren wären „gut", obgleich sie riesige Schwaden von Rauch und Ruß in die Gegend und uns in die Atemwege blasen? Jedes Kind weiß doch (seit POTT 1775 den „Schornsteinfegerkrebs“ entdeckt hat), daß Ruß mit krebserzeugenden Stoffen beladen ist.

Aus den genannten und vielen anderen Gründen gehen die meisten in der Öffentlichkeit geführten Diskussionen heute an den eigentlichen Problemen vorbei. Einer der Hauptfehler ist dabei z. B. die Tatsache, daß in kaum einer Diskussion erkannt und darum berücksichtigt wird, daß Toxizität ein *Dosis-Problem* ist. In einem Volk von „Amateur-Toxikologen“ ist ohnehin ein Stadium erreicht, in dem die Diskussion überwiegend von Nicht-Sachkundigen geführt wird. Diejenigen mit dem geringsten Sachverstand erheben die Stimme am lautesten; und es wimmelt in unserem Land offenbar von „Fachleuten“ ohne jede Art einer medizinischen oder toxikologischen Ausbildung.

So ist es zu einer beliebten und auch schon weitverbreiteten Methode geworden, eine scheinbare „Ausgewogenheit“ in der Berichterstattung dadurch vorzugaukeln, daß man der fundierten Meinung eines kompetenten Wissenschaftlers die Aussage eines wissenschaftlichen Amateurs auf dem betreffenden Gebiet entgegenstellt oder entgegenhält (natürlich, ohne den letzteren als solchen zu identifizieren). Auf diese Weise wird bei dem Publikum der Eindruck erweckt, das betreffende Problem würde in der Wissenschaft völlig kontrovers beurteilt oder die vom Experten gemachte Aussage wäre nicht fundiert.

Nur die Rückkehr zu einer sachlichen Diskussion der toxikologischen und medizinischen Probleme in sachverständigen *Gremien* und die Information der Öffentlichkeit über gemeinsame Erklärungen solcher Gremien kann aus diesem Dilemma wieder hinausführen.

- Es sollten alle Anstrengungen gemacht werden, möglichst optimale Methoden zur toxikologischen Risiko-Abschätzung zu entwickeln. Dabei sollte versucht werden, im Laufe der nächsten Jahre und Jahrzehnte alle Auswertungen, die mit Schmerzen oder Leiden von Versuchstieren verbunden sind, soweit wie möglich durch andere Methoden zu ersetzen. Viele der heutigen Methoden zur Abschätzung toxischer Risiken sind noch unbefriedigend oder zu aufwendig.
- Wir sollten uns bemühen, Menschen vor allem vor den *relevanten* Risiken zu schützen, bzw. diese zu erkennen und zu reduzieren.

Auf dem Gebiet der Schädigungen durch chemische Substanzen gehört dazu heute nach meiner Ansicht als ein ganz wesentlicher Faktor (vielleicht die wichtigste toxikologische Problematik unserer Zeit überhaupt) die Kontamination durch *Verbrennungsvorgänge* einschließlich der durch solche Verbrennungsprozesse ausgelösten allgemeinen Umweltveränderungen.

Es muß die Aufgabe der nächsten Jahre und Jahrzehnte sein, Verbrennungsvorgänge aller Art in unserer Umgebung drastisch zu reduzieren oder weitgehend so zu kontrollieren, daß keine nennenswerten Schadstoffmengen in die Umwelt gelangen. Zu solchen Schadstoffen gehören nicht nur die allgemein als gesundheitsschädlich akzeptierten Stoffklassen wie polycyclische aromatische Kohlenwasserstoffe, Nitrosamine, polychlorierte Dibenzodioxine und Dibenzofurane usw., sowie anorganische Schadstoffe (CO, NO_x, SO_2 und SO_3, Schwermetalle etc.), sondern insbesondere auch das CO_2 als Umwelt-verändernder Faktor, das heute bei der Schadstoffverminderung praktisch nicht berücksichtigt wird.

Selbstverständlich handelt es sich auch hier nicht in erster Linie um ein toxikologisches, sondern um ein politisches Problem. Ich möchte voraussagen und hoffen, daß man Politiker, die sich heute bei dieser Kenntnislage nicht eindeutig für eine drastische Verminderung von Verbrennungsvorgängen (jeder Art) innerhalb der nächsten Jahre und Jahrzehnte einsetzen, später einmal zur Rechenschaft ziehen wird (und sollte), wenn weiter unübersehbarer Schaden für die Menschheit (und nicht nur diese) angerichtet wurde.

Literatur

[1] Baß, R., P. Günzel, D. Henschler, et al.: LD_{50} versus acute toxicity: critical assessment of the methodology currently in use. Arch. Toxicol. **51** (1982) 183–186; deutsche Fassung: Arzneimittelforsch. **33** (1983) 81–83.

[2] Neubert, D.: The use of culture techniques in studies on prenatal toxicity. Pharmacol. Ther. **18** (1982) 397–434.

[3] Neubert, D.: Können Mutagenitäts-Tests oder andere in-vitro-Methoden Carcinogenitäts- und andere Langzeit-in-vivo-Untersuchungen ersetzen? In: Arzneimittelsicherheit (P. Grosdanoff, B. Schnieders, K. Überla, Hg.) S. 83–88. MMV Medizin Verlag. BGA-Berichte 1/1983. München 1983.

[4] Neubert, D.: Toxicity studies with cellular models of differentiation. Xenobiotica **15** (1985) 649–660.

[5] Neubert, D.: Benefits and limits of model systems in developmental biology and toxicology (in-vitro-techniques). In: Prevention of physical and mental congenital defects, part A. (M. Marois, Hg.) S. 91–96. Alan R. Liss, Inc., New York 1985.

[6] Neubert, D.: Alternativen zum Tierversuch – Status quo und Ausblick. In: Tierversuche in der Diskussion. (Bundesverband der Pharmazeutischen Industrie, Hg.) S. 57–67. Frankfurt 1986.

[7] Neubert, D., H.-J. Barrach: Effect of environmental agents on embryonic development and the applicability of in-vitro techniques for teratological testing. In: In vitro toxicity testing of environmental agents, part B. (A. Kolber, T. K. Wong, L. D. Grant, R. S. DeWoskin, T. J. Hughes, Hg.) S. 147–172. Plenum Publ. Corp., New York, 1983.

[8] Neubert, D., G. Blankenburg, I. Chahoud, et al.: Results of in-vivo- and in-vitro-studies for assessing prenatal toxicity. Environ. Health Perspect. 70 (1986) 89–103.

[9] Neubert, D., G. Blankenburg, C. Lewandowski, et al.: Misinterpretations of results and creation of „artefacts“ in studies on developmental toxicity using systems simpler than in vivo systems. In: Developmental mechanisms: normal and abnormal (J. W. Lash, L. Saxen, Hg.) S. 241–266. Alan R. Liss, Inc., New York 1985.

Die Verantwortung des klinischen Prüfers bei der Entwicklung von Arzneimitteln

M. Alexander

Neue Medikamente werden am Menschen in vier Phasen getestet. Bevor sie jedoch in die klinische Prüfung gelangen, müssen in vitro-Versuche und Tierexperimente hinsichtlich der akuten Toxizität und der Sicherheitspharmakologie abgeschlossen sein. Die Pharmahersteller sind verpflichtet, ihre Tierversuche den Überwachungsbehörden anzuzeigen.

Die Phase I der klinischen Prüfung am Menschen beginnt nach dem Tierexperiment und untersucht die Verträglichkeit am gesunden Menschen. In Form von begrenzten Testen wird auch die Dosis festgestellt.

Im Mittelpunkt der Phase II steht der therapeutische Wirksamkeitsnachweis an Erkrankten, wobei 2 oder mehr Gruppen von Patienten mit einer möglichst ähnlichen Form der Erkrankung und auch sonst vergleichbaren Parametern (Alter, Geschlecht) zusammengestellt werden. Die Vergleichsgruppe wird mit einer bereits anerkannten Therapie behandelt oder erhält ein Placebo. Hierbei sollen auch Wirkungsmechanismus und Sicherheit geklärt und ein Standardprotokoll angefertigt werden.

Ziel der III. Phase ist unter anderem die Erforschung von Nebenwirkungen sowie der klinischen Wirksamkeit in ausgedehnten Untersuchungen bei größeren Patientengruppen.

Wenn das Medikament in den Tierversuchen gezeigt hat, daß sich die akute und chronische Toxizität in vertretbaren Grenzen hält und keine teratogene, mutagene oder kanzerogene Kapazität besteht, und wenn in den klinischen Prüfungen der Phasen 1–3 Wirksamkeit festgestellt wurde und die Nebenwirkungen sich in vertretbaren Grenzen halten, erfolgt die Zulassung durch das Bundesgesundheitsamt (BGA).

In der Phase IV (nach der Markteinführung) soll vor allem untersucht werden, ob in bisher nicht bekannten Zusammenhängen und bei besonderen Risikogruppen nicht doch unerwünschte Nebenwirkungen auftreten. Vor Beginn der Prüfung am Menschen müssen die Unterlagen über das neue Medikament lediglich beim BGA hinterlegt werden. Eine Überprüfung durch das BGA findet in der Regel nicht statt. Die Verantwortung liegt beim klinischen Prüfer, der eine Nutzen-Risiko-Abwägung treffen muß.

Dabei soll ihm durch Ethikkommissionen geholfen werden, wie sie bei den medizinischen Fakultäten bzw. Fachbereichen der Universitäten und weitgehend auch bei Ärztekammern eingerichtet sind. Diese Ethikkommissionen können beraten, aber sie können dem klinischen Forscher nicht die Verantwortung für die betreffende Studie abnehmen. Es wäre sicher häufig ein Vorteil, wenn die Prüfärzte eventuell in Zusammenarbeit mit den Leitern der klinischen Forschung der Pharmaindustrie selbst

Untersuchungspläne ausarbeiten könnten und nicht nur auf die Prüfbögen der Pharmaindustrie angewiesen wären.

Arzneimittelprüfung ist nicht denkbar, ohne Teilnahme von biometrisch geschulten Mitarbeitern an der Planung, Durchführung und Auswertung von Arzneimittelstudien. In Deutschland war es der Bonner Internist Paul Martini, der den kontrollierten klinischen Versuch in die Arzneimittelprüfung eingeführt hat. Eine ernsthafte medizinische Forschung setzt voraus, daß nicht nur die Erfolge, sondern auch die Mißerfolge aufgezeichnet werden, und daß die Aufzeichnungen sorgfältig sind.

Als grundlegend für die experimentelle Methode sieht Martini 3 Prinzipien an:

1. Die geplante „Willkür", mit welcher der Experimentator als Subjekt seinen Willen dem experimentellen Objekt aufprägt.
2. Die „Reproduzierbarkeit" der Ergebnisse, nach der bei gleichen Ausgangs- und Randbedingungen an jedem Ort und von jeder Person die gleichen Ergebnisse erzielt werden müssen.
3. Die „Reliabilität" der Methode, nach der es möglich sein muß, daß die Beobachtungen auch die in Frage kommenden „wahren" Effekte widerspiegeln und nicht von sekundären Ergebnissen beeinflußt sind.

Die Schwierigkeit, die strengen Forderungen des naturwissenschaftlichen Experimentes mit den konkreten Bedingungen der klinischen Medizin in Einklang zu bringen, führte zu kontrollierten klinischen Studien, die sich auf 3 Säulen gründen:

1. die Deklaration des Weltärztebundes von Helsinki, in der die ethischen Voraussetzungen für Experimente am Menschen formuliert sind,
2. die konsequente Einführung und Nutzung von statistischen Verfahren und wahrscheinlichkeitstheoretischen Modellen zur Beurteilung der Variabilität und
3. die statistische Versuchsplanung zur Kontrolle von Störeinflüssen und Verzerrungen sowie zur Minimierung des Versuchsaufwandes.

Die Deklaration von Helsinki wurde 1964 auf der 24. Generalversammlung des Weltärztebundes verabschiedet und am 10. 10. 1975 in Tokio in revidierter Fassung herausgegeben. Das Spannungsfeld bei klinischen Versuchen besteht zwischen der Feststellung „Aufgabe des Arztes ist die Erhaltung der Gesundheit des Menschen. Der Erfüllung dieser Aufgabe dient er mit seinem Wissen und Gewissen" und der Feststellung „Medizinischer Fortschritt beruht auf Forschung, die sich letztlich auch auf Versuche am Menschen stützen muß." In „allgemeinen Grundsätzen" wird festgelegt, daß die Bedeutung des Versuchszieles in einem angemessenen Verhältnis zum Risiko der Versuchsperson stehen muß, daß das Recht der Versuchsperson auf Unversehrtheit stets geachtet werden muß und daß die Teilnahme an einem Versuch freiwillig erfolgen muß, wobei die Versuchsperson „ausreichend über Absicht, Durchführung, erwarteten Nutzen und Risiken des Versuchs sowie über möglicherweise damit verbundene Störungen des Wohlbefindens" zu informieren ist (informed consent).

Vor dem Versuch ist ein genauer Plan auszuarbeiten und in einem Protokoll festzuhalten, aus dem die Relevanz des Versuchszieles, die Adäquatheit der Versuchsanordnung und die Einhaltung der ethischen Bedingungen nach der Deklaration von Helsinki ersichtlich sein müssen.

Bei der Auswertung sind folgende Punkte zu beachten:

1. Bei der Durchführung der Prüfung aufgetretene Abweichungen vom Prüfprotokoll sind zu dokumentieren und zu bewerten. Alle Ausschlüsse von der Auswertung sind zu begründen und kasuistisch zu beschreiben.
2. Die verwendeten statistischen Verfahren müssen so angegeben und dargestellt werden, daß ihre Anwendung nachvollzogen werden kann.
3. Bei multizentrischen Prüfungen müssen die Einflüsse der Zentren adäquat berücksichtigt werden. Eine gesonderte Darstellung der Ergebnisse je Zentrum ist erforderlich.

Ein besonderes Problem sind multizentrische Arzneimittelprüfungen beim niedergelassenen Arzt. Mit ihnen soll das zulässige Spektrum der Einsatzmöglichkeiten eines Medikamentes in seiner ganzen Breite erfaßt werden. Hierzu ist die Mitwirkung möglichst heterogen strukturierter Arztpraxen mit nicht zu kleinen Patientenzahlen pro Arztpraxis erforderlich.

Folgende Fragen lassen sich beim niedergelassenen Arzt klären:

1. Wirksamkeit, Verträglichkeit und Wirtschaftlichkeit eines Medikamentes beim arbeitenden Patienten,
2. Langzeitbeobachtungen, u. U. über Jahre,
3. Studien nicht stationär zu behandelnder Krankheiten,
4. systematische Erfassung des u. U. sehr komplexen und variablen dynamischen Prozesses, mit dem die medikamentöse Therapie vom Arzt schrittweise im Gesamtkonzept der unmittelbaren ärztlichen Betreuung an die Besonderheiten des einzelnen Kranken und seiner Krankheit(en) angepaßt wird.

Unerläßlich für die Ergiebigkeit multizentrischer Arzneimittelprüfstudien beim niedergelassenen Arzt ist, daß der teilnehmende Arzt

1. bereits bei der Planung der Studie beteiligt wird. Dies ist allein schon zu seiner Risikoabwägung und -absicherung notwendig,
2. auch während der Studie laufend informiert und überwacht wird (z. B. auf Einhalten der Versuchsbedingungen, Vollständigkeit, Plausibilität und Vollzähligkeit der Begleitdokumentation, über sich abzeichnende Gesamttrends),
3. nach der Studie umfassend in die Erfolgskontrolle (Evaluation) einbezogen und über die Ergebnisse informiert wird.

Dies setzt voraus:

1. Die Einrichtung eines zentralen Führungsstabes, dessen Kompetenz und Befugnisse sich mit der Aufgabe decken.
2. Die Existenz eines kompetenten und dynamischen Verbindungsdienstes zwischen dem einzelnen Arzt und der Zentrale.
3. Schulung der teilnehmenden Ärzte und Gewöhnung an die Studien, Disziplin (u. U. durch schrittweise komplexer werdende Vorstudien).

Als Hauptschwierigkeiten ergeben sich:

1. Studienleiter und -koordinatoren, die vom niedergelassenen Arzt als Partner akzeptiert werden, müssen nicht nur klinische Erfahrungen, sondern auch Verständnis für die speziellen Zwänge, wie das unternehmerische Risiko des Niedergelassenen,

didaktische und organisatorische Führungserfahrungen und -fähigkeiten und Kenntnisse in moderner Versuchs- und Erhebungsplanung also in Statistik und Informatik besitzen.
2. Die Angehörigen des „Studien-Verbindungsdienstes" (Außendienstmitarbeiter der Pharmaunternehmen) müssen motiviert, geschult und straff geführt werden. Nur so können sie die nicht einfache Aufgabe der laufenden Qualitätssicherung schonend aber wirksam wahrnehmen.

Ein weiteres wichtiges Kriterium bei kontrollierten Arzneimittelprüfungen ist die Patienten-Compliance. *Direkte* Methoden zur Kontrolle der Einnahmezuverlässigkeit sind:

1. Einnahme unter Aufsicht,
2. Tabletten-Zählverfahren und
3. Befragung des Patienten über die Einnahme.

Indirekte Methoden sind:

1. Nachweis von therapeutischen Effekten oder Nebenwirkungen,
2. Nachweis des Arzneistoffes oder seiner Metaboliten in Körperflüssigkeiten,
3. Nachweis von „Markersubstanzen", die dem Arzneimittel zugesetzt werden, in Körperflüssigkeiten.

Die Phase IV umfaßt den gesamten Zeitraum, in dem das Medikament nach der Zulassung auf dem Markt ist. Besonders wichtig ist die erste Zeit nach der Einführung. In Phase III sind die Patienten ausgewählt, Kinder und Frauen im gebärfähigen Alter meist vermieden. In Phase IV kommen auch ältere Patienten mit Niereninsuffizienz und solche, die zahlreiche andere Medikamente erhalten, in Frage. Diesen wichtigen ersten Zeitraum kann man mit 2 Jahren veranschlagen. So muß der Hersteller 2 Jahre nach Unterstellung eines neuen Stoffes unter die Rezeptpflicht einen Erfahrungsbericht an das BGA abgeben, in dem auf Art und Häufigkeit von Nebenwirkungen eingegangen wird. Zum Beispiel hat Coxigon in den ersten 2 Jahren so viele und schwere Nebenwirkungen gezeigt, daß es vom Markt genommen werden mußte.

Danach folgt eine Zeitspanne, in der gelegentlich erst schwere, wenn auch seltene Nebenwirkungen festgestellt werden (z. B. Biguanide, bei denen es 6–7 Jahre gedauert hat).

Das Handicap der sogenannten Beobachtungsstudien (Feldstudien) liegt darin, daß bis zu 300 Ärzte je 5–10 Patientenbeobachtungen bei Therapie mit einem Präparat ohne Randomisierung beisteuern. Man unterscheidet Längsschnittstudien (Kohortenstudien), bei denen ausgewählte Patienten über einen längeren Zeitraum beobachtet werden und Querschnittsstudien, bei denen die Patienten nur einmal beobachtet und dabei zurückliegende Zeiträume retrospektiv erfaßt werden. Der Nachteil der Längsschnittuntersuchung liegt in der Gefahr der Patientenselektion durch Ausfälle, der Nachteil der Querschnittsuntersuchung liegt in der schlechteren Datenqualität der retrospektiven Erhebung.

Demgegenüber ist der Vergleich von 2 oder mehr verschiedenen Therapieformen bei prospektiver Beobachtung der in die Studie aufgenommenen Patienten und bei zufallsmäßiger Zuteilung zu den untersuchten Therapieformen (Randomisierung) von

Vorteil. Das Studienprotokoll ist vor Beginn jeder Studie zu erstellen. Es beinhaltet genaue Formulierung des Studienzieles mit den zu beantwortenden Fragestellungen (Angabe von Erfolgskriterien) und zu prüfenden Hypothesen, Ein- und Ausschlußkriterien für die Studienpatienten, Angaben zur Durchführung der Patienteninformation, Dokumentationsverfahren zur Erhebung der benötigten Daten und Methodik der statistischen Auswertung. Wichtig ist die gute Kooperation zwischen Mediziner und Statistiker. Je einfacher die Fragestellung, desto klarer die Aussage. Die äußeren Bedingungen müssen während des gesamten Prüfzeitraumes identisch sein.

Eine Therapiemethode, die nur Versager liefert oder ein Präparat, das erhebliche Nebenwirkungen hat, darf nicht weiter getestet werden (ärztliche Verantwortung). Hier ist der Eindruck während der Therapie im Interesse des Patienten entscheidend und nicht der Ehrgeiz, eine komplette Studie vorweisen zu können. Auch der begründete Abbruch einer Studie ist ein Ergebnis. Der Wert einer jeden Studie wird durch die Ehrlichkeit bei der Durchführung bestimmt. Jede Studie ist manipulierbar, auch eine Doppelblindstudie, deren Kodierung zu Gedankenakrobatik reizt. Hier sollte der wissenschaftliche Anspruch Motivation sein. Jeder, der eine Studie beginnen will, sollte vorher Überlegungen zur Relation von Aufwand und Nutzen anstellen. Denkeinsatz und Fleißarbeit des Datensammlers sind vom klinischen Untersucher zu leisten, Wert und Aussage werden durch die Statistik bestimmt. Das Arzt-Patienten-Verhältnis darf durch eine klinische Studie nicht entwertet werden. Jeder Arzt hat im Rahmen einer Studie die Verpflichtung, für seinen Patienten individuell notwendige Entscheidungen zu treffen. Häufig haben unbehandelte Kontrollgruppen innerhalb einer Studie länger und besser gelebt als sonstige unbehandelte Patienten, weil sie besonders gut überwacht und betreut wurden. Klinische Studien müssen nicht nur nach wissenschaftlichen Gesichtspunkten aufgebaut sein, sondern auch nach ethischen Regeln. Der Patient darf keinem Risiko ausgesetzt sein, und die Behandlung muß dem Patienten eine Chance zur Besserung geben.

Der Patient hat das Recht, voll informiert zu werden und nach Beratung durch seinen Hausarzt, der alle notwendigen Tatsachen erfahren muß, sich selbst zu entscheiden.

Ethik der Humanuntersuchung – ein Problem unserer Zeit

J. C. Frölich*

Ethik beschreibt die Normen menschlichen Handelns. Ein kurzer Rückblick in die Geschichte zeigt, wie sehr sich diese Normen gewandelt haben; ein Blick in die Ethik anderer Nationen, wie groß die Unterschiede zum gegenwärtigen Zeitpunkt sind. Innerhalb eines Volkes können sehr unterschiedliche Auffassungen zu Gegenwartsproblemen wie Schwangerschaftsunterbrechung, Atomkraft und Humanuntersuchungen nebeneinander existieren. Unschwer ist die Relativität der Ethik zu erkennen. Die Mannigfaltigkeit der sittlichen Auffassungen reflektiert sich in Religions- und Rechtsgeschichte und in der Pädagogik in deutlichster Form. Die Feststellung der Relativität soll in keiner Weise die großen und bewunderungswürdigen Anstrengungen hervorragender Philosophen entwerten, die versucht haben, allgemeingültige Prinzipien der Ethik zu finden.

Die Realisierbarkeit ethischer Normen ist unterschiedlich beurteilt worden. Von den Sophisten wurde die Möglichkeit ethischen Verhaltens wegen der Relativität der Ethik grundsätzlich in Frage gestellt. Im Mittelalter wurde die Erzielung letztlicher ethischer Normen ins Jenseits verlegt und erst die Realisten Bacon and Spinoza führten die Ethik wieder auf den Boden unserer Erde zurück. Sie befreiten sie von Weltflucht, Askese und Mystizismus, um sie in der Folge durch Verknüpfung mit den aus der Beobachtung des menschlichen Lebens hervorgegangenen Realitäten zu konkretisieren. Die spekulativen Ethiker Kant, Fichte und Hegel leiten ihre Ethik aus einer allgemeinen Weltanschauung her, die auch den Begriff der Evolution der Ethik (Hegel, Fichte) enthält. Das Endziel dieser Evolution ist eine sittliche Weltordnung.

Unter den gegenwärtigen Zuständen wird man als Pessimist viele beklagenswerte Ereignisse aufführen können, die eine derartige Evolution der Ethik in Frage stellen, als Realist wird man auf der anderen Seite registrieren dürfen, daß durch die vereinten Anstrengungen, die von zahlreichen Gruppierungen ausgehen, ein, wenn auch bescheidener, Fortschritt tatsächlich bewirkt worden ist. Der Begriff der Menschenrechte ist aus den Erlebnissen der Stalin- und Hitlerdiktaturen neu belebt hervorgegangen. Er ist nicht mehr wegzudenken. Ein Teil dieser Rechte befaßt sich auch mit Fragestellungen, die das Arzt-Patienten-Verhältnis betreffen. Vor nunmehr 22 Jahren faßte der Weltärztebund eine Entschließung zur Frage der Humanuntersuchungen. Diese als „Deklaration von Helsinki“ bekannt gewordene Stellungnahme stellt einen Markstein in der Entwicklung ethischer, allgemeinverbindlicher Normen dar.

* Meinem Vater, Dr. med. Hans-Joachim Frölich zum 80. Geburtstag gewidmet.

Selbstentscheidung ist ein Recht, welches jedem Menschen zusteht. In diesen Bereich des Selbstentscheids fällt auch das Recht zu entscheiden, ob man an einer Humanuntersuchung teilnehmen will.

Ein essentieller Bestandteil dieses Selbstentscheides ist ein hinreichender Informationsstand. Durch die neuere Diskussion um die Ethik der Humanuntersuchungen, angefangen von den Nürnberger Grundsätzen bis zur Deklaration von Helsinki, zieht sich wie ein roter Faden diese Forderung nach Aufklärung und Einwilligung in Anerkennung des Rechtes auf Selbstentscheidung. Es bedeutet die Entscheidung an einer Studie teilzunehmen gleichzeitig die Anerkennung einer sozialen Gebundenheit. Unter sozialen Maßnahmen assoziiert man unwillkürlich die Maßnahmen von Großorganisationen wie Staat oder Arbeitgeberverbände, also von anonymen Organisationen. Hier an der Frage, an einer Humanuntersuchung freiwillig teilzunehmen, entscheidet sich am Einzelnen soziales Verhalten. Die unumschränkte Anerkennung der Selbstdetermination ergibt den Freiraum für soziales Verhalten.

Allerdings gibt es neben dem Recht auf Aufklärung und Zustimmung auch eine ethische Verpflichtung, sich für den Fortschritt der Medizin einzusetzen. Diese Verpflichtung betrifft nicht nur den Arzt, sie betrifft auch den Patienten. Das, was ihm heute als Standardtherapie und -diagnostik angeboten wird, basiert zum größten Teil auf Untersuchungen an Patienten vorausgegangener Generationen. Dadurch, daß man diese Verfahren für sich in Anspruch nimmt, geht man gleichzeitig eine Verpflichtung ein, an ihrer Verbesserung zu arbeiten. Ein Jurist wird diesen Zusammenhang nicht widerspruchslos anerkennen, was einmal mehr den Unterschied zwischen Ethik und gegenwärtiger Rechtsauffassung darlegt. Der Jurist sieht ausschließlich die Gefahren für den gegenwärtigen Patienten. Eine Teilnahme an einer Studie befriedigt nach seiner Auffassung die Bedürfnisse der Gesellschaft [12]. Es ist zu Recht geltend gemacht worden, daß die Gesellschaft sehr wohl ohne jeden medizinischen Fortschritt fortbestehen würde. Es geht nicht um die anonymen Ansprüche der Gesellschaft, es geht uns Ärzten vielmehr um das Leiden dieser Patienten, dem wir als Ärzte hilflos gegenüberstehen. „Future patients have faces“ [16]. Diese Äußerung macht diesen Gedanken sofort klar.

Rechtfertigung für Humanuntersuchungen

Die Frage, ob es ethisch statthaft ist, Humanuntersuchungen durchzuführen, hat ein Spektrum von Antworten gefunden, das von der glatten Negation bis zu der Feststellung reicht, es sei unethisch, keine klinischen Studien durchzuführen. Die generelle Negation hat zwei Wurzeln, einmal eine weltanschauliche, die von der allgemein als irrig erkannten Annahme ausgeht, daß Patienten sich unter therapeutischen Gesichtspunkten nicht in Gruppen zusammenfassen ließen. Zum anderen ist die Auffassung vertreten worden, daß Humanuntersuchungen generell schwere ethische Verstöße nach sich ziehen, wie zahlreiche Beispiele belegen. Diese letztere Kritik hat sehr erhebliches Gewicht erhalten durch Berichte, die die Öffentlichkeit zu Recht stark erregt haben. Dazu zählen die Untersuchungen an geistig retardierten Kindern, die mit Hepatitis infiziert wurden, um die Infektiosität zu beweisen (Willowbrook State Hospital, New York), an männlichen Schwarzen, deren Syphilis nicht behandelt wurde, um den natürlichen Verlauf der Erkrankung zu beobachten (Tuskegee, Alabama) und die Untersuchungen von Beecher [3], der zahlreiche Beispiele ethisch nicht akzeptabler Studien aufführt. Zu diesen Berichten ist zu sagen, daß es wichtig war, sie ausführlich zu diskutieren. Es ist Beecher's Verdienst, darauf hingewiesen zu haben, daß die ganz überwiegende Menge an Untersuchungen ethischen Anforderungen gerecht wird, daß jedoch die Fortführung ethisch anfechtbarer Untersuchungen auf die Dauer mehr schadet als ihre Exposition. Ein Teil der oben erwähnten Studien war lange vor der Deklaration von Helsinki (Text bei [5]) begonnen worden, eine davon sogar vor dem 2. Weltkrieg und die Anforderungen haben sich seither erheblich geändert. Auch in Zukunft wird es Studien geben, die ethischen Normen nicht genügen. Es ist eine ärztliche Aufgabe, ihre Anzahl auf ein Minimum zu begrenzen. Ethikkommissionen sind dazu das beste bekannte Instrument. Sicher ist es völlig abwegig, auf Grund des vergangenen Fehlverhaltens Humanuntersuchungen gänzlich zu untersagen. Der medizinische Fortschritt käme sofort zu einem abrupten Halt.

Eine Rechtfertigung für Humanuntersuchungen leitet sich aus dem Grundgesetz sowohl bei uns als auch in den USA her, welches die Freiheit der Forschung garantiert. Dieser rechtlichen Ableitung, die sicher ihre Existenzberechtigung hat, haftet aber etwas unärztlich Legalistisches an. Sie stellt das Interesse des Forschers, sein Recht in den Vordergrund, als ob dem forschenden Arzt ein Recht auf Studien an seinen Patienten eingeräumt sei. Dies ist ein Gesichtspunkt, den der Gesetzgeber möglicherweise bei der Abfassung überhaupt so nicht bedacht hat. Demgegenüber leitet sich die Aufgabe, Humanuntersuchungen durchzuführen, aus der allgemein anerkannten ärztlichen Aufgabe, menschliches Leid zu heilen oder zu lindern, mühelos her. Dieser Aufgabe kann der Arzt beim gegenwärtigen Wissensstand nur in ganz begrenztem Maße gerecht werden. Im Gegensatz zu der weit verbreiteten Meinung, daß die moderne Medizin viel erreicht habe, kann auch der Standpunkt vertreten werden, daß zur Zeit riesige diagnostische und therapeutische Lücken klaffen. Die Beispiele dafür sind zahlreich: Komplikationen der Arteriosklerose, chronisch entzündliche Erkrankungen wie Polyarthritis und Glomerulonephritis, die Mehrzahl der Karzinome zeigen, daß in großen Bereichen der Medizin das diagnostische und therapeutische Armamentarium sehr unzulänglich ist. Die sogenannten Standardverfahren sind oft gänzlich unzulänglich, ja, wie sich bei kontrollierten Humanuntersuchungen herausstellte, sogar in manchen Fällen schädlich [14]. Wie kann der Arzt in dieser Situation seinen Patienten helfen? Aus diesem Zustand der Hilflosigkeit erwächst der Auftrag, nach neuen Wegen zu suchen. Es wäre ethisch nicht zu verantworten, in dieser Situation nichts zu tun! Diese Auffassung wird auch anderweitig vertreten [16]. Nichts zu tun, ist insbesondere dann unethisch, wenn man aus Erfahrung weiß und auf Grund von vorausgegangenen in vitro- und Tierversuchen vermuten darf, daß berechtigte Hoffnungen bestehen, einen Fortschritt zu erzielen. Durch die Erforschung der Physiologie und Pathophysiologie, durch fortschreitende Differenzierung von Krankheitsbildern durch verbesserte Diagnostik eröffnet sich der Weg zu kausaler Therapie. Diese Art des Vorgehens hat erwiesenermaßen zu beachtlichen Erfolgen geführt und stellt insofern keine unbegründete Forderung dar, sondern eine Handlungsempfehlung.

Für den Arzneimittelsektor sind Beispiele für Erfolge und Forschungsmöglichkeiten beschrieben worden [8].

Ein Beispiel aus jüngster Zeit mag die Rechtfertigung für weiterführende Forschung verdeutlichen: Während die erste Herztransplantation unzweifelhaft zu den chirurgischen Pionierleistungen gerechnet werden muß, zeigte sich jedoch in der Folge, daß dauerhaft befriedigende Erfolge nicht zu erzielen waren und dem anfänglichen Enthusiasmus folgte eine gewisse Enttäuschung und ein Stillstand. Der Rückschlag kam durch mangelnde Möglichkeiten, die Abstoßung zu verhindern, zustande. Also nicht ein zuviel, sondern ein zuwenig an medizinischer Forschung war für den Rückschlag verantwortlich! Hätte man die Immunsuppression so gut beherrscht wie die Operationstechnik, wäre es zu der geschilderten Enttäuschung nicht gekommen. Jetzt, wo das immunologische Problem besser zu beherrschen ist, erlebt die Transplantation eine Renaissance.

Risiko-Nutzen-Abwägung

Einer jeden Studie muß eine Risiko-Nutzen-Abwägung vorausgehen, einmal durch den die Humanuntersuchung durchführenden Arzt, dann durch eine Ethikkommission und schließlich durch die Normalprobanden oder Patienten selbst. Durch dieses Vorgehen ist eine intensive, allseitige Beleuchtung der Problematik garantiert. Zur Nutzen-Risiko-Abwägung sind zahlreiche Stellungnahmen veröffentlicht worden. Während für die Patienten die Erprobung diagnostischer oder therapeutischer Verfahren direkt oder zu einem späteren Zeitpunkt Vorteile erbringen kann, sieht es bei Normalprobanden bei der Bearbeitung sogenannter rein wissenschaftlicher Fragestellungen zunächst anders aus. Gibt es so etwas wie eine „rein" wissenschaftliche Fragestellung überhaupt? Wo ist die Grenze zu diagnostisch oder therapeutisch verwertbarem Wissen? Es mag sein, daß eine sofortige Verwertbarkeit nicht erkennbar ist. Die über ein Jahrzehnt abgelaufene Erforschung des Renin-Angiotensin-Systems erschien zunächst nur als „reine" Forschung, jedoch bietet sie jetzt die Basis für wertvolle Bereicherungen unserer pathophysiologischen Kenntnisse und ist Anlaß zur Entwicklung einer wertvollen neuen Klasse von Antihypertonika geworden.

Untersuchungen an Normalprobanden werden von französischer Seite gänzlich abgelehnt, da sie nicht der Individualethik entsprächen, wo Risiko und Nutzen in derselben Person zusammenfallen müssen [2]. Nach anderer Auffassung, die die Selbstentscheidung des Individuums betont, ist es durchaus ethisch zu rechtfertigen, ein Risiko einzugehen. Wir gehen fortlaufend freiwillig Risiken von erheblicher Größe ein, z. B. durch Autofahren. 6 – 8 000 Tote und 60 000 Schwerverletzte pro Jahr dokumentieren unsere Risikobereitschaft im Transportbereich. Demgegenüber ist das Risiko, an einer Humanuntersuchung Schaden zu nehmen, unvorstellbar klein.

Das US-Gesundheitsministerium hat zur Frage der Risikoabschätzung bei Humanuntersuchungen eine große Studie durchgeführt, die bei uns offenbar nicht bekannt ist und nicht zitiert wird. Sie stellt eine sehr gute Grundlage zur Beurteilung des Risikos von Humanuntersuchungen dar, weil sie die größte, von neutraler Seite zu dieser

Frage durchgeführte Erhebung ist [9]. 331 Ärzte, die an insgesamt 133 000 Patienten und Normalprobanden Untersuchungen durchgeführt hatten, wurden in die Erhebung einbezogen. Bei 3.7% der 133 000 Studienteilnehmer wurden unerwünschte Ereignisse registriert. 80% dieser Ereignisse waren als trivial einzustufen (z. B. blauer Fleck nach Blutentnahme). Kein Todesfall trat nach nicht-therapeutischer Forschung auf. Im Zusammenhang mit den Behandlungsversuchen bei terminal krebskranken Patienten kam es zu 37 Todesfällen. Die übrigen 6 Todesfälle ereigneten sich nach Gabe eines nephrotoxischen Antibiotikums wegen Gram-negativer Endocarditis, Zerebralblutung bei Anticoagulantientherapie, Herztod nach Absetzen eines Medikamentes, aber nicht bedingt durch das Medikament und 3 andere nicht identifizierte Reaktionen auf Medikamente. Insgesamt kommt die Kommission, die diese Untersuchung durchführte, zu dem Schluß, daß „das Risiko, an nichttherapeutischer Forschung teilzunehmen, nicht größer ist als das Risiko des täglichen Lebens, und das Risiko der Teilnahme an therapeutischer Forschung nicht größer ist, als bei Verabfolgung der Standardtherapie". Selbstverständlich muß beachtet werden, daß diese Forschungsprojekte Ethikkommissionen vorgelegen hatten und insofern eine sorgfältige Risikoabwägung vor Beginn der Studien stattgefunden hatte. Insgesamt zeigt diese Studie ein sehr erfreuliches Ergebnis und belegt, daß unter geeigneten Voraussetzungen Humanuntersuchungen mit einem durchaus akzeptablen Risiko durchführbar sind.

Ethikkommissionen

Ethische Entscheidungen sind Ausdruck eigener Wertvorstellungen. Eine Humanuntersuchung stellt eine ethische Entscheidung dar, da sie auf der Abwägung von Nutzen und Risiko beruht. Der Gedanke, daß ethische Auffassungen einer Überprüfung durch eine Kommission unterzogen werden sollen, findet bei Ärzten in Westdeutschland begrenzte Resonanz. Ethikkommissionen sind jedoch bereits in der Deklaration von Helsinki (1964) vorgesehen. In Ländern mit einem gesunden Demokratieverständnis, wo man gewöhnt ist, persönliche Überzeugungen zur Diskussion zu stellen, wie in England und den USA, sind schon 1970 praktisch flächendeckend Ethikkommissionen etabliert worden [1]. In Westdeutschland dürften 1986 auch in allen Ärztekammerbereichen Ethikkommissionen existieren. Keineswegs klar ist, ob alle Humanuntersuchungen diesen oder anderen Ethikkommissionen vorgelegt werden, wie es die Deklaration von Helsinki verlangt. Glücklicherweise ist es durch die Anstrengungen von Dr. Fritz W. Fischer von der Deutschen Forschungsgemeinschaft gelungen, diese Anforderung wenigstens für solche Studien durchzusetzen, die von der DFG gefördert werden [7].

Die Aufgabe der Ethikkommissionen ist es, die Nutzen-Risiko-Abwägung, die einer geplanten Humanuntersuchung zugrunde liegt, nachzuvollziehen. Der eigentliche Konflikt im Bereich der Humanuntersuchungen wird zwischen der Belastung des Patienten oder Probanden durch die Studie sowie dem Gewinn an Wissen und Gesundheitswerten für den Patienten gesehen. Es wird unterstellt, daß der Arzt in seiner Eigenschaft als Forscher die Belange seiner Patienten übersieht zugunsten seines Forschungsprojektes. Die Angelsachsen als Pragmatiker weisen darauf hin, daß es in einer solchen Situation, wo ein „conflict of interests“ besteht, zwei bewährte Verfahren gibt: 1. full disclosure und 2. intervention of a third party [11]. Full disclosure ist die Information von Ethikkommission und Patient, die intervention of a third party betrifft die Beurteilung durch eine Ethikkommission.

Es ist gegen dieses Vorgehen vorgebracht worden, daß die Bedeutung einer Untersuchung und das Protokoll nur durch Spezialisten, nicht aber durch eine Ethikkommission abzuschätzen seien. Das unterstellt aber, daß ein Patient erst recht nicht in der Lage ist, das ihm angemutete Verfahren zu verstehen. In dieser Situation kann er eine Einwilligung nach Aufklärung nicht geben und die Studie ist ethisch nicht zu vertreten. Ethikkommission und Einwilligung nach Aufklärung sind die Stützen, auf denen ethisch akzeptable Forschung basiert.

Die Ethikkommission soll zum Schutze des Patienten oder Probanden tätig werden, sie soll bei der Nutzen-Risiko-Abwägung eingeschaltet sein. Das setzt voraus, daß ein detailliertes Protokoll vorliegt, welches neben dem Studienablauf den Inhalt der Aufklärung des Patienten wiedergibt. Ein Studienprotokoll, welches nicht geeignet ist, eine definitive Beantwortung einer relevanten Fragestellung zu erzielen, ist unethisch [18]. Insofern ist es ein Gebot der Ethik, u. U. Plazebo-kontrollierte Doppelblind-Studien durchzuführen. Besonders in Westdeutschland ist der Glaube sehr stark, daß man einem Patienten ein „bewährtes“ Standardverfahren nicht vorenthalten dürfe. Wie schlecht es mit diesen z. T. durch kontrollierte Versuche nicht abgesicherten Verfahren aussehen kann, zeigt z. B. die Untersuchung von Resnick et al. [14], bei der sich herausstellte, daß das Standardverfahren eines portokavalen Shunts bei Leberzirrhose zur Prävention von Varizenblutungen dazu führte, daß es öfter zu Leberzellschädigung und Enzephalopathie kam, ohne die Mortalität günstig zu beeinflussen. Ein weiteres Beispiel stellt die Clofibrat-Studie dar, bei der die Mortalität in der behandelten Gruppe höher war als in der Plazebo-Gruppe [19]. Der entscheidende ethische Aspekt bei der Anwendung von Plazebo liegt darin, ob der Patient über dieses Vorgehen aufgeklärt worden ist. Dieser Punkt wurde sehr deutlich angesprochen in „Controlled trials -planned deception?“ (Lancet, Editorial, 10. 03. 1979, S. 534.) Dort wird folgerichtig die Aufklärung des Patienten über den Einsatz von Plazebo verlangt.

Um die Korrektheit der Aufklärung durch die Ethikkommission überprüfbar zu machen, wird weiterhin die Vorlage des Wortlautes der Aufklärung verlangt. Die Fragestellungen betreffend Studiendesign und Ethik sind kürzlich in prägnanter Form dargestellt worden [18]. Zwischenauswertungen und Begründung für die Anzahl der Teilnehmer sind weitere wesentliche Punkte, die im Protokoll berücksichtigt werden müssen.

Um dieser Aufgabe gerecht zu werden, muß die Ethikkommission über Mitglieder verfügen, die zu diesen Fragen Stellung nehmen können, oder sich beraten lassen. Es ist vorteilhaft für eine rasche Entscheidungsfindung, wenn der Ethikkommission möglichst viele Mitglieder mit zweckdienlichem Wissen angehören. (Internist, Biometriker, Klinischer Pharmakologe, Jurist.) Prinzipiell muß jedoch festgehalten werden, daß wir alle ethisch mündig sind und es keinen Spezialberuf des Ethikers gibt [10]. Es ist lediglich zweckmäßig, die Ethikkommission mit gut vorgebildeten Personen zu besetzen, da sonst das Verfahren sehr lange dauert.

Über das Vorgehen der Ethikkommissionen wird seit Jahren intensiv nachgedacht. Bei uns wird der Versuch unternommen, ein möglichst exaktes, definiertes allgemeinverbindliches Schema festzulegen. So sehr diese Anstrengungen bewundert werden müssen, so zeigt sich, daß man Gefahr läuft, einen ungangbaren Weg zu beschreiten, ja, es muß nachdrücklich auf die Gefahr hingewiesen werden, daß dieses Vorgehen der Akzeptanz der Ethikkommissionen schadet. Es stellt sich heraus, daß es sehr unterschiedliche Vorgehensweisen gibt, die trotzdem alle der gestellten Aufgabe voll gerecht werden. Selbst in den USA, wo es ausführliche Richtlinien für die Arbeit von Ethikkommissionen gibt [4], ist man nicht willens gewesen, eine Vorschrift für die Arbeitsweise der Ethikkommissionen zu erlassen. Dies hat gute Gründe. An zahlreichen Universitäten haben sich Ethikkommissionen gebildet, die ihren eigenen, den lokalen Verhältnissen und Bedürfnissen angepaßten Stil entwickelt haben. Ein uniformes Vorgehen birgt die Gefahr der Bürokratisierung. Ein alle Möglichkeiten umfassender Fragebogen für Antragsteller dürfte ein unhandliches, wenn nicht unhandhabbares Werk werden, bei dem die nicht zutreffenden Fragen die Mehrzahl bilden. Eine Richtlinie zur Erstellung von Vorlagen bei der Ethikkommission sollte und braucht eine Schreibmaschinenseite nicht zu übersteigen. Auch in England wird die Gefahr der Einengung der Arbeitsweise von Ethikkommissionen durch strikte Vorschriften gesehen. Es wird auf die Verlängerung der Antragsfristen und den hohen Arbeitsaufwand hingewiesen, der dazu führt, den Forscher von seiner Tätigkeit abzuhalten und so zu einer Verzögerung des Erkenntnisgewinns und damit zu einer Verlangsamung der Verbesserung der medizinischen Versorgung beiträgt, ein ethisch bedenklicher Prozeß [15].

Insgesamt haben sich Ethikkommissionen hervorragend bewährt. Neben ihrer Aufgabe, die Interessen der Patienten oder Probanden wahrzunehmen, haben sie insbesondere häufig Protokollveränderungen eingebracht, die zur Verbesserung der Aussagekraft der Studie beigetragen haben [6]. Interessanterweise wurden Protokolle kaum je wegen eines zu hohen Risikos abgelehnt [13] und die Anzahl aller abgelehnten Protokolle ist gering [6, 13]. Hier dürfte sich bereits der Mechanismus des „full disclosure“ bemerkbar machen: Der Antragsteller berücksichtigt bei der Antragstellung die mögliche Reaktion der Ethikkommission.

Der für uns so schwierige Weg, zu so relativ einfachen und bewährten Verfahren, wie ihn eine Ethikkommission darstellt, zu gelangen, dürfte viele Gründe haben. Als Aufgabe der Hochschule zeichnet sich ab, daß eine Erziehung in ethischen Fragen unumgänglich notwendig ist [7, 17]. Der Lernende muß erfahrungsfähig, sensibel und gewissenfähig gemacht werden [17]. Diese Eigenschaften sind nicht mit der Berufswahl zu Arzt automatisch vorgegeben, sie sind auch im multiple choice nicht ankreuzbar. Sie können nur durch direkten Kontakt zwischen Lehrer und Lernendem vermittelt werden. Der universitäre Massenbetrieb an den medizinischen Fakultäten läuft diesen Forderungen diametral entgegen.

Literatur

[1] Addison, P. H.: The legal and ethical considerations of clinical research. Med. Leg. J. (1972) 144–151.

[2] Arpaillange, P., S. Dion, G. Mathe: Proposal for ethical standards in therapeutic trials. Br. Med. J. **291** (1985) 887–889.
[3] Beecher, H. K.: Ethics and clinical research. New Engl. J. Med. **274** (1966) 1354.
[4] Code of Federal Regulations 45 CFR 46 and certain other Related Laws and Regulations on Protection of Human Subjects: Revised as of January 26, 1981.
[5] Deutsch, E.: Arztrecht und Arzneimittelrecht. Springer Verlag, Heidelberg, 1983, S. 333.
[6] Faccini, J. N., P. N. Bennett, J. L. Reid: European Ethical Review Committee: the experience of an international ethics committee reviewing protocols for drug trials. Br. Med. J. **289** (1984) 1052–1054.
[7] Fischer, F. W.: Ethik-Kommissionen aus der Sicht der Deutschen Forschungsgemeinschaft. Symposium Medizinische Ethik-Kommissionen – Aspekte und Aufgaben, Münster, (November 1980).
[8] Frölich, J. C.: Bedeutung von Grundlagenforschung und Klinischer Pharmakologie für die Arzneitherapie. In: Wege der Gesundheitsforschung, S. 205–216. Springer Verlag, Heidelberg 1986.
[9] HEW Secretary's Task Force on the Compensation of Injured Research Subjects, 1974, Publication Number OS-77-003, OS-77-004 and OS-77-005, National Institutes of Health, Bethesda, Maryland.
[10] Higgs, R.: Medical ethics. The Practitioner **229** (1985) 1063–1064.
[11] Human Subjects Research, Greenwald, R. A., M. K. Ryan, J. E. Mulvihill: S. 16. Plenum Press, New York 1982.
[12] Jonas, H.: Philosophical Essays. From ancient Greece to technological man, S. 108. Englewood Cliffs, New Jersey, Prentice Hall 1974.
[13] Melmon, K. L., M. Grossmann, R. C. Morris: Emerging assets and liabilities of a committee on human welfare and experimentation, New Engl. J. Med. **282** (1970) 427–431.
[14] Resnick, R. H., T. C. Chalmers, A. M. Ishihara et al.: A controlled study of the prophylactic portacaval shunt. Ann. Int. Med. **70** (1969) 675.
[15] Rosenheim, M. L.: Supervision of the ethics of clinical investigations in institutions. Br. Med. J. (August 1967) (1967) 429–430.
[16] Roy, D.: Controlled clinical trials: an ethical imperative. J. Chron. Dis. **39** (1986) 159–162.
[17] Seidler, E.: Medizinische Ethik – wozu? Münch.-Med.-Wochenschr. **122** (1980) 408–410.
[18] Tilley, B.: Clinical trials: I. Design and ethical issues. Henry Ford Hospital Med. J. 32 (1984) 147–151.
[19] Wilhelmsen, L.: Ethics of clinical trials – The use of placebo. Eur. J. Clin. Pharmacol. **16** (1979) 295–297.

Einführung

B. Schnieders

Trotz gewachsenem Lebensstandard, trotz höherem Genußmittelverbrauch, ungesunder Lebens- und Ernährungsweise, trotz gestiegener Belastungen und Streß am Arbeitsplatz und in der Freizeit, trotz überall lauernder umweltbedingter Gesundheitsgefahren sind unsere Lebenserwartungen insgesamt angestiegen, hat sich die Lebensqualität verbessert.

Fortschritte in der medizinischen Versorgung, verbesserte Vorsorgemaßnahmen, genauere Diagnosemöglichkeiten sowie spezifischere Behandlungsgegebenheiten haben sicherlich maßgeblich zu dieser Entwicklung beigetragen.

Mit dieser Entwicklung haben sich jedoch Art und besonders Häufigkeit von Erkrankungen gewandelt, insbesondere in ihrer Bedeutung für die Gesellschaft. Altersbedingte Verschleißerscheinungen, bösartige Neubildungen, besonders aber Herz-Kreislauf-Beschwerden beherrschen seither anteilsmäßig das Krankheitsgeschehen; standen noch in den 20er Jahren dieses Jahrhunderts die Todesfälle durch Infektionen an erster Stelle, so wurden sie von den Herz-Kreislauf-Erkrankungen verdrängt.

Dieser Wandel im Krankheitsgeschehen macht sich verständlicherweise bemerkbar im Bedarf indikationsbezogener Arzneimittel, spiegelt sich wieder in der seit Jahren bestehenden Spitzenstellung von Arzneimitteln zur Bekämpfung von Herz-Kreislauf-Erkrankungen bei Zulassungsanträgen und -entscheidungen – darunter auch Beta-Blocker.

Neue Beta-Blocker kommen auf den Markt – wenige alte werden gelöscht – ihre Zahl steigt somit. Die breitesten Anwendungschancen und damit den günstigsten Marktanteil können Präparate erreichen, die für möglichst viele Indikationen geeignet und mit möglichst wenigen unerwünschten Wirkungen belastet sind. Gibt es diese bereits – oder noch nicht?

Innovationen auf dem Arzneimittelsektor sind im allgemeinen rückläufig; die Anforderungen in der Entwicklungsphase bis zur Marktreife sind gestiegen – die Öffentlichkeit ist kritischer, die Behörden sind strenger geworden – der internationale Informationsaustausch hat sich wesentlich intensiviert. Für den pharmazeutischen Unternehmer bedeutet dieses: durch gestiegene Sicherheitsanforderungen längere Entwicklungszeiten mit erhöhtem Kostenaufwand.

Erschwerend kommt hinzu, daß der in der Vergangenheit vorherrschende induktiv-empirische Forschungsansatz an kaum überwindliche Grenzen gestoßen ist; größere Chancen auf erfolgversprechende Ergebnisse bieten deduktiv-analytische Verfahren – koordinierte multidisziplinäre und somit gemeinsame Anstrengungen von Grundlagen- und Projektforschung; denn: die Anforderungen an Arzneistoffe sind umfassender und spezifischer geworden.

Wertbestimmende Faktoren für Arzneimittel sind u. a.

- Produktsicherheit (d. h. Garantie gleichbleibender pharmazeutischer Qualität), sowie
- Anwendungssicherheit.

Anwendungssicherheit setzt Wissen um die Spezifität der Arzneistoffwirkungen voraus; der Einsatz differential-diagnostischer Methoden erlaubt eine differenzierte Therapie – die Anwendung des für den jeweiligen Patienten am geeignetsten erscheinenden Präparates; die Notwendigkeit differentialtherapeutischer Möglichkeiten rechtfertigt eine Mehrzahl verschiedener aber gruppengleicher Arzneimittel auf dem Markt – sie gewährt eine Auswahl nach optimaler Nutzen-Schaden-Abschätzung im Individualfall.

Anwendungssicherheit setzt aber auch sachgerechten Einsatz durch den Patienten voraus, – die strikte Befolgung ärztlicher Anweisung; Information über Wesen und Verlauf der behandelten und unbehandelten Erkrankung sowie über Vor- und Nachteile des eingesetzten Arzneimittels – schaffen die für eine „Compliance“ erforderliche Vertrauensbasis.

Die Geeignetheit eines Arzneimittels ist um so größer, ihre Anwendung um so sicherer, je mehr Wissen darüber vorhanden ist und je besser es gelingt, die vorhandenen Erkenntnisse in verständlicher Weise den Anwendern – Angehörigen der Heilberufe und Patienten – zu vermitteln.

Diese generellen Bemerkungen zur Arzneimittelsicherheit lassen sich fokussieren in der Forderung, für jeden Arzneistoff soviel Wissen wie eben möglich zu erarbeiten.

Die Entwicklung von Arzneimitteln auf dem Sektor der Beta-Blocker ist beachtenswert – in der selektiven Richtung gebahnt durch Erkenntnisse aus dem Gebiet der Physiologie und Pathophysiologie, gelenkt von dem Wissen um das Vorhandensein spezifischer Rezeptoren, ihrer Verteilung und Anordnung, ihrer Rolle im physiologischen Geschehen; zudem geprägt von Kenntnissen um ihre Aktivierungsmöglichkeiten als Voraussetzung therapeutischer Beeinflussung, ergänzt durch neue Erfahrungen über Abläufe im Stoffwechsel des Herzens.

Ergebnisse pharmakologischer Untersuchungen geben Auskünfte über die pharmakodynamischen Eigenschaften der Beta-Blocker – z. B. über deren antihypertensive Wirkungen; liefern zudem pharmakokinetische Parameter über das Verhalten der Arzneistoffe im Körper – ihre Aufnahme, Verteilung, Verstoffwechselung und Ausscheidung und erlauben Aussagen über mögliche Zusammenhänge zwischen Arzneistoffkonzentration im Organismus und dem Grad ausgelöster Wirkungen sowie z. B. wechselseitiger Beeinflussungen durch gleichzeitig verabreichte andere Wirkstoffe. Dieses Wissen ist wesentlich für die Verantwortbarkeit der Erprobung am Menschen.

Die klinischen Erprobungen – die Untersuchungen am Menschen selbst – bestimmen über die Eignung eines Arzneistoffes bei einem geprüften spezifischen Krankheitsgeschehen; ihre Ergebnisse entscheiden über eine „gesicherte“ oder „noch fragliche“ Indiziertheit. Unter Nutzung epidemiologischer Methodik gelingt es zudem in der Regel, den Erfolg von Langzeitbehandlungen oder Präventivmaßnahmen abschätzen zu können.

Selbstverständlich gibt es auch bei der Therapie mit Beta-Blockern Probleme, die erst bei der breiten Anwendung in der Praxis – z. B. bei multimorbiden Patienten – erkannt werden konnten; die den Zulassungsentscheidungen zugrunde liegenden klinischen Studien an ausgewählten Patienten erlauben aufgrund der relativ geringen Zahlen Behandelter nur in Ausnahmefällen das Erkennen seltener unerwünschter Wirkungen.

Schadensmöglichkeiten zu begrenzen und somit Risiken zu minimieren heißt zunächst diese zu erkennen; ich möchte behaupten, daß keineswegs alle möglichen unerwünschten Wirkungen bei der Beta-Blocker-Therapie bisher nach Art, Schwere und Häufigkeit bekannt sind – dieses gilt fast uneingeschränkt für alle Arzneistoffe.

Aus diesem Grunde hat der Gesetzgeber im 2. Änderungsgesetz zum AMG 1976 (vom 21. August 1986) den pharmazeutischen Unternehmer verpflichtet, dem BGA unverzüglich jeden ihm bekanntgewordenen Verdachtsfall einer unerwünschten Wirkung oder einer Wechselwirkung mit anderen Mitteln anzuzeigen, die die Gesundheit schädigen kann; dieses gilt für nationale und internationale Meldungen.

Zweifellos werden viele unerwünschte Arzneistoffwirkungen bereits bei den toxikologischen Experimenten erkannt; sicherlich erlauben weitergehende, gezielte systematische Untersuchungen – z. B. am Auge – wesentlich detailliertere Aussagen über schädigende Effekte und tragen zu ihrem klinischen Verstehen bei. Diese Aufzählungen sind lediglich als beispielhaft zu betrachten.

Wesentlich ist das Zusammenbringen und Zurverfügungstellen aller dieser Erkenntnisse; in der Praxis ist möglichst umfassendes Wissen über Vor- und Nachteile von Arzneimitteln unumgängliche Voraussetzung für sachgerechte Entscheidungen über die Nutzen-Schaden-Abschätzung – über die Risikobeurteilung – im Zulassungsverfahren generell sowie für die Behandlungsentscheidung des Arztes in der individuellen Situation seines Patienten.

Nur wenn für alle in der jeweiligen Behandlungssituation infrage kommenden Alternativstrategien vergleichbares Wissen verfügbar ist, kann eine gezielte Auswahl getroffen – die Therapiefreiheit voll genutzt werden.

Dieses gilt auch für Kombinationstherapien – seien sie als verschiedene Arzneimittel frei kombinierbar oder in fixer Dosierung vorgegeben. Erkenntnisse sollten vorhanden sein zu entscheiden, ob wirklich jeder der Kombinationspartner einen Beitrag zur positiven Beurteilung der Gesamtkombination leistet.

Die Beurteilung von Arzneimitteln, die Bewertung ihres Nutzens und ihrer Risiken hat jeweils entsprechend dem Stand der wissenschaftlichen Erkenntnis zu erfolgen – eine permanente Neubewertung entsprechend dem momentanen Wissensstand. Neue Erfahrungen, neue Erkenntnisse erfordern vom verantwortlichen pharmazeutischen Unternehmer eine umgehende Anpassung seiner Arzneimittel, der Information über seine Arzneimittel für Fach- und Laienkreise.

Der Momentaufnahme des Wissenstandes über die „Beta-Rezeptoren und Beta-Rezeptorenblocker“ sowie ihrer medizinischen Einsatzmöglichkeiten dient dieses Symposium.

Schon jetzt möchte ich den Referenten für ihr Engagement und – so hoffe ich – die wissenschaftlich klaren und unvoreingenommenen kritischen Darstellungen danken. Mit dieser Publikation der Beiträge kann der Anpassungsprozeß bereits auf dem Markt befindlicher Beta-Blocker zügig erfolgen – ein Review-Prozeß im Dienste der Arzneimittelsicherheit für die Patienten.

Das Symposium möge aber auch als Beispiel dafür dienen, daß es sinnvoll und zweckmäßig ist, ein partnerschaftliches Miteinander von Angehörigen vieler verschiedener Disziplinen zu ermöglichen, daß eine solche Veranstaltung nicht nur Vorteile für die Allgemeinheit bringen kann, sondern auch für jeden einzelnen Teilnehmer – sei er in der Grundlagen- oder Projektforschung tätig, sei er in Hochschule, Industrie oder Behörde; sei es ein besseres Verstehen oder gar neues Sehen von Zusammenhängen oder sei es z. B. eine Anregung für weitere fruchtbare Forschungsarbeit.

Ich möchte dieses Symposium aber auch als Grundlage für künftige Neuentwicklungen verstanden wissen – als Standort- oder Basislager zur Gipfelersteigung optimaler Beta-Blocker-Therapien. Innovationen sind auch auf diesem Sektor denkbar – aufbauend auf dieser multidisziplinären Erkenntnislage.

Nur unter diesen Prämissen ist Forschung und Weiterentwicklung therapeutischer Strategien erfolgversprechend – nur so ethisch vertretbar und ökonomisch zu rechtfertigen. Die Forderung an die Wissenschaft: Forschung im Dienste der Menschen zu leisten – ist unter diesen Bedingungen auf ein festes Fundament gründbar – und kann so angenommen werden.

I Physiologische und pathophysiologische Grundlagen

Neue physiologische und pathophysiologische Aspekte der Beta-Adrenozeptoren des Kreislaufsystems: Rolle des vaskulären Renin-Angiotensin-Systems

M. Göthert

Abstract

Arteries and veins are endowed with beta$_2$-adrenoceptors, activation of which by adrenaline, isoprenaline or another agonist causes an increase in noradrenaline release. Part of these receptors are located on the sympathetic nerve endings themselves where they directly modulate release; they can be activated by the cotransmitter adrenaline originating from the adrenal medulla and previously taken up into the sympathetic nerve endings. The other part of the vascular beta-adrenoceptors is located subendothelially (probably on smooth muscle cells) where they stimulate synthesis of angiotensin II which, in turn, facilitates noradrenaline release by activation of presynaptic angiotensin receptors; stimulation of those beta-adrenoceptors by the hormone adrenaline is favoured by their subendothelial location. The beta-adrenoceptor-mediated facilitation of noradrenaline release may contribute to the development of essential hypertension. The antihypertensive effect of beta-adrenoceptor antagonists and converting enzyme inhibitors may in part be due to the interruption of the mechanisms discussed; hence, these drugs may have a site of action in the blood vessels themselves.

Einleitung

Nicht nur die kardialen Beta-Rezeptoren, die zunächst im Mittelpunkt der Forschung standen, sondern auch die in den Blutgefäßen vorkommenden Beta-Adrenozeptoren sind für die Regulation der kardiovaskulären Funktion bedeutungsvoll. Solche vaskulären Beta-Adrenozeptoren kommen in der glatten Muskulatur, in der Intima und präsynaptisch an den sympathischen Nervenendigungen vor. In den letzten Jahren sind experimentelle Hinweise darauf gefunden worden, daß die präsynaptischen Beta-Adrenozeptoren an der Entwicklung der essentiellen Hypertonie beteiligt sind [19, 23].

Da in den Blutgefäßen sämtliche Komponenten, die zur Synthese von Angiotensin II erforderlich sind, nachgewiesen wurden (Literatur s. u.), drängte sich in Anbetracht der Rolle von Beta-Adrenozeptoren für die Renin-Freisetzung in der Niere die Frage auf, ob auch in den Blutgefäßen Beta-Adrenozeptoren eine Stimulation der Angiotensin II-Synthese vermitteln. Angiotensin seinerseits bewirkt nicht nur eine Vasokonstriktion, sondern auch eine Steigerung der Noradrenalin-Freisetzung aus den sympathischen Nerven [16, 24, 30, 32]. Dieser Mechanismus könnte ebenfalls bei der Entwicklung und/oder Aufrechterhaltung der essentiellen Hypertonie zum Tragen kommen.

Die skizzierten neueren physiologischen und pathophysiologischen Aspekte der vaskulären Beta-Adrenozeptoren sind Gegenstand der Erörterung in den folgenden Abschnitten. Diese Befunde sind auch insofern bemerkenswert, als sich aus ihnen vaskuläre Angriffspunkte nicht nur von Angiotensin-Konversionsenzym-Hemmern sondern auch von Beta-Adrenozeptoren-Blockern für ihre antihypertensive Wirkung ableiten lasssn.

Identifizierung, Funktion und Klassifizierung von Beta-Adrenozeptoren in menschlichen Blutgefäßen

In vitro-Versuche an isolierten menschlichen Gewebeproben sind ein wichtiges Bindeglied zwischen tierexperimenteller und klinischer Pharmakologie, da Speziesunterschiede im Adrenozeptorenmuster bestehen, die eine unkritische Übertragung der Ergebnisse von Tierversuchen auf den Menschen verbieten. Inzwischen sind Beta-Adrenozeptoren in Blutgefäßen des Menschen identifiziert, klassifiziert und ihre Funktion bestimmt worden. Relativ umfassend ist das Adrenozeptorenmuster in der Synapse zwischen sympathischen Nervenendigungen und der glatten Muskulatur in der Vena saphena untersucht worden, die als Überbleibsel von aortokoronaren Bypass-Operationen in relativ großem Umfang zur Verfügung stehen. Eine grundsätzlich andere Funktion der Adrenozeptoren als in dieser Vene ist in Arterien und Arteriolen nach allen bisher zur Verfügung stehenden Befunden nicht zu erwarten. Daher sollen die vaskulären Adrenozeptoren und ihr Zusammenspiel in der Synapse am Beispiel der Vena saphena erörtert werden.

Abgesehen von den Alpha$_1$- und Alpha$_2$-Adrenozeptoren, die eine Vasokonstriktion vermitteln (Abb. 1) [2, 31], ist die menschliche Vena saphena mit vasodilatatorischen postsynaptischen Beta-Adrenozeptoren ausgestattet [13]: An der mit KCl kontrahierten Vene bewirkten Isoprenalin und der Beta$_2$-Adrenozeptor-Agonist Procaterol im nanomolaren Konzentrationsbereich eine Erschlaffung der glatten Muskulatur. Dieser Effekt ließ sich durch Propranolol oder den selektiven Beta$_2$-Adrenozeptor-Antagonisten ICI 118,551 hemmen. Der Beta$_1$-Adrenozeptor-Blocker Bisoprolol wirkte erst in deutlich höheren Konzentrationen antagonistisch. Die vasodilatatorischen Beta-Adrenozeptoren gehören somit dem Beta$_2$-Subtyp an (Abb. 1). Ob diese Beta$_2$-Rezeptoren, wie in Abbildung 1 dargestellt, tatsächlich an der glatten Muskelzelle vorkommen oder ob sie zumindest teilweise (wie in anderen Blutgefäßen: [17, 25]) in der Intima lokalisiert sind und ihren Effekt indirekt vermitteln, kann aus den geschilderten Experimenten nicht geschlossen werden.

Auch an den sympathischen Nervenendigungen der Vena saphena des Menschen, d. h. präsynaptisch, kommen Adrenozeptoren vor. Außer Alpha$_2$-Autorezeptoren, die

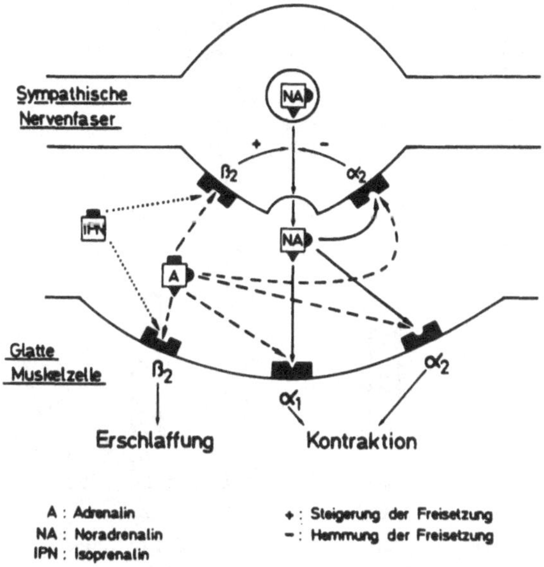

Abb. 1 Prä- und postsynaptische Adrenozeptoren in Blutgefäßen. Schematische Darstellung des synaptischen Spalts, einer Varikosität einer sympathischen Nervenendigung und der Zellmembran einer glatten Muskelzelle.

inhibitorisch auf die Noradrenalinfreisetzung wirken [11, 14], konnten kürzlich freisetzungssteigernde Beta-Adrenozeptoren (Göthert, unveröffentlicht) nachgewiesen werden. Die Experimente hierzu wurden an ^{3}H-Noradrenalin-vorinkubierten Venen durchgeführt, die in Gegenwart von Kokain und Kortikosteron (zur Blockade der neuronalen und extraneuronalen Noradrenalin- und Adrenalinaufnahme) superfundiert wurden (Methodik s. [11]). Die elektrisch stimulierte ^{3}H-Noradrenalin-Freisetzung wurde durch Isoprenalin gesteigert (Abb. 2). Adrenalin bewirkte ebenfalls eine Steigerung, wenn die präsynaptischen Alpha-Rezeptoren mit Rauwolszin blockiert waren, nicht aber in Abwesenheit dieser Substanz. Propranolol allein gegeben veränderte die Noradrenalinfreisetzung ebenfalls nicht (Abb. 2), verursachte aber eine Rechtsverschiebung der Konzentrations-Wirkungs-Kurve von Isoprenalin für dessen freisetzungssteigernden Effekt (Experiment nicht gezeigt). Der Beta-Adrenozeptor-Subtyp, der die fazilitatorische Wirkung vermittelt, wurde an dieser Vene inzwischen eindeutig bestimmt; es handelt sich dabei wie in allen anderen darauf untersuchten menschlichen Blutgefäßen [9, 26, 27] um $Beta_2$-Adrenozeptoren (Abb. 1).

Entsprechend dem Adrenozeptorenmuster im Bereich der Synapse (Abb. 1) ist die Wirkung der Katecholamine sehr komplex. Endogenes oder exogenes Noradrenalin besitzt eine so geringe Affinität zu $Beta_2$-Adrenozeptoren, daß sie vernachlässigt werden kann, stimuliert aber präsynaptische $Alpha_2$-Autorezeptoren und postsynaptische $Alpha_1$- und $Alpha_2$-Adrenozeptoren. In den synaptischen Spalt gelangtes Adrenalin aktiviert sogar fünf verschiedene Adrenozeptoren, die funktionell antagonistische Effekte vermitteln (Abb. 1).

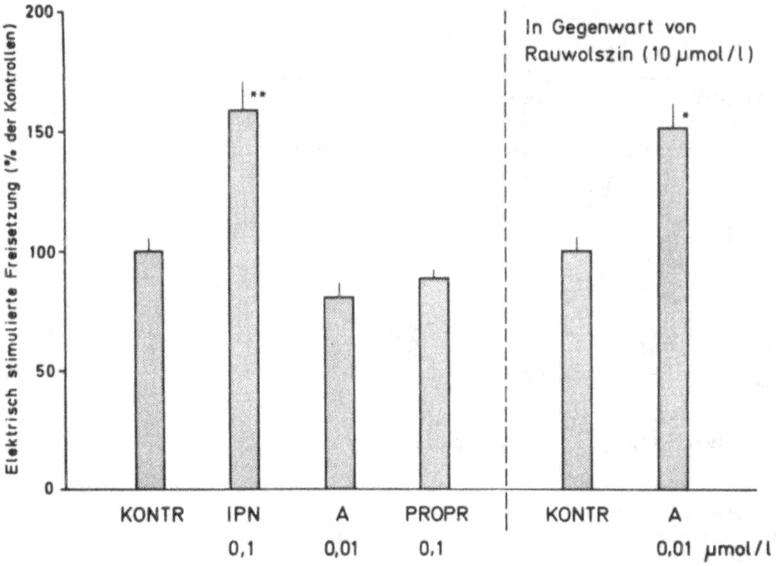

Abb. 2 Einfluß von Isoprenalin (IPN), Adrenalin (A) und Propranolol (PROPR) auf die elektrisch stimulierte (2 Hz) ^{3}H-Noradrenalinfreisetzung aus den sympathischen Nerven der superfundierten Vena saphena des Menschen. $x \pm s_{\bar{x}}$; n = 4 oder 5. *P < 0,05, **P < 0,005; verglichen mit den entsprechenden Kontrollen (KONTR).

Isoprenalin wurde von Verbeuren et al. [29] in Experimenten an der menschlichen Vena saphena zur Untersuchung der Frage angewandt, ob die präsynaptischen oder die postsynaptischen Beta-Adrenozeptoren funktionell bedeutsamer sind: an Venenstreifen, die durch exogenes Noradrenalin kontrahiert worden waren, verursachte Isoprenalin infolge der Stimulation postsynaptischer Adrenozeptoren eine leichte Relaxation. Transmurale elektrische Stimulation der sympathischen Nerven bewirkte durch Freisetzung von Noradrenalin und nachfolgende Aktivierung von postsynaptischen Alpha-Adrenozeptoren eine Kontraktion der glatten Muskulatur; nach zusätzlicher Applikation von Isoprenalin wurde ein Anstieg der reizbedingten Noradrenalinfreisetzung und Kontraktion beobachtet, die trotz des geringen direkt relaxierenden Effekts von Isoprenalin auftrat. Die verstärkte Kontraktion ist demnach Folge der gesteigerten Konzentration von freigesetztem Noradrenalin an den postsynaptischen Alpha-Adrenozeptoren. Aus den geschilderten Versuchen läßt sich schließen, daß zumindest an diesem Blutgefäß die funktionelle Bedeutung der präsynaptischen Beta-Adrenozeptoren über die der postsynaptischen Beta-Adrenozeptoren überwiegt.

Mögliche Rolle freisetzungsmodulierender Beta-Adrenozeptoren bei der Entwicklung der essentiellen Hypertonie

Rand und Majewski [23] haben die Hypothese aufgestellt, daß die freisetzungssteigernden Beta$_2$-Adrenozeptoren an den sympathischen Nerven des Herzens und der

Blutgefäße bei der Entwicklung der essentiellen Hypertonie eine Rolle spielen. Unter Streßbedingungen wird Adrenalin vermehrt aus dem Nebennierenmark freigesetzt und gelangt über die Blutbahn in erhöhter Konzentration in den synaptischen Spalt. Aus diesem wird es durch aktive Pumpmechanismen, die nicht nur Noradrenalin sondern auch Adrenalin zu transportieren vermögen, in die Varikositäten und schließlich die Speichervesikel der sympathischen Nerven transportiert (Abb. 3). Dieses Adrenalin kann zusammen mit Noradrenalin freigesetzt werden und die präsynaptischen $Beta_2$-Adrenozeptoren stimulieren [19, 23]. Auf diese Weise könnte die weitere Transmitterfreisetzung über einen positiven Rückkopplungsmechanismus erhöht werden, woraus eine gesteigerte Aktivierung postsynaptischer vasokonstriktorischer Alpha-Adrenozeptoren und kardialer Beta-Adrenozeptoren resultiert. An spontan hypertensiven Ratten wurde inzwischen experimentell bewiesen, daß Adrenalin an der Entwicklung der Hypertonie beteiligt ist [3]. Ein experimenteller Beweis für die Annahme, daß in die Nervenendigungen aufgenommenes Adrenalin als Kotransmitter seine freisetzungssteigernde Wirkung entfaltet, wäre ein inhibitorischer Effekt von Beta-Adrenozeptor-Antagonisten auf die stimulierte Noradrenalin-Freisetzung isolierter Gefäßstreifen. In manchen menschlichen Blutgefäßen tritt eine solche Hemmung auf (Arterien und Venen des Omentum majus: [27]), in anderen Gefäßen aber auch dann nicht, wenn diese mit Adrenalin vorinkubiert wurden und damit der Gehalt an Adrenalin in den Speichervesikeln der sympathischen Nerven erhöht wurde (Fingerarterien: [26]; Vena saphena: Göthert, unveröffentlicht). Außerdem konnte keineswegs in allen bisher untersuchten Blutgefäßen des Menschen nachgewiesen werden, daß Adrenalin in Konzentrationen unter 10 nmol/l, bei denen es noch nicht zu einer Stimulation der präsynaptischen Alpha-Rezeptoren kommt, tatsächlich die Noradre-

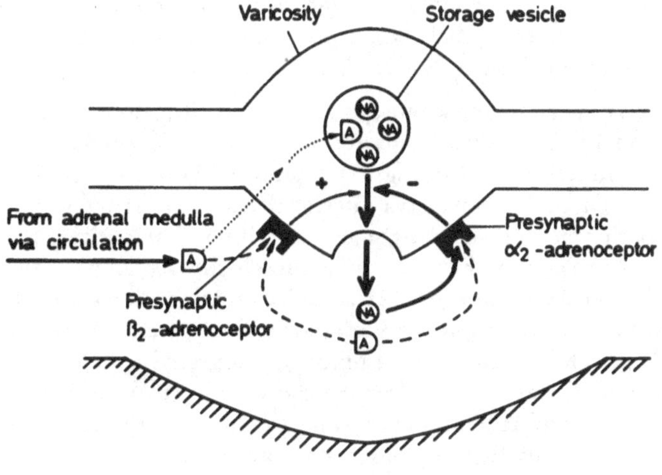

Abb. 3 α_2-Adrenozeptor-vermittelte Autoinhibition (−) und Adrenalin (A)-bedingte, β_2-Adrenozeptor-vermittelte Autofazilitation (+) der Noradrenalin (NA)-Freisetzung. Aus den Nebennieren stammendes und in die Nerven aufgenommenes A wird als Kotransmitter freigesetzt. Gepunktete Pfeile: Neuronale und vesikuläre Aufnahme von A (aus [8]).

nalinfreisetzung steigert (eine solche fazilitatorische Wirkung von Adrenalin fehlt beispielsweise in der Arteria pulmonalis und Vena saphena des Menschen; [9]; Göthert, unveröffentlicht).

Diese Einwände gegen eine Rolle vaskulärer Beta-Adrenozeptoren bei der Entwicklung der Hypertonie lassen sich ausräumen, wenn man annimmt, daß zusätzlich zur geschilderten Rolle von Adrenalin als Kotransmitter eine hormonelle Wirkung von zirkulierendem (also nicht vorher in die sympathischen Nervenendigungen aufgenommenem) Adrenalin für den Anstieg der Noradrenalinfreisetzung verantwortlich ist. Kürzlich veröffentlichte Befunde sprechen für einen solchen zusätzlichen Mechanismus, an dem eine lokale Stimulation der vaskulären Angiotensin II-Synthese beteiligt zu sein scheint.

Bedeutung der Beta-Adrenozeptor-vermittelten Stimulation der Angiotensin II-Synthese in der Blutgefäßwand für die Steigerung der Noradrenalin-Freisetzung

Wie bereits einleitend erwähnt, sind alle Komponenten, die zur Synthese von Angiotensin II erforderlich sind, in der Wand von Blutgefäßen vorhanden. So z. B. konnte Angiotensinogen („Renin-Substrat") in der Mesenterialarterie der Ratte [6] und in Kulturen glatter Gefäßmuskelzellen [7] nachgewiesen werden. Auch Renin [4, 5, 7, 12] und Konversionsenzym [1, 18, 20, 28] wurden in der Wand verschiedener Blutgefäße gefunden. Daß die vaskuläre Angiotensin II-Synthese tatsächlich durch Aktivierung von Beta-Adrenozeptoren in der Gefäßwand in Gang gesetzt wird, konnte kürzlich in Experimenten an der Arteria mesenterica der Ratte bewiesen werden [21]: Isoprenalin bewirkt eine konzentrationsabhängige Steigerung der Angiotensin II-Abgabe über den basalen Efflux hinaus. Dieser Effekt kann durch Propranolol oder den Konversionsenzym-Inhibitor Captopril blockiert werden.

Unabhängig von diesen Experimenten konnte in meiner Arbeitsgruppe gezeigt werden, daß in der Gefäßwand synthetisiertes Angiotensin II an der Isoprenalin-bedingten, Beta$_2$-Adrenozeptor-vermittelten Steigerung der Noradrenalinfreisetzung beteiligt ist [10]. Die Versuche wurden an der Vena cava inferior der Ratte durchgeführt. In dieser Vene kommen sympathische Nervenendigungen mit ihren Varikositäten praktisch ausschließlich an der Grenze zwischen der äußeren Schicht der glatten Muskulatur und dem Bindegewebe der Adventitia vor [22]. Zunächst wurde bewiesen, daß in der Vena cava der Ratte Beta-Adrenozeptoren vorhanden sind, deren Aktivierung durch Adrenalin (in niedriger Konzentration; 1 nmol/l), Isoprenalin oder den Beta$_2$-Adrenozeptor-Agonisten Procaterol zu einer Steigerung der elektrisch stimulierten ^{3}H-Noradrenalinfreisetzung führt. Durch Experimente mit Beta-Adrenozeptor-Antagonisten wurde bewiesen, daß es sich bei diesen Rezeptoren in der Tat um den Beta$_2$-Subtyp handelt (Abb. 4): Die Konzentrations-Wirkungs-Kurve von Isoprenalin für dessen freisetzungssteigernden Effekt wurde durch den nicht-selektiven Beta-Blocker Propranolol und den Beta$_2$-selektiven Antagonisten ICI 118,551 in einer Konzentration von 0.1 µmol/l jeweils stark nach rechts verschoben, während der Beta$_1$-selektive Blocker Atenolol in 10mal höherer Konzentration nur eine geringe Rechtsverschie-

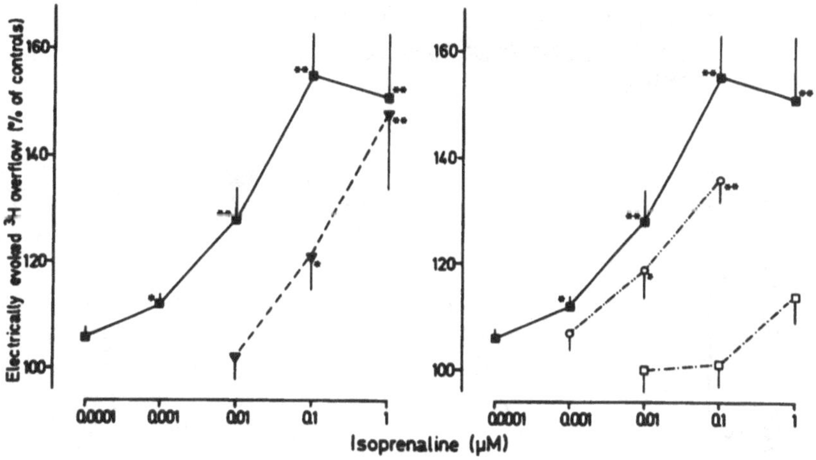

Abb. 4 Isoprenalin-bedingte Steigerung der ^{3}H-Noradrenalin-Freisetzung aus den sympathischen Nerven der Vena cava der Ratte in Abwesenheit (■) und Gegenwart von Propranolol 0,1 µM (▼), Atenolol 1 µM (○) oder ICI 118,551 0,1 µM (□). $\bar{x} \pm s_x$; n = 5–8. *P < 0,05; **P < 0,005; verglichen mit den entsprechenden Kontrollen (aus [10]).

bung verursachte. Die Vena cava der Ratte ist außerdem mit fazilitatorischen Angiotensin-Rezeptoren ausgestattet, die wahrscheinlich an den sympathischen Nervenendigungen selbst lokalisiert sind (Abb. 5): Angiotensin II bewirkte eine Steigerung der elektrisch stimulierten ^{3}H-Noradrenalinfreisetzung, ein Effekt, der durch den Angiotensin-Rezeptor-Antagonisten Saralasin aufgehoben wird. Diese präsynaptischen Angiotensin-Rezeptoren sind offensichtlich auch an der Beta$_2$-Adrenozeptor-vermittelten Steigerung der Noradrenalinfreisetzung beteiligt, wie Interaktionsexperimente von Isoprenalin mit Saralasin oder dem Konversionsenzym-Inhibitor Captopril beweisen (Abb. 6): Der freisetzungssteigernde Effekt von Isoprenalin wird durch Captopril oder Saralasin erheblich (um ca. 60%) abgeschwächt.

Wo sind die Beta-Adrenozeptoren lokalisiert, durch die in der Gefäßwand die Angiotensin-Synthese stimuliert wird? Diese Frage wurde mit Hilfe von Experimenten beantwortet, bei denen Isoprenalin ausschließlich auf der Intimaseite oder der Adventitiaseite von Segmenten der Vena cava angeboten wurde; einige Versuche wurden auch an Gefäßen durchgeführt, bei denen das Endothel entfernt worden war [10]: Es zeigte sich, daß Isoprenalin die Noradrenalinfreisetzung nur in sehr geringem Umfang steigerte, wenn es nur auf der Adventitiaseite angeboten wurde, während es die Freisetzung bei ausschließlichem Angebot auf der Intimaseite im gleichen Umfang steigerte wie bei beidseitigem Angebot. Zerstörung der Intima beeinflußte den Isoprenalin-Effekt nicht. In Anbetracht der besonderen Wandstruktur der Vena cava der Ratte (s. o.) läßt sich aus diesen Ergebnissen die Schlußfolgerung ziehen, daß die beteiligten Beta-Adrenozeptoren subendothelial (wahrscheinlich in der glatten Muskulatur) lokalisiert sind.

Die geschilderten Resultate verdeutlichen, daß das in Abbildung 1 gezeigte Modell die wahren Verhältnisse unvollständig und zu stark vereinfacht wiedergibt: Zumindest

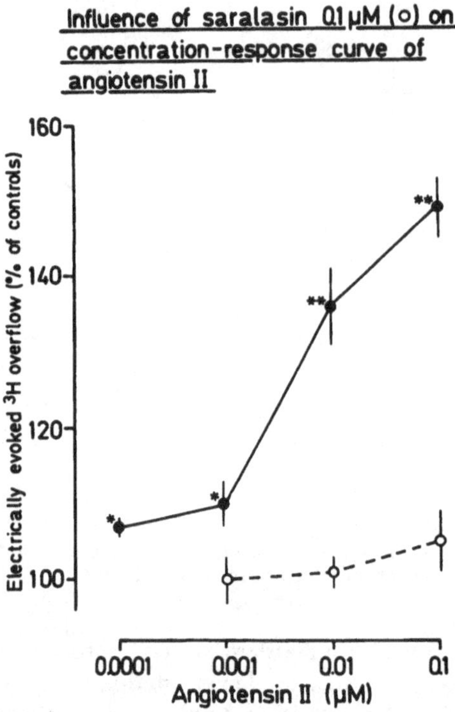

Abb. 5 Angiotensin II-bedingte Steigerung der ^{3}H-Noradrenalinfreisetzung in der Vena cava der Ratte in Abwesenheit (●) und Gegenwart von Saralasin (○). $\bar{x} \pm s_{\bar{x}}$; n = 6 – 13. *P < 0,05; **P < 0,005; verglichen mit entsprechenden Kontrollen (aus [10]).

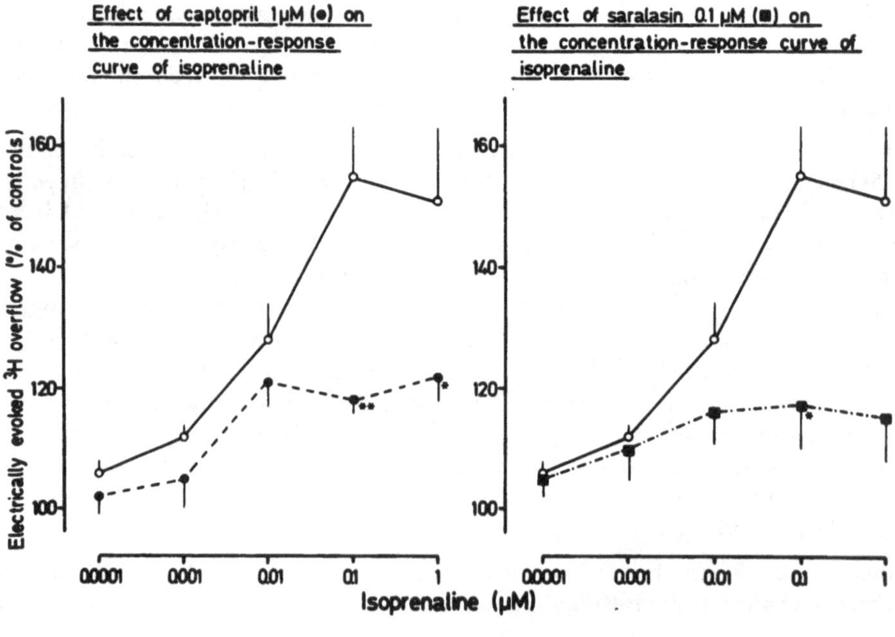

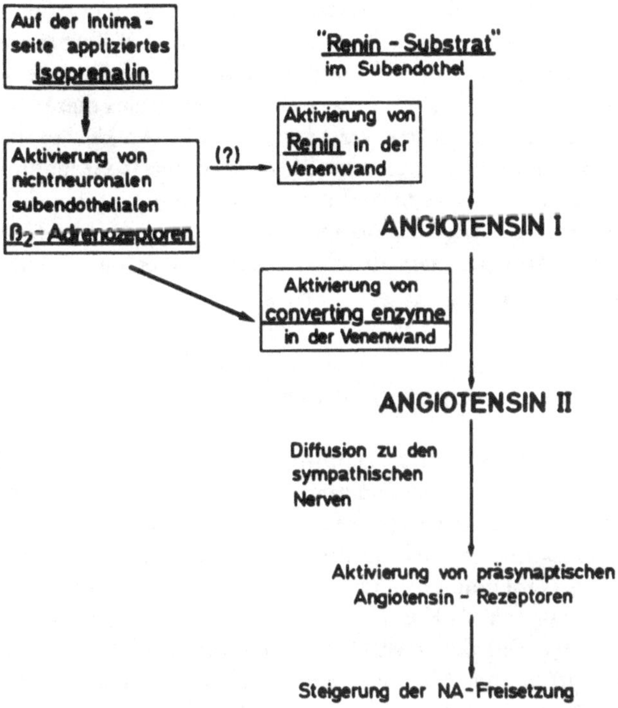

Abb. 7 β_2-Adrenozeptor-vermittelte Steigerung der Noradrenalin (NA)-Freisetzung in der Vena cava der Ratte (und wahrscheinlich auch anderen Blutgefäßen) durch lokale Stimulation der Angiotensin II-Synthese. Schema der aufeinanderfolgenden Schritte.

in bestimmten Gefäßen wie der Vena cava der Ratte scheint nur ein Teil der freisetzungssteigernden Beta-Adrenozeptoren an den sympathischen Nervenendigungen selbst lokalisiert zu sein; diese Rezeptoren vermitteln den auch noch in Gegenwart von Captopril oder Saralasin nachweisbaren Anteil am Gesamteffekt von Isoprenalin (Abb. 6). Der restliche, in der Vena cava der Ratte sogar größere Teil des Effekts von Isoprenalin wird durch den im Schema der Abbildung 7 zusammengefaßten Mechanismus verursacht: Isoprenalin (oder ein anderer Beta-Adrenozeptor-Agonist mit Affinität zu Beta$_2$-Adrenozeptoren) führt durch Stimulation subendothelial lokalisierter Beta$_2$-Adrenozeptoren zur Aktivierung von Konversionsenzym (und möglicherweise auch von Renin) in der Gefäßwand. Auf diese Weise wird lokal Angiotensin synthetisiert. Dieses wiederum kann einerseits eine direkte Vasokonstriktion bewirken (ein Mechanismus, der hier nicht diskutiert wird) und andererseits nach Diffusion zu den sympathischen Nervenendigungen durch Aktivierung präsynaptischer Angiotensin-Rezeptoren die Noradrenalinfreisetzung steigern.

Abb. 6 Isoprenalin-bedingte Steigerung der ^{3}H-Noradrenalinfreisetzung aus den sympathischen Nerven der Vena cava der Ratte unter dem Einfluß von Captopril oder Saralasin. $\bar{x} \pm s_{\bar{x}}$; $n = 5-8$. *$P < 0{,}05$; **$P < 0{,}005$; verglichen mit den entsprechenden Effekten in Abwesenheit von Captopril oder Saralasin (o) (aus [10]).

Es ist wahrscheinlich, daß der in Abb. 7 skizzierte Mechanismus nicht nur in Venen und der Arteria mesenterica, sondern auch in der Wand von Widerstandsgefäßen abläuft. Er könnte dann auch an der Entwicklung bestimmter Formen der essentiellen Hypertonie beteiligt sein. In der Tat liegen Hinweise darauf vor, daß dieser Mechanismus bei der spontan hypertensiven Ratte verstärkt ist [15]: An der perfundierten Arteria mesenterica der spontan hypertensiven Ratte war der Isoprenalin-bedingte Anstieg des pressorischen Effekts einer sympathischen Nervenreizung deutlich stärker ausgeprägt als an der Arteria mesenterica normotoner Kontroll(Wistar-Kyoto)-Ratten. Der Effekt von Isoprenalin ließ sich durch Captopril oder einen Angiotensin-Rezeptor-Antagonisten aufheben.

Schlußfolgerungen und Zusammenfassung

Arterien und Venen sind mit $Beta_2$-Adrenozeptoren ausgestattet, deren Aktivierung durch Adrenalin, Isoprenalin oder einen anderen Agonisten zu einer Steigerung der Noradrenalinfreisetzung führt. Diese Rezeptoren sind teilweise an den sympathischen Nervenendigungen selbst lokalisiert, wo sie die Freisetzung direkt modulieren; sie können durch das aus dem Nebennierenmark stammende und nach Aufnahme in die sympathischen Nervenendigungen als Kotransmitter aus diesen freigesetzte Adrenalin aktiviert werden. Der andere Teil der vaskulären Beta-Adrenozeptoren ist subendothelial – wahrscheinlich an glatten Muskelzellen – lokalisiert, wo sie die Synthese von Angiotensin II stimulieren, das seinerseits durch Aktivierung von präsynaptischen Angiotensin-Rezeptoren die Noradrenalinfreisetzung steigert; die Stimulation jener Beta-Rezeptoren durch das in der Blutbahn zirkulierende Hormon Adrenalin wird durch ihre subendotheliale Lokalisation begünstigt. Die Beta-Adrenozeptor-vermittelte Zunahme der Noradrenalinfreisetzung könnte an der Entwicklung der essentiellen Hypertonie beteiligt sein. Die antihypertensive Wirkung von Beta-Adrenozeptor-Antagonisten und Konversionsenzym-Inhibitoren könnte teilweise auf der Unterbrechung der geschilderten Mechanismen in den Blutgefäßen selbst beruhen.

Literatur

[1] Aiken, J. W., J. R. Vane: The renin-angiotensin system: inhibition of converting enzyme in isolated tissues. Nature **228** (1970) 30–34.

[2] Beckeringh, J. J., H. R. Zerkowski, N. Rohm, et al.: α-Adrenoceptors in preparations of the human saphenous vein. J. Cardiovasc. Pharmacol. im Druck.

[3] Borkowski, K. R., P. Quinn: Adrenaline and the development of spontaneous hypertension in rats. J. Autonom. Pharmacol. **5** (1985) 89–100.

[4] Deboben, A., T. Inagami, D. Ganten: Tissue renin. In: Hypertension: Physiopathology and Treatment (J. Genest, O. Kuchel, P. Hamet, M. Cantin, Hg.), S. 194–209. McGraw Hill, New York, 1983.

[5] Dengler, H.: Über einen reninartigen Wirkstoff in Arterienextrakten. Arch. exp. Pathol. Pharmakol. **227** (1956) 481–487.

[6] Desjardins-Giasson,S., J. Gutkowska., P. Garcia et al.: Renin substrate in rat mesenteric artery. Can. J. Physiol. Pharmacol. **59** (1981) 528–532.

[7] Dzau, V. J.: Vascular renin-angiotensin: A possible autocrine or paracrine system in control of vascular function. J. Cardiovasc. Pharmac. 6 (1984) 377–382.
[8] Göthert, M.: Role of autoreceptors in the function of the peripheral and central nervous system. Arzneim-forsch. 35 (1985) 1909–1916.
[9] Göthert, M., F. Hentrich: Identification of presynaptic β_2-adrenoceptors on the sympathetic nerve fibres of the human pulmonary artery. Br. J. Pharmacol. 85 (1985) 933–941.
[10] Göthert, M., P. Kollecker: Subendothelial β_2-adrenoceptors in the rat vena cava: facilitation of noradrenaline release via local stimulation of angiotensin II synthesis. Naunyn-Schmiedeberg's Arch. Pharmacol. 334 (1986) 156–165.
[11] Göthert, M., E. Schlicker, F. Hentrich, et al.: Modulation of noradrenaline release in human saphenous vein via presynaptic α_2-adrenoceptors. Eur. J. Pharmacol. 102 (1984) 261–267.
[12] Gould, A. B., L. T. Skeggs, J. R. Kahn, The presence of renin activity in blood vessel walls. J. Exp. Med. 119 (1964) 389–399.
[13] Ikezono, K., N. Rohm: The β-adrenoceptor subtype mediating relaxation on the isolated human saphenous vein. Naunyn-Schmiedeberg's Arch. Pharmacol. 332 (1986) Suppl., R77.
[14] Janssens, W., R. Verhaeghe: Modulation of the concentration of noradrenaline at the neuro-effector junction in human saphenous vein. Br. J. Pharmacol. 79 (1983) 577–585.
[15] Kawasaki, H., W. H. Cline, C. Su: Involvement of the vascular renin-angiotensin system in beta adrenergic receptor-mediated facilitation of vascular neurotransmission in spontaneously hypertensive rats. J. Pharmacol. Exp. Ther. 231 (1984) 23–32.
[16] Langer, S. Z.: Presynaptic receptors and their role in the regulation of transmitter release. Br. J. Pharmacol. 60 (1977) 481–497.
[17] Lipe, S., R. J. Summers: Autoradiographic analysis of the distribution of β-adrenoceptors in the dog splenic vasculature. Br. J. Pharmacol. 87 (1986) 603–609.
[18] Ljung, B., B. Jandhyala, A. Kjellstedt: Angiotensin I converting enzyme activity in portal vein studied in normotensive rats and in models of primary and secondary hypertension. Acta physiol. scand. 111 (1981) 409–416.
[19] Majewski, H., M. J. Rand: Prejunctional β-adrenoceptors and hypertension: a hypothesis revisited. Trends in Pharmacological Sciences 5 (1984) 500–502.
[20] Malik, K. U., A. Nasjletti: Facilitation of adrenergic transmission by locally generated angiotensin II in rat mesenteric arteries. Circulat. Res. 38 (1976) 26–30.
[21] Nakamaru, M., E. K. Jackson, T. Inagami: β-Adrenoceptor-mediated release of angiotensin II from mesenteric arteries. Am. J. Physiol. 250 (1986) 144–148.
[22] Nilsson, H., M. Goldstein, O. Nilsson: Adrenergic innervation and neurogenic response in large and small arteries and veins from the rat. Acta physiol. scand. 126 (1986) 121–133.
[23] Rand, M. J., H. Majewski: Adrenaline mediates a positive feedback loop in noradrenergic transmission: its possible role in development of hypertension. Clin. Exper. Hypert.-Theory and Practice, A6 (1984) 347–370.
[24] Starke, K.: Regulation of noradrenaline release by presynaptic receptor systems. Rev. Physiol. Biochem. Pharmacol. 77 (1977) 1–124.
[25] Steinberg, S. F., E. A. Jaffe, J. P. Bilezikian: Endothelial cells contain beta adrenoceptors. Naunyn-Schmiedeberg's Arch. Pharmacol. 325 (1984) 310–313.
[26] Stevens, M. J., R. E. Rittinghausen, R. L. Medcalf, et al.: Prejunctional β-adrenoceptors in human digital arteries. Eur. J. Pharmacol. 83 (1982) 263–270.
[27] Stjärne, L., J. Brundin: β_2-adrenoceptors facilitating noradrenaline secretion from human vasoconstrictor nerves. Acta physiol. scand. 97 (1976) 88–93.
[28] Velletri, P., B. L. Bean: The effects of captopril on rat aortic angiotensin-converting enzyme. J. Cardiovasc. Pharmacol. 4 (1982) 315–325.
[29] Verbeuren, T. J., R. R. Lorenz, L. L. Aarhus, et al.: Prejunctional beta-adrenoceptors in human and canine saphenous veins. J. Auton. Nerv. Syst. 8 (1983) 261–271.

[30] Westfall, T. C.: Local regulation of adrenergic neurotransmission. Physiol. Rev. 57 (1977) 659–728.

[31] Zerkowski, H. R., J. Wagner, N. Rohm, et al.: Postsynaptic alpha$_1$- and alpha$_2$-adrenoceptor subtypes in the human saphenous vein. Blood Vessels 21 (1984) 147.

[32] Zimmerman, B. G.: Actions of angiotensin on adrenergic nerve endings. Fed. Proc. 37 (1978) 199–202.

Verteilung von $Beta_1$- und $Beta_2$-Adrenozeptoren im Herzen

W. Schütz, M. Freissmuth, V. Hausleithner, S. Nees

Abstract

In the heart $beta_2$-adrenoceptors are known to coexist with $beta_1$-adrenoceptors. In order to demonstrate a differential cellular location of both receptor subtypes, microsomal particles, obtained by sequential centrifugation of guinea-pig and rat ventricular homogenates, were further fractionated on a shallow density gradient. Along the gradient identical peaks were observed for sarcolemmal markers, such as adenylate cyclase activity and [^{3}H]ouabain binding, whereas the activity of angiotensin converting enzyme (ACE), a marker for *endothelial* plasma membranes, was at slightly higher density. However, beta-adrenoceptor binding with (–)-[^{125}I]iodocyanopindolol (ICYP) displayed a biphasic course, coinciding with the activities of adenylate cyclase as well as of ACE. A $beta_1$-selective antagonist, ICI 89,406, and a $beta_2$-selective antagonist, ICI 118,551, were used to compete with ICYP binding in order to determine the relative densities of $beta_1$- and $beta_2$-adrenoceptors along the gradient. Computerized curve fitting of the competition binding data revealed 25% $beta_2$- and 75% $beta_1$-adrenoceptors in the ACE peak fraction, but exclusively $beta_1$-adrenoceptors in the adenylate cyclase peak fraction. These findings suggest that cardiac $beta_2$-adrenoceptors are not located on the sarcolemma, but on endothelial plasma membranes and were confirmed by studies carried out on isolated cardiomyocytes and coronary endothelial cells in culture: ICYP competition studies with the subtype-selective antagonists revealed solely $beta_1$-adrenoceptors on myocytes and solely $beta_2$-adrenoceptors on endothelial cell membranes.

Danksagung
Die Arbeiten wurden mit freundlicher Unterstützung des Fonds zur Förderung der wissenschaftlichen Forschung in Österreich (Projekt 5712) und der Anton Dreher-Gedächtnisschenkung für medizinische Forschung (Projekt 67/86) durchgeführt.

Einleitung

Schon lange existieren eine Reihe von Hinweisen in der Literatur, daß nicht nur $Beta_1$- sondern auch $Beta_2$-Adrenozeptoren für die Vermittlung chronotroper und auch inotroper Wirkungen am Herzen verantwortlich sind [4, 7, 10, 16]. Dieses gemeinsame Vorhandensein von $Beta_1$- und $Beta_2$-Adrenozeptoren im Herzen konnte in Rezeptorbindungsstudien erhärtet werden, welche eine direkte Identifizierung der Rezeptoren erlauben (siehe Übersicht bei [15]). In diesen Arbeiten diente ein nicht-selektiver beta-adrenerger Antagonist als Radioligand, welcher durch nicht-markierte Antagonisten von seinen Rezeptorbindungsstellen verdrängt wurde. Im halblogarithmischen Koordinatensystem resultierten konzentrationsabhängige Verdrängungskurven unterschiedlicher Steilheit, nämlich steil abfallende Kurven für nicht-selektive und flach abfallende Kurven für selektive Antagonisten (siehe auch Abb. 2 und 3). Ein solcher Befund weist auf das Vorhandensein von zumindest zwei Rezeptor-Subtypen hin, denn die Selektivität von beta-adrenergen Antagonisten ist dadurch charakterisiert, daß sie eine hohe Affinität zu einem Subtyp besitzen und eine niedrige Affinität zum anderen Subtyp.

Ein großer Nachteil solcher Bindungsstudien lag darin, daß dafür heterogene Plasmamembranpräparationen von Gesamthomogenaten aus Ventrikel- oder Vorhofgewebe verwendet wurden [1, 2, 7, 9, 13]. Es kann daher nicht vorausgesetzt werden, daß die erhaltenen Plasmamembranen ausschließlich den Myozyten zuzuordnen sind. So zeigten kürzlich die Autoren Buxton und Brunton [3], daß an isolierten und gereinigten Myozyten von Rattenventrikeln nur $Beta_1$-Adrenozeptoren existieren, während $Beta_2$-Adrenozeptoren am nicht-myozytären Zelldetritus lokalisiert waren.

Verteilung von $Beta_1$- und $Beta_2$-Adrenozeptoren an ventrikulären Plasmamembranen

Tab. 1 weist auf die ausgeprägte zelluläre Heterogenität sarkolemmaler Membranen hin, die aus Gesamthomogensaten von Meerschweinchenventrikeln isoliert wurden [14]. Vergleicht man sogenannte sarkolemmale Markerparameter, wie die [^{3}H]Ouabain-Bindung, die (−)[^{125}I]Iodocyanopindolol(ICYP)-Bindung zur Markierung der Beta-Adrenozeptoren und die 5′-Nukleotidase-Aktivität, mit der Aktivität des Angiotensin-Converting-Enzyms (ACE), einem Marker für *Endothel*membranen, so erkennt

Tabelle 1 Anreicherung biochemischer Marker für Plasmamembranen

	Homogenat	Mikrosomenfraktion
[^{3}H]Ouabain-Bindung, pmol/mg Protein	1.09 ± 0.15	5.80 ± 0.89
ICYP-Bindung, fmol/mg Protein	19.3 ± 2.87	85.6 ± 2.71
5′-Nukleotidase, nmol/min/mg Protein	17.6 ± 2,03	177.2 ± 39.6
ACE, nmol/min/mg Protein	0.06 ± 0,01	4.83 ± 0,51

Meerschweinchenventrikel wurden mittels Polytron homogenisiert (= Homogenat), mit 12,000 g zentrifugiert und die partikuläre Fraktion dieses Überstandes mit 50,000 g zentrifugiert (= Mikrosomenfraktion). Mittelwert ± SEM (n = 6)

man, daß sich in einer mikrosomalen Fraktion alle Markerparameter deutlich anreichern, wobei der Anreicherungsfaktor für die ACE-Aktivität sogar am höchsten war. Die Anreicherung für ACE ist allerdings geringer als aus Tab. 1 zu entnehmen, da das Cytosol ACE-Hemmstoffe enthält, die für die sehr niedrige ACE-Aktivität im Homogenat verantwortlich sind. Als mikrosomale Fraktion wird im gegebenen Fall jene bezeichnet, die mittels Differentialzentrifugation des Homogenates mit 12,000 und 50,000 g erhalten wurde.

Den Verlauf dieser Markerparameter nach Auftrennung der mikrosomalen Fraktion über einen extrem flachen Dichtegradienten zeigt Abb. 1. So fand sich der Aktivitätspeak für ACE in Fraktion 14, die annähernd kongruenten Peaks für die [^{3}H]Ouabain-Bindung und die Adenylatzyklase-Aktivität, welche beide als sarkolemmale Marker anzusehen sind, fanden sich aber in Fraktion 10. Es hat daher den Anschein, daß die auf den Gradienten aufgetragene mikrosomale Ventrikelfraktion zwei Plasmamembranpopulationen enthält, nämlich eine solche, die sich von Myokardzellen, und eine solche, die sich von den koronaren Endothelzellen herleitet. Interessanterweise wurden aber für die Beta-Adrenozeptorenbindung zwei Peaks registriert, einer in Fraktion 14, und damit in der überwiegend endothelialen Membranpopulation, und einer in

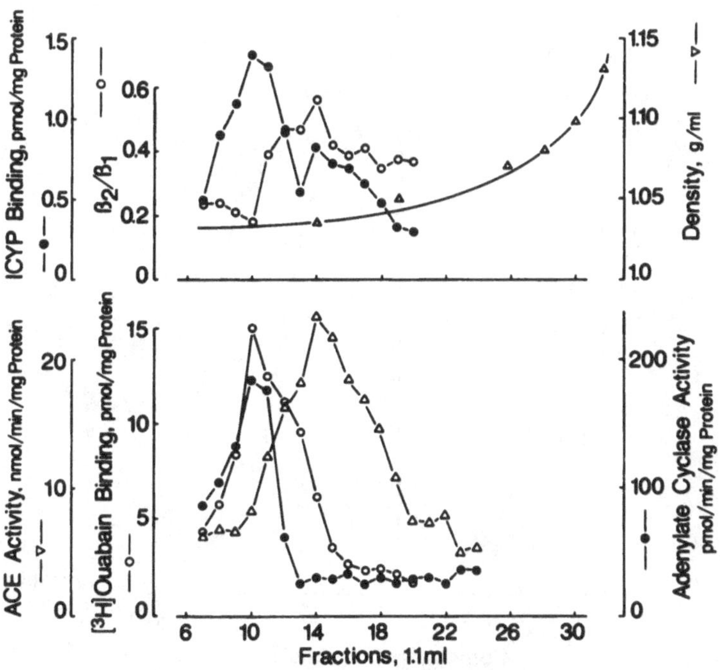

Abb. 1 Obere Hälfte: Verteilung der ICYP-Bindung und der β-Adrenozeptor-Subtypen (Quotient β_2/β_1) nach Auftragung einer mikrosomalen Fraktion aus Meerschweinchenventrikeln auf einen Dichtegradienten (30% isoosmotisches Percoll). Untere Hälfte: Verteilung biochemischer Plasmamembranenmarker entlang des Gradienten.

Fraktion 10, der sarkolemmalen Population. Um den Gradienten auf eine unterschiedliche Verteilung der $Beta_1$- und $Beta_2$-Adrenozeptoren zu prüfen, wurde der Einfluß von subtypselektiven Antagonisten auf die ICYP-Bindung entlang des Dichtegradienten untersucht. Als $beta_1$-selektiver Antagonist diente 1-(2-Cyanophenoxy)-3 β-(3-phenylureido)-ethylamino-2-propanol (ICI 89,406) und als $beta_2$-selektiver Antagonist Erythro-DL-1-(7-methylindan-4-yloxy)-3-isopropylaminobutanol (ICI 118,551), beide in einer Konzentration von 10^{-7} mol/l [5]. Mit dieser Konzentration verdrängte ICI 89,406 den Radioliganden fast zur Gänze vom $Beta_1$-Adrenozeptor, aber nur minimal vom $Beta_2$-Adrenozeptor (siehe auch Abb. 2 – 4). Für ICI 118,551 liegen die Verhältnisse umgekehrt. Der Quotient $Beta_2/Beta_1$ gibt das Verhältnis der vom $beta_2$-selektiven Antagonisten verdrängten ICYP-Bindung zu der vom $beta_1$-selektiven verdrängten ICYP-Bindung an und kann daher als Index für die Verteilung von $Beta_2$-Adrenozeptoren angesehen werden. Der Quotient war am höchsten in Fraktion 14, im Endothelpeak, und am niedrigsten in Fraktion 10, im Sarkolemmpeak.

Um den quantitativen Anteil der $Beta_1$- und der $Beta_2$-Adrenozeptoren in der endothelialen und der sarkolemmalen Fraktion zu ermitteln, wurden Verdrängungsexperimente mit den subtypselektiven Antagonisten ICI 89,406 und ICI 118,551 auf die ICYP-Bindung in den Gradientenfraktionen Nr. 10 und 14 durchgeführt (Abb. 2). In Fraktion 14, die die endotheliale Membranpopulation enthielt, waren die Verdrän-

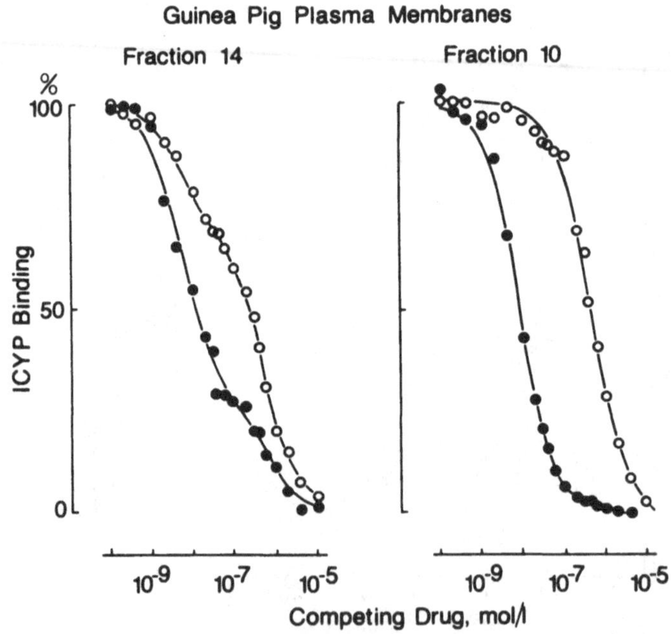

Abb. 2 Verdrängung der ICYP-Bindung in den Gradientenfraktionen Nr. 14 und Nr. 10 (siehe Abb. 1) durch ICI 89,406 (●) und ICI 118,551 (○). Abszisse: molare Konzentration des verdrängenden Antagonisten; Ordinate: Prozent spezifisch gebunden ICYP.

gungskurven für beide Antagonisten biphasisch, ein Hinweis für das gleichzeitige Vorhandensein von $Beta_1$- und $Beta_2$-Adrenozeptoren. Der nach iterativer Kurvenanpassung ermittelte Anteil der $Beta_2$-Adrenozeptoren in dieser Fraktion betrug 25%. In Fraktion 10 hingegen waren die Verdrängungskurven für beide Antagonisten monophasisch, wobei die Affinität des $beta_1$-selektiven ICI 89,406 etwa hundertmal größer war als die Affinität des $beta_2$-selektiven ICI 118,551, ein Hinweis für das alleinige Vorhandensein von $Beta_1$-Adrenozeptoren in dieser Fraktion. Der noch immer hohe Anteil an $Beta_1$-Adrenozeptoren in Fraktion 14 ist nur so zu erklären, daß sich die endothelialen und sarkolemmalen Plasmamembranen über den Dichtegradienten keineswegs vollständig trennen ließen, und daher gegenseitige Kontaminationen angenommen werden müssen.

Ein noch höherer Anteil an $Beta_2$-Adrenozeptoren fand sich in einer mikrosomalen Fraktion von Rattenventrikeln (Abb. 3). Hier ließ sich in Fraktion 14, also in der die Endothelmembranen enthaltenen Plasmamembranfraktion, ein relativer $Beta_2$-Rezeptorenanteil von 65% ermitteln, während die Fraktion 10 immer noch mit 10% $Beta_2$-Adrenozeptoren verunreinigt ist, ein Wert, der aus dem in dieser Fraktion ebenfalls biphasischen Verlauf der Verdrängungskurven für ICI 89,406 und ICI 118,551 resultierte.

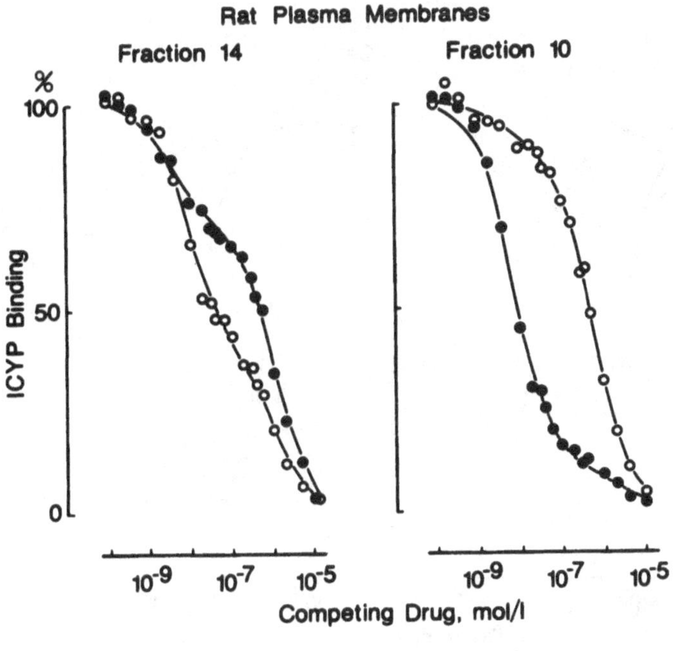

Abb. 3 Verdrängung der ICYP-Bindung in den Gradientenfraktionen Nr. 14 und Nr. 10 (siehe Abb. 1) durch ICI 89,406 (●) und ICI 118,551 (○). Zur Erklärung der Dimensionen siehe Abb. 2.

Verteilung von $Beta_1$- und $Beta_2$-Adrenozeptoren an isolierten Myozyten und Endothelzellen

Als zweiter und entscheidender Ansatzpunkt, daß kardiale $Beta_2$-Adrenozeptoren nicht am Sarkolemm, sondern am koronaren Endothel lokalisiert sind, dienten aus derselben Tierspezies isolierte Zellen, einerseits kultivierte koronare Endothelzellen, andererseits Kardiomyozyten. Die Endothelzellen wurden aus retrograd perfundierten Meerschweinchenherzen unter Verwendung proteolytischer Enzyme isoliert [11]. Nach Reinigung über einen Percoll-Gradienten erfolgte deren Kultivierung an sphärischen Mikroträgern [12], von welchen die Zellen für die Experimente enzymatisch abgelöst und in Petrischalen zur Bildung konfluierender Monolayers transferiert wurden. Diese wurden nach mechanischer Ablösung homogenisiert, und für die Bindungsstudien diente ein Differentialpellet zwischen 800 und 10,000 g. Kardiomyozyten wurden nach retrograder Perfusion von Meerschweinchenherzen mit einem Protease-Trypsin-Gemisch isoliert, über ein 200-Mesh-Sieb gereinigt und nach einer halbstündigen Erholungsphase homogenisiert [5]. Die Bindungsstudien erfolgten an einem 10,000 g-Pellet des Homogenates.

Die Verdrängungskurven für die subtyp-selektiven Antagonisten ICI 89,406 und ICI 118,551 auf die endotheliale und myozytäre ICYP-Bindung zeigt Abb. 4. Alle Verdrängungskurven verlaufen monophasisch, d. h. sie ließen sich rechnerisch nur

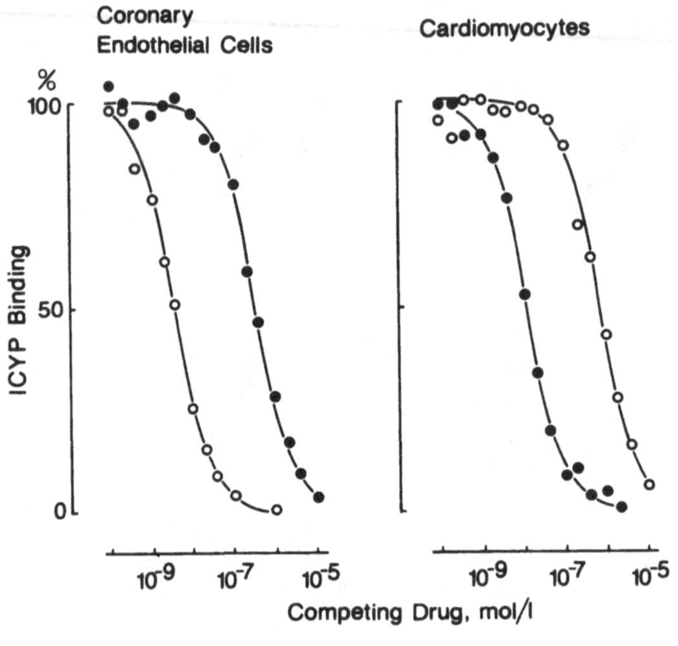

Abb. 4 Verdrängung der ICYP-Bindung an Plasmamembranen des koronaren Endothels und von isolierten Cardiomyozyten durch ICI 89,406 (●) und ICI 118,551 (○). Zur Erklärung der Dimensionen siehe Abb. 2.

an ein Modell für eine einzige Bindungsstelle angleichen. Es liegt also an beiden Präparationen nur *ein* Beta-Rezeptor-Subtyp vor, und zwar an den Endothelmembranen nur ein $Beta_2$-Adrenozeptor, aufgrund der um zwei Größenordnungen höheren Affinität des $beta_2$-selektiven Antagonisten ICI 118,551, und an den Myozytenmembranen nur ein $beta_1$-Adrenozeptor aufgrund der entsprechend höheren Affinität des $beta_1$-selektiven Antagonisten ICI 89,406.

Schlußbetrachtung

Aus den Verdrängungsexperimenten mit den subtyp-selektiven beta-adrenergen Antagonisten ist daher der Schluß zu ziehen, daß kardiale $Beta_2$-Adrenozeptoren am koronaren Endothel und nicht am Sarkolemm lokalisiert sind. Aufgrund dieser Ergebnisse wäre auch zu postulieren, daß die inotrope Wirkung der Katecholamine ausschließlich über $Beta_1$-Adrenozeptoren vermittelt wird. In diese Richtung weist auch eine kürzlich an Rattenvorhöfen durchgeführte Arbeit von Juberg et al. [8]: die halbmaximale Hemmkonzentration $beta_1$- und $beta_2$-selektiver Antagonisten auf die positiv inotrope und chronotrope Wirkung von Isoproterenol korrelierte mit deren in Bindungsstudien ermittelten Affinität zu $Beta_1$-Adrenozeptoren, aber nicht mit deren Affinität zu $Beta_2$-Adrenozeptoren. Im Gegensatz dazu existieren aber eine Reihe funktioneller Studien, die *für* eine Beteiligung von $Beta_2$-Adrenozeptoren an positiv chronotropen und inotropen Wirkungen sprechen [7, 10, 16]. Diese Untersuchungen wurden allerdings durchwegs an isolierten Vorhöfen durchgeführt, an denen eine höhere $Beta_2$-Adrenozeptorendichte als am Ventrikelgewebe bekannt ist. Außerdem ist an intakten isolierten Organen – trotz Vorbehandlung mit Depletorsubstanzen des Sympathikus – ein zusätzlicher Effekt über *prä*synaptische $Beta_2$-Adrenozeptoren nicht völlig auszuschließen.

Literatur

[1] Brodde, O-E., F-J. Leifert, H-J. Krehl: Coexistence of β_1- and β_2-adrenoceptors in the rabbit heart: quantitative analysis of the regional distribution by $(-)[^3H]$dihydroalprenolol binding. J. Cardiovasc. Pharmacol. 4 (1982) 34–43.

[2] Brodde, O-E., K. Karad, H-R. Zerkowski, et al.: Coexistence of β_1- and β_2-adrenoceptors in human right atrium. Direct identification by $[^{125}I]$iodocyanopindolol bindung. Circu, lat Res. 56 (1983) 752–758.

[3] Buxton, I. L. O., L. L. Brunton: Direct analysis of β-adrenergic receptor subtypes on intact adult ventricular myocytes of the rat. Circulat. Res. 56 (1985) 126–132.

[4] Carlsson, E., C-G. Dahlöf, A. Hedberg, et al.: Differentiation of cardiac chronotropic and inotropic effects of β-adrenoceptor agonist. Naunyn-Schmiedebergs Arch. Pharmacol. 300 (1977) 101–105.

[5] Freissmuth, M., V. Hausleithner, S. Nees, et al.: Cardiac ventricular β_2-adrenoceptors in guinea-pigs and rats are localized on the coronary endothelium. Naunyn-Schmiedeberg's Arch. Pharmacol. 334 (1986) 56–62.

[6] Hedberg, A., K. P. Minneman, P. B. Molinoff: Differential distribution of β_1- and β_2-adrenergic receptors in cat and guinea-pig heart. J. Pharmacol. Exp. Ther. 213 (1980) 503–508.

[7] Hedberg, A., H. Mattson: β-Adrenoceptor interaction of full and partial agonists in the cat heart and soleus muscle. J. Pharmacol. Exp. Ther. **219** (1981) 798 – 808.

[8] Juberg, E. N., K. P. Minneman, P. W. Abel: β_1- and β_2-adrenoceptor binding and functional response in right and left atria of rat heart. Naunyn-Schmiedeberg's Arch. Pharmacol. **330** (1985) 193 – 202.

[9] Manalan, A. S., H. R. Besch, A. M. Watanabe: Characterization of [^{3}H]carazolol binding to β-adrenergic receptors. Circulat. Res. **49** (1981) 326 – 336.

[10] Mügge, A., D. Posselt, U. Reimer, et al.: Effects of the β_2-adrenoceptor agonists fenoterol and salbutamol on force of contraction in isolated human ventricular myocardium. Klin. Wochenschr. **63** (1985) 26 – 31.

[11] Nees, S., A. L. Gerbes, E. Gerlach: Isolation, identification, and continuous culture of coronary endothelial cells from guinea-pig hearts. Eur. J. Cell Biol. **24** (1981) 287 – 297.

[12] Nees, S., M. Böck: A new cultivation system for the bulk production of animal cells in suspension. Fresenius Z. Anal. Chem. **317** (1984) 742 – 743.

[13] Robberecht, P., M. del Haye, G. Taton, et al.: The human β-adrenergic receptors: I. Heterogeneity of the binding sites: presence of 50% β_1- and 50% β_2-adrenergic receptors. Mol. Pharmacol. **24** (1983) 169 – 173.

[14] Schütz, W., M. Freissmuth, V. Hauleithner, et al.: Cardiac sarcolemmal purity is essential for the verification of adenylate cyclase inhibition via A_1-adenosine receptors. Naunyn-Schmiedeberg's Arch. Pharmacol. **333** (1986) 156 – 162.

[15] Stiles, G. L., M. G. Caron, R. J. Lefkowitz: β-Adrenergic receptors: biochemical mechanisms of physiological regulation. Physiol. Rev. **64** (1984) 661 – 743.

[16] Zerkowski, H-R., K. Ikezone, N. Rohm, et al.: Human myocardial β-adrenoceptors: demonstration of both β_1- and β_2-adrenoceptors mediating contractile responses to β-agonists on the isolated right atrium. Naunyn-Schmiedeberg's Arch. Pharmacol. **332** (1986) 142 – 147.

Neue Wege zur Regulation beta-adrenerger Rezeptoren: Modulation der neu entdeckten beta-adrenergen Rezeptorkinase als möglicher therapeutischer Ansatzpunkt

R. H. Strasser

Abstract

New concepts for the regulation of beta-adrenergic receptors: Possible therapeutic implications by the modulation of the newly discovered beta-adrenergic receptor kinase

Medical therapy with beta-adrenergic antagonists like propranolol is well established in the long term treatment of various diseases. In contrast treatment with beta-agonists is restricted to short term treatment and becomes much less efficacious over time. One reason is the rapid development of the unresponsiveness of the beta-adrenergic system to further stimulation a process termed tachyphylaxis or desensitization.

To develop new concepts in the therapeutic modulation of the beta-adrenergic activity and to prevent desensitization we need to understand the molecular mechanisms of the desensitization processes in the beta-adrenergic system. Homologous desensitization of the beta-adrenergic system leads to a blunted response only to the desensitizing hormone whereas the response to other stimulatory hormones or nonhormonal stimulators remains unaltered. The hormone specific desensitization is closely linked to the phosphorylation of the beta-adrenergic receptor protein. This phosphorylation has been demonstrated to be mediated not by the second messenger cAMP and not the cAMP-dependent protein kinase. A specific kinase responsible for this phosphorylation could be identified and isolated from the cytosolic fraction of cells or isolated organs. This newly discovered kinase could be separated from other known kinases. It specifically phosphorylates the beta-adrenergic receptor. The mechanism of activation of this receptor kinase does not involve a direct activation by catecholamines but the activation by substrate modification: Only the agonist-occupied and thus conformationally altered receptor protein becomes phosphorylated by the beta-adrenergic receptor kinase. This intriguing mechanism of regulation intimately links the activation of the receptor to its inactivation by phosphorylation mediated by the receptor kinase. Therapeutic modulation of the beta-adrenergic system – like prevention of the development of the desensitization – might be induced by the blockade of the beta-adrenergic receptor kinase. Thus long term activation of the beta-adrenergic system should be possible. Alternatively the therapeutic activation of the receptor kinase could lead to specific, activation-linked blockade of the beta-adrenergic system. The pharmacological development of drugs to activate or inhibit the beta-adrenergic receptor kinase will allow us to develop new concepts in the regulatory modulation of the beta-adrenergic system.

Einleitung

Die medikamentöse Therapie mit Beta-Blockern hat sich in vielen Bereichen der Medizin mit langfristigen therapeutischen Erfolgen gut etabliert. Nach wie vor problematisch bleibt die medikamentöse Therapie mit beta-adrenergen Agonisten. Einer der Gründe dafür ist die schnelle Entwicklung der Tachyphylaxie, also der Nichtansprechbarkeit der beta-adrenergen Rezeptoren nach andauernder Therapie mit beta-adrenergen Agonisten [28, 45].

Um neue therapeutische Konzepte zur Modulation der beta-adrenergen Aktivität, sei es zur Blockade beta-adrenerger Rezeptoren, sei es zu ihrer Aktivierung, zu entwikkeln, ist es notwendig, die molekularen Mechanismen der physiologischen Regulation des beta-adrenergen Systems zu verstehen. Als Ansatzpunkt wird hier die Entwicklung der Desensibilisierung, d. h. Tachyphylaxie des beta-adrenergen Systems studiert.

Es wird gezeigt, daß sich die Tachyphylaxie des beta-adrenergen Systems in vivo sehr schnell entwickelt. Dabei werden die beta-adrenergen Rezeptoren zunächst sequestriert und entkoppelt und dann passager internalisiert. Weiterhin wird gezeigt, daß die Phosphorylierung beta-adrenerger Rezeptoren während der homologen, d. h. Hormon-spezifischen Desensibilisierung nicht über den „second messenger" cAMP im Sinne einer Rückkoppelung erfolgt. Erstmalig wird ein durch Katecholamine stimulierter, jedoch cAMP-unabhängiger Phosphorylierungsweg charakterisiert. Die Phosphorylierung der beta-adrenergen Rezeptoren erfolgt über die neu entdeckte beta-adrenerge Rezeptorkinase. Diese beta-adrenerge Rezeptorkinase konnte partiell gereinigt und von anderen bisher bekannten Proteinkinasen getrennt werden. Darüber hinaus wird nachgewiesen, daß die Regulation dieser beta-adrenergen Rezeptorkinase nur während der Aktivierung beta-adrenerger Rezeptoren über Substratmodifikation sowie eine subzelluläre Translokation der Kinase erfolgt. Die Modulation dieser Kinaseaktivität könnte neue Möglichkeiten der therapeutischen Modulation des beta-adrenergen Systems eröffnen.

In-vivo-Desensibilisierung

In vivo kommt es bereits nach einer einmaligen Gabe einer hohen Dosis eines Beta-Agonisten (Isoproterenol) zur schnellen Tachyphylaxie oder Desensibilisierung der durch Beta-Agonisten stimulierten Adenylatzyklase. Schon 10 Minuten nach einer einmaligen Gabe eines Beta-Agonisten kann die Adenylatzyklase nicht mehr durch einen Beta-Agonisten stimuliert werden [50]. Die Stimulation der Adenylatzyklase über andere Hormone bzw. nicht-hormonelle Stimulatoren bleibt unbeeinflußt; ein typisches Bild einer homologen, d. h. Hormon-spezifischen Desensibilisierung [21,

30, 37]. Im weiteren Verlauf kommt es simultan mit dem allmählichen Abbau des Beta-Agonisten zur Resensibilisierung der durch Beta-Agonisten stimulierbaren Adenylatzyklase-Aktivität. Etwa 120 Minuten nach der einmaligen Gabe des Beta-Agonisten sind die Kontrollwerte wieder erreicht [50]. Dieser schnelle Zeitverlauf korreliert gut mit bekannten klinischen Beobachtungen [13, 17].

Welche molekularen Mechanismen tragen zur Desensibilisierung des beta-adrenergen Systems bei?

Wie bereits erwähnt, ist die homologe Desensibilisierung dadurch charakterisiert, daß lediglich das Rezeptorsystem inaktiviert ist, über das auch die Desensibilisierung induziert wurde. Andere Rezeptorsysteme bleiben unberührt. Daraus ist zu schließen, daß der wesentliche Ansatzpunkt der Regulation die individuellen Rezeptoren selbst sind. Deshalb zunächst die Frage: Was geschieht auf der Ebene der Rezeptoren?

Internalisierung beta-adrenerger Rezeptoren in vivo

Nach Stimulierung der beta-adrenergen Rezeptoren durch die einmalige Gabe des Beta-Agonisten kommt es zu einem schnellen Abfall der Rezeptorenzahl in der Plasmamembran (Abb. 1). Etwa 10 Minuten nach der einmaligen Gabe des Beta-Agonisten ist die Zahl der Rezeptoren in den Plasmamembranen auf minimale Werte von etwa 50% des Ausgangswertes reduziert (Abb. 1). Während der Phase der Resensibilisierung der Adenylatzyklase finden wir einen allmählichen Wiederanstieg der beta-adrenergen Rezeptoren in der Plasmamembranfraktion. Der Abfall und Wiederanstieg der Rezeptorenzahl in den Plasmamembranen spiegelt sehr genau die Ansprechbarkeit der beta-adrenerg stimulierbaren Adenylatzyklase-Aktivität nach der einmaligen Injektion des Beta-Agonisten wieder [50].

Werden die beta-adrenergen Rezeptoren während der Desensibilisierung innerhalb der Zelle verlagert?

In dem Maß, in dem die beta-adrenergen Rezeptoren von den Plasmamembranen und damit von der Zelloberfläche verschwinden, können sie in einer zytoplasmatischen Fraktion, der sogenannten „leichten Membranfraktion" wiedergefunden werden. Die Zahl der beta-adrenergen Rezeptoren in den sogenannten „leichten Membranen" ist zu dem Zeitpunkt maximal, zu dem sie minimale Werte in den Plasmamembranen erreichen. Die „leichten Membranen" stellen eine zytoplasmatische Membranfraktion dar, die keine der typischen Plasmamembranmarker wie die 5' Nukleotidase oder die Adenylatzyklase besitzen.

Während der Resensibilisierungsphase nach der einmaligen Injektion des Beta-Agonisten verschwinden die beta-adrenergen Rezeptoren allmählich wieder aus der „leichten Membranfraktion". In dem gleichen Maß, in dem die Zahl der Rezeptoren in den sogenannten „leichten Membranen" sinkt, steigt sie in den Plasmamembranfraktionen an. Die Gesamtzahl der beta-adrenergen Rezeptoren ändert sich während des Gesamtverlaufes dieser schnellen Desensibilisierung nicht. Dieser spiegelbildliche Verlauf der Rezeptorenzahl in den Plasmamembranen und den zytoplasmatisch „leichten Membranen" ohne Veränderung der Gesamtzahl der Rezeptoren in den Zellen doku-

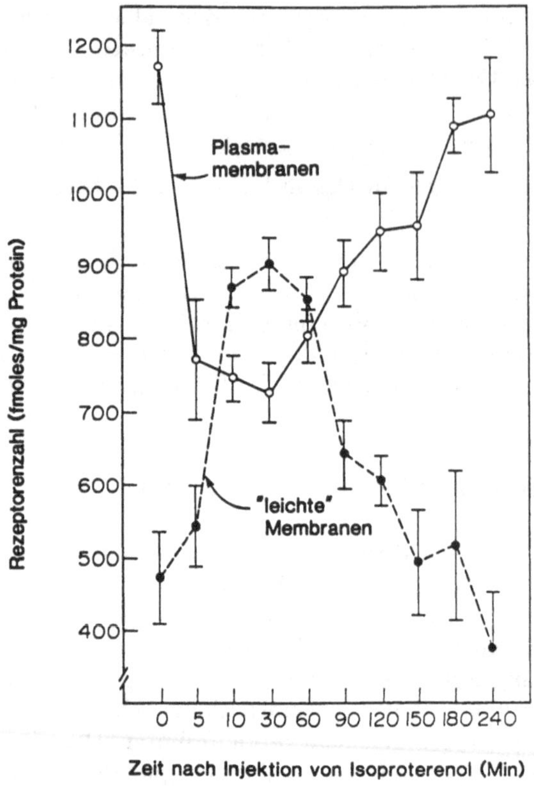

Abb. 1 Passagere Internalisierung beta-adrenerger Rezeptoren in vivo während Desensibilisierung.

Dargestellt ist der Zeitverlauf der Translokation der beta-adrenergen Rezeptoren nach der durch Beta-Agonisten induzierten in-vivo-Desensibilisierung in der Lunge. Die Zahl der beta-adrenergen Rezeptoren in den Plasmamembran- und in den „leichten Membran"-Fraktionen aus Rattenlunge von behandelten und Kontrolltieren wurde zu den angezeigten Zeitpunkten nach einer einmaligen Injektion von (−)Isoproterenol in Sättigungsexperimenten mit steigenden Konzentrationen des Radioliganden $[^{125}I]$-Iodocyanopindolol ($[^{125}I]$-CYP) gemessen. Die unspezifische Bindung, die in Gegenwart von 5×10^{-5} M (−)Isoproterenol gemessen wurde, betrug 8 – 10% der Gesamtbindung. Die Affinität des Radioliganden ändert sich in den verschiedenen Experimenten und während der Desensibilisierung nicht (KD $\approx$60 – 80 pM). Die Datenpunkte sind Mittelwerte (± SE) von 4 bis 9 Experimenten mit Doppelbestimmungen zu jeder $[^{125}I]$-CYP Konzentration.

mentiert, daß die beta-adrenergen Rezeptoren nach einer Injektion des Beta-Agonisten vorübergehend von der Zelloberfläche in das Zellinnere, und umgekehrt, wieder zurück an die Plasmamembran verlagert werden. Aus diesen Daten kann geschlossen werden, daß in vivo am intakten Organ, ähnlich wie bereits für isolierte Zellen gezeigt, eine passagere Internalisierung der Rezeptoren erfolgt [22, 40, 41, 53].

Warum jedoch sind die in der Plasmamembran zurückbleibenden Rezeptoren nicht funktionsfähig?

Entkopplung beta-adrenerger Rezeptoren

Interessanterweise finden sich zum Zeitpunkt der maximalen Desensibilisierung noch etwa 50% der beta-adrenergen Rezeptoren in den Plasmamembranen, also dem funktionellen Milieu der Rezeptoren. Die Adenylatzyklase kann jedoch zu diesem Zeitpunkt (10 Minuten nach der Injektion) durch Beta-Agonisten nicht mehr stimuliert werden. Andere Hormone, z. B. Prostaglandin E_1, können die Adenylatzyklase weiterhin unverändert stimulieren, was darauf hindeutet, daß die Zyklase selbst intakt ist.

Um zu untersuchen, warum die zurückbleibenden Beta-Rezeptoren nicht fähig sind, die Stimulation der Adenylatzyklase zu vermitteln, untersuchten wir zunächst die Fähigkeit dieser Rezeptoren, den sogenannten „high affinity"-Komplex, zu bilden. Die Fähigkeit beta-adrenerger Rezeptoren, den Beta-Agonisten in Abwesenheit von GTP mit hoher Affinität zu binden, gibt an, welcher Anteil der beta-adrenergen Rezeptoren unter Bildung des „high affinity"-Komplexes, bestehend aus den durch Agonisten besetzten Rezeptoren und dem nachgeschalteten G_s-Protein, funktionell an das G_s-Protein koppeln kann [16, 18, 39]. Durch die Zugabe von GTP oder eines seiner Analoge kann dieser „high affinity"-Komplex dissoziiert werden. Wir finden dann nur noch Rezeptoren mit niedriger Affinität für den Beta-Agonisten.

Detaillierte Verdrängungskurven mit Bindung des Beta-Antagonisten [^{125}I]-Iodocyanopindolol in Anwesenheit von steigenden Konzentrationen des Beta-Agonisten Isoproterenol in Abwesenheit von GTP sind flach und biphasisch bei Plasmamembranen der Kontrollen. Die rechnerische Analyse, basierend auf dem Massenwirkungsgesetz [14–16] ergibt, daß etwa 60% der beta-adrenergen Rezeptoren der Kontrollplasmamembranen fähig sind, den Beta-Agonisten mit „hoher Affinität" zu binden und damit an das nachgeschaltete G_s-Protein zu koppeln. Als Kontrolle des GTP-sensiblen „high affinity state" der Rezeptoren kann gezeigt werden, daß in Anwesenheit von GTP oder einem seiner stabilen Analoge (Gpp(NH)p) alle Rezeptoren in den sogenannten „low affinity state" gebracht werden. Die Kurven werden steil und uniphasisch und zeigen damit an, daß nunmehr nur eine Rezeptorpopulation mit einer einheitlichen, nämlich niedrigen Affinität für den Beta-Agonisten Isoproterenol gefunden wird [16, 25].

Im Gegensatz dazu werden bei maximaler Desensibilisierung 10 Minuten nach einer einmaligen Injektion des Beta-Agonisten Isoproterenol bereits in Abwesenheit von GTP bzw. des GTP Analoges nur Rezeptoren mit niedriger Affinität für den Beta-Agonisten gefunden. Die Zugabe von GTP bewirkt keine Änderung des Kurvenverlaufs. Daraus kann geschlossen werden, daß die beta-adrenergen Rezeptoren, die nach Desensibilisierung in dem funktionellen Milieu der Rezeptoren, nämlich der Plasmamembran zurückgeblieben sind, nicht mehr fähig sind, an das nachgeschaltete G_s-Protein zu koppeln, um die Adenylatzyklase zu stimulieren. Ein GTP-sensibler „high affinity state" ist bei maximaler Desensibilisierung nicht mehr zu finden. Damit ist die fehlende Stimulierbarkeit der Adenylatzyklase trotz Anwesenheit von 50% der Beta-Rezeptoren erklärt.

Warum aber können die beta-adrenergen Rezeptoren, obwohl sie in der Plasmamembran zurückgeblieben sind, nicht mehr an das G_s-Protein koppeln?

Funktionelle Integrität desensibilisierter beta-adrenerger Rezeptoren

Hypothetisch kommen zwei sich nicht ausschließende Möglichkeiten in Frage:

1. Das Rezeptorprotein kann eine derartige strukturelle Veränderung erfahren haben, daß es nicht mehr funktionsfähig ist [51].

2. Das Rezeptorprotein – sei es strukturell verändert oder nicht – ist an sich voll funktionsfähig. Es ist jedoch aufgrund seiner Lokalisation innerhalb der Plasmamembran und insbesondere in Bezug zu dem nachgeschalteten G_s-Protein [54] nicht mehr funktionsfähig, d. h. es kann nicht mehr an das nachgeschaltete G_s-Protein koppeln und die Adenylatzyklase aktivieren.

Um diese Frage zu beantworten, haben wir zum Zeitpunkt der maximalen Desensibilisierung (10 Minuten nach Injektion des Beta-Agonisten) die beta-adrenergen Rezeptoren isoliert und mittels Affinitätschromatographie und Hochdruckflüssigkeitschromatographie gereinigt [3]. Die reinen Rezeptoren aus Plasmamembranen vor und nach Desensibilisierung wurden auf dreierlei Art auf ihre Funktionsfähigkeit getestet:

1. Die Fähigkeit der beta-adrenergen Rezeptoren der GTPase Aktivität des reinen G_s-Proteins zu stimulieren.

2. Die Fähigkeit der beta-adrenergen Rezeptoren, die Adenylatzyklase nach Fusion in Hybridzellen zu stimulieren.

3. Die Fähigkeit der beta-adrenergen Rezeptoren in einer Hybridzelle an normales G_s-Protein mit hoher Affinität zu koppeln.

Stimulation der GTPase Aktivität des reinen G_s-Proteins

Beta-Rezeptoren wurden zunächst in künstliche Lipidvesikel zusammen mit reinem G_s-Protein, das aus menschlichen Erythrozyten gereinigt worden war, korekonstituiert [11]. Da die durch Beta-Agonisten vermittelte Kopplung beta-adrenerger Rezeptoren an das G_s-Protein in einer Stimulation der GTPase Aktivität des G_s-Protein resultiert [8, 9], kann die Stimulation der GTPase Aktivität des G_s-Protein als Maß für die effektive Koppelung der Rezeptoren an das G_s-Protein gelten. Überraschenderweise können die desensibilisierten Rezeptoren – die zuvor in der Plasmamembran nicht fähig waren, an das G_s-Protein zu koppeln (s. o.) – in gleichem Maß die durch Beta-Agonisten stimulierte GTPase Aktivität des G_s-Protein vermitteln, wie die Rezeptoren, die von den Kontrollen isoliert wurden [47]. Der Effekt der beta-adrenergen Stimulation kann durch die gleichzeitige Anwesenheit hoher Dosen an beta-adrenergen Antagonisten, in diesem Fall Alprenolol, völlig blockiert werden. Dies ist ein erster Hinweis dafür, daß das isolierte Rezeptorprotein auch nach Desensibilisierung funktionell intakt zu sein scheint, wobei als Funktion die Bindung des Agonisten und die Stimulation des G_s-Proteins getestet wurden.

Aktivierung der Adenylatzyklase durch desensibilisierte beta-adrenerge Rezeptoren nach Fusion der Rezeptoren in Hybridzellen

Zur Überprüfung dieses zunächst für uns überraschenden Ergebnisses haben wir isolierte, reine Rezeptoren in künstliche Lipidvesikel rekonstituiert und dann in Zellen fusioniert [32, 52], die zwar normales G_s-Protein und eine funktionsfähige Adenylatzyklase, jedoch keine beta-adrenergen Rezeptoren besitzen. Diese Zellen (Erythrozyten des Xenopus laevis) haben selbst keine durch Beta-Agonisten stimulierbare Adenylatzyklase-Aktivität und dienen damit als gutes Testsystem zur Überprüfung der Funktionsfähigkeit gereinigter beta-adrenerger Rezeptoren verschiedenster Herkunft.

Beta-Rezeptoren, isoliert von Kontrollen, können nach Rekonstitution und Fusion in die Xenopus laevis Zellen die beta-adrenerge Stimulation durch den Beta-Agonisten Isoproterenol an die Adenylatzyklase vermitteln, d. h. die beta-adrenergen Rezeptoren wurden funktionell intakt in die Plasmamembran dieser Hybridzelle eingebaut. Die aus desensibilisiertem Gewebe stammenden beta-adrenergen Rezeptoren können die Stimulation der Adenylatzyklase in gleichem Maße vermitteln, wie die beta-adrenergen Kontrollrezeptoren [47]. Dabei wurde jeweils die gleiche Anzahl an beta-adrenergen Rezeptoren (412 ± 25 vs 404 ± 62 fmol) in die Hybridzellen mit gleicher Effektivität (6 – 12%) fusioniert. Diese Daten dokumentieren, daß die homolog desensibilisierten, gereinigten Rezeptoren ihre volle Funktionsfähigkeit beibehalten haben.

Koppelung der desensibilisierten Rezeptoren an das G_s-Protein in den Hybridzellen

Als endgültiger Parameter für die intakte Beta-Rezeptorfunktion wurde die Fähigkeit der Kontroll- und desensibilisierten Rezeptoren im rekonstituierten System untersucht, in dem sogenannten „high affinity state“ an das G_s-Protein zu koppeln. Wie bereits oben beschrieben, kann die Bildung des „high affinity“-Komplexes beta-adrenerger Rezeptoren – bestehend aus dem Beta-Agonist besetzten Rezeptor und dem nachgeschalteten G_s-Protein – an Hand von Agonist – Verdrängungskurven mit radioaktiv markierten Beta-Antagonisten untersucht werden. Nach Reinigung der beta-adrenergen Rezeptoren sind diese von ihrem endogenen G_s-Protein getrennt und können beta-adrenerge Agonisten nicht mehr mit hoher Affinität binden [2]. Nach Fusion der beta-adrenergen Kontrollrezeptoren mit Xenopus laevis Erythrozyten binden jedoch etwa 30% der Rezeptoren den Beta-Agonisten wieder mit hoher Affinität (≈ 2 nM). Dies deutet darauf hin, daß die desensibilisierten Rezeptoren effektiv an das G_s-Protein koppeln können. Das Ausmaß der Koppelung (30% der fusionierten Rezeptoren) ist in guter Übereinstimmung mit dem Ausmaß der Koppelung beta-adrenerger Rezeptoren anderer Gewebe nach Rekonstitution mit gereinigtem G_s-Protein [9]. Wie zu erwarten, ist die Effektivität der Koppelung beta-adrenerger Rezeptoren im rekonstituierten bzw. fusionierten System geringer als in den ursprünglichen Membranen (dort $\approx 60\%$). Dies kann dadurch erklärt werden, daß die Beta-Rezeptoren in der Rekonstitution bzw. Fusion nicht zu 100% in der richtigen Orientierung eingebaut werden können.

Wie wir oben gesehen haben, war die Fähigkeit der desensibilisierten Rezeptoren in der Ursprungsplasmamembran den Beta-Agonisten mit hoher Affinität zu binden, völlig aufgehoben. Die desensibilisierten und anschließend gereinigten und in Xenopus laevis Erythrozyten fusionierten beta-adrenergen Rezeptoren bilden hier jedoch zu etwa 30% (29 ± 6% gegenüber 28 ± 4% bei den Kontrollen) den „high affinity state", d. h. können also ebenso wie die Rezeptoren vor Behandlung an das nachgeschaltete G_s-Protein binden.

Diese Daten belegen mittels drei verschiedener Testsysteme, daß die Funktion der hochgereinigten Beta-Rezeptoren durch die Desensibilisierung in keiner Weise beeinträchtigt wird. Warum sind dennoch die Rezeptoren in ihrer ursprünglichen Plasmamembran nach Desensibilisierung nicht fähig, die beta-adrenerge Stimulation in das Zellinnere weiterzuvermitteln?

Sequestrierung beta-adrenerger Rezeptoren während homologer Desensibilisierung

Um diese Frage zu beantworten, haben wir uns die Zell- und membranfusionierenden Eigenschaften des Polyethylen Glykol zu eigen gemacht. Durch initiale Dehydratation gefolgt von Rehydratation, kommt es nach Einwirken von Polyethylen Glycol auf Plasmamembranen zur völligen Um- und Reorientierung der Membranproteine [32]. Sollte also tatsächlich eine lokale Sequestrierung funktionell intakter Rezeptorproteine innerhalb der Plasmamembranen beim Desensibilisierungsprozeß von Bedeutung sein, so müßte durch die Behandlung von Plasmamembranen bzw. Zellen mittels Polyethylen Glykol eine zumindest teilweise Resensibilisierung erfolgen.

Es konnte gezeigt werden, daß die Behandlung intakter Zellen mit Polyethylen Glykol, in einer Resensibilisierung der durch Beta-Agonisten stimulierten Adenylatzyklase Aktivität resultiert [48]. Die übrigen Kontrollparameter der Adenylatzyklase Aktivität werden durch die Behandlung der Zellen mit Polyethylen Glykol nicht signifikant verändert.

Dies deutet darauf hin, daß neben der oben beschriebenen passageren Translokation der beta-adrenergen Rezeptoren von der Plasmamembran in das Zellinnere die funktionell intakten beta-adrenergen Rezeptoren innerhalb der Plasmamembran lokal sequestriert und durch diese regionale Kompartimentierung in ihrer Funktion desensibilisiert werden. Sie können aufgrund dieser lokalen Sequestrierung nicht mehr an das nachgeschaltete G_s-Protein koppeln. In getrennten Testreihen konnte gezeigt werden, daß durch die Behandlung mit Polyethylen Glykol der mit der Desensibilisierung verlorene „high affinity state" der beta-adrenergen Rezeptoren wieder hergestellt werden kann [47].

Rolle der Phosphorylierung beta-adrenerger Rezeptoren in der homologen Desensibilisierung

In Erythrozyten vom Truthahn war zuvor gezeigt worden, daß die heterologe Desensibilisierung des beta-adrenergen Systems zwar nicht mit einer Internalisierung der Rezeptoren, wohl aber mit einer Phosphorylierung und einer funktionellen Beeinträchtigung des Rezeptorproteins einhergeht [38, 40, 41]. Die Phosphorylierung beta-adrenerger Rezeptoren während der heterologen Desensibilisierung wird zumindest teilweise durch den „second messenger"-cAMP vermittelt [38]. Auch ist die cAMP-abhängige Proteinkinase (Proteinkinase A) fähig, die reinen beta-adrenergen Rezeptoren zu phosphorylieren [1]. Die Phosphorylierung der beta-adrenergen Rezeptoren in der heterologen Desensibilisierung, bzw. durch die Proteinkinase A, resultiert in einer funktionellen Beeinträchtigung des Rezeptorproteins [1, 51]. Interessanterweise konnte jedoch durch cAMP bzw. seine Analoge auch bei hohen Dosierungen eine maximale Desensibilisierung und Phosphorylierung des beta-adrenergen Systems nicht erreicht werden [38]. Diese Daten belegen, daß die cAMP-abhängige Proteinkinase allein nicht für die Phosphorylierung und Desensibilisierung der Beta-Rezeptoren im Rahmen der heterologen Desensibilisierung verantwortlich sein kann.

Darüber hinaus kann cAMP bei der homologen Desensibilisierung nicht direkt involviert sein. Die homologe Desensibilisierung des beta-adrenergen Systems ist dadurch charakterisiert, daß nur die Antwort auf das desensibilisierende Hormon vermindert oder völlig aufgehoben ist [21]. Die Antwort auf andere Hormone, zum Beispiel Prostaglandin E_1, ist unverändert. Prostaglandin E_1 erhöht aber auch über Stimulation der Adenylatzyklase den intrazellulären cAMP-Pool und kann somit die cAMP-abhängige Proteinkinase stimulieren. Daraus folgt, daß die homologe Desensibilisierung nicht direkt cAMP abhängig ist und bei der homologen Desensibilisierung des beta-adrenergen Systems eine Phosphorylierung der beta-adrenergen Rezeptoren nicht stattfindet oder die Phosphorylierung der beta-adrenergen Rezeptoren bei der homologen Desensibilisierung nicht über cAMP vermittelt wird. Ein Stoffwechselweg, über den zelluläre Proteine durch einen cAMP-unabhängigen Mechanismus nach Stimulation durch Katecholamine phosphoryliert werden, war bisher unbekannt [43].

Rolle des „second messengers"-cAMP in der homologen Desensibilisierung

Um die Rolle des cAMP in der homologen Desensibilisierung näher zu charakterisieren, haben wir uns als Modellsystem die genetischen Mutanten der S_{49}-Lymphomzellen, die von der Maus abstammen, zunutze gemacht [49]. Von Interesse sind dabei zwei Mutanten, die beide in ihrem durch Katecholamine stimulierten, über den „second messenger"-cAMP vermittelten Phosphorylierungsstoffwechselweg mutiert und damit unvollständig sind. Die sogenannte cyc^--Mutante besitzt kein funktionelles G_s-Protein [5–7, 12, 31], d. h., nach einer Stimulation durch Beta-Agonisten kommt es nicht zu einer Stimulation der Adenylatzyklase und damit nicht zu einer Erhöhung des intrazellulären cAMP-Spiegels. Daraus folgt, daß die cAMP-abhängige Proteinkinase nicht stimuliert werden kann und damit Katecholamine die Phosphorylierung zellulärer Proteine über diesen Stoffwechselweg nicht vermitteln können. Die sogenannte kin^--Mutante besitzt keine funktionsfähige cAMP-abhängige Proteinkinase [44], d. h., die Stimulation durch Beta-Agonisten führt zwar zu einer Erhöhung des intrazellulären cAMP-Spiegels, eine Katecholamine-vermittelte, cAMP-abhängige Phosphorylierung zellulärer Proteine findet damit auch in dieser Mutante nicht statt [43]. Die Charakteristika dieser Mutanten wurden durch Dokumentation der Adenylatzyklase-Aktivitäten (cyc^--), bzw. der cAMP-abhängigen Proteinkinase überprüft. Bereits früher konnte im rekonstituierten System gezeigt werden, daß die beta-adrenerg stimulierte Adenylatzyklase der cyc-Mutante durch die Anwesenheit eines Beta-Agonisten desensibilisiert wird [10, 19, 20]. Dabei ist die Antwort der Adenylatzyklase auf eine erneute Stimulation durch den Beta-Agonisten um mehr als 50% reduziert. Die Antwort auf andere Hormone bzw. nicht-hormonelle Stimulatoren ist unverändert, ein typisches Beispiel einer homologen Desensibilisierung. Diese Daten belegen den Desensibilisierungsmodus dieser Zellen und sind in guter Übereinstimmung mit bereits früher publizierten Daten [29, 33, 44].

Sind diese Zellen auch fähig, ihre beta-adrenergen Rezeptoren zu internalisieren?

Um diese Frage zu beantworten, verwendeten wir einen hydrophilen Liganden ($[^3H]$CGP 121 77), der nicht in der Lage ist, die intakte Plasmamembran ganzer Zellen zu passieren [42] und damit nur an beta-adrenerge Rezeptoren an der Zelloberfläche bindet. Während der Desensibilisierung werden in diesen Zellen einschließlich der genetischen Mutanten etwa 50% der beta-adrenergen Rezeptoren internalisiert. Dies ist in enger Übereinstimmung mit den Vorgängen der Desensibilisierung in vivo (s. o.) und mit zuvor publizierten Ergebnissen [23].

Wodurch jedoch wird die homologe Desensibilisierung ausgelöst? Werden auch in diesem System die beta-adrenergen Rezeptoren phosphoryliert? Ist in diese Phosphorylierung cAMP oder die Proteinkinase A involviert?

Identifizierung eines neuen, durch Katecholamine stimulierten, jedoch cAMP-unabhängigen Stoffwechselweges

Zur Beantwortung dieser Frage wurde der Phosphorylierungsgrad der Beta-Rezeptoren der Wildtyp S_{49} Lymphomzellen und der oben charakterisierten genetischen Mutanten vor und nach homologer Desensibilisierung direkt verglichen. Überraschenderweise werden die beta-adrenergen Rezeptoren in allen drei Zellinien nach Aktivierung und Desensibilisierung des beta-adrenergen Systems phosphoryliert. Das Ausmaß der Phosphorylierung (maximal ≈ 1 Mol Phosphat/Mol Rezeptor) und der Zeitverlauf dieser Phosphorylierung ist in allen drei Zellinien vergleichbar. Diese Daten belegen damit erstmalig einen neuen Stoffwechselweg: Katecholamine stimulieren über Aktivierung der beta-adrenergen Rezeptoren die Phosphorylierung eines zellulären Proteins über einen neuen, cAMP-unabhängigen Stoffwechselweg. Sie stimulieren jedoch nicht die Phosphorylierung eines beliebigen zellulären Proteins, sondern die Phosphorylierung ihrer eigenen Rezeptoren. Alle zuvor bekannten Phosphorylierungsvorgänge, die durch Katecholamine induziert wurden, sind über cAMP und die cAMP-abhängige Proteinkinase vermittelt [43].

Die Phosphorylierung und Desensibilisierung beta-adrenerger Rezeptoren der genetischen Mutanten wird stereospezifisch durch das (−)Isomer des Beta-Agonisten Isoproterenol ausgelöst und kann durch einen Beta-Antagonisten blockiert werden. Daraus resultiert, daß diese Phosphorylierung während der homologen Desensibilisierung ein durch beta-adrenerge Rezeptoren vermittelter Vorgang ist. Eine Autophosphorylierung des beta-adrenergen Rezeptors – bekannt von anderen Rezeptoren, wie beispielsweise dem Insulin – oder den EGF-Rezeptor – war zuvor ausgeschlossen worden [1]. Die an der Phosphorylierung der beta-adrenergen Rezeptoren während homologer Desensibilisierung beteiligte Proteinkinase war bis dahin unbekannt.

Identifizierung und partielle Reinigung der beta-adrenergen Rezeptorkinase

Aufgrund einer möglichen Analogie zu einem anderen Rezeptorsystem, nämlich dem Rhodopsinsystem, in dem eine spezifische Rhodopsinkinase den Lichtrezeptor phosphoryliert und desensibilisiert [34], wurde mit Blickpunkt auf die oben dargelegten Daten eine für den beta-adrenergen Rezeptor spezifische Proteinkinase postuliert. Zunächst wurde untersucht, ob das Zelllysat von kin$^-$-Zellen – getrennt in eine partikuläre und in eine lösliche Fraktion – eine Kinaseaktivität besitzt, die fähig ist, den beta-adrenergen Rezeptor zu phosphorylieren. Diese Zellinie (s. o.) wurde gewählt, da sie typischerweise die homologe Desensibilisierung des beta-adrenergen Systems zeigt, obgleich sie keine funktionsfähige cAMP-abhängige Proteinkinase besitzt.

Als Testsubstrate wurden reine Beta-Rezeptoren, isoliert aus Hamsterlunge und rekonstituiert in künstliche Lipidvesikel, verwendet. Die Inkubation beta-adrenerger Rezeptoren mit der löslichen Fraktion der kin$^-$-Zellen unter phosphorylierenden Bedingungen resultierte in einer nur minimalen Phosphorylierung des beta-adrenergen Rezeptors. War jedoch der beta-adrenerge Rezeptor durch seinen Agonisten, zum Beispiel Isoproterenol, besetzt, so führte dies zu einer deutlichen Steigerung des Phosphorylierungsgrades ($\approx 5-8$fache Steigerung im Vergleich zur Kontrolle). Der Effekt des Beta-Agonisten konnte durch gleichzeitige Anwesenheit des Beta-Antagonisten Alprenolol völlig blockiert werden. In der partikulären Fraktion des kin$^-$-Lysates konnte allenfalls minimale Kinaseaktivität gefunden werden. Auch in anderen Geweben, wie beispielsweise in Lungen, Herzen, Gehirnen sowie Muskelzellen verschiedener Spezies (Ratte, Rind, Hamster) und dem menschlichen Herzen konnte diese lösliche Kinaseaktivität nachgewiesen werden [4]. Um diese Kinaseaktivität näher zu charakterisieren, wurde sie zunächst über Molekularsieb HPLC- und über DEAE-Sephacel Säulen getrennt. Bereits durch diese partielle Reinigung konnte eine erfolgreiche Trennung von allen anderen bekannten Kinasen erfolgen, insbesondere von Proteinkinase C und von Histon 2B-Kinasen. Die spezifische Aktivität der resultierenden Rezeptorkinase konnte etwa 25fach erhöht werden. Der Beta-Rezeptor wird durch diese beta-adrenerge Rezeptorkinase in strenger Abhängigkeit von der Anwesenheit des beta-adrenergen Agonisten in diesem Falle Isoproterenol, phosphoryliert. Modulatoren von anderen bekannten Proteinkinasen (z. B. cGMP, cAMP, CA^{2+}/Calmodulin, Ca^{2+}/Phosphatidylserin oder Phorbolester) zeigen keinerlei Effekt auf die Rezeptorkinase [4].

Aktivierung der beta-adrenergen Rezeptorkinase durch Substratmodifikation

Da bei diesen Untersuchungen ein isoliertes Testsystem mit reinen, rekonstituierten beta-adrenergen Rezeptoren und partiell gereinigten Rezeptoren verwendet wurde, kann eine direkte Stimulierung der Rezeptorkinase durch den Beta-Agonisten weitgehend ausgeschlossen werden. Vielmehr muß die Anlagerung des Beta-Agonisten an seinen Rezeptor eine derartige Konformationsänderung des Rezeptorproteins hervorrufen, daß dieses zu einem geeigneteren Substrat für die Rezeptorkinase wird (Regulation durch Substratmodifikation). Überraschende Analogien können hier zwischen dem beta-adrenerg stimulierten Adenylatzyklasesystem und dem lichtaktivierten Phosphodiesterasesystem gezogen werden. In dem Phosphodiesterasesystem wird die Enzymaktivität durch eine lichtabhängige Interaktion des Lichtrezeptors Rhodopsin mit dem nachgeschalteten regulatorischen Guaninnukleotidprotein Transduzin [26] stimuliert. Diese Phosphorylierung wird katalysiert durch die spezifische Rhodopsinkinase [34–36]. Interessanterweise wird die Funktion des Rhodopsins selbst durch seine Phosphorylierung nicht beeinflußt, wohl aber wird die Anlagerung eines 48 000 Dalton schweren Proteins, genannt Arrestin [27], an das Rhodopsinmolekül erleichtert. Die Anlagerung dieses Proteins an den phosphorylierten Lichtrezeptor resultiert in einer Funktionseinschränkung des Rezeptorproteins. Eine ähnliche Analogie besteht offensichtlich auch in diesem Punkt zu dem beta-adrenergen System. Wie wir oben gesehen haben, ist der homolog desensibilisierte beta-adrenerge Rezeptor innerhalb der Plasmamembran nicht mehr fähig, an das nachgeschaltete G_s-Protein zu koppeln und damit die Adenylatzyklase zu stimulieren. Werden ungereinigte Rezeptoren oder direkt Plasmamembranen in Hybridzellen fusioniert, die keine Rezeptoren besitzen, so wird die Funktionseinschränkung der homolog desensibilisierten Rezeptoren mit übertragen [24]. Werden jedoch hochgereinigte, homolog desensibilisierte beta-adrenerge Rezeptoren auf ihre Funktionalität hin geprüft, so erscheinen sie völlig intakt [47]. Ihr während der Desensibilisierung eingebautes Phosphat haben sie unverändert beibehalten [46, 49]. Es muß damit ein die Funktion des beta-adrenergen Rezeptors beeinträchtigendes Protein postuliert werden – ähnlich dem Arrestin des Rhodopsins – das nach Solubilisierung und völliger Reinigung der beta-adrenergen Rezeptoren von diesen getrennt wird. Vorläufige Daten scheinen diese Hypothese zu belegen. Phosphorylierung reiner beta-adrenerger Rezeptoren unter Verwendung der inzwischen gereinigten Rezeptorkinase führen zu keiner Funktionseinschränkung der Rezeptoren. Werden jedoch weniger reine Rezeptorkinasepräparationen verwendet, so resultiert daraus bei gleichem Phosphorylierungsgrad der Rezeptoren eine Funktionsänderung des Rezeptorproteins. Diese ersten Hinweise werden uns die Möglichkeit geben, nach einem derartigen Funktionsprotein zu suchen. Es ist zum jetzigen Zeitpunkt auch nicht geklärt, ob die Phosphorylierung darüber hinaus zum Beispiel die oben genannte Sequestrierung und Internalisierung der Rezeptoren auslöst.

Schlußfolgerung und Entwicklung neuer therapeutischer Konzepte

Basierend auf den dargestellten Ergebnissen ist ein schematisches Modell (Abb. 2) über die molekularen Mechanismen der Aktivierung und homologen Desensibilisierung

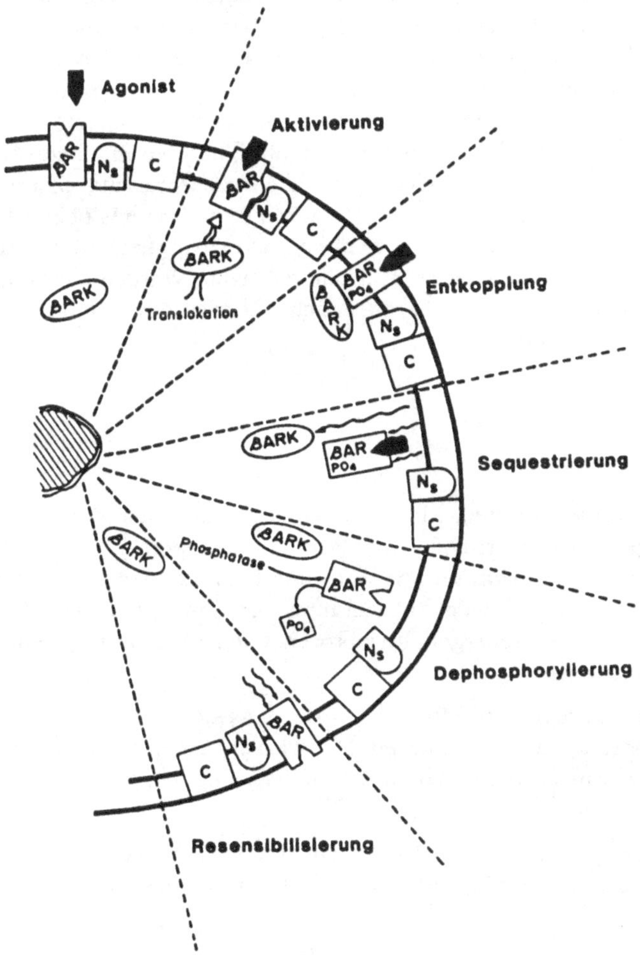

Abb. 2 Vorläufiges Arbeitsmodell zu den molekularen Mechanismen der homologen Desensibilisierung.

der beta-adrenergen Rezeptoren entwickelt worden. Initial kommt es durch Anlagerung des Beta-Agonisten an den beta-adrenergen Rezeptor zu einer Konformationsänderung des Rezeptorproteins. Dieses koppelt dann an das nachgeschaltete G_s-Protein, um das Effektorenzym, die Adenylatzyklase, zu stimulieren. Gleichzeitig kommt es zur Phosphorylierung der beta-adrenergen Rezeptoren durch die neuentdeckte beta-adrenerge Rezeptorkinase in den Plasmamembranen. Damit werden die Beta-Rezeptoren wahrscheinlich über Wirkung eines sekundären Proteins – ähnlich dem Arrestin – funktionell entkoppelt. Im weiteren Verlauf werden die beta-adrenergen Rezeptoren sequestriert und schließlich internalisiert. Im Zellinnern scheinen die beta-adrenergen Rezeptoren dephosphoryliert zu werden, wobei eine spezifische Phosphatase diskutiert wird. Während der Resensibilisierung können dann die dephosphorylierten Rezeptoren an die Zelloberfläche zurückkehren.

Die entscheidende Regulation der beta-adrenergen Rezeptoren erfolgt über ihre Phosphorylierung, die durch die neu entdeckte Rezeptor-spezifische Kinase vermittelt wird. Die Aktivierung der Rezeptorkinase erfolgt über eine durch den Agonisten induzierte Konformationsänderung des Rezeptorproteins, das dadurch zum besseren Substrat wird. Eine mögliche Modulation des beta-adrenergen Systems – zum Beispiel die störende Entwicklung der Tachyphylaxie bei Therapie mit Beta-Agonisten – könnte möglicherweise durch Blockierung der die Rezeptoren inaktivierenden Rezeptorkinase erfolgen. Eine Blockierung des beta-adrenergen Systems über Aktivatoren der beta-adrenergen Rezeptorkinase ist denkbar, wobei gegenüber der klassischen Beta-Blockade spezifisch nur solche Rezeptoren inaktiviert würden, die zunächst durch Beta-Agonisten besetzt sind. Neue therapeutische Konzepte können damit aus diesen Regelkreisen abgeleitet werden.

Zusammenfassung

Die medikamentöse Therapie mit Beta-Blockern hat sich in vielen Bereichen der Medizin mit langfristigen therapeutischen Erfolgen gut etabliert. Nach wie vor problematisch bleibt die medikamentöse Therapie mit beta-adrenergen Agonisten. Einer der Gründe dafür ist die schnelle Entwicklung der Tachyphylaxie, also der Nichtansprechbarkeit der beta-adrenergen Rezeptoren nach andauernder Therapie mit beta-adrenergen Agonisten.

Um neue therapeutische Konzepte zur Modulation der beta-adrenergen Aktivität zu entwickeln, ist es notwendig, die molekularen Mechanismen der Entwicklung der Tachyphylaxie, d. h. der Entwicklung der Desensibilisierung des beta-adrenergen Systems zu verstehen.

In der vorliegenden Arbeit werden die wesentlichen molekularen Mechanismen der homologen, also der Hormon-spezifischen Desensibilisierung des beta-adrenergen Systems erarbeitet.

Auf der Suche nach den strukturellen Ursachen funktioneller Änderungen des beta-adrenergen Systems während der homologen Desensibilisierung konnte gezeigt werden, daß die durch die Desensibilisierung verursachte Phosphorylierung der beta-adrenergen Rezeptoren über einen von dem „second messenger“ cAMP unabhängigen Stoffwechselweg erfolgt. Ein „feed back“-Mechanismus über cAMP liegt damit nicht vor. Es konnte vielmehr eine für den beta-adrenergen Rezeptor spezifische Kinase aus dem Zytoplasma aus Zellen sowie aus verschiedenen Organen isoliert werden. Die Aktivität dieser beta-adrenergen Rezeptorkinase wird durch Katecholamine nicht direkt stimuliert. Es kommt vielmehr durch Anlagerung des Beta-Agonisten an den Beta-Rezeptor zur Konformationsänderung des beta-adrenergen Rezeptors, wodurch dieser zu einem wesentlich besseren (5 – 10fach) Substrat für die vorhandene Rezeptorkinase wird. Die beta-adrenerge Rezeptorkinase konnte partiell gereinigt und insbesondere von anderen Proteinkinasen getrennt werden.

Eine mögliche Modulation des beta-adrenergen Systems – zum Beispiel die störende Entwicklung der Tachyphylaxie bei Beta-Agonisten Therapie – könnte durch Blokkierung der die Rezeptoren inaktivierenden Rezeptorkinase erfolgen. Andererseits ist konzeptionell die Entwicklung von Aktivatoren der beta-adrenergen Rezeptorkinase denkbar, wodurch eine beta-blockierende Wirkung erzielt werden könnte. Interessanterweise werden dabei jedoch nur solche Beta-Rezeptoren inaktiviert, d. h. „blokkiert“, die zuvor aktiviert wurden, d. h. durch Anlagerung eines Agonisten in ihrer Konformation modifiziert werden. Damit ist letztendlich eine spezifische Beta-Blokkierung beschränkt auf aktivierte Rezeptoren denkbar.

Neue therapeutische Konzepte können diesen Regelkreisen abgeleitet werden.

Literatur

[1] Benovic, J. L., L. J. Pike, R. A. Cerione, et al.: Phosphorylation of the mammalian beta-adrenergic receptor by cyclic AMP-dependent protein kinase. J. Biol. Chem. 260 (1985) 7094 – 7101.

[2] Benovic, J. L., R. G. L. Shorr, M. G. Caron, et al.: The mammalian beta-adrenergic receptor: Purification and characterization. Biochemistry 23 (1984) 4510 – 4518.

[3] Benovic, J. L., G. L. Stiles, R. J. Lefkowitz, et al.: Photoaffinity labelling of mammalian beta adrenergic receptors: Metal-dependent proteolysis explains apparent heterogeneity. Biochem. Biophys. Res. Commun. 110 (1983) 504 – 511.

[4] Benovic, J. L., R. H. Strasser, M. G. Caron, et al.: beta-adrenergic receptor kinase: Identification of a novel proteinkinase which phosphorylates the agonist occupied form of the receptor. Proc. Natl. Acad. Sci. [U.S.A.] 83 (1986) 2797 – 2801.

[5] Bourne, H. R., P. Coffino, G. M. Tomkins: Somatic genetic analysis of cyclic AMP action: Characterization of unresponsive mutants. J. Cell. Physiol. 85 (1975) 611 – 620.

[6] Bourne, H. R., P. Coffino, G. M. Tomkins: Selection of a various lymphoma cell deficient in adenylate cyclase. Science 187 (1975) 750 – 752.

[7] Bourne, H. R., D. Kaslow, H. R. Kaslow, et al.: Hormone-sensitive adenylate cyclase. Mutant phenotype with normally regulated beta-adrenergic receptors uncoupled from catalytic adenylate cyclase. Mol. Pharmacol. 20 (1981) 435 – 441.

[8] Brandt, D. R., T. Asano, S. E. Pederen, et al.: Reconstitution of a catecholamine-stimulated guanosinetriphosphatase activity. Biochemistry 22 (1983) 4357 – 4362.

[9] Cerione, R. A., J. Codina, J. L. Benovic, et al.: Reconstitution of pure components of a hormone responsive adenylate cyclase system: interactions of the beta-adrenergic receptor and the stimulatory nucleotide binding protein (Ns). Biochemistry 23 (1984) 4519 – 4525.

[10] Clark, R. B., J. Friedman, N. Prashad, et al.: Epinephrine-induced sequestration of the beta-adrenergic receptor in cultured S49 WT and cyc-lymphoma cells. J. Cyclic Nucleotide Prot. Phosphorylation Res. **10** (1985) 97 – 119.

[11] Codina, J., J. D. Hildebrandt, R. D. Sekura, et al.: Ns and Ni the stimulatory and inhibitory components of adenyl cyclase: Purification of the human erythrocyte proteins without the use of activating regulatory ligands. J. Biol. Chem. **259** (1984) 5871 – 5886.

[12] Coffino, P. H. R. Bourne, G. M. Tomkins: Somatic genetic analysis of cyclic AMP action: Selection of unresponsive mutants. J. Cel.. Physiol. **85** (1975) 603 – 610.

[13] Conolly, M. E., D. S. Davies, C. T. Dollery, et al.: Resistance to beta-adrenoceptor stimulants (a possible explanation for the rise in asthma deaths). Br. J. Pharmacol. **43** (1971) 389 – 402.

[14] De Lean, A., A. A. Hancock, R. J. Lefkowitz: Validation and statistical analysis of a computer modeling method for quantitative analysis of radioligand binding data for mixtures of pharmacological receptor subtypes. Mol. Pharmacol. **21** (1982) 5 – 16.

[15] De Lean, A., P. J. Munson, D. Rodbard: Simultaneous analysis of families of sigmoidal curves: Application to bioassay and physiological dose-response curves. Am. J. Physiol. **235** (1978) E97 – E102.

[16] De Lean, A., J. M. Stadel, R. J. Lefkowitz: A ternary complex model explains the agonist-specific binding properties of the adenylate cyclase-coupled beta-adrenergic receptor. J. Biol. Chem. **255** (1980) 7108 – 7117.

[17] Douglas, J. S., A. J. Lewis, P. Ridgway, et al.: Tachyphylaxis to beta-adrenergic agonists in guinea pig airway smooth muscle in vivo and in vitro. Eur. J. Pharmacol. **42** (1977) 195 – 205.

[18] Gilman, A. G.: Guanine nucleotide-binding regulatory proteins and dual control of adenylate cyclase. Cell **36** (1984) 577 – 579.

[19] Green, D. A., R. B. Clark: Adenylate cyclase coupling proteins are not essential for agonist-specific desensitization of lymphoma cells. J. Biol. Chem. **256** (1981) 2105 – 2108.

[20] Green D. A., J. Friedman, R. P. Clark: Epinephrine desensitization of adenylate cyclase from cyc- and S49 cultured lymphoma cells. J. Cyclic Nucleotide Res. 7 (1981) 161 – 172.

[21] Harden, T. K.: Agonist-induced desensitization of the beta-adrenergic receptor-linked adenylate cyclase. Pharmacol. Rev. **35** (1983) 5 – 32.

[22] Harden, T. K., C. U. Cotton, G. L. Waldo, et al.: Catecholamine-induced alteration in the sedimentation behavior of membrane-bound beta-adrenergic receptors. Science **210** (1980) 441 – 443.

[23] Hertel, C., P. Mueller, M. Portenier, et al.: Determination of the desensitization of beta-adrenergic receptors by (3H)CGP-12 177. Biochem. J. **216** (1983) 669 – 674.

[24] Kassis, S. P. H. Fishman: Functional alteration of the beta-adrenergic receptor during desensitization of mammalian adenylate cyclase by beta-agonists. Proc. Natl. Acad. Sci. [U.S.A.] **81** (1984) 6686 – 6690.

[25] Kent, R. S., A. De Lean, R. J. Lefkowitz: A quantitative analysis of beta-adrenergic receptor interactions: Resolution of high and low affinity states of the receptor by computer modeling of ligand binding data. Mol. Pharmacol. **17** (1980) 14 – 23.

[26] Knowles, A.: Rhodopsin bleaching intermediates and enzyme activation in the rod outer segment. Biochem. Soc. Trans. **11** (1984) 672 – 674.

[27] Kuehn, H., W. J. Dreyer: Light dependent phosphorylation of rhodopsin by ATP. FEBS Lett. **20** (1972) 1 – 6.

[28] Lefkowitz, R. J., M. G. Caron, G. L. Stiles: Mechanism of membrane-receptor regulation. Biochemical, physiological, and clinical insights derived from studies of the adrenergic receptors. N. Engl. J. Med. **310** (1984) 1570 – 1579.

[29] Mahan, L. C., A. M. Koachman, P. A. Insel: Genetic analysis of beta-adrenergic receptor internalization and down regulation. Proc. Natl. Acad. Sci. [U.S.A.] **82** (1985) 129 – 133.

[30] Perkins, J. P.: Desensitization of the response of adenylate cyclase to catecholamines. Curr. Top. Membranes Transport **18** (1983) 85 – 108.

[31] Ross, E. M., A. G. Gilman: Reconstitution of catecholamine-sensitive adenylate cyclase activity: Interaction of solubilized components with receptor-replete membranes. Proc. Natl. Acad. Sci. [U.S.A.] **74** (1977) 3715–3719.

[32] Schramm, M.: Transfer of glucagon receptor from liver membranes to a foreign adenylate cyclase by a membrane fusion procedure. Proc. Natl. Acad. Sci. [U.S.A.] **76** (1979) 1174–1178.

[33] Shear, M., P. A. Insel, K. L. Melmon, et al.: Agonist-specific refractoriness induced by isoproterenol. Studies with mutant cells. J. Biol. Chem. **251** (1976) 7572–7576.

[34] Shichi, H., R. L. Somer: Light-dependent phosphorylation of rhodopsin. Purification and properties of rhodopsin kinase. J. Biol. Chem. **253** (1978) 7040–7046.

[35] Shichi, H., R. L. Somers, P. O'Brien: Phosphorylation of rhodopsin: Most rhodopsin molecules are not phosphorylated. Biochem. Biophys. Res. Commun. **61** (1974) 217–221.

[36] Shichi, H., K. Yamamoto, R. L. Somers: GTP binding protein: Properties and lack of activation by phosphorylated rhodopsin. Vision Res. **24** (1984) 1523–1531.

[37] Sibley, D. R., R. J. Lefkowitz: Molecular mechanisms of receptor desensitization using the beta-adrenergic receptor-coupled adenylate cyclase system as a model. Nature **317** (1985) 124–129.

[38] Sibley, D. R., J. R. Peters, P. Nambi, et al.: Desensitization of turkey erythrocyte adenylate cyclase. Beta-adrenergic receptor phosphorylation is correlated with attenuation of adenylate cyclase activity. J. Biol. Chem. **259** (1984) 9742–9749.

[39] Stadel, J. M., A. De Lean, R. J. Lefkowitz: A high affinity agonist-beta-adrenergic receptor complex is an intermediate for catecholamine stimulation of adenylate cyclase in turkey erythrocyte membranes. J. Biol. Chem. **255** (1980) 1436–1441.

[40] Stadel, J. M., P. Nambi, R. G. L. Shorr, et al.: Catecholamine-induced desensitization of turkey erythrocycte adenylate cyclase is associated with phosphorylation of the beta-adrenergic receptor. Proc. Natl. Acad. Sci. [U.S.A.] **80** (1983) 3173–3177.

[41] Stadel, J. M., B. Strulovici, P. Nambi, et al.: Desensitization of the beta-adrenergic receptor of frog erythrocytes. Recovery and characterization of the down-regulated receptors in sequestered vesicles. J. Biol. Chem. **258** (1983) 3032–3038.

[42] Staehelin, M., P. Simons: Rapid and reversible disappearence of beta-adrenergic cell surface receptors. EMBO J. **1** (1982) 187–190.

[43] Steinberg, R. A., P. Coffino: Two-dimensional gel analysis of cyclic AMP effects in cultured S49 mouse lymphoma cells: Protein modifications, inductions and repressions. Cell **18** (1979) 719–733.

[44] Steinberg, R. A., T. van Daalen Wetters, P. Coffino: Kinase-negative mutants of S49 lymphoma cells carry a trans-dominant mutation affecting expression of cAMP-dependent protein kinase. Cell **15** (1978) 1351–1361.

[45] Stiles, G. J., M. G. Caron, R. J. Lefkowitz: Beta-adrenergic receptors: Biochemical mechanism of physiological regulation. Pharmacol. Rev. **64** (1984) 661–743.

[46] Strasser, R. H., J. L. Benovic, M. Caron, et al.: Beta-agonist and Prostaglandine E1-induced translocation of the beta-adrenergic receptor kinase. Evidence that the kinase may act on multiple adenylate cyclase coupled receptors. Proc. Natl. Acad. Sci. [U.S.A.] **83** (1986) 6362–6366.

[47] Strasser, R. H., R. A. Cerione, J. Codina, et al.: Homologous desensitization of the beta-adrenergic receptors: Functional intergrity of the desensitized receptor from mammalian lung. Mol. Pharmacol. **28** (1985) 237–245.

[48] Strasser, R. H., R. J. Lefkowitz: Homologous desensitization of the beta-adrenergic coupled adenylate cyclase: Resensitization by polyethylen glycol treatment. J. Biol. Chem. **260** (1985) 4561–4564.

[49] Strasser, R. H., D. R. Sibley, R. J. Lefkowitz: A novel catecholamine-activated, cAMP independent pathway for beta-adrenergic receptor phosphorylation in wild type and mutant S49 lymphoma cells: Mechanism of homologous desensitization of adenylate cyclase. Biochemistry **25** (1986) 1371–1377.

[50] Strasser, R. H., G. L. Stiles, R. J. Lefkowitz: Translocation and uncoupling of the beta-adrenergic receptor in rat lung after catecholamine promoted desensitization in vivo. Endocrinology **115** (1984) 1392 – 1400.

[51] Strulovici, B., R. A. Cerione, B. Kilpatrik, et al.: Direct demonstration of impaired functionality of a purified desensitized beta-adrenergic receptor in a reconstituted system. Science **255** (1984) 837 – 840.

[52] Strulovici, B., J. M. Stadel, R. J. Lefkowitz: Functional integrity of desensitized beta-adrenergic receptors. Internalized receptors reconstitute catecholamine-stimulated adenylate cyclase. J. Biol. Chem. **258** (1983) 6410 – 6414.

[53] Su, Y. F., T. K. Harden, J. P. Perkins: Catecholamine-specific desensitization of adenylate cyclase: Evidence for a multistep process. J. Biol. Chem. **255** (1980) 7410 – 7419.

[54] Toews, M. L., G. L. Waldo, T. K. Harden, et al.: Relationship between an altered membrane form and a low affinity form of the beta-adrenergic receptor occurring during catecholamine-induced desensitization. Evidence for receptor internalization. J. Biol. Chem. **259** (1984) 11 844 – 11 850.

Herzstoffwechsel und seine Beeinflussung durch Beta-Rezeptorenblocker

P. G. Spieckermann

Abstract

After a short introduction in the basic principles of heart function and regulation the relationship between structure, function and energy metabolism of the myocardial cell are discussed. The main indication for beta blocking agents is to protect the heart against the oxygen demand increasing action of catecholamines in case of restricted oxygen supply. As two examples direct and indirect actions of beta-receptor-antagonists on cardiac energy metabolism are shown.

Under anoxic conditions heart muscle cells release enzymes even during reversible damage. This enzyme leakage can be increased by sympathomimetic drugs and antagonized by beta blocking agents. The protective effect of blockers is not related to contractile function but depends on membrane stabilizing and intrinsic sympathomimetic activity.

A similar protective effect with a decrease of myocardial oxygen demand also under aerobic conditions has the reduction of serum levels of free fatty acids under the influence of beta blocking drugs.

Sieht man Lehrbücher, Monographien, Kongreßberichte zum Problem Beta-Rezeptorenblockade auf Hinweise zum Komplex Myokardstoffwechsel durch, so findet man hierzu relativ wenig Konkretes. Allgemein metabolische Befunde, etwa zum Verhalten des Kohlehydratstoffwechsels oder der Lipide im Blut sind hinreichend häufig vertreten, spezifische Aspekte des Herzmuskelstoffwechsels werden überraschenderweise nur indirekt angesprochen, überraschend deshalb, weil das Herz mit im Zentrum des therapeutischen Einsatzes von Beta-Blockern steht.

Sympathische und parasympathische Einflüsse auf das Herz regulieren in reziproker Weise das in vivo Verhalten der Pumpe. Diese autonome Regulation repräsentiert die äußere Kontrolle, die das intrinsische Verhalten im Sinne des FRANK-STRAUB-STARLING-Mechanismus moduliert. Intrinsisches Verhalten der Kammerwand wie extrinsische reziproke Regulation des Herzens durch Katecholamine und Acetylcholin zusammen ermöglichen es dem Kreislauf in seiner Gesamtheit, die Herzleistung wechselnden Ansprüchen der Peripherie in einem weiten Rahmen anzupassen. Hierzu werden sowohl elektrophysiologisch relevante Membraneigenschaften der Herzmuskelzelle variiert – Stichworte sind Exzitabilität und Konduktivität oder Chronotropie und Dromotropie – als auch biochemische Prozesse beeinflußt, die die Kraft der Kontraktion regeln bzw. ermöglichen – Stichworte hier Kontraktilität oder Inotropie.

In beiden Aspekten – elektrischer wie mechanischer Steuerung – läßt sich das Prinzip reduzieren – soweit man heute weiß – auf die Beeinflussung ionaler Verschiebungen vor allem von Kalzium und Natrium sowie die Beeinflussung von Enzymsystemen über zyklisches AMP und Kalzium. Die molekularbiologischen Einzelheiten werden in anderen Beiträgen kompetent dargestellt und diskutiert.

Eindeutig im Zentrum kardiologischer Überlegungen bei Einsatz von Beta-Blockern steht das Bestreben, das Myokard gegen den O_2-Verbrauch steigernden Effekt der Sympathikusaktivierung abzuschirmen, wenn das O_2-Angebot limitiert ist oder kritisch werden kann. Da das Herz seinen Energiebedarf nur aerob voll decken kann, führen Scherensituationen der angesprochenen Art zwangsläufig zu einem Energiedefizit mit den entsprechenden Konsequenzen für alle energieverbrauchenden Prozesse auf den Gebieten Funktion, Stoffwechsel und Struktur. Wegen der praktischen Bedeutung bei der Behandlung der koronaren Herzkrankheit möchte ich auf diesen Aspekt etwas näher eingehen.

Die Kontraktion und Erschlaffung der Myokardzelle wird im Rahmen der elektromechanischen Kopplung getriggert und moduliert durch phasischen Anstieg und Abfall der zytoplasmatischen Kalzium-Konzentration. Auf die Einzelheiten möchte ich nicht eingehen, sie unterscheiden sich im Prinzip nicht von den Prozessen an der Skelettmuskelfaser, lediglich die Steuerung ist different. Wichtiger Unterschied zwischen Herz- und Skelettmuskelfaser ist, daß die Kraft der Kontraktion an der peripheren Muskulatur durch motorische Innervation über die Phaenomene Tetanus und Rekrutierung gesteigert, am funktionellen Synzytium Myokard dagegen über Katecholamine moduliert wird.

Die für eine Steigerung der Kontraktionskraft notwendigen Energien – für den Kontraktionsvorgang selbst, aber auch für die Erschlaffung – müssen durch gesteigerte ATP-Synthese gewonnen werden. Hier kommt dem Kalzium möglicherweise eine weitere wichtige Mediator-Rolle zu. Es kann vermehrt in die Mitochondrien aufgenommen werden und aktiviert hier die Pyruvatdehydrogenase sowie als wichtige Schlüsselenzyme des Krebszyklus die Isocitratdehydrogenase und die Oxoglutaratdehydrogenase. Die Verfügbarkeit von NADH als Substrat der Atmungskette steigt entsprechend an. Es kann vermehrt Wasserstoff auf Sauerstoff übertragen und damit größere Mengen ATP produziert werden. Voraussetzung hierfür ist allerdings, daß ausreichend Substrat in den KREBS-Zyklus zur Endverarbeitung einfließen kann. Hier ist vor allem auf das cyclo-AMP hinzuweisen, Ca ist zusätzlich beteiligt. Ich spreche hier die Glykogenolyse und den Fluß in der Glykolyse an. Die einzige wirklich klar definierte Funktion von cAMP in differenzierten Zellen ist die Aktivierung von cAMP-abhängigen Proteinkinasen. Letztlich wird über Phosphorylierungs- bzw. Dephosphorylierungsreaktionen der Glykogen-Aufbau bzw. -Abbau entsprechend den Anforderungen angepaßt.

Auf die Phosphorylierung der kardialen kontraktilen Proteine sowie des Sarkoplasmatischen Retikulums kann ich in diesem Zusammenhang nur hinweisen. Auch hier ist cAMP und Ca beteiligt.

Entsprechend dem kompetitiven Antagonismus wirken Beta-Rezeptorenblocker diesem multifunktionellen Effektprofil entgegen. Ich könnte nun versuchen, diese Aussage durch eine Reihe von Beispielen zu belegen, allerdings auf die Gefahr hin, daß ich mehr verwirre als erhelle. An zwei Beispielen möchte ich versuchen, einige Aspekte der Wirkung von Beta-Blockern auf den Myokardstoffwechsel herauszustellen. Dabei handelt es sich einmal um direkte Effekte dieser Substanzen auf die Herzmuskelzelle im Sauerstoffmangel, zum anderen um indirekte Effekte über den Substratstoffwechsel. Beide wirken im Sinne einer Myokardprotektion.

Werden isolierte Herzen anaerob perfundiert, beobachtet man schon nach kurzer Zeit eine zunehmend stärker werdende Enzymfreisetzung [8]. Enzymexport und ATP-Gehalt des Gewebes als Schädigungsparameter sind eng linear miteinander korreliert – je niedriger das ATP, desto größer der Enzymverlust [9]. Wir nehmen heute an, daß in dieser Phase einer noch reversiblen Schädigung die Freisetzung von Zellproteinen auf vesikulärem Wege erfolgt, später dürften dann Zytolysevorgänge überwiegen [5, 6]. Durch Katecholamine stimulierte Herzen setzen mehr Enzyme frei, Beta-Rezeptorenblocker und vorherige Reserpinisierung reduzieren den Enzymverlust der Zelle [2, 7]. Bei Anwendung aequipotenter Dosen ergeben sich zwischen den einzelnen Blockersubstanzen erhebliche Unterschiede. Am wirksamsten war eindeutig Propranolol, am wenigstens effektiv bezüglich einer protektiven Funktion zeigte sich Pindolol. Die Tab. 1 versucht, eine Erklärung über Nebeneffekte von Beta-Blockern zu geben. Wichtig erscheint mir, daß Beta-Blocker auch unabhängig von der kontraktilen Funktion in der Lage sind, eine protektive Wirkung auf das Myokard auszuüben.

Tabelle 1 Stärke, Selektivität und Spezifität der Wirkung einiger Beta-Rezeptorenblocker

	relative Wirkstärke	Kardioselektivität	JSA	Membranstabilisierung	Kardiodepression	Hemmung der Enzymfreisetzung
Propranolol	1	0	0	+ +	+ +	+ + +
Oxprenolol	0,5 – 1	0	+ +	+	+	+ +
Pindolol	5 – 10	0	+ + +	+	+	+

Dies wird durch das zweite Beispiel noch unterstrichen. Unter Beta-Blockade bleibt der Glukosespiegel des Blutes praktisch gleich, der Spiegel an freien Fettsäuren sinkt. Diese Veränderung hat indirekt einen O_2-Verbrauch senkenden Effekt zur Folge. Wie ist das zu erklären?

Wie ein Mehrstoffmotor kann der Herzmuskel unterschiedliche Substrate zur Energiegewinnung nutzen. Die Substrate unterscheiden sich in ihrem ATP/O-Wert. Der ATP/O-Wert gibt an, wieviel ATP pro eingesetztem Sauerstoff gewonnen werden kann. Am günstigsten ist hier Glykogen (3,25) und Glukose (3,17), ungünstig sind Fettsäuren (Palmitat 2,80). Zur Produktion der gleichen ATP-Menge muß bei Fettsäureoxidation mehr Sauerstoff eingesetzt werden als bei Kohlehydratnutzung. Der Herzmuskel bevorzugt eindeutig mittelkettige Fettsäuren mit relativ hohem Sauerstoffeinsatz. Dieser überflüssige Extra-O_2-Verbrauch könnte bei Umschaltung auf Kohlehydratoxidation eingespart werden, theoretisch bis zu 14%. Messungen verschiedener Autoren zeigen jedoch, daß der Extra-O_2-Verbrauch 20 – 30% beträgt, also etwa doppelt so groß ist wie theoretisch erwartet [3, 4]. Die Ursache ist unklar. In eigenen Versuchen haben wir das Verhältnis von Sauerstoffverbrauch und haemodynamisch bedingtem Energiebedarf, genannt Energiequotient, korreliert mit dem Anteil der Fettsäureoxidation, speziell Palmitat, am Gesamtsauerstoffverbrauch des Myokards [1]. Bei diesen Versuchen und bei dieser Auswertung kann der Extra-O_2-Verbrauch direkt abgelesen werden. Er liegt mit ca. 25–30% doppelt so hoch wie erwartet. Die Differenz spielt sicher unter aeroben Bedingungen keine Rolle, könnte aber bei limitiertem Sauerstoffangebot kritisch sein. Es erscheint sinnvoll, diesen Extra-Sauerstoffverbrauch einzusparen und nach Möglichkeiten zu suchen, die Fettsäureoxidation zu hemmen. In der letzten Zeit sind Stoffe entwickelt worden, mit denen sich die Fettsäureoxidation hemmen und bis zu 30% Sauerstoff einsparen läßt, ohne die Haemodynamik zu beeinflussen. Daß ein Eingriff dieser Art tatsächlich unter Hypoxiebedingungen protektiv wirkt, muß noch endgültig bewiesen werden. Erste experimentelle Hinweise dafür liegen vor. Die pheripheren metabolischen Wirkungen von Beta-Blockern im Sinne einer Optimierung des myokardialen Substratangebotes, speziell die Senkung der Konzentration freier Fettsäuren im Blut, dürften in ähnlicher Richtung wirken.

Literatur

[1] Hütter, J. F., H. M. Piper, P. G. Spieckermann: Effect of fatty acid oxidation on efficiency of energy production in rat heart. Am. J. Physiol. **249** (Heart. Circ. Physiol. 18) (1985) H723–H728.

[2] Mezger, V. A., H. Kahles, P. G. Spieckermann: Reduction of enzyme release from anoxic heart muscle by different beta blocking agents and verapamil. Arch. Pharmacol. **313** (1980) R 39.

[3] Mjos, O. D.: Effect of free fatty acids on myocardial function and oxygen consumption in intact dogs. J. Clin. Invest. **50** (1971) 1386–1389.

[4] Pearce, F. J., J. Forster, G. Dele, et al.: Inhibition of fatty acid oxidation in normal and hypoxic rat hearts by 2 – tetradecylglycidic acid. J. Mol. Cell. Cardiol. **11** (1979) 893–915.

[5] Piper, H. M., P. Schwartz, J. F. Hütter, et al.: Energy metabolism and enzyme release of cultured adult rat heart muscle cells during anoxia. J. Mol. Cell Cardiol. **16** (1984) 995–1007.

[6] Piper, M. M., P. Schwartz, R. Spahr, et al.: Anoxic injury of adult cardiac myocytes. In: Adult heart muscle cells. Isolation, properties and applications (H. M. Piper, P. G. Spieckermann, Hg.), S. 37–41. Steinkopf Verlag, Darmstadt, Springer Verlag, New York (Basic Research in Cardiology, Vol. 80 Suppl.) 1985.

[7] Sakai, K., P. G. Spieckermann: Effects of reserpine and propranolol on enzyme release resulting from anoxia in the isolated perfused guinea pig heart. Naunyn-Schmiedeberg's Arch. Pharmacol. **291** (1975) 123–130.

[8] Sakai, K., M. M. Gebhard, P. G. Spieckermann, et al.: Enzyme release resulting from total ischemia and reperfusion in the isolated, perfused guinea pig heart. J. Mol. Cell. Cardiol. 7 (1975) 827–840.

[9] Spieckermann, P. G., M. M. Gebhard, H. Nordbeck: Role of energy metabolism in enzyme retention. A study on isolated perfused canine hearts. Experientia **31** (1975) 1046–1047.

II Pharmakologische Aspekte

Pharmakologische Aspekte und Theorien zur antihypertensiven Wirkung von Beta-Blockern

G. Haeusler

Abstract

Beta-adrenoceptor antagonists represent an important class of antihypertensive drugs. Pharmacologically beta-adrenoceptor antagonists may be subclassified according to their selectivity for the $beta_1$- or $beta_2$-subtype of adrenoceptors and their intrinsic sympathomimetic activity (ISA).

Furthermore, the possible mode of antihypertensive action of these drugs is discussed. While there is as yet no satisfactory explanation for the antihypertensive mechanism of beta-blockers, several theories exist. Theories that beta-blockers enhance the sensitivity of the baroreceptor reflex or have a central blood pressure lowering effect beta adrenoceptor have only limited experimental support. On the other hand, bradycardia with a resultant reduction of cardiac output, inhibition of renin secretion, or inhibition of norepinephrine release from sympathetic nerve endings could contribute to the reduction of blood pressure after beta-adrenoceptor blockade. There is good evidence in favour of each of these mechanisms but no single theory is consistent with all the pharmacological properties of the various beta-blocking agents.

Einleitung

Im Jahre 1964 publizierten Prichard [27] und Prichard und Gillam [28] die ersten klinischen Befunde zur damals unerwarteten antihypertensiven Wirksamkeit von Beta-Adrenozeptorenblockern. Die Autoren hatten Pronethalol und Propranolol untersucht. Obwohl inzwischen mehr als 20 Jahre vergangen sind und die Beta-Blocker heute eine der Hauptgruppen blutdrucksenkender Medikamente repräsentieren, ist der Mechanismus ihrer antihypertensiven Wirkung noch immer nicht befriedigend geklärt.

Tierexperimente konnten relativ wenig zur Aufklärung beitragen, da Beta-Blocker in verschiedenen Hypertoniemodellen den Blutdruck oft nur in Dosen senken, die weit über die zur Blockade der Beta-Rezeptoren notwendigen hinausgehen. Außerdem ist die Beziehung zwischen Dosis und Blutdrucksenkung sehr flach. So ist es verständlich, daß eine Betrachtung der verschiedenen Hypothesen zur antihypertensiven Wirkung von Beta-Blockern experimentelle und klinische Befunde berücksichtigen muß.

Pharmakologische Aspekte von Beta-Blockern

Kompetitiver Antagonismus und intrinsisch sympathomimetische Aktivität (ISA)

Die wesentliche pharmakologische Eigenschaft aller Beta-Blocker ist ihre Affinität zu den Beta-Rezeptoren verschiedener Organe. Rein antagonistisch wirkende Beta-Blokker bilden mit dem Beta-Rezeptor einen Antagonist-Rezeptor-Komplex, wobei der Rezeptor, im Gegensatz zur Interaktion mit einem Agonisten, nicht aktiviert wird. Solange der Antagonist-Rezeptor-Komplex besteht, kann der Rezeptor durch agonistisch wirkende Verbindungen nicht erregt werden, gleichgültig, ob es sich dabei um endogene Katecholamine oder exogen zugeführte Beta-Sympathomimetika handelt.

Alle bisher bekannten Beta-Blocker sind kompetitive Antagonisten, d. h. wie vom Massen-Wirkungsgesetz beschrieben, ist die Zahl der Antagonist-Rezeptor-Komplexe abhängig von der Konzentration des Beta-Blockers in der Umgebung des Rezeptors.

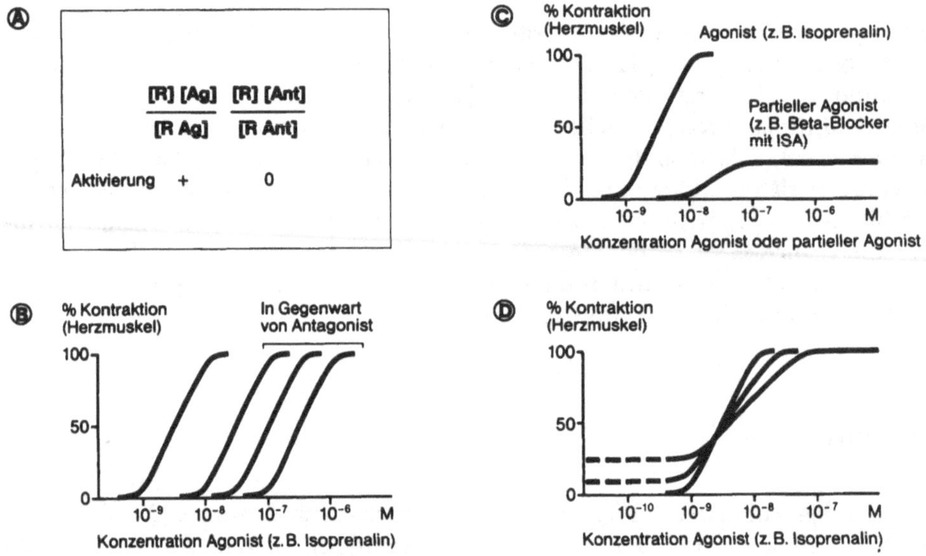

Abb. 1 Die Bildung eines Rezeptor-Agonist-Komplexes [R Ag] führt zur Aktivierung des Rezeptors. Im Falle eines reinen Antagonisten ist die Ausbildung eines entsprechenden Antagonist-Rezeptor-Komplexes [R Ant] nicht von der Aktivierung des Rezeptors gefolgt. Bei einer gegebenen Anzahl von Rezeptoren ist die Bildung von [R Ag] oder [R Ant] abhängig von der Konzentration von [Ag] oder [Ant] in der unmittelbaren Umgebung des Rezeptors (Teil A). Teil B zeigt die als Ausdruck eines kompetitiven Antagonismus charakteristische parallele Rechtsverschiebung der Konzentrations-Wirkungskurve eines Agonisten (z. B. Isoprenalin), wenn ein isoliertes Organpräparat (z. B. Herzmuskel) höheren Konzentrationen eines Antagonisten (z. B. eines Beta-Blockers) ausgesetzt wird. Teil C: Im Gegensatz zu einem vollen Agonisten (z. B. Isoprenalin) führt ein partieller Agonist (z. B. Beta-Blocker mit intrinsisch sympathomimetischer Aktivität = ISA) nur zur teilweisen Aktivierung eines gegebenen Systems. Teil D: Rechtsverschiebung der Konzentrations-Wirkungskurve eines vollen Agonisten (z. B. Isoprenalin) durch zwei verschiedene Konzentrationen eines partiellen Agonisten (z. B. Beta-Blocker mit ISA).

Das im Experiment erhaltene Äquivalent dieser Gesetzmäßigkeit ist die parallele Rechtsverschiebung der Dosis-Wirkungskurve eines Agonisten, wenn zunehmend höhere Konzentrationen des Antagonisten angewendet werden (Abb. 1, Teil A und B).

Wie unter den Antagonisten für verschiedene Rezeptoren, so gibt es auch unter den Beta-Blockern solche, die bei der Bildung des Antagonist-Rezeptor-Komplexes eine gewisse Aktivierung des Beta-Rezeptors auslösen (Abb. 1, Teil C). Es handelt sich um partielle Agonisten oder Beta-Blocker mit intrinsisch sympathomimetischer Aktivität (ISA). Während ein reiner Agonist oft nur einen kleinen Teil einer spezifischen Rezeptorpopulation zur Erreichung eines maximalen Effektes zu aktivieren braucht, also eine Reserve an unbesetzten Rezeptoren verbleibt, benötigt ein partieller Agonist die Besetzung aller Rezeptoren, um seinen vollen Effekt zu erzielen. Dieser volle Effekt ist aber geringer als der maximal mögliche Effekt des Systems (Abb. 1, Teil C). Jenseits des für eine bestimmte Konzentration eines partiellen Agonisten erzielten Effektes antagonisiert er die Wirkung eines reinen Agonisten (Abb. 1, Teil D). Tab. 1 orientiert über die pharmakologischen Eigenschaften einer Reihe von Beta-Blockern. Eine neuere, ausführliche Beschreibung von intrinsischer Aktivität, partiellen Agonisten und partiellen Antagonisten in Zusammenhang mit Beta-Blockern stammt von Ariens [3].

Tabelle 1 Eigenschaften einiger Beta-Rezeptorenblocker

Freiname	Lokal-anästhetische Wirkung	Plasma-Halbwertszeit (Stunden)
Nicht selektive Beta-Rezeptorenblocker ohne ISA		
Propranolol	+ +	2 – 5
Nadolol	0	16 – 20
Sotalol	0	5 – 12
Timolol	0	4 – 5
Nicht selektive Beta-Rezeptorenblocker mit ISA		
Alprenolol	+	2 – 3
Oxprenolol	+	1 – 3
Pindolol	(+)	3 – 4
Beta-Rezeptorenblocker mit relativer Selektivität gegen $Beta_1$-Rezeptoren, ohne ISA		
Atenolol	0	6 – 8
Bisoprolol	(+)	10 – 12
Metoprolol	(+)	3 – 4
Beta-Rezeptorenblocker mit relativer Selektivität gegen $Beta_1$-Rezeptoren, mit ISA		
Acebutolol	+	2 – 4

Selektivität gegenüber $Beta_1$-Rezeptoren

Der überwiegende Teil der kardialen und renalen Beta-Rezeptoren sowie die des Fettgewebes gehören zum $Beta_1$-Subtyp, diejenigen der Blutgefäße, des Bronchialbaums, des Uterus und der Leber zum $Beta_2$-Subtyp. Das Gehirn enthält $Beta_1$- und $Beta_2$-Rezeptoren, wobei in den meisten Regionen, mit Ausnahme des Kleinhirns, die $Beta_1$-Rezeptoren überwiegen [25]. Die antihypertensive Wirkung der Beta-Blocker beruht zweifelsohne auf einer Blockade von $Beta_1$-Rezeptoren, da $beta_1$-selektive, auch oft als kardioselektiv bezeichnete, und nicht selektive Beta-Blocker gleich starke Blutdrucksenkungen hervorrufen [43, 44]. Blockade von $Beta_2$-Rezeptoren durch nicht selektive Beta-Blocker kann der Anlaß für Nebenwirkungen wie Bronchospasmus, vermehrte Vasokonstriktion oder beeinträchtigte Glykogenolyse durch körpereigene Katecholamine sein. Die Bezeichnung Kardioselektivität ist aus zwei Gründen unpräzise. Erstens sind neben dem Herzen auch andere Gewebe mit $Beta_1$-Rezeptoren ausgestattet (Niere, Fettgewebe) und zweitens enthält das Herz auch $Beta_2$-Rezeptoren.

Tab. 1 zeigt u. a. die Zugehörigkeit verschiedener Beta-Blocker zur Gruppe der $beta_1$-selektiven oder nicht selektiven Antagonisten.

Lokalanästhetische oder membranstabilisierende Wirkung

Eine Reihe von Beta-Blockern wie Propranolol, Alprenolol, Oxprenolol und Pindolol zeigen an der Kaninchencornea und an Nervpräparationen einen oberflächenanästhetischen und lokalanästhetischen Effekt (Tab. 1). Diese direkte Wirkung auf die Zellmembran, auch als membranstabilisierende oder chinidinartige Wirkung bezeichnet, beruht auf einer Hemmung der Membranpermeabilität für Natrium-, Kalium- und Kalziumionen und hat nichts mit der Blockade von Beta-Rezeptoren zu tun. Während beispielsweise Beta-Rezeptorblockade an die (−)-Konfiguration des die OH-Gruppe tragenden Kohlenstoffatoms in der Propanolaminseitenkette geknüpft ist, ist die lokalanästhetische Wirkung beiden Isomeren eigen. Am isolierten Herzgewebe drückt sich die lokalanästhetische Komponente in einer Abnahme des Ruhemembranpotentials, der Anstiegsgeschwindigkeit und der Amplitude des Aktionspotentials und Veränderungen in der Aktionspotentialdauer und der effektiven Refraktärperiode aus. Allerdings werden die genannten Effekte erst in Konzentrationen beobachtet, die deutlich höher liegen als die für eine Beta-Blockade erforderlichen. Die An- oder Abwesenheit einer lokalanästhetischen Komponente ist ohne Belang für die antihypertensive Wirkung von Beta-Blockern und sehr wahrscheinlich auch für ihre antiarrhythmische Wirkung [40].

Beta-Blocker als Antihypertensiva

Allgemeines

Viele der grundlegenden Untersuchungen zur antihypertensiven Wirkung der Beta-Blocker wurden mit Propranolol, dem ersten breit verfügbaren Beta-Blocker, durchgeführt. Es galt lange Zeit als Dogma, daß nach Gabe von Propranolol die Blutdrucksenkung mit einer Verzögerung von mehreren Tagen oder sogar 1 – 2 Wochen einsetzt [29]. Diese Feststellung kann sicher nicht auf die Beta-Blocker als Gesamtklasse ausgedehnt werden. Abb. 2 zeigt beispielsweise eine nach oraler Gabe des $beta_1$-selektiven Blockers Bisoprolol [10, 12, 35, 36] innerhalb von 2 Stunden einsetzende Blutdrucksenkung bei einer Gruppe von essentiellen Hypertonikern mit gleichzeitig bestehender Agina pectoris. Ein ähnlich rascher Wirkungseintritt wurde auch von Atenolol und anderen Beta-Blockern berichtet [18, 41].

Auch die Dosierung von Propranolol schien kritisch. So zeigten einige Patienten bereits eine Blutdrucksenkung nach 100 mg/Tag, andere brauchten bis 2000 mg/Tag oder mehr [47]. Es stellte sich dann allerdings heraus, daß ein großer Teil dieser großen Variabilität auf interindividuelle Differenzen in der Bioverfügbarkeit von Propranolol nach oraler Dosierung zurückzuführen war [34, 38]. Moderne Beta-Blocker mit guter Bioverfügbarkeit sind innerhalb eines relativ engen Dosierungsbereiches antihypertensiv wirksam und zeigen eine gute Korrelation zwischen Beta-Rezeptorblockade und Blutdrucksenkung [45]. Die Erfolgsquote bei der Behandlung der essentiellen Hypertonie wird in Abhängigkeit vom verwendeten Produkt mit 40 – 80% angegeben.

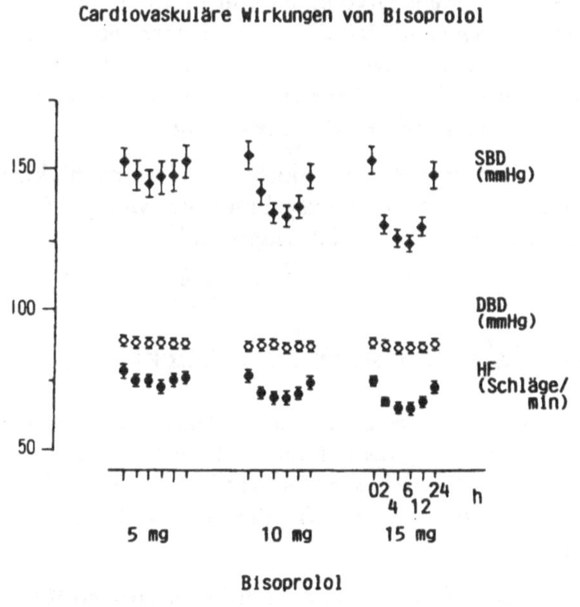

Abb. 2 Der Effekt von 3 oral verabreichten Dosen (5, 10 und 15 mg) des hoch $beta_1$-selektiven Blockers Bisoprolol auf systolischen (SBD) und diastolischen Blutdruck (DBD) sowie auf die Herzfrequenz (HF) von 16 Patienten mit essentieller Hypertonie und gleichzeitig bestehender koronarer Herzkrankheit. Gemessen wurden die einzelnen Parameter vor der Medikamentgabe (0) und 2, 4, 6, 12 und 24 Stunden danach. Der systolische Blutdruck fällt innerhalb von 2 – 4 Stunden. Die Änderungen von systolischem Blutdruck und Herzfrequenz zeigen den gleichen zeitlichen Verlauf. Dargestellt sind die Mittelwerte ± Standardfehler.

Hämodynamische Wirkungen von Beta-Blockern

Die unmittelbare Folge der Einnahme eines Beta-Blockers ohne intrinsisch sympathomimetische Aktivität ist die Abnahme des Herzzeitvolumens, die in erster Linie auf der Senkung der Herzfrequenz beruht, d. h., das Schlagvolumen ist kaum geändert [23, 43]. Da der Blutdruck nicht mit der gleichen Geschwindigkeit fällt, muß in der Zwischenzeit der periphere Gefäßwiderstand (als berechneter Parameter) angestiegen sein. Allerdings ist die Zeitspanne zwischen dem Einsetzen der Bradykardie und der Blutdrucksenkung bei den einzelnen Beta-Blockern verschieden. Die Zunahme des peripheren Gefäßwiderstandes beruht auf einer reflektorischen Erhöhung der Sympathikusaktivität in den verschiedenen mit Alpha-Adrenozeptoren ausgestatteten Gefäßgebieten und/oder einer Blockade vasodilatatorischer Beta-Rezeptoren. Da auch $beta_1$-selektive Blocker eine vorübergehende Zunahme des peripheren Gefäßwiderstandes bewirken, scheint der erste Faktor von größerer Bedeutung zu sein.

Ebenso rasch wie Herzfrequenz und Herzzeitvolumen nimmt nach Gabe eines Beta-Blockers die Plasmareninaktivität ab. Die akuten Wirkungen eines Beta-Blockers auf das Kreislaufsystem werden von der Blockade kardialer und renaler Beta-Rezeptoren bestimmt. Beide gehören überwiegend zum $Beta_1$-Subtyp.

Bei chronischer Verabreichung eines Beta-Blockers ohne intrinsisch sympathomimetische Aktivität bleiben Herzfrequenz, Herzzeitvolumen und Plasmareninaktivität gesenkt. Im Laufe von mehreren Wochen stellt sich die maximal erreichbare Blutdrucksenkung ein. Dabei geht der periphere Gefäßwiderstand allmählich auf den Ausgangswert zurück oder kann leicht darunter fallen. Die erreichte Blutdrucksenkung beruht also in erster Linie auf einer Verminderung des Herzzeitvolumens [23, 43].

Beta-Blocker mit intrinsisch sympathomimetischer Aktivität ändern nach akuter oder chronischer Gabe die Herzfrequenz und das Herzzeitvolumen nur wenig. Nach länger dauernder Verabreichung sinkt der periphere Gefäßwiderstand [23].

Mögliche Mechanismen des antihypertensiven Effekts

Eine frühere Annahme, daß wegen der verzögert einsetzenden Blutdrucksenkung nicht die Beta-Blocker selbst, sondern daraus gebildete Metaboliten das wirksame Prinzip darstellen, hat sich als unrichtig erwiesen. Die antihypertensive Wirkung ist an eine Blockade der Beta-Rezeptoren geknüpft. Nur die am Beta-Rezeptor aktiven (−)-Isomere senken den Blutdruck [31].

Es wurden eine Reihe von Theorien zur Erklärung des antihypertensiven Wirkmechanismus der Beta-Blocker entwickelt. Zusammenfassende Darstellungen darüber wurden u. a. von Prichard und Owens [30], Man in't Veld und Schalekamp [23] und van Baak et al. [43] gegeben. Nicht alle Theorien haben die gleiche Wertigkeit. So ist es unwahrscheinlich, daß die Blutdrucksenkung nach Beta-Blockern auf einer adrenergen Neuronen-Blockade [4, 14] oder auf einer Reduzierung des Plasma-Volumens [9, 11, 37, 42] beruht. Weitere Theorien sollen im folgenden kurz kommentiert werden.

Die kardiale Theorie

Diese Hypothese stellt die durch Blockade des kardialen Beta-Rezeptors hervorgerufene Abnahme des Herzzeitvolumens in den Mittelpunkt. Die daraus resultierende Tendenz zur Blutdrucksenkung wird zunächst durch die bereits erwähnte, über den Barorezeptorreflex ablaufende Gegenregulation gebremst. Allerdings adaptiert sich der Barorezeptorreflex innerhalb kurzer Zeit an den erniedrigten Blutdruck. Der weitere, sehr langsam ablaufende Prozeß der allmählichen Abnahme des peripheren Gefäßwiderstandes wird schlecht verstanden. Bedeutsam ist es, daß es trotz verminderter Nierendurchblutung und glomerulärer Filtrationsrate nicht zur Wasser- und Salzretention kommt. Van Baak et al. [43] machen dafür die intrarenale Beta-Blockade verantwortlich. Sie führt am juxtaglomerulären Apparat zu einer Hemmung der Renin-Freisetzung und durch Blockade tubulärer Beta-Rezeptoren zu einer Hemmung der tubulären Wasser- und Natriumrückresorption. Der offensichtliche Nachteil dieser Theorie ist der, daß Beta-Blocker mit intrinsisch sympathomimetischer Aktivität das Herzzeitvolumen in Ruhe nicht oder nur geringfügig senken, in ihrer antihypertensiven Wirkung aber mit anderen Beta-Blockern vergleichbar sind [23].

Die Renin-Theorie

Die Sekretion von Renin durch die Nieren wird über neurale und intrarenale Mechanismen geregelt. Durch Sympathikusaktivität freigesetztes Noradrenalin stimuliert Beta-Rezeptoren am juxtaglomerulären Apparat der Niere und führt zur Reninabgabe ins Blut [46]. Beta-Blocker hemmen diesen Prozeß [24]. Im Jahre 1972 wurde von Bühler et al. [5] vorgeschlagen, daß der antihypertensive Effekt von Propranolol auf einer Unterdrückung der Reninsekretion beruht. Die damalige Studie hat zahlreiche Kontroversen ausgelöst und eine ganze Reihe von weiteren Untersuchungen provoziert. Der Vorschlag stieß von vornherein auf breite Skepsis, weil zur damaligen Zeit ein Zusammenhang zwischen essentieller Hypertonie und inadäquater Reninsekretion als unwahrscheinlich galt. Eine sehr große Zahl von Untersuchern (Zusammenfassung bei [30]) haben später keine Korrelation zwischen der Beta-Blocker-induzierten Blutdrucksenkung und den Plasmareninspiegeln zu Behandlungsbeginn finden können. Weiterhin genügen für die Abnahme des Plasmarenins niedrige Dosen von Propranolol, die den Blutdruck nicht beeinflussen [17, 24, 48]. Schließlich senken Beta-Blocker mit intrinsisch sympathomimetischer Aktivität den Blutdruck im gleichen Ausmaß wie andere Beta-Blocker, ändern aber die Plasmareninspiegel nicht oder nur wenig. Während demzufolge die Blutdrucksenkung bei Patienten mit hohem Renin durchaus auf die Beeinflussung des Renins zurückzuführen sein könnte, scheint die Renin-Theorie die antihypertensive Wirkung der Beta-Blocker im allgemeinen nicht befriedigend erklären zu können.

Die Barorezeptor-Theorie

Experimentelle Untersuchungen an Hunden zeigten eine abgeschwächte Blutdrucksteigerung nach Okklusion der Arteria carotis [8] und Prichard und Gillam [28, 29] postulierten, daß unter Propranololtherapie die Barorezeptoren auf einem niedrigeren

Blutdruckniveau inhibitorische Impulse produzieren. Eine durch Beta-Blocker verursachte Steigerung der Empfindlichkeit der Barorezeptoren im Sinus caroticus oder im Aortenbogen [2] konnte aber bisher nicht eindeutig in ursächlichen Zusammenhang mit der Blutdrucksenkung gebracht werden [15, 39]. Ob es zu einer Veränderung im zentralen Teil des Barorezeptorreflexbogens kommt, ist ebenfalls fraglich.

Zentrale Beeinflussung der Sympathikusaktivität

Einige tierexperimentelle Untersuchungen weisen auf die Möglichkeit einer zentral vermittelten antihypertensiven Wirkung der Beta-Blocker hin. Zentrale Verabreichung der beiden Isomere von Propranolol an Katzen [7] und Kaninchen [33] bewirkte eine initiale Blutdrucksteigerung, die lediglich bei am Beta-Rezeptor aktiven (−)-Isomeren von einer anhaltenden Senkung des Blutdruckes gefolgt war. Die Ergebnisse von Myers et al. [26] stellen dabei einen Zusammenhang zwischen zentralen adrenergen Neuronen und der Beta-Blocker-induzierten Blutdrucksenkung her. Ein besonders überzeugender Hinweis auf eine zentrale Wirkung der Beta-Blocker ist die in präganglionären sympathischen Nerven des wachen Kaninchens gemessene Abnahme der elektrischen Aktivität nach intravenöser Infusion von Propranolol [19, 20]. Obgleich diese Resultate auf eine zentrale Hemmung der Sympathikusaktivität durch Beta-Blocker hinweisen, erscheint es fraglich, ob dies die wesentliche oder einzige Begründung für deren antihypertensiven Effekt sein kann. Berechtigte Zweifel

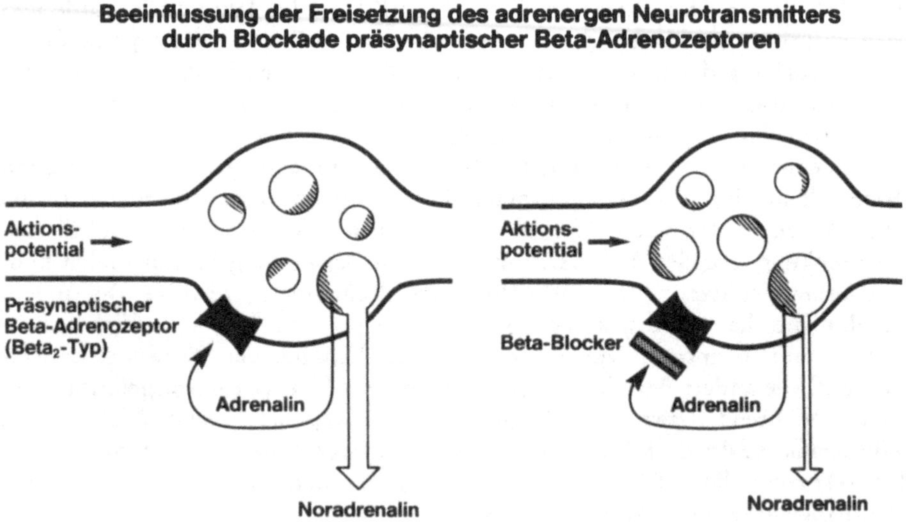

Abb. 3 Schematische Darstellung einer Varikosität im Aufzweigungsbereich eines adrenergen Nerven. Beta-Rezeptoren an der Membran der Varikosität (präsynaptische Beta-Rezeptoren) sind für das Blutgefäßsystem überwiegend als $Beta_2$-Rezeptoren charakterisiert worden. Ihre Aktivierung durch Adrenalin, das von adrenergen Nerven aufgenommen und gespeichert werden kann, führt zu einer Erhöhung der Freisetzung des physiologischen Transmitters Noradrenalin. Nicht selektive Beta-Blocker unterbinden diesen positiven Rückkoppelungsmechanismus. Noradrenalin hat nur eine relativ geringe Affinität zu $Beta_2$-Rezeptoren.

daran bestehen insofern, als hinsichtlich der blutdrucksenkenden Wirkung zwischen stark lipophilen und damit gut hirngängigen Beta-Blockern und extrem hydrophilen keine Unterschiede bestehen.

Blockade präsynaptischer Beta-Rezeptoren

Die jüngste Hypothese führt die Blutdrucksenkung auf eine Blockade von Beta-Rezeptoren an den Endigungen adrenerger Nerven zurück [13, 22, 32]. Solche präsynaptischen Beta-Rezeptoren (Abb. 3) bewirken bei Stimulation eine Erhöhung der Noradrenalinausschüttung pro Aktionspotential, ihre Blockade demzufolge eine Verminderung [21]. Zahlreiche Untersuchungen an den adrenergen Nerven verschiedener Gefäßgebiete weisen jedoch die präsynaptischen Beta-Rezeptoren als zum Beta$_2$-Subtyp gehörig aus [21]. Abb. 4 zeigt die Freisetzung von ^{3}H-Noradrenalin durch transmurale elektrische Stimulation von Streifenpräparaten aus der Aorta des Meerschweinchens. Die durch den Beta$_2$-Agonisten Salbutamol über eine Stimulation von präsynaptischen Beta-Rezeptoren hervorgerufene Zunahme der Noradrenalinfreisetzung wird durch das nicht selektive Propranolol, nicht aber durch das hoch beta$_1$-selektive Bisoprolol [10, 35] gehemmt. Die blutdrucksenkende Wirkung von beta$_1$-selektiven Blockern läßt sich nicht durch eine Blockade präsynaptischer Beta-Rezeptoren erklären.

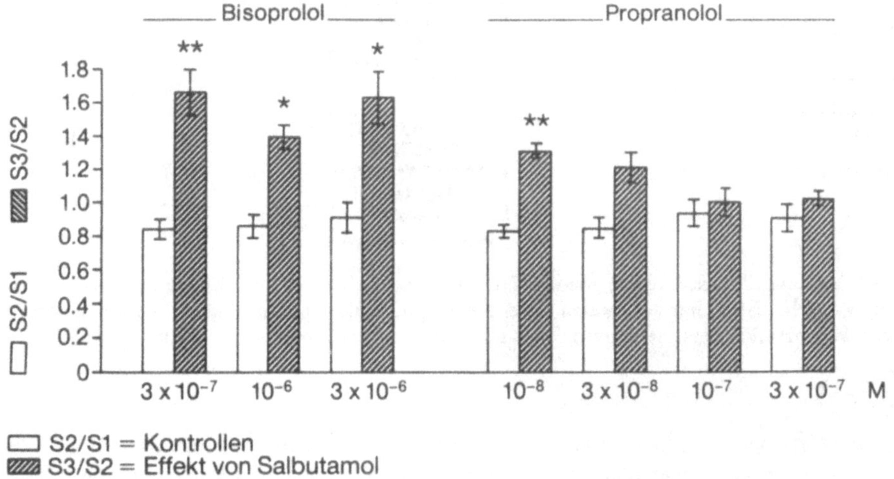

Abb. 4 Freisetzung von ^{3}H-Noradrenalin durch transmurale elektrische Stimulation von superfundierten Streifenpräparaten der Aorta des Meerschweinchens. Die elektrische Reizung erfolgte mit Rechteckimpulsen von 2 msec Dauer, einer Frequenz von 2 Hz und über 3 × 20 sec. Der beta$_2$-selektive Agonist Salbutamol erhöhte die Freisetzung von ^{3}H-Noradrenalin, aktivierte also den von präsynaptischen Beta$_2$-Adrenozeptoren vermittelten positiven Rückkoppelungsmechanismus. Dieser Prozeß wurde durch den nicht selektiven Beta-Blocker Propranolol konzentrationsabhängig gehemmt, nicht dagegen durch den beta$_1$-selektiven Blocker Bisoprolol. Dargestellt sind die Mittelwerte ± Standardfehler von 4 – 5 Experimenten. Die Sterne bezeichnen statistisch signifikante Unterschiede zwischen den offenen (Kontrollen) und gestrichelten Säulen (Salbutamol 3 × 10^{-7} M). Die Konzentrationen der Beta-Blocker sind auf der Abszisse angegeben.

Zusammenfassung

Unter den fünf im vorausgegangenen Kapitel näher besprochenen Hypothesen zum antihypertensiven Wirkungsmechanismus der Beta-Blocker sind die Barorezeptortheorie und die Theorie von einem zentralen Wirkmechanismus experimentell schlecht belegt bzw. aus grundsätzlichen Überlegungen abzulehnen. Diese beiden Hypothesen sind deshalb in Abb. 5 mit feinen Linien umrandet. Die verbleibenden drei Hypothesen (in Abb. 5 dick umrandet) haben größeres Gewicht, sind aber nicht mit jeweils allen pharmakologischen Eigenschaften der Beta-Blocker vereinbar.

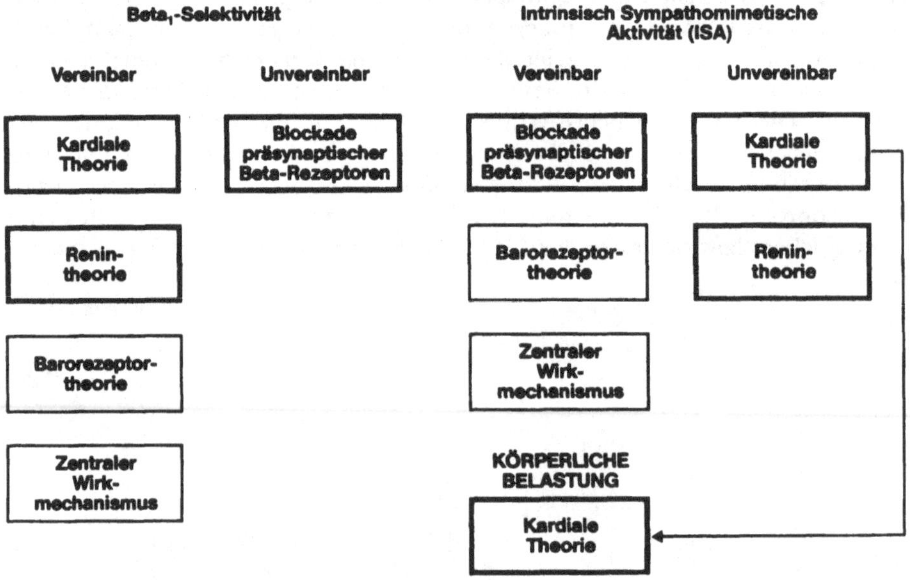

Abb. 5 Die Vereinbarkeit der verschiedenen Theorien zur Erklärung des antihypertensiven Wirkungsmechanismus mit den beiden wesentlichen pharmakologischen Eigenschaften der Beta-Blocker, nämlich Beta$_1$-Selektivität und intrinsisch sympathomimetischer Aktivität (ISA).

Bei der Auswertung von 85 literaturbekannten hämodynamischen Studien an insgesamt 912 Patienten ermitteln Man in't veld und Schalekamp [23] für 10 verschiedene Beta-Blocker unter Langzeitanwendung eine ungefähr gleich starke Blutdrucksenkung. Allerdings war das hämodynamische Profil sehr unterschiedlich. Bei Beta-Blockern mit intrinsisch sympathomimetischer Aktivität (Pindolol, Practolol) war das Herzzeitvolumen unverändert und der periphere Widerstand gesenkt, bei Beta-Blockern ohne intrinsisch-sympathomimetische Aktivität beruhte die Blutdrucksenkung im wesentlichen auf einer Abnahme des Herzzeitvolumens.

So wenig die An- oder Abwesenheit von Beta$_1$-Selektivität und intrinsisch sympathomimetischer Aktivität allein oder in Kombinationen den Bruttoeffekt Blutdrucksenkung zu beeinflussen scheinen, so sehr stören sie die zufriedenstellende Erklärung des antihypertensiven Wirkungsmechanismus. Die Hypothese von der Blockade der präsynaptischen Beta-Rezeptoren kann die blutdrucksenkende Wirkung der $beta_1$-selektiven Blocker nicht befriedigend erklären und die kardiale Hypothese krankt daran, daß Beta-Blocker mit intrinsisch sympathomimetischer Aktivität das Herzzeitvolumen nicht oder nur wenig senken. Das hat dazu geführt, daß van Baak et al. [43] in einer kürzlich erschienenen Übersichtsarbeit Beta-Blocker mit intrinsisch sympathomimetischer Aktivität als eine gesonderte Klasse abgetrennt haben und nur den Wirkmechanismus der Beta-Blocker ohne intrinsisch sympathomimetische Aktivität zu erklären versuchten.

Die Differenz zwischen Beta-Blockern mit und ohne intrinsisch sympathomimetischer Aktivität verringert sich allerdings erheblich, wenn die hämodynamischen Messungen nicht am ruhenden Patienten vorgenommen werden, sondern unter körperlicher Belastung [6]. In dieser Situation senken auch Beta-Blocker mit intrinsisch-sympathomimetischer Aktivität die Herzfrequenz und das Herzzeitvolumen und damit wird die kardiale Theorie auch auf diese Klasse von Beta-Blockern anwendbar. Eine voll befriedigende Erklärung für den antihypertensiven Wirkungsmechanismus der Beta-Blocker kann auch heute noch nicht gegeben werden. Limitiert man die Betrachtung auf den physisch aktiven Hypertoniker, so läßt sich die Beta-Blocker-induzierte Blutdrucksenkung auf den gemeinsamen Nenner einer Abnahme des Herzzeitvolumens bringen (Abb. 5). Möglicherweise tragen aber mehrere Wirkkomponenten zur Blutdrucksenkung durch Beta-Blocker bei. In einem solchen Falle ist jeder Versuch, eine einheitliche Theorie zu finden, von vornherein zum Scheitern verurteilt.

Literatur

[1] Anavekar, S. N., W. J. Louis, T. O. Morgan, et al.: The relationship of plasma levels of pindolol in hypertensive patients to effects on blood pressure, plasma-renin and plasma noradrenaline levels. Clin. Exp. Pharmacol. Phys. 2 (1975) 203 – 212.

[2] Angel-James, J. E., A. Bobik: Modification of blood pressure and aortic baroreceptor activity in propranolol-treated hypertensive rabbits. J. Phys. 278 (1978) 16.

[3] Ariëns, E. J.: Intrinsic activity: partial agonists and partial antagonists. J. Cardiovasc. Pharmacol. 5 (1983) S8 – S15.

[4] Barrett, A. M., B. Nunn: Adrenergic neurone blocking properties of (±) and (+) propranolol. J. Pharmac. Pharmacol. 22 (1970) 806 – 810.

[5] Bühler, F. R., J. H. Laragh, L. Baer, et al.: Propranolol inhibition of renin secretion. A specific approach of diagnosis and treatment of renin dependent hypertensive diseases. N. Engl. J. Med. 287 (1972) 1209 – 1214.

[6] Choong, C. Y. P., G. S. Roubin, P. J. Harris, et al.: A comparison of the effects of beta-blockers with and without intrinsic sympathomimetic activity on hemodynamics and left ventricular function at rest and during exercise in patients with coronary artery disease. J. Cardiovasc. Pharmacol. 8 (1986) 441 – 448.

[7] Day, M. D., A. G. Roach: Cardiovascular effects of beta-adrenoceptor blocking agents after intracerebroventricular administration in conscious normotensive cats. Clin. Exp. Pharm. Physiol. 1 (1974) 333 – 340.

[8] Dunlop, D., R. G. Shanks: Inhibition of the carotid sinus reflex by the chronic administration of propranolol. Br. J. Pharmacol. 36 (1969) 132 – 143.

[9] Gordon, R. D.: Effects of beta-adrenoceptor blocking drugs on plasma volume, renin, and aldosterone as components of their antihypertensive action. Drugs **11** (1976) (Suppl. 1) 156 – 163.

[10] Haeusler, G., H. J. Schliep, P. Schelling, et al.: High $beta_1$-selectivity and favourable pharmacokinetics as the outstanding properties of bisoprolol. J. Cardiovasc. Pharmacol., **8** (1986) (Suppl. 11) 3 – 19.

[11] Hansson, B. G., J. F. Dymling, H. Hedeland, et al.: Long-term treatment of moderate hypertension with the $beta_1$-receptor blocking agent metoprolol. Eur. J. Clin. Pharmacol. **11** (1977) 239 – 245.

[12] Harting, J., K. H. Becker, R. Bergmann, et al.: Pharmacodynamic profile of the selective $beta_1$-adrenoceptor antagonist bisoprolol. Arzneim.-Forsch. (Drug Res.) **36** (1986) 200 – 208.

[13] Kawaski, H., W. H. Cline, C. Su: Enhanced presynaptic beta-adrenoceptor-mediated modulation of vascular adrenergic neurotransmission in spontaneously hypertensive rats. J. Pharmacol. Exp. Ther. **223** (1982) 721 – 728.

[14] Korner, P. I., P. A. Blombery, K. Bobik, et al.: Valsalva vasoconstrictor reflex in human hypertension and after beta-adrenoceptor blockade in conscious rabbits. Clin. Sci. Mol. Med. **51** (1976) 365 s – 368 s.

[15] Krediet, R. T., A. J. Dunning: Baroreflex sensitivity in hypertension during beta-adrenergic blockade. Br. Heart J. **41** (1979) 106 – 110.

[16] Lancaster, R., T. J. Goodwin, W. S. Peart: The effect of pindolol on plasma renin activity and blood pressure in hypertensive patients. Br. J. Clin. Pharmacol. **3** (1976) 453 – 460.

[17] Leonetti, G., G. Mayer, A. Morganti, et al.: Hypotensive and renin suppressing activities of propranolol in hypertensive patients. Clin. Sci. Mol. Med. **48** (1975) 491 – 499.

[18] Leonetti, G., L. Terzoli, C. Bianchini, et al.: Time course of the antihypertensive action of atenolol: comparison of response to first dose and to maintained oral administration. Eur. J. Clin. Pharmacol. **18** (1980) 365 – 374.

[19] Lewis, P. J., G. Haeusler: Reduction in sympathetic nervous activity as a mechanism for hypotensive effect of propranolol. Nature **256** (1975) 440.

[20] Lewis, P. J., G. Haeusler: Central nervous effects of beta-blockers in hypertension. In: The pathophysiology and management of arterial hypertension (G. Berglund, L. Hansson, L. Werkö, Hg.) S. 203 – 209. Lindgrön & Soner, Mölndal 1975.

[21] Majewski, H.: Modulation of noradrenaline release through activation of presynaptic beta-adrenoceptors. J. Autonom. Pharmacol. **3** (1983) 47 – 60.

[22] Majewski, H., L. H. Tung, M. J. Rand: Adrenaline activation of pre-junctional beta-adrenoceptors and hypertension. J. Cardiovasc. Pharmacol. **4** (1982) 99 – 106.

[23] Man in't Veld, A. J., M. A. D. H. Schalekamp: Effects of 10 different beta-adrenoceptor antagonists on hemodynamics, plasma renin activity, and plasma norepinephrine in hypertension: the key role of vascular resistance changes in relation to partial agonist activity. J. Cardiovasc. Pharmacol. **5** (1983) S 20 – S 45.

[24] Michelakis, A. M., R. G. McAllister: The effect of chronic adrenergic receptor blockade on plasma renin activity in man. J. Clin. Endocrin. Metab. **34** (1972) 386 – 394.

[25] Minnemann, K. P., L. R. Hegstrand, P. B. Molinoff: Simultaneous determination of beta-1 and beta-2-adrenergic receptors in tissues containing both receptor subtypes. Mol. Pharmacol. **16** (1979) 34 – 46.

[26] Myers, M. G., P. J. Lewis, J. L. Reid, et al.: Central noradrenergic mechanisms and the cardiovascular effects of intracerebroventricular (+)- and (−)-propranolol in the conscious rabbit. Neuropharmacology **14** (1975) 221 – 226.

[27] Prichard, B. N. C.: Hypotensive action of pronethalol. Br. Med. J. **1** (1964) 1227 – 1228.

[28] Prichard, B. N. C., P. M. S. Gillam: Use of propranolol (Inderal) in treatment of hypertension. Br. Med. J. **2** (1964) 725 – 727.

[29] Prichard, B. N. C., P. M. S. Gillam: Treatment of hypertension with propranolol. Br. Med. J. **1** (1969) 7 – 16.

[30] Prichard, B. N. C., C. W. I. Owens: Beta adrenergic blocking drugs. Pharmacol. Ther. **11** (1980) 109 – 139.

[31] Rahn, K. H., A. Hawlina, F. Kersting, et al.: Studies on the antihypertensive action of the optical isomers of propranolol in man. Naunyn-Schmiedeberg's Arch. Pharmacol. **286** (1974) 319 – 323.

[32] Rand, M. J., H. Majewski: Adrenaline mediates a positive feedback loop in noradrenergic transmission: its possible role in development of hypertension. Clin. Exp. Hypertension **A6** (1984) 347 – 370.

[33] Reid, J. L., P. J. Lewis, M. G. Myers, et al.: Brain concentration of propranolol in relation to hypotensive effect in the rabbit with observations on brain propranolol levels in man. J. Pharmacol. Exp. Ther. 192 (1975) 327 – 335.

[34] Rutledge, P. A., D. G. Shand: Clinical pharmacokinetics of propranolol. Clin. Pharmacokinet. **4** (1979) 73 – 90.

[35] Schliep, H. J., J. Harting: beta$_1$-Selectivity of bisoprolol, a new beta-adrenoceptor antagonist, in anesthetized dogs and guinea pigs. J. Cardiovasc. Pharmacol. **6** (1984) 1156 – 1160.

[36] Schliep, H. J., E. Schulze, J. Harting, et al.: Antagonistic effects of bisoprolol on several beta-adrenoceptor-mediated actions in anaesthetized cats. Eur. J. Pharmacol. **123** (1986) 253 – 261.

[37] Sedenberg-Olsen, P., H. Ibsen: Plasma volume and extracellular fluid volume during long term treatment with propranolol in essential hypertension. Clin. Sci. **43** (1972) 165 – 170.

[38] Shand, D. G.: Pharmacokinetic properties of beta-adrenergic receptor blocking drugs. Drugs 7 (1974) 39 – 47.

[39] Simon, G., W. Kiowski, S. Julius: Antihypertensive and beta-adrenoceptor antagonist action of timolol. Clin. Pharmacol. Ther. **23** (1978) 152 – 157.

[40] Somani, P.: The clinical relevance of beta-receptor blockade, intrinsic sympathomimetic activity and membrane depressant action. In: The Evaluation of Beta Blocker and Calcium Antagonist Drugs (J. Morganroth, E. N. Moore Hg.), S. 21 – 40. Martinus Nijhoff Publishers, The Hague 1982.

[41] Stumpe, K. O., R. Kolloch, H. Vetter, et al.: Acute and long-term studies of the mechanism of action of beta blocking drugs in lowering blood pressure. Am. J. Med. **60** (1976) 853 – 865.

[42] Tarazi, R. C., E. D. Frohlich, H. P. Dustan: Plasma volume changes with long-term beta adrenergic blockade. Am. Heart J. **82** (1971) 770 – 776.

[43] Van Baak, M. A., H. A. J. Struyker Boudier, J. F. M. Smits: Antihypertensive mechanisms of beta-adrenoceptor blockade: a review. Clin. Exp. Hypertension **A7** (1985) 1 – 72.

[44] Van Zwieten, P. A., P. B. M. W. M. Timmermans: Differential pharmacological properties of beta-adrenoceptor blocking drugs. J. Cardiovasc. Pharmacol. 5 (1983) S 1 – S 7.

[45] Wellstein, A., D. Palm, G. G. Belz, et al.: Concentration kinetics of propranolol, bisoprolol and atenolol in man assessed with chemical detection and a subtype selective beta-adrenoceptor assay. J. Cardiovasc. Pharmacol., **8** (1986) (Suppl. 11) 42 – 47.

[46] Winer, N., D. S. Chokshi, M. S. Yoon, et al.: Adrenergic receptor mediation of renin secretion. J. Clin. Endocrin. Metab. **29** (1969) 1168 – 1175.

[47] Zacharias, F. J., K. J. Cowen, J. Prestt, et al.: Propranolol in hypertension: a study of long-term therapy, 1964 – 1970. Am. Heart J. **83** (1972) 755 – 761.

[48] Zweifler, A. J., M. Esler: Dissociation of fall in blood pressure, renin activity and heart rate during propranolol therapy. Circulation **54** (1976) (Suppl. II) 87 – 89.

Möglichkeiten zur Charakterisierung von Beta-Rezeptorenblockern: Wirkung von Beta-Rezeptorenblockern in Ruhe und während Belastung am wachen Hund

G. Raberger

Abstract

The pharmacological testing of new drugs is initially carried out in subcellular preparations or isolated organs. Although many conclusions can be drawn from these experiments, a further characterisation in intact animals is a prerequisite for clinical testing. These experiments should be carried out using conditions which closely resemble the clinical situation. Thus, experiments should be performed in conscious animals and preferentially with a underlying disease or an experimental model of this disease. Three experimental approaches for the characterisation of beta-adrenoceptor-antagonists are described.

1. Experiments on conscious dogs performed for the evaluation of beta-adrenoceptor-antagonist, with special reference to their specific or unspecific agonistic and antagonistic activity [1, 2]. The effect of beta-adrenoceptor-antagonists on an intravenous glucose tolerance test is also evaluated.

2. Experiments on conscious chronically instrumented dogs (arterial and left ventricular pressure, left ventricular dp/dt, cardiac output) for a hemodynamic evaluation of the effects of beta-adrenoceptor-antagonist at rest and during treadmill exercise. Calculated parameters like stroke volume, stroke work, left ventricular power, rate-pressure-product, and total peripheral resistance are also considered.

3. Experiments on conscious chronically instrumented dogs (arterial and left ventricular pressure, left ventricular dp/dt, ultrasonically assessed myocardial function) in a model of exercise-induced myocardial dysfunction [4] for an analysis of the effects of propranolol [3].

The results obtained in these investigations are discussed and the importance of investigations, not only at rest, but also during exercise or metabolic challenge (e. g. intravenous glucose tolerance test) are stressed. The importance of drug evaluation in a relevant model of underlying disease is demonstrated by the effect of propranolol on exercise induced myocardial dysfunction in dogs, a model of exercise induced angina pectoris in man.

Einleitung

Bei jeder Analyse von Substanzwirkungen stellt sich die Frage, in welchem System die Austestung erfolgen soll. Es ist klar, daß am Anfang jeder Substanzcharakterisierung Untersuchungen in möglichst überblickbaren Anordnungen, wie z. B. subzellulären Fraktionen, isolierten Zellen und Organen, sowie an narkotisierten Tieren durchgeführt werden müssen. Obwohl aus solchen Untersuchungen sehr viele Einzelbefunde erhoben werden können, ist als letzter Schritt vor dem Einsatz eines neuen Medikaments in der Klinik die genaue Analyse von Wirkungen am intakten, wachen Tier erforderlich. Dabei ist es noch wünschenswert, die Medikamente in einem möglichst kliniknahen Krankheitsmodell auszutesten.

Anhand von drei verschiedenen Versuchsreihen sollen Beispiele für die Analyse der Wirkungen von Beta-Rezeptorenblockern vorgestellt werden. Es sind dies alles Untersuchungen an wachen Tieren, wobei folgende Punkte besprochen werden sollen:

1. Charakterisierung verschiedener Beta-Rezeptorenblocker (Propranolol, Bupranolol, Pindolol, Metoprolol, Celiprolol) anhand von Veränderungen von Herzfrequenz und Plasma-Insulinspiegel in Ruhe und unter Glukosebelastung.
2. Analyse der Wirkungen von Beta-Rezeptorenblockern (Propranolol, Celiprolol) an wachen chronisch instrumentierten Hunden in Ruhe sowie unter Laufbandbelastung.
3. Einfluß von Propranolol auf eine durch Laufbandbelastung induzierte, transiente myokardiale Kontraktionsstörung an chronisch instrumentierten Hunden.

Für alle Versuchsserien wurden Hunde herangezogen, die komplett durchgeimpft (Tollwut, Staupe, Hepatitis, Leptospirose, Parvovirose) und frei von Parasiten waren. Die Tiere wurden mit Standard-Trockenfutter (Loyal) ernährt.

Selektivität und intrinsische sympathomimetische Aktivität

In der ersten Versuchsserie [1, 2] wurden 6 Hunde an ruhiges Stehen in einem Gestell sowie percutane arterielle Punktion gewöhnt. An den Versuchstagen wurde die Arteria femoralis punktiert und mittels Venflon ein venöser Zugang geschaffen. Wenn die Herzfrequenz unter 100 Schlägen pro Minute lag, erfolgte die Entnahme arterieller Kontrollproben zur Bestimmung von Glukose, Insulin, Glukagon und freien Fettsäuren. 20 Minuten nach der i. v. Verabreichung von 0.9% NaCl-Lösung oder verschiedenen Beta-Rezeptorenblockern erfolgte eine neuerliche Blutentnahme und unmittelbar danach die intravenöse Injektion von 0.33 g/kg D(+)-Glukose innerhalb von 30 Sekunden. Weitere Blutabnahmen und Bestimmungen erfolgten 5, 10, 20, 30, 40, 50 und 60 Minuten danach. Da anhand dieser Daten insbesondere die Selektivität und die intrinsische sympathomimetische Aktivität (ISA) besprochen werden, ist die Betrachtung der Veränderungen von Herzfrequenz und Insulin (i. e. $beta_1$- bzw. $beta_2$-vermittelten Wirkungen) vollkommen ausreichend. Stimulation von $Beta_1$--Rezeptoren führt unter anderem auch zu Herzfrequenzanstiegen, $Beta_2$-Rezeptoren Stimulation zu einer Steigerung der Insulinausschüttung. An Hand der Beeinflussung dieser Parameter läßt sich daher sowohl die Blockade als auch die Stimulation von Beta-

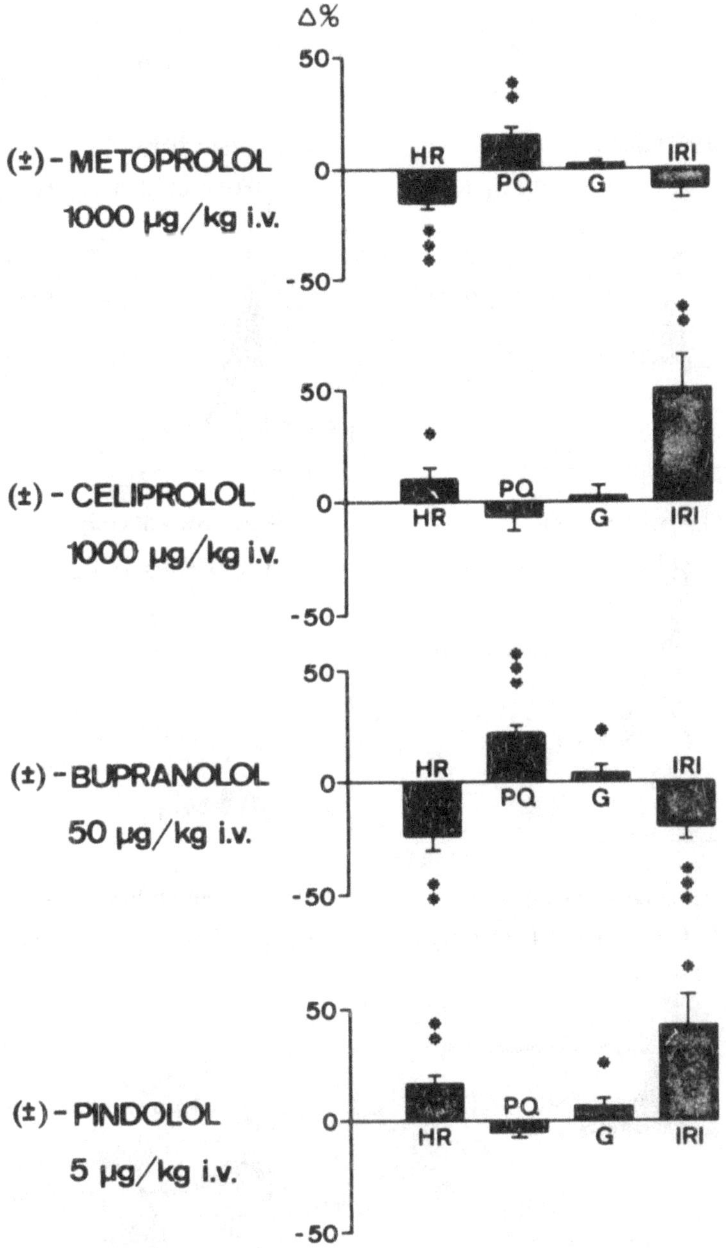

Abb. 1 Wirkung verschiedener Beta-Rezeptorenblocker auf Herzfrequenz, PQ-Zeit, sowie arterielle Glukose- und Insulinspiegel. MW und SEM von 6 Hunden. t-Test für gepaarte Werte: * $p < 0.05$, ** $p < 0.01$, *** $p < 0.001$.

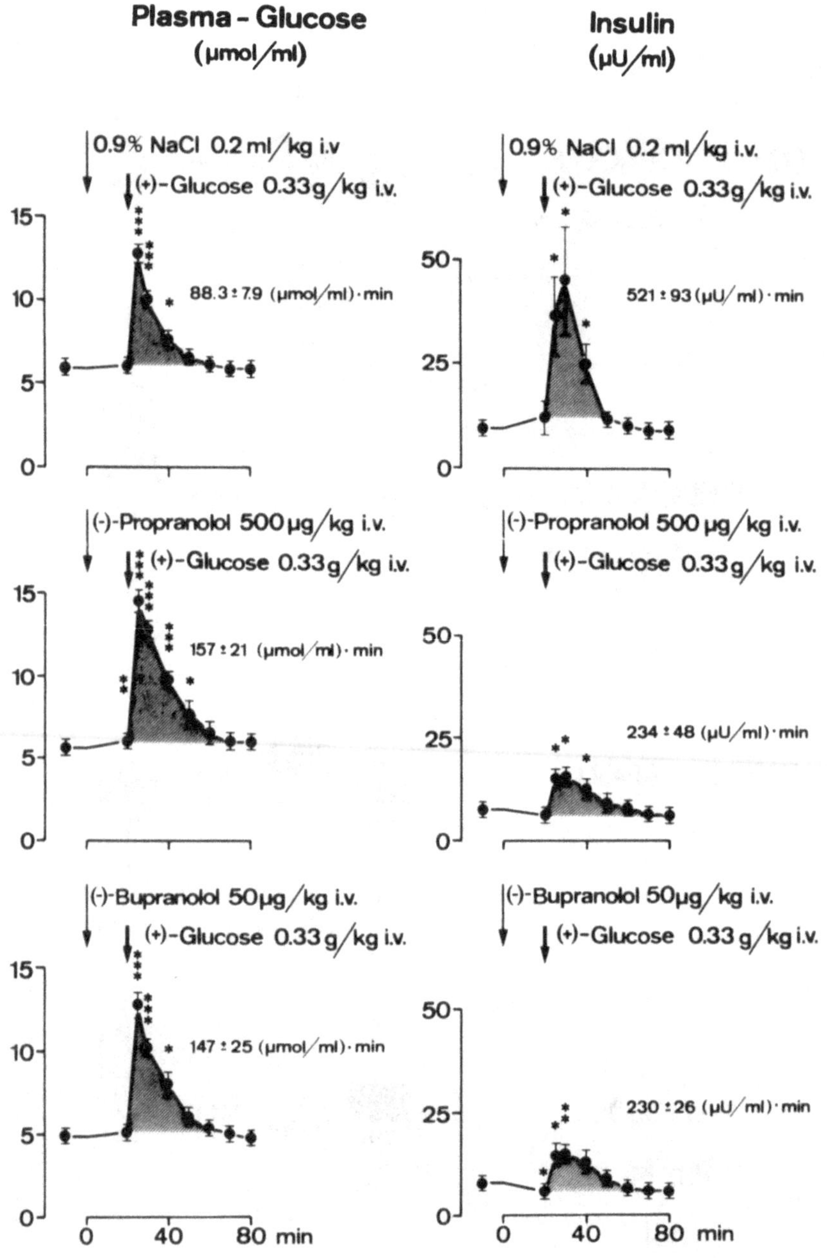

Abb. 2 Wirkung von Beta-Rezeptorenblockern auf Plasma Glukose- und Insulinspiegel vor und während Glukosebelastung. MW und SEM von 6 Hunden. t-Test für gepaarte Werte: * $p < 0.05$, ** $p < 0.01$, *** $p < 0.001$.

Rezeptoren abschätzen. In diesen Untersuchungen führte die Gabe von Propranolol oder auch Bupranolol zu einer Abnahme von Herzfrequenz und Insulin, also zu einer Blockade von $Beta_1$- und $Beta_2$-Rezeptoren (siehe Abb. 1). Im Gegensatz dazu führte Pindolol, das ebenfalls ein nicht selektiver ($Beta_1$ + $Beta_2$) Beta-Rezeptorenblocker ist, zu Anstiegen der Herzfrequenz sowie des Insulins. Somit überwiegen bei diesem Beta-Rezeptorenblocker in Ruhe die sympathomimetischen Eigenschaften. Metopro-

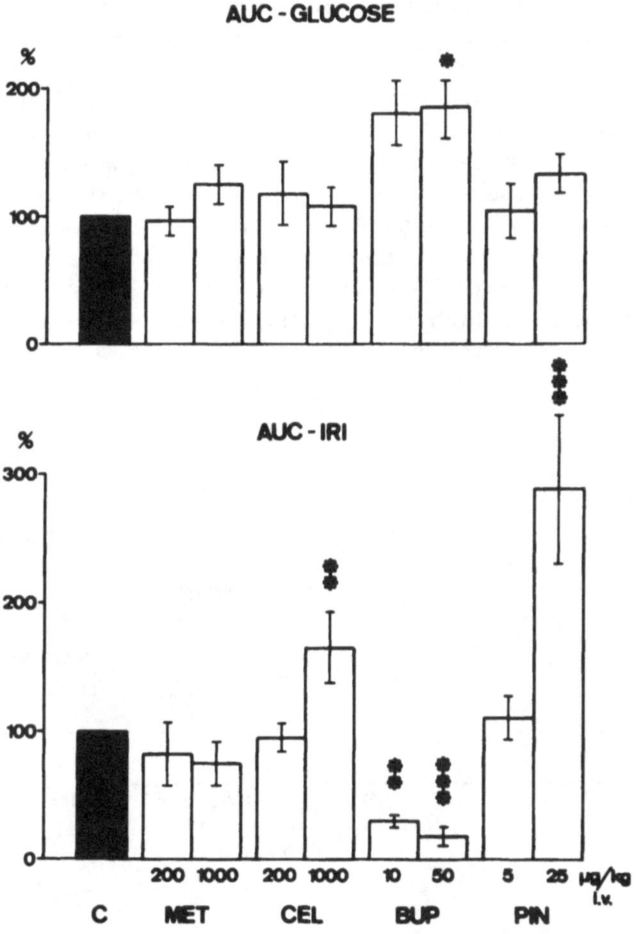

Abb. 3 Veränderungen von Plasma Glukose- und Insulinspiegel durch Glukosebelastung, integriert über die Zeit der Veränderung (= AUC). Die graue Säule entspricht der Kontrolle mit Kochsalz. MW und SEM von 6 Hunden. t-Test für gepaarte Werte: * $p < 0.05$, ** $p < 0.01$, *** $p < 0.001$.

lol verminderte nur die Ruhefrequenz, nicht jedoch das Insulin, was mit einer beta$_1$-selektiven Blockade vereinbar ist. Im Gegensatz dazu war mit Celiprolol, einem beta$_1$-selektiven Beta-Rezeptorenblocker mit intrinsischer sympathomimetischer Aktivität sowohl ein Anstieg der Herzfrequenz als auch des Insulins zu beobachten. Daraus geht hervor, daß in Ruhe an Beta$_1$-Rezeptoren die Stimulation überwiegt und darüber hinaus auch Beta$_2$-Rezeptoren erregt werden. Somit kann geschlossen werden, daß die intrinsische sympathomimetische Aktivität von Pindolol und Celiprolol, einem nicht selektiven und einem beta$_1$-selektiven Beta-Rezeptorenblocker, jeweils unspezifisch ist, i. e. sowohl Beta$_1$- als auch Beta$_2$-Rezeptoren erregt.

Weiterhin wurde der Einfluß von Beta-Rezeptorenblockern auf die glukoseinduzierte Insulinausschüttung untersucht (siehe Abb. 2). Durch Berechnung der Veränderungen von Glukose und Insulin über die Zeit (area under the curve = AUC) war eine genauere Quantifizierung der Wirkung der Beta-Rezeptorenblocker möglich. Daraus ging klar hervor, daß nicht selektive Beta-Rezeptorenblocker ohne intrinsische sympathomimetische Aktivität eine deutliche Verminderung des glukoseinduzierten Insulinanstieges (Abnahme der AUC-Insulin) sowie eine Verschlechterung der Glukoseverwertung bewirken (Zunahme der AUC-Glukose, siehe Abb. 3). Durch Beta-Rezeptorenblocker mit intrinsischer sympathomimetischer Aktivität wurde, unabhängig davon ob sie beta$_1$-selektiv oder nicht selektiv waren, bei höheren Dosierungen zwar die glukoseinduzierte Insulinausschüttung vermehrt, dies hatte jedoch keinen nennenswerten Einfluß auf die Glukoseverwertung.

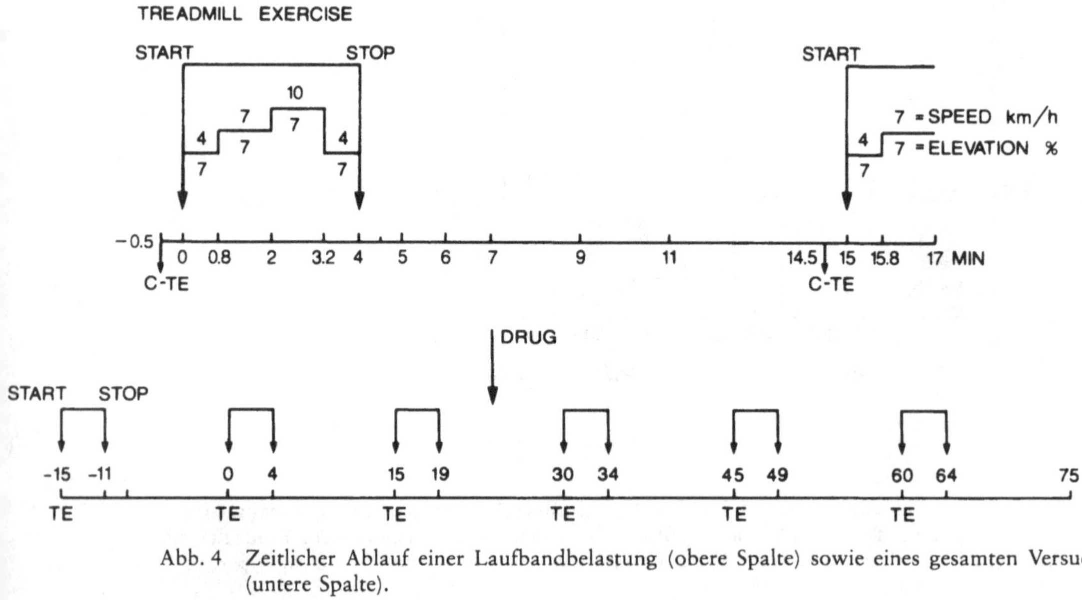

Abb. 4 Zeitlicher Ablauf einer Laufbandbelastung (obere Spalte) sowie eines gesamten Versuches (untere Spalte).

Hämodynamische Wirkung von Beta-Rezeptorenblockern in Ruhe und während Laufbandbelastung

Diese Untersuchungen wurden an Hunden durchgeführt, die an ein genormtes Laufbandbelastungsprogramm gewöhnt wurden. In Barbituratnarkose erfolgte die chronische Instrumentierung mit einem Konigsberg-Tip Manometer im linken Ventrikel, einer Flußmeßsonde um die A.pulmonalis, sowie Kathetern im linken Vorhof, in der Aorta und im rechten Vorhof. Der zeitliche Ablauf eines Versuches ist in Abb. 4 wiedergegeben. Bei diesen Untersuchungen ist es wesentlich, eine Aufwärmbelastung durchzuführen, da jeweils im ersten Lauf an einem Tag von einer sehr niedrigen Herzfrequenz in Ruhe eine überschießende Frequenzreaktion zu beobachten ist. Nach 2 weiteren Belastungen erfolgt die Gabe der Testsubstanz. Danach werden noch 3 weitere Läufe durchgeführt. Der Einfluß von 1 mg/kg Propranolol i. v. (Abb. 5, Abb. 6) sowie 1 mg/kg Celiprolol i. v. (Abb. 7, Abb. 8) auf die Hämodynamik in Ruhe sowie unter Belastung wurde mittels dieser Methodik untersucht. Da in den hier angesprochenen Versuchen sowohl zwischen den jeweiligen Kontrolläufen vor Substanz als auch zwischen dem 2. und 3. Lauf nach Substanz keine nennenswerten Unterschiede zu beobachten waren, wurden diese Beobachtungen jeweils gepoolt analysiert. Signifikante Veränderungen wurden im statistischen Vergleich der entsprechenden Absolutwerte (vor, während und nach Laufbandbelastung) sowohl vor als auch nach Beta-Rezeptorenblockade errechnet und sind den Abbildungen zu entnehmen.

Propranolol (1 mg/kg i. v.) führt dabei in Ruhe zu signifikanten Reduktionen des maximalen positiven linksventrikulären dp/dt des Herzminutenvolumens, des Schlagvolumens, der Herzleistung und der Schlagarbeit. Der periphere Widerstand nahm hingegen deutlich zu. Während Belastung waren unter Beta-Rezeptorenblockade alle hämodynamischen Veränderungen im Vergleich zu den jeweiligen Kontrolläufen deutlich geringer ausgeprägt. Auch das Druckfrequenzprodukt, ein grobes Maß für den myokardialen Sauerstoffbedarf, stieg während Belastung unter Propranolol deutlich geringer an.

Celiprolol (1 mg/kg i. v.) bewirkte in diesen Untersuchungen in Ruhe eine signifikante Zunahme der Herzfrequenz und des Druckfrequenzproduktes sowie eine Abnahme des systolischen arteriellen Blutdruckes, zeigte also ein zu Propranolol deutlich divergentes Wirkprofil (Abb. 7, Abb. 8). Ähnlich wie bei Propranolol waren während Belastung unter Beta-Rezeptorenblockade mit Celiprolol alle hämodynamischen Veränderungen im Vergleich zu den jeweiligen Kontrolläufen deutlich geringer ausgeprägt.

Eine Gegenüberstellung der Zeitverläufe der Herzfrequenz und des peripheren Widerstandes vor, während und nach Belastung unter Propranolol bzw. Celiprolol ist den Abbildungen 9 und 10 zu entnehmen. Wenn durch die Substanzgabe kein Einfluß auf die Herzfrequenz ausgeübt wird, sollten alle Punkte auf der Identitätsgeraden (strichlierte Linie) liegen. Während unter Propranolol die Herzfrequenz in jeder Situation unter jener vor Substanz lag, war unter Celiprolol die Frequenz in Ruhe gegenüber der Kontrolle erhöht, während Belastung aber ebenfalls reduziert. Dies

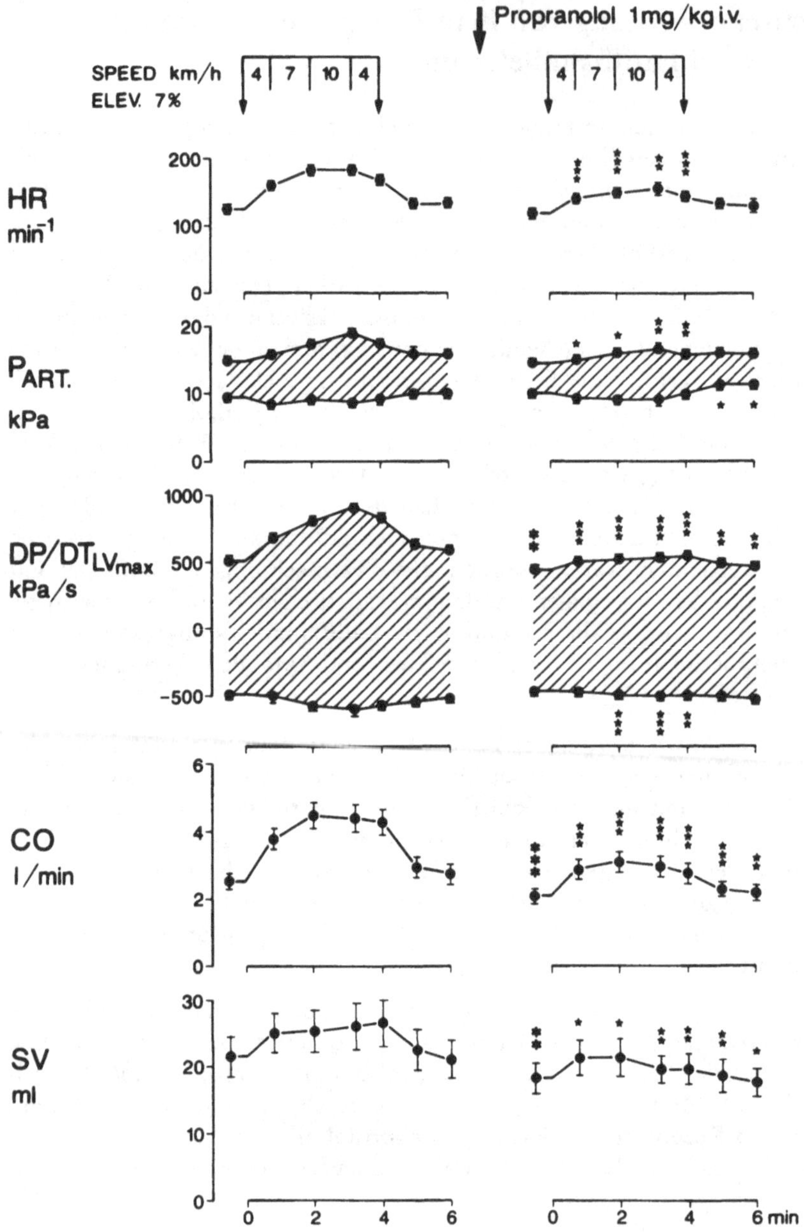

Abb. 5 Wirkung von Propranolol auf hämodynamische Parameter vor, während und nach Laufbandbelastung. MW und SEM von 6 Hunden. t-Test für gepaarte Werte: * $p < 0.05$, ** $p < 0.01$, *** $p < 0.001$. HR-Herzfrequenz, P_{ART}-arterieller Blutdruck, DP/DT_{LVmax}-maximales linksventrikuläres dp/dt, CO-Herzminutenvolumen, SV-Schlagvolumen. Linke Seite vor, rechte Seite nach Propranolol.

zeigt das Überwiegen der intrinsischen sympathomimetischen Aktivität in Ruhe, jedoch die Effektivität der Beta-Rezeptorenblockade unter Belastung an. Somit ergibt sich die Notwendigkeit der Analyse des Wirkspektrums von Beta-Rezeptorenblockern unter verschiedenen Bedingungen wie Ruhe oder Belastung. Wie die hier präsentierten Untersuchungen zeigen, kann trotz eines deutlich divergenten Wirkspektrums in Ruhe, eine vergleichbare Wirksamkeit unter Belastung vorhanden sein.

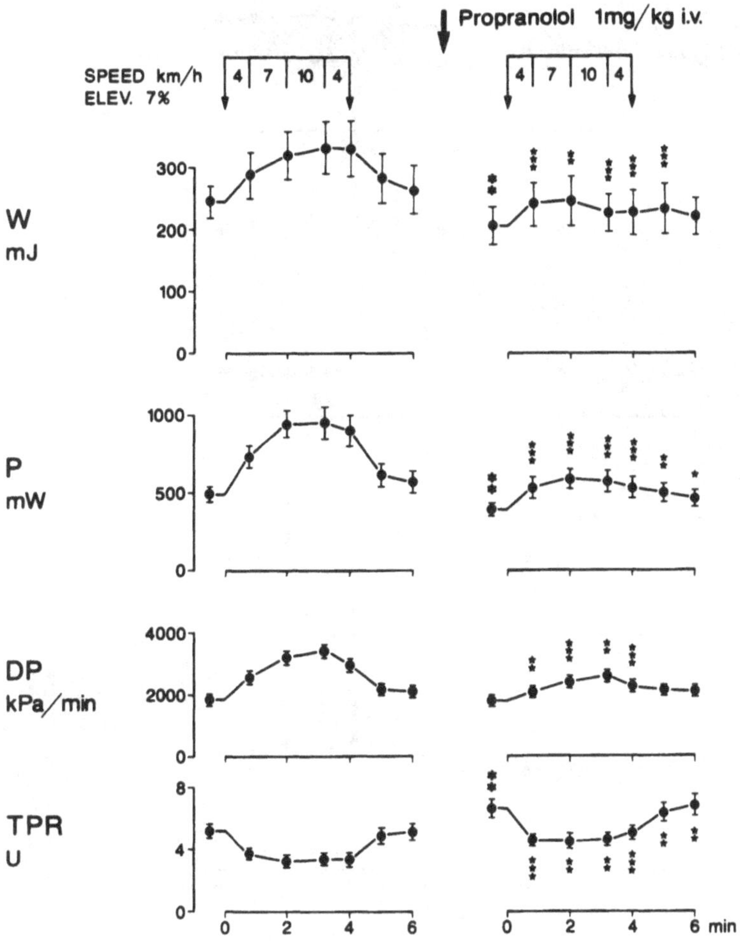

Abb. 6 Wirkung von Propranolol auf hämodynamische Parameter vor, während und nach Laufbandbelastung. MW und SEM von 6 Hunden. t-Test für gepaarte Werte: * $p < 0.05$, ** $p < 0.01$, *** $p < 0.001$. W-Schlagarbeit, P-Herzleistung, DP-Druckfrequenzprodukt, TPR-peripherer Widerstand. Linke Seite vor, rechte Seite nach Propranolol.

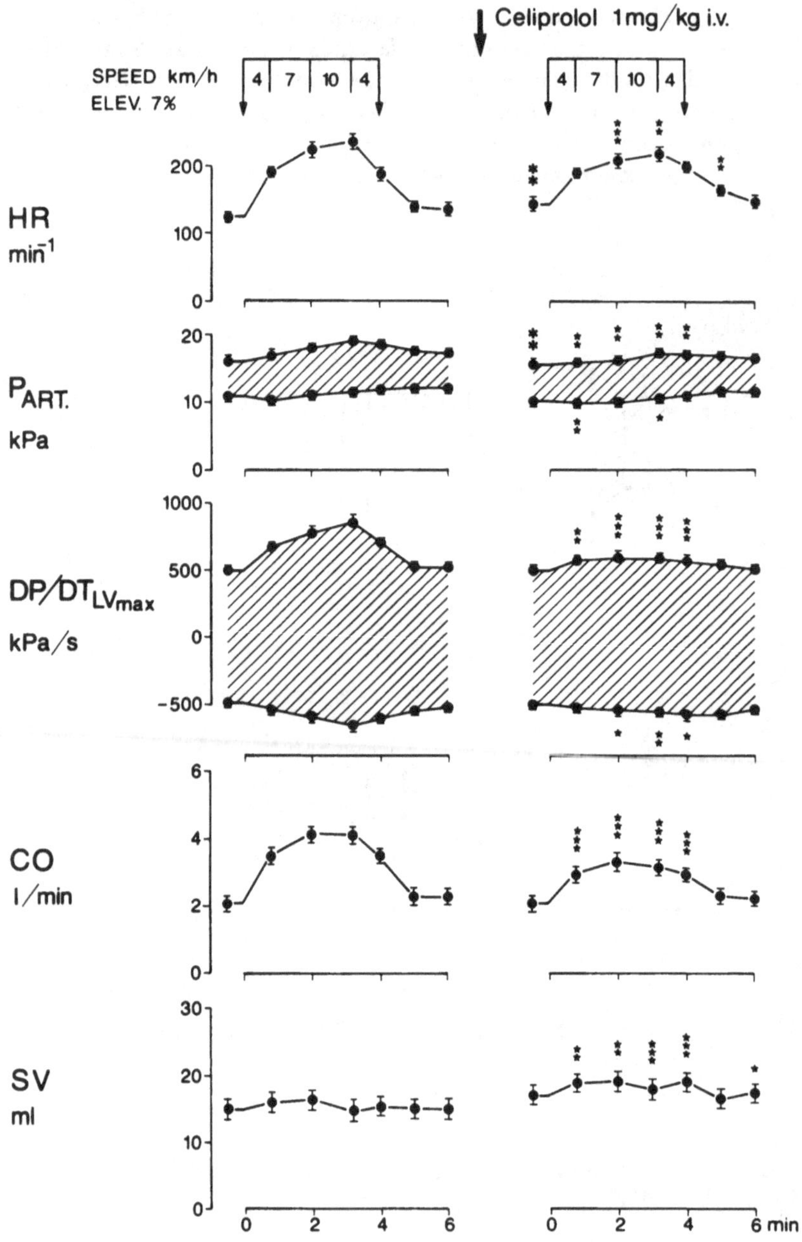

Abb. 7 Wirkung von Celiprolol auf hämodynamische Parameter vor, während und nach Laufbandbelastung. MW und SEM von 7 Hunden. t-Test für gepaarte Werte: * $p < 0.05$, ** $p < 0.01$, *** $p < 0.001$. HR-Herzfrequenz, P_{ART}-arterieller Blutdruck, DP/DT_{LVmax}-maximales linksventrikuläres dp/dt, CO-Herzminutenvolumen, SV-Schlagvolumen. Linke Seite vor, rechte Seite nach Celiprolol.

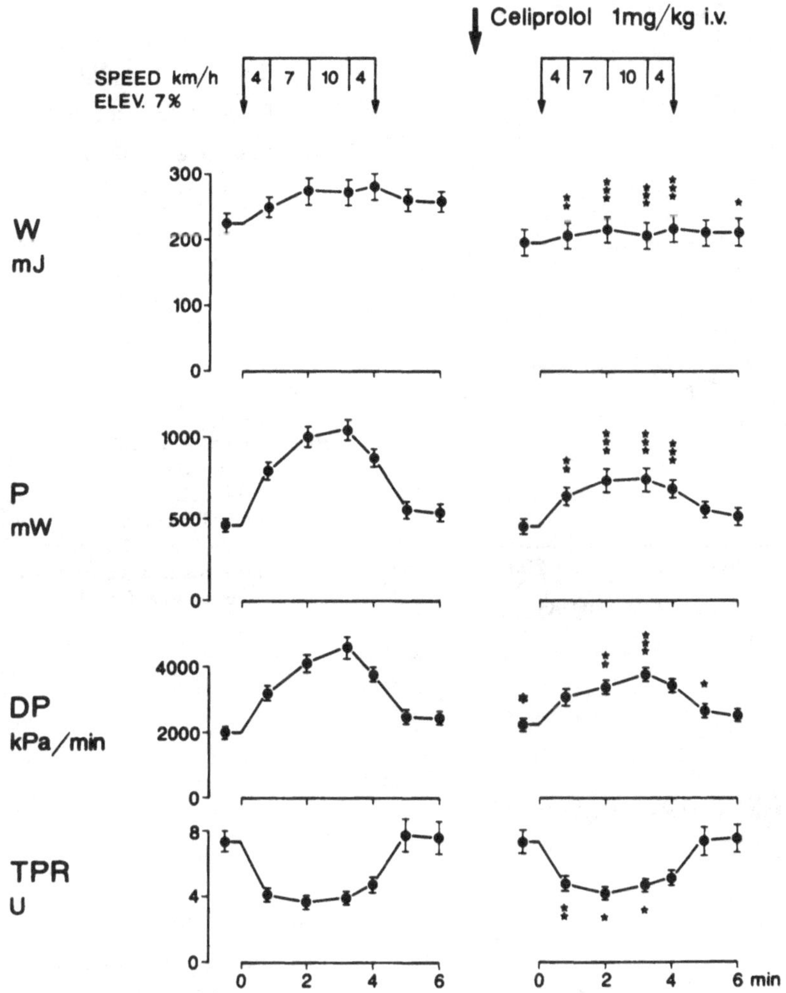

Abb. 8 Wirkung von Celiprolol auf hämodynamische Parameter vor, während und nach Laufbandbelastung. MW und SEM von 7 Hunden. t-Test für gepaarte Werte: * $p < 0.05$, ** $p < 0.01$, *** $p < 0.001$. W-Schlagarbeit, P-Herzleistung, DP-Druckfrequenzprodukt, TPR-peripherer Widerstand. Linke Seite vor, rechte Seite nach Celiprolol.

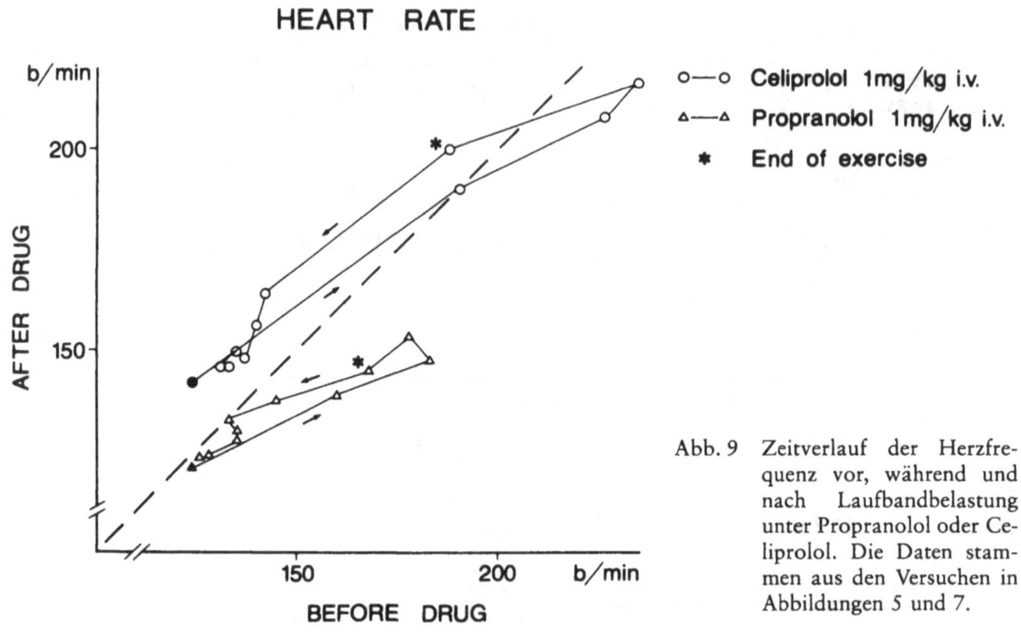

Abb. 9 Zeitverlauf der Herzfrequenz vor, während und nach Laufbandbelastung unter Propranolol oder Celiprolol. Die Daten stammen aus den Versuchen in Abbildungen 5 und 7.

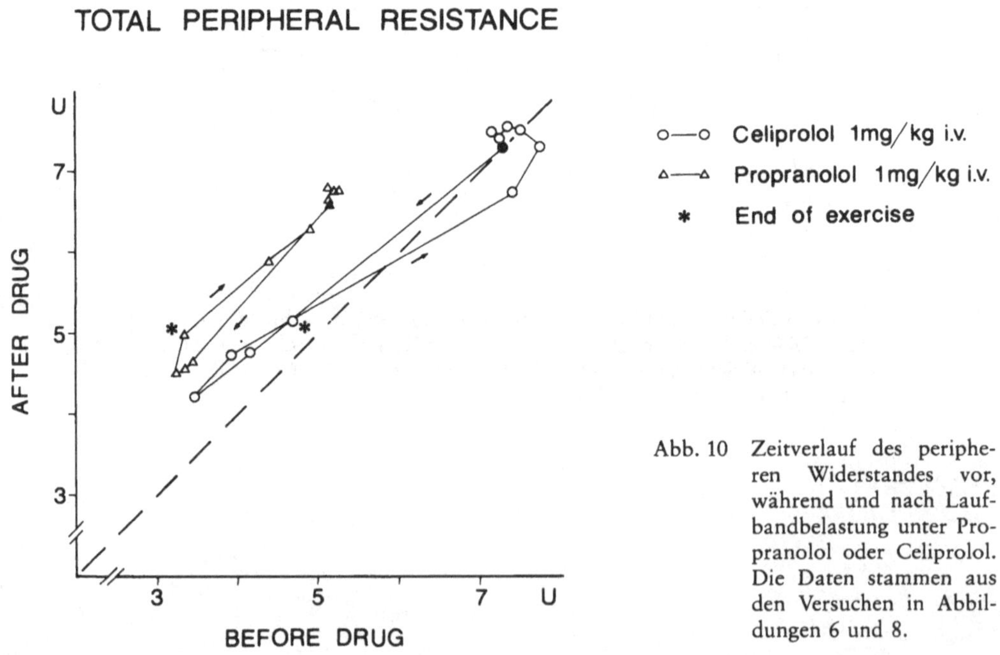

Abb. 10 Zeitverlauf des peripheren Widerstandes vor, während und nach Laufbandbelastung unter Propranolol oder Celiprolol. Die Daten stammen aus den Versuchen in Abbildungen 6 und 8.

Wirkung von Propranolol bei belastungsinduzierter regionaler myokardialer Dysfunktion

Diese Untersuchungen wurden an Hunden durchgeführt, die an ein genormtes Laufbandbelastungsprogramm gewöhnt wurden. In Barbituratnarkose erfolgte die chronische Instrumentierung mit einem Konigsberg-Tip Manometer im linken Ventrikel, sowie Kathetern im linken Vorhof, in der Aorta und im rechten Vorhof (siehe Abb. 11). Im Versorgungsgebiet des Ramus circumflexus (LCX) und im Versorgungsgebiet des Ramus descendens anterior (LAD) der linken Koronararterie wurde je ein Paar piezoelektrischer Kristalle zur Messung der regionalen Myokardverkürzung eingesetzt. Außerdem wurde ein hydraulischer Okkluder um den Ramus circumflexus, nahe am Abgang des Ramus descendens gelegt. Der Zeitverlauf eines Versuches ist in Abb. 12 wiedergegeben. Auch hier wurde jeweils eine Aufwärmbelastung durchgeführt. Danach wurde der Ramus circumflexus der linken Koronararterie (LCX) soweit eingeengt, daß die regionale Myokardverkürzung in Ruhe möglichst unbeeinträchtigt blieb, während Belastung aber eine deutliche Dysfunktion zu beobachten war, die sich nach Belastungsende wieder spontan zurückbildete. Die regionale Myokardverkürzung im Versorgungsgebiet des LCX entspricht der Höhe der schraffierten Fläche von L-LCX. Als deutliche Dysfunktion wurde eine mindestens 50%ige Abnahme der regionalen systolischen Verkürzung unter maximaler Belastung gewertet. Gleichzeitig nahm die systolische Verkürzung im Versorgungsgebiet des nicht stenosierten Ramus descendens anterior (L-LAD) deutlich zu. Zur Untersuchung von potentiell antanginös wirksamen Pharmaka wurden nur Tiere herangezogen, die eine über fünf Läufe reproduzierbare Dysfunktion aufwiesen (siehe Abb. 13) [4].

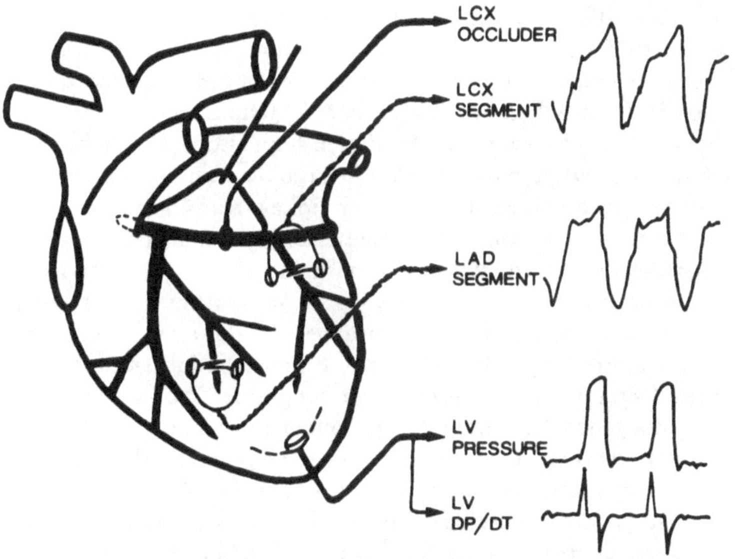

Abb. 11 Schema der Instrumentierung für Untersuchungen zur belastungsinduzierten myokardialen Dysfunktion.

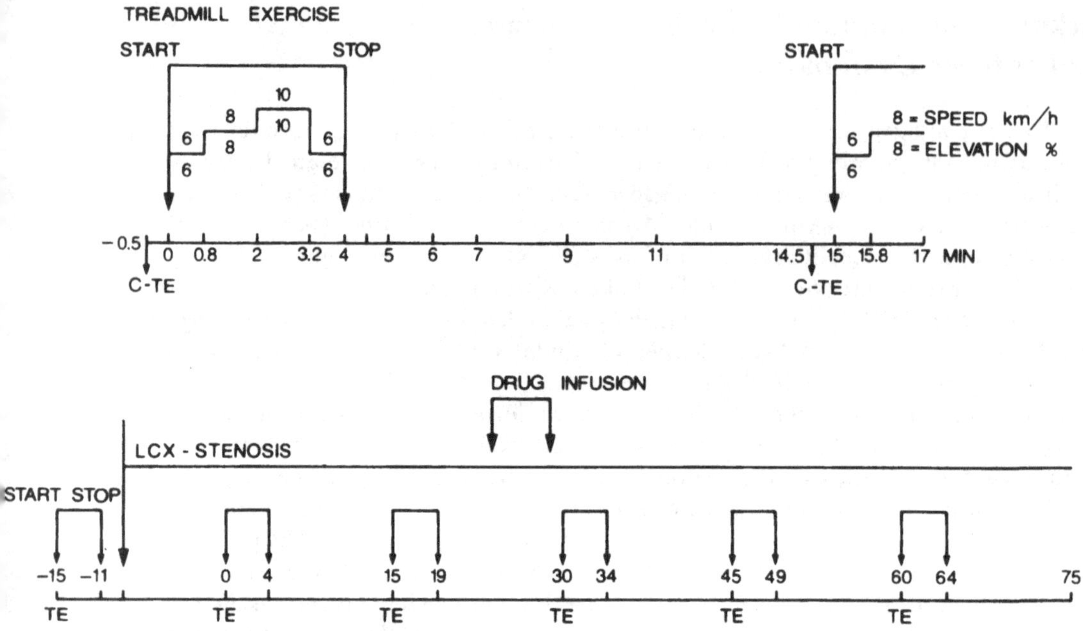

Abb. 12 Zeitlicher Ablauf einer Laufbandbelastung (obere Spalte) sowie eines gesamten Versuches (untere Spalte) für Untersuchungen zur belastungsinduzierten myokardialen Dysfunktion.

Nach zwei Läufen mit vergleichbarer myokardialer Dysfunktion (Abnahme der Höhe der schraffierten Fläche in L-LCX) wurden 0,5 mg/kg Propranolol über einen Zeitraum von 5 Minuten i. v. infundiert [3]. Die hämodynamischen Wirkungen des Beta-Rezeptorenblockers waren in Ruhe und auch unter Belastung qualitativ jenen aus den Versuchen ohne Koronarstenose vergleichbar. Durch die deutliche Reduktion des Herzfrequenz-, dp/dt- sowie Blutdruckanstieges während Belastung unter Propranolol kam es zu einer deutlichen Reduktion des myokardialen Sauerstoffverbrauches und somit zu keiner belastungsinduzierten myokardialen Dysfunktion im Versorgungsgebiet des kritisch stenosierten Ramus circumflexus der linken Koronararterie (siehe Abb. 14, L-LCX). Für die einzelnen Versuche sind die belastungsinduzierten Veränderungen der regionalen Myokardfunktion im Versorgungsgebiet des stenosierten Koronargefäßes in Abb. 15 wiedergegeben. Man sieht, daß vor Substanzgabe in allen Versuchen während der Laufbandbelastung eine deutliche Abnahme der systolischen Myokardverkürzung (= Dysfunktion) auftrat, die durch Propranolol deutlich reduziert wurde. Bei einzelnen Tieren kam es während Belastung unter Propranolol sogar zu einer Zunahme der systolischen Verkürzung, was einem normalen Verhalten des Myokards unter Belastung entspricht. Im normal versorgten Myokard (L-LAD) war die Zunahme der systolischen Verkürzung während Belastung unter Propranolol im Vergleich zu den Kontrolläufen deutlich geringer. In welchem Ausmaß diese Abnahme auf die Beta-Rezeptorenblockade bzw. auf die erhaltene Kontraktionskraft des potentiell ischämischen Myokardareales zurückzuführen ist, kann aus diesen Untersuchungen nicht abgelesen werden.

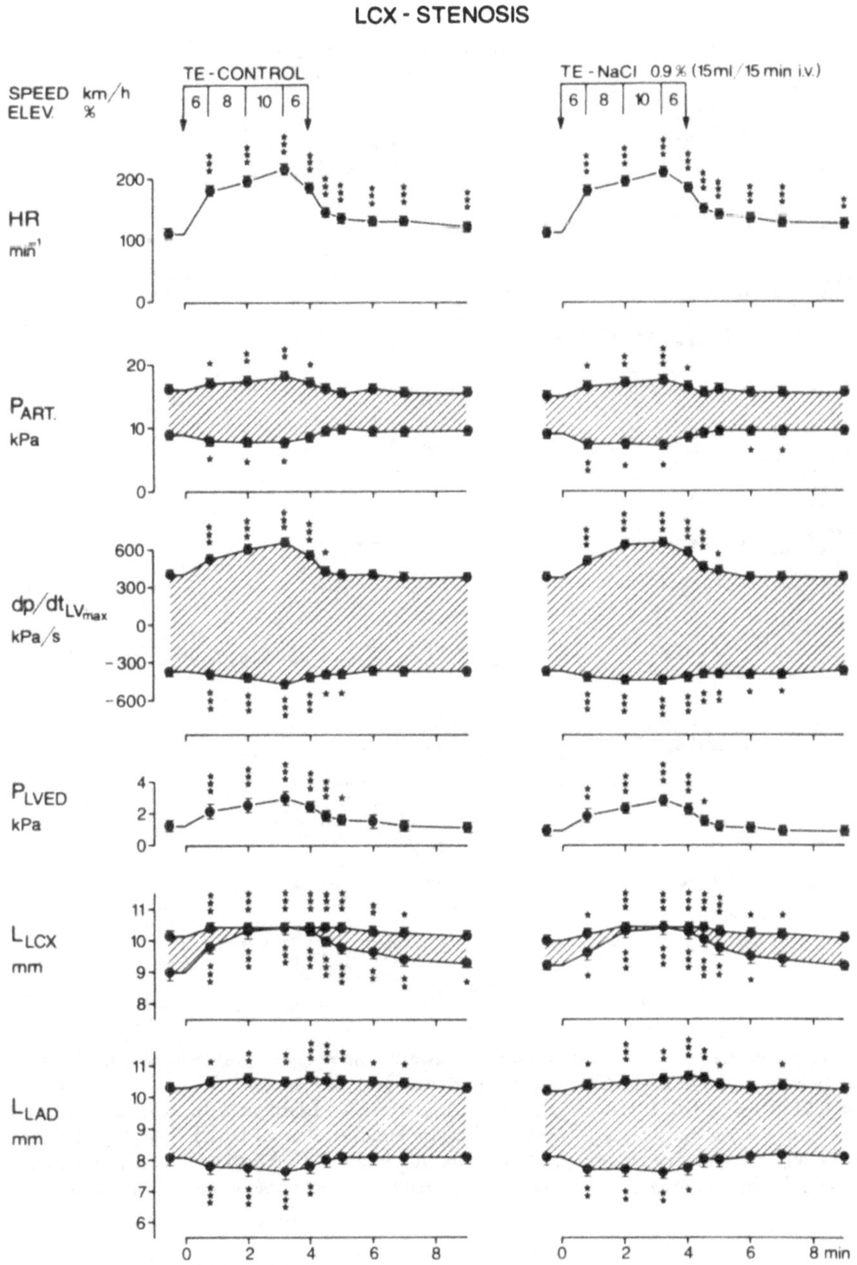

Abb. 13 Wirkung von 0.9% NaCl auf hämodynamische Parameter vor, während und nach Laufbandbelastung. MW und SEM von 10 Hunden. t-Test für gepaarte Werte: * $p < 0.05$, ** $p < 0.01$, *** $p < 0.001$. HR-Herzfrequenz, P_{ART}-arterieller Blutdruck, dp/dt_{LVmax}-maximales linksventrikuläres dp/dt, P_{LVED}-linksventrikulärer enddiastolischer Druck, $L_{LCX}(L_{LAD})$-Länge des LCX(LAD)-versorgten Myokardsegments (die Höhe der schraffierten Fläche entspricht der systolischen Myokardverkürzung). Linke Seite vor, rechte Seite nach NaCl.

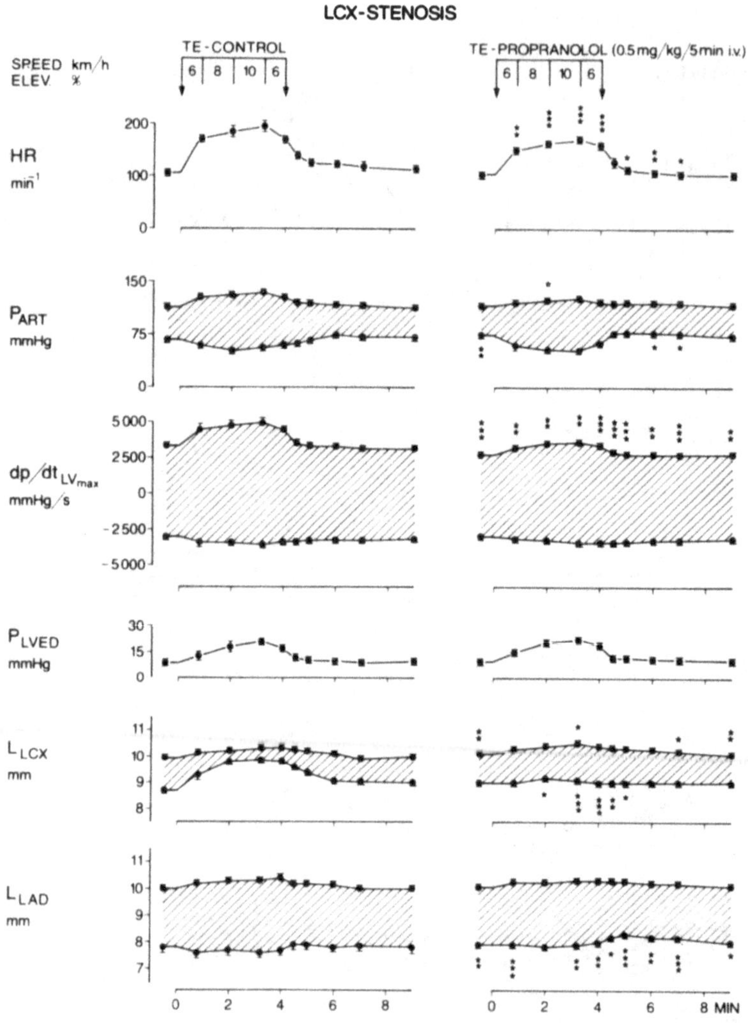

Abb. 14 Wirkung von Propranolol auf hämodynamische Parameter vor, während und nach Laufbandbelastung. MW und SEM von 6 Hunden. t-Test für gepaarte Werte: * $p < 0.05$, ** $p < 0.01$, *** $p < 0.001$. HR-Herzfrequenz, P_{art}-arterieller Blutdruck, dp/dt_{LVmax}-maximales linksventrikuläres dp/dt, P_{LVED}-linksventrikulärer enddiastolischer Druck, L_{LCX}(L_{LAD})-Länge des LCX(LAD)-versorgten Myokardsegments (die Höhe der schraffierten Fläche entspricht der systolischen Myokardverkürzung). Linke Seite vor, rechte Seite nach Propranolol.

Anhand der hier aufgeführten Beispiele sollte belegt werden, welche Bedeutung einer möglichst kliniknahen Austestung von Pharmaka zukommt. Es genügt sicherlich nicht, das Wirkprofil in isolierten Systemen oder an narkotisierten Tieren zu erforschen. Auch die Erfassung der Wirkungen am gesunden Tier in Ruhe geben noch

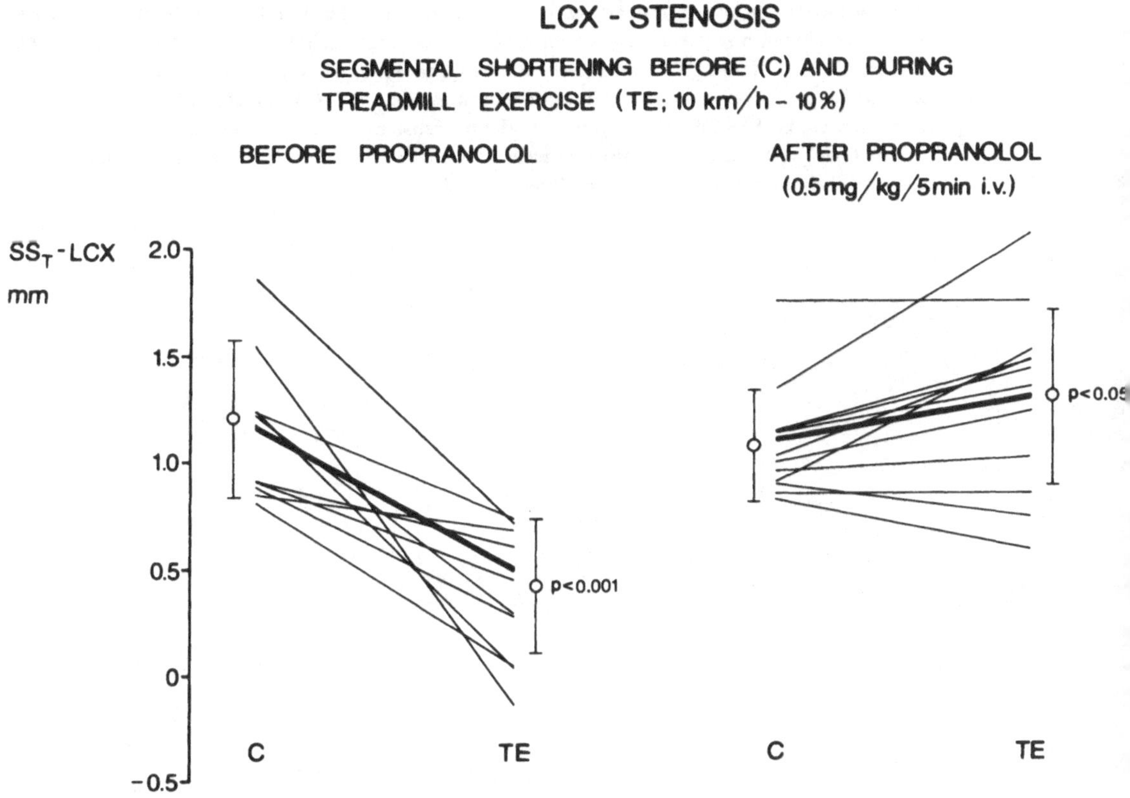

Abb. 15 Myokardfunktion (systolische Segmentverkürzung) vor und während maximaler Laufbandbelastung anhand der Einzelwerte. MW und SD sind jeweils daneben angeführt. Linke Seite vor, rechte Seite nach Propranolol. C – Ruhe, TE – Belastung.

keine endgültige Aussage hinsichtlich des therapeutischen Wertes eines Beta-Rezeptorenblockers. Nur Untersuchungen in entsprechenden pathophysiologischen Modellen und unter entsprechenden Bedingungen (z. B. metabolischer oder physischer Belastung) sind letztlich geeignet, klinikrelevante Aussagen hinsichtlich der Wirksamkeit zu erbringen.

Literatur

[1] Beck, A., W. Conca, S. Bacher, et al.: Plasma insulin levels and β-adrenoceptor antagonists. Relevance of the steric configuration of the β-adrenoceptor antagonists to their effect on glucose tolerance. Naunyn-Schmiedebergs Arch. Pharmacol. **324** (1983) 46–48.

[2] Conca, W., A. Beck, S. Bacher, et al.: Plasma insulin levels and β-adrenoceptor antagonists. The effects of cardioselective and non-cardioselective β-adrenoceptor antagonists with and

without intrinsic sympathomimetic activity on basal insulin level and insulin level after glucose stimulation in normoglycemic dogs. Naunyn-Schmiedebergs Arch. Pharmacol. **320** (1982) 63 – 66.

[3] Mayer, N., G. Krumpl, W. Schneider, et al.: Propranolol ameliorates exercise-induced regional myocardial dysfunction in dogs. Clin. Exp. Physiol. Pharmacol. **13** (1986) 781 – 799.

[4] Raberger, G., G. Krumpl, N. Mayer: A model of transient myocardial dysfunction in conscious dogs: Regional shortening in the presence of impaired coronary flow reserve and treadmill exercise. J. Pharmacol. Methods **16** (1986) 23 – 37.

Pharmakokinetik der Beta-Blocker

F. Follath

Abstract

The pharmacokinetic properties of beta-blockers are influenced by their lipid solubility. The hydrophilic drugs (atenolol, nadolol and sotalol) have a bioavailability of 30 – 60%, their elimination occurs by unchanged renal excretion with half-lives of 6 – 16 hours. Since drug clearances directly depend on renal function, dosage adaptation may be required in patients with reduced glomerular filtration rates. The lipophilic beta-blockers (acebutolol, alprenolol, labetalol, metoprolol, oxprenolol, pindolol, propranolol and timolol) are eliminated following hepatic biotransformation. Half-lives of these drugs vary between 2 and 8 hours, while some of the newer agents, such as betaxolol and bisoprolol have t1/2-values of more than 10 hours. Due to an extensive first-pass metabolism the bioavailability of alprenolol, labetalol and propranolol is reduced to 10 – 30%. The metabolism of metoprolol, timolol and bufuralol is influenced by the debrisoquine-type oxidation polymorphism. In patients with hepatic cirrhosis the clearance of lipophilic beta-blockers, especiallly that of propranolol and labetalol, is diminished and their bioavailability is increased. Renal failure does not change the elimination of these beta-blockers, but their more hydrophilic metabolites (e. g. acebutolol) may accumulate.

The pharmacokinetic properties of beta-blockers should be considered during their clinical use, particularly in patients with renal and hepatic disease.

Bei einer medikamentösen Behandlung sind nicht nur die pharmakologischen Wirkungen, sondern auch die pharmakokinetischen Eigenschaften des verordneten Präparates von Bedeutung. Ohne Kenntnis der Resorption, der Verteilung und der Eliminationsmechanismen ist eine optimale Dosierung nicht möglich. Das Schicksal eines Arzneimittels im menschlichen Körper kann mit wenigen pharmakokinetischen Größen charakterisiert werden, deren Verständnis und praktische Anwendung auch für den Kliniker keine Schwierigkeiten bereiten sollte: Die *Bioverfügbarkeit* bezeichnet jenen Prozentsatz der peroral verabreichten Dosis, welcher unverändert in den systemischen Kreislauf gelangt. Die *Halbwertszeit* ($t_{1/2}$) ist ein Maß für die Eliminationsgeschwindigkeit und damit meist auch für die Wirkungsdauer einer Dosis. Die *unverändert* im Urin *ausgeschiedene Fraktion* einer Dosis (f_r) gibt über den Eliminationsmechanismus Auskunft. Aus dieser Größe läßt sich die Notwendigkeit einer Dosisanpassung bei Patienten mit Nieren- und Leberfunktionsstörungen voraussagen [3]. Die Clearance, das Verteilungsvolumen und die Proteinbindung sind weitere wichtige Parameter, die zur genauen Beschreibung der pharmakokinetischen Vorgänge erforderlich sind, aber in der klinischen Praxis meist nicht direkt verwendet werden. Die folgende kurze

Übersicht wird sich deshalb auf die „einfachen" pharmakokinetischen Charakteristika der Beta-Blocker beschränken.

Aufgrund ihrer physikalisch-chemischen Eigenschaften können die Beta-Blocker in zwei Gruppen eingeteilt werden: 1. wasserlösliche, renal unverändert eliminierte Beta-Blocker, 2. lipidlösliche, vorwiegend metabolisierte Beta-Blocker. Während die wasserlöslichen Substanzen keine pharmakokinetischen Besonderheiten aufweisen, beobachtet man bei den lipidlöslichen Substanzen komplexere Vorgänge, wie „first-pass"-Effekt, Bildung von aktiven Metaboliten, phamakogenetische Einflüsse und metabolisch bedingte Wechselwirkungen.

Wasserlösliche, renal eliminierte Beta-Blocker

In diese Gruppe gehören das Atenolol, das Nadolol und das Sotalol, deren pharmakokinetische Eigenschaften in Tab. 1 aufgeführt sind. Nach peroraler Gabe wird 30–60% einer Dosis resorbiert, die Ausscheidung erfolgt zum größten Teil in unveränderter Form durch die Niere. Die langen Halbwertszeiten ermöglichen meist eine täglich einmalige Dosierung.

Tabelle 1 Wasserlösliche renal eliminierte Beta-Blocker

	Bioverfügbarkeit (%)	Q_o	$t_{1/2}$ (h)
Atenolol	50–60	0.06	6–9
Nadolol	30	0.25	16–24
Sotalol	60	0.2	7–15

Q_o = nicht renal eliminierte Dosisfraktion

Bei eingeschränkter Nierenfunktion kommt es erwartungsgemäß zu einer verzögerten Elimination dieser Beta-Blocker mit Zunahme der Halbwertszeit bis zu 40 Stunden [15]. Um eine abnorme Kumulation zu vermeiden, sollte deshalb die Dosierung des Atenolols, Nadolols und Sotalols entsprechend der gemessenen oder geschätzten Kreatinin-Clearance reduziert werden. Vor allem bei älteren Patienten ist zu beachten, daß eine normale Serumkreatininkonzentration eine Nierenfunktionsstörung keineswegs ausschließt, da die Kreatininproduktion infolge der geringeren Muskelmasse vermindert ist.

Bei Patienten mit Leberkrankheiten muß die Dosis der renal eliminierten Beta-Blocker nicht reduziert werden. Bei diesen Substanzen sind auch keine pharmakogenetischen Einflüsse und keine relevanten pharmakokinetischen Interaktionen bekannt. Wahrscheinlich sind die etwas selteneren zentralnervösen Nebenwirkungen dieser Beta-Blokkergruppe dadurch erklärbar, daß sie im Liquor nur geringe Konzentrationen erreichen und auch weniger in die Hirnzellen aufgenommen werden als die lipidlöslichen Beta-Blocker [13].

Lipidlösliche metabolisierte Beta-Blocker

Die bekanntesten Vertreter dieser Gruppe und ihre wichtigsten pharmakokinetischen Eigenschaften sind in Tab. 2 aufgeführt. Unter den einzelnen Substanzen gibt es wesentliche Unterschiede, die auch bei ihrer klinischen Anwendung zu beachten sind. So ist die Bioverfügbarkeit von Alprenolol, Labetalol, Metoprolol, Oxprenolol und Propranolol wegen einer raschen Metabolisierung während der ersten Leberpassage auf 10–50% reduziert, obwohl die Resorption aus dem Magen-Darmtrakt sehr gut ist [5]. Die Bioverfügbarkeit von Pindolol, Timolol, sowie der neueren Beta-Blocker Betaxolol [1] und Bisoprolol [8] beträgt hingegen 80–90%.

Tabelle 2 Lipidlösliche, metabolisierte Beta-Blocker

	Bioverfügbarkeit (%)	Q_o	$t_{1/2}$ (h)	aktive-Metabolite
Acebutolol	30–50	0.8	8	+ (Q_o 0.4, $t_{1/2}$ 11 h)
Alprenolol	10	1.0	2–3	+
Labetalol	30	0.95	4	–
Metoprolol	50	0.95	3–4	–
Oxprenolol	50–60	0.95	2–3	?
Pindolol	100	0.5	3–4	–
Propranolol	30	1.0	2–4	+
Timolol	70–80	0.8	4–6	+

Q_o = nicht renal eliminierte Dosisfraktion

Die lipidlöslichen Beta-Blocker werden in der Leber metabolisiert. Ihre Abbauprodukte sind teilweise pharmakologisch aktiv, wie z. B. bei Acebutolol, Alprenolol, Propranolol und Timolol. Am besten untersucht wurde das N-Acetyl-Metabolit des Acebutolols, das eine längere Halbwertszeit aufweist und hydrophiler ist als die Muttersubstanz und deshalb bei Patienten mit Nierenfunktionsstörung deutlich kumulieren kann [11]. Die neuen Beta-Blocker Bisoprolol und Betaxolol haben den Vorteil, daß sie wesentlich längere Halbwertszeiten haben als die älteren Vertreter dieser Gruppe und ihre Metabolite inaktiv sind [1, 8] (Tab. 3).

Tabelle 3 Pharmakokinetik der neuen Beta-Blocker

	Bioverfügbarkeit (%)	Q_o	$t_{1/2}$ (h)
Bisoprolol	90	0.6	10–11
Betaxolol	80–90	0.8	14–22
Bopindolol	50	?	4–5
Celiprolol	?	?	5.5–7.5

Q_o = nicht renal eliminierte Dosisfraktion

Neuerdings konnten auch bei den Beta-Blockern *genetische Einflüsse* auf die Metabolisierungsgeschwindigkeit nachgewiesen werden. Bei Personen, die das Debrisoquin langsam hydroxylieren, sog. „poor hydroxylators", ist die Elimination des Metoprolols [6], des Timolols [9] und des Bufuralols [2] verlangsamt, und die erreichten Serumkonzentrationen sind wesentlich höher als bei den „raschen Hydroxylatoren" (ca. 90% der europäischen Bevölkerung). Bei einzelnen Patienten kann es deshalb auch bei den üblichen Dosen dieser Beta-Blocker zu übermäßigen pharmakologischen Wirkungen kommen. Ein weiterer besonderer Aspekt der Metabolisierung besteht in der *Stereoselektivität.* Die optischen Isomere des Propranolols [10, 14] und des Metoprolols [7] haben eine unterschiedliche Pharmakokinetik. Das pharmakologisch aktive (−) Propranolol und das wahrscheinlich ebenfalls aktivere (−)Metoprolol erreichen nach oraler Verabreichung höhere Konzentrationen im Blut als das (+)Enantiomer. Diese Unterschiede scheinen allerdings praktisch keine wesentliche Rolle zu spielen.

Die Pharmakokinetik der lipidlöslichen Beta-Blocker kann bei Patienten mit *Leberfunktionsstörungen* deutlich vergrößert sein. So fanden Wood et al. [16] und Sotaniemi et al. [12] eine signifikante Reduktion der Propranolol-Clearance bei Patienten mit Leberzirrhose. Ähnliche Veränderungen sind auch bei den anderen stark metabolisierten Beta-Blockern zu erwarten. Eine weitere Folge der verminderten Leberdurchblutung bei Zirrhose ist die Zunahme der oralen Bioverfügbarkeit von Propranolol [16] und Labetalol [4] als Ausdruck eines geringeren „first-pass"-Effektes. Entsprechend kann die Pulsverlangsamung und die Blutdruckreduktion stärker sein als erwartet. Eine der praktischen Schwierigkeiten bei der Anwendung von metabolisierten Medikamenten bei Patienten mit Leberfunktionsstörungen besteht darin, daß im Gegensatz zur Kreatinin-Clearance bei Niereninsuffizienz, keine Funktionsteste zur Verfügung stehen, die als Dosierungshilfe dienen könnten. Am besten wird deshalb in solchen Fällen ein renal eliminiertes Medikament benützt.

Die lipidlöslichen Beta-Blocker können bei Niereninsuffizienz in der Regel normal dosiert werden. Metabolite können allerdings akkumulieren und wie beim Acebutolol zu einer verstärkten pharmakologischen Wirkung beitragen.

Schlußfolgerungen

Nach pharmakokinetischen Gesichtspunkten betrachtet, ist die Anwendung der wasserlöslichen, vorwiegend renal eliminierten Beta-Blocker einfacher als jene der lipidlöslichen, metabolisierten Beta-Blocker. „First-pass"-Effekt, genetische Einflüsse, aktive Metabolite etc. spielen bei den Substanzen der erstgenannten Gruppe keine Rolle. Ihre Dosierung kann nach einfachen Richtlinien auch bei Patienten mit Nierenfunktionsstörungen angepaßt werden, wogegen eine Dosisanpassung der metabolisierten Beta-Blocker bei Leberkrankheiten schwierig ist. Es ist allerdings zu betonen, daß die pharmakokinetischen Unterschiede der Beta-Blocker klinisch keine bedeutende Rolle spielen, da diese Medikamente bei Patienten ohne Kontraindikationen eine große therapeutische Breite haben und auch höhere Serumkonzentrationen in der Regel gut toleriert werden. Bei der Selektion des geeigneten Präparates werden eher die anderen

Eigenschaften wie Kardioselektivität, intrinsische sympathomimetische Aktivität, Wirkungsdauer und subjektive Verträglichkeit im Vordergrund stehen.

Zusammenfassung

Die pharmakokinetischen Eigenschaften der Beta-Blocker werden durch ihre Lipidlöslichkeit beeinflußt. Die hydrophilen, wenig lipidlöslichen Wirkstoffe, wie Atenolol, Nadolol und Sotalol werden nach peroraler Gabe zu 30–60% resorbiert, ihre Elimination erfolgt vorwiegend in unveränderter Form durch renale Exkretion mit Halbwertszeiten um 6–16 Stunden. Bei Nierenfunktionsstörungen ist die Eliminationshalbwertszeit verlängert, weshalb die Dosierung gemäß der Kreatinin-Clearance reduziert werden sollte. Die lipophilen Beta-Blocker, wie Acebutolol, Alprenolol, Labetalol, Metoprolol, Oxprenolol, Pindolol, Propranolol und Timolol, werden in der Leber metabolisiert, ihre Halbwertszeiten betragen 2–8 Stunden. Die neueren ebenfalls metabolisierten Beta-Blocker Bisoprolol und Betaxolol haben Halbwertszeiten über 10 Stunden. Die lipophilen Substanzen werden nach oraler Gabe sehr gut resorbiert, aber wegen eines hepatischen „first-pass"-Effektes kann ihre Bioverfügbarkeit auf 10–30% (Alprenolol, Labetalol und Propranolol) reduziert sein. Bei Metoprolol, Timolol und Bufuralol fand man pharmakogenetisch bedingte Unterschiede in der Metabolisierungsrate. Die Elimination der lipophilen Beta-Blocker, vor allem des Propranolols und des Labetalols, ist bei Leberzirrhose verlangsamt, wogegen bei Niereninsuffizienz nur die Metabolite (Acebutolol) kumulieren. Die pharmakokinetischen Eigenschaften der Beta-Blocker sollten bei ihrer klinischen Anwendung berücksichtigt werden.

Literatur

[1] Beresford, R., R. C. Heel: Betaxolol. A review of its pharmacodynamic and pharmacokinetic properties, and therapeutic efficacy in hypertension. Drugs **31** (1986) 6–28.

[2] Dayer, P., L. Balant, A. Kupfer, et al.: Effect of oxidative polymorphism (debrisoquine/sparteine type on hepatic first-pass metabolism of bufuralol. Eur. J. Clin. Pharmacol. **28** (1985) 317–320.

[3] Dettli, L., L. R. Galeazzi: Pharmakokinetische Grundlagen der Arzneimitteldosierung. In: Arzneimittelkompendium der Schweiz, 2 (J. Morant, Hg.) S. 2051–2074. Verlag Documed AG. Basel 1986.

[4] Homeida, M., L. Jackson, C. J. C. Roberts: Decreased firstpass metabolism of labetalol in chronic liver disease. Br. Med. J. **II** (1978) 1048–1050.

[5] Johnsson, G., C.-G. Regardh: Clinical pharmacokinetics of beta-adrenoreceptor blocking drugs. Clin. Pharmacokin. **1** (1976) 223–263.

[6] Lennard, M. S., J. H. Silas, S. Freestone, et al.: Oxidation phenotype – a major determinant of metoprolol metabolism and response. Br. Med. J. **II** (1982) 1558–1560.

[7] Lennard, M. S., G. T. Tucker, J. H. Silas, et al.: Differential stereoselective metabolism of metoprolol in extensive and poor debrisoquine metabolizers: Clin. Pharmacol. Ther. **34** (1983) 732–737.

[8] Leopold, G.: Balanced pharmacokinetics and metabolism of bisoprolol. J. Cardiovasc. Pharmacol., im Druck.

[9] Lewis, R. V., M. S. Lennard, P. R. Jackson, et al.: Timolol and atenolol: relationships between oxidation phenotype, pharmacokinetics and pharmacodynamics. Br. J. clin. Pharmac. **19** (1985) 329–333.

[10] Olanoff, L. S., T. Walle, U. K. Walle, et al.: Stereoselective clearance and distribution of intravenous propranolol. Clin. Pharmacol. Ther. **35** (1984) 755–761.

[11] Roux, A., P. Aubert, J. Guedon, et al.: Pharmacokinetics of acebutolol in patients with all grades of renal failure. Eur. J. Clin. Pharmacol. **17** (1980) 339–348.

[12] Sotaniemi, E. A., R. O. Pelkonen, A. J. Arranto, et al.: Effect of liver function on betablocker kinetics, Drugs **25** (Suppl. 2) (1983) 113–120.

[13] Taylor, E. A., D. Jefferson, J. D. Carrol, et al.: Cerebrospinal fluid concentration of propranolol, pindolol and atenolol in man: Evidence for central actions of beta$_1$-adrenoceptor antagonists. Br. J. Clin. Pharmacol. **4** (1981) 549–560.

[14] Von Bahr, C., J. Hermansson, K. Taware: Plasma levels of (+) and (−)propranolol and 4-hydroxypropranolol after administration of racemic (±)propranolol in man. Br. J. clin. Pharmac. **14** (1982) 79–82.

[15] Wilkinson, R.: Betablockers and renal function. Drugs **23** (1982) 195–206.

[16] Wood, A. J. J., D. M. Kornhauser, G. R. Wilkinson, et al.: The influence of cirrhosis on steadystate blood concentrations of unbound propranolol after oral administration. Clin. Pharmacokin. **3** (1978) 478–487.

Pharmakodynamik versus Pharmakokinetik Wirkungsdauer versus Halbwertszeiten

A. Wellstein, D. Palm

Abstract

Using (±)-bupranolol and (±)-propranolol we present investigations comparing their effects in man (isoprenaline and exercise induced tachycardia) and in vitro (receptor binding studies). It is shown that administration of bupranolol in 24 h intervals via a transdermal therapeutic system yields constant concentrations of antagonist in plasma, constant in vitro receptor occupancy and constant antagonistic effects in healthy volunteers. Receptor occupancy in vitro and effect in vivo are comparable on a quantitative basis, if the dissociation constant of the antagonist in receptor binding studies is derived in the presence of human plasma (pK_i-value 8.2 ± 0.2). After oral administration of 240 mg of propranolol to healthy volunteers the time course of the inhibition of exercise induced tachycardia is reflected quantitatively by the inhibition of receptor binding by antagonist present in plasma samples drawn in parallel. The decline of inhibitory effect by one half is observed after 4 – 5 elimination half lives of propranolol from plasma. After this time interval plasma concentrations approach the K_i-value of propranolol (8.1 ng/ml plasma).

A general model is presented in which the coordinates time, concentration and effect are connected to explain the results coherently.

Einleitung

Die Wirkungsdauer einer Vielzahl von Arzneimitteln übersteigt bei weitem ihre Halbwertszeit der Elimination vom Plasmakompartment. Dies wurde vor 20 Jahren von Levy [12] für etliche Substanzen dargelegt und könnte mit der „Faustregel" umschrieben werden: Plasmakonzentrationen nehmen exponentiell, Wirkungen dagegen linear mit der Zeit nach Applikation einer Dosis ab. Mittlerweile wurde dieses Modell vor allem durch theoretische Arbeiten der Gruppe um Lewis Sheiner verfeinert (siehe z. B. [4]), aber auch andere Arbeitsgruppen konnten mit zunehmender Verfügbarkeit von Rechnermöglichkeiten die Modellvorstellungen von Levy zum Zeitverlauf der Wirkung erweitern [2, 5, 6]. Die Modellvorstellungen zum dynamischen Zusammenhang von Dosis, Zeit und Wirkung waren allerdings bereits 1949 von Druckrey und Küpfmüller [3] in Gleichungssystemen ausformuliert und exemplarisch dargestellt worden. Die Arbeiten dazu wurden als Weiterentwicklung der Gleichgewichts-Dosis-Wirkungsbeziehung von Clark [1] betrachtet, gerieten aber in der Zwischenzeit in Vergessenheit. Diese Modelle umfassen jedoch lediglich mathematisch-formale

Funktionen, mit denen sich der Zeitverlauf von Plasmakonzentrationen in den Zeitverlauf von Wirkungen transformieren lassen. Ein inhaltlich oder experimentell unabhängiger Beweis für die Richtigkeit der benutzten Transformationsfunktionen fehlt zumeist. In den im folgenden gezeigten Untersuchungen soll deshalb am Beispiel von Beta-Blockern der Zusammenhang zwischen Plasmakonzentrationskinetik und Zeitverlauf der Wirkung am Menschen gezeigt werden und der experimentelle Beweis für das benutzte theoretische Modell geführt werden. Folgende Vorgehensweise wurde dabei gewählt:

- Die Wirkung von Beta-Blockern im steady-state wurde in vitro mittels Radioligandenbindungsstudien an Beta-Adrenozeptorenpräparationen aus Rattengeweben in Gegenwart von Humanplasma quantifiziert, um so auch Einflüsse der Plasmaeiweißbindung zu erfassen.
- Die Wirkung von Beta-Blockern nach Applikation an gesunden Freiwilligen wurde anhand der Hemmung einer Belastungstachykardie bzw. Isoprenalintachykardie quantifiziert: Zum einen wurden steady-state Konzentrationen über 3 Tage mittels eines kontinuierlich freisetzenden transdermalen therapeutischen Systems (TTS) mit Bupranolol erzeugt und die Wirkung verfolgt. Zum anderen wurde der Zeitverlauf der Wirkung nach einmaliger oraler Gabe einer hohen Dosis (240 mg) von Propranolol untersucht, also unter sich ständig ändernden Plasmakonzentrationen.
- Die Wirkung am Menschen in Relation zur Wirkung in Rezeptorbindungsstudien wurden in vitro zusammengeführt. Parallel zu den pharmakodynamischen Messungen im Humanversuch gewonnene Plasmaproben wurden mit der Beta-Adrenozeptorpräparation aus Rattengeweben versetzt. Anhand der Hemmung der Bindung eines Beta-Adrenozeptor-Radioliganden wurde so das Ausmaß der im Plasma vorhandenen antagonistischen Effektäquivalente bestimmt. Dadurch sollte geprüft werden,

1. ob die in vitro-Pharmakodynamik gemäß dem Massenwirkungsgesetz die in vivo Wirkung wiedergibt,
2. ob das Plasmakompartiment mit dem Effektkompartiment beim Menschen im Äquilibrium ist,
3. ob die Konzentrationen im Plasmakompartiment gleich denjenigen im Effektkompartment beim Menschen sind.

Methoden

In vitro Messungen

Rezeptorbindungsstudien wurden an Membranpräparationen aus Rattenspeicheldrüsen bzw. -retikulozyten unter Benutzung des hydrophilen Beta-Adrenozeptor-Radioliganden (–)-^{3}H-CGP 12177 (Amersham-Buchler, Braunschweig; 30–40 Ci/mmol) durchgeführt. Nach 1stündiger Inkubation von Membranen (100–300 µg Protein), Radioligand (0,1–10 nmol/l im Sättigungsexperiment; 1–2 nmol/l bei Kompetitionsexperimenten), Humanplasma aus einer Placebo- oder Verumbehandlung in einem

Gesamtvolumen von 300 µl wurde gebundener und freier Radioligand durch Filtration über Glasfaserfilter mittels eines Vielfachfiltrationsgerätes getrennt und die vom Filter zurückgehaltene Menge an gebundenem Radioliganden in einem Flüssigkeitsszintillationszähler bestimmt. Zur Erstellung von Standardkurven wurde nicht-markierter Antagonist (0.1 nmol/l – 1 mmol/l) diesem Ansatz zugefügt. Es wurde (±)-Propranolol und (±)-Bupranolol verwandt, da im klinischen Teil der Untersuchungen auch die razemischen Gemische als Arzneimittel appliziert worden waren. Konzentrationsangaben in ng/ml Plasma umfassen die Gesamtkonzentration des jeweiligen Antagonisten (Einzelheiten siehe Wellstein et al. [9, 10]). Plasmakonzentrationen von (±)-Propranolol wurden zusätzlich zu Ergebnissen aus den Rezeptorbindungsstudien durch M. Schäfer-Korting und E. Mutschler (Frankfurt) mittels Dünnschichtchromatographie bestimmt [9].

Untersuchungen an Freiwilligen

Gesunde Freiwillige (6 in jeder Gruppe) erhielten einmal 240 mg Propranolol oral in einem doppelblinden, placebokontrollierten Versuch (G. G. Belz, Wiesbaden) bzw. über 3 Tage im Abstand von 24 Stunden ein transdermales therapeutisches System (TTS) mit 30 mg Bupranolol (H. Küppers, Monheim). Die antagonistische Wirkung an Beta-Adrenozeptoren wurde mittels einer körperlichen Belastung auf dem Fahrradergometer (75% der maximalen Leistungsfähigkeit; 4 Minuten) anhand der Reduktion der Belastungstachykardie erfaßt. Zusätzlich wurde bei den Untersuchungen mit Bupranolol-TTS die Rechtsverschiebung der Dosis-Wirkungskurve einer Isoprenalintachykardie als Maß für den antagonistischen Effekt an Beta-Adrenozeptoren herangezogen. Details der Methodik wurden gemeinsam an anderer Stelle beschrieben [10, 11].

Mathematische Modelle

Es wurden zwei Funktionen benutzt, die an unabhängige Messungen angepaßt wurden.

(1) Massenwirkungsgesetz

$$B(L) = (B_{max} \times L) / (L + K_D \times (1 + i / K_i)) + b \times L$$

$B(L)$ = Bindung eines Radioliganden der Konzentration L, B_{max} = maximale Kapazität der Bindung, K_D Dissoziationskonstante, i = Konzentration eines Inhibitors oder Antagonisten, K_i dessen Dissoziationskonstante und b die nichtspezifische Bindung des Radioliganden.

Diese Gleichung wurde für die Beschreibung von antagonistischen Effekten am Menschen vereinfacht zu

$$E(i) = E_{max} / (1 + (i/IC_{50})) + b$$

$E(i)$ = Effekt bei der zugehörigen Konzentration des Antagonisten oder Inhibitors i, E_{max} die maximale Kapazität des Effektes, IC_{50} die halb-maximal inhibitorische Konzentration und b der Basalwert des Effektes.

(2) Plasmakonzentrations/Zeitprofil

$$i(t) = C_0 \times (kl / (kl - k2)) \times (e^{-k2 \times t} - e^{-k1 \times t})$$

i = Konzentration des Antagonisten oder Inhibitors im Plasma, t = Zeit nach Applikation, C_0 = fiktive Konzentration zur Zeit t = 0, k1 = Absorptions- und k2 = Eliminationskonstante (= ln $2/t_{1/2}$).

Durch Vereinigung von Gleichung (1) und Gleichung (2) konnte schließlich der Effekt eines Antagonisten (in vitro in Rezeptorbindungsstudien oder am Menschen) in Abhängigkeit von der Zeit beschrieben werden:

Gleichung (1) & (2) : B(t) oder E(t) = f(i(t))

(Nähere Beschreibung und graphische Darstellungen siehe [10].)

Ergebnisse

Wie in Abb. 1A gezeigt, kann durch ein 24stündig erneuertes transdermales therapeutisches System (TTS) mit einer niedrigen Dosis (30 mg) eines lipophilen Beta-Blockers, Bupranolol, eine konstante Plasmakonzentration erzeugt werden. Im Kontrast hierzu werden nach Gabe einer 6fach höheren oralen Gabe (200 mg) nur kurzzeitig vergleichbare Konzentrationen erreicht, da das Arzneimittel mit einer Eliminationshalbwertszeit von 2 (± 0,3; n = 3) Stunden aus dem Plasma eliminiert wird. Die Isoprenalin-Dosis-Wirkungskurve, gemessen an der Herzfrequenz, wird 12 Stunden nach Applikation des TTS deutlich nach rechts verschoben zu höheren Isoprenalindosen (Abb. 1 B). Außerdem wird die Ruheherzfrequenz um 12 Schläge gesenkt. Zu verschiedenen Zeiten während Applikation des TTS werden konstant 10–15fach höhere Dosen von Isoprenalin benötigt, um die Herzfrequenz analog zur Placebophase zu steigern (Abb. 1 c).

Der in Plasmaproben vorhandene Antagonist (während Applikation von Bupranolol TTS) hemmt die Bindung von ^{3}H-CGP 12 177 an Beta-Adrenozeptoren aus Rattenretikulozytenmembranen in vitro zu mehr als 50% (Abb. 2 A). Aus der Inhibitionsisotherme der Beta-Adrenozeptorbindung von ^{3}H-CGP 12 177 an Membranen aus Rattenretikulozyten bzw. Speicheldrüsen durch Bupranolol (in Gegenwart von Humanplasma) ergibt sich ein pK_i-Wert von 8,2 (± 0,2, n = 6). Die entsprechende Isotherme ist als Funktion in Abb. 2 B dargestellt. Die Hemmung der Rezeptorbindung aus Abb. 2 A ergibt nach Umrechnung anhand von Gleichung (1), daß während der Applikation von 30 mg Bupranolol TTS 70–90% der Beta-Adrenozeptoren durch im Plasma vorhandenen Antagonisten besetzt werden. Die Belastungstachykardie wird während der Applikation von Bupranolol TTS konstant um 20–25 Schläge/min gehemmt (Abb. 2 C).

Im Vergleich zu den für 3 Tage konstanten in vitro- und in vivo-Wirkungen bei konstanten Plasmakonzentrationen mittels des Bupranolol TTS, wird im Folgenden der entsprechende zeitliche Ablauf der Wirkungen nach einmaliger Gabe von 240 mg Propranolol dargestellt. Abb. 3 zeigt, daß die Hemmung einer Belastungstachykardie (A) widergespiegelt wird in der Hemmung der Beta-Adrenozeptorbindung von ^{3}H-

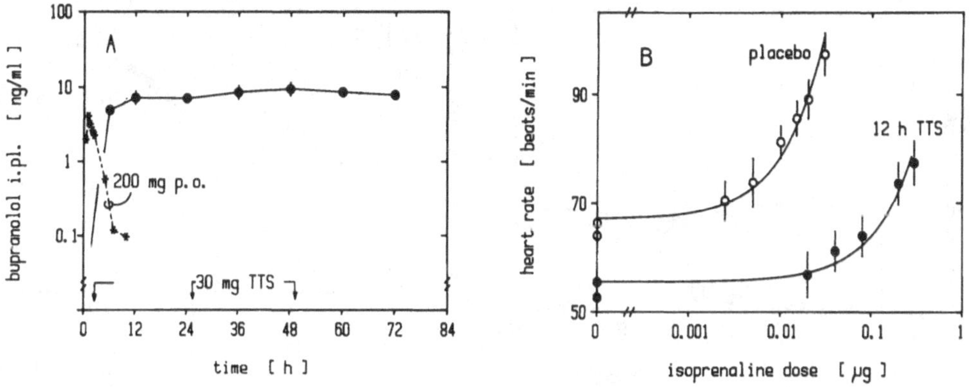

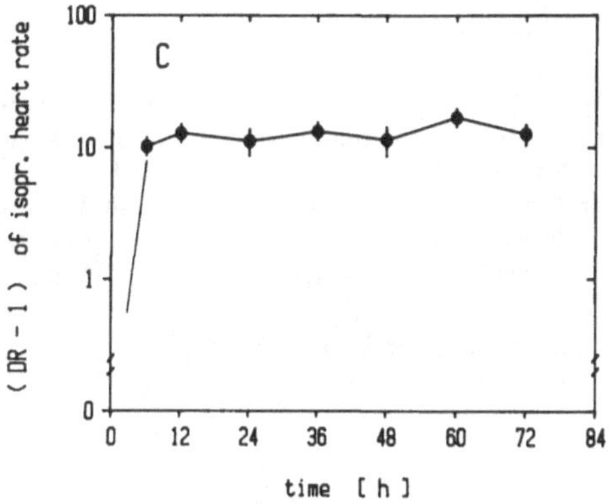

Abb. 1 Steady-state Plasmakonzentrationen und Wirkung auf die Isoprenalin-Tachykardie durch Bupranolol TTS (30 mg) für 3 Tage. Zu den durch die Pfeile in (A) angegebenen Zeitpunkten wurde das TTS erneuert. Parallel zu Blutentnahmen wurde die Wirkung gemessen (Daten aus [11]).

(A) Plasmakonzentrationen erhalten aus dem Rezeptorbindungsassay während 30 mg TTS im Vergleich zu einmal oraler Applikation von 200 mg Bupranolol.

(B) Dosis-Wirkungskurven von Isoprenalin auf die Herzfrequenz nach Placebo und zum Zeitpunkt 12 Stunden nach Applikation des TTS.

(C) Rechts-Verschiebung der Dosis-Wirkungskurven von Isoprenalin während 30 mg TTS ausgedrückt als Vielfache der Ausgangsdosen minus 1 (DR = dose-ratio).

CGP 12177 (B) durch den in Plasmaproben vorhandenen Antagonisten. 12–13 Stunden nach der maximalen inhibitorischen Wirkung wird die Halbzeit der antagonistischen Wirkung in vitro wie in vivo erreicht. 30–36 Stunden nach Applikation ist keine inhibitorische Wirkung mehr nachweisbar. Die Plasmakonzentrationsmessungen ergeben unabhängig von der Methodik keine unterschiedlichen Zeitprofile (Abb. 4 A). Der Konzentrationsbereich, der dem K_i-Wert von (±)-Propranolol in Beta-Adrenozeptorbindungsstudien in Gegenwart von Humanplasma entspricht (8,1 ng/ml), wird 20 Stunden nach Applikation erreicht. Trägt man die Plasmakonzentrationen gegen die parallel erfaßten Belastungsherzfrequenzen auf (Abb. 4 B), so resultiert eine mit dem Massenwirkungsgesetz für einen kompetitiven Antagonisten beschreibbare Konzentrations-Wirkungsbeziehung (IC_{50}-Wert 20 ng/ml).

Abb. 5 zeigt zusammenfassend das theoretische Modell. Die dargelegten Ergebnisse lassen sich in dieses Modell einordnen. Die Ebene „kinetics" wurde mit 2 unabhängigen Methoden erfaßt (Abb. 4 A), wobei allerdings bei der chemischen Detektion lediglich die Eliminationshalbwertszeit erfaßt wird, der Parameter IC_{50} zur Skalierung der Ordinate dagegen aus der Wirkungsmessung in vivo oder in vitro genommen

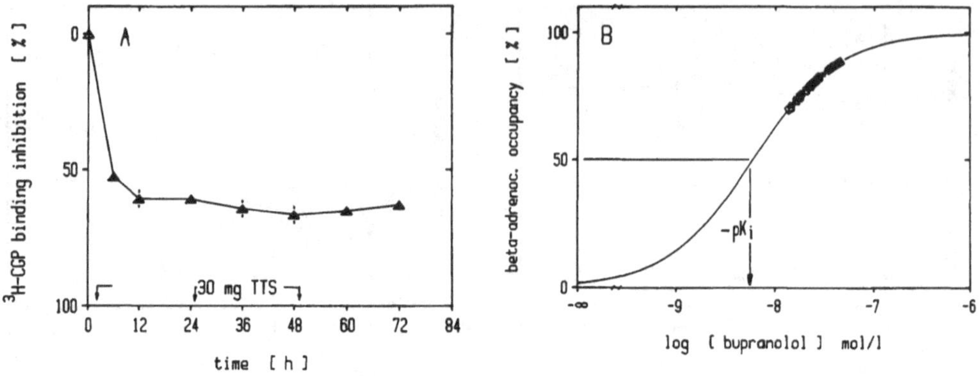

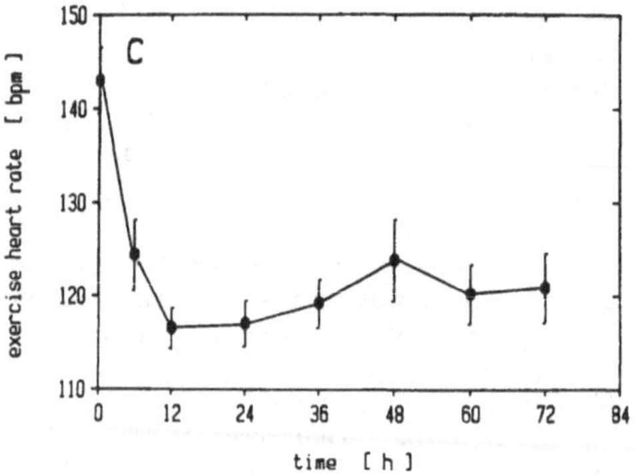

Abb. 2 Steady-state in vitro Wirkung (Rezeptorbindung) und in vivo Wirkung (Belastungstachykardie) durch Bupranolol TTS über 3 Tage (analog Abb. 1).

(A) In vitro Hemmung der Beta-Adrenozeptorbindung von ^{3}H-CGP 12 177 durch in Plasmaproben vorhandenen Antagonisten.

(B) Die aus (A) resultierende Beta-Adrenozeptorbesetzung projiziert auf die Konzentrations-Wirkungsbeziehung aus Rezeptorbindungsstudien. pK_i-Wert von Bupranolol aus Studien an Rattenspeicheldrüsen- bzw. -Retikulozytenmembranen (in Gegenwart von Humanplasma): 8,2 ± 0,2 (n = 6).

(C) Hemmung der Belastungstachykardie.

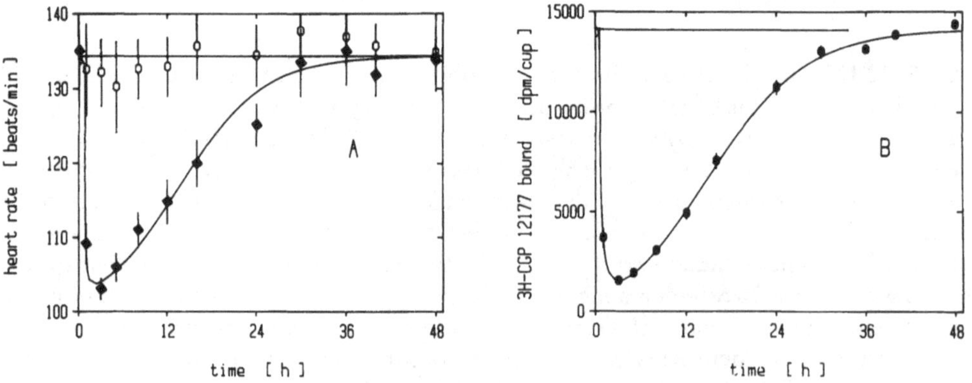

Abb. 3 In vitro und in vivo Wirkung nach einmaliger oraler Applikation von Propranolol 240 mg (Daten aus [10]).

(A) Zeitverlauf der Hemmung der Belastungstachykardie (geschlossene Symbole) im Vergleich zur Placebophase (offene Symbole).

(B) Hemmung der in vitro Beta-Adrenozeptorbindung von ^{3}H-CGP 12 177 durch im Plasma vorhandenen Antagonisten aus parallel zu den Zeitpunkten in (A) gewonnenen Plasmaproben.

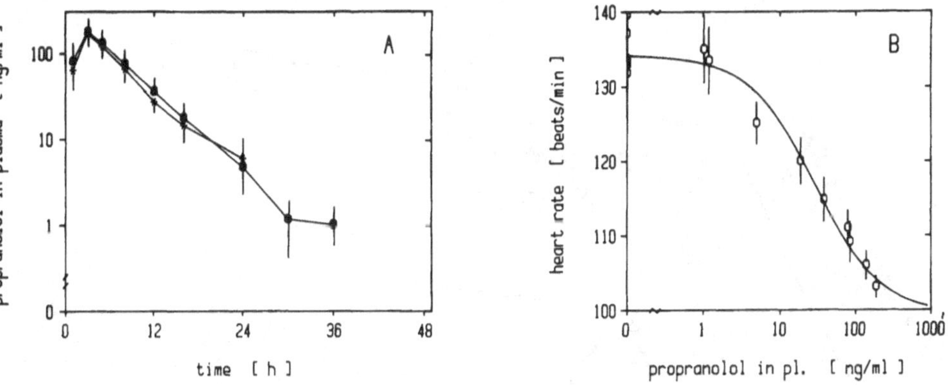

Abb. 4 Plasmakonzentrations-Zeitverlauf und Konzentrations-Wirkungsbeziehung von Propranolol (Daten aus Wellstein et al. [9, 10]).
(A) Plasmakonzentrationen in Abhängigkeit von der Zeit nach Applikation von 240 mg Propranolol oral aus Rezeptorbindungsstudien (o) und Dünnschichtchromatographie (*).
(B) Konzentrations-Wirkungsbeziehung von Propranolol auf die Belastungstachykardie. Daten aus (A) wurden gegen die Daten aus Abb. 3 B aufgetragen. IC_{50}-Wert: 20 ng/ml. Der K_i-Wert aus Rezeptorbindungsstudien in Gegenwart von Humanplasma betrug im Mittel 8,1 ng/ml.

werden muß. Die Ebenen „dynamics" wie auch „kinetics of dynamics" konnten ebenfalls mit jeweils 2 unabhängigen Methoden erfaßt werden (s. z. B. Abb. 2 B und 4 B bzw. 3 A und 4 A). Abhängig von der Ausgangskonzentration (hier 30 × IC_{50}) dauert es ein Vielfaches der Eliminationshalbwertszeit, bis in initiale Wirkung auf die Hälfte abgeklungen ist (hier 4,9fach).

Diskussion

Im ersten Teil der vorliegenden Untersuchungen kann gezeigt werden, daß steady-state Plasmakonzentrationen auch steady-state Wirkungen zeigen (Abb. 1 und 2). Dabei läßt sich die antagonistische Wirkung auf die Belastungs- wie auch die Isoprenalintachykardie mit guter Präzision aus der in vitro-Rezeptorbesetzung herleiten: Das Ausmaß der Rezeptorbesetzung durch im Plasma vorhandenen Antagonisten (Abb. 2 B) zeigt an, daß auf die Belastungsherzfrequenz kein maximal inhibitorischer Effekt zu erwarten ist. Zieht man nämlich die Untersuchungen mit Propranololeinzeldosis mit hinzu (Abb. 3), so zeigt sich, daß sowohl das Ausmaß der in vitro-Hemmung der Rezeptorbindung (Abb. 3 B) als auch die Hemmung der Belastungstachykardie (Abb. 3 A) in Schlägen/Minute nach dieser Dosis von Propranolol größer ist als nach Bupranolol TTS im Gleichgewicht. Ein weiteres quantitatives Maß zum Vergleich von in vitro- und in vivo-Wirkung stellt die Rechtsverschiebung der Isoprenalin-Dosis-Wirkungskurve (Abb. 1 C) relativ zu den parallel beobachteten Plasmakonzentrationen dar. Nach der klassischen Theorie von Arunlakshana und Schild (siehe [8]) sollte eine 2fache Rechtsverschiebung einer Agonisten-Dosis-Wirkungskurve dem K_i-Wert des zugehörigen Antagonisten entsprechen:

$$(\text{dose ratio} - 1) = i/K_i$$

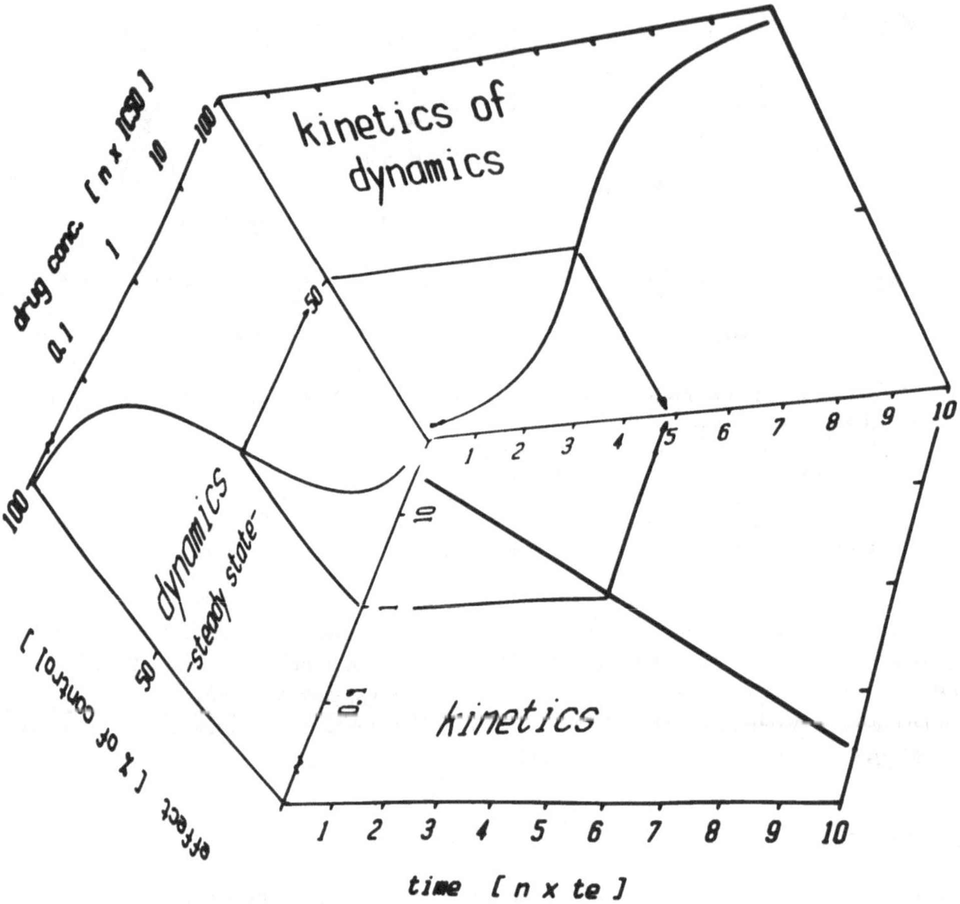

Abb. 5 Zusammenhang von Zeit, Konzentration und Wirkung für einen kompetitiven Antagonisten. Die Zeitachse ist in Vielfachen der Eliminationshalbwertszeit (t_e), die Konzentrationsachse in Vielfachen der halbmaximal inhibitorischen Konzentration (IC_{50}) und die Wirkungsachse in Prozent der maximal möglichen Wirkung (% of control) skaliert. Die Funktionen stellen eine Konzentrationswirkungsbeziehung gemäß dem Massenwirkungsgesetz (kompetitiver Antagonismus; dynamics), einen monoexponentiellen Abfall der Konzentrationen mit der Zeit (kinetics) und den daraus resultierenden Zeit-Wirkungsverlauf (kinetics of dynamics) dar. Ausgangskonzentration für den Konzentrations-Zeit- bzw. Zeit-Wirkungsverlauf: 30 × IC_{50}. Die Pfeile verbinden IC_{50} und die Halbzeit der Wirkung.
Die Halbzeit der Wirkung ist für diese Ausgangskonzentration 4,9mal länger als die Eliminationshalbwertszeit. Eine Verdoppelung (oder Halbierung) der Ausgangskonzentration (einfachstenfalls der Dosis) bedingt eine Verlängerung (oder Verkürzung) der Halbzeit der Wirkung um eine Eliminationshalbwertszeit.

Für Bupranolol errechnet sich aus den Rezeptorbindungsstudien ein K_i-Wert von 1–2 ng/ml Plasma (pKi = 8,2). Vergleicht man Abb. 1 A mit 1 C so erkennt man, daß etwa 0,6–0,8 ng/ml Plasma einer (dose ratio – 1) von 1 entsprechen. Die Potenz von Bupranolol im Isoprenalinversuch wird also relativ zur Rezeptorbindung in vitro überschätzt. Dies ist im Wesentlichen darauf zurückzuführen, daß die Isoprenalin-Dosis-Wirkungskurven mittels Bolusinjektionen der jeweiligen Dosen erstellt wurden, was zu einer Überschätzung des Antagonismus im Vergleich zur Dauerinfusion führt [7]. Durch die kurze Einwirkungszeit des Agonisten bei der Bolusinjektion verhält sich auch ein im Minutenbereich dissoziierender kompetitiver Antagonist wie Bupranolol wie ein irreversibler Antagonist und seine Potenz wird somit überschätzt.

Als Nebenbefund sei darauf verwiesen, daß im Verlauf der 72 Stunden Beobachtung sich keine Änderung der Rechtsverschiebung der Isoprenalin-Dosis-Wirkungskurven zeigt. Dies ist ein Hinweis darauf, daß die Sensitivität gegenüber dem Agonisten sich nicht verändert hat, trotz gleichbleibender Rezeptorbesetzung durch den Antagonisten. Bei einer Hochregulation der Rezeptorsensitivität innerhalb dieses (allerdings kurzen) Zeitabschnittes wäre eine systematische Abnahme der Rechtsverschiebung zu erwarten gewesen, da diese auf die Ausgangskurve (Placebo in Abb. 1 B) bezogen wurde. Eine Empfindlichkeitssteigerung für den Agonisten sollte in einer Linksverschiebung relativ zur Ausgangskurve (Placebo) resultieren. Dies wiederum würde bei gleichbleibender Rezeptorblockade zu einer Abnahme der Rechtsverschiebung relativ zur Ausgangskurve führen.

In diesem ersten Teil der Untersuchungen wurde also durch die besondere Applikationsform mittels eines transdermalen therapeutischen Systemes eine Gleichgewichtskonzentration (und Wirkung) für eine ansonsten rasch ausgeschiedene Substanz mit offensichtlich hoher first pass Elimination erzielt (siehe Abb. 1 A, einmalige orale Gabe von 200 mg Bupranolol versus 30 mg TTS). Die Untersuchungsergebnisse im zweiten Teil mit einmaliger oraler Gabe von Propranolol 240 mg und dem Verfolgen der Konzentration und Wirkung erweitern diese Betrachtung um die zeitliche Dimension. Es zeigt sich dabei, daß die Hemmung der Belastungstachykardie erst nach Ablauf von ewa 4 Eliminationshalbwertszeiten halbmaximal abgeklungen ist (Abb. 3 A und 4 A). Mit gleicher zeitlicher Abhängigkeit wird jedoch die Bindung des Radioliganden ^{3}H-CGP 12 177 an Beta-Adrenozeptoren durch den Zusatz der parallel gewonnenen Plasmaproben gehemmt (Abb. 3 B). Offensichtlich ist also in den Plasmaproben zu jedem Zeitpunkt eine der hemmenden Wirkung auf die Tachykardie entsprechende Konzentration am Beta-Adrenozeptorantagonist vorhanden. An Beta-Adrenozeptoren wirksame Konzentrationen sind aufgrund des in vitro-Ansatzes im Plasma bis zu 36 Stunden nachweisbar, hemmen danach also die Rezeptorbindung um weniger als 5% (Abb. 4 A). Die chemische Detektion von Propranolol im Plasma ergibt kein unterschiedliches Konzentrations-Zeitprofil, so daß relevante Mengen von aktiven Metaboliten von Propranolol hier ausgeschlossen werden können.

Prinzipiell sollte bei monoexponentieller Elimination der absorbierten Menge von Propranolol (etwa 0,3 mmol) erst nach 60 Halbwertszeiten (= 9–10 Tage) keine Substanz mehr im Organismus vorhanden bzw. nachweisbar sein. Die hemmende Wirkung an Beta-Adrenozeptoren unterschreitet jedoch bereits nach 10 Halbwertszeiten die Nachweisgrenze einer Wirkungsmessung sowohl in vitro als auch in vivo. Der

Zeitpunkt der halbmaximal hemmenden Wirkung läßt sich auf dem Konzentrations-Zeitprofil ablesen, wenn der K_i-Wert von Propranolol, erhalten aus Rezeptorbindungsstudien in Gegenwart von Leerplasma der entsprechenden Probanden, herangezogen wird. Diese Vorgehensweise stellt eine unterschiedliche Plasmaeiweißbindung, durch die die freie – somit wirksame – Konzentration von Propranolol beeinflußt wird, in Rechnung. Allerdings erwartet man aufgrund dieses K_i-Wertes einen um etwa 4 Stunden späteren Zeitpunkt des Abklingens auf die halbmaximale Wirkung, als tatsächlich beobachtet wird.

Eine Erklärung hierfür läßt sich aus der zeitfreien Auftragung in Abb. 4B herleiten. Hierbei wurde die jeweils beobachtete Plasmakonzentration gegen die dazugehörige Herzfrequenz aufgetragen und eine Funktion gemäß dem Massenwirkungsgesetz angepaßt (Gleichung 1). Es errechnet sich ein IC_{50}-Wert für die Hemmung der Belastungstachykardie, der um das 2,5fache größer ist als der in vitro K_i-Wert. Stellt man jedoch in Rechnung, daß durch die körperliche Belastung der endogene agonistische Stimulus erhöht wird, so wird zwangsläufig der Antagonist erst bei höheren Konzentrationen halbmaximal wirksam; der IC_{50}-Wert sollte also gesetzmäßig größer als der K_i-Wert sein. Als Folge für den Zeitverlauf der Hemmwirkung ergibt sich, daß die Halbzeit der Wirkung kürzer als erwartet ist. Im dargestellten Fall ist die Halbzeit der Wirkung um eine Eliminationshalbwertszeit gegenüber der Berechnung verkürzt, da $IC_{50} / K_i = 2{,}5$ ist. Es sei noch darauf hingewiesen, daß die Speicherung und Freisetzung von Propranolol aus tiefen Kompartimenten den genau gegensätzlichen Effekt hätte: Längere Wirkung als aufgrund des in vitro K_i-Wertes und der Plasmakonzentrationen erwartet und IC_{50}-Werte, die kleiner als der in vitro K_i-Wert sind. Ein wesentlicher Beitrag von nicht im extrazellären Raum befindlichem Propranolol zur beta-blockierenden Wirkung kann somit ausgeschlossen werden.

In abstrahierter und vereinfachender Form sind die obigen Ergebnisse in Abb. 5 dargelegt. In diesem Nomogramm wurde versucht, die für ein Arzneimittel bedeutsamen Kennwerte auf vergleichbare Größen zu bringen. Deshalb wurde die Zeitachse in Vielfachen der Eliminationshalbwertszeit skaliert, die Konzentrationsachse in Vielfachen des IC_{50}-Wertes und die Wirkung in Prozent des maximal möglichen Effektes. Der Zeitverlauf der Wirkung ergibt sich dann aus der Überlagerung einer Konzentrations-Wirkungsbeziehung gemäß dem Massenwirkungsgesetz mit der Konzentrations-Zeitbeziehung.

Zusammenfassend kann also eine in sich geschlossene Beziehung von Konzentration (indirekt also der Dosis), Zeit und Wirkung für Beta-Blocker postuliert werden. Dabei ist jede der daraus resultierenden Ebenen unabhängig experimentell zugänglich, da im Plasmakompartiment die für das Wirkkompartiment repräsentativen Konzentrationen erfaßt werden können.

Zusammenfassung

Am Beispiel von (±)-Bupranolol und (±)-Propranolol werden vergleichende Untersuchungen der Wirkung am Menschen (Isoprenalin- und Belastungstachykardie) und in vitro (Rezeptorbindungsstudien) vorgestellt. Es wird gezeigt, daß durch im 24stündigen Intervall appliziertes Bupranolol (30 mg) als transdermales therapeutisches System eine für 72 Stunden konstante Plasmakonzentration, Rezeptorbesetzung in vitro und antagonistische Wirkung an gesunden Freiwilligen erzeugt werden kann. Die Rezeptorbesetzung in vitro und Wirkung in vivo sind auch quantitativ vergleichbar, wenn die Dissoziationskonstante des Antagonisten in Rezeptorbindungsstudien in Gegenwart von Humanplasma ermittelt wird (pK_i-Wert = 8,2 ± 0,2). Nach oraler Applikation von 240 mg Propranolol an gesunden Freiwilligen spiegelt sich die Hemmung einer Belastungstachykardie in ihrem zeitlichen Verlauf quantitativ in der Hemmung der Rezeptorbindung durch in Plasmaproben vorhandenen Antagonisten wider. Das Abklingen der Hemmwirkung um die Hälfte wird erst nach Ablauf von 4–5 Eliminationshalbwertszeiten beobachtet. Erst zu diesem Zeitpunkt erreicht die Plasmakonzentration den Bereich, der dem K_i-Wert von Propranolol (8,1 ng/ml Plasma) entspricht.

Ein allgemeines Modell wird vorgestellt, das den Zusammenhang von Zeit, Konzentration und Wirkung erläutert und die Versuchsergebnisse in diese 3 Dimensionen einordnen läßt.

Danksagung

Die Untersuchungen wurden mit finanzieller Unterstützung durch die Deutsche Forschungsgemeinschaft durchgeführt. Ein Hewlett-Packard 9836 Tischrechner für die Auswertungsverfahren und ein Flüssigkeitsszintillationszähler konnte aus Mitteln der Dr. Robert-Pfleger-Stiftung (Bamberg) beschafft werden. Ein Vielfach-Filtrationsgerät für Rezeptorbindungsstudien konnte aus Mitteln der Paul und Cilli Weill-Stiftung (Frankfurt) erworben werden. Wir danken fürderhin dem Fond der Chemischen Industrie für seine Unterstützung.

Literatur

[1] Clark, A. J.: General Pharmacology. In: Handbuch der experimentellen Pharmakologie (Heubner, W., Schüller, J., Hg.), IV. Band (Ergänzungswerk), Springer-Verlag. Berlin 1937.

[2] Colburn, W. A.: Simultaneous pharmacokinetic and pharmacodynamic modeling. J. Pharmacokin. and Biopharmac. 9 (1981) 367–388.

[3] Druckrey, H., K. Küpfmüller: Dosis und Wirkung, Beiträge zur theoretischen Pharmakologie. Die Pharmazie, 8. Beiheft / 1. Ergänzungsband (1949) 514–645.

[4] Holford, N. H., L. B. Sheiner: Kinetics of pharmacologic response. Pharmacol. Ther. **16** (1980) 143–166.

[5] Israili, Z. H.: Correlation of pharmacological effects with plasma levels of antihypertensive drugs in man. Ann. Rev. Pharmacol. Toxicol. **19** (1979) 25–52.

[6] Kelman, A. W., B. Whiting: Modeling of drug response in individual subjects. J. Pharmacokin. and Biopharmc. **8** (1980) 115–130.

[7] Kenakin, T. P.: Effects of equilibration time on the attainment of equilibrium between antagonists and drug receptors. Eur. J. Pharmacol. **66** (1980) 295–306.

[8] Schild, H. O.: Drug antagonism and pA_x. Pharmacol. Rev. **9** (1957) 242–258.

[9] Wellstein, A., D. Palm, G. Wiemer, et al.: Simple and reliable radioreceptor assay for β-adrenoceptor antagonists and active metabolites in native human plasma. Eur. J. Clin. Pharmacol. **27** (1984) 545–553.

[10] Wellstein, A., D. Palm, G. G. Belz, et al.: Receptor binding of propranolol is the missing link between plasma concentration kinetics and effect time course in man. Eur. J. Clin. Pharmacol. 29 (1985) 131 – 147.

[11] Wellstein, A., H. Küppers, H. F. Pitschner, et al.: Pharmacodynamics during steady state concentrations of bupranolol by a transdermal delivery system (TTS) in comparison to in vitro β-adrenoceptor occupancy. Eur. J. Clin. Pharmacol. 31 (1986) 419 – 422.

[12] Levy, G.: Kinetics of pharmacologic effects. Clin. Pharmacol. Ther. 7 (1966) 362 – 372.

Wechselwirkungen von Beta-Blockern mit anderen Medikamenten

U. Gundert-Remy

Abstract

The interactions of beta adrenoceptor-blockers with other drugs are due to different mechanisms. Pharmacokinetic interactions: the absorption of propranolol und atenolol is impaired by concomittant administration of aluminium-hydroxide-containing antacids. Ampicillin reduces the absorption of atenolol in a dose dependent extent. The elimination of propranolol und atenolol ist enhanced by the inducing agents phenytoin, phenobarbital and rifampicin. Chlorpromazine reduces the elimination of propranolol whereas cimetidine and not ranitidine impairs the metabolism of propranolol and metoprolol. The metabolism of other substances (diazepam, theophylline, antipyrine) is reduced by propranolol.

By reducing liver blood flow cimetidine reduces the systemic elimination of propranolol und enhances is beta-blocking effect. The same effect is seen after hydralazine is given which impairs splanchnic blood flow.

Propranolol and atenolol both reduce lidocaine clearance by impairment of liver blood flow.

Pharmacodynamic interactions: competition at receptor site is know to cause the interaction between beta adrenoceptor-blockers and beta-agonists. At the effector sites beta-blockers interact with verapamil, digoxin and class-I-antiarrhythmic agents.

Beta-blockers show additive effects at the same physiological system in combination with other antihypertensive drugs.

The effect of NSAIDs and sulfinpyrazone which diminish the blood pressure lowering effect of beta-blockers is explained by the inhibition of prostaglandin synthesis.

Einleitung

Arzneimittelinteraktionen werden in der Systematik im allgemeinen abgehandelt unter den Gesichtspunkten: pharmakokinetische Interaktionen gegenüber pharmakodynamischen Interaktionen. Bei Benutzung dieser Systematik wird eine pharmakokinetische Interaktion als Zwischenschritt zu einer pharmakodynamischen Wirkung angesehen.

Diese simplifizierende Systematik erfaßt jedoch nicht alle Interaktionsmöglichkeiten. Eine ausführlichere Darstellung gibt Tabelle 1 wieder, aus welcher ersichtlich wird,

Tabelle 1 Mögliche Angriffspunkte einer pharmakodynamischen Interaktion

- competition at receptor sites
- interference at the effector sites
- influence on the same physiological system
- influence on co-factors of receptor-response (e. g. electrolyte concentration)
- influence on physiological systems with changes the pharmacokinetic of another drug

daß ein Arzneimittel durch seine pharmakodynamische Wirkung in einem System die Kinetik eines zweiten beeinflussen und auf diese Weise in einem zweiten pharmakodynamischen System wirksam werden kann. Ebenso kann eine pharmakodynamische Interaktion darin bestehen, daß eine Wirkung in einem zweiten System ausgelöst wird, die die Wirksamkeit oder sichere Anwendung eines Arzneimittels mit Wirkung in einem ersten System beeinflußt.

Pharmakokinetische Interaktionen von Beta-Blockern mit anderen Arzneimitteln

Für die Interaktion sind drei Schritte der Pharmakokinetik, nämlich Absorption, Verteilung und Exkretion wichtige Angriffspunkte. Als Interaktion von Beta-Blockern mit anderen Arzneimitteln sind nur wenige Beispiele für die Beeinflussung der Absorption bekannt: Aluminiumhydroxid-haltige Antazida verringern die Absorption von Propranolol um etwa 50% und diejenigen von Atenolol um 30%, während die Absorption von Metoprolol unbeeinflußt blieb [6, 19, 20, 31]. Ebenso soll die akute Aufnahme von Alkohol die Absorption von Propranolol hemmen, während Metoclopramid keine Auswirkungen zeigt [31]. Ampicillin erniedrigt die Bioverfügbarkeit von Atenolol, ohne daß der Mechanismus erklärt ist [12, 21]. Induzierende Agentien wie Phenytoin, Phenobarbital und Rifampicin erhöhen die Elimination von Propranolol [31]. Chlorpromazine hingegen hemmt die Elimination von Propranolol über eine Hemmung des Metabolismus [31]; dieser Befund ist für andere Beta-Blocker nicht beschrieben.

Eine Fülle von Arbeiten existiert zur Frage der Hemmung des Metabolismus von Beta-Blockern durch H_2-Antagonisten [1, 9, 10, 14, 26]. Für die extensiv metabolisierten Beta-Blocker Propranolol und Metoprolol konnte eine Hemmung der Metabolisierung durch Cimetidin, nicht dagegen durch Ranitidin, nachgewiesen werden.

Beta-Blocker können ihrerseits die Elimination anderer Arzneimittel durch Hemmung des Metabolismus verlangsamen. Allerdings wurde dieser Effekt lediglich durch relativ hohe Dosen von Propranolol (160 – 240 mg täglich über mindestens 3 Tage) nachgewiesen und auch lediglich für solche Arzneimittel gezeigt, die einer oxidativen Demethylierung unterliegen wie Diazepam, Antipyrin und Theophyllin [4, 11, 15, 16, 17].

Interaktionen, die auf eine Beeinflussung der Proteinbindung zurückgeführt werden können, sowie solche, die die Ausscheidung von überwiegend renal eliminierten Beta-Blockern wie Atenolol, Sotalol als Angriffspunkt ausweisen, sind bisher nicht publiziert [1]. Hinsichtlich der Proteinbindung kann angenommen werden, daß solche Interaktionen kaum zu antizipieren sind, da die Proteinbindung von Beta-Blockern nicht höher als 90% liegt. Ein negativer Befund liegt für die Beeinflussung der Kinetik von Tolbutamid vor [13].

Pharmakodynamisch-pharmakokinetische Interaktionen

Als Beispiele für eine solche Art von Interaktion sei die Beeinflussung des Blutflusses durch das Splanchnikusgebiet nach Gabe von Hydralazin erwähnt. Als Folgerung ergibt sich eine Erhöhung der systemischen Verfügbarkeit von Propranolol [23].

Als weiteres Beispiel sei ein anderer Aspekt der Interaktion von Cimetidin mit Propranolol erwähnt. Der erhöhten systematischen Verfügbarkeit von Propranolol liegt zusätzlich zu einer Hemmung der Metabolisierung ein verminderter Blutfluß, welcher durch Cimetidin ausgelöst wird, zugrunde [26]. Andererseits existiert ein Beispiel für eine Interaktion, die auf der Beeinflussung eines pharmakodynamischen Systems durch Beta-Blocker beruht, durch welche dann die Kinetik der Substanz verändert wird. Der durch Propranolol und Nadolol verminderte Leberblutfluß führt zu einer Verminderung der Elimination und zu einer Erhöhung der unerwünschten Wirkungen von Lidocain, wie Schneck et al. [22] zeigten.

Pharmakodynamische Interaktionen

Die prinzipiellen Möglichkeiten der Angriffspunkte pharmakodynamischer Interaktionen gehen aus Tabelle 1 hervor.

Beispiele für eine Beeinflussung physiologischer Systeme mit nachfolgender Änderung der Kinetik einer anderen Substanz wurden bereits genannt.

Hinreichend bekannt sind die gegenseitige Beeinflussung von Beta-Rezeptorenblocker mit Beta-Stimulantien, wobei in einer neueren Arbeit [27] die Vorbehandlung mit dem beta$_1$-selektiven Blocker Atenolol nicht die Steigerung der durch Terbutalin-Infusion hervorgerufenen Herzfrequenz blockieren konnte.

Eine direkte Interferenz von Beta-Blockern am Effektorsystem wurde bislang nicht beschrieben. Möglicherweise lassen sich jedoch die für Verapamil sowie Digoxin beschriebenen verstärkten negativ chronotropen Wirkungen nach Beta-Blockern unter diesem Gesichtspunkt fassen [24]. Das gleiche gilt für die negativ inotrope Wirkung von Klasse I-Antiarrhythmika [5] sowie Verapamil [24].

Die Reihe der Publikationen über einen gleichsinnigen Effekt von Beta-Blockern mit anderen blutdrucksenkenden ebenso wie mit anderen Mitteln, die bei pektanginösen Beschwerden angewendet werden, ist zahlreich. Besonderes Interesse haben mögliche negative Folgen der gemeinsamen Gabe von Beta-Blockern mit Kalziumantagonisten auf sich gezogen. Für Nifedipin wurde keine kinetische Interaktion, und in der Regel, bis auf eine verstärkte blutdrucksenkende Wirkung, keine pharmakodynamische Interaktion nennenswerten Ausmaßes berichtet [7, 8, 29].

Zwei Berichte über Vasospasmen unter einer Kombinationstherapie von Propranolol mit Ergotalkaloiden werden von den Autoren als Interaktion gedeutet [28], obwohl diese unerwünschte Wirkung nach Gabe von Ergotalkaloiden alleine ebenso auftreten kann.

Pharmakodynamisch-pharmakodynamische Interaktionen

Als Beispiel einer Beeinflussung eines zweiten pharmakodynamischen Systems, welche dann zu einer veränderten Reaktionslage in dem pharmakodynamischen System führt, auf welches das betrachtete Arzneimittel wirkt, sei die Interaktion von nichtsteroidalen Antirheumatika sowie von Sulfinpyrazon mit der blutdrucksenkenden Wirkung von Beta-Blockern genannt. Die Aufhebung oder Abschwächung der blutdrucksenkenden Wirkung von Beta-Blockern durch nichtsteroidale Antirheumatika wie auch durch Sulfinpyrazon wurde von einer Reihe von Autoren beschrieben [2, 25, 30]. Dieser Effekt wird von Ylitalo et al. [32] darauf zurückgeführt, daß die Bildung von vasodilatierendem Prostaglandin gehemmt wird und dadurch das Gleichgewicht vasodilatatorisch zu vasokonstriktiven Substanzen in der Weise verschoben wird, daß daraus insgesamt ein Anstieg des Blutdruckes resultiert.

Noch komplexer stellt sich die Situation für die bekannte Interaktion von Beta-Blockern mit dem Glukose-senkenden Effekt von Insulin oder oralen Antidiabetika dar. Die durch Insulin/orale Antidiabetika hervorgerufene Senkung der Blutglukose kann, falls hypoglykämische Werte erreicht werden, nicht durch Gegenregulation wieder aufgehoben werden, da die Glykogenolyse aus Leber und Muskelgewebe, welche über Beta$_2$-Rezeptoren sowie die Lipolyse, welche über Beta$_1$-Rezeptoren vermittelt wird, durch Beta-Blocker gehemmt wird. Welche Kofaktoren für die Entwicklung einer Hypoglykämie verantwortlich sind, ist bislang nicht bekannt. Die Häufigkeit einer solchen unerwünschten Interaktion dürfte unter 5% liegen.

Zusammenfassung

Interaktionsmöglichkeiten von Beta-Blockern mit anderen Substanzen lassen sich auf verschiedene Angriffspunkte zurückführen. Pharmakokinetische Interaktionen werden beschrieben durch eine Beeinträchtigung der Absorption von Beta-Blockern (Al-OH-Gel – Propranolol/Atenolol, Ampicillin – Atenolol, Alkohol – Propranolol), eine Beschleunigung der Elimination durch Induktion wurde beschrieben (Phenytoin/Phenobarbital, Rifampicin – Propranolol/Atenolol), eine Verminderung der Elimination durch Hemmung des Stoffwechsels liegt der Interaktion Chlorpromazin – Propranol, Cimetidin – Propranolol/Metoprolol zugrunde. Propranolol kann seinerseits den Metabolismus anderer Substanzen hemmen (Propranolol – Diazepam/

Theophyllin/Antipyrin). Veränderungen in einem pharmakodynamischen System können Veränderungen der Pharmakokinetik nach sich ziehen (Hydralazin/Cimetidin – Propranolol) (Propranolol/Nadolol – Lidocain).

Pharmakodynamische Interaktionen können als Kompetition am Rezeptor (Beta-Blocker – Beta-Stimulantien), am Effektor (Beta-Blocker – Verapamil/Digoxin, Beta-Blocker – Klasse-I-Antiarrhythmica) oder durch Beeinflussung des gleichen physiologischen Systems (Beta-Blocker – Antihypertensiva/Antianginosa) wirksam werden.

Die Wirkung auf ein zweites pharmakodynamisches System kann die Wirkung in dem beobachteten System beeinträchtigen (NSAID/Sulfinpyrazon – Beta-Blocker). Durch diesen Mechanismus wird die Aufhebung oder Abschwächung der blutdrucksenkenden Wirkung von Beta-Blockern durch nichtsteroidale Antirheumatika sowie Sulfinpyrazon erklärt.

Literatur

[1] Ellis, M. E., M. Hussain, A. K. Webb, et al.: The effect of cimetidine on the relative cardioselectivity of atenolol and metoprolol in asthmatic patients. Br. J. Clin. Pharmacol. **17** (Suppl. 1) (1984) 595–645.

[2] Ferrara, L. A., M. Mancini, T. Marotta, et al.: Interference by sulfinpyrazone with the antihypertensive effects of oxprenolol. Eur. J. Clin. Pharmacol. **29** (1986) 717–719.

[3] Gangji, D., M. Juvent, G. Niset, et al.: Study on the influence of nifedipine on the pharmacokinetics and pharmacodynamics of propranolol, metoprolol and atenolol. Br. J. Clin. Pharmacol. **17** (Suppl. 1) (1984) 295–355.

[4] Greenblatt, D. J., K. Franke, et al.: Impairment of antipyrine clearance in humans by propranolol. Circulation **57** (1978) 1161–1165.

[5] Ihram, T. T.: Haemodynamic and electrophysiologic interactions between antiarrhythmic drugs and beta blockers with special reference to tocainide. Am. Heart J. **207** (1980) 173–175.

[6] Johnsson, G., C. G. Regårdh: Clinical Pharmacokinetics of β-Adrenoceptor Blocking Drugs. Clin. Pharmacokin. **1** (1976) 233–263.

[7] Kendall, M. J., L. Beeley: Beta-adrenoceptor blocking drugs: adverse reactions and drug interactions. Pharmacol. Ther. **21** (1983) 351–362.

[8] Kendall, M. J., D. B. Jack, S. J. Laugher, et al.: Lack of a pharmacokinetic interaction between nifedipine and the beta-adrenoceptor blockers metoprolol and atenolol. Br. J. Clin. Pharmacol. **18** (1984) 331–335.

[9] Kirch, W., H. Spahn, H. Koehler, et al.: Accumulation and adverse effects of metoprolol and propranolol after concurrent administration of cimetidine. Arch. Toxicol. (Suppl.) **6** (1983) 379–383.

[10] Kirch, W., K. Raemsch, H. D. Janisch, et al.: The influence of two histamine H_2-receptor antagonists, cimetidine and ranitidine, on the plasma levels and clinical effect of nifedipine and metoprolol. Arch. Toxicol. (Suppl.) **7** (1984) 256–259.

[10] Klotz, U., J. W. Reimann: Phamacokinetic and pharmacodynamic interaction study of diazepam and metoprolol. Eur. J. Clin. Pharmacol. **26** (1984) 223–226.

[12] McLean, A. J., A. Tonkin, P. McCarthy, et al.: Dose-dependence of atenolol-ampicillin interaction. Br. J. Clin. Pharmacol. **18** (1984) 969–971.

[13] Miners, J. D., L. M. Wing, K. J. Lillywhile, et al.: Failure of ‚therapeutic' doses of beta-adrenoceptor antagonisis to after the disposition of tolbutamide and lidocaine. Br. J. Clin. Pharmacol. **18** (1984) 853–860.

[14] Mutschler, E., H. Spahn, W. Kirch: The interaction between H_2-receptor antagonists and beta-adrenoceptor blockers. Br. J. Clin. Pharmacol. **17** (Suppl. 1) (1984) 515 – 575.

[15] Ochs, H. R.: Clinically significant drug interactions with beta-adrenoceptors. In: Betarezeptoren-blocker (Ch.-D. Bolte, A. Schrey, Hg.), S. 23 – 32. Springer-Verlag. Berlin, Heidelberg, New York 1981.

[16] Ochs, H. R., G. Carstens, G. M. Roberts, et al.: Metoprolol or propranolol does not after the kinetic of procainamide. J. Cardiovasc. Pharmacol. **5** (1983) 392 – 395.

[17] Ochs, H. R., D. J. Greenblatt, B. Ochs-Verburg: Propranolol interactions with diazepam, lorazepam, and alprazolam. Clin. Pharmacol. Ther. **36** (1984) 451 – 455.

[18] Parker, G., M. D. Ene, T. K. Daneshmend, et al.: Do beta blockers differ in their effects on hepatic microsomal enzymes and liver blood flow? J. Clin. Pharmacol. **24** (1984) 493 – 499.

[19] Regårdh, C.-G., G. Johnsson: Clinical Pharmacokinetics of Metoprolol. Clin. Pharmacokin. **5** (1980) 557 – 569.

[20] Routledge, P. A., D. Shand: Clinical Pharmacokinetics of Propranolol. Clin. Pharmacokin. **4** (1979) 73 – 90.

[21] Schäfer-Korting, M., W. Kirch, T. Axthelm, et al.: Atenolol interaction with aspirin, allopurinol and ampicillin. Clin. Pharmacol. Ther. **33** (1983) 283 – 288.

[22] Schneck, D. W., J. R. Luderer, D. Davies, et al.: Effects of nadolol and propranolol an plasma lidocaine clearance. Clin. Pharmacol. Ther. **36** (1984) 584 – 587.

[23] Schneck, D. W., J. E. Vary: Mechanism by which hydralazine increases propranolol bioavailabi lity. Clin. Pharmacol. Ther. **35** (1984) 447 – 453.

[24] Singh, B. N., G. Ellrodt, C. T. Peter: Verapamil, a review of its pharmacological properties and therapeutic use. Drugs **15** (1978) 169 – 213.

[25] Soergel, F., M. Hemmerlein, E. Lang: Wirkung von Pirprofen und Indomethacin auf die Effekte von Oxprenolol und Furosemid. Arzneimittelforsch. **34** (1984) 1330 – 1332.

[26] Somogyi, A., R. Gugler: Drug Interactions with Cimetidine. Clin. Pharmacokin. 7 (1982) 23 – 41.

[27] Strauss, M. H., R. A. Reeves, D. L. Schmith, et al.: The role of cardiac beta-1-receptors in the hemodynamic responce to a beta-2-agonist. Clin. Pharmacol. Ther. **40** (1986) 108 – 115.

[28] Venter, C. P., P. H. Joubert, A. C. Buys: Severe peripheral ischaemia during concomitant use of beta blockers and ergot alkaloids. Br. Med., J. **289** (1984) 288 – 290.

[29] Vetrovec, G. M., V. E. Parker: Acute electrophysiologic, hemodynamic and left ventricular effects of nifedipine and beta-blocker interactions. Maintenance of global and regional left ventricular wall motion. Am. J. Cardiol. **55** (1985) 21 E – 26 E.

[30] Webster, J., J. C. Petric, J. McLean, et al.: Fluobiprofen interaction with single dose atenolol and propranolol. Br. J. Clin. Pharmacol. **18** (1984) 861 – 866.

[31] Wood, A. J., J. Feely: Pharmacokinetic Drug Interactions with Propranolol. Clin. Pharmacokin. **8** (1983) 253 – 262.

[32] Ylitalo, P., T. Pitkaejaervi, M. L. Pyykoenen, et al.: Inhibition of prostaglandin synthesis by indomethacin interacts with the antihypertensive effect of atenolol. Clin. Pharmacol. Ther. **38** (1985) 443 – 449.

Veränderungen der kardialen Beta-Adrenozeptoren und der Adenylatzyklase bei Herzinsuffizienz

E. Erdmann, M. Nähbauer, D. Beuckelmann, M. Böhm, B. Kemkes

Abstract

It is well known that the number of beta-adrenoceptors is reduced in cardiac tissue from patients with myocardial failure, so is the positive inotropic response to catecholamines. We investigated the positive inotropic effects of Ca^{++}, ouabain, catecholamines, histamine, glucagon, phosphodiesterase inhibitors, db-cAMP and forskolin in papillary muscles from terminal heart failure patients. Our results show that these hormones and drugs, acting through the beta-adrenoceptors and the N_s-protein are much less effective than Ca^{++}. Db-cAMP and forskolin have the same effectiveness as Ca^{++} (and ouabain). These results are compatible with a biochemical defect in the failing heart which is not limited to a loss of cardiac beta-adrenoceptors. Instead, alterations of the stimulated regulatory subunit (N_s-protein) of the adenylate cyclase might play an additional role.

Einleitung

Eine verminderte Ansprechbarkeit des insuffizienten Myokards auf Katecholamine ist ebenso bekannt [1, 2] wie eine Abnahme der Dichte von Beta-Adrenozeptoren [3–6]. Diese verminderte Zahl von Beta-Rezeptoren wird damit erklärt, daß die erhöhte Katecholaminkonzentration bei Herzinsuffizienz zu einer „down-regulation" der Rezeptoren führt [7]. Wenn das so ist, dann sollte die Ansprechbarkeit des Myokards auf andere, ebenfalls positiv inotrop wirksame Pharmaka bzw. Hormone (Histamin, Glucagon) noch erhalten sein. Diese Annahme haben wir am menschlichen Myokard terminal herzinsuffizienter Patienten untersucht.

Methoden

Die genaue Methodik ist in früheren Publikationen [8, 9] beschrieben.

Ergebnisse

Alle nachfolgenden Untersuchungen wurden an den explantierten Herzen von terminal herzinsuffizienten Patienten vor Herztransplantation NYHA IV durchgeführt. Zum Vergleich wurden einige Experimente an Papillarmuskeln von Patienten mit Mitralklappenersatzoperationen durchgeführt. Diese Patienten hatten ausnahmslos eine Herzinsuffizienz II-III NYHA.

Beta-Adrenozeptoren

Aus mehreren Untersuchungen ist bekannt, daß nach Katecholamininfusion [5, 6] oder bei Herzinsuffizienz [10] die Zahl der Beta-Adrenozeptoren vermindert ist. Die Affinität der Rezeptoren bleibt dabei unverändert. Wir untersuchten die Zahl der Beta-Adrenozeptoren und deren Affinität zum verwendeten Liganden (bei uns CGP-12177) bei 5 Patienten mit terminaler Herzinsuffizienz und bei 8 Patienten mit Mitralvitium. Dabei wurden an den explantierten Herzen 13.7 ± 4.6 fmol/mg Protein Beta-Adrenozeptoren gemessen (Tab. 1). Damit kann die in der Literatur bereits beschriebene Abnahme der Beta-Adrenozeptoren bei schwerer Herzinsuffizienz bestätigt werden. „Normalwerte“ werden beim Menschen mit 26.5 – 40.0 fmol/mg Protein [11] angegeben. Das stimmt in etwa überein mit den „Normalwerten“ am Rattenherzen von 32.5 ± 1.7 fmol/mg Protein. Mit gleicher Methodik haben wir an der Herzmuskulatur von Patienten ohne Herzerkrankung 32.5 ± 4.2 fmol/mg Protein gemessen [14]. Die K_D und somit die Affinität der Beta-Adrenozeptoren war nicht unterschiedlich in den beiden Gruppen.

Tabelle 1 Zahl der Beta-Adrenozeptoren bei Herzinsuffizienz (fmol/mg Protein)

1. Normal* (LV, Mensch	32.5 ± 4.2	(n = 4)
2. Normal (Rattenherz)	32.5 ± 1.7	(n = 6)
3. vor Mitralklappenersatz	20.5 ± 4.5	(n = 8)
4. vor Herztransplantation	13.7 ± 4.6	(n = 5)

* Daten aus [14]

Messung der Kontraktionskraft

Als Maß für die maximal stimulierbare Kontraktionskraft des menschlichen Herzmuskels wurde jeweils eine Konzentrationswirkungskurve für Ca^{++} erstellt. Die Effektivität aller anderen Substanzen wurde damit verglichen. Abb. 1 zeigt die Kontraktionskraftzunahme nach Isoproterenol, Histamin, Dobutamin, Milrinon, IBMX, Dopamin, Theophyllin und Ca^{++}. Man erkennt deutlich, daß keines der Hormone bzw. Pharmaka die Kontraktionskraftreserve auszuschöpfen in der Lage ist, da der Ca^{++}-Effekt nicht erreicht wird. Das haben wir nur für g-Strophanthin nachweisen können

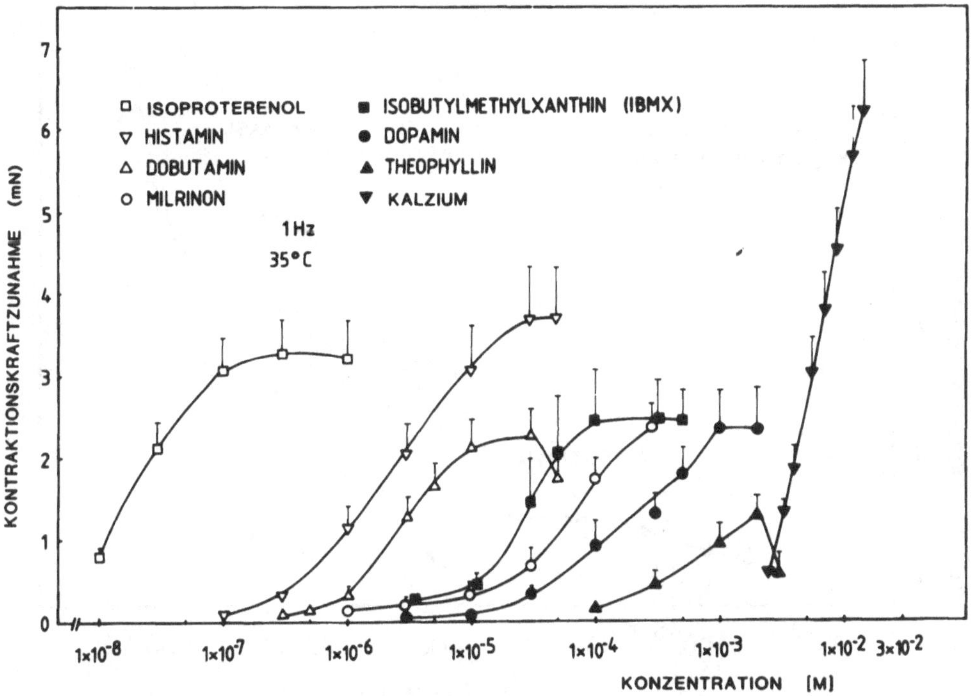

Abb. 1 Die Kontraktionskraftzunahme menschlicher Papillarmuskelstreifen nach Zugabe von positiv inotropen Substanzen.
Die bei Mitralklappenersatzoperationen gewonnenen Papillarmuskeln werden in Streifen geschnitten und ihre Kontraktionskraftzunahme nach einer entsprechenden Vorbehandlung untersucht (methodische Einzelheiten siehe [8, 9]), (n = 6 – 9). Die durch Ca^{++} induzierbare maximale Kontraktionskraftzunahme (Kontraktionskraftreserve) ist größer als nach allen anderen untersuchten Substanzen. Unter allen Bedingungen führten Steigerungen der Wirkstoffkonzentration zu toxischen Effekten.

[9]. An den Papillarmuskeln terminal herzinsuffizienter Patienten zeigen sich im Prinzip gleiche Verhältnisse (Abb. 2). G-Strophanthin, db-cAMP, welches zellmembranpermeabel ist und somit unter Umgehung der Adenylatzyklase wirkt, sowie Ca^{++} wirken gleichermaßen effektiv. Dobutamin hat eine deutlich geringere Wirksamkeit. Glucagon hatte an diesen Herzen gar keinen positiv inotropen Effekt, Histamin einen nicht größeren als Dobutamin. Damit entfällt ein mögliches Argument, daß lediglich aufgrund einer verminderten Zahl von Beta-Adrenozeptoren eine geringere Wirkung von Dobutamin gemessen wird. Im übrigen hat auch Isoprenalin, ein reiner Agonist an Beta-Adrenozeptoren, am Papillarmuskel herzinsuffizienter Patienten eine deutlich geringere Wirksamkeit. Das spricht gegen eine verminderte Dobutaminwirkung wegen seiner nur partiell agonistischen Wirkung an Beta-Adrenozeptoren. Wenn man nun den Wirkungsmechanismus positiv inotroper Substanzen auf das Adenylatzyklasesystem im einzelnen berücksichtigt (Abb. 3), so fällt auf, daß Forskolin die Adenylatzyklase direkt, d. h. unter Umgehung der Rezeptoren und des stimulatorischen Gua-

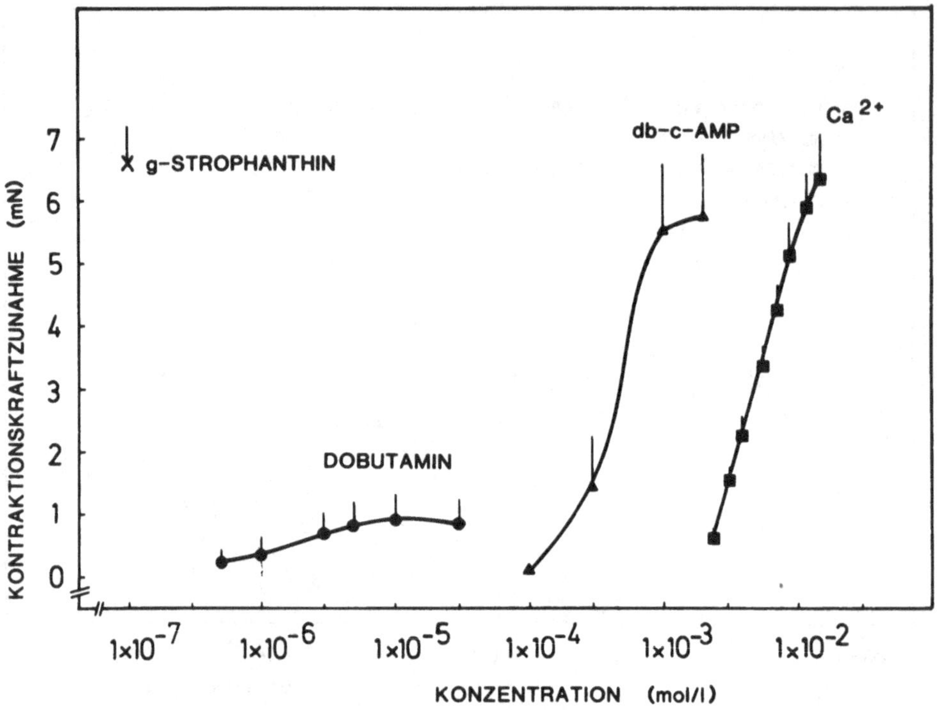

Abb. 2 Die Kontraktionskraftzunahme von Papillarmuskelstreifen nach Zugabe von g-Strophanthin, Dobutamin, db-cAMP und Ca^{++}.
Nur die nicht über Beta-Adrenozeptoren wirkenden Substanzen bewirken eine maximale Kontraktionskraftzunahme (n = 6 – 9).

nin-Nukleotid-bindenden Proteins (N_s-Protein) stimuliert. Abb. 4 zeigt, daß Forskolin die Kontraktionskraftreserve des terminal insuffizienten Herzens ebenfalls maximal ausschöpft. Damit wird klar, daß der „Defekt" bei der schweren Herzinsuffizienz auf der Ebene der Beta-Adrenozeptoren und möglicherweise am N_s-Protein zu lokalisieren ist und nicht an der katalytischen Untereinheit der Adenylatzyklase selbst. Tab. 2 zeigt, daß die Ausgangskraft des menschlichen Herzmuskels bei Mitralstenose am

Tabelle 2 Kontraktionskraftreserve menschlicher Papillarmuskulatur

	Ausgangskraft (mN)	max. Kraftzunahme (mN) Ca^2	g.-Stroph	Dobutamin	db-cAMP
Mitralstenose (14)	4.22 ± 0.2	6.23	5.96	2.65	–
Mitralinsuff. (5)	2.62 ± 0.3	–	4.27	2.15	–
komb. Vitium (16)	3.71 ± 0.3	5.65	4.59	2.16	–
terminale Herzinsuff. (17)	285 ± 0.64	6.91	8.02	0.98	6.53

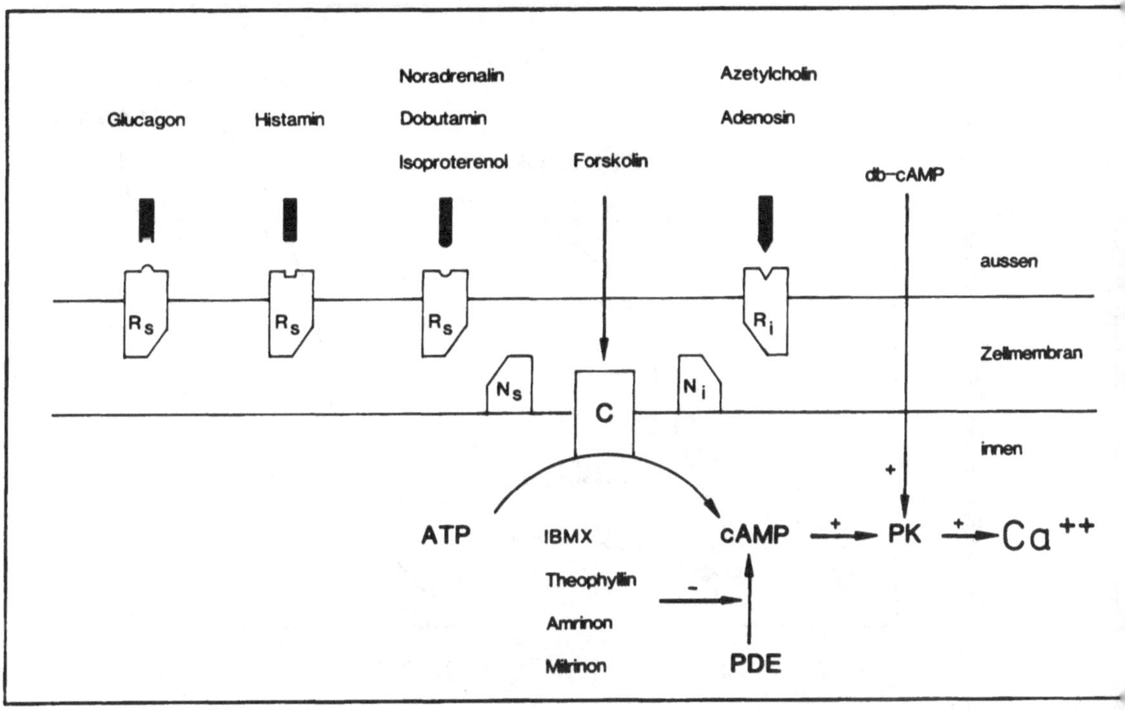

Abb. 3 Schematische Darstellung des Wirkungsmechanismus verschiedener positiv inotroper Substanzen und des cAMP-Systems. PK = cAMP-abhängige Proteinkinase; PDE = Phosphodiesterase; R_s = stimulierende Rezeptoren; R_i = inhibitierende Rezeptoren; N_s = stimulierendes Guanin-Nukleotid bindendes Protein; N_i = inhibitierendes Guanin-Nukleotid bindendes Protein.

größten ist und deutlich geringer bei Mitralinsuffizienz und terminaler Herzinsuffizienz. Die Kontraktionskraftreserve ist bei allen Formen der Herzinsuffizienz offensichtlich gleich (gemessen am positiv inotropen Effekt von Ca^{++}, g-Strophanthin, db-cAMP), nur Katecholamine, Glucagon, Histamin und Phosphodiesterasehemmer können diese Kontraktionskraftreserve nicht ausschöpfen.

Schlußfolgerung

Unsere Untersuchungen zeigten, daß neben einer geringen Reduktion der nicht stimulierten, basalen Kontraktionskraft des Myokards bei der Herzinsuffizienz nicht nur die katecholamin-stimulierte Kraftzunahme reduziert ist, sondern auch der positiv inotrope Effekt von Stimulatoren der Adenylatzyklase wie Histamin und Glucagon sowie Phosphodiesterasehemmstoffen. Aufgrund der von uns verwendeten Pharmaka und Hormone muß man davon ausgehen, daß eine Abnahme von Beta-

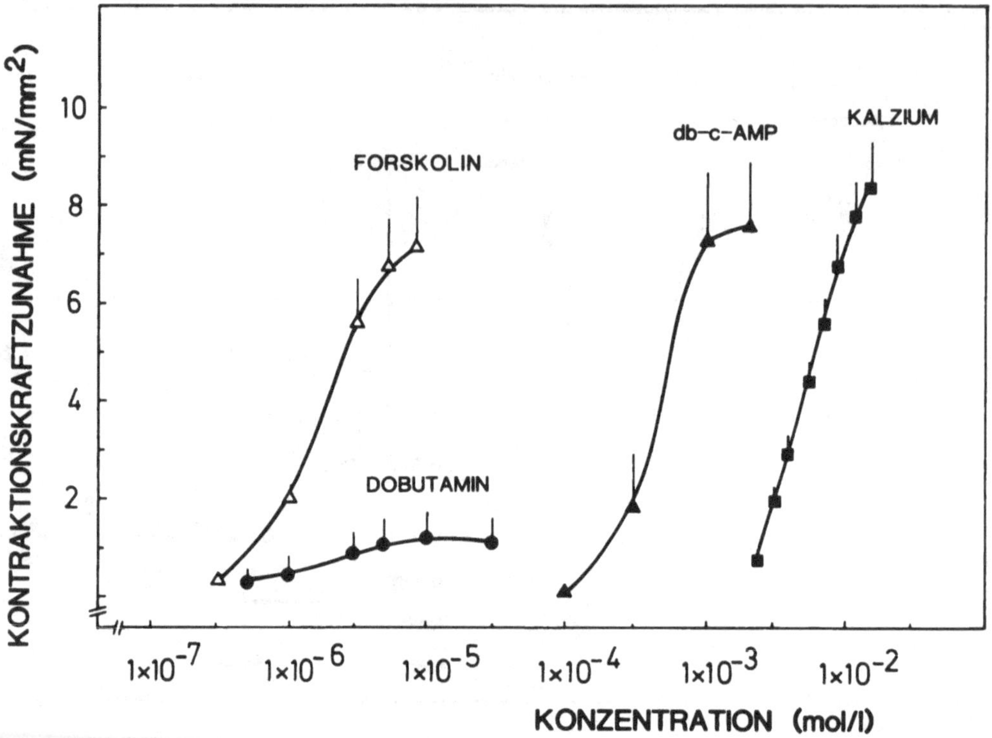

Abb. 4 Die Wirkung von Forskolin an den Papillarmuskelstreifen terminal herzinsuffizienter Patienten (n = 6–9).
Forskolin, welches direkt an der katalytischen Untereinheit der Adenylatzyklase angreift, bewirkt im Gegensatz zu Dobutamin eine maximale Kontraktionskraftzunahme. Eine weitere Steigerung der Wirkstoffkonzentration führte unter allen Bedingungen zu toxischen Effekten (Rhythmusstörungen, Kontraktur).

Adrenozeptoren und ein Defekt des N_s-Proteins dafür verantwortlich sind (Abb. 3). Wie kann man das erklären?

Nach Lefkowitz et al. [10] soll eine langanhaltende Stimulation von Beta-Adrenozeptoren zu einer sogenannten heterologen Desensitivierung führen. Danach nimmt man an, daß eine übermäßige Stimulation der Adenylatzyklase über einen stimulatorischen Rezeptor (z. B. Beta-Adrenozeptor) zu einer Phosphorylierung dieses Rezeptors und eventuell auch des N_s-Proteins führt. Das phosphorylierte oder jedenfalls alterierte [15, 16] Protein ist nicht mehr oder vermindert stimulierbar. Dann können auch andere Substanzen (Glucagon, Histamin) die Adenylatzyklase nicht mehr aktivieren. Dieses Modell wäre mit unseren Ergebnissen vereinbar. Andere Autoren finden tierexperimentell teilweise gleiche [12, 16], teilweise andere Ergebnisse [13] bezüglich des Histamins und Glucagons. Zumindest zeigen unsere Untersuchungen, daß bei terminaler Herzinsuffizienz nicht die eingeschränkte Kontraktionskraft des Myokards, sondern vielmehr die eingeschränkte Ausschöpfung der Kontraktionskraftreserve durch cAMP-erhöhende Substanzen auffallend ist.

Literatur

[1] Newman, W. H.: Biochemical, structural and mechanical defects of the failing myocardium. Pharmacol. Ther. 22 (1983) 215 – 247.

[2] Bristow. M. R., N. E. Kantrowitz, R. Ginsburg et al.: β-adrenergic function in heart muscle disease and heart failure. J. Mol. Cell. Cardiol. 17 (1985) 41 – 52.

[3] Bristow, M. R., R. Ginsburg, W. Minobe, et al.: Decreased catecholamine sensivity and β-adrenergic-receptor density in failing human heart. N. Engl. J. Med. 307 (1982) 205 – 211.

[4] Limas, C. J., C. Limas: Rapid recovery of cardiac β-adrenergic receptors after isoproterenol-induced „down"-regulation. Circulat. Res. 55 (1984) 524 – 531.

[5] Bristow, M. R., R. Ginsburg: $Beta_2$ receptors on myocardial cells in human ventricular myocardium. Am. J. Cardiol. 57 (1986) 3 F – 6 F.

[6] Neve, K. A., P. B. Molinoff: Effects of chronic administration of agonists and antagonists on the density of beta-adrenergic receptors. Am. J. Cardiol. 57 (1986) 17 F – 22 F.

[7] Bristow, M. R.: Myocardial β-Adrenergic receptor downregulation in heart failure. Int. J. Cardiol. 5 (1984) 648 – 652.

[8] Brown, L., E. Erdmann: Concentration-response curves of positive inotropic agents before and after ouabain pretreatment. Cardiovasc. Res. 19 (1985) 288 – 298.

[9] Brown, L., B. Lorenz, E. Erdmann: Reduced positive inotropic effects in diseased human ventricular myocardium. Cardiovasc. Res. 20 (1986) 516 – 520.

[10] Lefkowitz, R. J., M. G. Caron, G. L. Stiles: Mechanisms of membrane-receptor regulation. N. Engl. J. Med. 310 (1984) 1570 – 1579.

[11] Golf, S., E. Myhre, M. Abdelnoor, et al.: Hypertrophic cardiomyopathy characterised by β-adrenoceptordensity, relative amount of β-adrenoceptor subtypes and adenylate cyclase activity. Cardiovasc. Res. 19 (1985) 693 – 699.

[12] Fouad, F. M., K. Shimamatsu, S. I. Said, et al.: Inotropic responsiveness in hypertensive left ventricular hypertrophy: Impaired inotropic response to Glucagon and vasoactive intestinal peptide in renal hypertensive rats. J. Cardiovasc. Phamacol 8 (1986) 398 – 405.

[13] Baumann, G., G. Riess, W. D. Erhardt, et al.: Impaired beta-adrenergic stimulation in the uninvolved ventricle post-acute myocardial infarction: Reversible defect due to excessive circulating catecholamine-induced decline in number and affinity of beta-receptors. Am. Heart. J. 101 (1984) 569 – 581.

[14] Beuckelmann, D., M. Böhm, M. Näbauer, et al.: Der durch β-Sympathomimetika erreichbare maximale positiv inotrope Effekt am Myokard von Patienten vor Herztransplantation oder Mitralklappenersatz. Z. Kardiol. 76 (1987) (Suppl. 1) 59.

[15] Murakami, T., T. Katada, H. Yasuda: Reduction in the activity of the stimulatory guanine nucleotidebinding Protein in the myocardium of spontaneously hypertensive rats. J. Mol. Cell. Cardiol. 19 (1987) 199 – 208.

[16] Feldmann, M. D., L. Copelas, J. K. Gwathmey, et al.: Deficient production of cyclic AMP: pharmacologic evidence of an important cause of contractile dysfunction in patients with end-stage heart failure. Circulation 75 (1987) 331 – 339.

III Klinische Aspekte

Einführung in die klinischen Probleme der Beta-Blocker-Therapie

K. H. Rahn

Abstract

Beta-adrenergic blocking agents are mainly used in patients with hypertension and in patients with angina pectoris. Attention now is focussed on the effects of these agents on long-term prognosis. Additional pharmacological properties of beta-blockers have only limited relevance for the above mentioned main indications of these drugs.

Die Hypertonie und die koronare Herzerkrankung sind quantitativ gesehen die wichtigsten Indikationsgebiete für Beta-Rezeptorenblocker. Im Vordergrund des Interesses bei diesen Erkrankungen stehen heute Fragen nach dem Einfluß der Beta-Blocker auf die Langzeitprognose, also Fragen nach der Wirksamkeit. Mit diesem Thema befassen sich mehrere Beiträge dieses Symposiums, so daß an dieser Stelle hierauf nicht weiter eingegangen werden soll. Dasselbe gilt für das Problem der Nebenwirkungen von Beta-Adrenolytika. Schließlich wird immer wieder kontrovers diskutiert, ob zusätzliche Eigenschaften von Beta-Blockern Bedeutung für die Therapie besitzen.

Neben ihrem spezifischen beta-adrenolytischen Effekt haben einige Beta-Rezeptorenblocker eine direkte kardiodepressive Wirkung, das heißt, sie wirken – auch ohne daß Katecholamine anwesend sind – am Herzen negativ inotrop, negativ chronotrop, negativ dromotrop und negativ bathmotrop. Neben dem beta-adrenolytischen Effekt können Beta-Blocker zusätzlich eine sympathomimetische Wirkung besitzen. Das bedeutet, daß sie zumindest in einem bestimmten Dosisbereich ähnliche Effekte haben wie Sympathomimetika. Verschiedene Beta-Blocker haben eine höhere Affinität zu den Beta$_1$-Rezeptoren, wie sie beispielsweise im Herzen vorkommen, als zu den Beta$_2$-Rezeptoren, die es zum Beispiel in der glatten Gefäßmuskulatur und in der glatten Bronchialmuskulatur gibt. Diese Eigenschaft wird Kardioselektivität genannt. Neuere Beta-Rezeptorenblocker haben zusätzlich einen alpha-adrenolytischen Effekt. Hierzu gehört das bereits länger bekannte Labetalol (Trandate®). Außerdem steht im Celiprolol jetzt eine Substanz zur Verfügung, die in einem Molekül die Eigenschaften eines Beta$_1$-Blockers und einer Alpha$_2$-Rezeptoren blockierenden Substanz vereinigt. Schließlich wurden in letzter Zeit Beta-Blocker entwickelt, die gleichzeitig eine direkte vasodilatierende Wirkung besitzen. Ein Beispiel ist das Carvedilol.

Die zahlreichen heute im Handel befindlichen Beta-Rezeptorenblocker unterscheiden sich erheblich in der auf das Substanzgewicht bezogenen beta-adrenolytischen Wirkung (Tab. 1). Dies spielt jedoch für den therapeutischen Einsatz keine Rolle, da die

Tabelle 1 Eigenschaften von Beta-Blockern

Freiname	Spezialität	Beta-Blockade (Propranolol = 1)	Kardioselektivität	Sympathomimetische Wirkung	Direkte Kardiodepressive Wirkung
Acebutolol	Neptall, Prent	0.3	+	+	+
Alprenolol	Aptin	0.3	–	+	+
Atenolol	Tenormin	1	+	–	–
Bupranolol	Betadrenol	1	–	–	+
Metoprolol	Beloc, Lopresor	1	+	–	–
Oxprenolol	Trasicor	0.5 – 1	–	+	+
Pindolol	Visken	5 – 10	–	+	+
Propranolol	Dociton	1	–	–	+
Sotalol	Sotalex	0.3	–	–	–
Timolol	Temserin	6	–	–	–

+ Vorhanden, – Fehlt

therapeutische Breite nicht unterschiedlich ist. Pindolol ist ein Beta-Blocker mit direkter sympathomimetischer Wirkung. Propranolol besitzt einen deutlichen kardiodepressiven Effekt. Atenolol und Metoprolol sind die am längsten bekannten kardioselektiven Beta-Blocker.

Insbesondere Untersuchungen mit den optischen Isomeren von Beta-Rezeptorenblokkern haben gezeigt, daß die direkte kardiodepressive Wirkung nicht zum blutdrucksenkenden Effekt beiträgt [4]. Dasselbe gilt auch für das zweite wichtige Indikationsgebiet, die Angina pectoris [1, 6].

Beta-Blocker mit sympathomimetischer und/oder kardioselektiver Wirkung besitzen keinen ausgeprägteren jedoch auch keinen schwächeren antihypertensiven Effekt als Blocker ohne die genannten zusätzlichen Eigenschaften. Dies gilt für den Einfluß auf den Ruheblutdruck und auch für die Wirkung auf den Blutdruck während körperlicher Belastung [2]. Es gibt auch keinen Hinweis darauf, daß bei Angina pectoris Beta-Rezeptorenblocker mit sympathomimetischer und/oder kardioselektiver Wirkung quantitativ anders wirken als Beta-Adrenolytika ohne diese zusätzlichen Eigenschaften.

Für den differentialtherapeutischen Einsatz von Beta-Rezeptorenblockern mit verschiedenen zusätzlichen Eigenschaften kann auch ein unterschiedliches Spektrum von Nebenwirkungen Bedeutung erlangen. Beta-Blocker können den Atemwegswiderstand bei Patienten mit obstruktiven Ventilationsstörungen erhöhen. Diese Wirkung ist weniger ausgeprägt im Falle der kardioselektiven Blocker, vor allem in einem niedrigen Dosierungsbereich. Bei welcher Dosis eines kardioselektiven Blockers dieser ungünstige Effekt auftritt, ist im Einzelfall nicht vorherzusagen. Insgesamt kann man aus den vorliegenden Erfahrungen den Schluß ziehen, daß Beta-Rezeptorenblocker ohne Kardioselektivität bei obstruktiven Ventilationsstörungen nicht gegeben werden dürfen. Sollte die Verwendung eines Beta-Blockers in einer solchen Situation einmal unumgänglich sein, dann kommt allenfalls ein kardioselektives Beta-Adrenolytikum in Frage. Beta-Rezeptorenblocker sind kontraindiziert beim Syndrom des kranken Sinusknotens sowie bei AV-Block II oder III. Bei einem geringergradigen AV-Block I, etwa bis zu einer AV-Überleitungszeit von 0.23 sec, kann bei gegebener Indikation ein Beta-Blocker angewendet werden. Wegen des geringeren Einflusses auf die AV-Überleitung bevorzugt man hierbei oft einen Blocker mit sympathomimetischer Wirkung. Ähnliches gilt auch für Patienten mit einer deutlichen Sinusbradykardie. In beiden Situationen, AV-Block I und Sinusbradykardie, bietet ein kardioselektiver Blocker keinen Vorteil gegenüber einem Beta-Adrenolytikum ohne diese zusätzliche Eigenschaft. Gelegentlich verstärken und verlängern Beta-Rezeptorenblocker eine durch Insulin verursachte Hypoglykämie. Dieser Effekt ist geringer bei Verwendung eines kardioselektiven Blockers [3]. Der Unterschied gegenüber nicht kardioselektiven Blockern ist allerdings gering. Dennoch werden bei zu Hypoglykämie neigenden insulinabhängigen Diabetikern oft kardioselektive Beta-Rezeptorenblocker bevorzugt.

Ein Beta-Blocker mit zusätzlicher Alpha-Rezeptoren blockierender Eigenschaft ist das Labetalol (Trandate®). In vitro-Untersuchungen haben gezeigt, daß Labetalol sowohl $Beta_1$- als auch $Beta_2$-Rezeptoren blockiert. Außerdem ist die Substanz ein Hemmstoff postsynaptischer $Alpha_1$-Rezeptoren.

Labetalol besitzt zwei asymmetrische Kohlenstoffatome. Infolgedessen gibt es 4 optische Isomere, die in dem im Handel befindlichen Labetalol zu gleichen Teilen vorhanden sind.

Die optischen Isomere des Labetalols unterscheiden sich erheblich in ihren Wirkungen. Das RR-Isomer besitzt praktisch ausschließlich die beta-adrenolytische Wirkung. Das SR-Isomer ist dagegen in erster Linie verantwortlich für die $Alpha_1$-Blockade. Die beiden übrigen optischen Isomere besitzen keine deutliche adrenolytische Aktivität. Es ist denkbar, daß die 4 optischen Isomere des Labetalols unterschiedliche pharmakokinetische Eigenschaften besitzen. Infolgedessen könnte sich der Anteil eines Isomers an der Gesamtkonzentration des Labetalols im Plasma und in den Geweben während Langzeitbehandlung verändern. Dies könnte Änderungen im Wirkungsprofil zur Folge haben.

Hinweise hierauf gibt eine Studie von Semplicini et al. [5]. Die Autoren erstellten Dosis-Wirkungskurven für den Einfluß von Isoprenalin auf die Herzfrequenz und für den Einfluß von Phenylephrin auf den Blutdruck. Die Untersuchungen wurden bei Patienten mit essentieller Hypertonie vor und wiederholt während einer 6 Monate dauernden Behandlung mit Labetalol 600 mg täglich durchgeführt. Die Behandlung mit Labetalol verursachte eine parallele Verschiebung der Dosis-Wirkungskurve von Isoprenalin nach rechts als Ausdruck einer Beta-Blockade. Diese beta-adrenolytische Wirkung des Labetalols blieb während der gesamten Behandlungsperiode bestehen, obwohl der Effekt nach 6 Monaten etwas weniger ausgeprägt war. Am 3. und 6. Tag der Behandlung antagonisierte Labetalol auch die Wirkung von Phenylephrin auf den systolischen Blutdruck. Dies deutet auf eine Alpha-Rezeptorenblockade. Nach einer 1 und 6 Monate dauernden Behandlung mit Labetalol war dieser Effekt allerdings nicht mehr nachweisbar.

Die Untersuchungsergebnisse von Semplicini et al. [5] sind vereinbar mit der Vorstellung, daß die alpha-adrenolytische Wirkung von Labetalol während einer Langzeitbehandlung abnimmt. Dies könnte die Folge eines stereoselektiven Metabolismus von Labetalol sein. Ein Befund der Studie ist jedoch nicht eindeutig zu interpretieren. Labetalol senkte den Blutdruck der Hypertoniker nach 3 und 6 Tagen sowie nach einem Monat der Behandlung. Am Ende der 6 Monate dauernden Behandlungsperiode war jedoch kein antihypertensiver Effekt mehr nachweisbar. Dies könnte ebenfalls Ausdruck der Abnahme der Alpha-Blockade sein. Auffällig ist jedoch, daß am Ende der Behandlungsperiode mit Labetalol auch die Beta-Rezeptoren blockierende Wirkung der Substanz abgenommen hatte. Es wäre denkbar, daß die Patienten das Medikament nicht regelmäßig eingenommen haben. Leider haben Semplicini et al. [5] die Zuverlässigkeit der Einnahme von Labetalol nicht überprüft. Weiteren Aufschluß könnten Untersuchungen mit den optischen Isomeren des Labetalols geben. Derartige Studien sind jedoch meines Wissens bisher nicht durchgeführt worden.

Literatur

[1] Björntorp, P.: Treatment of angina pectoris with beta-receptor blocking agents. Acta Med. Scand. **189** (1971) 299–301.

[2] Böhm, R., B. G. Arends, M. E. J. van Hooff, et al.: Der Einfluß verschiedener Typen von Beta-Rezeptorenblockern auf die submaximale Belastungstoleranz bei Patienten mit essentieller Hypertonie. Klin. Wochenschr. **64** Suppl. V (1986) 191–192.

[3] Deacon, S. P., A. Karunanayke, D. Barnett: Acebutolol, atenolol and propranolol and metabolic responses to acute hypoglycaemia in diabetics. Br. Med. J. **2** (1977) 1255–1257.

[4] Rahn, K. H., A. Hawlina, F. Kersting, et al.: Studies on the antihypertensive action of the optical isomers of propranolol in man. Naunyn-Schmiedeberg's Arch. Pharmacol. **286** (1974) 319–323.

[5] Semplicini, A., A. C. Pessina, G. P. Rossie, et al.: Alpha-adrenoceptor blockade by labetalol during long-term dosing. Clin. Pharmacol. Ther. **33** (1983) 278–283.

[6] Wilson, A. G., O. G. Brooke, H. J. Hloyd, et al.: Mechanism of action of beta-adrenergic receptor blocking agents in angina pectoris: Comparison of action of propranolol with dexpropranolol and practolol. Br. Med. J. **4** (1969) 399–401.

Beta-Blockade bei gesunden Probanden: Neue Gesichtspunkte zur sympathischen Gegenregulation bei ergometrischer Belastung

B. Krämer, G. Krämer, W. Kübler

Abstract

The modulation of several effects induced by beta-blocking agents can be described by competitive antagonism. Therefore, it seems useful to know not only the concentration of the antagonists (beta-blocking drugs), but to know as well the concentration of the agonists (catecholamines) and also the factors modulating these concentrations because of potential clinical implications.

The degree of sympathetic counterregulation (SC, increases in plasma adrenaline and plasma noradrenaline) during ergometric exercise after beta-blockade was investigated in 75 healthy male volunteers in 6 different studies dealing with metoprolol (4 studies), penbutolol (1 study) and propranolol vs. bisoprolol (1 study). The aims of these studies were to investigate SC with regard to
1) the degree of work load,
2) the plasma level of the beta-blocker,
3) differences as to acute vs. chronic beta-blockade and
4) differences as to $beta_1$-selective vs. nonselective beta-blockade.

In comparison to control ergometries SC was found to be more pronounced during exercise after beta-blockade. Three different variables of influence on SC were characterized:
1) maximal SC was found during a work load corresponding to 83% of the maximal heart rate response during control. Work loads inducing higher increases in heart rate response resulted in again diminishing degrees of SC.
2) During a constant work load the extent of SC correlated linearly with the plasma level of metoprolol. The rise in plasma adrenaline was relatively more pronounced than the rise of plasma noradrenaline.
3) During chronic beta-blockade an increase in SC was achieved only with higher beta-blocker plasma levels than after acute beta-blockade.

The following mechanisms might explain at least in part the observed changes in SC
1) changes in plasma clearance of catecholamines during beta-blockade,
2) a relatively more pronounced release of catecholamines during exercise after beta-blockade and
3) unspecific side effects of a beta-blocker which might be caused by its d-isomer and thus could add to the changes in SC.

Einleitung

Der Dynamik der Plasma-Katecholamine bei Belastungssituationen unter Therapie mit Beta-Rezeptorenblockern wird eine klinische Bedeutung zugeordnet [14]. Zu den Auswirkungen einer Beta-Rezeptorenblockade auf das sympathoadrenerge System liegen in der Literatur zahlreiche, z. T. divergierende Mitteilungen vor. Diese lassen sich schematisch einer der folgenden vier Gruppen zuordnen:

1) Untersuchungen zur Dynamik der Plasma-Katecholamine per se unter Belastung ohne und mit Beta-Blockade,
2) Untersuchungen zum Verhalten der Plasma-Katecholamine bei Unterschieden im Ausmaß der ergometrischen Belastung ohne und mit Beta-Blockade,
3) Untersuchungen zum Verhalten der Plasma-Katecholamine bei akuter vs. chronischer Beta-Blockade und
4) Untersuchungen zum Verhalten der Plasma-Katecholamine bei ergometrischer Belastung nach Gabe unterschiedlicher Beta-Rezeptorenblocker.

1) Im Vergleich zu Belastungen nach Plazebo wurden nach Beta-Blockade erhöhte Plasma-Konzentrationen von sowohl Adrenalin als auch Noradrenalin [39, 49], nur von Adrenalin, nicht jedoch Noradrenalin [24, 29, 43, 51], nur von Noradrenalin, nicht jedoch von Adrenalin [10, 11] und weder von Adrenalin noch von Noradrenalin nachgewiesen [28, 36]. In die Ergebnisse dieser Untersuchungen gehen Unterschiede in Belastungsform, -dauer und -höhe mit ein.

2) Bei submaximaler Belastung konnte nach Beta-Blockade im Vergleich zu Kontrolluntersuchungen ein zusätzlicher Anstieg des Plasma-Adrenalins nachgewiesen werden, der auf der höchsten Belastungsstufe fehlte [29, 51].

3) Unter chronischer Beta-Blockade induzierte eine (submaximale) ergometrische Belastung im Vergleich zur Kontrollergometrie nach Plazebotherapie einen zusätzlichen Anstieg von Plasma-Adrenalin und -Noradrenalin [49]. Ein solcher Mehranstieg war nur nach akuter, nicht jedoch nach chronischer Beta-Blockade nachweisbar [53]. Das Vorliegen oder Fehlen eines Katecholamin-Mehranstieges unter chronischer Beta-Blockade wurde schließlich abhängig vom Zeitintervall nach der letzten Beta-Blockerdosis gefunden [48].

4) Vergleichende Studien an mehreren Beta-Blockern zum Ausmaß der sympathischen Gegenregulation gaben partiell Hinweise auf substanzbezogene Unterschiede [14, 32, 43, 52].

Die genannten Untersuchungen wurden z. T. an gesunden Probanden [10, 14, 29, 32, 39, 43, 51], z. T. an Hypertonikern [14, 28, 36, 52, 53] durchgeführt. Es liegen jedoch Hinweise dafür vor, daß die sympathische Gegenregulation nach Beta-Blockade bei Hypertonikern und normotensiven Gesunden nicht gleichartig verläuft [3, 11, 17], und daß weiterhin eine Dissoziation der sympathoneuronalen und sympathoadrenalen Reaktion nicht ausgeschlossen werden kann [56]. Ziel der eigenen Untersuchung war es daher, die sympathische Gegenregulation bei ergometrischer Belastung unter Beta-Blockade mit Metoprolol, bzw. Penbutolol, Propranolol und Bisoprolol nach den Kriterien

- relative Belastungshöhe
- Plasma-Konzentration des Beta-Blockers

- Applikationsdauer (akut vs. chronisch) bei unterschiedlichen Beta-Blocker-Plasmaspiegeln und
- $beta_1$-selektive vs. nicht-selektive Beta-Blockade

zu analysieren und die auftretenden Veränderungen zu interpretieren.

Die Untersuchungen wurden an insgesamt 75 gesunden, normotensiven männlichen Probanden (18 – 35 Jahre) in 6 Untersuchungsreihen mittels fahrradergometrischer Belastungen durchgeführt. Gemessen wurden Herzfrequenz (EKG), Blutdruck (sphygmomanometrisch nach Riva-Rocci), Plasma-Adrenalin und -Noradrenalin (radioenzymatisch nach [7]) und Plasma-Laktat (spektrophotometrisch nach [46]).

Sympathische Gegenregulation und relative Belastungshöhe

Bei stufenweise ansteigenden Belastungen (Abb. 1) bis zur Erschöpfung der Probanden wurde auf geringen Belastungsstufen noch keine nennenswerte sympathische Gegenregulation gefunden: nach Plazebo und nach Metoprolol wurden vergleichbare Plasma-Katecholaminspiegel erreicht, die nur etwas über den Basalwerten lagen (Abb. 2).

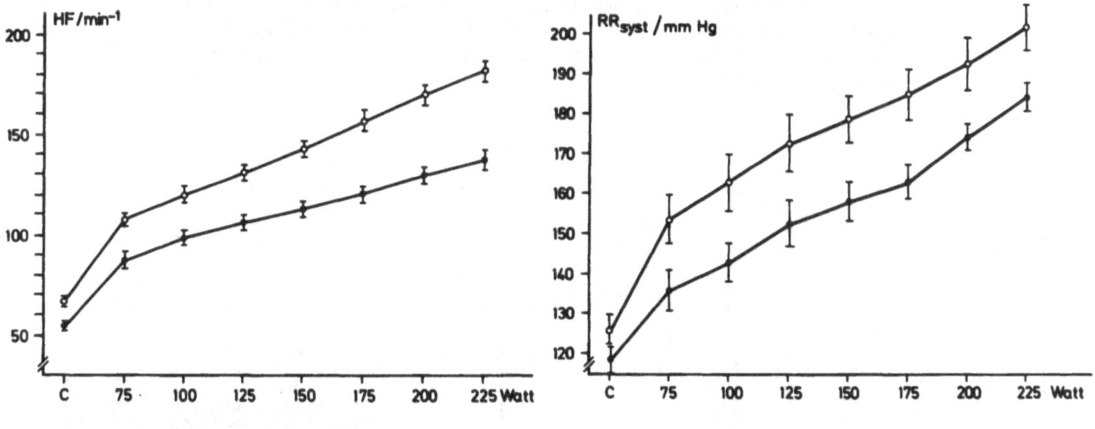

Abb. 1 Bei fahrradergometrischer Belastung (im Liegen, beginnend bei 75 Watt, 25-Watt-Stufen zu je 3 min) kommt es nach Plazebo (○ – ○) sowie nach akuter Beta-Blockade mit Metoprolol (0.6 mg/kg i. v.) (● – ●) zu einem linearen Anstieg von Herzfrequenz (HF: oben) und systolischem Blutdruck (RRsyst: unten) bis zur maximalen Belastungsstufe. Die n = 7 Probanden waren nach Plazebo bzw. nach Metoprolol (Intervall : 1 Woche) nach 225 – 275 Watt ausbelastet, d. h. erreichten unter beiden Bedingungen mindestens 225 Watt. Kriterien für die Ausbelastung waren neben der subjektiven Erschöpfung der Probanden altersadäquate Anstiege von Herzfrequenz und Blutdruck sowie von Plasma-Laktat. ($\bar{x} \pm$ SEM, C = Ausgangswerte)

Diesem Befund entspricht physiologischerseits, daß die Herzfrequenzsteigerungen bei geringen Belastungsstufen im wesentlichen auf einen Rückgang des kardialen Vagotonus, der weitgehend die Höhe der Ruheherzfrequenz bestimmt, beruhen und nicht so sehr auf Aktivierung des sympathischen Systems [5, 50]. Bei zunehmender

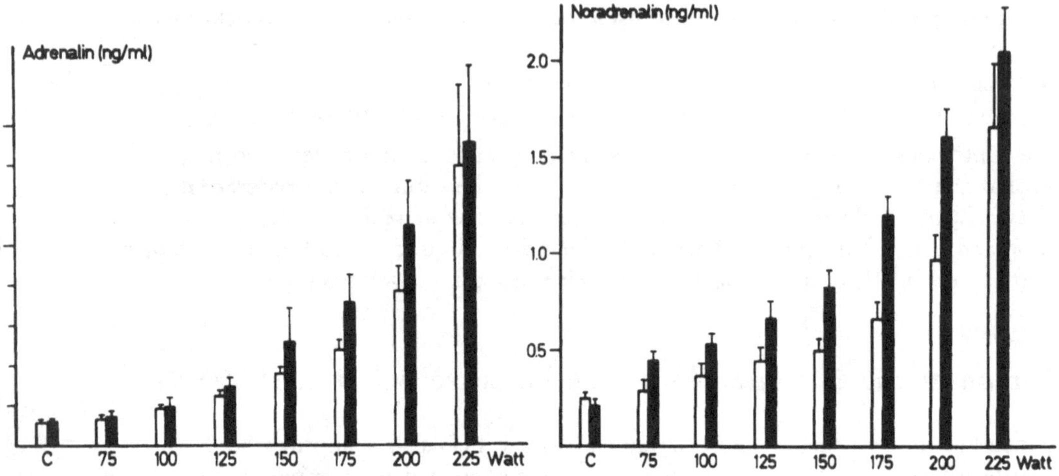

Abb. 2 Anstieg von Plasma-Adrenalin (oben) und Plasma-Noradrenalin (unten) unter ergometrischer Belastung nach Plazebo (□) bzw. nach Metoprolol (■). Der Anstieg der Plasma-Katecholamine ist unter beiden Bedingungen exponentiell und unter Beta-Blockade insbesondere bei höheren Belastungen deutlicher ausgeprägt. In Verknüpfung mit Abb. 1 (linearer Zusammenhang zwischen Wattzahl und Herzfrequenz) folgt, daß auch zwischen Belastungsherzfrequenz und Plasma-Katecholamin-Konzentration ein exponentieller Zusammenhang besteht. Untersuchungskollektiv wie in Abb. 1. (n = 7, x̄ ± SEM, C = Ausgangswerte)

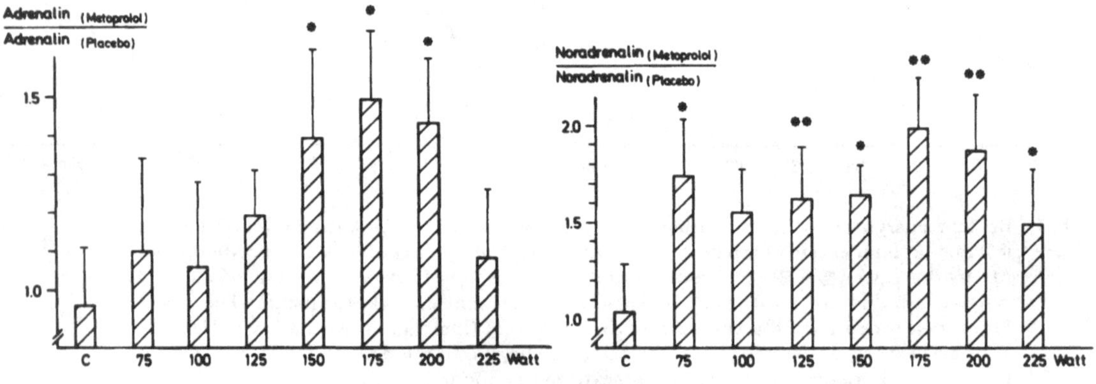

Abb. 3 Zusammenstellung der Quotienten „Plasma-Katecholamin-Konzentration nach Metoprolol / Plasma-Katecholamin-Konzentration nach Plazebo" in Abhängigkeit von der Belastungsstufe. Im Vergleich zu den Kontrollbedingungen (C) kommt es beim Adrenalin (oben) erst bei 150 Watt zu einer signifikanten Zunahme der sympathischen Gegenregulation unter Beta-Blockade. Auf der höchsten Belastungsstufe fällt das Ausmaß der sympathischen Gegenregulation wiederum ab. Beim Noradrenalin (unten) liegen ähnliche, insgesamt jedoch nicht so deutlich ausgeprägte Verhältnisse vor. Untersuchungskollektiv wie in Abb. 1. (n = 7, x̄ ± SEM) *: $p < 0.05$ versus C, **: $p < 0.01$ versus C

Tabelle 1 Die individuelle Wattstufe für das Maximum der sympathischen Gegenregulation (Adrenalin) wurde für jeden Probanden bestimmt und die auf dieser Wattstufe erreichte Herzfrequenz in Prozent der individuellen Ausbelastungsfrequenz angegeben: im Mittel 83%. Für jeden Probanden wurden sodann 83% der individuellen Maximalfrequenz berechnet, die dieser Belastungsfrequenz entsprechende Wattstufe ermittelt und das dieser Wattstufe entsprechende Ausmaß der sympathischen Gegenregulation (Adrenalin-Quotient) bestimmt. Unter den vorliegenden Bedingungen überstieg die Adrenalin-Konzentration nach Metoprolol die Adrenalin-Konzentration nach Plazebo bei 83% der individuellen Maximalfrequenz um 46%.

Probanden	Maximum von $\frac{Adrenalin_{Metoprolol}}{Adrenalin_{Plazebo}}$ wird erreicht nach:	Herzfrequenz nach Plazebo auf der Watt-Stufe von $(A_M/A_P)_{max}$:	% der HF_{max} bei Ausbelastung	83% von HF_{max}:	Wattstufe entsprechend 83% von HF_{max}:		
					Watt	HF	A_M/A_P
Nr.	(Watt)	(min^{-1})	(%)	(min^{-1})	(W)	(min^{-1})	
1	200	155	89	145	175	147	1.15
2	175	145	74	162	200	160	1.29
3	150	153	74	173	175	172	1.74
4	200	165	89	154	175	148	1.81
5	175	157	90	144	150	148	1.47
6	125	145	73	166	175	168	1.13
7	200	173	89	162	175	162	1.63
$\bar{x}$	175.0	156.0	83.0	158.0	175.0	157.9	1.46
SD	29.0	10.2	8.3	10.8	14.4	10.3	0.28
SEM	11.0	3.9	3.2	4.1	5.4	3.9	0.11

Belastungshöhe wurde eine zunehmend deutlicher werdende sympathische Gegenregulation registriert, d. h. die Katecholamin-Konzentrationen lagen jetzt unter Beta-Blockade deutlich oberhalb der Plasma-Katecholaminspiegel unter Kontrollbedingungen (Abb. 2 und 3). Eine quantitative Analyse ergab, daß sich das Maximum der sympathischen Gegenregulation unter Beta-Blockade im Mittel bei 83% der individuellen maximalen Herzfrequenz, die bei Ergometrie ohne simultane Beta-Blockade erreicht worden war, einstellte (Tab. 1, Abb. 4). Bei Belastungen, die ohne Beta-Blockade zu einer weiteren Herzfrequenzsteigerung führten, fiel die relative Katecholamin-Mehrfreisetzung unter simultaner Beta-Blockade wieder ab. Bei Ausbelastung wurden schließlich mit und ohne Beta-Blockade vergleichbare Plasma-Adrenalinspiegel gemessen. Die Plasma-Noradrenalin-Konzentration lag auf der höchsten Belastungsstufe immer noch, jedoch nicht mehr so ausgeprägt, oberhalb des Wertes nach Plazebo. Insgesamt gesehen, erfolgte durch die Beta-Blockade also eine Linksverschiebung der Beziehung „Katecholamin-Plasmakonzentration" (Y-Achse) versus „relatives Ausmaß der Belastung" (X-Achse), ohne daß bei Adrenalin eine eindeutige Änderung des Maximums nachweisbar wäre. Für klinisch-pharmakologische Untersuchungen bedeutet dieser Befund, daß Studien mit unterschiedlichem Belastungsprotokoll, z. B. maximale Belastungen (z. B. [28]: keine gesteigerte sympathische Gegenregulation nach Beta-Blockade) oder submaximale Belastungen (z. B. [11]: gesteigerte sympathische Gegenregulation nach Beta-Blockade) in ihren Aussagen nicht miteinander verglichen werden können.

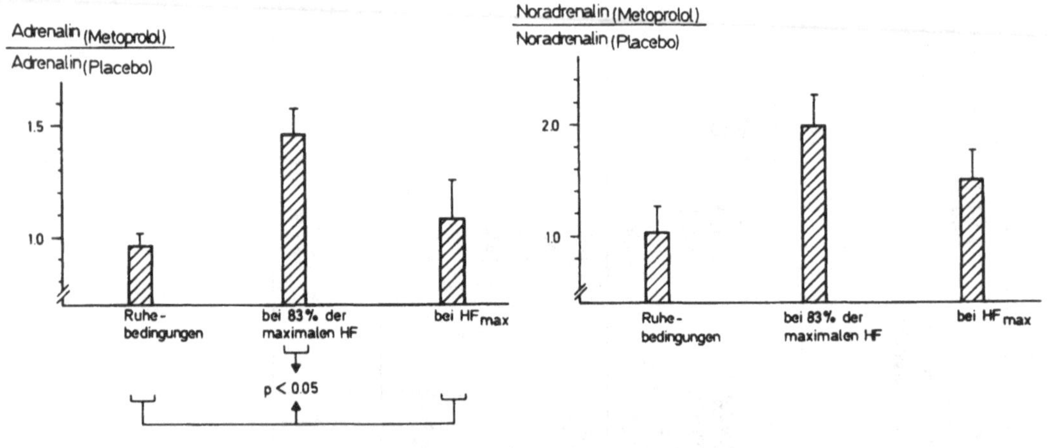

Abb. 4 Vergleich der sympathischen Gegenregulation nach Metoprolol (hier: Quotient „Katecholamine$_{\text{Beta-Blocker}}$/Katecholamine$_{\text{Plazebo}}$") für Adrenalin (oben) bzw. Noradrenalin (unten) unter Ruhebedingungen, bei einer Belastung, die zu 83% der maximal erreichbaren Herzfrequenz (HFmax) führt sowie bei einer (fast) maximalen Belastungsstufe von 225 Watt. Im Falle des Adrenalins ist die sympathische Gegenregulation bei 83% der HFmax deutlicher ausgeprägt als bei maximaler Belastung von 225 Watt. Bei 225 Watt ist wie unter Ruhebedingungen eine Änderung der sympathischen Gegenregulation nicht mehr nachweisbar. Im Falle des Noradrenalins liegen tendenziell ähnliche Verhältnisse vor; die statistische Signifikanzgrenze ($p < 0.05$) wird jedoch nicht erreicht. Untersuchungskollektiv wie in Abb. 1. ($n = 7$, $\bar{x} \pm$ SEM)

Sympathische Gegenregulation und Beta-Blocker-Plasma-Konzentration

Das Ausmaß der Zunahme der Plasma-Katecholaminspiegel bei ergometrischer Belastung unter Beta-Blockade hängt jedoch nicht nur von der relativen Belastungshöhe ab, sondern in ganz deutlichem Ausmaß auch von der instantanen Beta-Blocker-Plasma-Konzentration. Angedeutet finden sich schon in den Daten von Dimsdale et al. [10] Hinweise auf den Einfluß der Beta-Blocker-Konzentration. Am Beispiel von zwei verschiedenen galenischen Zubereitungen des Beta-Blockers Metoprolol konnte gezeigt werden, daß das Ausmaß der sympathischen Gegenregulation bei ausreichender Belastungshöhe, d. h. Belastungen von 160 Watt bis zu 6 min – dadurch wurde im untersuchten Kollektiv die anaerobe Schwelle von 4–5 mmol/l Laktat in etwa erreicht – parallel zum Beta-Blocker-Plasmaspiegel verlief (Abb. 5): unabhängig von der jeweiligen Galenik des Beta-Blockers nahmen die peripher-venösen Plasma-

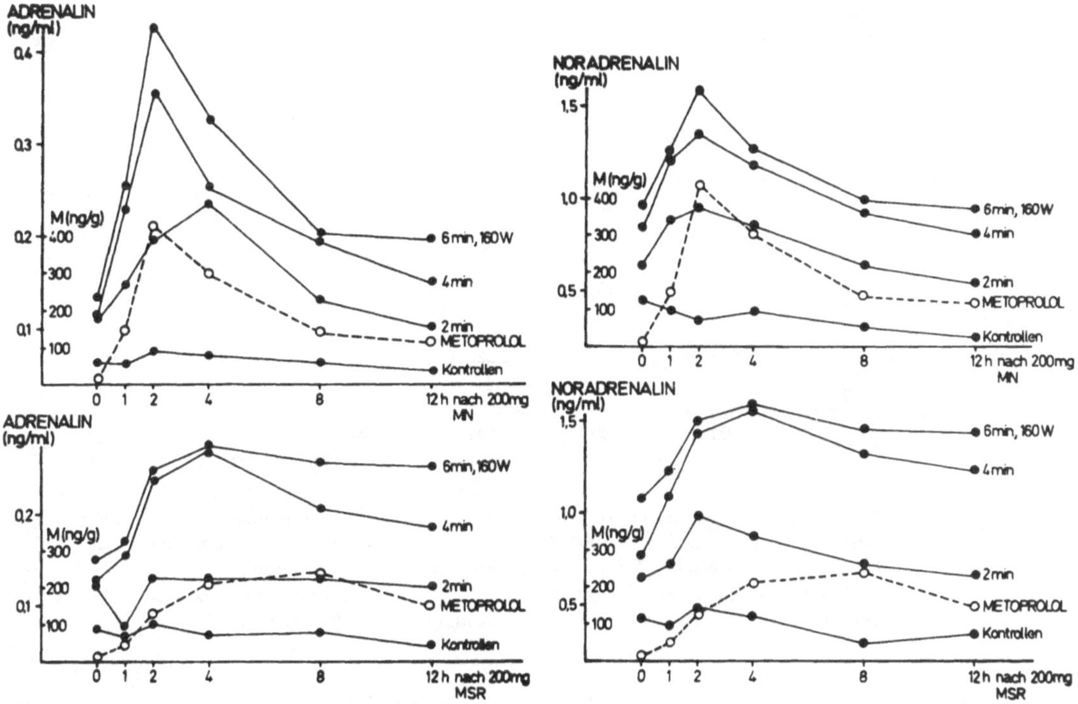

Abb. 5 Konzentration von Plasma-Adrenalin (a: links) bzw. -Noradrenalin (b: rechts) (● – ●) bei fahrradergometrischer Belastung (im Sitzen, 160 Watt) vor und zu unterschiedlichen Zeitpunkten nach Einnahme von 200 mg Metoprolol in nicht-retardierter (MN: oben) bzw. retardierter galenischer Formulierung (MSR: unten). Mit zunehmender Belastungsdauer findet sich sowohl nach der nicht-retardierten als auch nach der retardierten Metoprololform eine zunehmend deutlicher werdende Parallelität der Plasma-Adrenalin- bzw. Plasma-Noradrenalin-Konzentration (● – ●) zur instantanen Metoprolol-Konzentration (○ – – – ○). (n = 10, $\bar{x}$)

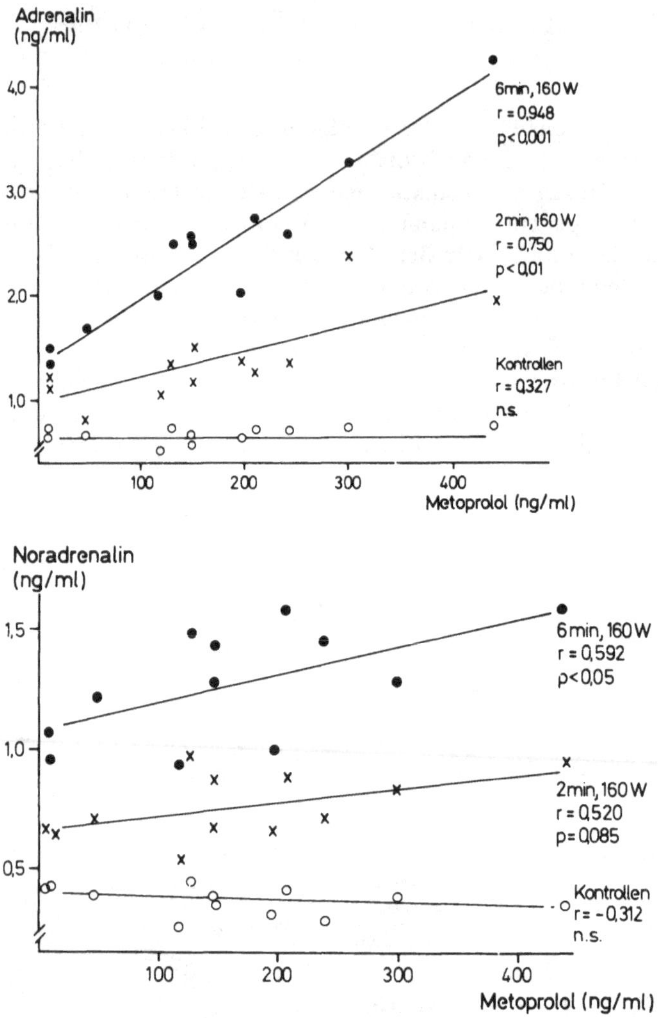

Abb. 6 Abhängigkeit des peripher-venösen Plasma-Katecholamin-Anstieges bei fahrradergometrischer Belastung (im Sitzen, 160 Watt) unter Metoprolol von der aktuellen Beta-Blocker-Konzentration: zwischen Plasma-Adrenalin (oben) bzw. -Noradrenalin (unten) und Metoprolol besteht bei konstanter Belastung ein positiv linearer Zusammenhang, wobei die Steilheit der Regressionsgeraden von der Belastungsdauer abhängt. (n = 10, $\bar{x}$)

Katecholamine bei gleichbleibender Belastungsstufe linear mit der instantanen Metoprolol-Konzentration zu (Abb. 6). Die relative Zunahme der peripher-venösen Adrenalin-Konzentration war dabei in Abhängigkeit von der instantanen Metoprolol-Konzentration ausgeprägter als die Zunahme der peripher-venösen Noradrenalin-Konzentration (Abb. 7). Die unter Belastung erreichte Herzfrequenz pro Einheit Katecholamin stand zur instantanen Metoprolol-Konzentration in negativ exponentieller Beziehung als Ausdruck eines kompetitiven Antagonismus (Abb. 8).

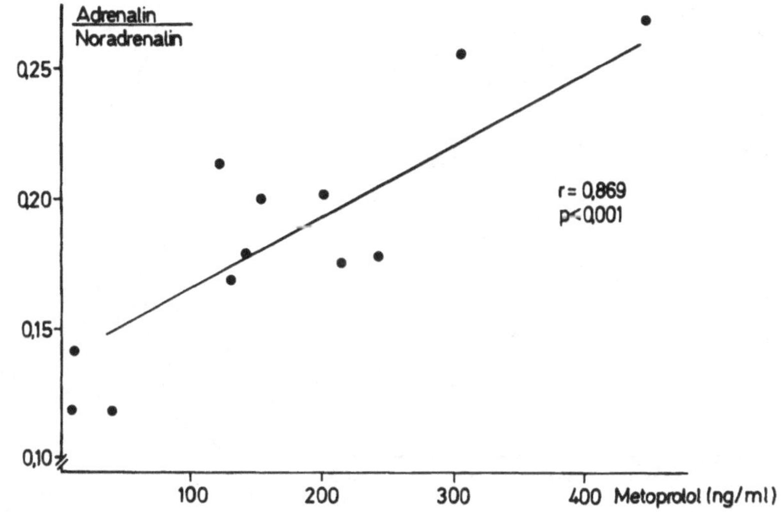

a

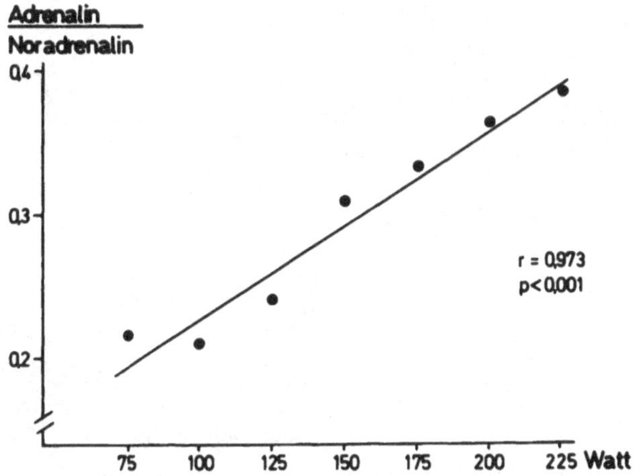

b

Abb. 7 a Korrelation des Quotienten „Plasma-Adrenalin/Plasma-Noradrenalin" bei gleichbleibender Belastung (160 Watt, 6 Minuten) mit der aktuellen Beta-Blocker-Konzentration. Mit zunehmender Metoprolol-Konzentration steigt die Adrenalin-Konzentration unter Belastung relativ stärker an als die Noradrenalin-Konzentration. ($n = 10$; $\bar{x}$)

Abb. 7 b Korrelation des Quotienten „Plasma-Adrenalin/Plasma-Noradrenalin" mit der Höhe der Belastung (ohne simultane Beta-Blockade). Mit zunehmender Belastung steigt die Adrenalin-Konzentration relativ gesehen stärker an als die Noradrenalin-Konzentration. ($n = 7$; $\bar{x}$)

Die Abhängigkeit des Ausmaßes der sympathischen Gegenregulation von der Höhe der Plasma-Konzentration des Beta-Blockers beinhaltet für den Vergleich unterschiedlicher Substanzen, daß nur äquieffektive Dosierungen miteinander verglichen werden können. Aufgrund der für alle Beta-Blocker gültigen log-proportionalen Konzentra-

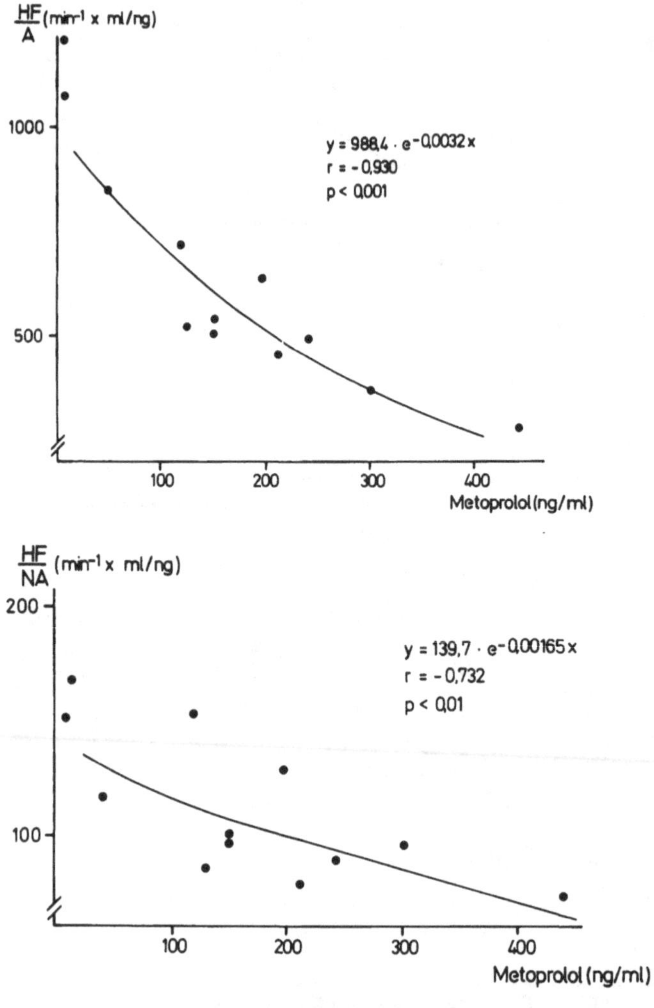

Abb. 8 Zwischen der Belastungsherzfrequenz (HF) pro Katecholamin-Konzentrationseinheit (A = Adrenalin, NA = Noradrenalin) und der aktuellen Metoprolol-Konzentration besteht ein negativer exponentieller Zusammenhang als Ausdruck einer kompetitiven Beta-Blocker-wirkung. (Ergometrie (sitzend): 160 Watt, 6 min, n = 10; $\bar{x}$)

tions-Wirkungs-Beziehung ergeben sich jedoch Schwierigkeiten im höheren Dosis- bzw. Konzentrationsbereich: hier sind größere Unterschiede in der Plasma-Konzentration mit nur geringfügigen Änderungen im Ausmaß der beta-blockierenden Wirkung verknüpft, die sich insbesondere bei einem kleinen Probandenkollektiv und Auswertung der Hemmung der belastungsinduzierten Tachykardie nur am Ende der Ergometrie dem statistischen Nachweis entziehen können. Auf diese Weise können – bezogen auf die sympathische Gegenregulation – unterschiedlich wirksame Beta-Blocker-Plasma-Konzentrationen als „äquieffektiv" miteinander verglichen werden und somit zu Fehlinterpretationen führen. Akzeptabel erscheint ein Äquieffektivitätsnachweis der Dosierung bzw. der Plasma-Konzentrationen unterschiedlicher Beta-Rezeptorenblocker daher nur dann, wenn die Position der zu erwartenden Plasma-Konzentration auf der Konzentrations-Wirkungs-Kurve in etwa bekannt ist und der beta-blockierende Effekt, z. B. Reduktion einer Belastungstachykardie, varianzanalytisch auf mehreren Belastungsstufen miteinander verglichen wurde.

Interpretation des Katecholamin-Verhaltens bei Belastung unter Beta-Blockade

Prinzipiell kommen 3 Möglichkeiten in Betracht, um die relative Zunahme der Plasma-Katecholamine bei ergometrischer Belastung unter Beta-Blockade zu erklären:
1. Änderung in der Katecholamin-Clearance [6, 13, 23],
2. Zunahme in der Katecholamin-Freisetzung als kompensatorische Maßnahme des Organismus bei Beta-Blockade [9, 16, 17, 42, 47],
3. Zunahme in der peripher-venösen Katecholamin-Konzentration unter Belastung als unspezifischer Begleiteffekt eines Beta-Blockers.

Zunahme der Konzentration der Plasma-Katecholamine nach Beta-Blockade durch Änderung der Katecholamin-Clearance

Neben einzelnen Hinweisen auf eine fehlende Modulation der Katecholamin-Clearance nach Beta-Blockade [17] liegen in der Literatur zahlreiche Befunde vor, daß die Katecholamin-Clearance, über Beta-Rezeptoren mediiert, durch Beta-Rezeptorenblokker reduziert wird [4, 6, 13, 23, 55]. Dies kann z. B. über Hemmung von $Uptake_1$ [12] passieren oder aber auch durch Blockade der Aktivität der membrangebundenen Katecholamin-O-Transferase (COMT) [55]. Durch diese Interpretation wird plausibel, warum die peripher-venösen Katecholamin-Konzentrationen bei einer ergometrischen Belastung unter Beta-Blockade weiter ansteigen als bei Ergometrien unter Kontrollbedingungen. Propranolol soll dabei die Adrenalin-Clearance selektiv stärker beeinflussen als die Noradrenalin-Clearance [23]. Die eigenen Ergebnisse, die in Abhängigkeit von der Metoprolol-Konzentration einen relativen Mehranstieg der peripher-venösen Adrenalin-Konzentration im Vergleich zur Noradrenalin-Konzentration bei sonst gleichen Bedingungen, d. h. gleicher Belastungsstufe ergaben, können dann dahingehend interpretiert werden, daß auch Metoprolol die Adrenalin-Clearance stärker beeinträchtigt als die Noradrenalin-Clearance. Dieser Befund wurde von Hjemdahl et al. [23] vermutlich deshalb nicht erhoben, weil durch die von diesen Autoren gewählten Dosierungen nur relativ niedrige Metoprolol-Konzentrationen erreicht worden sein dürften. Die Befunde von Hjemdal et al. [23] deuten jedoch darauf hin, daß die Kinetik der Plasma-Katecholamine durch verschiedene Beta-Blocker unterschiedlich beeinflußt werden kann. Ob es sich dabei um eine Besonderheit des Propranolols handelt, die Adrenalin-Clearance besonders deutlich zu reduzieren oder aber ob dieser Befund eine Folge der Nicht-Selektivität von Propranolol ist (vgl. eigene Ergebnisse der Adrenalin-Konzentration nach Ergometrie unter Propranolol im Vergleich zu Bisoprolol), kann noch nicht abschließend entschieden werden.

Für generelle Modifikationen der Katecholamin-Clearance durch Sekundäreigenschaften von Beta-Blockern könnten auch Recherchen von Man in't Veld und Schalekamp [41] sprechen, wonach sich die Höhe der peripher-venösen Katecholamin-Konzentration unter Ruhebedingungen in direkter Abhängigkeit von dem Ausmaß ihrer sympathomimetischen Eigenwirkung reduziert.

Interpretiert man die Änderung der sympathischen Gegenregulation unter Beta-Blockade als Funktion der individuellen Relativbelastung über diesen Mechanismus „Änderung in der Katecholamin-Clearance", so muß unter Beta-Blockade eine biphasische Katecholamin-Clearance angenommen werden: Abnahme der Clearance bis zu einer Belastung, die 83% der maximal erreichbaren Herzfrequenz auslöst; Zunahme der Clearance auf der dann folgenden Belastungsstufe, bis die Clearance unter Plazebo-Bedingungen wieder erreicht ist. Für Kontrollbedingungen liegen bislang noch keine Daten vor, die auf eine Änderung der Clearance in Abhängigkeit vom Ausmaß der Belastung hinweisen [19].

Zunahme der Konzentration der Plasma-Katecholamine nach Beta-Blockade durch eine Zunahme der Freisetzung

Der zweite Mechanismus geht von der vielfachen Beobachtung aus, daß die maximale Leistungsfähigkeit unter Beta-Blockade z. T. geringer ist als diejenige ohne Beta-Blockade bzw. unter Plazebo [1, 25, 33, 38, 44, 54]. Seltener wurde die gleiche maximale Leistungsfähigkeit nach Plazebo und nach Beta-Blocker gefunden [34].

Der Aspekt der reduzierten Leistungsfähigkeit unter Beta-Blockade kann von unterschiedlichen Seiten her angegangen werden:
1. über die subjektive Einschätzung der Probanden,
2. über den Vergleich von Stoffwechselparametern bei numerisch gleicher Belastung vor und nach Beta-Blockade,
3. über den Vergleich der maximalen Leistungsfähigkeit vor und nach Beta-Blockade bei unterschiedlichen, gut definierten Plasmaspiegeln eines Beta-Blockers.

1) Die meisten ($^{9}/_{10}$) Probanden gaben für die Ergometrie, die 2 Stunden nach p. o. Einnahme von 200 mg nicht-retardiertem Metoprolol, also zum Zeitpunkt der höchsten Plasma-Konzentration, stattfand, häufiger „zunehmende Ermüdung" an als für Belastungen, die 4, 8 oder 12 Stunden nach Medikation mit der gleichen Wattzahl durchgeführt waren.

2) Plasma-Laktat, ein Produkt des glykolytischen Intermediärstoffwechsels, besitzt wie die Plasma-Katecholamine eine nicht-lineare Beziehung zur Leistung, und gilt als gutes, objektives Maß der körperlichen Leistungsfähigkeit, mit dem das Ausmaß der Leistungsbreite auch durch submaximale Belastungstests abzuschätzen ist [27, 37]. Für die Beziehung „Plasma-Katecholamine versus Plasma-Laktat" fand sich ein gut definierter log-proportionaler Zusammenhang, der unabhängig vom aktuellen Leistungsstand war: bei vorgegebener Belastung fanden Leistungsunterschiede ihren Ausdruck in unterschiedlichen Positionen auf der Katecholamin-/Laktat-Kurve (Abb. 9). Der Vergleich „Ergometrie nach Beta-Blockade" mit „Ergometrie nach

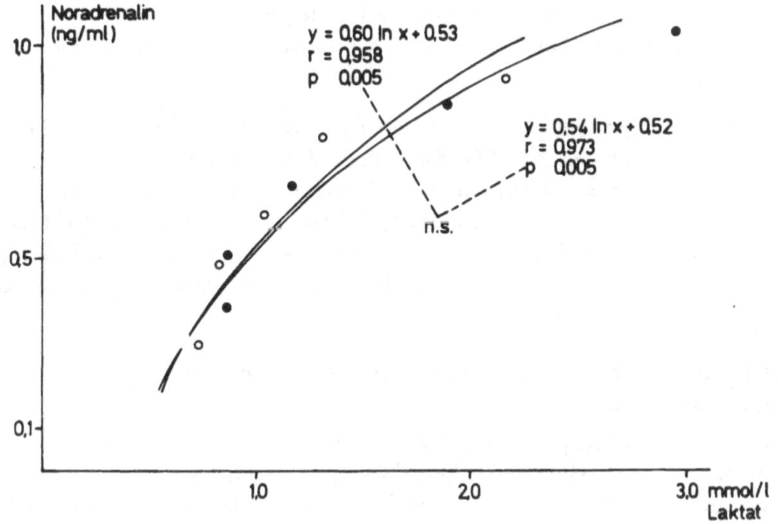

a

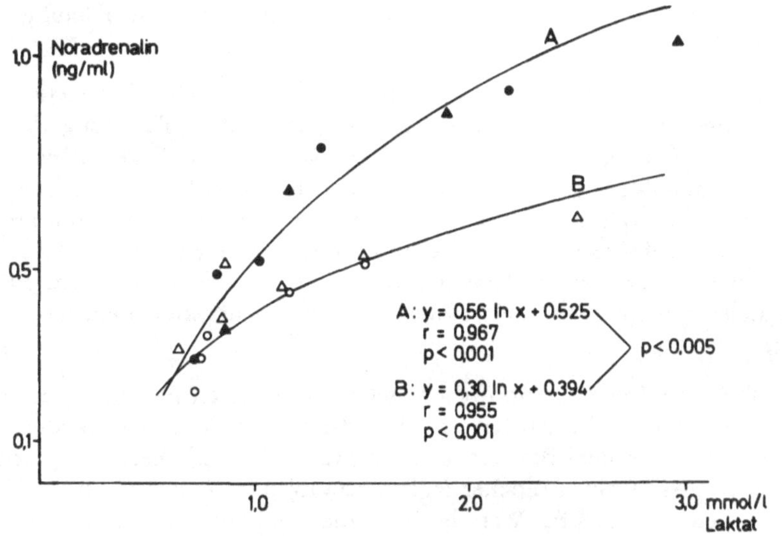

b

Abb. 9 a Zwischen Plasma-Noradrenalin und Plasma-Laktat fanden sich unter ergometrischer Belastung (Ruhewerte, 75, 100, 125, 150 Watt) log-proportionale Korrelationen. Diese Korrelationen waren für zwei Probandengruppen unterschiedlicher Leistungsfähigkeit (●: 212 ± 6 Watt, ○: 250 ± 16 Watt, $p < 0.05$) nicht voneinander verschieden. Analoge Korrelationen wurden für Plasma-Adrenalin erhoben. ($n_○ = n_● = 6$, $\bar{x}$)

Abb. 9 b Korrelation zwischen Plasma-Noradrenalin ($\bar{x}$) und Plasma-Laktat ($\bar{x}$) nach Plazebo (offene Symbole) bzw. nach Beta-Blockade mit Metoprolol (0.2 mg/kg KG i. v.) (schwarze Symbole) unter Ruhebedingungen und auf 4 Belastungsstufen (75, 100, 125, 150 Watt). Ähnliche Korrelationen wurden für Plasma-Adrenalin gefunden. ○, ●: n = 6 ($Watt_{max}$ = 212 ± 6), △, ▲: n = 6, ($Watt_{max}$ = 250 ± 16).

Plazebo" zeigte, daß sich nach Beta-Blockade bei gleicher Relativbelastung, ausgedrückt durch einen vorgegebenen Laktatwert, erhöhte Plasma-Katecholamin-Konzentrationen fanden.

Die sympathische Gegenregulation hatte also zu einer vermehrten peripheren Katecholamin-Konzentration bei gleicher Relativbelastung geführt. Eine Zuordnung der individuellen Laktatwerte auf der gleichen Belastungsstufe vor und nach Beta-Blokkade ergab in 32/48 Fällen (12 Probanden, 4 Belastungsstufen) höhere Laktatwerte nach Beta-Blockade ($p < 0.05$), d. h. nach Beta-Blockade kann auf der gleichen numerischen Belastungsstufe von einer höheren Relativbelastung ausgegangen werden.

3) Ausbelastungen vor und nach Beta-Blockade waren nach folgenden Schemata vorgenommen worden:

1. Beta-Blockade mit Metoprolol 0.2 mg/kg über 25 Minuten i. v.: in 9/23 Fällen war die maximale Belastbarkeit nach Beta-Blockade reduziert.
2. Beta-Blockade mit Metoprolol 0.6 mg/kg über 25 Minuten i. v.: in 13/18 Fällen war die maximale Belastbarkeit nach Beta-Blockade eingeschränkt.

Der Vergleich zwischen den beiden i. v.-Interventionen (Chi^2-Test) zeigte, daß die maximale Leistung nach der niedrigeren Beta-Blockerdosis weniger häufig reduziert war ($p = 0.034$).

Wenn nun aber die maximale Leistungsbreite unter Beta-Blockade eingeschränkt ist, so bedeutet dies, daß bei wattgleicher ergometrischer Belastung das relative Belastungsausmaß unter Beta-Blockade größer ist als unter Plazebo. Insofern wird eine Katecholamin-Mehrfreisetzung erklärlich. Diese Mehrfreisetzung kann sich jedoch nur bis zum Maximum der insgesamt möglichen Katecholamin-Freisetzung erstrecken, d. h., die relative Katecholamin-Mehrfreisetzung unter Beta-Blockade muß bei Überschreiten eines Belastungsoptimums – das in unserem Falle 83% der maximalen Herzfrequenz bei Ergometrie ohne Medikation induziert – wieder abnehmen.

Die oben skizzierte Interpretation beinhaltet einen weiteren Aspekt: in der Literatur findet sich wiederholt die Mitteilung, daß die maximale Leistungsfähigkeit nach einem nicht-selektiven Beta-Blocker (z. B. Propranolol) deutlicher herabgesetzt ist als nach einem $beta_1$-selektiven Blocker (z. B. Atenolol oder Metoprolol) [1, 25, 33, 38, 44, 54]. Das bedeutet, daß bei Wattgleichheit die relative Belastungshöhe nach einem nicht-selektiven Blocker höher sein muß als nach einer $beta_1$-selektiven Substanz. Insofern sollte die sympathische Gegenregulation nach nicht-selektiver Beta-Blockade deutlicher ausfallen als nach $beta_1$-selektiver Blockade.

Bei Untersuchung der genau äquieffektiv dosierten Beta-Rezeptorenblocker Propranolol (nicht-selektiv, 0.2 mg/kg i. v.) und Bisoprolol (ausgeprägte $Beta_1$-Selektivität [30, 40], 0.07 mg/kg i. v.) waren zwar nach beiden Beta-Blockern die peripher-venösen Katecholamin-Konzentrationen nach Beta-Blockade höher als nach Plazebo. Der Adrenalin-Anstieg unter Belastung nach Propranolol schien jedoch noch deutlicher zu sein ($p = 0.1$) als der Adrenalin-Anstieg nach Bisoprolol (Abb. 10).

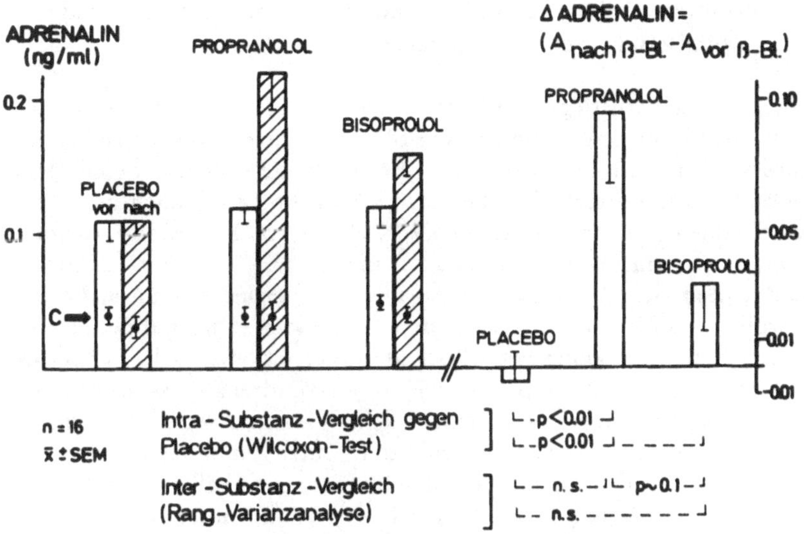

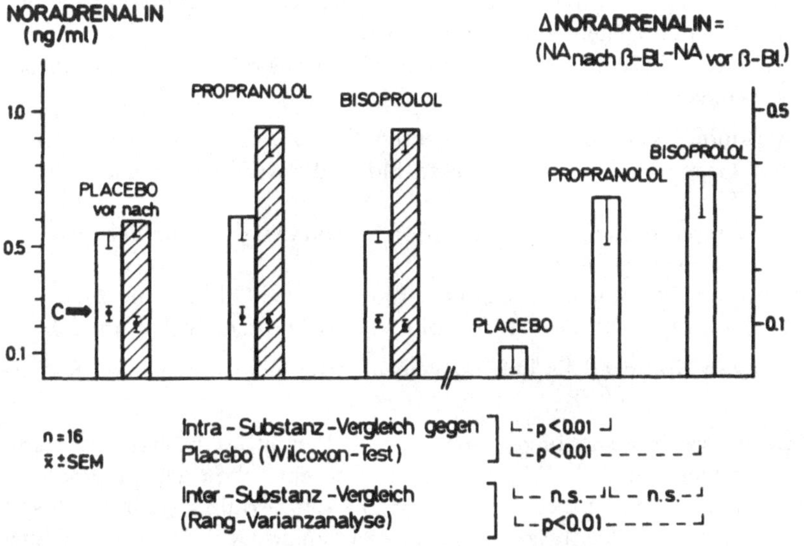

Abb. 10 Belastungsinduzierter Anstieg von Plasma-Adrenalin (oben) bzw. Plasma-Noradrenalin (unten) vor (□) und nach (▨) Beta-Blockade mit Propranolol und Bisoprolol. Im Vergleich zu Plazebo kommt es bei beiden Beta-Blockern zu einem deutlichen Mehranstieg von Adrenalin und Noradrenalin. Im Inter-Substanz-Vergleich unterscheiden sich Bisoprolol und Propranolol hinsichtlich des Adrenalin-Anstieges auf einem Niveau von $p \approx 0.1$. ($n = 16$, $\bar{x} \pm$ SEM, Ergometrie: 175 Watt)

Zunahme der Konzentration der Plasma-Katecholamine nach Beta-Blockade als unspezifischer Begleiteffekt des Beta-Blockers

Die dritte Möglichkeit, den Anstieg der peripher-venösen Katecholamin-Konzentrationen bei ergometrischer Belastung unter Beta-Blockade zu erklären, nämlich die Interpretation dieses Phänomens als einen nur unspezifischen Begleiteffekt eines Beta-Blockers, wurde dadurch überprüft, daß die Plasma-Katecholamine nach getrennter Gabe des rechtsdrehenden bzw. des linksdrehenden Isomers von Penbutolol bestimmt wurden [2]. Bei ergometrischer Belastung nach s-Penbutolol, d. h. dem beta-blockierenden Isomer [26], fand sich ein deutlicher Anstieg von Plasma-Noradrenalin und -Adrenalin im Vergleich zu Plazebo. Auf der anderen Seite kam es nach d-Penbutolol, das 3 Stunden nach Einnahme keine Beta-Blockade unter ergometrischer Belastung bewirkte, zwar nicht zu einer Änderung der Plasma-Noradrenalin-Konzentration, jedoch – im Vergleich zu Plazebo – zu einem signifikanten Anstieg des Plasma-Adrenalins, der von dem Anstieg nach s-Penbutolol nicht zu unterscheiden war (Abb. 11). d-Penbutolol übte also möglicherweise einen unterschiedlichen Einfluß auf das Verhalten von Plasma-Adrenalin und Plasma-Noradrenalin unter Belastung aus. Dieser Befund kann auf dreierlei Weise interpretiert werden:

1. Änderungen in der Plasma-Adrenalin-Konzentration sind ein empfindlicherer Indikator der sympathischen Gegenregulation als Änderungen in der Plasma-Noradrenalin-Konzentration.
2. Im vorliegenden d-Penbutolol haben Verunreinigungen, d. h. Spuren von s-Penbutolol, zur sympathischen Gegenregulation geführt.
3. Die Plasma-Adrenalin-Verschiebungen nach d-Penbutolol sind das Resultat unspezifischer Auswirkungen dieses Isomers.

1) Eine höhere Empfindlichkeit des peripher-venösen Plasma-Adrenalins als Ausdruck der sympathischen Gegenregulation unter Beta-Blockade wurde an verschiedenen Stellen gefunden, z. B.:
- im Rahmen der sympathischen Gegenregulation in Abhängigkeit von der relativen individuellen Belastung (vgl. Abb. 3),
- in Abhängigkeit vom Plasmaspiegel des Beta-Blockers (vgl. Abb. 5 und 6),
- in Abhängigkeit vom Beta-Blocker (Bisoprolol vs. Propranolol: vgl. Abb. 10):

Die Veränderungen von Noradrenalin liefen jeweils unterhalb der statistischen Signifikanzgrenze.

2) Das in den skizzierten Untersuchungen verwendete s-Penbutolol besitzt eine Enantiomerenreinheit von mehr als 99% [22]. Die Enantiomerenreinheit des d-Penbutolol wird darüber hinaus mit 99,8% angegeben [21]. Man kann also im d-Penbutolol von einem Racematanteil von 0.2% ausgehen, d. h. von einer Gesamtverunreinigung von 0,1% durch s-Penbutolol. Diese minimale Verunreinigung dürfte sicher nicht ausreichen, das Ausmaß der sympathischen Gegenregulation unter d-Penbutolol zu erklären. Die beta-blockierende Wirkung von d-Penbutolol war fahrradergometrisch im Rahmen unserer Versuche überhaupt nicht, im Rahmen eines Isoprenalintests nach der Methode von George et al. [15] auf ca. 2% der beta-blockierenden Wirkung von s-Penbutolol quantifizierbar, d. h. in vergleichbarer Größenordnung mit den Ergebnissen tierexperimenteller Untersuchungen [26, 45]. Dies dürfte zu gering sein,

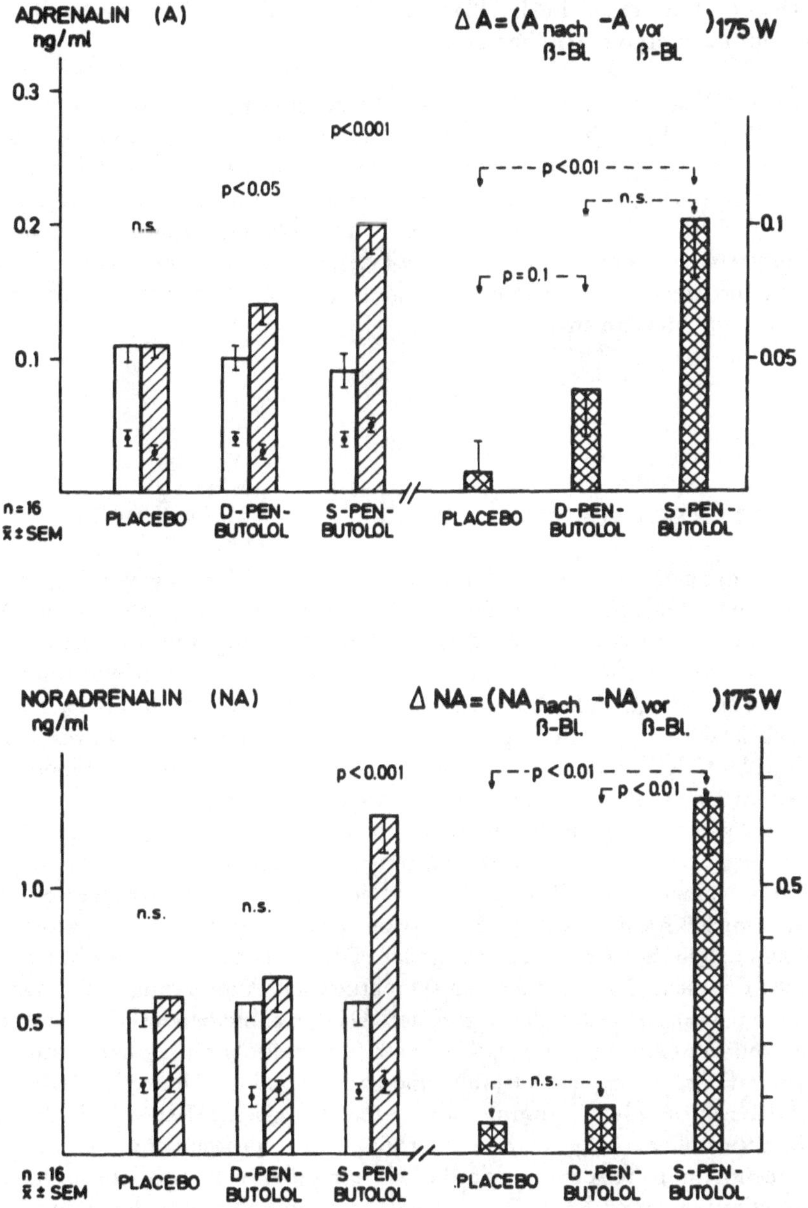

Abb. 11 Im Intra-Substanz-Vergleich (Vergleich mit den Ergebnissen der jeweiligen Leerergometrie vor Beta-Blockade) ist ein Adrenalin-Mehranstieg sowohl nach d-Penbutolol als auch nach s-Penbutolol nachweisbar. Im Inter-Substanz-Vergleich ist der Adrenalin-Mehranstieg nach s- und d-Penbutolol statistisch nicht voneinander unterscheidbar. Eine gesteigerte sympathische Gegenregulation für Noradrenalin ist im Intra- und Inter-Substanz-Vergleich nur nach dem linksdrehenden Isomer s-Penbutolol zu finden. ($n = 16$, $\bar{x} \pm$ SEM, Ergometrie: 175 Watt)

um den fehlenden Unterschied in der Plasma-Adrenalin-Konzentration zwischen d- und s-Penbutolol nach ergometrischer Belastung zu erklären.

3) Das d-Penbutolol ist zwar etwa 50 – 100 × schwächer beta-sympatholytisch wirksam als das s-Penbutolol ([26, 31, 45]; eigene Ergebnisse mittels Isoprenalintest), andererseits konnten sowohl tierexperimentell [45] als auch klinisch [18] für das d-Penbutolol negativ inotrope Wirkungen belegt werden, die in ihrer Größenordnung denjenigen nach s-Penbutolol entsprachen. Die dadurch bedingte Leistungsminderung könnte auf numerisch gleicher Belastungsstufe (Vergleich zu Plazebo) einer relativen Mehrbelastung entsprechen und insofern eine gesteigerte sympathische Gegenregulation induzieren (vgl. Mechanismus 2).

Sympathische Gegenregulation und chronische Beta-Blockade

Unter Akutbedingungen führte eine Metoprololdosis von 0.2 mg/kg vor Ergometrie zu einem relativen Mehranstieg von Plasma-Adrenalin und -Noradrenalin im Vergleich zur Kontrollergometrie. Bei Wiederholung nach vorheriger chronischer Beta-Blockade konnte dieser Befund 24 Stunden nach der letzten oralen Metoprololdosis nicht mehr erhoben werden (Abb. 12). Beim Adrenalin schien der Mehranstieg tendenziell zwar auch jetzt noch erhalten zu sein, die statistische Signifikanz wurde jedoch nicht erreicht. Nach der höheren i. v.-Dosis von Metoprolol (0.6 mg/kg) fanden sich sowohl für Adrenalin als auch für Noradrenalin auch unter chronischer Beta-Blockade relativ erhöhte Plasma-Konzentrationen bei ergometrischer Belastung (Abb. 13). Die sympathische Gegenregulation war unter chronischer Beta-Blockade mit Metoprolol also in Richtung höherer Beta-Blocker-Plasmaspiegel verschoben. Andererseits war die Konzentrations-Wirkungs-Kurve (Reduktion einer Belastungstachykardie) bei akuter und bei chronischer Beta-Blockade gleich. Die Erklärung dazu ergibt sich aus dem Umstand, daß sich das Ausmaß der sympathischen Aktivierung nicht nur aus der wechselnden Konzentration der Agonisten bei gleichbleibender Konzentration des Antagonisten herleitet, sondern daß neben der Katecholamin-Konzentration die Beta-Rezeptorendichte als zweite Variable eine entscheidende Rolle spielt. Die myokardiale Beta-Rezeptorendichte nimmt nun unter chronischer Beta-Blockade, u. a. auch mit Metoprolol zu [20]. D. h. bei erhöhter Rezeptorendichte ist nur eine geringere Katecholamin-Freisetzung erforderlich, um einen vergleichbaren sympathischen Gesamtstimulus zu erzielen. Dieser Interpretation entspricht der Befund, daß bei trainierten Probanden die Plasma-Katecholamin-Konzentration erniedrigt, die Beta-Rezeptorendichte jedoch deutlich erhöht vorgefunden wurde [35]. Andererseits ist jedoch auch nicht auszuschließen, daß sich über den gleichen Mechanismus „Zunahme der Beta-Rezeptorendichte“ unter chronischer Beta-Blockade eine Nivellierung der nach akuter Beta-Blockade verminderten Katecholamin-Clearance einstellt, d. h., daß die Katecholamin-Clearance unter chronischer Beta-Blockade allmählich wieder ansteigt.

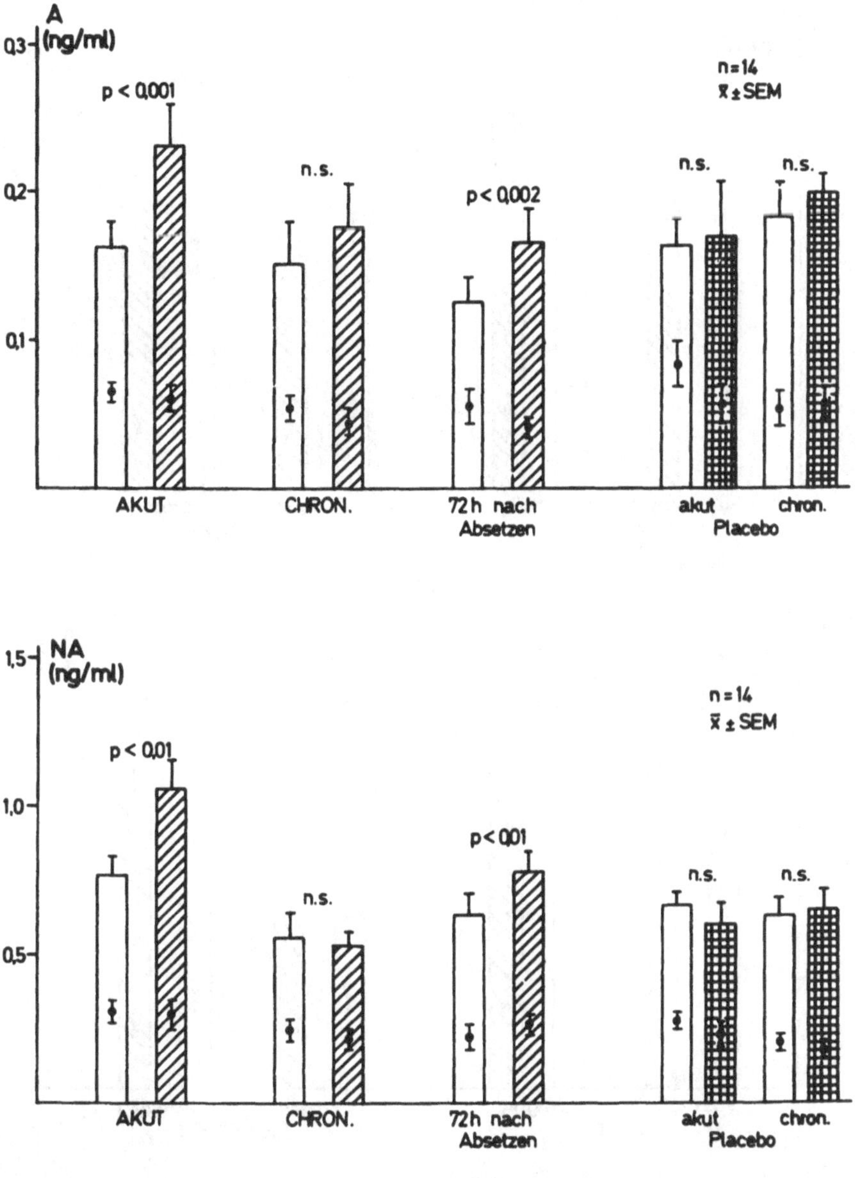

Abb. 12 Untersuchung der sympathischen Gegenregulation bei fahrradergometrischer Belastung (150 Watt, liegend) vor (□) und nach (▨) einer akuten i. v.-Applikation von Metoprolol (0.2 mg/kg) vor (= akut), – während (= chron.) und 72 Stunden nach Absetzen einer chronischen Beta-Blockade (= 6 Wochen) mit Metoprolol p. o., bzw. Plazebo: vor chronischer Beta-Blockade und im Auslaßversuch ist eine gesteigerte sympathische Gegenregulation sowohl für Adrenalin (oben) als auch für Noradrenalin (unten) nachweisbar, während unter chronischer Beta-Blockade (24 Stunden nach der letzten oralen Dosis) eine zusätzliche i. v.-Gabe von 0.2 mg/kg Metoprolol keinen zusätzlichen Mehranstieg der Plasma-Katecholamine auslöst. (n = 14, x̄ ± SEM; innerhalb der Säulen = Ruhewerte).

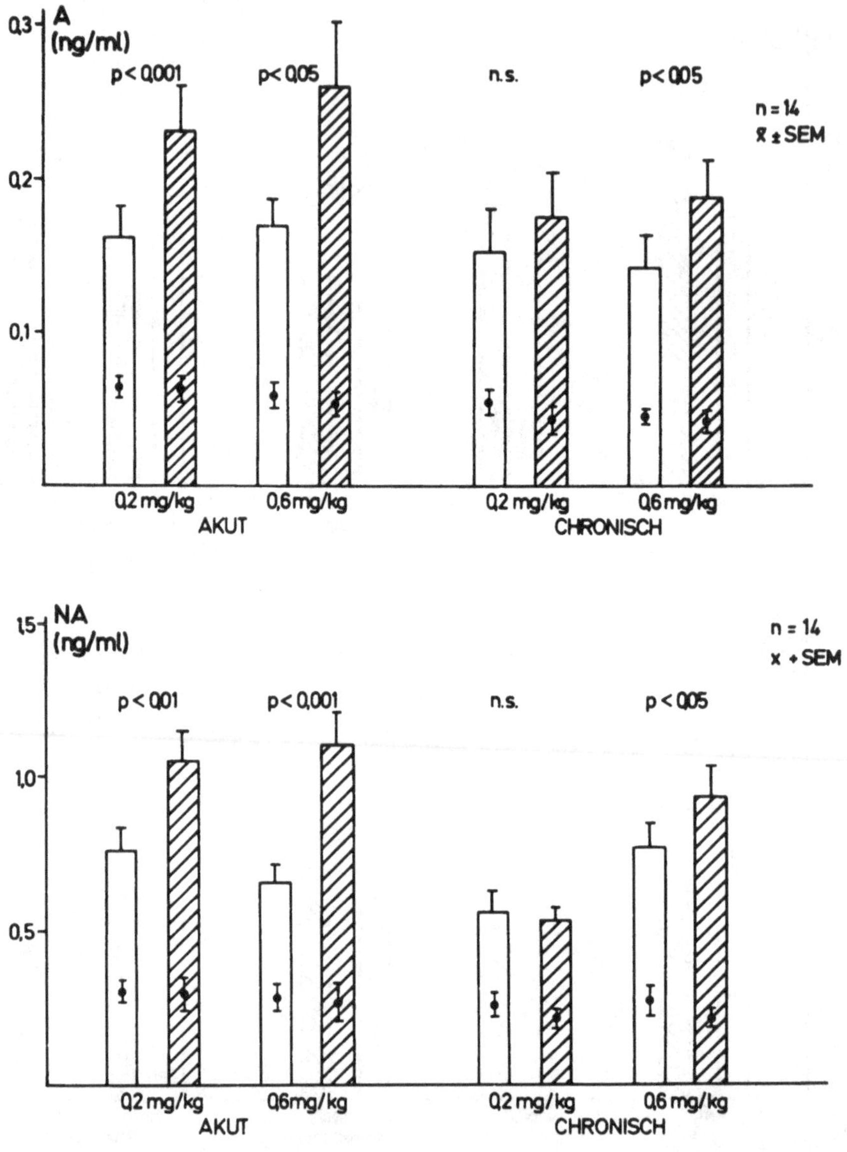

Abb. 13 Der Anstieg von Plasma-Adrenalin (oben) bzw. Plasma-Noradrenalin (unten) unter ergometrischer Belastung (150 Watt) vor (□) und nach (▨) Metoprolol i. v. vor (= akut) und während chronischer Beta-Blockade (6 Wochen) mit Metoprolol p. o. in Abhängigkeit von der verabfolgten i. v. Dosis: unter Akutbedingungen ist eine gesteigerte sympathische Gegenregulation nach beiden Beta-Blocker-Dosierungen nachweisbar, während unter der Bedingung einer chronischen Beta-Blockade (jeweils 24 Stunden nach der letzten oralen Metoprolol-Applikation) nur eine zusätzliche i. v.-Intervention in der höheren Dosierung eine signifikante sympathische Gegenregulation auslöst, d. h. die Schwelle zur sympathischen Gegenregulation ist in Richtung höherer Metoprolol-Plasmaspiegel verschoben. (n = 14, $\bar{x} \pm$ SEM; innerhalb der Säulen = Ruhewerte)

Zusammenfassung

Wesentliche Wirkungen von Beta-Rezeptorenblockern sind durch einen kompetitiven Antagonismus bestimmt. Daher ist nicht nur die Kenntnis der Konzentrationen der Antagonisten (Beta-Blocker), sondern auch die Kenntnis von Faktoren, die die Konzentration der Agonisten (Katecholamine) beeinflussen, von potentieller klinischer Bedeutung.

An insgesamt 75 gesunden Probanden wurde in 6 Untersuchungsreihen die sympathische Gegenregulation (Anstieg von Plasma-Adrenalin und Plasma-Noradrenalin) bei fahrradergometrischer Belastung unter Beta-Blockade mit Metoprolol (4 Serien) sowie Penbutolol (1 Serie) und Propranolol vs. Bisoprolol (1 Serie) nach folgenden Kriterien untersucht:
1) relative Belastungshöhe,
2) Plasma-Konzentration des Beta-Blockers,
3) akute vs. chronische Beta-Blockade und
4) $beta_1$-selektive vs. nicht-selektive Beta-Blockade.

Im Vergleich zu Kontrolluntersuchungen fiel die sympathische Gegenregulation bei ergometrischer Belastung unter Beta-Blockade betonter aus. Im wesentlichen konnten 3 Aspekte isoliert werden, die das Ausmaß der sympathischen Gegenregulation bestimmten:
1) Relative Belastungshöhe: das Maximum der sympathischen Gegenregulation nach Beta-Blockade war bei 83% der maximalen Herzfrequenz (Kontrollergometrien) erreicht. Bei darüber hinausgehenden Belastungen nahm das Ausmaß der sympathischen Gegenregulation wieder ab.
2) Plasma-Konzentration des Beta-Blockers: das Ausmaß der sympathischen Gegenregulation korrelierte linear mit dem instantanen Beta-Blocker-Plasmaspiegel. Der Anstieg von Adrenalin war dabei relativ höher als der Anstieg von Noradrenalin.
3) Unter chronischer Beta-Blockade wurde eine Zunahme der sympathischen Gegenregulation erst bei höheren Beta-Blocker-Konzentrationen erreicht als nach akuter Beta-Blockade.

Mögliche Mechanismen, die die Zunahme der sympathischen Gegenregulation nach Beta-Blockade ganz oder teilweise erklären können, sind
1) Änderungen in der Katecholamin-Clearance unter Beta-Blockade,
2) eine relative Mehrfreisetzung von Plasma-Katecholaminen bei Belastung unter Beta-Blockade und
3) unspezifische Nebenwirkungen eines Beta-Blockers, die z. B. über das d-Isomer vermittelt werden könnten.

Literatur

[1] Anderson, R. L., J. H. Wilmore, M. J. Joyner, et al.: Effects of cardioselective and nonselective beta-adrenergic blockade on the performance of highly trained runners. Am J. Cardiology 55 (1985) 149 D – 154 D.

[2] Ariens, E. J.: Stereochemistry, a basis for sophisticated nonsense in pharmacokinetics and clinical pharmacology. Eur. J. Clin. Pharmacology 26 (1984) 663 – 668.

[3] Barontini, M. B., C. A. Feldstein, M. I. Armando, et al.: Sympathetic nervous system response to graded exercise: effects of β-blockade. Hypertension **3** (Suppl. II) (1981) 155 – 160.

[4] Best, J. D., J. B. Halter: Release and clearance rates of epinephrine in man: importance of arterial measurements. J. Clin. Endocrinol. Metab. **55** (1982) 263 – 268.

[5] Christensen, N. J., H. Galbo: Sympathetic nervous activity during exercise. Ann. Rev. Physiol. **45** (1983) 139 – 153.

[6] Cryer, P. E., R. A. Rizza, M. W. Haymond, et al.: Epinephrine and norephinephrine are cleared through beta-adrenergic, but not alpha-adrenergic, mechanisms in man. Metabolism, **29** (Suppl. 1) (1980) 1114 – 1118.

[7] Da Prada, M., G. Zürcher: Simultaneous radioenzymetic determination of plasma and tissue adrenaline, noradrenaline and dopamine within femtomole range. Life Science **19** (1976) 1161 – 1174.

[8] Deacon, S. P., A. Karunayake, D. Barnetti: Acebutolol, atenolol and propranolol and metabolic responses to acute hypoglycaemia in diabetes. Br. Med. J. **2** (1977) 1255 – 1257.

[9] Delius, W., A. Wirtzfeld, P. Dominiak, et al.: Hämodynamik und Plasmakatecholamine unter Beta-Blockade bei Postinfarkt-Patienten. In: Neue Aspekte der medikamentösen Behandlung des Herzinfaktes (F. Gross Hg.) S. 27 – 34. Verlag Hans Huber. Bern Stuttgart Wien 1979.

[10] Dimsdale, J. E., L. H. Hartley, J. Ruskin, et al.: Effect of beta blockade on plasma catecholamine levels during psychological and exercise stress. Am. J. Cardiol. **54** (1984) 182 – 185.

[11] Dominiak, P., H. Grobecker: Elevated plasma catecholamines in young hypertensive and hyperkinetic patients: effect of pindolol. Br. J. Clin. Pharmacol. **13** (Suppl.) (1982) 381 S – 390 S.

[12] Eisenfeld, A. J., J. Axelrod, L. Krakoff: Inhibition of the extraneuronal accumulation and metabolism of norepinephrine by adrenergic blocking agents. J. Pharmacol. Exp. Ther. **156** (1967) 107 – 113.

[13] Esler, M., G. Jackman, P.Leonard, et al.: Effect of propranolol on noradrenaline kinetics in patients with essential hypertension. Br. J. Clin. Pharmacol. **12** (1981) 375 – 380.

[14] Franz, I. W., F. W. Lohmann, G. Koch: Differential effects of long-term cardioselective and nonselective beta-receptor blockade on plasma catecholamines during and after physical exercise in hypertensive patients. J. Cardiovasc. Pharmacol. **2** (1980) 35 – 44.

[15] George, C. F., M. E. Conolly, T. Tenyvesi, et al.: Intravenously administered isoproterenol sulfate dose-response curves in man. Arch. Int. Med. **130** (1972) 361 – 364.

[16] Gierlichs, H. W., G. Planz, R. Planz, et al.: Der Einfluß des β-Rezeptorenblockers Propranolol (Dociton) auf die Katecholaminkonzentration im Plasma von Hypertonikern. Verh. dtsch. Ges. Inn. Med. **82** (1976) 1316 – 1318.

[17] Grobecker, H., G. Planz, G. Wiethold, et al.: Spezifische und unspezifische Wirkungen von β-Sympatholytika am Menschen. Klin. Wochenschr. **54** (1976) 783 – 788.

[18] Grube, E., H. Herzog, B. Lüderitz: Beeinflussung myokardialer Funktionsparameter durch L- und D-Penbutolol, eine echokardiographische, placebo-kontrollierte Doppelblindstudie. Z. Kardiol. **74** (1985) 99 – 105.

[19] Hagberg, J. M., R. C. Hickson, J. A. McLane, et al.: Disappearance of norepinephrine from the circulation following strenous exercise. J. Appl. Physiol. **47** (1979) 1311 – 1314.

[20] Hedberg, A., F. C. Kempf, M. E. Josephson, et al.: Coexistence of $beta_1$- and $beta_2$-adrenergic receptors in the human heart: effects of treatment with receptor antagonists. J. Pharmacol. Exp. Ther. **234** (1985) 561 – 568.

[21] Hein, F.: Bestimmung der Enantiomereneinheit von R-(+)-Penbutolol. Forschungsbericht. Hoechst AG, 1983.

[22] Hein, F., R. Wesser: Chromatographische Racemattrennung von Penbutolol zur Bestimmung der Enantiomereneinheit des Betapressins®, Forschungsbericht. Hoechst AG, 1981.

[23] Hjelmdahl, P., T. Akerstedt, T Pollare, et al.: Influence of beta-adrenoceptor blockade by metoprolol and propranolol on plasma concentrations and effects of noradrenaline and adrenaline during i. v. infusions. Acta Physiol. Scand. **515** (Suppl.) (1983) 45 – 53.

[24] Irving, M. H., B. J. Britton, W. G. Wood, et al.: Effects of beta-adrenergic blockade on plasma catecholamines in exercise. Nature **248** (1974) 531–533.

[25] Kaiser, P., B. Hylander, K. Eliasson, et al.: Effect of β_1-selective and nonselective beta-blockade on blood pressure relative to physical performance in man with systemic hypertension. Am. J. Cardiol. **55** (1985) 79 D – 84 D.

[26] Kaiser, J.: Untersuchungen zur Spezifität der Wirkungen von Penbutolol und Propranolol unter Berücksichtigung der optischen Isomeren. (The specificity of action of penbutolol and propranolol and their optical isomers.) Arzneimittelforsch. **30** (1980) 427–432.

[27] Karlsson, J.: Metabolic adaptions to exercise: a review of potential β-adrenoceptor antagonist effects. Am. J. Cardiol. **55** (1985) 48 D – 58 D.

[28] Katori, R., M. Tashi, M. Ohno, et al.: Effects of long use of a beta-blocker, carteolol, on exercise hemodynamics in hypertensives. Jpn. Circ. J. **49** (1985) 52–60.

[29] Kindermann, W., W. M. Schmitt, G. Biro, et al.: Metabolismus und hormonelles Verhalten bei Körperarbeit unter akuter β_1-Sympathikolyse. Z. Kardiol. **70** (1981) 406–412.

[30] Klockow, M., H. E. Greiner, A. Haase, et al.: Studies on the receptor profile of bisoprolol. Drug Res. **36** (1986) 197–200.

[31] Kober, G., W. Schulz, H. J. Hermann, et al.: Ausmaß der β-blockierenden Wirkung von s- und r-Penbutolol im Arbeitsversuch. Extent of β-blocking action of S- and R-penbutolol during exercise testing. Z. Kardiol. **71** (1982) 289–294.

[32] Koch, G., I. W. Franz, A. Gubba, et al.: Beta-adrenoceptor blockade and physical activity: cardiovascular and metabolic aspects. Acta Med. Scand. **672** (Suppl.) (1983) 55–62.

[33] Laustiola, K., A. Uusitalo, T. Koivula: Divergent effects of atenolol, practolol and propranolol on the peripheral metabolic changes induced by dynamic exercise in healthy men. Eur. J. Clin. Pharmacol. **25** (1983) 293–297.

[34] Leenen, F. H., C. H. Coenen, M. Zonderland, et al.: Effects of cardioselective and nonselective β-blockade on dynamic exercise performance in mildly hypertensive men. Clin. Pharmacol. Ther. **28** (1980) 12–21.

[35] Lehmann, M., R. Kapp, U. Spoeri, et al.: Zum Verhalten der freien Plasmakatecholamine Dopamin, Noradrenalin und Adrenalin bei kardialer und peripher-muskulärer Ausbelastung. (Plasma dopamine, noradrenaline and adrenaline response during cardiac and peripheralmuscular exhaustion.) Int. Arch. Occup. Environ. Health **52** (1983) 301–314.

[36] Lijnen, P. J., A. K. Amery, R. H. Fagard, et al.: The effects of β-adrenoceptor blockade on renin, angiotensin, aldosterone and catecholamines at rest and during exercise. Br. J. Clin. Pharmacol. **7** (1979) 175–181.

[37] Löllgen, H.: Kardiopulmonale Funktionsdiagnostik. Documenta Geigy S. 186–188. Ciby-Geigy GmbH Wehr/Baden 1983.

[38] Lundborg, P., H. Astroem, C. Bengtsson, et al.: Effect of beta-adrenoceptor blockade on exercise performance and metabolism. Clin. Science **61** (1981) 299–305.

[39] Lütold, B. E., F. R. Bühler, M. da Prada: Dynamik von Plasmakatecholaminen und β-Adenozeptor Funktionen. Schweiz Med. Wochenschr. **106** (1976) 1735–1738.

[40] Manalan, A. S., H. R. Besch, A. M. Watanabe: Characterization of (^{3}H) ± Carazolol binding to β-adrenergic receptors. Circulat Res. **49** (1981) 326–336.

[41] Man in't Veld, A. J., M. A. D. H. Schalekamp: Effects of ten different β-adrenoceptor antagonists on haemodynamics, plasma renin activity, and plasma norepinephrine in hypertension: the key role of vascular resistance changes in relation to partial agonist activity. J. Cardiovasc. Pharmacol. **5** (1983) S. 30–45.

[42] Mäurer, W., A. Schömig, F. Kaden: Blutkatecholaminspiegel unter Beta-Blockade. In: Beta-Blockade 1977 (W. Mäurer, A. Schömig. R Dietz, P. R. Lichtlen Hg.) S. 50. Thieme Verlag. Stuttgart 1978.

[43] McLeod, A. A., J. E. Brown, C. Kuhn, et al.: Differentiation of hemodynamic, humoral and metabolic responses to $beta_1$- and $beta_2$-adrenergic stimulation in man using atenolol and propranolol. Circulation **67** (1983) 1076–1084.

[44] McLeod, A. A., W. E. Kraus, R. S. Williams: Effect of β_1-selective and nonselective β-adrenoceptor blockade during exercise conditioning in healthy adults. Am. J. Cardiol. **53** (1984) 1656–1661.

[45] Neuser, G.: Betasympatholytische Aktivität, Kardioselektivität, intrinsische Aktivität und pharmakodynamische Wirkdauer von (–) und (+) Penbutolol. Dissertation. Med. Fakultät der Universität Düsseldorf 1982.

[46] Noll, F.: L–(+) Lactat. Bestimmung mit LDH, GPT und NAD. In: Methoden der enzymatischen Analyse, Bd. 2 (H. U. Bergemeyer Hg.) S. 1521. Verlag Chemie. Weinheim 1974.

[47] Philipp, T. H., U. Cordes, A. Distler: Sympathikusaktivierbarkeit und blutdrucksenkende Wirkung einer β-Rezeptorenblockade bei essentieller Hypertonie. Dtsch. Med. Wochenschr. **102** (1977) 569–574.

[48] Planz, G., R. Planz: Dissociation between duration of plasma catecholamine and blood pressure responses to β-adrenergic blockade in normotensive subjects during physical exercise. Eur. J. Clin. Pharmacol. **19** (1981) 83–88.

[49] Rahn, K. H., W. Gierlichs, G. Planz, et al.: Studies on the effects of propranolol on plasma catecholamine levels in patients with essential hypertension. Eur. J. Clin. Investigation **8** (1978) 143–148.

[50] Robinson, B. F., S. E. Epstein, C. D. Beiser, et al.: Control of the heart rate by the autonomic nervous system: studies in man between baro-receptor mechanisms and exercise. Circulat Res. **19** (1966) 400–411.

[51] Sheehan, M. W., H. L. Brammell, D. L. Sable, et al.: Effects of β-adrenergic blockade on circulating catecholamines and dopamine-beta-hydroxylase activity during exercise in normal subjects. Am. Heart. J. **105** (1983) 777–782.

[52] Virtanen, K., J. J. Jaenne, M. H. Frick: Response of blood pressure and plasma norepinephrine to propranolol, metoprolol and clonidine during isometric and dynamic exercise in hypertensive patients. Eur. J. Clin. Pharmacol. **21** (1982) 275–279.

[53] Watson, R. D. S., B. M. Eriksson, C. A. Hamilton, et al.: Effects of chronic β-adenoceptor antagonisms on plasma catecholamines and blood pressure in hypertension. J. Cardiovasc. Pharmacol. **2** (1980) 725–738.

[54] Wilmore, J. H., G. A. Ewy, B. J. Freund, et al.: Cardiorespiratory alterations consequent to endurance exercise training during chronic β-adrenergic blockade with atenolol and propranolol. Am. J. Cardiol. **55** (1985) 142 D–148 D.

[55] Wrenn, S., C. Homey, E. Haber: Evidence for the β-adrenergic receptor regulation of membrane bound catechol-o-methyltransferase activity in myocardium. J. Biol. Chem. **254** (1979) 5708–5712.

[56] Young, J. B., R. M. Rosa, L. Landsberg: Dissociation of sympathetic nervous system and adrenal medullary responses. Am. J. Physiol. **247** (1984) E 35–E 40.

Die aktuelle Beta-Blocker-Therapie der koronaren Herzkrankheit

F. Dienstl

Abstract

Beta-blocker therapy is established in the treatment of coronary heart disease. The majority of patients, however, does not respond to beta-blocking agents alone, but beta-blockers do prevent recurring events after acute myocardial infarction.

The application of these drugs seems to be effective in the early phase of acute myocardial infarction if there is a high sympathetic drive. There might be a chance to suppress maligne arryhthmias during the first 24 hours.

Beta-blocking agents combined with nitrates and/or calcium channel inhibitors are in most cases the preferential method of treatment.

Das adrenerge System mit seinem neutralen und humoralen Anteil ist ein lebenswichtiges System zur Regulation der Organperfusion. Es liegt daher nahe, daß der Sympathikus mit seiner raschen Bereitschaft zu reagieren und durch die enge Koppelung an psychisch emotionelle Vorgänge das durch Atherosklerose bereits minderperfundierte Herz gefährdet. Ist das Gewebe durch die arteriosklerotische Gefäßverengung in einen marginalen Bereich der Sauerstoffversorgung hineingedrängt, kann ein hoher plötzlicher Sympathikustonus durch Vasokonstriktion und durch Steigerung des peripheren Widerstandes das Herz dramatisch gefährden.

In diesem Zusammenhang sei auf den Umstand hingewiesen, daß Erkrankungen vielfach Störungen von Regelsystemen sind und man heute nicht nur eine Ursache und eine Wirkung im klassischen Sinne einer monokausalen Pathogenese zu sehen hat. Allzu brüskes Eingreifen in diese Prozesse kann daher mehr schaden als nützen. Je wirksamer und gezielter Medikamente wirken, umso behutsamer müssen sie in diesen komplexen Systemen angewandt werden.

Bei der koronaren Herzerkrankung haben wir es mit vielen chronischen und akuten Prozessen zu tun und müssen diese Komplexität immer bedenken, wenn die klinische Wirklichkeit von den theoretischen Vorstellungen stark abweicht.

Seit fast einem Vierteljahrhundert stehen uns die sogenannten adrenergen Beta-Blocker zur Verfügung. Schon in den Anfängen ihrer pharmakologischen Entwicklung hat Black [1] auch gedacht, daß vor allem auch die Angina pectoris in ihrem Mißverhältnis von Sauerstoffverbrauch und Zufuhr von der Minderung des Sauerstoffverbrauches durch Beta-Blocker profitieren wird.

Mittlerweile haben die Beta-Blocker ganz andere, zum Teil größere Indikationsgebiete erobert, und ihr Einsatz zur Behandlung der Angina pectoris ist nicht mehr so universell, wie man ursprünglich vermutet hatte.

Die große Renaissance der Nitrate in den *siebziger Jahren* und vor allem die stürmische Entwicklung der sogenannten Kalzium-Antagonisten hat die Beta-Blocker etwas in den Hintergrund gedrängt.

Heute stehen uns zahlreiche Substanzen zur Verfügung, die zwar alle adrenerge Beta-Rezeptoren blockieren, aber neben einer mehr oder weniger starken sympathikomimetischen Eigenwirkung auch im niedrigen Dosisbereich eine verschieden starke Wirkung auf $Beta_1$-Rezeptoren ausüben. Daneben unterscheiden sich die jeweiligen Substanzen auch in der membranstabilisierenden Wirkung (Tabellen 1, 2, 3). Diese Unterschiede haben nur zum Teil eine differentialtherapeutische Bedeutung.

Nun sind auch die heutigen pathophysiologischen Vorstellungen über die koronare Herzkrankheit weitaus komplexer geworden, als sie zu Beginn der *sechziger Jahre* noch waren. Diese neuen Gesichtspunkte beziehen sich vor allem auf die Rolle der Homöostase zwischen Endothel und Thrombozyten, auf die Kenntnis vasospastischer Prozesse, die heute für das Koronarsystem nicht mehr geleugnet werden, und schließlich auf die Kollateraldurchblutung, die für die Gefährdung des Myokards am einzelnen Individuum, gemeinsam mit der Gefäßarchitektur, eine große Rolle spielt.

Die Behandlung der koronaren Herzerkrankung wird in jeder Manifestation diese komplexen Zusammenhänge berücksichtigen müssen, und therapeutische Eingriffe werden verschiedene Systeme beeinflussen.

Im Laufe der letzten Jahre haben sich einige Hauptindikationen für die adrenergen Beta-Rezeptorenblocker entwickelt. Diese sind:

Tabelle 1 Beta-Blocker mit ISA

	ISA	MSA	Lipophile	HWZ Std.
Practolol (nicht im H.)	+ +	–	±	5 – 12
Acebutolol (Prent)	+	+	+	2 – 10
Celiprolol (Selectol)	+ +	–	–	3 – 4
Cetamolol (Betacor)	+ +			
Epanolol (nicht im H.)	+ +	–	–	
Carteolol (Endark)	+ + +	–		5 – 7
Oxprenolol (Trasicor)	+ +	+	+ +	1 – 2
Alprenolol (Aptin)	+ +	+	+ + +	1 – 2
Pindolol (Visken)	+ + +	±	+	3 – 4
Mepindolol (Corindolan)	+ + +			4
Toliprolol (Doberol)	+	±	+	
Nifenalol (Inpea)	+			
Bunitrolol (Stresson)	+ +	±	+	2 – 7
Bopindolol (Sandonorm)	+	±		4 – 14

1. Die Belastungsangina;
2. die sekundäre Prävention nach Myokardinfarkt;
3. der frische Myokardinfarkt mit hoher Katecholaminfreisetzung (hohes Druck-Frequenz-Produkt);
4. ventrikuläre Arrhythmien in der Frühphase des Myokardinfarktes.

Bei der *Behandlung der Angina pectoris* hat grundsätzlich das Konzept der Verminderung der Herzfrequenz und der myokardialen Kontraktilität seine Gültigkeit. Es ist aber nicht ausgeschlossen, daß man mit diesen therapeutischen Maßnahmen auch nachteilige Effekte (Abb. 1) setzt. Das Überwiegen der stimulierten Alpha-Rezeptoren kann sowohl im Großkreislaufwiderstand als auch im Koronargefäßwiderstand den therapeutischen Effekt erheblich reduzieren.

Im Grunde genommen reduzieren alle Beta-Blocker in einem gewissen Maße die Anfälle von Angina pectoris. Man kann aber kaum behaupten, daß bei allen Patienten durch Beta-Blocker auch alle Schmerzattacken zum Verschwinden gebracht werden. Am ehesten wird die meistens durch einen erhöhten Sympathikustonus ausgelöste

Tabelle 2 Beta-Blocker ohne ISA

	ISA	MSA	Lipophilie	HWZ Std.
Atenolol (Tenormin)	–	–	–	6–9
Metoprolol (Beloc, Lopresor)	–	±	±	3–4
Tolamolol	–	±		3–6
Timolol (Temersin, Blocadren)	–	–	+	4–5
Sotalol (Sotalex, Sotacor)	–	–	–	5–12
Propranolol (Dociton, Inderal)	–	++	+++	3–6
Nadolol (Solgol)	–	–	–	17–24
Bupranolol (Betadrenal)	–	+	+	1–3
Butidrine (Betabloc)	–			
Bunolol	–	–		5–6
Penbutolol (Betapressin)	–	+	+++	24–26
Metipranolol (Disorat)	–	–		3

Tabelle 3 $Beta_2$-Blocker

	ISA	MSA	Lipophilie	HWZ Std.
ICI 118 551 (ICI				

Alpha- und Beta-Blocker

	ISA	MSA	Lipophilie	HWZ Std.
Labetalol (Trandate)	±	±	±	4–5

↓ Herzfrequenz
Koronargefäßwiderstand ↑
↓ Sauerstoffverbrauch
Arterieller Widerstand ↑

Abb. 1 Therapeutisches Dilemma der Beta-Blocker-Therapie.

Belastungsangina beeinflußt. Aber auch hier ist der Erfolg nicht so regelmäßig, da die beta-blockierende Substanz keine totale Antagonisierung der Rezeptoren bewirkt, sondern immer noch infolge der bloß kompetitiven Wirkung Rezeptoren unblockiert bleiben. Dennoch konnte neben anderen Autoren Taylor [2] zeigen, daß eine relativ gute Dosis-Wirkungsbeziehung zwischen Beta-Blockade und der tolerierten Zeit am Laufband besteht (Abb. 2).

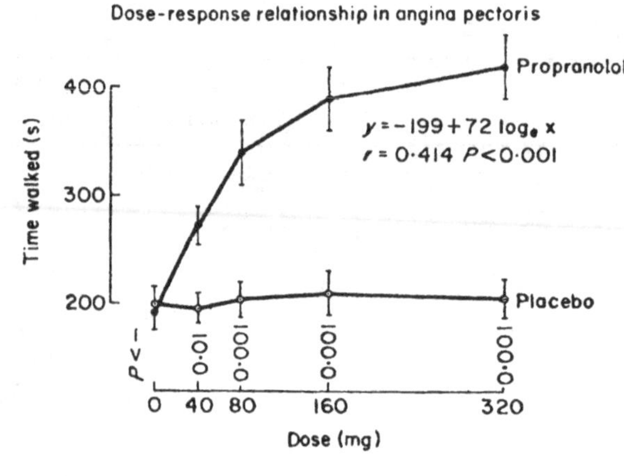

Abb. 2 Dosis-Wirkungsbeziehung bei Anwendung verschiedener Dosen von Propranolol bei Patienten mit Angina pectoris mit koronarer Herzkrankheit, die angiographisch gesichert ist [2].

Es hat den Anschein, daß der wesentliche hämodynamische Effekt der Beta-Blocker die Reduktion der Herzfrequenz ist, während der negativ inotrope Effekt wesentlich weniger ins Gewicht fällt.

Eine weitere, kaum mehr in Zweifel zu ziehende Indikation für die adrenergen Beta-Rezeptoren ist die *Sekundärprophylaxe beim frischen Myokardinfarkt*. Eine Reihe von sorgfältigen Großversuchen hat dies zeigen können, wenn es auch immer wieder Einwände gegen einzelne Details dieser Studien gegeben hat. Bei Zusammenschau aller Ergebnisse kann den Beta-Blockern eine günstige Wirkung in der Reduktion von Rezidivinfarkten, plötzlichen Todesfällen, nicht abgesprochen werden.

Unbeantwortet ist hingegen noch die Frage, ob jeder derzeit im Handel befindliche Beta-Blocker diesen Präventiveffekt besitzt und worauf dieser Effekt überhaupt beruht. Wenn nämlich die Hypothese stimmen würde, daß vor allem Beta-Blocker mit einer membranstabilisierenden Wirkung maligne Rhythmusstörungen verhindern können, dann wären jene Beta-Blocker ohne eine solche membranstabilisierende Eigenschaft wirkungslos. Wir wissen aber, daß zum Beispiel das bei solchen Großversuchen eingesetzte Metoprolol eine sehr bescheidene membranstabilisierende Wirkung besitzt. Dasselbe gilt auch für Timolol, nicht aber für Propranolol.

Eine wesentliche Frage, die gerade bei Langzeitanwendung von Beta-Blockern nicht beantwortet ist, ist die Frage nach dem Vor- oder Nachteil einer gleichzeitigen *intrinsischen sympathikomimetischen Aktivität.*

Theoretisch könnte man sich vorstellen, daß Beta-Blocker mit ISA (Intrinsic Sympathicomimetic Activity) durch Stimulation der $Beta_2$-Rezeptoren weniger den peripheren Widerstand erhöhen. Der Grad der Erhöhung des arteriellen Widerstandes, sowohl in Ruhe als auch während Belastung, scheint indirekt mit der Stärke der ISA zu korrelieren.

Relativ wenig ist über den Einfluß von *chronischer Beta-Blocker-Therapie* in der sekundären Prävention auf Fettstoffwechsel und andere atherogene Faktoren bekannt, die möglicherweise auch durch diese Substanzen beeinflußt werden können.

Von besonderem Interesse ist seit Beginn der Beta-Blocker-Therapie die Frage gewesen, ob sich der sicher ungünstige hohe Sympathikustonus in der *Frühphase des Myokardinfarktes* so beeinflussen läßt, daß der Patient tatsächlich daraus profitiert. Eine Reihe von Doppelblindversuchen wurden zur Beantwortung dieser Frage durchgeführt. So haben wir uns an der Internationalen Arbeitsgruppe zur Untersuchung der Frage, ob eine frühe Verwendung von Timolol beim frischen Myokardinfarkt einen Nutzen bringen könnte, beteiligt [3].

Im Doppelblindverfahren wurden 144 randomisierte Patienten mit Timolol bzw. Placebo behandelt. Eine gründliche biochemische und vektorkardiographische Analyse des Verlaufes in den ersten 24 Stunden wurde durchgeführt.

Die Ergebnisse sprechen für die Anwendung eines Beta-Rezeptorenblockers beim frischen Myokardinfarkt. Die eigene Erfahrung mit Beta-Blockern bei Infarktpatienten zeigt aber, daß man vor allem jene Patienten behandeln soll, die ein hohes Druck-Frequenz-Produkt in den ersten 24 Stunden aufweisen: hier sollte mit einer Substanz interveniert werden, die eine kurze Halbwertszeit besitzt, da bei Eintreten von Schmerzfreiheit und bei kleineren Infarkten der Blutdruck durch die Ruhigstellung des Patienten spontan abfallen kann. Diese Hypotension kann sich im weiteren Verlauf ungünstig auswirken, wenn sie durch Beta-Blocker noch verstärkt wird.

Bei den eben erwähnten Indikationen haben die Beta-Blocker schon einen festen Platz in der Therapie. Sie sind bei Patienten mit hohem Sympathikustonus heute sicher die wirksamsten Substanzen. Ihre Bedeutung hat überdies durch den Umstand zugenommen, daß sie in vielen Fällen wirksam mit Nitraten und bestimmten Kalziumantagonisten kombiniert werden können.

Zusammenfassung

Die Beta-Blocker-Therapie hat heute einen festen Platz in der Pharmakotherapie der koronaren Herzkrankheit. Die Erwartung, daß die Substanz bei der Mehrheit der Patienten mit Angina pectoris allein wirksam ist, hat sich nicht erfüllt. Hingegen ist bei einigen Beta-Blockern eine günstige Wirkung bei der sekundären Prävention gegen plötzlichen Herztod nach Myokardinfarkt nachgewiesen.

Die Anwendung spezieller Formen von Beta-Rezeptorenblockern beim frischen Myokardinfarkt scheint nur dann sinnvoll, wenn in den ersten Stunden ein hoher Sympathikustonus besteht. In dieser Phase ist es auch möglich, daß die Neigung zu malignen Rhythmusstörungen unterdrückt werden kann.

Somit stellen die Beta-Blocker gemeinsam mit Nitraten und Kalzium-Antagonisten das heutige Rüstzeug in der medizinischen Behandlung der koronaren Herzkrankheit dar.

Literatur

[1] Black, J. W., J. S. Stephenson: Pharmacology of a new adrenergic beta-receptor blocking compound (Nethalide). Lancet **2** (1962) 311.

[2] Taylor, S. H.: Beta blockers in angina: some knowns and unknowns. Eur. Heart J. **6** (Suppl. F) (1985) 55–62.

[3] The International Collaborative Study Group: Reduction of infarct size with the early use of Timolol in acute myocardial infarction. N. Engl. J. Med. **310** (1984) 9–15.

Einfluß von Beta-Rezeptorenblockern auf Koronargefäße

W. Rafflenbeul, C. Berger, P. Lichtlen

Abstract

Selective and non-selective beta-receptor blockade unmasks a potent sympathetic vasoconstriction on both epicardial and precapillary coronary arteries. This counter-regulatory vasoconstriction of precapillary resistance vessels limits the increase of coronary blood flow following sympathetic stimulation of the heart and consequently increases myocardial oxygen extraction.

In patients with coronary artery disease, sympathetic stimulation with dynamic or isometric exercise increases the severity of coronary artery obstructions. By this mechanism the threshold for myocardial ischemia might be attenuated. First results indicate, that beta-receptor blockade is capable to prevent sympathetic vasoconstriction in coronary artery stenoses.

Die Koronararterien werden sowohl sympathisch als auch parasympathisch innerviert. Dabei reichen die Nervenendigungen nicht nur bis zu den großen, epikardialen Koronararterien, sondern sind besonders dicht im Bereich der präkapillaren Arteriolen („Widerstandsgefäße") und können damit direkt den vorwiegend metabolisch kontrollierten Koronarwiderstand mit beeinflussen. Mit histochemischen Techniken wurde der Verlauf von vagalen und sympathischen Nervenfasern durch die Adventitia der Koronargefäße bis in die Nähe der glatten Gefäßmuskulatur nachgewiesen.

Stimulation parasympathischer Nerven zum Herzen führt zur Koronardilatation, unabhängig von der parasympathischen Wirkung auf die Reizleitung (Bradykardie), Myokardkontraktilität (negative Inotropie) oder Myokardmetabolismus. Die parasympathische Koronardilatation kann durch Acetylcholin imitiert werden und ist durch Atropin blockierbar.

Stimulation sympathischer Nerven zum Herzen führt zu einer Tachykardie, Kontraktilitätssteigerung und einen Anstieg des Aortendruckes. Parallel dazu kommt es zu einer erheblichen Zunahme des koronaren Blutflusses. Ist diese Zunahme des koronaren Blutflusses Folge einer primären, über den Sympathikus vermittelten Koronardilatation oder sekundär Ausdruck des vermehrten myokardialen Sauerstoffbedarfs infolge der Aktivierung myokardialer Beta$_1$-Rezeptoren?

Am intakten Herzen kann diese Frage nicht ohne weiteres gelöst werden, da der Einfluß einer sympathischen Aktivierung auf die Koronararterien immer einhergeht mit dem Katecholamin-induzierten Effekt auf das Myokard selbst und die Schrittmacherfunktion. Erst durch den Einsatz von Beta-Rezeptorenblockern werden die positiv inotropen und chronotropen Wirkungen einer Sympathikusstimulation zumindest abgeschwächt und der direkte Einfluß sympathischer Stimulation auf die Koronararterien tritt in den Vordergrund.

Unter Beta-Rezeptorenblockade ist eine deutliche, wahrscheinlich über die koronaren Alpha-Rezeptoren vermittelte Vasokonstriktion nachzuweisen, und zwar hauptsächlich auf der Ebene der Widerstandsgefäße mit Abnahme des Koronarflusses [5] und Zunahme der arteriovenösen Sauerstoffdifferenz [9]. Aber es konnte auch eine Abnahme der Durchmesser epikardialer Koronararterien beobachtet werden [8]. Dabei ist nach eigenen Untersuchungen (Abb. 1) das Ausmaß der Vasokonstriktion offensichtlich sowohl vom Ausgangsdurchmesser der epikardialen Koronararterien als auch von der intravenös verabreichten Dosis des Beta-Rezeptorenblockers Propra-

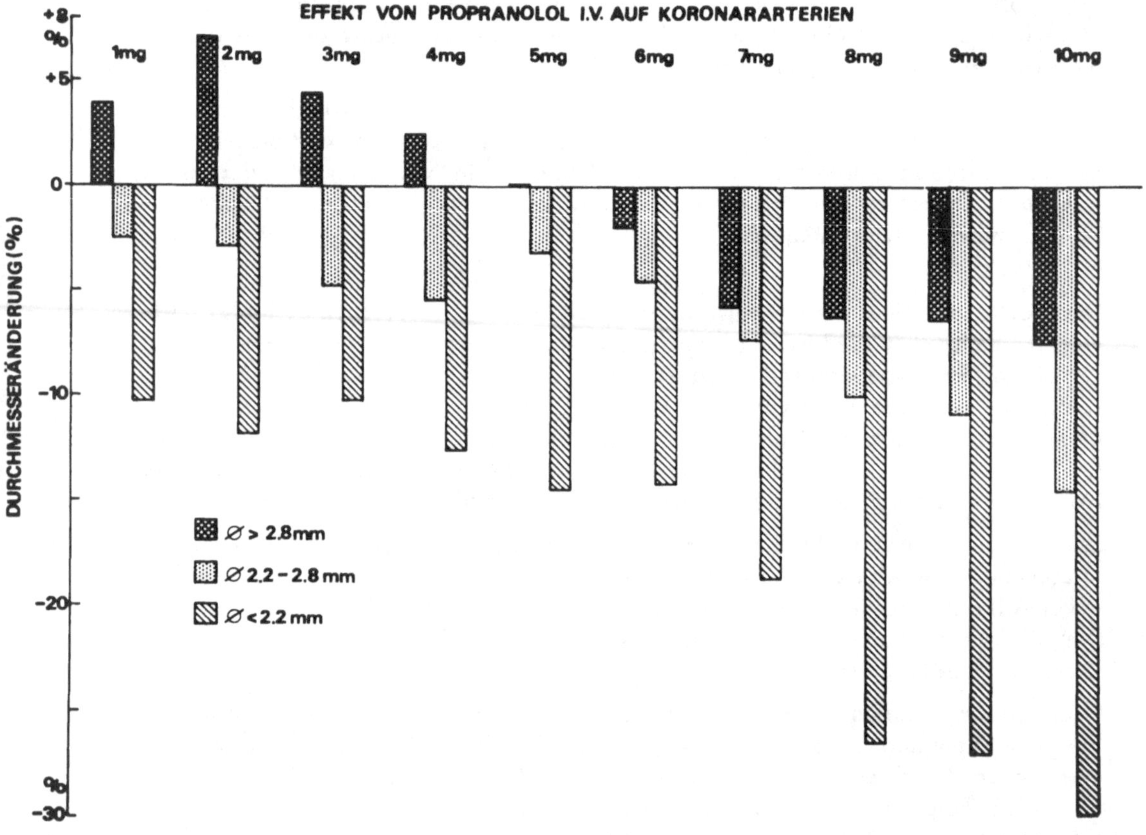

Abb. 1 Einfluß von intravenös verabreichtem Propranolol auf die Durchmesser epikardialer Koronararterien im Koronarangiogramm. Computerassistierte quantitative Messungen an n = 30 Koronarsegmenten mit unterschiedlichem Ausgangsdurchmesser. Die Messungen wurden jeweils 3 min nach Gabe von 1 mg, 2 mg ... bis 10 mg Propranolol intravenös wiederholt, so daß die Abszisse sowohl den Einfluß steigender Dosen als auch den Zeitverlauf bis 30 min repräsentiert. Auf der Ordinate sind die prozentualen Durchmesseränderungen gegenüber dem Ausgangswert (0) angegeben.

nolol abhängig. Besonders ausgeprägt ist die Durchmesserabnahme in kleineren (<2,2 mm) Koronarien nach Gabe einer systemisch wirksamen Dosis (0,1 mg/kg Körpergewicht).

Gleichzeitig mit der Reduzierung des myokardialen Metabolismus werden durch die Gabe von Beta-Rezeptorenblockern allerdings auch die *koronaren* Beta-Rezeptoren blockiert, so daß die beobachtete koronare Vasokonstriktion Folge der Blockade einer durch Beta-Rezeptoren vermittelten Vasodilatation sein kann. Das setzt allerdings voraus, daß koronare Beta-Rezeptoren durch den Sympathikus überhaupt aktiviert werden können. Obwohl es wenig Zweifel gibt, daß koronare Beta-Rezeptoren *pharmakologisch*, z. B. durch Isoproterenol-Infusion, stimuliert werden können, führt die direkte sympathische Stimulation (oder intrakoronare Applikation von Noradrenalin) nach Blockade der $Beta_1$-Rezeptoren mit dem selektiven $Beta_1$-Rezeptorenblocker Practolol nicht zu einer Koronardilatation. Es muß also davon ausgegangen werden, daß nur eine geringfügige funktionelle *sympathische* Innervation koronarer Beta-Rezeptoren besteht. Einschränkend sei betont, daß diese Schlußfolgerung nur gilt, wenn es sich bei den koronaren Beta-Rezeptoren vorwiegend um $Beta_2$-Rezeptoren handelt, da gleichzeitig mit der vorausgegangenen Blockade der myokardialen $Beta_1$-Rezeptoren auch die koronaren $Beta_1$-Rezeptoren ausgeschaltet werden. Aber bereits eine geringe Anzahl von $Beta_1$-Rezeptoren wäre physiologisch viel bedeutsamer als viele $Beta_2$-Rezeptoren, da der sympathische Neurotransmitter Noradrenalin zu einer ausgeprägten Aktivierung von $Beta_1$-Rezeptoren führt.

Am intakten Herzen mit normalen Koronararterien bleibt die entscheidende Frage: Inwieweit ist die über den Sympathikus vermittelte und unter Beta-Blockade demaskierte koronare Vasokonstriktion in der Lage, mit der metabolisch induzierten Vasodilatation zu „konkurrieren", d. h., den koronaren Blutfluß zu modulieren?

Zur Beantwortung eignen sich Studien mit Messung des Sauerstoff-Partialdruckes im Koronarsinus unter verschiedenen Bedingungen. Eine Abnahme des Sauerstoffpartialdruckes im Koronarsinus reflektiert ein Mißverhältnis zwischen myokardialem Sauerstoffbedarf und koronarem Blutfluß, d. h. in aller Regel, daß der Koronarfluß nicht proportional zum myokardialen Sauerstoffverbrauch ansteigt.

Feigl [2] zeigte, daß nach Stimulation des Ganglion stellatum trotz Anstieg des Koronarflusses (und Abnahme des koronaren Widerstandes) der Sauerstoffpartialdruck im Koronarsinus abfällt. Auch nach vorheriger Gabe eines nicht-selektiven Beta-Blockers (Propranolol) führt die Stimulation des Ganglion stellatum noch zu einer Abnahme des Sauerstoffpartialdruckes im Koronarsinus. Erst die gleichzeitige Gabe eines Alpha-Rezeptorenblockers (Dibozane) und eines Beta-Rezeptorenblockers (Propranolol) verhindert den Abfall des Sauerstoffpartialdruckes nach Stimulation als Ausdruck eines proportionalen Anstieges von myokardialem Sauerstoffverbrauch und Koronarfluß.

Diese Experimente beweisen, daß eine sympathische, über Alpha-Rezeptoren vermittelte koronare Vasokonstriktion durchaus mit der alleinigen metabolischen Kontrolle des Koronarflusses konkurrieren kann. Nach den Berechnungen von Mohrman und Feigl [6] wird der unter Sympathikusstimulation notwendige Anstieg des Koronarflusses um etwa 30% durch die alpha-adrenerge Vasokonstriktion reduziert. Damit muß die myokardiale Sauerstoff-Extraktion steigen und der Sauerstoffpartialdruck im Koronarsinus sinken. Obwohl also unter sympathischer Aktivierung der Koronarfluß steigt, wächst er nicht im gleichen Maße, wie es der Sauerstoffmehrbedarf des Herzens voraussetzen würde.

Durch die alpha-adrenerg vermittelte Widerstandserhöhung im Bereich der präkapillären Koronargefäße ist also eine beträchtliche Beeinflussung des Koronarflusses möglich. Demgegenüber spielt die alpha-adrenerg ausgelöste Vasokonstriktion der *epikardialen* Koronararterien eine untergeordnete Rolle. Obwohl nach Sympathikus-Stimulation eine Durchmesserabnahme der großen epikardialen Koronararterien zu sehen ist, liegt die Widerstandszunahme in diesen Gefäßen bei nur etwa 60% der Zunahme des gesamten koronaren Widerstandes [5]. Dies unterstreicht nochmals die ausschlaggebende Bedeutung der sympathischen Vasokonstriktion auf präkapillärem Niveau bei im übrigen normalen, nicht eingeengten Koronararterien.

Ganz anders ist die Situation bei Patienten mit Koronarsklerose, wenn die großen, epikardial gelegenen Koronararterien höhergradig stenosiert sind. Dann verschiebt sich der hauptsächliche koronare Widerstand von der Ebene der präkapillären Sphincteren in den Bereich der epikardialen Stenose. Die präkapillaren Widerstandsgefäße sind dabei in Abhängigkeit vom stenosebedingten Abfall des Koronarflusses mehr oder weniger vollständig kompensatorisch dilatiert, um den metabolisch geforderten Koronarfluß zu garantieren (Koronarreserve). In vielen, vor allem exzentrisch gelegenen Koronarstenosen kann deren Widerstand durch Kontraktion oder Relaxation der intakten glatten Gefäßmuskulatur im noch gesunden Wandsegment variabel sein (Konzept der „dynamischen“ Koronarstenose [7]). Wenn dabei noch berücksichtigt wird, daß der Druckabfall über die Stenose *exponentiell* mit der Abnahme der kleinsten Durchtrittsfläche innerhalb der Stenose steigt (Abb. 2), wird deutlich, daß in höhergradigen Koronarstenosen bereits geringfügige Schwankungen des Vasomotorentonus zu erheblichen Änderungen im poststenotischen Fluß führen müssen. Über diesen Mechanismus kann auch der z. B. durch körperliche Anstrengung aktivierte Sympathikus den Stenosegrad beeinflussen und damit die Schwelle einer belastungsinduzierten Myokardischämie.

Zur Aufklärung der Sympathikuswirkung auf Koronarstenosen sind Studien mit Koronarfluß- und/oder transmyokardialen Sauerstoffmessungen allein nicht geeignet, da in diese Parameter auch der Tonus der präkapillären Sphincteren eine Rolle spielt. Nur durch direkte quantitative Messung der Durchmesser in epikardialen Stenosen vor und nach sympathischer Stimulation sind Änderungen an dieser entscheidenden Komponente des Koronarwiderstandes abzulesen. Bei der Interpretation solcher quantitativer Messungen ist zu berücksichtigen, daß insbesondere in höhergradigen (> 75%) Koronarstenosen die nahe Grenze der Auflösung der zur Koronarographie verwendeten Röntgeneinrichtungen eine beträchtliche Fehlerquelle darstellt.

Sowohl unter isometrischer Belastung durch „handgrip“ [1] (Tab. 1) als auch unter dynamischer Ergometerbelastung [3] (Abb. 3) wurde quantitativ eine Abnahme der engsten Durchtrittsfläche in Stenosen um −29% bis −35% gefunden, die jeweils nach Gabe von Nitroglycerin in eine meßbare Stenosedilatation (+12% bis +32%) umgekehrt werden konnte.

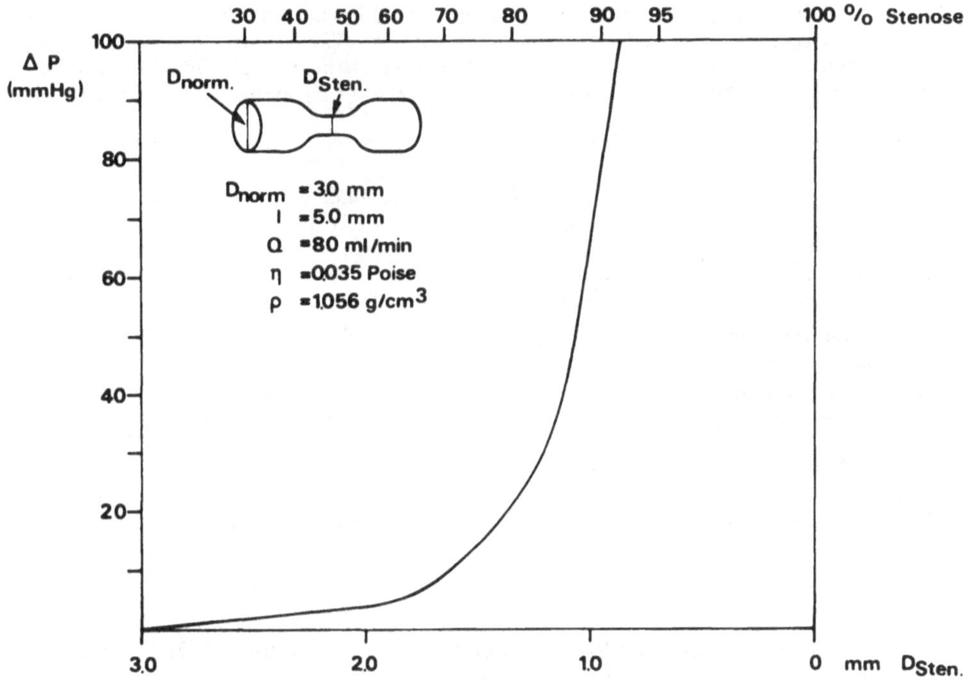

$$\Delta P = \Delta P_S + \Delta P_C + \Delta P_E$$

$$\Delta P = \frac{8\eta\, l}{\left[\frac{D_{norm}}{2}\right]^4} Q \left(\frac{A_1}{A_2}\right)^2 + \frac{4.8\eta}{\left[\frac{D_{norm}}{2}\right]^3} Q \left(\frac{A_1}{A_2}\right)^{3/2} + \frac{\rho}{\left[\frac{D_{norm}}{2}\right]^2} Q \left(\frac{A_1}{A_2}\right)^2$$

Abb. 2 Schematische Darstellung der Beziehung zwischen dem Schweregrad einer Koronarstenose (untere Abszisse = engster Stenosedurchmesser; obere Abszisse = berechneter Stenosegrad) und dem Druckgradienten ΔP (in mm HG) über diese Stenose bei konstantem Koronarfluß. Die Charakteristika der Stenose sind links oben angegeben: der prästenotische (normale) Durchmesser beträgt 3,0 mm, die Länge der Stenose 5,0 mm. Der Koronarfluß ist mit 80 ml/min angegeben, Viskosität (η) und Dichte (ϱ) sind Standardwerte. ΔP wird nach der unten angegebenen Formel berechnet und zeigt mit fortschreitender Stenosierung einen exponentiell zunehmenden Anstieg. Bei einer hochgradigen Stenose mit z. B. 1 mm Durchmesser führt eine weitere Durchmesserabnahme von nur 10% bereits zu einer Zunahme von ΔP um ~30 mm HG. (Reproduziert aus [7].)

Ob es sich bei der belastungsinduzierten Vasokonstriktion in Koronarstenosen um einen aktiven Prozeß – am ehesten über die belastungsinduzierte Katecholaminfreisetzung – handelt, kann nicht mit Sicherheit gesagt werden. Auch ein passiver Gefäßkollaps infolge des unter Belastung erhöhten Koronarflusses (Venturi-Effekt) oder die Freisetzung vasokonstriktorischer Substanzen infolge erhöhter Scherkräfte

Tabelle 1 Ausgangswert und prozentuale Änderungen der Querschnittsfläche (mm^2) normaler und stenosierter Koronarsegmente sowie des berechneten Widerstandes (mm HG/ml/sec) nach isometrischer Belastung („handgrip") allein, nach „handgrip" plus intrakoronarer Gabe von 0,05 mg Nitroglycerin sowie 0,4 mg sublingualem Nitroglycerin. (Reproduziert nach [1]).

	Normal luminal area (mm^2)	Minimum luminal area (mm^2)	Stenotic flow resistance^{A} (mm Hg/ml/sec)
At control ($\pm$SD)	5.1 ($\pm$2.2)	0.81 ($\pm$0.46)	30.5 ($\pm$49.7)
Percent change from control	-14	-35	$+243$
Isometric handgrip			
Handgrip plus nitroglycerin	$+29^{B}$	$+32^{B}$	-28^{C}
Sublingual nitroglycerin	$+18^{D}$	$+30^{D}$	-32^{D}

^{A}Estimated at assumed stenotic flow of 1 ml/sec.
Comparison of responses for handgrip vs (handgrip * nitroglycerin): $^{B}p < .01$; $^{C}p < .005$.
Comparison of responses for (handgrip + nitroglycerin) vs nitroglycerin: ^{D}p = NS.

bei gleichzeitig fehlendem „endothelial derived relaxing factor" (EDRF) werden als mögliche pathophysiologische Mechanismen diskutiert.

Erst kürzlich wurde von einer der o. g. Arbeitsgruppen [4] herausgefunden, daß die belastungsinduzierte Konstriktion in Koronarstenosen durch vorherige intrakoronare Gabe eines Beta-Rezeptorenblockers (1 mg Propranolol intrakoronar) verhindert werden kann. Diese interessanten Ergebnisse könnten auf einen direkt koronaren, antianginös wirksamen Effekt der Beta-Rezeptorenblocker hinweisen. Damit käme ihnen eine ähnliche therapeutisch nutzbare koronardilatorische Wirksamkeit zu, wie wir sie von Nitraten und Kalzium-Antagonisten kennen [1].

Zusammenfassung

Selektive ($Beta_1$, wie z. B. Practolol, Atenolol) und nicht selektive ($Beta_1$ und $Beta_2$, wie z. B. Propranolol) Beta-Rezeptorenblocker demaskieren eine durch Sympathikusstimulation hervorgerufene koronare Vasokonstriktion sowohl der präkapillaren Arteriolen („Widerstandsgefäße") als auch der epikardialen Koronararterien. Dabei steht die Vasokonstriktion der Widerstandsgefäße eindeutig im Vordergrund; sie ist in der Lage, die unter Sympathikusaktivierung notwendige Zunahme des Koronarflusses zu limitieren mit konsekutiv erhöhter myokardialer Sauerstoff-Extraktion.

Bei Patienten mit hochgradiger Koronarstenose führt Sympathikusstimulation z. B. durch dynamische oder isometrische Belastung zu einer Zunahme des Schweregrades der Koronarstenose; ein Mechanismus, der die Schwelle für eine belastungsinduzierte Myokardischämie herabsetzen kann. Erste Untersuchungen deuten an, daß Beta-Blocker diese belastungsinduzierte koronare Vasokonstriktion verhindern können.

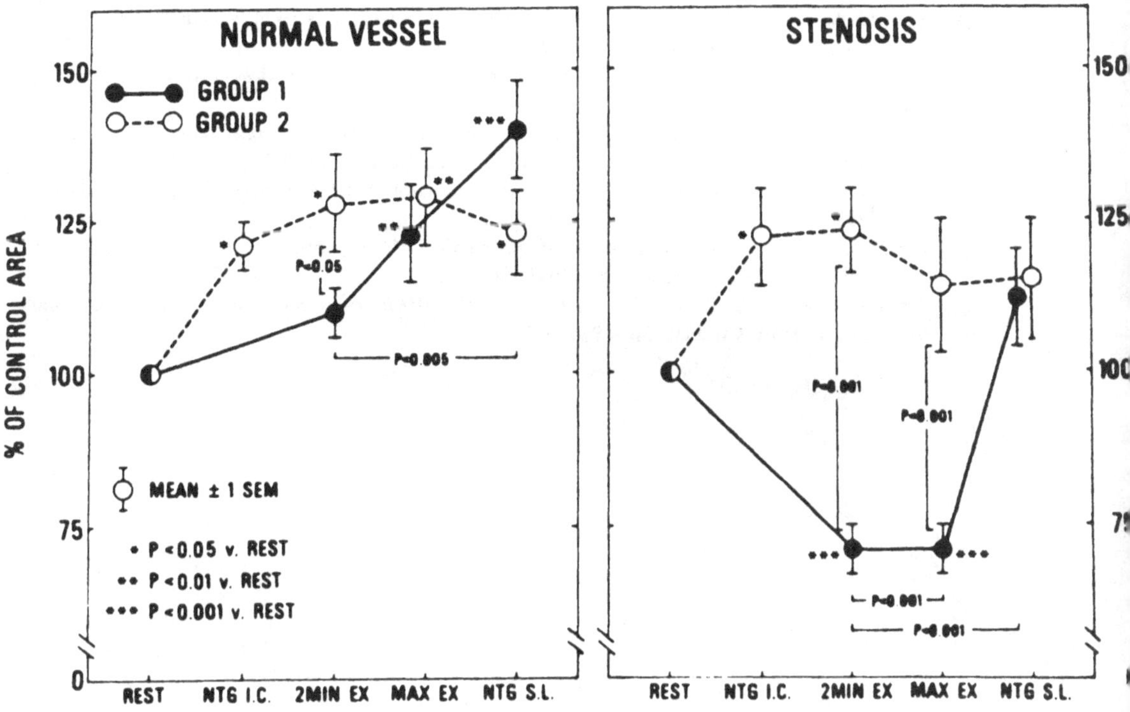

Abb. 3 Prozentuale Änderung der Querschnittsfläche normaler und stenosierter Koronarsegmente unter dynamischer Belastung bei Patienten ohne (group 1) und mit (group 2) vorausgehender intrakoronarer Gabe von 0,1 mg Nitroglycerin (NTG). Angegeben sind die Änderungen (in %) der gemessenen Querschnittsflächen nach Nitroglycerin intrakoronar (NTG i. c.), nach 2 min (2 min Ex) und nach maximaler Belastung (max. Ex) sowie nach sublingualer Gabe von 1,6 mg Nitroglycerin (NTG s. l.).
Normale Gefäße (links) dilatieren um +23% unter dynamischer Belastung und weiter auf +40% nach NTG s. l. Die vorherige Gabe von NTG i. c. führt zu einer nahezu identischen Gefäßdilatation (+21%), die weder durch Belastung noch durch NTG s. l. weiter verstärkt werden kann.
In Stenosen (rechts) führt dynamische Belastung zu einer Vasokonstriktion (−29%), die durch NTG s. l. wieder aufgehoben werden kann. NTG i. c. führt zu einer Dilatation der Stenose (+22%), die auch durch Belastung nicht mehr durchbrochen werden kann (Reproduziert aus [3]).

Literatur

[1] Brown, B. G., A. B. Lee, E. L. Bolson, et al.: Reflex constriction of significant coronary stenosis as a mechanism contributing to ischemic left ventricular dysfunction during isometric exercise. Circulat. 70 (1984) 18−24.

[2] Feigl, E. O.: Control of myocardial oxygen tension by sympathetic coronary vasoconstriction in the dog. Circulat. Res. 37 (1975) 88−95.

[3] Gage, J. E., O. M. Hess, T. Murakami, et al.: Vasoconstriction of stenotic coronary arteries during dynamic exercise in patients with classic angina pectoris: reversibility by nitroglycerin. Circulat. 73 (1986) 865−876.

[4] Hess, O. M., A. Gaglione, W. Corin, et al.: Koronare Vasokonstriktion nach intrakoronarem Propranolol? Z. Kardiol. (Suppl. 4) (1986) 26.
[5] Kelley, K. O., E. O. Feigl: Segmental α-receptor mediated vasoconstriction in the canine coronary circulation. Circulat. Res. **43** (1978) 908–917.
[6] Mohrman, D. E., E. O. Feigl: Competition between sympathetic vasoconstriction and metabolic vasodilation in the canine coronary circulation. Circulat. Res. **42** (1978) 79–86.
[7] Rafflenbeul, W., P. Lichtlen: Zum Konzept der „dynamischen" Koronarstenose. Z. Kardiol. 71 (1982) 439–444.
[8] Vatner, S. F., T. H. Hintze: Mechanism of constriction of large coronary arteries by β-adrenergic receptor blockade. Circulat. Res. **53** (1983) 389–400.
[9] Yurchak, P. M. E. L. Rolett, L. S. Cohen, et al.: Effects of norepinephrine on the coronary circulation in man. Circulat. **30** (1964) 180–187.

Adrenerge Mechanismen im Herzinfarkt: Kardiale und systemische Katecholaminfreisetzung

A. Schömig

Abstract

During myocardial ischemia large amounts of noradrenaline are released from the sympathetic nerve terminals in the heart and accumulate in the extracellular space of the ischemic area. This increase in local catecholamine concentrations within the still viable myocardium may induce further deterioration of myocardial function during the ischemic process, i. e., acceleration of cell damage and induction of arrhythmias. In contrast, no convincing data are available so far to prove major detrimental effects of moderately elevated plasma catecholamine concentrations which are observed during uncomplicated myocardial infarction.

Three different mechanisms of local catecholamine release have been demonstrated to operate subsequently during the course of myocardial ischemia. Correspondingly 3 phases of release must be considered.

Phase 1 (ischemia up to 10 minutes)

1. The release of catecholamines occurs by exocytosis and depends on the activity of the efferent cardiac sympathetic nerves.
2. The extracellular accumulation of noradrenaline is limited by the activity of the neuronal reuptake process.
3. During the first minutes of ischemia the effect of centrally originating sympathetic neural activity is limited by presynaptic inhibitory effects of adenosine.
4. At the end of Phase 1 sympathetic neurotransmission progressively fails due to energy depletion of the nerve cells.

Phase 2 (10 to 40 minutes of ischemia)

1. A massive accumulation of noradrenaline and to a minor extend of adrenaline and dopamine occurs in the extracellular space of the ischemic myocardium.
2. The release is determined by local energy exhaustion rather than by centrally originating factors.
3. The release is independent of calcium and inhibited by blockers of neuronal uptake.
4. The mechanism is different from exocytotic release and demonstrates the characteristics of a carrier-mediated efflux using the neuronal uptake carrier in reverse of its normal transport direction.

Phase 3 (ischemia longer than 40 minutes)

1. Within the ischemic area the sympathetic neurons progressively deplete from noradrenaline.

2. The release occurs in parallel with the development of structural membrane defects, and cannot longer be blocked by inhibitors of neuronal uptake.

Among these mechanisms the carrier mediated release of noradrenaline occurring during Phase 2 appears to be of highest significance as during this phase extracellular noradrenaline concentrations reach micromolar concentrations capable of producing myocardial necrosis even in the non ischemic heart.

Der Aktivität des Sympathikus wird aufgrund experimenteller Daten und klinischer Untersuchungen ein wesentlicher Einfluß auf den Verlauf eines akuten Herzinfarktes zugeschrieben. Katecholamine führen durch den erhöhten Energiebedarf und den gesteigerten Kalziumeinstrom in die Myozyten zu einem beschleunigten Fortschreiten der Zellschäden in den Randzonen des Infarktes [29]. Weiterhin sind die arrhythmogenen Effekte einer gesteigerten sympathischen Aktivität beziehungsweise erhöhter Katecholaminkonzentration im Herzen gut belegt [5, 21, 24]. Umgekehrt zeigen eine Vielzahl von Arbeiten die protektive Wirkung einer Beta-Blockade bei Myokardinfarkt (Übersicht bei [17, 44]) was ebenfalls als Hinweis auf schädigende Effekte von Katecholaminen im Infarkt aufgefaßt werden kann.

Welche Mechanismen führen zu einer gesteigerten Katecholaminkonzentration im Myokard?

Voraussetzung für die oben aufgeführten schädigenden Wirkungen des Sympathikus bei Myokardischämie ist eine Steigerung der lokalen Katecholaminkonzentration im Myokard. Drei Mechanismen kommen hierfür als Ursache in Betracht:

1. Erhöhte Katecholaminkonzentrationen in der systemischen Zirkulation,
2. eine reflektorische Steigerung der Aktivität des kardialen Sympathikus mit lokaler Freisetzung von Katecholaminen aus den sympathischen Nervenendigungen im Myokard und
3. eine lokal metabolische Freisetzung aus den sympathischen Varikositäten im ischämischen Myokard unabhängig von der zentralen sympathischen Aktivität.

Diese drei Mechanismen sollen im folgenden detaillierter besprochen werden.

Erhöhte Konzentration von zirkulierenden Katecholaminen

Übereinstimmend wird in der Literatur eine Erhöhung der Plasmakatecholamine im frühen Myokardinfarkt gefunden (Übersicht bei [13]). Bei unkompliziertem Infarkt übersteigen allerdings die Plasmakonzentrationen von Noradrenalin und Adrenalin kaum das Fünffache der Normalwerte unter Ruhebedingung (Abb. 1) [34]. Ähnliche Plasmakonzentrationen werden bei Gesunden durch mäßige körperliche Belastung erreicht. Massiv erhöhte Plasmakonzentrationen, von denen eine direkte schädigende Wirkung erwartet werden kann, können bei Infarktpatienten mit Lungenödem oder im kardiogenen Schock beobachtet werden [3]. Die Annahme, daß erhöhte Plasmakatecholamine eine weitere Schädigung des ischämischen Myokards verursachen, verliert

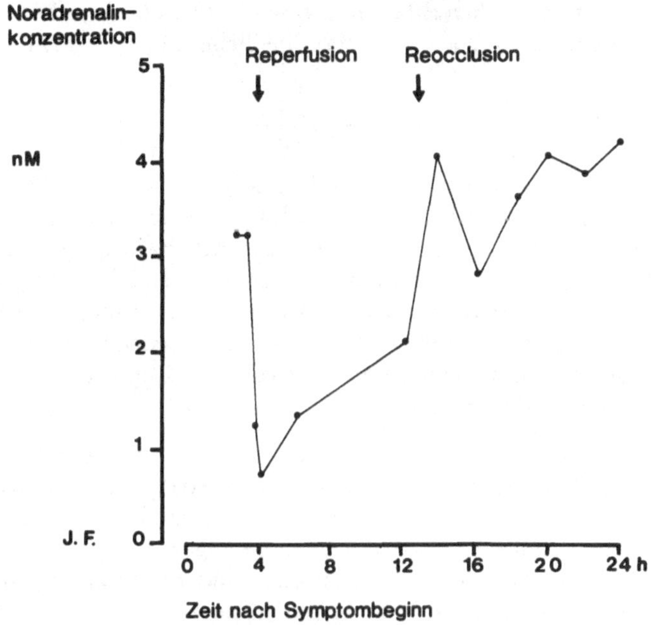

Abb. 1 Verlauf der Noradrenalinkonzentration im Plasma bei einem Patienten mit akutem Myokardinfarkt. Reperfusion des ischämischen Myokardareals durch intrakoronare Lysetherapie führte zu einem raschen Abfall der Plasma-Noradrenalinkonzentration. 12 Stunden nach Beginn der Symptomatik kam es zu einem erneuten Verschluß des Koronargefäßes, welches sich nicht wieder eröffnen ließ. Die Noradrenalinkonzentration im Plasma stieg erneut an und verblieb auf erhöhtem Niveau.

außerdem noch dadurch an Wahrscheinlichkeit, daß die unterperfundierten Myokardareale weitgehend von der systemischen Zirkulation abgeschnitten und dadurch für Plasmakatecholamine kaum erreichbar sind. Die experimentellen und klinischen Hinweise auf eine wesentliche ursächliche Beteiligung der Plasmakatecholamine am Fortschreiten der Myokardschädigung und an der Genese maligner Arrhythmien im Infarkt sind eher dürftig und lassen sich unschwer als Parallelphänomene deuten.

Auch als Indikator für erhöhte lokale Katecholaminkonzentrationen im ischämischen Myokard sind die systemischen Katecholaminkonzentrationen weitgehend unbrauchbar, da der Beitrag des Herzens an der gesamten Noradrenalinfreisetzung des Organismus mit 2% sehr gering ist [10]. Die erhöhten Plasmakatecholamine im Infarkt spiegeln vielmehr die gesteigerte sympathische Aktivität im gesamten Organismus wider.

Lokale Katecholaminfreisetzung im Myokard aufgrund einer reflektorisch gesteigerten sympathischen Aktivität

Schmerz, Furcht und eine reflektorische Aktivierung des zentralen Sympathikus führen nicht nur zu einer erhöhten peripheren Katecholaminausschüttung, sondern auch zu einer Steigerung der sympathischen Efferenzen zum Herzen. Für die reflektorische Aktivierung des Sympathikus spielen 2 unterschiedliche Mechanismen eine wesentliche Rolle, nämlich

1. Kreislaufreflexe, induziert durch eine Aktivierung von Pressor- und Volumenrezeptoren bei Abfall des Blutdrucks und des Herz-Zeit-Volumens und
2. Reflexe, die durch Afferenzen aus den ischämischen Myokardarealen aktiviert werden [20]. Für die Auslösung dieser Reflexe spielen lokale Azidose und Kumulation von Metaboliten eine wesentliche Rolle. Diese vom Myokard ausgehenden Reflexe sind bei Vorder- und Hinterwandinfarkten unterschiedlich ausgeprägt und können sowohl zu einer Steigerung als auch zu einer Dämpfung kardialer sympathischer Efferenzen führen [40]. Bei experimenteller Koronarokklusion wird daher oft nur eine geringe und kurz andauernde Steigerung der Impulsrate an den sympathischen nervi cardiaci beobachtet.

Führt eine solche Aktivierung des kardialen Sympathikus auch zu einer gesteigerten Noradrenalinfreisetzung und Akkumulation im ischämischen Myokard? Im normal perfundierten Herzmuskel resultiert eine gesteigerte Impulsrate kardialer Efferenzen in einer erhöhten Noradrenalinfreisetzung und somit in einer gesteigerten sympathischen Aktivierung der Herzmuskelzellen. Demgegenüber ist das minderperfundierte Myokard durch mehrere Mechanismen während der ersten Minuten der Ischämie vor einer Überflutung durch Katecholamine geschützt.

1. Die rasche Elimination freigesetzten Noradrenalins durch die neuronale Wiederaufnahme ($Uptake_1$) verhindert eine exzessive Akkumulation des Neurotransmitters [7, 9]. Dieser Wiederaufnahmemechanismus hängt energetisch von einem intakten Natriumgradienten über die Zellmembran des sympathischen Neurons ab und ist bei totaler Ischämie mindestens bis zur zehnten Minute aktiv. Die hohe Effektivität der neuronalen Elimination von Noradrenalin in der frühen Ischämie ist dadurch bedingt, daß freigesetztes Noradrenalin bei fehlendem Perfusionsfluß und damit erhöhter Kontaktwahrscheinlichkeit mit dem Uptake-Carrier im vermehrtem Maß der neuronalen Wiederaufnahme unterworfen ist [33, 35]. Die extraneuronale Elimination von Noradrenalin ($Uptake_2$) hat in der Ischämie nur eine geringe Bedeutung.
2. Dart et al. [9] und Richardt et al. [27] konnten zeigen, daß die stimulationsbedingte exozytotische Freisetzung von Noradrenalin auch bei Ischämie über präsynaptische Rezeptoren moduliert wird. Während unter Normoxiebedingungen die wirksamste Modulation über adrenerge $Alpha_2$-Rezeptoren stattfindet, tritt bei Ischämie eine Freisetzungshemmung durch Adenosin in den Vordergrund. Adenosin erreicht in der Ischämie bereits nach weniger als 3 Minuten Konzentrationen im Extrazellularraum, welche die durch Stimulation induzierte Noradrenalinfreisetzung zu zwei Drittel hemmen. Diese Hemmung der Noradrenalinfreisetzung wird durch A_1-Adenosin-Rezeptoren vermittelt und kann durch entsprechende Inhibitoren wieder aufgehoben werden [27]. Somit übt in der frühen Ischämie der Energiemetabolismus der Herzmuskelzelle über die Bildung von Adenosin einen beträchtlichen Einfluß auf die exozytotische Noradrenalinfreisetzung der sympathischen Nervenzelle aus.

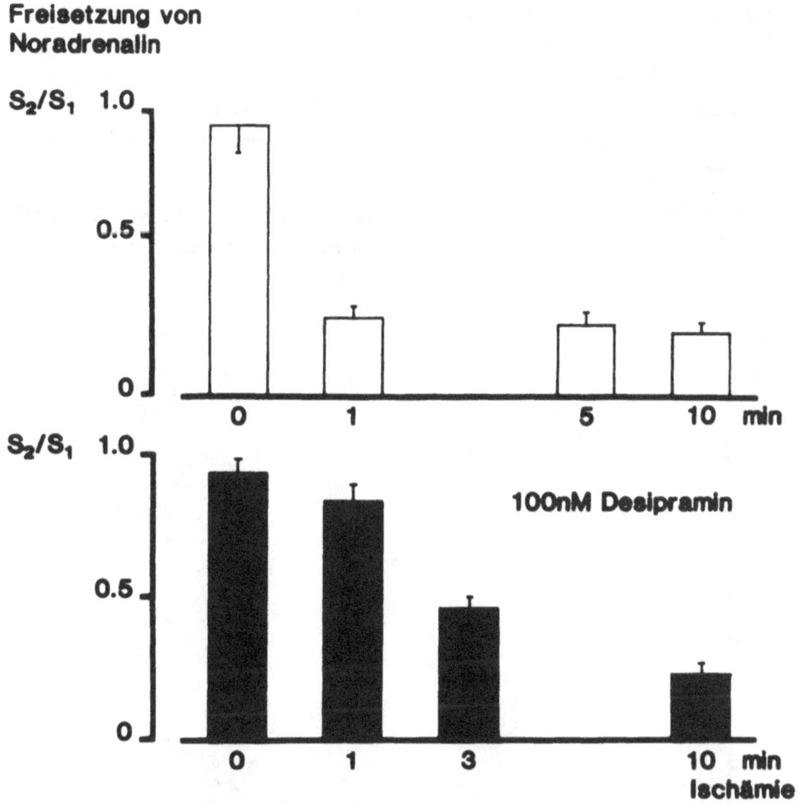

Abb. 2 Die Wirkung sympathischer Stimulation (5 V, 4 Hz) auf die Noradrenalinfreisetzung bei unterschiedlichen Ischämiezeiten. Die erste (S_1) der beiden Stimulationen erfolgte vor Ischämie, die zweite (S_2) während der letzten Minute der jeweiligen Ischämieperiode. Die Bestimmung der Katecholaminfreisetzung erfolgte bei normalem Fluß kumulativ während und 1 Minute nach Stimulation, bei Ischämie während der ersten 3 Minuten der Reperfusionsphase. Oberes Diagramm: Bereits 1minütige Ischämie führt zu einem Abfall der durch elektrische Stimulation hervorgerufenen Noradrenalinfreisetzung auf 26% des Ausgangswertes. Unteres Diagramm: Nach Blockade der neuronalen Wiederaufnahme ($Uptake_1$) durch 100 nM Desipramin bleibt die stimulationsinduzierte Noradrenalinfreisetzung während der ersten Minute Ischämie erhalten und fällt bei zunehmender Ischämiedauer verzögert ab. Mittelwerte ± SEM; jede Gruppe n = 7.

3. Mit zunehmender Ischämiedauer (10 Minuten) kommt es zu einer weitgehenden ATP-Depletion der sympathischen Nervenzellen. Unter diesen Bedingungen bricht die exozytotische Katecholaminfreisetzung zusammen, da dieser Freisetzungsmechanismus nur in Anwesenheit von energiereichen Phosphaten abläuft [2].

Die genannten Mechanismen, 1. die funktionsfähige Noradrenalinelimination aus dem Extrazellularraum, 2. die präsynaptische Inhibition der Freisetzung durch Adenosin und 3. die ATP-Abhängigkeit der Exozytose, verhindern während der ersten Minuten der Ischämie wirksam eine übermäßige Akkumulation von Noradrenalin im Myokard (Abb. 2). Dies steht im Widerspruch zu älteren Befunden von Wollenberger und Shahab, die sowohl an isolierten Herzen [43] als auch bei Koronarligatur am anästhesierten Hund [38] bereits während der ersten 3 Minuten Ischämie eine massive Katecholaminfreisetzung beschrieben. Allerdings konnten vergleichbare Ergebnisse weder am isolierten Organ [1, 4, 28, 32, 33, 36] noch am Ganztier [12, 16, 22] reproduziert werden.

Auch beim Menschen kommt es bei kurzzeitiger Myokardischämie zu keiner gesteigerten kardialen Nettofreisetzung von Noradrenalin. So konnten bei totaler Unterbre-

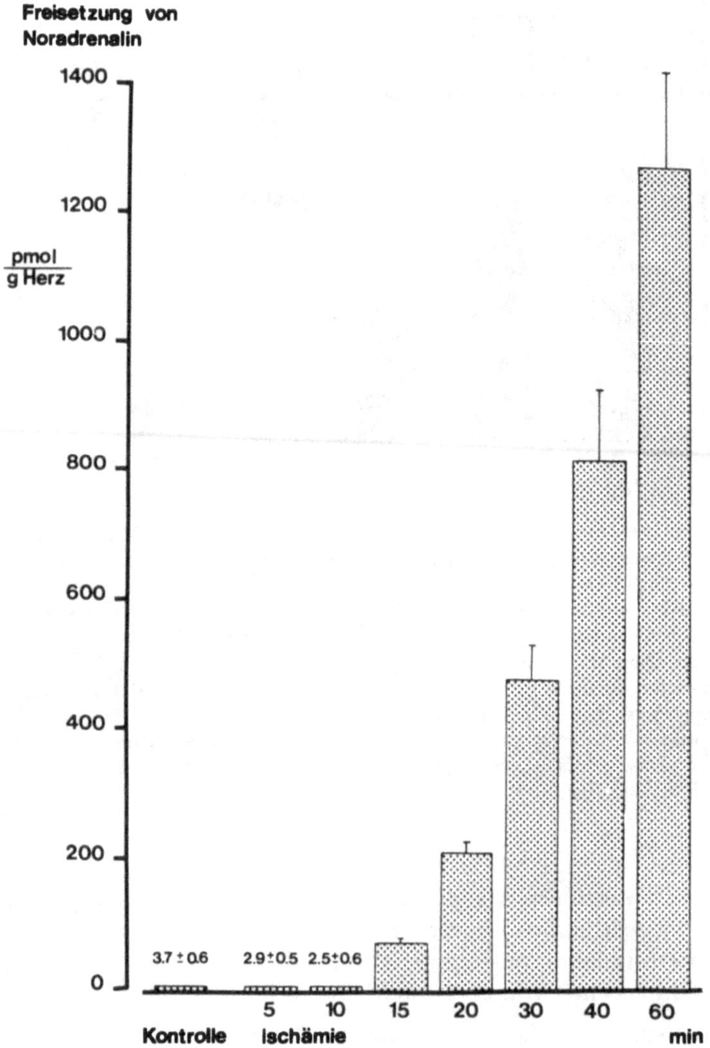

Abb. 3 Die Freisetzung von Noradrenalin aus isoliert perfundierten Rattenherzen während 5minütiger Reperfusion nach totaler Ischämie von unterschiedlicher Zeitdauer (5, 10, 15, 20, 30, 40 und 60 Minuten). Mittelwerte ± SEM; jede Gruppe n = 7.

chung des Perfusionsflusses im ramus descendens anterior der linken Koronararterie (Ischämiedauer 30 bis 120 Sekunden; n = 12) im Rahmen von perkutanen transluminalen Angioplastien keine erhöhten Noradrenalinkonzentrationen im Koronarsinus während Okklusion oder Reperfusion gemessen werden.

Lokal metabolische Noradrenalinfreisetzung

Im weiteren Verlauf der Ischämie ist jedoch das Myokard nicht länger vor exzessiver adrenerger Stimulation geschützt, da lokal metabolische Freisetzungsmechanismen

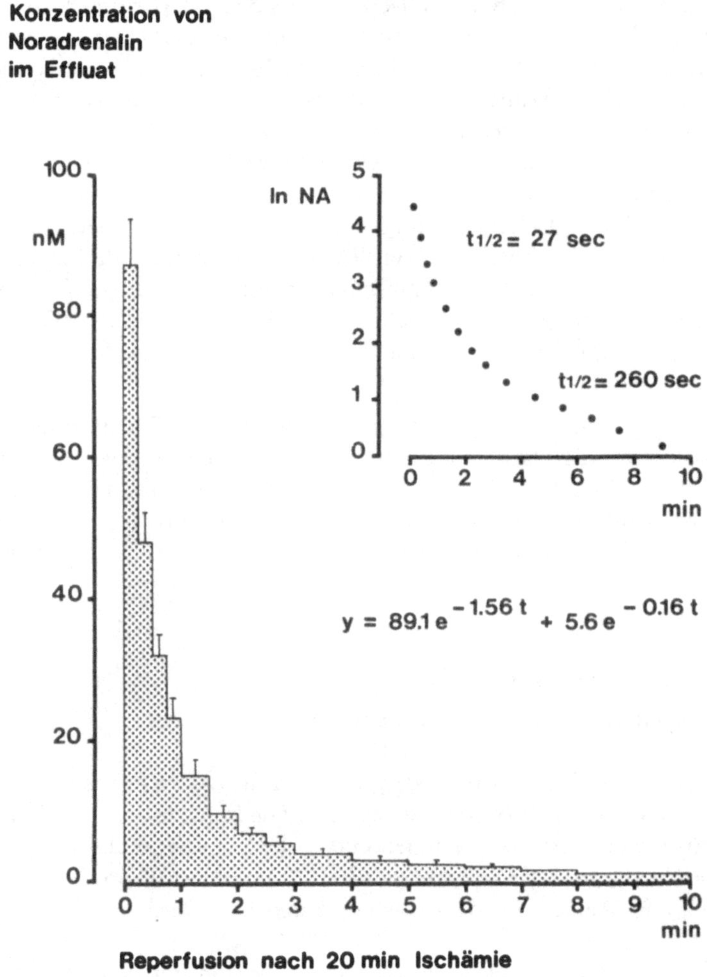

Abb. 4 Die Konzentration von Noradrenalin im Effluat von isoliert perfundierten Rattenherzen während Reperfusion nach 20minütiger totaler Ischämie. Die Freisetzungskinetik läßt sich mathematisch durch ein Modell mit 2 Kompartimenten beschreiben, wobei die Halbwertszeiten der Freisetzung aus den einzelnen Kompartimenten 27 sec und 260 sec betragen. Mittelwerte ± SEM; n = 7.

zunehmend an Bedeutung gewinnen. Diese Freisetzung ist unabhängig von jeder zentralen Aktivierung sympathischer Nerven und beginnt bei totaler Ischämie nicht vor der 10. Minute. Mit fortschreitender Ischämiezeit werden steigende Mengen an Katecholaminen freigesetzt (Abb. 3), und bereits nach 40minütiger Ischämie sind mehr als 30% des gesamten Noradrenalingehaltes des Herzen freigesetzt. Die Adrenalin- und Dopaminfreisetzung liegt zusammen bei weniger als 5% der entsprechenden Noradrenalinmenge.

Da die durch Ischämie bedingte Transmitterfreisetzung aus dem Herzen nur während Reperfusion gemessen werden kann, ist es nicht möglich ohne Betrachtung der Freisetzungskinetik zu entscheiden, ob die Freisetzung aus den sympathischen Neuronen während Ischämie oder während der Reperfusionsphase erfolgt. Der Zeitverlauf der Freisetzung läßt sich in guter Näherung durch ein Zweikompartimentenmodell beschreiben (Abb. 4). Die Freisetzung aus dem ersten Kompartiment ist mit einer Halbwertszeit von 27 Sekunden vereinbart mit einer Auswaschkinetik aus dem Extrazellularraum [19]. Bei zwanzigminütiger Ischämie umfaßt dieses Kompartiment ungefähr 90% der Gesamtfreisetzung. Als weiteres Argument gegen eine reperfusionsbedingte und für eine während Ischämie erfolgende Freisetzung kann herangezogen werden, daß auch Blockade des Energiestoffwechsels bei normalem Perfusionsfluß (z. B. Anoxie oder Zyanidintoxikation in Kombination mit glukosefreier Perfusion) zu einer Noradrenalinfreisetzung führt, welche die gleichen Charakteristika zeigt wie die durch Ischämie ausgelöste Freisetzung [36], und nach Reoxygenation und Glukosezugabe rasch sistiert.

Unter Annahme einer gleichförmigen Noradrenalinverteilung im Extrazellularraum lassen sich für 20- bis 40minütige Ischämie extrazelluläre Konzentrationen errechnen, die im mikromolaren Bereich liegen und somit weit mehr als das Hundertfache normaler Plasmakonzentrationen betragen. Katecholaminkonzentrationen in dieser Größenordnung führen bereits am nicht ischämischen Herzen zu Zellschäden [42].

Mechanismen, die zu extrazellulärer Katecholaminakkumulation führen können

Die Akkumulation von Noradrenalin im Extrazellularraum des ischämischen Myokards wird durch 2 gegensätzliche Prozesse bestimmt: 1. Die Freisetzung von Noradrenalin aus den sympathischen Nervenendigungen und 2. die Elimination und Inaktivierung des freigesetzten Transmitters. Die extrazelluläre Akkumulation von Noradrenalin kann daher durch eine Reihe von Mechanismen beeinflußt werden:

ad 1.

a) Die exozytotische Freisetzung, welche durch Depolarisation der Nervenzellmembran eingeleitet wird und abhängig von Kalzium und energiereichen Phosphaten zu einer Freisetzung von Katecholaminen führt (Abb. 7).
b) Eine Leckdiffusion von Katecholaminen über die neuronale Plasmamembran. Wegen der geringen Lipophilie der Katecholamine spielt dieser Mechanismus bei intakten Membranen keine wesentliche Rolle [41].

c) Ein Efflux von Noradrenalin über ein spezifisches Transportsystem in der neuronalen Plasmamembran, wie ihn Paton [23] postuliert hat. Einem derartigen Mechanismus konnte allerdings bislang keinerlei physiologische oder pathophysiologische Bedeutung zugeordnet werden (Abb. 7).

ad 2. Eine verminderte Aktivität lokaler Eliminationsmechanismen für Noradrenalin wie der neuronalen Aufnahme (Uptake$_1$) und der extraneuronalen Aufnahme (Up-

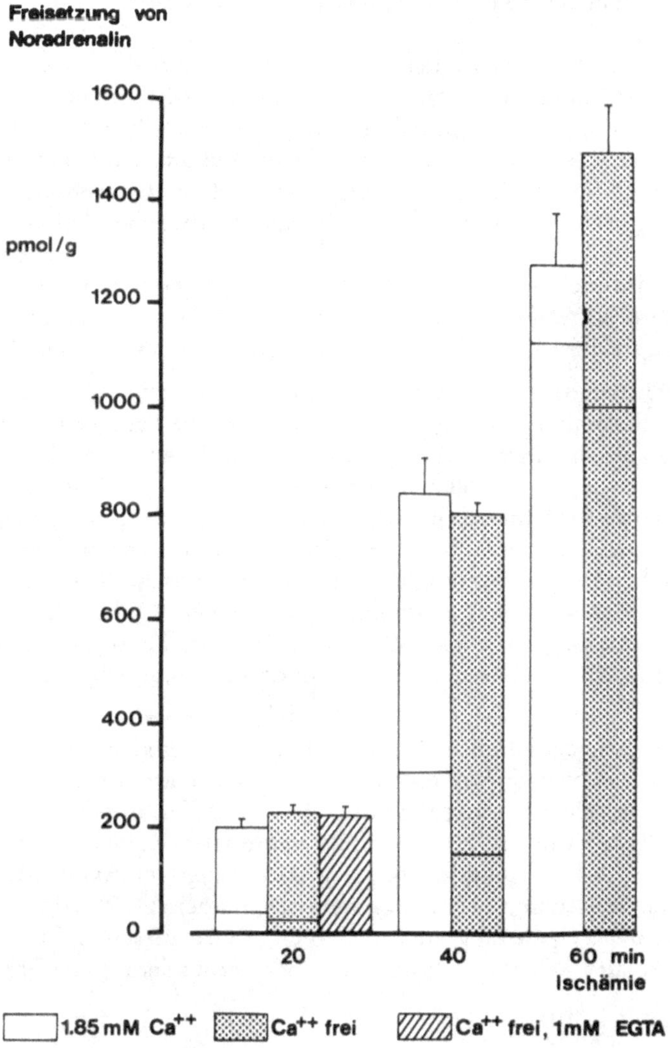

Abb. 5 Die Freisetzung von Noradrenalin aus isoliert perfundierten Rattenherzen während 5minütiger Reperfusion nach Ischämie von unterschiedlicher Dauer (20, 40, 60 Minuten). Kalziumfreie Perfusion und der Zusatz von EGTA 1 mM zum kalziumfreien Medium hat keinen Effekt auf die durch Ischämie induzierte Noradrenalinfreisetzung. Die Unterteilung der Säulen stellt das Niveau der Freisetzung nach Blockade der neuronalen Wiederaufnahme durch Desipramin 100 nM dar. Mittelwerte ± SEM; jede Gruppe n = 7.

take$_2$) führt ebenfalls zu einer extrazellulären Akkumulation von freigesetztem Noradrenalin [18].

Die Noradrenalinfreisetzung und Akkumulation bei zehn- bis vierzigminütiger Ischämie besitzt folgende Charakteristika, die eine klare Zuordnung bezüglich des Mechanismus ermöglichen:

1. die Freisetzung ist unabhängig von extrazellulärem Kalzium, und auch der Zusatz von 1 mM EGTA zum kalziumfreien Perfusat führt zu keiner Freisetzungshemmung (Abb. 5).
2. Die Freisetzung wird durch Blockade der neuronalen Aufnahme nicht erhöht, wie zu erwarten ist, sondern reduziert. Die Freisetzungshemmung beträgt bei 20minütiger Ischämie 85%, bei 30minütiger 81% und bei 40minütiger Ischämie 60%. Sie kann durch strukturell unterschiedliche Inhibitoren der neuronalen Aufnahme hervorgerufen werden (z. B. Desipramin, Kokain, Oxaprotilin, Nisoxitin) und entspricht in ihrer Konzentrationsabhängigkeit der einer Aufnahmeblokkade (Abbildg. 5, 6).
3. Die Freisetzung wird nicht durch präsynaptische Rezeptoren moduliert. So bleibt der Alpha$_2$-Antagonist Yohimbin, der die exozytotische Freisetzung auf mehr als das Doppelte steigert, im Fall der Ischämie-induzierten Freisetzung ohne Wirkung.

Diese Ergebnisse schließen die meisten der diskutierten Mechanismen für die metabolisch ausgelöste Katecholaminfreisetzung aus: eine exozytotische Freisetzung von Katecholaminen ist absolut abhängig von extrazellulären Kalziumionen [2]. So führt kalziumfreie Perfusion zu einem völligen Sistieren der exozytotischen Freisetzung. Die Ischämie-induzierte, lokal metabolische Freisetzung ist jedoch unabhängig von der extrazellulären Kalziumkonzentration. Weiterhin wird die exozytotische Freisetzung im Gegensatz zur Ischämie-bedingten durch präsynaptische Rezeptoren (z. B. Alpha$_2$-Rezeptoren) moduliert. Eine Hemmung der neuronalen Wiederaufnahme führt bei exozytotischer Freisetzung zu einer Zunahme der extrazellulären Akkumulation von Katecholaminen [7]. Bei Ischämie wird jedoch ein entgegengesetzter Effekt beobachtet.

Eine Freisetzung von Katecholaminen aus dem Herzen aufgrund passiver Diffusion des Transmitters aus dem Neuron kommt ebenfalls für Ischämiezeiten bis 40 Minuten nicht in Frage. Auch bei einer Freisetzung durch passive Diffusion oder ein Ausströmen über Membranlecks kann eine Hemmung der neuronalen Wiederaufnahme nicht zu einer verminderten Akkumulation von Katecholaminen im Extrazellularraum führen. Lediglich die Freisetzung bei sehr langen Ischämiezeiten (60 Minuten) kann über einen derartigen Mechanismus erklärt werden, da zu diesem Zeitpunkt eine Hemmung der neuronalen Wiederaufnahme zu keiner Verminderung der Freisetzung mehr führt.

Transport von Noradrenalin über die neuronale Plasmamembran

Eine Erklärung für die beschriebenen Befunde bietet die Annahme einer Carrier-vermittelten Freisetzung von Katecholaminen während Ischämie. Diese setzt eine Umkehr der Transportrichtung des neuronalen Wiederaufnahmemechanismus voraus.

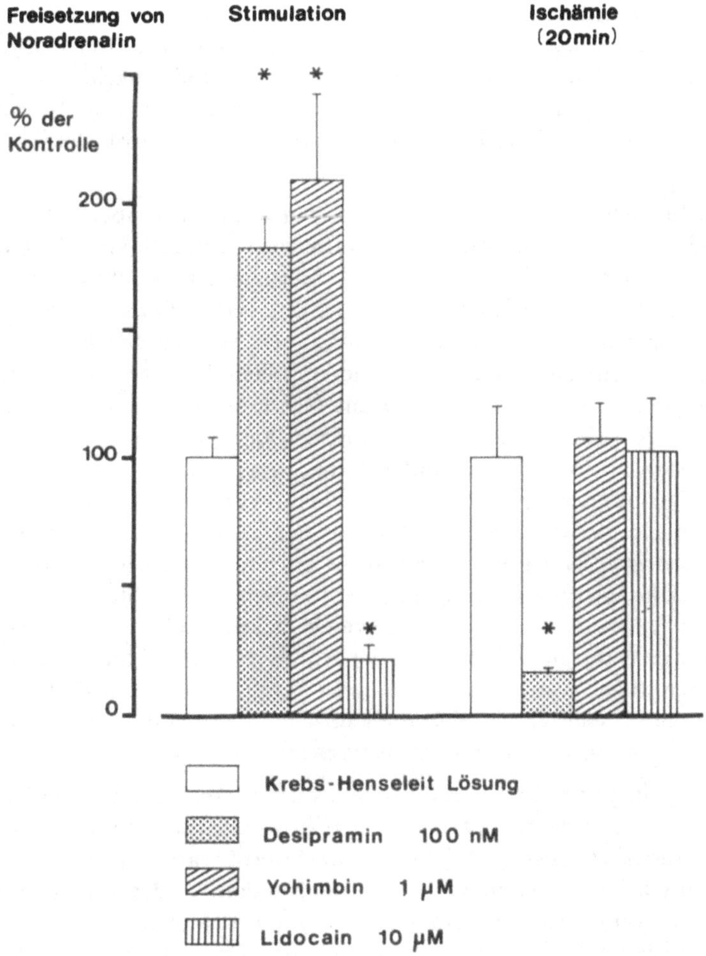

Abb. 6 Der Effekt unterschiedlicher Interventionen auf die stimulationsinduzierte Noradrenalinfreisetzung – links – und die durch 20minütige Ischämie hervorgerufene Noradrenalinfreisetzung – rechts. Die Effekte sind bezogen auf die Freisetzung bei Perfusion mit normaler Krebs-Henseleit-Lösung.

1. Blockade der neuronalen Wiederaufnahme durch 100 nM Desipramin steigert die durch Stimulation hervorgerufene Freisetzung um 80% und reduziert die ischämieinduzierte um 80%.

2. Die Blockade präsynaptischer alpha$_2$-Rezeptoren durch 1 μM Yohimbin steigert die stimulationsinduzierte Freisetzung um 100%. Sie hat keinen Effekt auf die durch Ischämie induzierte Freisetzung.

3. Lokalanästhesie durch 10 μM Lidocain hemmt die stimulationsinduzierte Freisetzung um 70%. Sie hat keinen Einfluß auf die durch Ischämie induzierte Freisetzung.

Mittelwerte ± SEM; jede Gruppe n = 7; *$p < 0.01$.

Eine derartige durch entsprechende experimentelle Bedingungen aufgezwungene Änderung der Transportrichtung über die Membran ist für die von Kationen abhängigen Transportsystemen der Aminosäuren Glyzin und Alanin und verschiedener Zucker [6] beschrieben worden. Eine Carrier-vermittelte Freisetzung von Noradrenalin konnte durch Natriumverarmung des Extrazellularraums ausgelöst werden [14, 23, 26, 30].

Folgende Vorstellungen gelten für den Noradrenalintransport über die neuronale Zellmembran [15, 31]: unter normalen Umständen wird extrazelluläres Noradrenalin nach Bindung an den Uptake-Carrier von der Außenseite der Membran des Neurons in das intrazelluläre Kompartiment transportiert. Die extrazelluläre Bindung an den Carrier ist abhängig von Chlorid- und Natriumionen, welche den Carrier fixieren und die Bindungsstelle für Noradrenalin aktivieren. Nach Bindung von Noradrenalin erfolgt ein Co-Transport von Noradrenalin mit Natrium- und Chloridionen auf die intrazelluläre Seite der Membran. Dieser Transport, der für Noradrenalin entgegen einem Konzentrationsgradienten stattfinden kann, wird energetisch durch den Co-Transport mit Natrium ermöglicht, welches einem nach intrazellulär gerichteten elektrochemischen Gradienten folgt. Im Inneren der Zelle kommt es aufgrund der normalerweise niedrigen Natriumkonzentration zu einer raschen Dissoziation des Carrier-Noradrenalin-Natrium-Komplexes. Der isolierte Carrier bleibt beweglich bis zu seiner erneuten Fixierung durch Natrium, welche bei normalen Konzentrationsverhältnissen mit hoher Wahrscheinlichkeit an der Außenseite der Membran erfolgt. Die Energie für diesen aktiven Transport wird indirekt durch die Natrium-Kalium-ATPase bereitgestellt, die durch Aufbau des elektrochemischen Gradienten für Natriumionen den aktiven Katecholamintransport in die Nervenzelle ermöglicht.

Eine Umkehr der Transportrichtung des Carriers kann entsprechend der aufgeführten Hypothese erfolgen, wenn die zytoplasmatischen Konzentrationen von Noradrenalin und Natrium beträchtlich ansteigen [39]. Ein derartiger Carrier-vermittelter Efflux von Noradrenalin wird durch Hemmstoffe der neuronalen Wiederaufnahme inhibiert und ist unabhängig von extrazellulärem Kalzium. Somit stimmen die Charakteristika eines Carrier-vermittelten Efflux mit den Eigenschaften überein, die für die Ischämiebedingte Noradrenalinfreisetzung für Ischämiezeiten zwischen 10 und 40 Minuten beschrieben wurden.

Modellvorstellung für die lokal metabolische Katecholaminfreisetzung bei Ischämie (Abb. 7)

Unter Bedingungen des Energiemangels wie bei Myokardischämie erfolgt die Freisetzung von Katecholaminen in zwei Schritten [33, 36]. In einem ersten Schritt verlassen Katecholamine die Speichervesikel, wo sie normalerweise in Abhängigkeit von einem transvesikulären Protonen- und Potentialgradienten in Konzentrationen von 200 bis 300 mM vorliegen [25]. Die Fähigkeit dieser Vesikel, Katecholamine in derart hohen Konzentrationen zu speichern, ist abhängig von ausreichenden Konzentrationen energiereicher Phosphate und geht bei Energiemangel rasch verloren [11]. Im Zytoplasma

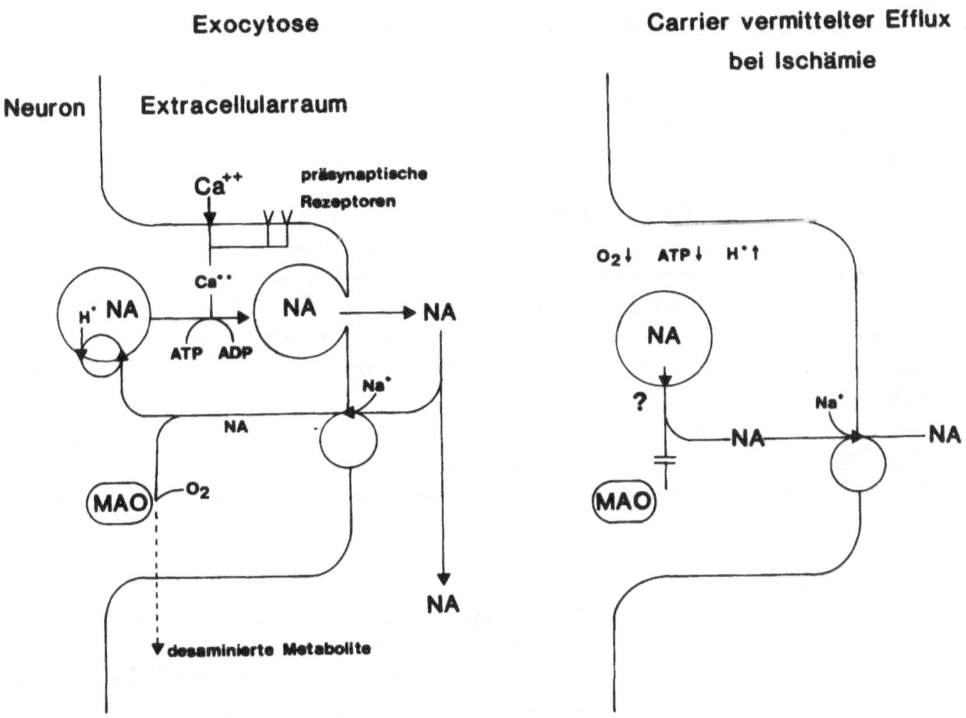

Abb. 7 Schematische Darstellung zweier verschiedener Freisetzungsmechanismen für Noradrenalin: Links die von Kalzium und ATP abhängige Exozytose. Dieser Freisetzungsmechanismus kann sowohl durch sympathische Stimulation als auch durch erhöhte extrazelluläre Kaliumkonzentrationen induziert werden.
Rechts der Carrier-vermittelte Efflux von Noradrenalin, der sich durch Blockade des Carriers der neuronalen Wiederaufnahme hemmen läßt und unabhängig von extrazellulärem Kalzium ist. Dieser Mechanismus vermittelt die lokal metabolisch induzierte Katecholaminfreisetzung bei Ischämie.

Die Untersuchungen wurden durch die Deutsche Forschungsgemeinschaft gefördert (SFB 90 – Kardiovaskuläres System und SFB 320 – Herzfunktion und ihre Regulation)

der Nervenzelle sind die aus den Speichervesikeln freigesetzten Katecholamine unter Normalbedingungen Substrat der oxidativen Desaminierung durch die Monoaminoxidase. Da der Abbau von Noradrenalin zu DOPEG ohne Sauerstoff nicht erfolgen kann, kumuliert bei Ischämie der Neurotransmitter im Zytoplasma [36]. In einem zweiten geschwindigkeitsbestimmenden Schritt wird Noradrenalin aus dem Zytoplasma über die neuronale Zellmembran in den Extrazellularraum transportiert. Dieser Transport erfolgt wie oben beschrieben über den Uptake$_1$-Carrier, der seine normale Transportrichtung bedingt durch steigende zytoplasmatische Natriumkonzentrationen umgekehrt hat [36].

Die Phasen der Katecholaminfreisetzung bei Ischämie

Nach den vorliegenden Ergebnissen läßt sich die Freisetzung von Katecholaminen bei Myokardischämie in drei Phasen einteilen.

Phase 1 (bis 10 Minuten Ischämie):
1. Die Freisetzung von Katecholaminen erfolgt über Exozytose und ist überwiegend durch die Aktivität des zentralen Sympathikus bestimmt.
2. Die Freisetzung ist abhängig von extrazellulärem Kalzium und unterliegt einer Regulation durch präsynaptische Rezeptoren.
3. Die extrazelluläre Akkumulation von Noradrenalin wird begrenzt durch eine funktionstüchtige Wiederaufnahme von Katecholaminen in das sympathische Neuron.
4. Der Effekt einer zentralen Stimulation wird limitiert durch eine präsynaptische Hemmung der Freisetzung durch Adenosin.
5. Bedingt durch Energiemangel kommt es zu einem progredienten Versagen der exozytotischen Freisetzung.

Phase 2 (10 bis 40 Minuten Ischämie):
1. Es kommt zu einer massiven Akkumulation von Katecholaminen in dem für die Stimulation von Rezeptoren relevanten Extrazellularraum.
2. Die Freisetzung wird nicht mehr durch die zentrale sympathische Aktivität, sondern durch den Energiemetabolismus der sympathischen Nervenenden im Herzen bestimmt.
3. Die Freisetzung ist unabhängig von extrazellulärem Kalzium und ist durch Uptake-Blockade hemmbar.
4. Der Mechanismus unterscheidet sich grundlegend von dem der exozytotischen Freisetzung und zeigt die Charakteristika eines durch einen Carrier vermittelten Efflux. Hierbei ist der Efflux-Carrier identisch mit dem Carrier der neuronalen Aufnahme.

Phase 3 (Ischämie länger als 40 Minuten):
1. Die Katecholaminfreisetzung aus den sympathischen Nervenendigungen führt zu einer weitgehenden Depletion der Katecholaminspeicher im ischämischen Myokard.
2. Die Freisetzung erfolgt über die in dieser Phase zunehmenden Membrandefekte und ist nicht mehr durch eine Blockade der neuronalen Wiederaufnahme hemmbar.

Dieser zeitliche Ablauf der Katecholaminfreisetzung wurde an isolierten Herzen untersucht und kann deshalb nicht ohne weiteres auf in vivo-Bedingungen extrapoliert werden. Es ist anzunehmen, daß Situationen variabler und inkompletter Ischämie wie beim menschlichen Herzinfarkt zu zeitlichen Verschiebungen des Freisetzungsverlaufs führen. Die prinzipiellen Mechanismen sollten allerdings auch beim Infarkt ihre Gültigkeit behalten. Eine exakte Kenntnis der komplexen Vorgänge, die zu Katecholaminfreisetzung bei Myokardischämien führen, ist eine wesentliche Voraussetzung für die Entwicklung neuer Strategien zur Verhinderung oder zumindest Begrenzung der schädigenden Wirkungen von Katecholaminen beim Herzinfarkt.

Literatur

[1] Abrahamsson, T., O. Almgren, L. Carlsson: Ischemia-induced noradrenaline release in the isolated rat heart: Influence of perfusion substrate and duration of ischemia. J. Mol. Cell. Cardiol. **15** (1983) 821 – 830.

[2] Baker, P. F., D. E. Knight: Calcium-dependent exocytosis in bovine adrenal medullary cells with leaky plasma membranes. Nature **276** (1978) 620 – 622.

[3] Benedict. C. R., D. G. Graham-Smith: Plasma adrenaline and noradrenaline concentrations and dopamine-β-hydroxylase activity in myocardial infarction with and without cardiogenic shock. Br. Heart J. **42** (1979) 214 – 220.

[4] Calsson, L., T. Abrahamsson, O. Almgren: Local release of myocardial norepinephrine during acute ischemia: An experimental study in the isolated perfused rat heart. J. Cardiovasc. Pharmacol. **7** (1985) 791 – 798.

[5] Corr, P. B., R. A. Gillis: Autonomic neural influences on the dysrhythmias resulting from myocardial infarction. Circ. Res. **43** (1978) 1 – 9.

[6] Crane, R. K.: The gradient hypothesis and other models of carrier-mediated active transport. Rev. Physiol. Biochem. Pharmacol. **78** (1977) 99 – 159.

[7] Dart, A. M., R. Dietz, W. Kübler, et al.: Effects of cocaine and desipramine on the neurally evoked overflow of endogenous noradrenaline from the rat heart. Br. J. Pharm. **79** (1983) 71 – 74.

[8] Dart, A. M., R. Dietz, K. Hieronymus, et al.: Effects of alpha and beta adrenoceptor blockade on the neurally evoked overflow of endogenous noradrenaline from the rat isolated heart. Br. J. Pharmacol. **81** 475 – 478.

[9] Dart, A. M., A. Schömig, R. Dietz, et al.: Release of endogenous catecholamines in the ischemic myocardium of the rat. Part B: Effect of sympathetic nerve stimulation. Circ. Res. **55** (1984) 702 – 706.

[10] Esler, M. G. Jennings, P. Korner, et al.: Measurement of total and organ-specific norepinephrine kinetics in humans. Am. J. Physiol. **247** (1984) E 21 – E 28.

[11] Euler von, U. S., F. Lishajko: Effect of Adenine nucleotides on catecholamine release and uptake in isolated adrenergic nerve granules. Acta Physiol. Scand. **59** (1963) 454 – 461.

[12] Forfar, J. C., R. A. Riemersma, M. F. Oliver: Alpha-adrenoceptor control of norepinephrine release from acutely ischemic myocardium: Effects of blood flow, arrhythmias, and regional conduction delay. J. Cardiovasc. Pharmacol. **5** (1983) 752 – 759.

[13] Goldstein, D. S.: Plasma norepinephrine as an indicator of sympathetic neural activity in clinical cardiology. Am. J. Card. **48** (1981) 1147 – 1154.

[14] Graefe, K.-H., G. Fuchs: On the mechanism of neuronal efflux of axoplasmatic 3H-(–)noradrenaline. In: Catecholamines: Basic and clinical frontiers, vol 1 (E. Usdin, I. J. Kopin, J. Barchas Hg.), S. 268 – 270. Pergamon press. New York, Oxford, Toronto, Sydney, Frankfurt, Paris 1979.

[15] Harder, R., H. Bönisch: Effects of monovalent ions on the transport of noradrenaline across the plasma membrane of neuronal cells (PC-12 Cells). J. Neurochem. **45** (1985) 1154 – 1162.

[16] Hirche, H. J., C. Franz, L. Bös, et al.: Myocardial extracellular K^+ and H^+ increase and noradrenaline release as possible cause of early arrhythmias following acute coronary artery occlusion in pigs. J. Mol. Cell. Cardiol. **12** (1980) 579 – 593.

[17] ISIS-1 (First international study of infarct survival collaborative group): Randomised trial of intravenous atenolol among 16 027 cases of suspected acute myocardial infarction: ISIS-1. Lancet II (1986) 57 – 66.

[18] Iversen, L. L.: Role of transmitter uptake mechanisms in synaptic neurotransmission. Br. J. Pharmacol. **41** (1971) 571 – 591.

[19] Lindmar, R., K. Löffelholz: Neuronal and extraneuronal uptake and efflux of catecholamines in the isolated rabbit heart. Arch. Pharmacol. **284** (1974) 63 – 92.

[20] Malliani, A. P., G. Schwartz, L. Zanchetti: A sympathetic reflex elicited by experimental coronary occlusion. Am. J. Physiol. **217** (1969) 703 – 709.

[21] Malliani, A., P. J. Schwartz, A. Zanchetti: Neural mechanisms in life-threatening arrhythmias. Am. Heart. J. **100** (1980) 705 – 715.

[22] McGrath, B. P., S. P. Lim, L. Leversha, et al.: Myocardial and peripheral catecholamine responses to acute coronary artery constriction before and after propranolol treatment in the anaesthetised dog. Cardiovasc. Res. **15** (1981) 28 – 34.

[23] Paton, D. M.: Mechanism of efflux of noradrenaline from adrenergic nerves in rabbit atria. Br. J. Pharmacol. **49** (1973) 614 – 627.

[24] Penny, W. J.: The deleterious effects of myocardial catecholamines on cellular electrophysiology and arrhythmias during ischaemia and reperfusion. Eur. Heart J. **5** (1984) 960 – 973.

[25] Phillips, J. H.: Dynamic aspects of chromaffin granule structure. Neurosci. 7 (1982) 1595 – 1609.

[26] Raiteri, M., R. del Carmine, A. Bertollini, et al.: Effect of desmethylimipramine on the release of ^{3}H-norepinephrine induced by various agents in hypothalamic synaptosomes. Mol. Pharmacol. 13 (1977) 746 – 758.

[27] Richardt G., W. Waas, R. Kranzhöfer, E. Mayer, A. Schömig: Adenosine inhibits exocytotic release of endogenous noradrenaline in rat heart: A protective mechanism in early myocardial ischemia. Circ. Res. 61 (1987) in press.

[28] Rochette, L., J.-P. Didier, D. Moreau, et al.: Effect of substrate on release of myocardial norepinephrine and ventricular arrhythmias following reperfusion of the ischemic isolated working rat heart. J. Cardiovasc. Pharmacol. 2 (1980) 267 – 279.

[29] Rona, G.: Catecholamine cardiotoxicity. J. Mol. Cell. Cardiol. **17** (1985) 291 – 306.

[30] Ross, S. B., D. Kelder: Release of 3H-noradrenaline from the rat vas deferens under various in vitro conditions. Acta Physiol. Scand. **105** (1979) 338 – 349.

[31] Sammet, S., K.-H. Graefe: Kinetic analysis of the interaction between noradrenaline and Na^{+} in neuronal uptake: Kinetik evidence for Co-transport. Arch. Pharmacol. **309** (1979) 99 – 107.

[32] Schömig, A., R. Dietz, R. Strasser, et al.: Noradrenaline release and inactivation in myocardial ischemia. In: Advances in Studies on Heart Metabolism (C. M. Caldarera, P. Harris Hg.), S. 239 – 244. CLUEB. Bologna 1982.

[33] Schömig, A., A. M. Dart, R. Dietz, et al.: Release of endogenous catecholamines in the ischemic myocardium of the rat. Part A: Locally mediated release. Circ. Res. **55** (1984) 689 – 701.

[34] Schömig, A., G. Ness, E. Mayer, et al.: Sympathetic activity in patients with acute myocardial infarction before and after intracoronary thrombolytic therapy. Eur. Heart J. 5 (Abstr. Suppl. 1) (1984) 39.

[35] Schömig, A., A. M. Dart, R. Dietz, et al.: Paradoxical role of neuronal uptake for the locally mediated release of endogenous noradrenaline in the ischemic myocardium. J. Cardiovasc. Pharmacol. 7 (Suppl. 5) (1985) 40 – 44.

[36] Schömig, A., S. Fischer, T..Kurz, et al.: Nonexocytotic release of endogenous noradrenaline in the ischemic and anoxic rat heart: Mechanism and metabolic requirements. Circ. Res. **61** (1987) in press.

[37] Schultz, S. G., P. F. Curran: Coupled transport of sodium and organic solutes. Physiol. Rev. 5 (1970) 637 – 718.

[38] Shahab, L., A. Wollenberger, M. Haase, et al.: Noradrenalinabgabe aus dem Hundeherzen nach vorübergehender Okklusion einer Koronararterie. Acta Biol. Med. Germ. **22** (1969) 135 – 143.

[39] Stute, N., U. Trendelenburg: The outward transport of axoplasmic noradrenaline induced by a rise of the sodium concentration in the adrenergic nerve endings of the rat vas deferens. Arch. Pharmacol. **327** (1984) 124 – 132.

[40] Thames, M. D., H. S. Klopfenstein, F. M. Abboud, et al.: Preferential distribution of inhibitory cardiac receptors with vagal afferents to the inferoposterior wall of the left ventricle activated during coronary occlusion in the dog. Circ. Res. **43** (1978) 512 – 519.

[41] Trendelenburg, U., H. Bönisch, K. H. Graefe, et al.: The rate constants for the efflux of metabolites of catecholamines and phenethylamines. Pharmacol. Rev. **31** (1980) 179 – 203.
[42] Waldenström, A. P., A. C. Hjalmarson, L. Thornell: A possible role of noradrenaline in the development of myocardial infarction. Am. Heart J. **95** (1978) 43 – 51.
[43] Wollenberger, A., L. Shahab: Anoxia-induced release of noradrenaline from the isolated perfused heart. Nature **207** (1965) 88 – 89.
[44] Yusuf, S., R. Peto, J. Lewis, et al.: Beta blockade during and after myocardial infarction: An overview of the randomized trials. Prog. Cardiovasc. Diseases **27** (1985) 335 – 371.

Experimenteller Herzinfarkt und Beta-Blocker

H. Gülker, W. Meesmann

Abstract

In the animal experiment beta-sympatholytic agents display significant antifibrillatory effects at the very onset of acute myocardial ischemia. Preconditions are high serum- and tissue concentrations maintained constantly, and absence of a significant intrinsic sympathomimetic activity. Beta-blockers with a strong sympathomimetic activity exert only weak antiarrhythmic effects. The antifibrillatory efficacy does not appear to be predominantly due to hemodynamic effects. Rather electrophysiological mechanisms, particularly a decrease in ischemia-induced electrical inhomogeneity within the ischemic area following pretreatment with beta-blockers seem most important. In myocardial necrosis (phase II of arrhythmias) beta-blockers gain significance as antiarrhythmic and potentially antifibrillatory drugs, if sympathetic activity is enhanced. Combined local anaesthetic and beta-sympatholytic therapy proves particularly effective. In reperfusion ventricular arrhythmias the results are different depending on whether "early" or "late" reperfusion ventricular arrhythmias are concerned; "late" reperfusion ventricular arrhythmias occurring delayed after coronary occlusions of various duration can be suppressed if sympathetic activity is increased. By contrast "early" ventricular fibrillation immediately after the onset of reperfusion following short term coronary occlusion can not be prevented by beta-blockers or any other antiarrhythmic drug.

Der akute Verschluß des Hauptstammes einer Koronararterie führt im Tierexperiment ebenso wie beim Menschen häufig innerhalb der ersten 20 – 30 min zu charakteristischen Änderungen der ventrikulären Vulnerabilität mit einer zweiphasigen Häufigkeitsverteilung der Arrhythmien, insbesondere von Kammerflimmern [17]. Diese Rhythmusstörungen treten vor allem in der 2. – 8. min sowie in der 14. – 18. min auf (Phase I a und I b der Arrhythmien nach Koronarverschluß) (Abb. 1 a – c). Arrhythmieintensität und zeitlicher Verlauf dieser Rhythmusstörungen hängen entscheidend von der Anzahl funktionstüchtiger koronarer Kollateralverbindungen ab (Abb. 1, Tab. 1) [13]. Weitere wichtige Faktoren sind: Ausmaß des myokardialen Sauerstoffverbrauchs [7] und der sympathischen Stimulation des Myokards vor der Koronarokklusion [20], die Größe des potentiellen Ischämiebezirkes [19] und Geschwindigkeit der Gefäßokklusion [15]. Bei niedrigem myokardialen Sauerstoffverbrauch, ausgeprägter Kollateralenausbildung, kleinem Ischämieareal, protrahierter Verschlußentwicklung und nach Sympathektomie (s. u.) treten in der Phase I vielfach gar keine Arrhythmien auf [14].

Durch vermehrte adrenerge Stimulation des Myokards vor und auch während des Koronarverschlusses nehmen Arrhythmieintensität und Häufigkeit des Kammerflimmerns in Phase I signifikant zu (Abb. 2 a + b). Die zugrundeliegenden Mechanismen

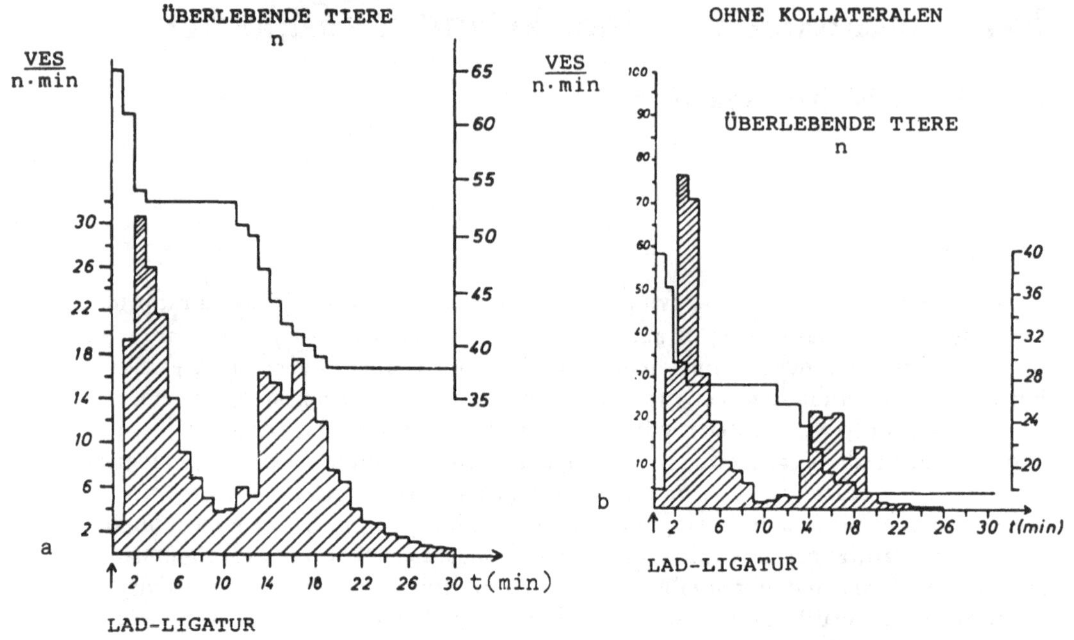

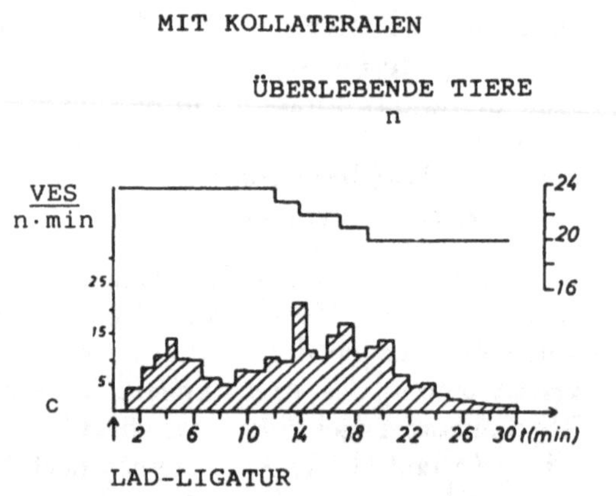

Abb. 1 Häufigkeit und Verteilung ventrikulärer Extrasystolen (VES) und Absterberate infolge von Kammerflimmern (KF) während akuter Ligatur des Ramus descendens der linken Herzkranzarterie bei Hunden. a) Gesamtkollektiv n = 65. b) Tiere ohne funktionell wirksame Spontankollateralen, n = 41. c) Tiere mit funktionell wirksamen Spontankollateralen, n = 24. (siehe [16].)

hierfür sind komplex und insoweit noch nicht geklärt, als die Pathogenese der Arrhythmien und des Kammerflimmerns in dieser Phase noch keineswegs vollständig bekannt ist. Im Gegensatz zur adrenergen Stimulation kann die Häufigkeit des Kammerflimmerns in Phase I durch Vorbehandlung mit Beta-Sympatholytika wesentlich vermindert werden [12]. Dies ist in Tab. 2, Abb. 3 und 4 bei Tieren mit Circumflexa-Ligaturen demonstriert, die ohne Spontankollateralen unbehandelt eine nahezu 100%ige Akutletalität infolge primären Kammerflimmerns aufweisen (Tab. 1). Eine prophylaktische Behandlung dieser Tiere mit Atenolol akut i. v. oder chronisch oral verhindert dieses frühe Kammerflimmern nahezu vollständig; auch der typische frühe Abfall der Flimmerschwelle, deren Minimalwerte gleichzeitig mit dem Häufig-

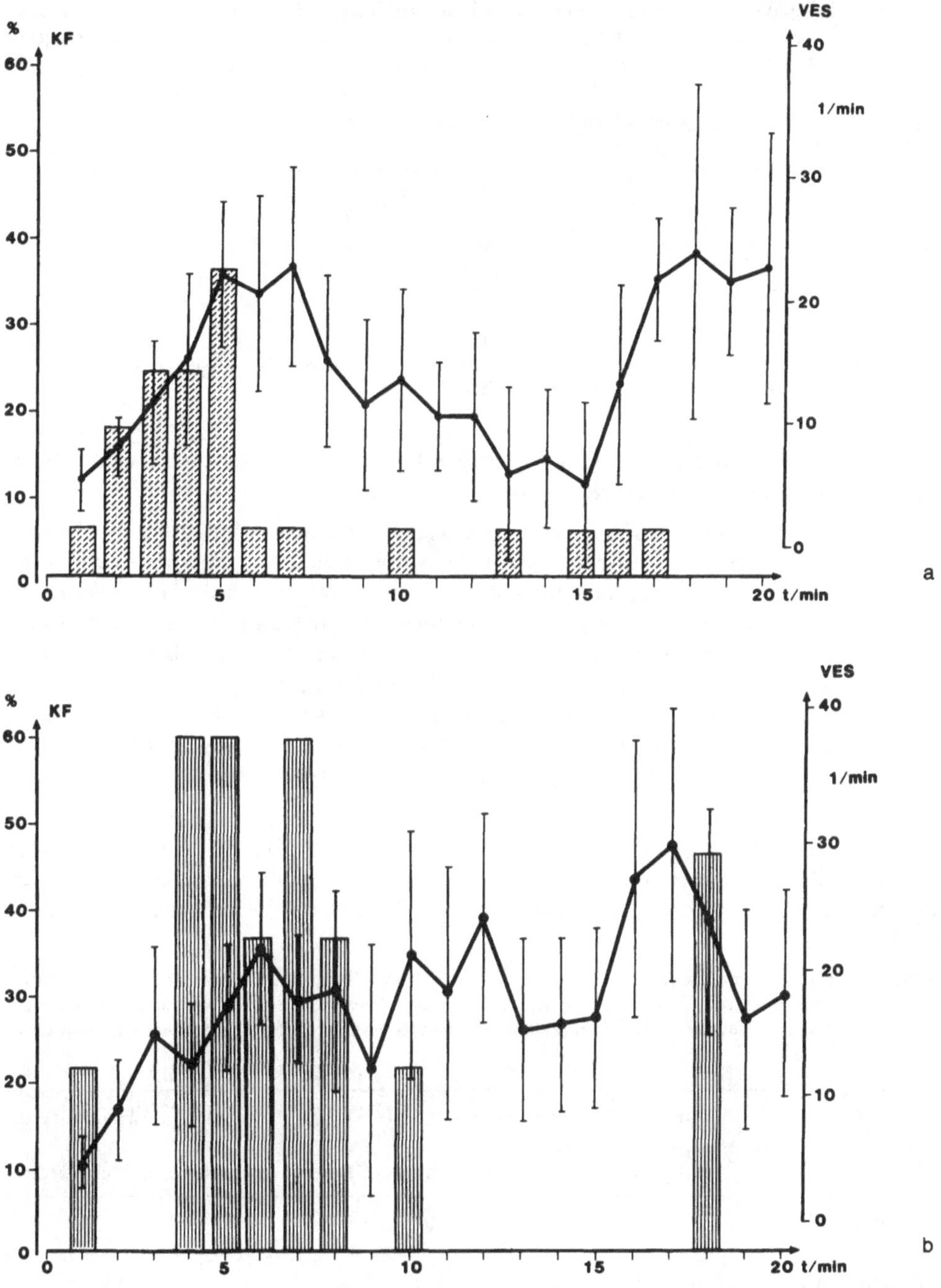

Abb. 2 Häufigkeit und Verteilung ventrikulärer Extrasystolen (VES) und des Kammerflimmern (KF) während akuter Ligatur des Ramus descendens der linken Herzkranzarterie bei Hunden. a) unbehandelte Tiere, n = 16. b) Tiere mit i. v. Infusion von 1.5 µg/kg × min Adrenalin und 0.2 µg/kg × min Noradrenalin, n = 8. (siehe [23].)

Tabelle 1 Häufigkeit des Kammerflimmerns nach akutem Verschluß des Ramus circumflexus bzw. Ramus descendens der linken Herzkranzarterie bei narkotisierten Hunden in Abhängigkeit von Koronarkollateralen (siehe [13]).

Ligiertes Cor.-Gef. und Kollateralen	Gesamtzahl der Tiere	Kammerflimmern n	%
ram. descendens			
mit Koll.	7	0	0
ohne Koll.	9	5*	55,6
ram. circumflexus			
mit Koll.	27	1	3,7
ohne Koll.	19	19*	*100*

(nach Meesmann et al. 1970) * = $p < 0{,}001$

keitsmaximum des Kammerflimmerns in der I a-Phase auftreten, wird durch Beta-Blockade hochsignifikant reduziert (Abb. 5).

Obwohl also Beta-Blocker in der Phase I ausgeprägte antifibrillatorische Wirkungen haben, sind die antiarrhythmischen Effekte jedoch vergleichsweise gering. Die Häufigkeit ventrikulärer Extrasystolen, ventrikulärer Salven und ventrikulärer Tachykardien wird in der I a-Phase nur mäßig reduziert. In der I b-Phase bleibt die Arrhythmieintensität unbeeinflußt oder nimmt sogar zu (Abb. 3 b, 4 b). Hierbei ist zu berücksichtigen, daß nunmehr auch Tiere mit schweren Ischämien und entsprechend vermehrten Arrhythmien überleben. Die Beta-Blocker unterscheiden sich also von speziellen Calcium-Antagonisten, die in der gesamten Phase I antiarrhythmisch wirksam sind, wodurch eine entscheidende Ursache für das Entstehen des Kammerflimmerns entfällt und damit dieses selbst reduziert wird [3, 21].

Die antifibrillatorische Wirksamkeit der Beta-Blocker in der Phase I ist im Experiment, offensichtlich aber auch bei Patienten, an bestimmte Voraussetzungen gebunden. Hierzu gehört vor allem, daß vor Beginn der Koronarokklusion ausreichend hohe

Tabelle 2 Protektiver Effekt von Atenolol auf das frühe Kammerflimmern (KF) nach akutem Verschluß des Ramus circumflexus der linken Herzkranzarterie bei narkotisierten bzw. wachen Hunden in Abhängigkeit vom Plasmaspiegel und Intervall zur letzten Dosis (siehe [2, 12]).

Kollektive	Atenolol 1 × tägl. 5 Tg. oral	Intervall letzte Dosis-Lig.	n	KF	Atenolol Pl.-Spiegel mcg/ml	Hemmung d. Isoprot.-Tachykardie
Kontrolle nark.	–	–	19	19	–	–
Kontrolle wach	–	–	7	6	–	–
Atenolol nark.	10 mg/kg	18 h	5	5	0,15	42%
Atenolol nark.	10 mg/kg	6 h	6	1	0,82	77%
Atenolol nark.	2 mg/kg	6 h	6	1	0,34	59%
Atenolol wach	2 mg/kg	6 h	10	3	0,34	59%

a

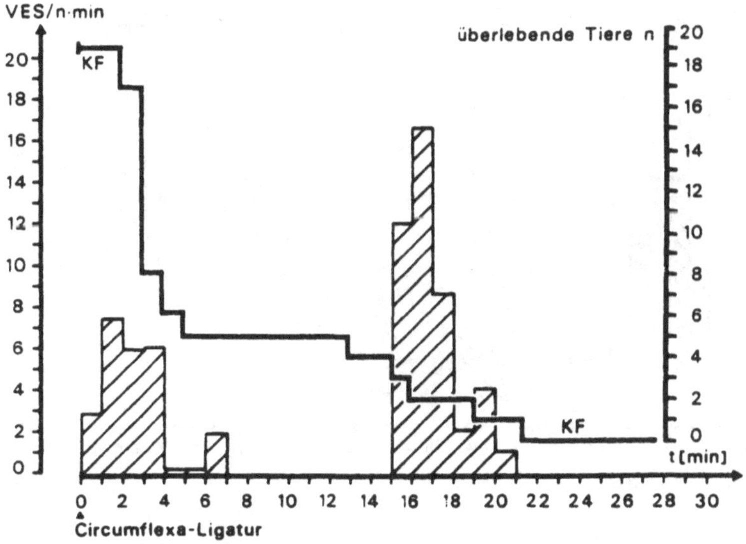

b

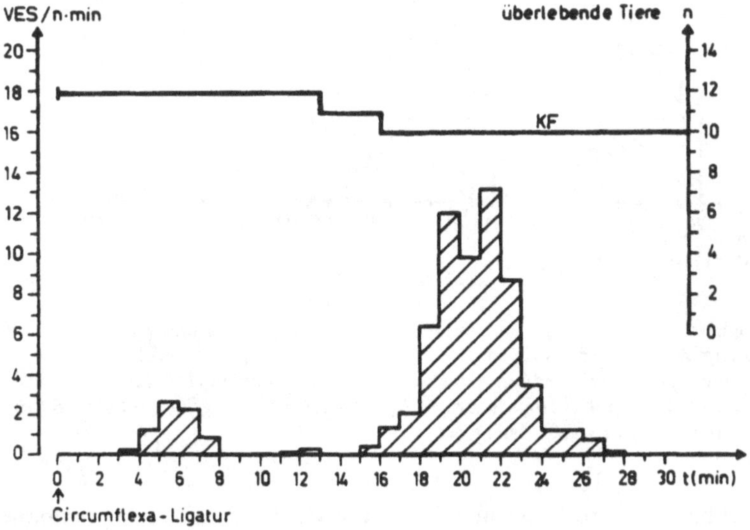

Abb. 3 Häufigkeit und Verteilung ventrikulärer Extrasystolen (VES) und Absterberate infolge von Kammerflimmern (KF) während akuter Circumflexa-Ligatur bei Tieren ohne funktionell wirksame Spontankollateralen (narkotisierte Hunde). a) unbehandelte Tiere, Kontrollgruppe I (n = 19). b) Tiere mit chronisch oraler Applikation von 2 mg/kg Atenolol, 6 Stunden nach der letzten Dosis (n = 12). (siehe [2].)

a

b

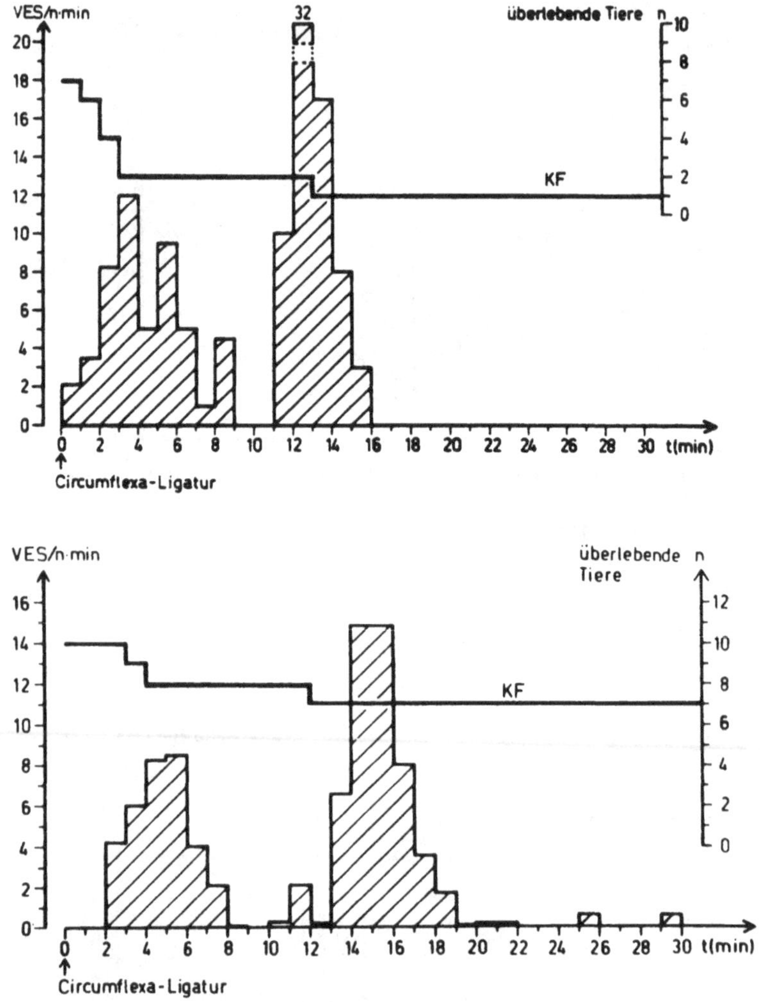

Abb. 4 Häufigkeit und Verteilung ventrikulärer Extrasystolen (VES) und Absterberate infolge von Kammerflimmern (KF) während akuter Circumflexa-Ligatur bei Tieren ohne funktionell wirksame Spontankollateralen (wache Tiere). a) unbehandelte Tiere, Kontrollgruppe II (n = 7). b) Tiere mit chronisch oraler Applikation von 2 mg/kg Atenolol, 6 Stunden nach der letzten Dosis (n = 10). (siehe [2].)

Plasmaspiegel bzw. Gewebskonzentrationen im Myokard, und zwar permanent während 24 h, vorliegen. Dies belegen die Befunde der Tab. 2. Hier sind in Abhängigkeit von der oralen Dosierung des Atenolols dessen Plasmaspiegel mit dem jeweiligen Ausmaß der Hemmung der Isoproterenol-Tachykardie aufgeführt, ebenso die Intervalle zur letzten Dosis, die differieren. Plasmaspiegel von 0.15 mcg/ml, verbunden mit einer ermittelten Hemmung der Isoproterenol-Tachykardie von 42%, hatten keinen antifibrillatorischen Effekt. Bei Plasmaspiegeln von 0.34 mcg/ml, verbunden

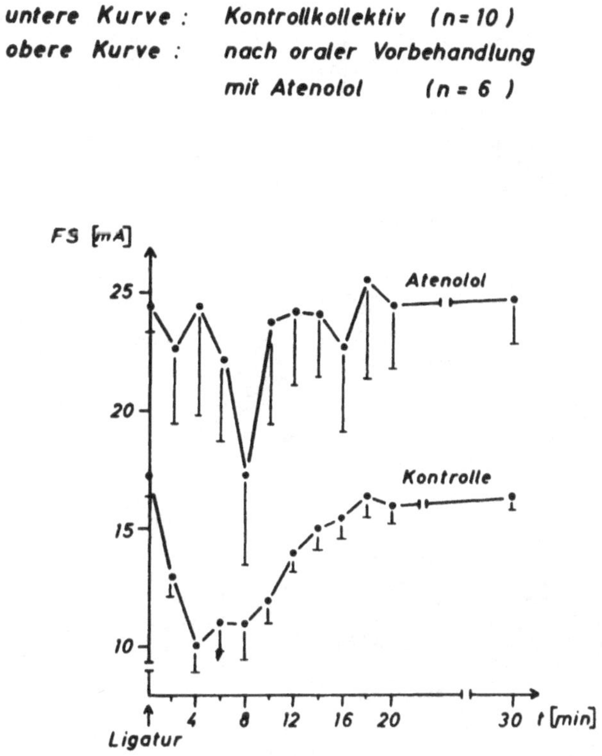

Abb. 5 Zeitverlauf der ventrikulären Flimmerschwelle (FS) nach akuter Ligatur des Ramus descendens der linken Herzkranzarterie bei Hunden.
Untere Kurve: Kontrollkollektiv (n = 10). Obere Kurve: Tiere nach oraler Vorbehandlung mit 2 mg/kg 6 Stunden nach Atenolol (n = 6); $\bar{x} \pm$ SEM. (siehe [18].)

mit einer Hemmung der Isoproterenol-Tachykardie von 59%, war dagegen die Häufigkeit des Kammerflimmerns signifikant vermindert.

Schon bei diesen Experimenten erwies sich die sympathomimetische Eigenwirkung (ISA) der Beta-Blocker als ein nicht unbedeutendes Kriterium, gerade auch im Hinblick auf die Therapie. Eine im Verhältnis zur spezifisch beta-antiadrenergen Wirkung stark ausgeprägte ISA antagonisiert die antifibrillatorische Wirksamkeit der Beta-Blocker. Die ISA und die spezifisch beta-antiadrenerge Wirkung eines Beta-Blockers können aber dosisabhängig variieren. Dementsprechend läßt sich am nicht-ischämischen Herzen zeigen, daß sie ISA eines Beta-Blockers eine durch Beta-Blockade erhöhte Flimmerschwelle vermindert. Ein Anstieg der Flimmerschwelle kann sogar vollständig ausbleiben, wobei der antiadrenerge Effekt auf die Kontraktilität (z. B. $(dP/dt)_{max}$ als Index) durchaus nicht parallel verlaufen muß. So erhöht sich die Flimmerschwelle unter Atenolol, einem kardioselektiven Beta-Blocker ohne ISA, dosisabhängig (Abb. 6a). Unter Pindolol jedoch, einem nichtselektiven Beta-Blocker, dessen ISA erst bei mittlerer Dosis wirksam wird, steigt die Flimmerschwelle bis zu einer Dosis von 60 µg/kg

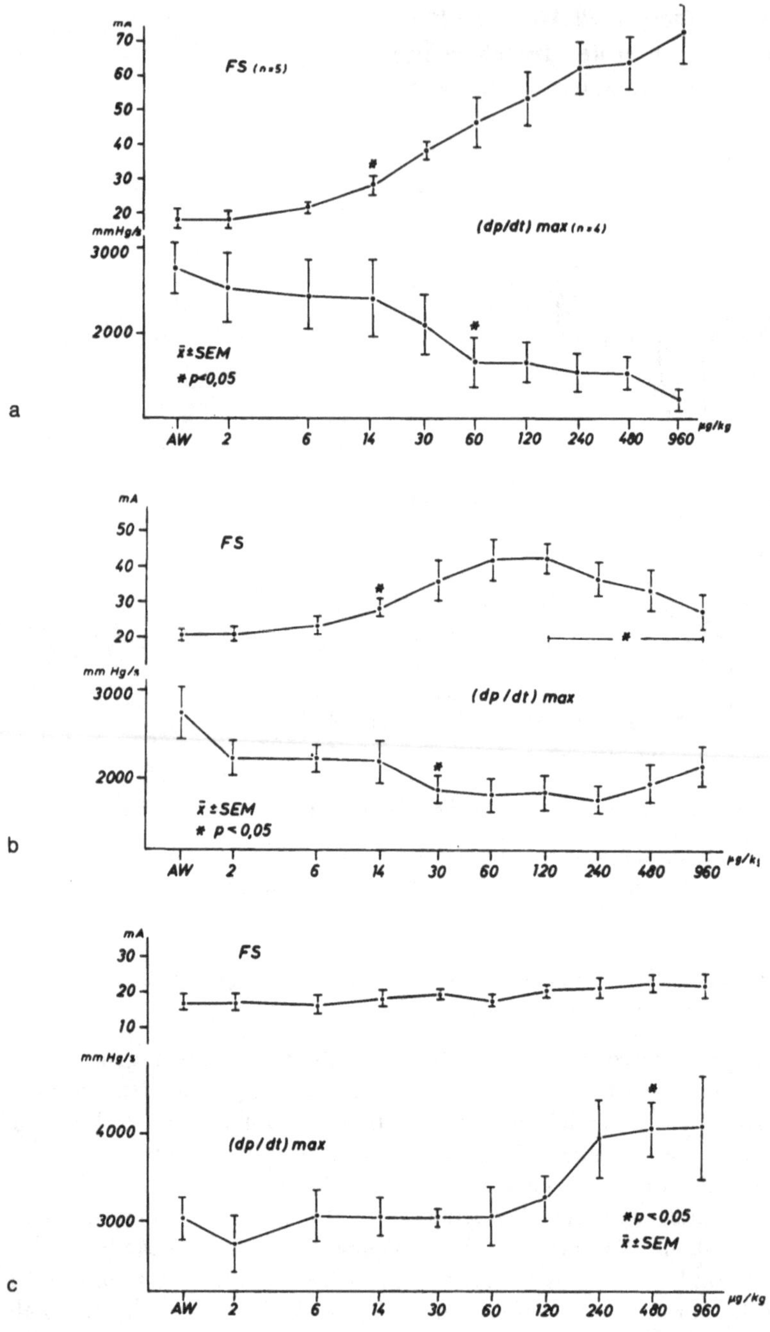

Abb. 6 Flimmerschwellen des Herzens und (dP/dt) max unter kumulativen i. v.-Dosen von Beta-Sympathikolytika (narkotisierte Hunde). a) Atenolol, n = 5. b) Pindolol, n = 6. c) Dichlorisoproterenol, n = 4. (siehe [8].)

kumulativ an und fällt bei weiterer Dosierung wieder ab, da die ISA im mittleren Dosierungsbereich im Verhältnis zur spezifisch beta-antiadrenergen Aktivität dann überwiegt (Abb. 6 b). Nach Dichlorisoproterenol, dem ersten verfügbaren Sympatholytikum, das eine ausgeprägte ISA hat, lassen sich in dem weiten Dosisbereich von 2–960 µg/kg keine signifikanten Anstiege der Flimmerschwelle nachweisen (Abb. 6 c).

Für die akute Myokardischämie ist als Konsequenz hieraus zu folgern: Die Häufigkeit des frühen Kammerflimmerns wird durch Beta-Blocker mit starker ISA nicht vermindert. Das ist auf der Abb. 7 belegt. Dargestellt sind der Zeitverlauf ventrikulärer Extrasystolen und die Absterberate infolge von Kammerflimmern in den ersten 20 min während akuter Circumflexa-Ligatur bei Tieren ohne funktionell wirksame Spontankollateralen unter dem Einfluß von ICI 89406, einem Beta-Sympatholytikum mit ähnlich starker ISA wie bei Dichlorisoproterenol. Die Absterberate beträgt 100% und ist damit identisch mit den Ergebnissen unter Kontrollbedingungen; auch die Häufigkeit ventrikulärer Extrasystolen entspricht der bei unbehandelten Tieren.

Die antifibrillatorischen Wirkungen der Beta-Blocker in der Initialphase der akuten Myokardischämie sind durch hämodynamische Wirkungen nicht ausreichend zu erklären. Während einer Beta-Blockade nehmen zwar die Herzfrequenz und die myokardiale Kontraktilität ab, wodurch der myokardiale Sauerstoffverbrauch *vor* dem Koronarverschluß und *in* der Verschlußphase vermindert ist. Dies sind jedoch offensichtlich nicht kausal entscheidende Veränderungen, da eine Prophylaxe des Kammerflimmerns bzw. des ischämiebedingten Abfalls der Flimmerschwelle unter Beta-Blok-

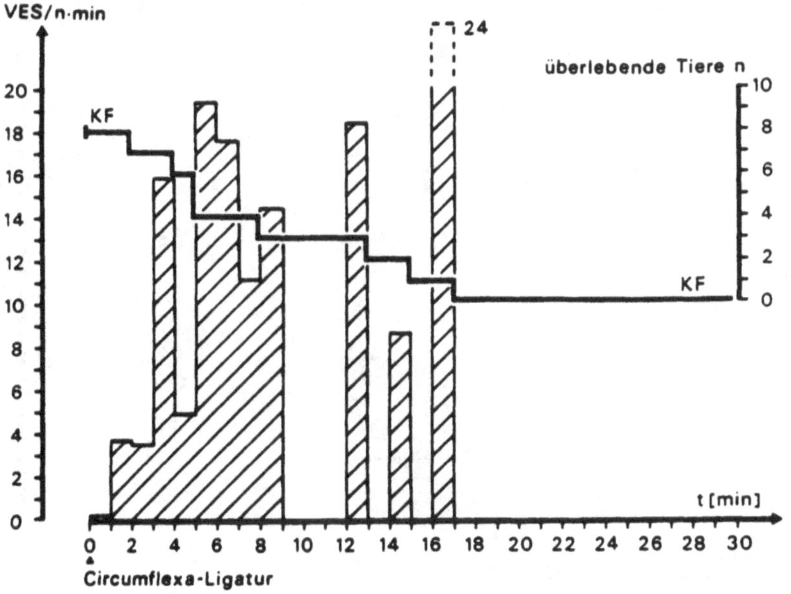

Abb. 7 Häufigkeit und Verteilung ventrikulärer Extrasystolen (VES) und Absterberate infolge von Kammerflimmern während akuter Circumflexa-Ligatur bei Hunden ohne funktionell wirksame Spontankollateralen nach i. v.-Applikation von ICI 89 406 (n = 8). (siehe [12].)

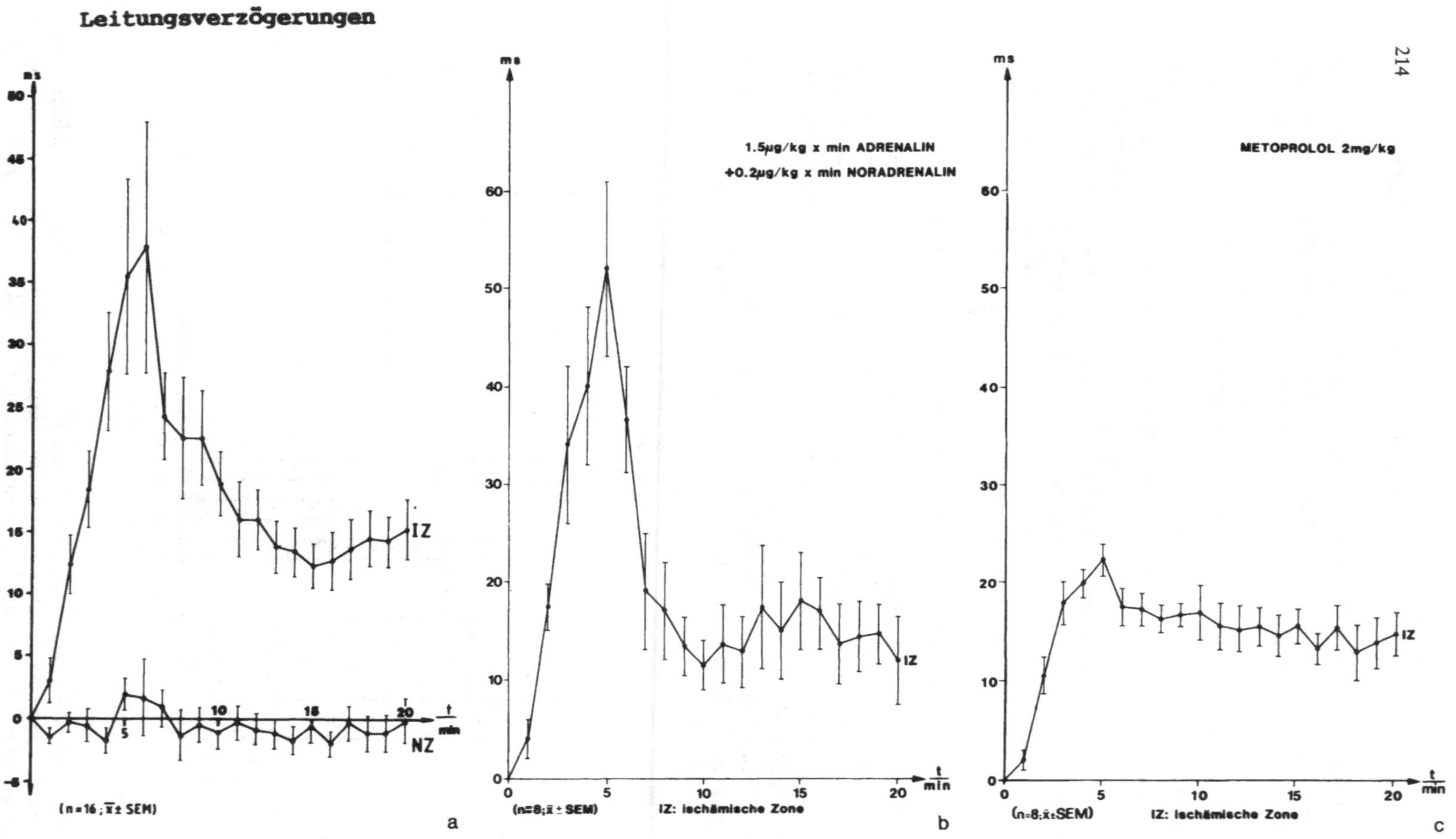

Abb. 8 Zeitverlauf epikardialer Leitungsverzögerungen in den ersten 20 min nach akuter Ligatur des Ramus descendens der linken Herzkranzarterie bei Hunden. IZ: Ischämiezone. NZ: nicht-ischämische Zone.
a) unbehandelte Kontrollen, n = 16. b) Tiere mit Katecholaminstimulation (Infusion von 1.5 µg/kg × min Adrenalin + 0.2 µg/kg × min Noradrenalin), n = 8. c) Tiere nach Vorbehandlung mit 2 mg/kg Metoprolol, n = 8. (siehe [23].)

kade auch dann erfolgt, wenn eine Senkung der Herzfrequenz – mit konsekutiv vermindertem moykardialen Sauerstoffverbrauch als Folge einer Beta-Blockade – durch hochfrequentes ventrikuläres Pacing weitgehend antagonisiert wird. Entscheidend für die antifibrillatorischen Effekte der Beta-Blocker scheinen vielmehr elektrophysiologische Wirkungen zu sein. Charakteristisch ist, daß das frühe Maximum der Leitungsverzögerungen in der I a-Phase (Abb. 8 a und b), welches zeitlich genau übereinstimmt mit Minimalwerten der Flimmerschwelle und einer maximalen spontanen Flimmerbereitschaft des Herzens, nach Vorbehandlung mit Beta-Sympatholytika nahezu vollständig fehlt (Abb. 8 c). Die Leitungsverzögerungen in der I a-Phase sind in benachbarten ischämischen Myokardarealen sehr verschieden ausgeprägt und gehen mit einer erhöhten Dispersion einher. Dabei scheint das Ausmaß dieser Dispersion bedeutungsvoll für die Flimmerbereitschaft des Myokards zu sein. Während einer Beta-Blockade – zumindest in der I a-Phase – nimmt die Dispersion ab. Das fällt zusammen mit einem geringen Abfall der Flimmerschwelle in der I a-Phase (Abb. 6).

In der Initialphase der akuten Myokardischämie sind die elektrophysiologischen Wirkungen der Beta-Sympatholytika grundsätzlich verschieden von denen der Lokalanästhetika. Bei klinisch-therapeutischer Dosierung der Lokalanästhetika nehmen die ischämiebedingten Leitungsverzögerungen in der I a-Phase weiter zu. Der Abfall der Flimmerschwelle wird jedoch nicht vermindert. Ein prophylaktischer Effekt gegen das frühe Kammerflimmern ist nicht nachweisbar [9]. Substanzen mit stark leitungsverzögernden Eigenschaften können sogar arrhythmogen wirken, wobei durchaus Kammerflimmern auftreten kann [6].

Experimentell ist eine Prophylaxe des Kammerflimmerns in der Initialphase der akuten Myokardischämie auch durch chemische Sympathektomie zu erreichen [11]. Auf Abb. 9 ist dies bei Tieren ohne funktionell wirksame Kollateralen nach regionaler chemischer Sympathektomie des Circumflexa-Areals und akuter Circumflexa-Ligatur demonstriert. Im Unterschied zur Beta-Sympatholyse tritt bei genügend vollständiger Katecholamindepletion neben dem antifibrillatorischen Effekt auch eine komplette antiarrhythmische Wirkung ein.

Die Arrhythmien in der Initialphase der akuten Myokardischämie (30 min) unterscheiden sich pathophysiologisch und pharmakotherapeutisch wesentlich von den Rhythmusstörungen nach irreversibler Zellschädigung im Stadium der manifesten Myokardnekrose. Diese entstehen im Tierexperiment – ähnlich wie beim Menschen – nach einem Zeitverlauf von 4–8 Stunden nach Koronarverschluß und persistieren dann durchschnittlich 2–5 Tage [14]. Die Katecholamine sind bei der Entstehung dieser späten Arrhythmien offensichtlich kausal weit weniger bedeutsam. Dennoch nehmen Häufigkeit und Schweregrad der Arrhythmien bei erhöhter adrenerger Stimulation des Myokards zu (Tab. 3, Abb. 12). So bestimmen bei Analgesie und Anästhesie der Tiere ventrikuläre Ektopien und Rhythmen vom Typ des "accelerated ventricular rhythm" das Bild. Kammerflimmern tritt praktisch nicht auf. Beta-Blocker haben in dieser Phase keine oder nur geringe antiarrhythmische Wirkungen (Abb. 10). Lokalanästhetika mit stark leitungsverzögernder Wirkung, die in der Phase I die Arrhythmien sogar verstärken können, entfalten dagegen maximale antiarrhythmische Effekte

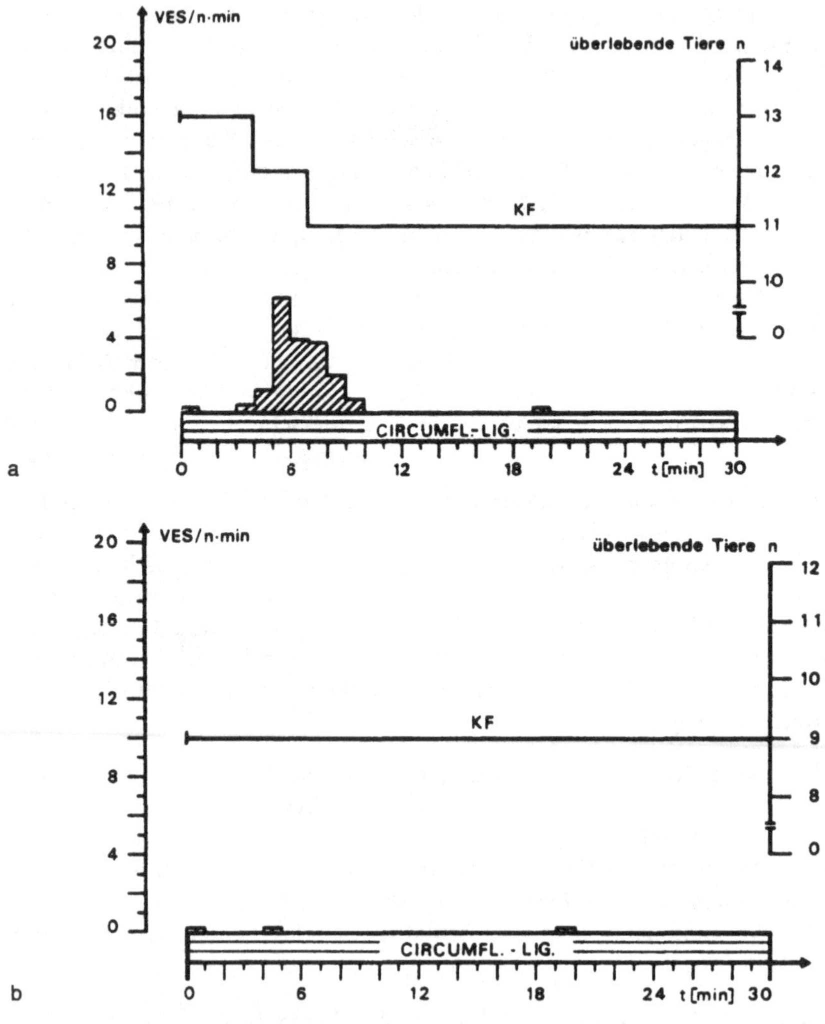

Abb. 9 Häufigkeit und Verteilung ventrikulärer Extrasystolen (VES) und Absterberate infolge von Kammerflimmern (KF) während akuter Circumflexa-Ligatur bei Hunden ohne funktionell wirksame Spontankollateralen. a) Zustand nach regionaler chemischer Sympathektomie des Circumflexa-Areals, n = 13. b) unter Nichtberücksichtigung von 4 Tieren mit sehr großem Circumflexa-Areal, n = 9. (siehe [11].)

(Abb. 11 a). Bei wachen Tieren (Tab. 3) oder bei zusätzlicher Stimulation durch Katecholamin-Infusion (Abb. 12) entwickeln sich dagegen vermehrt hochfrequente Kammertachykardien und Kammerflimmern. Die antiarrhythmische Wirkung der Lokalanästhetika ist in dieser Phase abgeschwächt (Abb. 11 b); unter programmierter Stimulation ist dann häufig eine Aggravation der Arrhythmien und sogar Kammerflimmern zu beobachten (Abb. 12). Die therapeutische Effektivität der Beta-Blocker

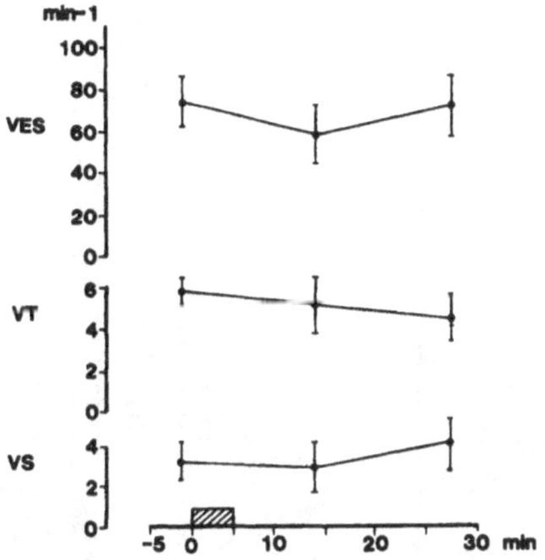

Abb. 10 Antiarrhythmische Unwirksamkeit von Metoprolol (2 mg/kg i. v.) im Nekrosestadium des akuten Myokardinfarkts (6 – 18 Stunden nach LAD-Verschluß) bei narkotisierten und analgesierten Hunden, n = 5; x̄ ± SEM. VES: ventrikuläre Extrasystolen; VT: ventrikuläre Tachykardien; VS: ventrikuläre Salven und R- auf T-Phänomene. (siehe [4].)

Tabelle 3 Häufigkeit ventrikulärer Arrhythmien bei narkotisierten und wachen Tieren im Nekrosestadium des akuten Myokardinfarkts (siehe [5]).

	Piritramid-Lachgas-Anästhesie	wach	
VES	25 ± 1	55 ± 12	min^{-1}
VT	4 ± 2	7 ± 2	min^{-1}
VS	0.25 ± 0	8 ± 2.5	min^{-1}
KF	0/20	4/20	

nimmt hierbei zu. Es entwickeln sich aber keine arrhythmogenen Effekte wie bei den Lokalanästhetika. Als antiarrhythmisch besonders wirksam hat sich in dieser Phase die Kombination eines Beta-Sympatholytikums mit einem Lokalanästhetikum erwiesen [1], wobei die Dosierung beider Substanzen reduziert werden kann.

Herzrhythmusstörungen treten bei der koronaren Herzkrankheit nicht nur im Verlauf akuter koronararterieller Stenosierungen oder Okklusionen auf, sondern können auch während einer Reperfusion passager okkludierter Gefäßstrombezirke entstehen. Dabei sind „frühe" Reperfusionsarrhythmien (d. h. Arrhythmien *unmittelbar* nach Freigabe von Kurzzeitverschlüssen bzw. kurzfristigen Spasmen, meistens Kammerflimmern) zu unterscheiden von den später auftretenden Reperfusionsarrhythmien (d. h. verzögert nach Verschlußperioden verschiedener Dauer – selten Kammerflimmern) [Übersicht siehe 10]. Die Entstehungsmechanismen der späten Reperfusionsarrhythmien und ihre pharmakologische Beeinflußbarkeit stimmen weitgehend mit denen der Nekrosear-

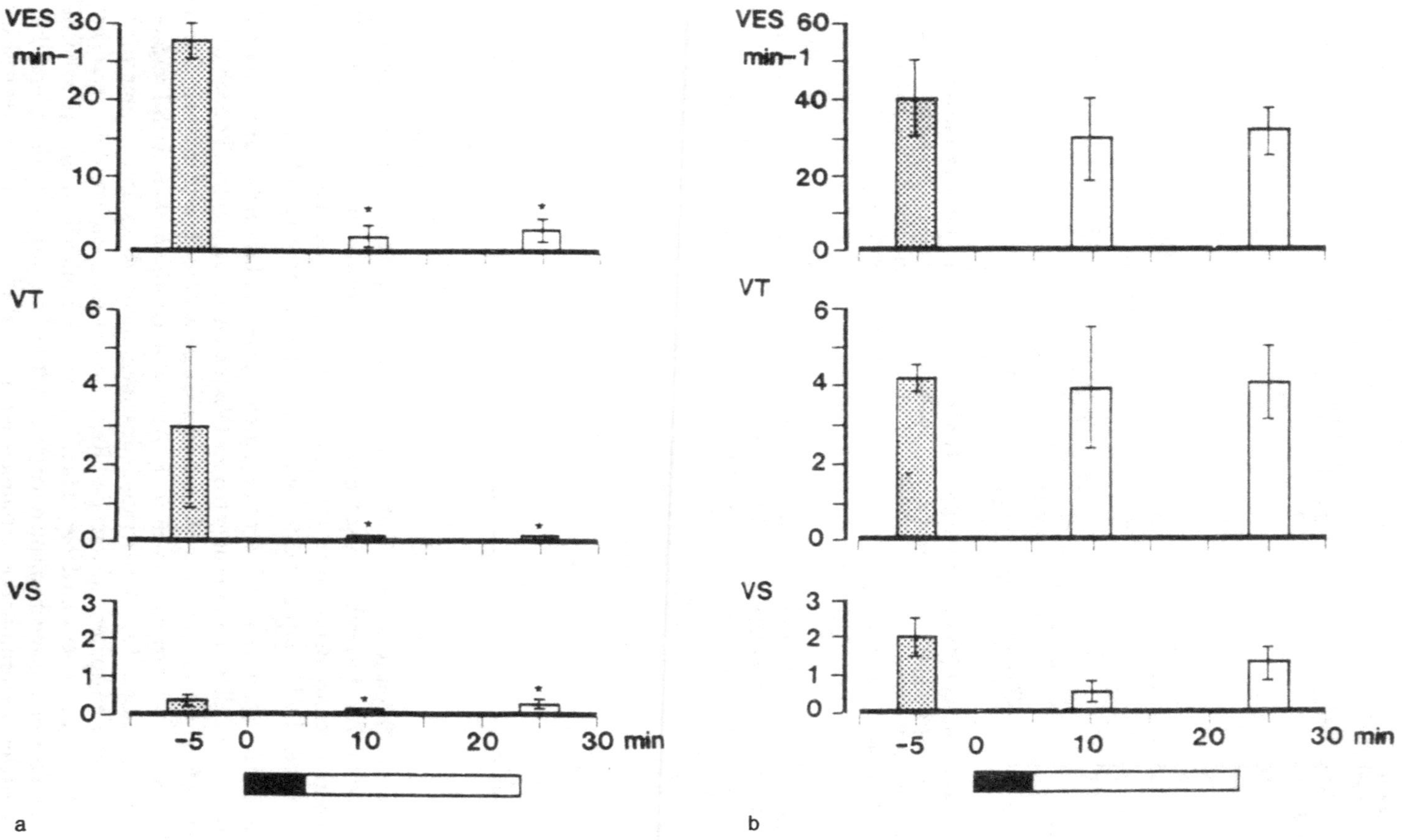

Abb. 11 Antiarrhythmische Wirkungen des Klasse I-Antiarrhythmikums Flecainid (2 mg/kg + 50 µg/kg × min über 20 min) im Nekrosestadium des akuten Myokardinfarkts (6 – 18 Stunden nach LAD-Verschluß bei Hunden). a) narkotisierte Tiere, n = 5. b) wache Tiere, n = 5. (siehe [6].)

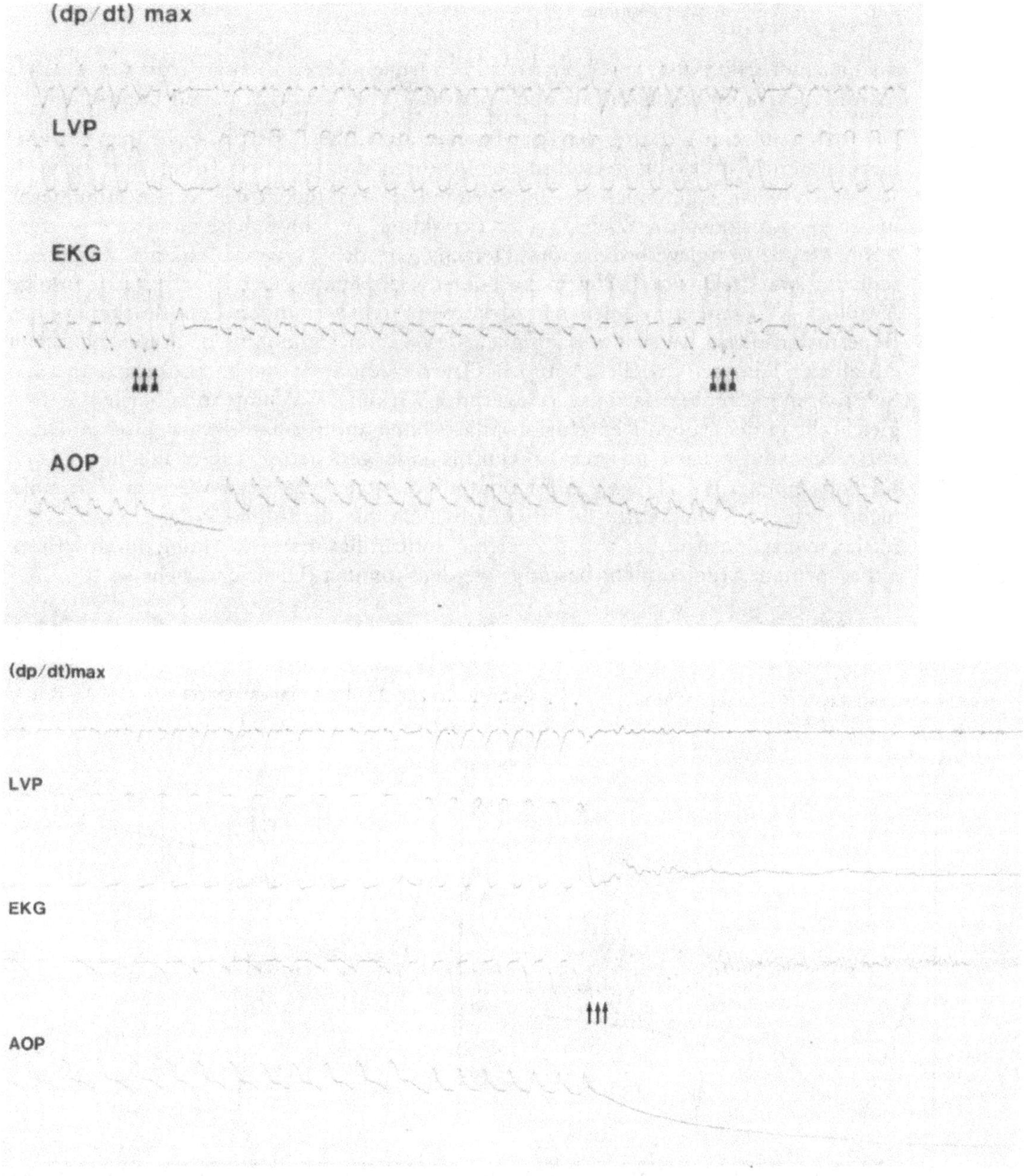

Abb. 12 Programmierte Kammerstimulation im Nekrosestadium des akuten Myokardinfarkts bei Hunden. a) unbehandeltes Tier, repetitive Kammerantwort unter S1/S2/S3. b) Auslösung von Kammerflimmern nach Vorbehandlung mit Flecainid (2 mg/kg + 50 µg/kg × min). (siehe [5].)

rhythmien überein (s. o.), im Gegensatz zu den frühen Reperfusionsarrhythmien, die sich sowohl elektrophysiologisch als auch pharmakotherapeutisch davon unterscheiden.

Die therapeutische Wirkung der Beta-Blocker auf frühes reperfusionsbedingtes Kammerflimmern wurde von verschiedenen Autoren dokumentiert [Übersicht: siehe 4, 10]. Nach eigenen Befunden ist eine verminderte Häufigkeit des Kammerflimmerns in der Reperfusionsphase ebenso wie in der akuten Verschlußphase dann zu erwarten, wenn der Sauerstoffverbrauch des Herzens vor der Myokardischämie wesentlich reduziert war (z. B. durch Pharmaka oder durch Senkung der Herzfrequenz infolge AV-Block II°). Ohne einen solchen bradykarden Effekt vermindern Beta-Blocker in einer Reperfusionsphase weder die Häufigkeit des Kammerflimmerns noch den typischen Abfall der Flimmerschwelle (Abb. 13). Andere Antiarrhythmika (Lokalanästhetika, Substanzen mit repolarisationsverlängernder Wirkung, Calcium-Antagonisten) hatten gleichfalls in der frühen Reperfusionsphase keine antifibrillatorischen Effekte. Dementsprechend ist nach unserer Erkenntnis eine gesicherte Prophylaxe des frühen Kammerflimmerns als Folge von Koronarreperfusionen zum gegenwärtigen Zeitpunkt nicht verfügbar. Dies trifft offensichtlich auch für die Alpha-Sympatholytika zu, nachdem erste positive Berichte über deren antifibrillatorische Wirkung durch weitere experimentelle Studien nicht bestätigt werden konnten (Übersicht: siehe 4, 10].

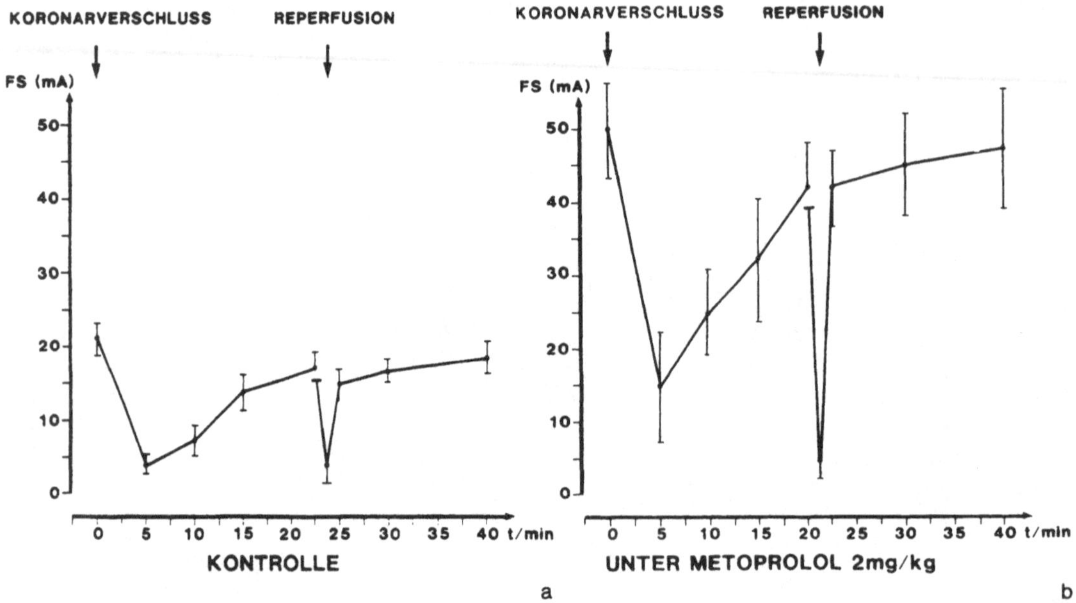

Abb. 13 Zeitverlauf der Flimmerschwelle (FS) des Herzens nach akutem Verschluß des Ramus descendens der linken Herzkranzarterie und nach Reperfusion bei Hunden. a) Unbehandelte Tiere (n = 26), $\bar{x} \pm$ SEM. b) Vorbehandlung mit 2 mg/kg Metoprolol (n = 8), $\bar{x} \pm$ SEM. (siehe [4, 22].)

Zusammenfassung

Beta-Sympatholytika haben tierexperimentell in der Initialphase der akuten Myokardischämie eindeutige antifibrillatorische Wirkungen. Voraussetzungen hierfür sind jedoch ausreichende und konstant hohe Plasmaspiegel bzw. Gewebskonzentrationen bei eintretender Myokardischämie und zudem fehlende stärkere sympathomimetische Eigenwirkung des jeweiligen Beta-Blockers. Bei ausgeprägter antifibrillatorischer Wir kung sind die antiarrhythmischen Effekte vergleichsweise gering. Die antifibrillatorische Wirkung kann durch hämodynamische Effekte der Beta-Blocker allein nicht erklärt werden. Wesentlich erscheint vielmehr die Verminderung der ischämiebedingten elektrophysiologischen Inhomogenität im Infarktareal als Folge der Beta-Blockade. Im Stadium der Myokardnekrose haben Beta-Blocker als Antiarrhythmika bzw. evtl. auch als Antifibrillantien dann Bedeutung, wenn ein erhöhter Sympathikotonus vorhanden ist. Therapeutisch erweisen sich Kombinationen aus Lokalanästhetika und Beta-Sympatholytika als besonders antiarrhythmisch wirksam. Die Beeinflussung der Reperfusionsarrhythmien durch Beta-Blocker ist zu different: Sogenannte „späte" Reperfusionsarrhythmien, die verzögert nach Koronarverschlüssen verschiedener Dauer auftreten, sind abhängig vom Ausmaß der sympathischen Aktivierung des Myokards positiv zu beeinflussen. Das frühe Kammerflimmern unmittelbar nach Freigabe von Kurzzeitverschlüssen ist dagegen weder durch Beta-Blocker noch andere Antiarrhythmika sicher zu verhindern.

Literatur

[1] Abendroth, R. R., H. Hübner, K. Stephan, et al.: Therapie lidocainresistenter Arrhythmien nach experimentellem schweren Herzinfarkt durch zusätzliche Sympathikolyse, speziell durch Atenolol. Verh. Dtsch. Ges. Inn. Med. **83** (1977) 211.

[2] Bucher, P., H. Dallmer, M. Derks, et al.: Prophylaxis of ventricular fibrillation following acute coronary occlusion by chronic oral application of the beta-adrenoceptor blocking agent atenolol in conscious dogs. Pflügers Arch. ges. Physiol. **377** (1978) Suppl R 2.

[3] Budden, M., M. Kirchengast, M. Neumann, et al.: Einfluß des Ca^{++}-Antagonisten Gallopamil (D 600) auf den Zeitverlauf der Dispersionen der Erregbarkeit und Erregungsleitungszeiten nach LAD-Ligatur bei Hunden. Z. Kardiol. **73** (1984) Suppl 1) 49.

[4] Gülker, H.: Therapie mit Antiarrhythmika und Prophylaxe des plötzlichen Herztodes bei Myokardischämie. Springer-Verlag (1987) (im Druck).

[5] Gülker, H., J. Thale: Ischämische Herzrhythmusstörungen: Einflüsse des autonomen Nervensystems auf elektrophysiologische Befunde und Pharmakotherapie. Z. Kardiol. **75**, Suppl 5 (1986) 15.

[6] Haverkamp, W., J. Thale, H. Gülker, et al.: Arrhythmogene Wirkungen von Flecainid bei akutem experimentellem Myokardinfarkt. Z. Kardiol. **75** (1986) (Suppl 4) 22.

[7] Kent, K. M., E. R. Smith, D. R. Redwood, et al.: Electrical stability of acutely ischemic myocardium. Influences of heart rate and vagal stimulation. Circulation **47** (1973) 291.

[8] Krämer, B., H. Gülker, K. Stephan, et al.: Influence of inreasing doses of β-sympathicolytic activity (ISA) o n the ventricular fibrillation threshold (VFT) of the heart. Arch. Pharmacol. Suppl to Vol **297** (1977) 290.

[9] Krämer, B., H. Gülker, W. Meesmann: The effects of lidocaine on the ventricular fibrillation threshold and primary ventricular fibrillation following acute experimental coronary occlusion. Bas. Res. Cardiol. **76** (1981) 29.

[10] Manning, A. S., D. J. Hearse: Reperfusion induced arrhythmias: mechanisms and prevention. J. Mol. Cell. Cardiol. **16** (1984) 497.

[11] Martin, C., W. Meesmann: Antiarrhythmic effect of regional myocardial chemical sympathectomy in the early phases of coronary artery occlusion in dogs. J. Cardiovasc. Pharm. 7 (Suppl 5) (1985) 576.

[12] Meesmann, W.: The possible role of the sympathetic nervous system in the genesis of early post-ischemia arrhythmias. In: Early arrhythmias resulting from myocardial ischemia. (J. R. Parratt Hg.) Macmillan Press Ltd. London, Basingstoke 1982.

[13] Meesmann, W., F. W. Schulz, G. Schley et al.: Überlebensquote nach akutem experimentellem Koronarverschluß in Abhängigkeit von Spontankollateralen des Herzens. Z. Ges. Exp. Med. **153** (1970) 246.

[14] Meesmann, W., K. Stephan, G. Schley, et al.: Zur Problematik einer Differentialtherapie der Arrhythmien bei akutem Herzinfarkt. Deutsch. Med. Wochenschr. **100** (1975) 954.

[15] Meesmann, W., H. Gülker, B. Krämer, et al.: Time course of changes in ventricular fibrillation threshold in myocardial infarction. Characteristics of acute and slow occlusion with respect to the collateral vessels of the heart. Cardiovasc. Res. **10** (1976) 466.

[16] Meesmann, W., K. Stephan, H. Gülker, et al.: Arrhythmias, vulnerability, and focal blocks in the early phase of experimental myocardial infarction in relation to coronary collateral vessels. In: Coronary Heart Disease. (M. Kaltenbach, P. Lichtlen, R. Balcon, et al. Hg.) S. 55. Georg Thieme Verlag. Stuttgart 1978.

[17] Meesmann, W., H. Gülker, B. Krämer, et al.: Ventrikuläre Arrhythmien und Vulnerabilität des Herzens in der Frühphase nach akutem experimentellem Koronarverschluß und nach Reperfusion. Mögliche Mechanismen. In: Herzrhythmusstörungen. (H. Antoni, F. Bender, E. Gerlach, M. Schlepper Hg.) Schattauer Verlag. New York 1979.

[18] Menken, U., V. Wiegand, P. Bucher, et al.: Prophylaxis of ventricular fibrillation after experimental coronary occlusion by chronic β-adrenoceptor blockade. Cardiovasc. Res. **13** (1979) 588.

[19] Schley, G., W. Meesmann, U. Wild, et al.: Änderungen der Flimmerschwelle des Herzens nach akutem Koronarverschluß in Abhängigkeit von der Größe des Versorgungsgebietes. Z. Kardiol. **63** (1974) 412.

[20] Schwartz, P. J., E. Vanoli: Cardiac arrhythmias elicited by interaction between acute myocardial ischemia and sympathetic hyperactivity: A new experimental model for the study of antiarrhythmic drugs. J. Cardiovasc. Pharmacol. **3** (1981) 1251.

[21] Thale, J., H. Gülker, B. Olbing, et al.: Antiarrhythmic and antifibrillatory actions of Diltiazem on early and late phase ventricular arrhythmias following coronary artery occlusion and on reperfusion ventricular arrhythmias. Pharmacology **33** (1986) 1.

[22] Thale, J., H. Gülker, R. Hindricks, et al.: Effects of Metoprolol on epicardial conduction delay and ventricular arrhythmias following acute coronary artery occlusion and reperfusion. International Symposium: Preservation of Myocardial Function. Wien 19. – 21-6-1985. Abstract Book P 2.

[23] Thale, J., H. Gülker, G. Hindricks, et al.: Effects of catecholamines on ventricular arrhythmias and epicardial conduction delay during acute myocardial ischemia and reperfusion. Symposium international „Les tachycardies ventriculaires“. Vittel (Frankreich) 4. – 7. 5. 1986. Abstract Book, Abstract Nr 3.

Wirkungen der Beta-Blockade im frühen Stadium des akuten Myokardinfarktes

Åke Hjalmarson

Abstract

The use of beta-blockers in patients with suspected acute myocardial infarction and in postinfarction patients have been better studied than any other medication used in cardiovascular medicin. Based upon all available studies we now have evidence that early institution of a beta-blocker reduces mortality, morbidity and infarct complications. This is based upon information from 28 randomized trials on beta-blockers in suspected acute myocardial infarction including >33.000 patients.

Administration of a beta-blocker shortly after a patient's arrival in hospital with suspected myocardial infarction immediately reduces severity of myocardial ischemia with a fall in ST-segment elevation and also pain relief. The treatment reduces supraventricular and ventricular tachyarrhythmias and prevents the incidence of ventricular tachycardia and ventricular fibrillation. When instituted within 12 hours after onset of symptoms the treatment might limit or even prevent infarct development. All these effects on chest pain, arrhythmias and infarct development will more or less be seen in the majority of patients. In selected subgroup of patients one might completely prevent the initial infarction. The number is 4–10 infarctions prevented per 100 patients treated, if treatment is started within 12 hours after onset of symptoms and especially if there is no ECG abnormality at entry. In about 10 patients out of 100 treated a more marked arrhythmia will be prevented (supraventricular- and ventricular arrhythmias including VT and VF). Based upon data from the large controlled trials, one can expect to prevent 1–2 deaths per 100 treated in 2 weeks. It can thus be assumed, that in total about 10–20 patients will have a certain benefit from the treatment in that major cardiac events are prevented.

It seems reasonable today to recommend early start of beta-blockers in all patients with suspected acute myocardial infarction considering certain contraindications. It can be calculated that about 80% of all patients can be given a beta-blocker and that 10% later on has to be withdrawn. This treatment will reduce mortality, morbidity and infarct complications and is well tolerated.

Einführung

Anfang der 60er Jahre wurden erstmals Beta-Rezeptoren blockierende Medikamente vorgestellt. Bald zeigte sich, daß durch sie ischämische Brustschmerzen bei Patienten mit Angina pectoris gelindert und der Schweregrad von Ischämien im Herzmuskel im experimentellen Modell begrenzt werden konnten. In den letzten zwei Jahrzehnten wurde eine große Anzahl von Studien sowohl im experimentellen Modell wie auch am Patienten mit dem Ziel durchgeführt, die Wirkung auf die Entwicklung und Komplikationen bei Herzinfarkten festzustellen. Dieser Beitrag konzentriert sich darauf, die mögliche Rolle einer frühzeitigen Behandlung mit Beta-Blockern bei Patienten darzustellen, die eine Herzattacke erlitten haben, um Schäden durch Ischämie am Herzmuskel zu verringern und die Mortalität und Morbidität zu reduzieren.

Wirkungen auf Ischämie am Herzen des Menschen

Seit Mitte der 60er Jahre konnte überzeugend demonstriert werden, daß prophylaktische Verabreichung von Beta-Blockern bei Angina pectoris-Patienten die Anzahl und die Intensität ischämischer Brustschmerzen verringert, die Anwendung sublingualer Gaben von Nitroglycerin weniger geworden ist und die Leistungsfähigkeit verbessert wurde [1]. Anfang der 70er Jahre wurden Untersuchungen an Patienten mit Symptomen eines akuten Myokardinfarktes durchgeführt. Hierbei zeigte sich ein bedeutender Effekt von Beta-Blockern im Hinblick auf den Schweregrad von Ischämien am Herzen. Mehrere Autoren berichteten, daß i. v. Verabreichung von Beta-Blockern möglichst früh nach Auftreten der Symptome die Erhöhung des ST-Segmentes und die Intensität der Brustschmerzen, gemessen an einer subjektiven Schmerzskala, unverzüglich reduzierte [2–4]. Später wurde nachgewiesen, daß bei Patienten mit akutem Myokardinfarkt durch i. v. Propranolol-Gaben die Glukose-Verwertung verbessert und die Laktatproduktion verringert wurde [5].

Zwei umfangreiche neuere, Plazebo-kontrollierte Untersuchungen, die Göteborger Metoprolol-Studie und die norwegische Studie über frühen Einsatz von Timolol, zeigen, daß i. v. Injektion von Beta-Blockern die ST-Segmenterhöhung im Vergleich zum Plazebo signifikant reduziert [6, 7]. In beiden Studien bewirkte die Verabreichung von Beta-Blockern eine deutliche Verringerung auf der Schmerz-Skala. Fortlaufende Analysen der Veränderungen der Q- und R-Zacke und der Serumenzyme während des Krankenhausaufenthaltes weisen auf einen günstigen Effekt für die weitere Entwicklung des Infarktes hin. Mehrere gut kontrollierte Studien haben eine umgehende Absenkung des erhöhten ST-Segments gezeigt [8].

Wirkungen auf die Infarktgröße beim Menschen

Es leuchtet ein, daß die Infarktgröße bei Patienten, die einen akuten Myokardinfarkt überlebt haben, nicht direkt meßbar ist. Aber sowohl im Tierexperiment wie auch bei klinischen Untersuchungen konnte eine sehr gute Korrelation gezeigt werden zwischen dem Anstieg der Serumenzyme und Veränderungen der Q- und R-Zacke im EKG mit den Ergebnissen von Autopsien bei direkter Messung der Infarktgröße [8]. Außerdem besteht eine gute Korrelation zwischen den verschiedenen indirekten Parametern für die Infarktgröße und den klinischen Komplikationen und der Kurz- und Langzeitprognose [9, 10]. So scheint trotz indirekter Techniken die klinische

Schätzung der Infarktgröße, basierend auf den Serumenzymwerten und den Veränderungen der Q- und R-Zacke, zuverlässig zu sein.

Als erste berichteten Peters und Mitarbeiter [11] in einer kleinen offenen Studie mit 37 Patienten, daß Propranolol, innerhalb von 4 Stunden nach Auftreten der ersten Symptome verabreicht, einen niedrigeren Enzymanstieg zur Folge hatte, als bei Kontrollpatienten mit AMI.

Tab. 1 zeigt 6 randomisierte größere Studien, in denen Patienten ein Beta-Blocker i. v. kurz nach Beginn der Symptome, die auf einen akuten Myokardinfarkt hinwiesen, verabreicht wurde [6, 7, 11 – 15]. Alle Studien weisen auf einen günstigen Effekt auf die durch Serumenzymanalyse geschätzte Infarktgröße hin. Diese vorteilhaften Ergebnisse wurden erzielt, wenn die Therapie innerhalb der ersten 12 Stunden nach Auftreten der Symptome begonnen wurde. Dieser Effekt konnte nicht mehr nachgewiesen werden, wenn die Behandlung erst später einsetzte. Die Reduktion des Enzym-Höchstwertes lag zwischen 11 und 30%, mit einem Durchschnittswert von 20%. Es ergab sich keine deutliche Verbesserung der Wirkung, wenn ausschließlich die Werte derjenigen Patienten analysiert wurden, die innerhalb von 4 Stunden nach Auftreten der Symptome behandelt wurden.

Wie Tab. 1 und die vorstehenden Ausführungen schon gezeigt haben, scheint die Zeit bis zum Beginn der Behandlung eine wichtige Rolle für einen günstigen Effekt der Beta-Blocker zu spielen. Sie zeigten keine Wirkung, wenn die Therapie später als 12 Stunden nach Auftreten der Symptome einsetzte. In der Göteborger Metoprolol-Studie [6] und der MIAMI-Studie [15] war die Wirkung von Beta-Blockern bei Patienten mit höherer initialer Herzfrequenz besser. In einer kleineren Untersuchung über Atenolol konnten Yusuf und Mitarbeiter [12] dies nicht nachweisen. Bei der Interpretation von Untergruppen ist jedoch Vorsicht geboten, besonders wenn diese Studie wie die Atenolol-Studie nur wenige Patienten umfaßt [12]. In der sehr umfangreichen MIAMI-Studie wurde ein günstiger Effekt bei Patienten mit höherem initialen systolischen Blutdruck gefunden. Dies wurde bei der Göteborger Metoprolol-Studie nicht beobachtet. In der MIAMI-Studie spielt die Lokalisierung des Infarktes für die Wirkung eine Rolle, während die Patienten der Göteborger Metoprolol-Studie mit tieferer Lokalisierung weniger gut reagierten. Aus der Betrachtung der

Tabelle 1 Enzym-Indices der Infarktgröße in Beta-Blocker-Studien*

Wirkstoff	Anz. d. Pat.	Therapiebeginn (h)	Verminderung (%)
Atenolol [12]	296	< 12	30
Metoprolol [6]	936	≤ 12	17
Metoprolol [13]	391	≤ 6	14
Timolol [7]	132	≤ 4	30
Propranolol [14]	267	≤ 8	14
Metoprolol [15]	2786	≤ 7	11

* Nur Studien mit mehr als 100 Patienten und i. v. Beta-Blocker-Gabe innerhalb von 12 Stunden nach Beginn der Symptome

Untergruppen verschiedener Studien, die die Infarktgröße mittels Serumenzymanalyse geschätzt haben, kann man schließen, daß eine relativ kurze Zeit bis zur Behandlung (12 h) der einzige Faktor von wichtiger Bedeutung für einen positiven Effekt von Beta-Blockern ist.

In 3 gut kontrollierten Studien wurden Q- und R-Zackenveränderungen zur Schätzung der Infarktgröße analysiert. Yusuf und Mitarbeiter [12, 17] berichteten, daß bei i. v. Verabreichung von Atenolol bei Patienten mit Verdacht auf akuten Myokardinfarkt die R-Zacke zum Standard-EKG besser erhalten war als bei Kontrollpatienten. In der Göteborger Metoprolol-Studie [6] war die Gesamtsumme der R-Zacken höher und die der Q-Zacken im Vergleich mit Plazebo niedriger, wenn die Patienten Metoprolol innerhalb der ersten 12 Stunden nach Infarktbeginn erhielten. Wenn die Behandlung später als 12 Stunden einsetzte, war kein Unterschied mehr vorhanden. In der Göteborger Metoprolol-Studie wurde ein präkordiales Mapping mit 24 Brustwandableitungen angewendet und mit dieser Technik konnten ausschließlich die Patienten mit Vorderwandinfarkten ausgewertet werden. In einer norwegischen Timolol-Studie wurde der QRS-Vektor analysiert: die Veränderungen waren im Vergleich mit Plazebo wesentlich geringer bei mit Beta-Blockern behandelten Patienten, wenn dies innerhalb der ersten 4 Stunden nach Auftreten der Symptome geschah. In der Göteborger Studie wurde auf die Wichtigkeit des Zeitfaktors hingewiesen, aber unabhängig davon können aus der Untergruppenanalyse wegen der geringen Patientenzahlen keine Schlüsse gezogen werden.

Infarktentwicklung

Tab. 2 faßt die Ergebnisse hinsichtlich der Infarktentwicklung bei den Beta-Blocker-Studien zusammen. Erstmalig berichteten in einer relativ kleinen Studie Norris und Mitarbeiter [18], daß durch frühzeitige Gaben von Propranolol bei Patienten mit drohendem Infarkt (43 Patienten) weniger Patienten in der Propranolol-Gruppe, verglichen mit der Plazebo-Gruppe, wirklich einen Myokardinfarkt entwickelten (55% gegenüber 96%). Ähnliche Beobachtungen machten Yusuf und Mitarbeiter [17],

Tabelle 2 Entwicklung eines Frühinfarktes in Beta-Blocker-Studien*

Wirkstoff	Anzahl d. Pat.	Therapie-beginn (h)	Infarktverhinderung pro 100 behandelter Pat.	
			alle Pat.	Pat. m. norm. EKG+
Atenolol [17]	477	$\leq$ 12+	3	17
Metoprolol [13]	391	$\leq$ 6	−3	–
Metoprolol [6]	952	$\leq$ 12	6	4
Propranolol [20]	735	$\leq$ 4	−5	–
Metoprolol [15]	2086	$\leq$ 7	4	10

* Patienten mit Verdacht auf akuten Myokardinfarkt mit oder ohne EKG-Befund, i. v. Gabe von Beta-Blockern innerhalb von 12 Stunden

\+ Aufnahme-EKGs ohne Anzeichen für den Beginn eines akuten Myokardinfarkts die berichteten, daß in einer Studie mit 477 Patienten, von denen mit normalem Eingangs-EKG (170 Patienten) 49% der Atenolol-behandelten Patienten im Vergleich zu 66% der Kontrollgruppe tatsächlich einen Herzinfarkt entwickelten. Andererseits konnte in einer Untersuchung an 104 Patienten mit mittelschwerem Koronarsyndrom die Gabe von Atenolol die Entwicklung von transmuralen Myokardinfarkten nicht verhindern [19].

Zwei Untersuchungen über Metoprolol, die Göteborger und dic MIAMI-Studie [6, 15] haben gezeigt, daß die Entwicklung eines Infarktes bei 5 – 10% vermieden werden kann, wenn die Behandlung innerhalb der ersten 7 – 12 Stunden einsetzt. In der größeren MIAMI-Studie, die 5778 Patienten umfaßte, war die größte Wirkung bei den Patienten vorhanden, die ohne deutliche pathologische Veränderungen des EKG in die Klinik eingeliefert wurden. In dieser Gruppe war die endgültige Entwicklung eines Infarktes um 22% im Vergleich zur Plazebo-Gruppe vermindert. Im Gegensatz dazu konnte in einer Metoprolol-Studie aus Belfast [13] und der PREMIS-Studie über Propranolol [20], wo die Behandlung innerhalb von 4 – 6 Stunden einsetzte, kein positiver Effekt auf die Infarktentwicklung festgestellt werden. Bei der umfangreichen ISIS-Studie [16] wurde offensichtlich die Anzahl der Patienten nicht vermindert, bei denen die Herzenzyme um etwa das Doppelte der Norm des Laborstandards anstiegen. Es liegen keine Details über die Anzahl der Patienten vor, die nach den Kriterien der WHO oder anderen einen endgültigen Myokardinfarkt entwickelt haben.

In den beiden großen Untersuchungen über Metoprolol [6, 15] hat eine Analyse der Untergruppen gezeigt, daß neben einer kurzen Zeit bis zur Behandlung auch ein initial hohes Frequenz/Druck-Verhältnis wichtig für eine gute Wirkung früher Metoprolol-Gaben auf die Infarktentwicklung ist. Die gleiche Beobachtung wurde auch hinsichtlich der Indizien für das Ausmaß des Infarktes gemacht.

Die Gesamtdaten von 24 Studien über Beta-Blocker im Vergleich zu Plazebo in einer Postinfarkt-Folgeuntersuchung (insgesamt 18 841 Patienten) zeigten, daß die Anzahl der Reinfarkte während einer Beobachtungszeit von durchschnittlich einem Jahr um 24% von 7,5% auf 5,7% reduziert wurde [21]. In der Göteborger Metoprolol-Studie war ein deutlicher Schutz vor späten endgültigen Infarkten (35%, 4 – 90 Tage; $p < 0.05$) und in einem ähnlichen Ausmaß bereits innerhalb von 2 Wochen nachweisbar [6]. Auch in den neueren umfangreichen MIAMI- und ISIS-Studien [15, 16] wurde über einen günstigen Effekt auf die Reinfarktrate berichtet. In der MIAMI-Studie entwickelten vom 4. bis zum 15. Tag 3,9% der Patienten in der Plazebo- gegenüber 3,0% in der Metoprolol-Gruppe einen Reinfarkt. Das ist ein Unterschied von 30%. In der ISIS-Studie sind die entsprechenden Zahlen innerhalb einer Woche 2,8% gegenüber 2,5%. Die Tatsache, daß Beta-Blocker einen Reinfarkt verhüten können, unterstreicht den Gedanken, daß sie auch die Entwicklung eines Infarktes verhindern können, wenn sie rechtzeitig genug verabreicht werden.

Auswirkungen auf die Mortalität

Die erste Studie, die auf den positiven Effekt einer Beta-Blocker-Behandlung bei Patienten mit akutem Myokardinfarkt hinwies, wurde 1966 von Snow veröffentlicht

[22]. Es folgten etliche kleinere Untersuchungen mit nur kurzer Nachbeobachtungszeit, bei denen Beta-Blocker nur oral angewendet wurden. In keinem dieser 21 Berichte konnte ein positiver Effekt nachgewiesen werden [21]. Die Göteborger Metoprolol-Studie [6, 23] war die erste große Plazebo-kontrollierte Studie, die von einer signifikanten Verringerung der Mortalität nach Gabe von Beta-Blockern kurz nach Beginn der Herzattacke berichtete. Das Hauptaugenmerk lag hier auf der Mortalität innerhalb von 90 Tagen, die um 36% reduziert wurde (Abb. 1). Die Analyse der ersten zwei Wochen zeigte bereits zu diesem Zeitpunkt eine ähnliche, aber nicht signifikante Reduktion. In einem neuen Review von Yusuf et al. [21] wurden alle Untersuchungen, in denen Beta-Blocker i. v. verabreicht wurden, hinsichtlich der Gesamtmortalität nach einer Woche zusammengefaßt. In 26 Studien mit insgesamt mehr als 11 000 Patienten lag die Mortalität der Kontrollgruppe bei 3,6% und die der mit Beta-Blockern behandelten Gruppe bei 3,4%, d. h. es war kein Unterschied vorhanden. Es sollte erwähnt werden, daß nur bei 6 dieser Studien des obengenannten Reviews eine zuverlässige Anzahl von Patienten und Todesfällen vorlag. Neben geringen Patientenzahlen und fast keinen Todesfällen wurden in den Studien sehr häufig ungeeignete Dosierungen der Beta-Blocker während einer kurzen Behandlungszeit verabreicht, wobei außerdem die Abbruchrate hoch war.

Die Ergebnisse der großen, Plazebo-kontrollierten MIAMI-Studie wurden 1985 veröffentlicht [15, 24]. In dieser Studie, die 5778 Patienten umfaßte, wurde Metoprolol i. v. und anschließend oral an Patienten verabreicht, die eine Herzattacke erlitten hatten und anschließend 15 Tage beobachtet wurden. Diese Studie war ausgerichtet auf eine Zielgruppe von Patienten der Göteborg Metoprolol Studie, die anscheinend besser auf die Behandlung reagiert hatten als andere. Diese hatten eine anfängliche Herzfrequenz von mehr als 65 Schlägen pro Minute ohne sichere Kontraindikationen. Die Mortalität der Plazebo-Gruppe nach 15 Tagen wurde auf der Basis der Göteborger Metoprolol-Studie auf 7% geschätzt und eine Verringerung um 35% erwartet. Die MIAMI-Studie enthielt wesentlich mehr Patienten mit niedrigerem Risiko als erwartet und statt einer Mortalität der Plazebo-Gruppe nach 15 Tagen von 7% lag diese bei

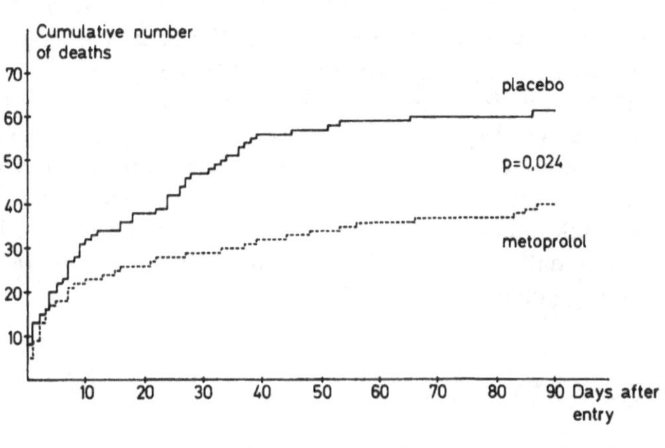

Abb. 1 Kumulierte Anzahl der Todesfälle bei allen Patienten während 3 Monaten in der Göteborger Metoprolol-Studie [6]

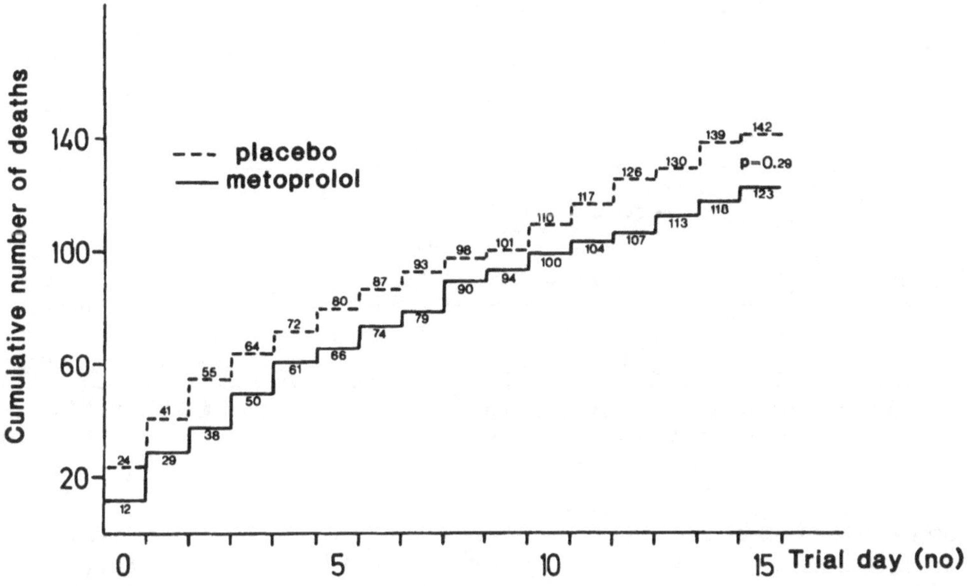

Abb. 2 Kumulierte Anzahl der Todesfälle bei allen Patienten während 15 Tagen in der MIAMI-Studie [15]

4,9%. Die Mortalität der Metoprolol-Gruppe betrug 4,3%, das ergibt eine Differenz von 0,6 Prozentpunkten (Abb. 2). Damit liegt sie nicht im statistisch signifikanten Vertrauensbereich – 8% bis 33%. Eine Analyse der Untergruppen des MIAMI-Patientenmaterials zeigte, daß je höher die Mortalität in einer Untergruppe war, desto günstiger war die Wirkung von Metoprolol auf die Mortalität. (siehe unten).

Kürzlich erst wurde die sehr umfangreiche internationale ISIS-Studie über Atenolol veröffentlicht, die 16 027 Patienten mit Verdacht auf akuten Myokardinfarkt umfaßt [16]. In dieser randomisierten Studie erhielt die Kontrollgruppe keine Beta-Blocker, es sei denn, sie wären ganz klar indizierte; die Kontrollpatienten erhielten kein Plazebo. Das erklärte Ziel war es, die Wirkungen einer frühen Beta-Blockade auf die *gefäßbedingte Sterblichkeit* festzustellen, und zwar während der ersten Woche und der ganzen anschließenden Zeit bis zum 1. Januar 1985, durchschnittlich etwa 20 Monate. Patienten mit Verdacht auf Myokardinfarkt und ohne sichere Kontraindikationen wurden innerhalb der ersten 12 Stunden nach Auftreten der Symptome in die Studie aufgenommen. Während der Behandlungszeit (Tage 0–7) gab es 313 (3,9%) *Todesfälle durch Gefäßschäden* in der Atenolol-Gruppe verglichen mit 365 (4,6%) in der Kontrollgruppe. Die vaskulär bedingte *Mortalität* wurde um 15% reduziert ($p < 0.04$) und der Vertrauensbereich reichte von 1% bis 27%. Die Gesamtsterblichkeit wurde um 14% gesenkt ($p < 0,05$). Im Vergleich zur MIAMI-Studie, bei der die Mortalität nach 7 Tagen 3,2% in der Plazebo-Gruppe und 2,7% in der Metoprolol-Gruppe betrug, ist die Differenz mit 14% genau so groß wie bei der ISIS-Studie.

Tab. 3 faßt die Daten über die Gesamtmortalität innerhalb der ersten 7 Tage bei allen veröffentlichten randomisierten Studien zusammen, in denen Beta-Blocker frühzeitig

Tabelle 3 Mortalität während Tag 0 – 7 in Beta-Blocker-Studien*

Studie	Todesfälle/Patienten Kontrollgruppe	Beta-Blocker-Gruppe	Vermin-derung (%)	p-value
24 small trials [21]	103/2133 (4,8%)	99/2203 (4,5%)	7	n. s.
Göteborg Metoprolol [6]	23/697 (3,3%)	18/698 (2,6%)	22	n. s.
MIAMI [15]	93/2901 (3,2%)	79/2877 (2,7%)	14	n. s.
ISIS [16]	367/7990 (4,6%)	317/8037 (3,9%)	14	< 0.05
All 28 trials	586/13721 (4.3%)	513/13815 3.7%)	13 p < 0.02	< 0.02

* Nur Studien von Patienten mit Verdacht auf akuten Myokardinfarkt, denen Beta-Blocker frühzeitig i. v. und anschließend oral verabreicht wurden.

intravenös und anschließend oral an Patienten mit Verdacht auf akuten Myokardinfarkt verabreicht wurden. Die Zusammenfassung der veröffentlichten Studien mit insgesamt mehr als 27000 Patienten aus 28 Einzelstudien ergibt, daß die durchschnittliche Sterblichkeit nach 7 Tagen von 4,3% bei der Plazebo-Gruppe auf 3,7% bei der Beta-Blocker-Gruppe gesenkt wurde; das ist eine Differenz von 13% (p >0,02). In zwei großen Studien wurde eine Verringerung der Gesamtmortalität um 14% nachgewiesen, und wenn die Daten aller veröffentlichten Studien zusammengefaßt werden, kommt man zu einem ähnlichen Ergebnis. Daraus kann geschlossen werden, daß frühzeitige Behandlung mit Beta-Blockern die Mortalität bereits in der ersten Woche verringern kann.

Aufgrund der Beobachtungen der Göteborger Metoprolol-Studie [6] wurde die Hypothese aufgestellt, daß Patienten mit höherem Mortalitätsrisiko auf frühe Gabe von Metoprolol besser reagieren. Die Planung der MIAMI-Studie [24, 15] basierte auf dieser Annahme, aber ungünstigerweise umfaßte diese Studie aus 104 Kliniken eine große Zahl Patienten mit niedrigem Risiko. Es war auffallend, daß in den Untergruppen mit höherer Mortalität die günstige Wirkung von Metoprolol deutlicher war. Mit einem einfachen Modell wurden 8 Risikofaktoren benannt: Alter höher als 60 Jahre (im Mittel), abnormes EKG bei der Aufnahme, vorangegangener Myokardinfarkt, sowie Angina pectoris, dekompensierter Herzinsuffizienz, Bluthochdruck und Diabetes in der Vorgeschichte und vorherige Behandlung mit Diuretika oder Herzglykosiden, entweder langdauernd oder kurz vor Eintritt in die Studie. Es wurde eine Gruppe von 2038 Patienten mit mehreren Risikofaktoren zusammengestellt, bei der die Mortalität der Plazebo-Gruppe bei 8,4% lag und durch Metoprolol auf 6% reduziert wurde, der Unterschied beträgt 29% (Abb. 3). Innerhalb der Gruppe der Patienten mit niedrigem Risiko, die ⅔ aller Patienten ausmachte, gab es keinen klaren Unterschied. Vergleichbare Schlüsse zog man aus einer Multivarianz-Analyse mit einem Logit-Modell. Bei Anwendung derselben Analysen bezüglich der Risikofaktoren wurden in der Göteborger Metoprolol-Studie sehr ähnliche Resultate mit einer größeren Wirkung auf die Frühmortalität bei älteren und krankeren Patienten erzielt.

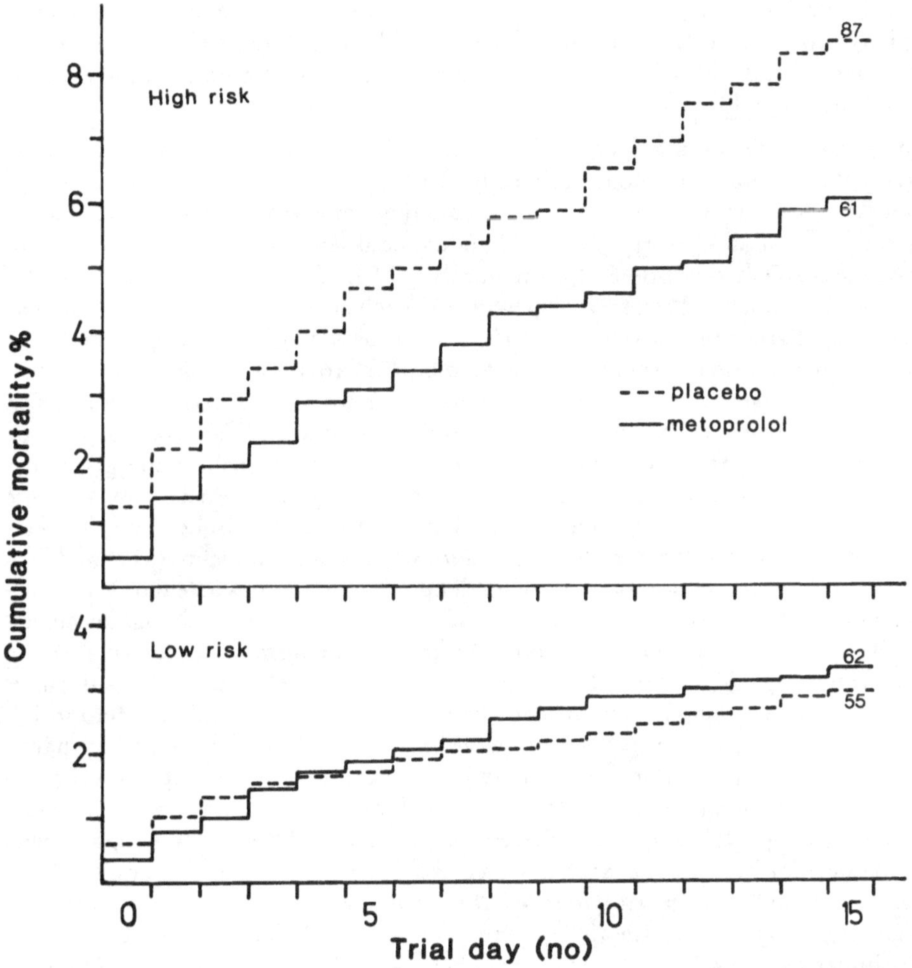

Abb. 3 Kumulierte Mortalitätsrate und Anzahl der Todesfälle in den Patientengruppen mit hohem/niedrigem Risiko in der MIAMI-Studie [15, 21]

Arrhythmien

Es wird berichtet, daß Beta-Blocker bei Patienten mit akutem Myokardinfarkt sowohl supraventrikuläre als auch ventrikuläre Arrhythmien verringern. In vielen der großen randomisierten Studien wird das Auftreten verschiedener Arrhythmien beschrieben, die durch klinische Beobachtungen und/oder fortlaufende EKG-Aufzeichnungen über längere Zeit festgestellt wurden. In der Göteborger Metoprolol-Studie [6, 23] reduziert frühzeitige Verabreichung von Beta-Blockern das Auftreten supraventrikulärer und ventrikulärer Arrhythmien auffällig. Supraventrikuläre und ventrikuläre Tachykardien, durch Elektrokonversion oder systemisch behandelt, wurden um 50%

($p < 0.001$) verringert. In verschiedenen Studien wurde das Auftreten supraventrikulärer Tachyarrhythmien, Kammerflimmern eingeschlossen, reduziert, darunter waren die Göteborger und die MIAMI-Studie über Metoprolol und Untersuchungen über Practolol und Atenolol [6, 15, 17, 24, 25].

Zuerst wurde in der Göteborger Studie [6, 23, 25] berichtet, daß Metoprolol, über 15 Tage „blind" verabreicht, das Auftreten von Kammerflimmern verhindern kann. In dieser Studie wurde Lidocain nur bei Patienten mit ventrikulärer Tachykardie angewendet, wenn diese Störungen der Hämodynamik bewirkte oder über 60 Sekunden andauerte. Daher wurde Lidocain nur bei 5,5% der Plazebo- und 2,3% der Metoprolol-behandelten Patienten eingesetzt. Ähnlich wurde verfahren bei Kammerflimmern von Patienten mit oder ohne chronische Beta-Blockade bei Eintritt in die Studie. In einer kleinen vorhergehenden Studie über Atenolol wurde ebenfalls berichtet, daß Kammerflimmern reduziert werden konnte [17]. Kürzlich beschrieben Norris und Mitarbeiter [26], daß sich während einer Studiendauer von 48 Stunden an herzinfarktverdächtigen Patienten bei 14 Patienten der Kontrollgruppe gegenüber zweien der Propranolol-behandelten Gruppe Kammerflimmern entwickelte ($p < 0.006$). In der Kontrollgruppe trat bei Patienten mit chronischer Beta-Blocker-Vorbehandlung Kammerflimmern häufiger auf (8%) als bei den nicht vorbehandelten (2%). Unter den mit Beta-Blockern behandelten Patienten entwickelten 2 von 364 (0,6%) Kammerflimmern. Man könnte vermuten, daß die Unterbrechung der chronischen Beta-Blockade zu dem häufigeren Auftreten von Kammerflimmern (8%) in der Kontrollgruppe geführt hat. In der umfangreichen MIAMI-Studie [15, 24] gab es keinen signifikanten Unterschied zwischen Patienten der Plazebo- und der Metoprololgruppe. Bei der Plazebo-Gruppe gab es allerdings einen deutlichen Trend zu häufigerem Auftreten von Kammerflimmern zwischen dem 5. und 10. Tag im Vergleich zur Metoprolol-Gruppe. Diese Beobachtung stimmt grundsätzlich mit der ersten Göteborger Metoprolol-Studie [20] überein, wo der größte Effekt nach einigen Tagen unter Metoprolol-Behandlung nachgewiesen wurde. Es sollte jedoch daran gedacht werden, daß Kammerflimmern in der MIAMI-Studie wesentlich seltener vorkam und Lidocain öfter eingesetzt wurde (20%) gegenüber 4% der Patienten in der Göteborger Studie. In der ISIS-Studie [16] wird nichts über das Auftreten von Kammerflimmern berichtet.

Toleranz und Nebenwirkungen

Es ist bekannt, daß Beta-Blocker nicht bei allen Patienten mit Verdacht auf akuten Myokardinfarkt angewendet werden können. Es gibt klare Kontraindikationen und dies wurde in den Studien bewiesen, wo sämtliche in Frage kommenden Patienten in die Studie aufgenommen wurden. In der Göteborger Metoprolol-Studie [6, 23] lagen bei 353 von 2802 Patienten (12,6%) klare Kontraindikationen für eine Beta-Blockade vor. Wenn man nur die Patienten mit eindeutigem akuten Myokardinfarkt betrachtet, gab es bei 18% aller Patienten Kontraindikationen für eine Beta-Blockade. Eine vergleichbare Anzahl Patienten mußte die große MIAMI-Studie [15, 24] wegen starker Bradykardie (weniger als 45 Schläge/min), Hypotonie, dekompensierter Herzinsuffizienz, AV-Block oder chronisch-obstruktiver Lungenerkrankungen abbrechen.

In der Göteborger Studie erhielten 6,4% der Metoprolol-behandelten Patienten nicht die volle i. v.- oder orale Anfangsdosis. Von den Metoprolol-behandelten Patienten mußten 9,7% wegen kardiovaskulärer Nebenwirkungen im Vergleich zu 5,2% der Plazebo-Gruppe die Studie abbrechen. In der MIAMI-Studie wurde Ähnliches beobachtet und der Mehrzahl der Patienten wurde eine volle oder verminderte orale Dosis verabreicht, wobei in 73% der Metoprolol-Gruppe und 81% der Plazebo-Gruppe die volle orale Dosis gegeben wurde. Die Hauptgründe für eine Reduzierung der Dosis oder den Abbruch der Studie sind Hypotonie und Bradykardie. Berücksichtigt man die Daten aller randomisierten Studien, erhält man keinen signifikanten Unterschied im Auftreten von AV-Block II und III oder von dekompensierter Herzinsuffizienz und Schock zwischen Beta-Blocker-behandelten und Kontrollpatienten. Es ist wichtig zu betonen, daß bei allen Patienten, die eine dekompensierte Herzinsuffizienz entwickelten, die Beta-Blocker-Behandlung nicht abgebrochen zu werden brauchte. In den meisten Fällen wird die dekompensierte Herzinsuffizienz nicht durch die Medikation bedingt, sondern ist eher Teil der zugrundeliegenden Erkrankung. Man kann daraus schließen, daß mindestens 80% der in Frage kommenden Patienten mit Verdacht auf akuten Myokardinfarkt frühzeitig i. v. und oral mit Beta-Blockern behandelt werden können. Ungefähr 10% der Patienten müssen die Behandlung wegen kardiovaskulärer Nebenwirkungen wie Hypotonie, Bradykardie, dekompensatorischer Herzinsuffizienz und AV-Block III abbrechen. Dekompensatorische Herzinsuffizienz und AV-Block II und III traten bei den Beta-Blocker-behandelten Patienten nicht häufiger auf als bei den Kontrollpatienten.

Schlußfolgerungen

Die Anwendung von Beta-Blockern bei Patienten mit Verdacht auf akuten Myokardinfarkt und bei der Infarktnachbehandlung ist besser untersucht als jede andere Medikation in der kardiovaskulären Medizin. Unter Einbeziehung aller vorhandenen Studien liegt nun der Beweis vor, daß frühzeitige Verabreichung von Beta-Blockern Mortalität, Morbidität und Infarktkomplikationen vermindern. Dies gründet sich auf die Aussagen von 28 randomisierten Studien über die Wirkungen von Beta-Blockern bei Herzinfarktverdacht, die insgesamt mehr als 33 000 Patienten umfassen.

Die Gabe von Beta-Blockern kurz nach Einlieferung des Patienten mit Verdacht auf akuten Myokardinfarkt in die Klinik reduziert den Schweregrad der Ischämie im Herzmuskel, sichtbar an der Absenkung des erhöhten ST-Segments, und wirkt schmerzlindernd. Diese Behandlung verringert supraventrikuläre und ventrikuläre Tachyarrhythmien und vermeidet das Auftreten ventrikulärer Tachykardien und Kammerflimmerns. Wenn die Behandlung innerhalb von 12 Stunden nach Beginn der Symptome einsetzt, kann sie die Infarktentwicklung begrenzen oder sogar verhindern. Alle diese Wirkungen auf Brustschmerzen, Arrhythmien und Infarktentwicklung werden bei der Mehrzahl der Patienten mehr oder minder nachweisbar sein. In bestimmten Untergruppen von Patienten wird man möglicherweise den Infarkt vollständig verhüten können. Auf 100 behandelte Patienten werden 4–10 Infarkte vermieden, wenn die Behandlung innerhalb der ersten 12 Stunden nach Auftreten der Symptome einsetzt und besonders dann, wenn keine EKG-Abweichungen vorliegen.

Bei 10 von 100 behandelten Patienten wird eine deutliche Arrhythmie verhindert (supraventrikuläre und ventrikuläre Arrhythmien inclusive Tachykardien und Kammerflimmern). Aufgrund der Daten der großen kontrollierten Studien kann man erwarten, 1–2 Todesfälle auf 100 behandelte Patienten in 2 Wochen abzuwenden. Man kann annehmen, daß durch die Vermeidung größerer Herzfunktionsstörungen insgesamt 10–20 Patienten von der Behandlung profitieren.

Es erscheint heutzutage vernünftig, bei Patienten mit Verdacht auf akuten Myokardinfarkt die frühzeitige Behandlung mit Beta-Blockern zu empfehlen, wenn dabei bestimmte Kontraindikationen beachtet werden. Schätzungsweise kann man ungefähr 80% aller Patienten Beta-Blocker verabreichen, bei 10% muß später die Behandlung abgebrochen werden. Diese Behandlung vermindert Mortalität, Morbidität und Infarktkomplikationen und wird gut vertragen.

Literatur

[1] Prichard, B. N. C.: Beta-adrenergic blocking drugs in angina pectoris. Drugs. 7 (1974) 55.

[2] Pelides, L. J., D. S. Reid, M. Thomas, et al.: Inhibition by betablockade of the ST segment elevation after acute myocardial infarction in man. Cardiovasc. Res. **6** (1972) 295–301.

[3] Waagstein, F., Å. Hjalmarson: Double-blind study of the effect of cardioselective beta-blockade on chest pain in acute myocardial infarction. Acta Med. Scand. (Suppl.) **587** (1975) 201–208.

[4] Ramsdale, D. R., E. B. Faragher, D. H. Bennett, et al.: Ischemic pain relief in patients with acute myocardial infarction by intravenous atenolol. Am. Heart J. **103** (1982) 459–467.

[5] Mueller, H. S., S. M. Ayres, A. Religa, et al.: Propranolol in the treatment of acute myocardial infarction. Effect on myocardial oxygenation and hemodynamics. Circulation. **49** (1974) 1078–1087.

[6] Hjalmarson, Å., J. Herlitz: The Göteborg Metoprolol Trial in acute myocardial infarction. Am. J. Cardiol. **53** (1984) **13**, 1 D–50 D.

[7] The International Collaborative Study Group: Reduction of infarct size with the early use of timolol in acute myocardial infarction. N. Engl. J. Med. **310** (1984) 9–15.

[8] Herlitz, J., Å. Hjalmarson: The role of beta-blockade in the limitation of infarct development. Br. Heart J. (Im Druck)

[9] Herlitz, J. Å. Hjalmarson, J. Waldenström: Relationship between the enzymatically estimated infarct size and clinical findings in acute myocardial infarction. Acta Med. Scand. **215** (1984) 21–32.

[10] Herlitz, J., Å. Hjalmarson, J. Waldenström: Relationship between enzymatically estimated infarct size and short- and long-term survival after acute myocardial infarction. Acta Med. Scand. **216** (1984) 261–267.

[11] Peter, T., R. M. Norris, E. D. Clarke, et al.: Reduction of enzyme levels by propranolol after acute myocardial infarction. Circulation. **57** (1978) 1091–1095.

[12] Yusuf, S., R. Peto, D. Bennet, et al.: Early intravenous atenolol treatment in suspected acute myocardial infarction. Lancet **II** (1980) 273–276.

[13] Boyle, D., et al.: Effect of very early intervention with metoprolol on myocardial infarct size. Br. Heart J. **49** (1983) 229–33.

[14] Roberts, R., Ch. Croft, H. K. Gold, et al.: Effect of propranolol on myocardial infarct size in a randomized blinded multicenter trial. New Engl. J. Med. **311** (1984) 218–225.

[15] The MIAMI Trial Research Group: MIAMI – Metoprolol in Acute Myocardial Infarction. Am. J. Cardiol. **56** (1985) 14, 1 G–57 G.

[16] ISIS-1 (First International Study of Infarct Survival) Collaborative Group: Lancet (1986) 57–66.

[17] Yusuf, S., P. Sleight, P. Rossi, et al.: Reduction in infarct size, arrhythmias and chest pain by early intravenous beta blockade in suspected acute myocardial infarction. Circulation. **67** (1983) I-32 – I-41.

[18] Norris, R. M., N. L. Sammel, E. D. Clarke, et al.: Protective effect of propranolol in threatened myocardial infarction. The Lancet (1978) 907 – 909.

[19] Telford, A. M., C. Wilson: Trial of heparin versus atenolol in prevention of myocardial infarction in intermediate coronary syndrome. The Lancet (1981) 1225 – 1228.

[20] Norris, R. M., M. A. Brown, E. D. Clarke, et al.: Prevention of ventricular fibrillation during acute myocardial infarction by intravenous propranolol. The Lancet (1984) 883 – 886.

[21] Yusuf, S., R. Peto, J. Lewis, et al.: Beta Blockade during and after myocardial infarction: An overview of the randomized trials. Progress in Cardiovascular Diseases. Vol. XXVII, No. 5 (1985) 335 – 371.

[22] Snow, P. J. D.: Treatment of acute myocardial infarction with propranolol. Am. J. Cardiol. **18** (1966) 458 – 462.

[23] Hjalmarson, Å., D. Elmfeldt, J. Herlitz, et al.: Effect on mortality of metoprolol in acute myocardial infarction: A double-blind randomised trial. Lancet **2** (1981) 823 – 827.

[24] The MIAMI Trial Research Group: Metoprolol in acute myocardial infarction (MIAMI). A randomised placebo-controlled international trial. Europ. Heart J. **6** (1985) 199 – 226.

[25] Rydén, L., R. Ariniego, K. Arnman, et al.: A doubleblind trial of metoprolol in acute myocardial infarction. Effects on ventricular tachyarrhythmias. N. Engl. J. Med. **308** (1983) 614 – 618.

Führt eine langdauernde Behandlung mit Oxprenolol nach Myokardinfarkt zu negativen myokardialen Wirkungen

R. Schröder

Abstract

A secondary prevention study with oxprenolol after myocardial infarction (E. I. S.) exhibited a trend to an increased mortality in the oxprenolol group as compared to placebo. It is discussed, whether a longterm treatment of post myocardial infarction patients with oxprenolol had led to an increased myocardial susceptibility to ischaemic injury, lasting even after withdrawal of oxprenolol, which results in an increased mortality following a recurrent ischaemic event. This negative effect more than outweighs the protective antidefibrillatory effect on beta-blockade.

Sekundäre Prävention nach Myokardinfarkt durch Beta-Blockerbehandlung vermindert die Gesamtsterblichkeit im ersten Jahr um etwa 20%. Diese Zahl ergibt sich aus der zusammengefaßten Analyse aller großen Präventionsstudien mit Behandlungsbeginn einige Tage nach überlebtem Myokardinfarkt [16, 22]. Diese Erkenntnis gilt heute als gesichert, obwohl der positive Effekt etwas überschätzt sein dürfte. Negative Studienergebnisse werden nicht immer veröffentlicht; Autoren sind unwillig und Herausgeber häufiger nicht bereit, Studien mit negativem Ergebnis zu publizieren. So wurde kürzlich in den USA eine sekundäre Präventionsstudie mit Metoprolol abgeschlossen mit einer Patientenzahl vergleichbar der in der E.I.S.-Studie [7]. Da die Sterblichkeit in der Metoprololgruppe höher war als in der Plazebogruppe, hat eine renommierte wissenschaftliche Zeitschrift das eingereichte Manuskript bedauerlicherweise nicht akzeptiert.

Autoren mit signifikant positiven Studienergebnissen haben gefordert, alle Patienten ohne Kontraindikation gegen Beta-Blocker mindestens 1 – 2 Jahre zu behandeln [11, 21]. Die kritische Analyse aller Beta-Blockerstudien macht aber deutlich, daß Patienten mit niedrigem Sterberisiko, d. h. solche mit einem ersten Myokardinfarkt, wenig beeinträchtigter linksventrikulärer Funktion und ohne komplexe tachykarde ventrikuläre Rhythmusstörungen, nicht von einer präventiven Beta-Blockerbehandlung profitieren [7, 8, 9, 10].

Die Minderung der Sterblichkeit nach Myokardinfarkt wird im wesentlichen durch eine Reduzierung des plötzlichen Herztodes erreicht. Beta-Blockade ist ein Schutzfaktor gegen Kammerflimmern, obwohl die antiarrhythmische Wirksamkeit gering ist [6, 14]. Diese Diskrepanz zwischen guter antidefibrillatorischer und geringer antiektopischer Wirksamkeit ist möglicherweise damit zu erklären, daß Mikro-Reentry, notwendig für Kammerflimmern, in Situationen verhindert wird, in denen Makro-Reentry, notwendig für ventrikuläre Extrasystolen, nicht verhindert wird [6].

Von allen veröffentlichten sekundären Beta-Blockerstudien zeigt lediglich die E.I.S.-Studie einen klaren Trend zu höherer Sterblichkeit in der Beta-Blockergruppe im Vergleich zur Plazebogruppe [7, 19]. 1741 Patienten bis zum 70. Lebensjahr wurden entweder mit 2 × 160 mg Oxprenolol oder Plazebo behandelt. Die 1-Jahres-Sterblichkeit in der Beta-Blockergruppe lag um 30% höher als in der Plazebogruppe. Es wird häufig argumentiert, daß bei einer großen Anzahl von Studien allein zufällig solche mit einem negativen Ergebnis dabei sein müssen, obwohl das getestete Medikament eine grundsätzlich positive Wirkung hat. Gegen eine Zufälligkeit des Ergebnisses der E.I.S.-Studie spricht, daß in mehr als einhundert Basischarakteristika einschließlich der Häufigkeit komplexer tachykarder Rhythmusstörungen im 24-Std.-EKG eine gute Vergleichbarkeit zwischen beiden Behandlungsgruppen vorlag [5, 7]. Darüber hinaus zeigte sich in allen Zwischenanalysen während der Studie und bei getrennter Analyse der Ergebnisse in England, der Schweiz, der Bundesrepublik Deutschland oder West-Berlin immer der gleiche Trend. Ein wesentlicher Grund des vorzeitigen Abbruches der Studie auf Empfehlung des Ethischen Komitees war, daß bei einer Fortführung mit hoher Wahrscheinlichkeit sich schon bald eine auch statistisch gesicherte Übersterblichkeit in der Patientengruppe mit Oxprenololbehandlung ergeben hätte.

Ein Schema der Datenanalyse der E.I.S.-Studie ist in Abb. 1 dargestellt. Eine Behandlung entweder mit Oxprenolol oder Plazebo war über den Zeitraum von einem Jahr nach Myokardinfarkt durchgeführt worden. Danach hatte der behandelnde Arzt zwei Alternativen: entweder graduelle Verminderung der Studienmedikation zur Vermeidung eines Beta-Blocker-Entzugssyndroms oder Ersetzen der Studienmedikation durch eine offene Beta-Blockerbehandlung [7]. Die 1-Jahres-Gesamtsterblichkeit betrug 6,6% in der Oxprenololgruppe und 5,1% in der Plazebogruppe.

Im folgenden soll versucht werden, Gründe für die Übersterblichkeit bei den mit Oxprenolol behandelten Patienten zu eruieren. Post hoc-Analysen unter Einbeziehung von Subgruppen können immer Zufallsergebnisse liefern, ihr Aussagewert ist somit begrenzt. Im Gegensatz zu den Statistikern oder Biometrikern sind die praktizierenden Ärzte jedoch gefordert, nach Informationen zu forschen, die hilfreich für Entscheidungen in der Praxis sind, auch wenn der letzte Beweis nicht zu erbringen ist. Auch ausreichend große randomisierte Studien werden niemals in der Lage sein, aufgrund der prospektiv festgelegten Endpunkte alle Fragen zu beantworten.

Lebensalter

In der E.I.S.-Studie ist die Übersterblichkeit in der Oxprenololgruppe vor allem bedingt durch eine signifikant erhöhte Mortalität der 65- bis 70jährigen Patienten (Tab. 1; 16,7% gegenüber 5,6% in der Plazebogruppe, nomineller p-Wert $<0{,}005$). Eine erhöhte Sterblichkeit bei Patienten über 65 Jahre wurde auch in einer Alprenololstudie beobachtet (Tab. 1, [1]). In dieser Studie mit prospektiver Alters-Stratifikation wurde die Behandlung in der akuten Infarktphase eingeleitet. Nachdem der Trend

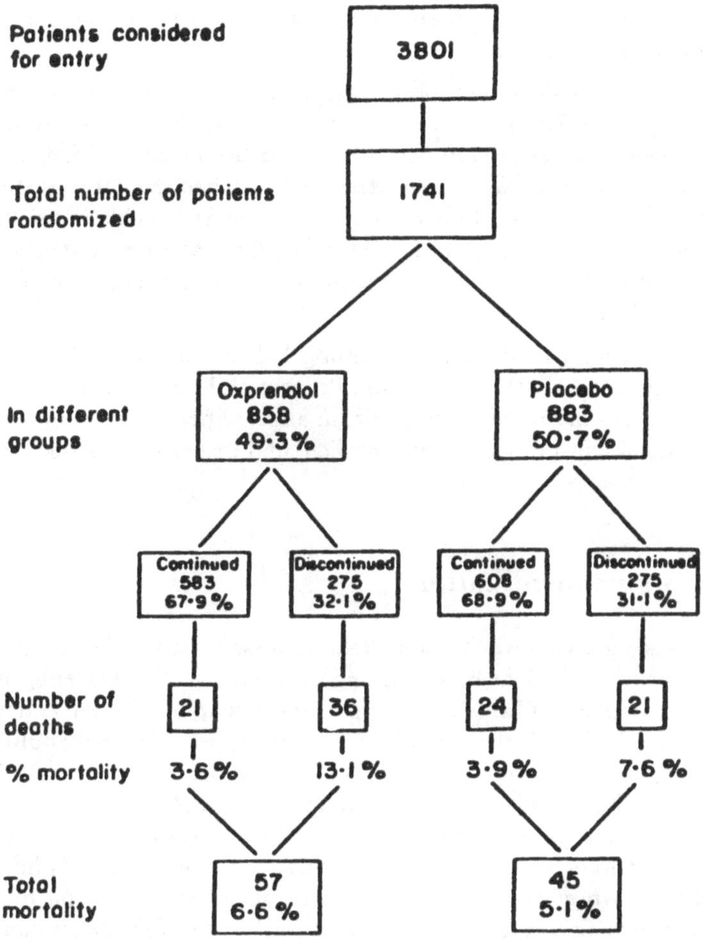

Abb. 1 Schema einer Datenanalyse der E.I.S.-Studie (Reproduziert von European Heart Journal (1984) 5 189–202, The European Infarction Study Group).

Tabelle 1 1-Jahres-Sterblichkeit in Abhängigkeit vom Lebensalter

	Alprenolol		Oxprenolol	
	(Andersen et al.)		(E.I.S.)	
	β-Blocker	Plazebo	β-Blocker	Plazebo
<65 Jahre	13/140 (9,3%)	29/142 (20,4%)	36/732 (4,9%)	37/740 (5,0%)
>65 Jahre	48/98 (49,0%)	35/100 (35,0%)	21/126 (16,7%)	8/143 (5,6%)

einer Übersterblichkeit bei älteren Menschen deutlich wurde, wurden diese nicht mehr in die Studie eingeschlossen.

Sind ältere Menschen besonders empfindlich gegen Beta-Blockerbehandlung? Offensichtlich nicht, denn in der Timololstudie [21] und der USA-Propranololstudie BHAT [4] war die Überlebensrate bei älteren Menschen eher besser als bei denen unter 65 Jahren. Besonders deutlich wird dies in der schwedischen Metoprololstudie mit Behandlungsbeginn in der akuten Infarktphase [12]. Die Sterblichkeit bei Patienten ≥65 Jahre betrug 8,1% gegenüber 14,8% Plazebo. Bei Patienten unter 65 Jahren war die Sterblichkeitsdifferenz zwischen beiden Behandlungsgruppen gering (4,5% gegenüber 5,7% Plazebo).

Alprenolol und Oxprenolol in höherer Dosierung haben eine deutliche intrinsische sympathomimetische Aktivität (ISA), Timolol, Propranolol und Metoprolol nicht. Es wäre somit möglich, daß ältere Menschen mit im allgemeinen mehr fortgeschrittener koronarer Herzerkrankung besonders empfindlich sind gegen Beta-Blocker mit ISA-Eigenschaften.

Absetzen der Studienmedikation

In allen größeren sekundären Beta-Blocker-Präventionsstudien wurde bei 24% – 32% der Patienten sowohl in der Beta-Blockergruppe als auch in der Plazebogruppe die Studienmedikation abgesetzt (Tab. 2). Im allgemeinen war bei diesen Patienten die Sterblichkeit höher als bei Patienten unter Weiterführung der Behandlung. Das überrascht nicht, denn der Grund für das Absetzen der Behandlung dürfte häufiger ein Fortschreiten der koronaren Herzerkrankung sein mit Auswirkungen, die eine weitere Beta-Blockerbehandlung nicht ratsam erscheinen lassen. Solange aber nicht die Beta-Blockerbehandlung als solche schädigende Auswirkungen gehabt hatte, sollte die Sterblichkeit nach Absetzen der Beta-Blocker nicht höher sein als nach Absetzen der Plazebobehandlung. Das war in der Regel auch der Fall (Tab. 2). In den Studien mit Beta-Blockern ohne ISA war sogar die Sterblichkeit nach Absetzen der aktiven Studienmedikation niedriger als nach Absetzen von Plazebo. Nach Absetzen von

Tabelle 2 Sterblichkeit nach Absetzen der Studienmedikation

		Beta-Blocker	Plazebo
Propranolol	(3)	6/ 82 (7,3%)	7/ 88 (8,0%)
	(11)	2/ 70 (2,9%)	9/ 72 (12,5%)
Metoprolol	(12)	19/131 (14,5%)	22/131 (16,8%)
Timolol	(21)	43/275 (15,6%)	54/219 (24,7%)
Sotalol	(13)	13/222 (5,9%)	17/121 (14,0%)
Alprenolol	(1)	16/ 59 (27,1%)	15/ 49 (30,6%)
Practolol	(17)	42/389 (10,8%)	41/382 (10,7%)
Pindolol	(2)	15/ 76 (19,7%)	7/ 50 (14,0%)
Oxprenolol	(20)	28/185 (15,1%)	10/141 (7,1%)
	(7)	36/275 (13,1%)	21,275 (7,6%)

Pindolol [2] oder Oxprenolol [7, 19, 20] aber fand sich eine höhere Sterblichkeit als nach Absetzen von Plazebo (Tab. 2). Bei der 7-Jahres-Studie von Taylor et al. war eine niedrige Oxprenololdosis von 2 × 40 mg gewählt worden. Eine höhere Sterblichkeit fand sich sowohl nach Absetzen von Oxprenolol als auch in der Gruppe von Patienten unter Studienmedikation, bei denen die Behandlung später als ein Jahr nach Myokardinfarkt eingeleitet worden war [20]. Diese Befunde hatten schon 1982 Rose zu der Überlegung veranlaßt, ob langdauernde Beta-Blockerbehandlung Herzen mit einer erhöhten Empfindlichkeit für todliche Reischämien zurückläßt [18]. Unter Beachtung der Daten in Tab. 2 wäre diese Frage jetzt auf Beta-Blocker mit ISA-Eigenschaften zu präzisieren. Tierexperimentelle Untersuchungen könnten diese Überlegung stützen. Nach 12 Wochen Vorbehandlung mit Oxprenolol oder Practolol (Beta-Blocker mit ISA-Eigenschaften), nicht jedoch bei Vorbehandlung mit Propranolol, Metoprolol oder Atenolol, fand sich bei dann isolierten ischämischen Rattenherzen eine verstärkte myokardiale Schädigung. Wahrscheinlich infolge erhöhter Arbeitsleistung kam es zu signifikant gesteigerter Laktatproduktion und erhöhter CPK-Freisetzung [15].

In der E.I.S.-Studie starben 13,1% der Patienten nach Absetzen von Oxprenolol und 7,6% nach Absetzen von Plazebo (Abb. 1). Die Gründe für ein Absetzen der Studienmedikation waren gut ausbalanciert und der Zeitpunkt nach Behandlungsbeginn ähnlich in beiden Behandlungsgruppen [7]. Der Tod trat ganz überwiegend erst längere Zeit nach Absetzen der Studienmedikation ein, so daß dafür ein Beta-Blocker-Entzugssyndrom nicht verantwortlich gemacht werden konnte [7]. Hat die langdauernde Oxprenololbehandlung wie im Tierexperiment [15] bei erneut eintretender Ischämie zu stärkerer myokardialer Schädigung und damit erhöhter Sterblichkeit geführt? Der Sterblichkeitsverlauf nach Beendigung der einjährigen Behandlungsperiode in der E.I.S.-Studie könnte diese Überlegung stützen. Komplette Langzeit-Sterblichkeitsdaten liegen für die deutschen und schweizerischen Patienten vor (Abb. 2). Während der 12monatigen Behandlungsperiode war die Überlebensrate in beiden Behandlungsgruppen gleich. In den ersten Monaten nach Studienende ist jedoch ein Trend zu erhöhter Sterblichkeit bei den zuvor mit Oxprenolol behandelten gegenüber den mit Plazebo behandelten Patienten zu erkennen. Eine logische Erklärung könnte sein, daß unter Oxprenololbehandlung die positive Wirkung einer Beta-Blockade-bedingten Schutzfunktion gegen Kammerflimmern sich ausbalancierte mit einer negativen Wirkung infolge myokardialer Schädigung und daß letztere nach Absetzen von Oxprenolol allein zum Tragen kam.

Todesursachen

Während der einjährigen E.I.S.-Studiendauer wurden 51 kardiale Todesfälle in der Oxprenololgruppe und 40 in der Plazebogruppe beobachtet. Eine genaue Analyse dieser Patienten ergab, daß sie sich nur durch einen diskriminierenden Faktor unterschieden, nämlich die Oxprenololmedikation [19]. Die Reinfarktrate war nicht unterschiedlich in beiden Behandlungsgruppen, aber 17 Oxprenololpatienten erlagen ihrem Reinfarkt gegenüber nur 7 Plazebopatienten [7]. In einer weitergehenden Analyse

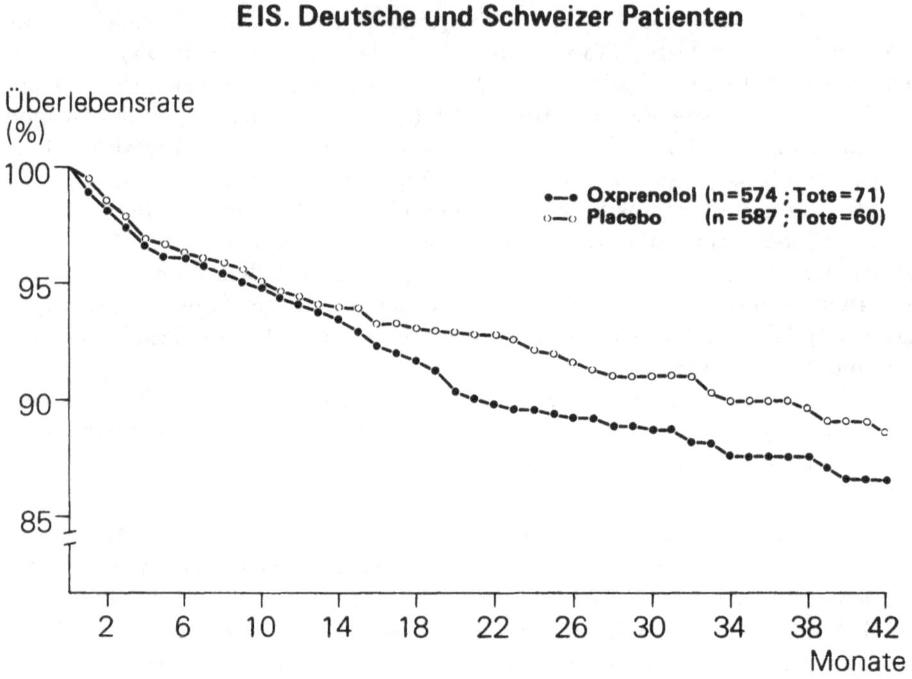

Abb. 2 Langzeitsterblichkeit von Patienten nach Myokardinfarkt mit einer Oxprenolol- oder Plazebobehandlung in den ersten 12 Monaten.

Tabelle 3 Kardiale 1-Jahres-Sterblichkeit in E.I.S.

	Patientenzahlen	
	Oxprenolol	Plazebo
Reinfarkt und Tod	22	9
Plötzlicher Tod nach Absetzen der Studienmedikation	11	4
Summe	33	13
Herzinssufizienz, kein Reinfarkt	8	7
Plötzlicher Tod unter Studienmedikation	9	15
Rhythmusstörungen	1	3
Bypass-Operation	0	2
Summe	18	27
	51	40

zeigte sich, daß nach Erleiden eines Reinfarktes 22 Patienten der Oxprenololgruppe gegenüber nur 9 Patienten der Plazebogruppe akut oder später verstarben [19]. Die Todesrate nach Manifestation einer Herzinsuffizienz ohne zusätzlichen Reinfarkt war nicht unterschiedlich zwischen beiden Behandlungsgruppen (Tab. 3). Dieser Befund steht in Übereinstimmung mit der diskutierten Möglichkeit, daß erneute Ischämie nach langfristiger Oxprenololbehandlung zu einer stärkeren myokardialen Schädigung führt [15]. Einen plötzlichen Herztod ohne vorangehenden Reinfarkt erlitten nach Absetzen der Studienmedikation 11 zuvor mit Oxprenolol behandelte Patienten gegenüber 4 Plazebopatienten (Tab. 3). Die vorangehende Oxprenololbehandlung könnte somit auch Herzen mit erhöhter Empfindlichkeit gegen tödliche Rhythmusstörungen zurückgelassen haben [18]. Beide Faktoren hätten somit zu einer signifikant höheren Sterblichkeit in der Oxprenololgruppe geführt (33 gegenüber 13 Patienten, Tab. 3). Unter Studienmedikation erlitten 9 Patienten mit Oxprenololbehandlung einen plötzlichen Herztod gegenüber 15 mit Plazebobehandlung. Dieser Befund könnte so interpretiert werden, daß die Beta-Blockade auch unter Oxprenololbehandlung ihre Schutzwirkung gegen Kammerflimmern ausübt (Tab. 3).

Schlußfolgerung

Der Trend zu einer höheren Sterblichkeit unter bzw. nach langfristiger Oxprenololbehandlung nach Myokardinfarkt ist mit hoher Wahrscheinlichkeit nicht zufällig. Es gibt verschiedene Anhaltspunkte dafür, daß Oxprenolol oder Beta-Blocker mit intrinsischer sympathomimetischer Aktivität überhaupt bei langfristiger Behandlung zu einer auch nach Absetzen der Behandlung zunächst anhaltenden erhöhten myokardialen Empfindlichkeit gegen Ischämie führen, mit dem Ergebnis erhöhter Sterblichkeit nach einem erneuten ischämischen Ereignis.

Keiner dieser Anhaltspunkte allein hält wissenschaftlichen Kriterien stand. Die Summe ergibt aber doch einen Wahrscheinlichkeitsgrad, der mich veranlaßt, diese Gedanken hier niederzuschreiben. Jeder Arzt muß selbst entscheiden, ob er daraus Schlußfolgerungen für die Behandlung seiner Patienten ziehen will oder nicht. Den wissenschaftlichen Beweis können nur prospektive Studien erbringen; diese sind jedoch nicht in Sicht.

Zusammenfassung

Eine sekundäre Präventionsstudie mit Oxprenolol bei Patienten nach Myokardinfarkt (E.I.S.) hat einen Trend zu höherer Sterblichkeit in der Beta-Blockergruppe ergeben. Es wird diskutiert, daß langfristige Oxprenololbehandlungen in einer Dosierung von 2 × 160 mg täglich bei Patienten nach Myokardinfarkt zu einer auch nach Absetzen der Behandlung anhaltenden erhöhten myokardialen Empfindlichkeit gegen Ischämie führt, mit dem Ergebnis erhöhter Sterblichkeit nach einem erneuten ischämischen Ereignis. Damit wurde der Schutzeffekt einer Beta-Blockade gegen plötzlichen Herztod mehr als aufgewogen.

Literatur

[1] Andersen, M. P., P. Bechsgaard, J. Frederiksen, et al.: Effect of alprenolol on mortality among patients with definite or suspected acute myocardial infarction. Lancet **II** (1979) 865 – 868.

[2] Australian and Swedish Pindolol Study Group: The effect of pindolol on the two years mortality after complicated myocardial infarction. Eur. Heart. J. **4** (1983) 367 – 375.

[3] Baber, N. S., D. Wainwright Evans, G. Howitt, et al.: Multicentre post-infarction trial of propranolol in 49 hospitals in the United Kingdom, Italy, and Yugoslavia. Br. Heart. J. **44** (1980) 96 – 100.

[4] β-Blocker Heart Attack Trial Research Group: A randomized trial of propranolol in patients with acute myocardial infarction. I. Mortality Results. JAMA **247** (1982) 1707 – 1714.

[5] Bethge, K-P., D. Andresen, J-P. Boissel, et al.: Effect of oxprenolol on ventricular arrhythmias: The European Infarction Study Experience. JACC **6** (1985) 963 – 972.

[6] Cardinal, R., M. J. Janse, I. van Eeden, et al.: The effects of lidocaine on intracellular and extracellular potentials, activation, and ventricular arrhythmias during acute regional ischemia in the isolated porcine heart. Circulat. Res. **49** (1981) 792 – 806.

[7] European Infarction Study Group: A secondary prevention study with slow release oxprenolol after myocardial infarction: morbidity and mortality. Eur. Heart J. **5** (1984) 189 – 202.

[8] Furberg, D. D., C. M. Hawkins, E. Lichstein for the Beta-Blocker Heart Attack Trial Study Group: Effect of propranolol in postinfarction patients with mechanical or electrical complications. Circulation **69** (1984) 761 – 765.

[9] Furberg, C. D., for the BHAT Study Group: The beta-blocker heart attack trial. Z. Kardiol. **74** Suppl. 6 (1985) 159 – 163.

[10] Griggs, T. R., G. S. Wagner, L. S. Gettes: Beta-adrenergic blocking agents after myocardial infarction: An undocumented need in patients at lowest risk. JACC **1**(**6**) (1983) 1530 – 1533.

[11] Hansteen, V., E. Møinichen, E. Lorentsen, et al.: One year's treatment with propranolol after myocardial infarction: preliminary report of Norwegian multicentre trial. Br. Med. J. **284** (1982) 155 – 160.

[12] Hjalmarson, A., D. Elmfeld, J. Herlitz, et al.: Effect on mortality of metoprolol in acute myocardial infarction. Lancet **II** (1981) 823 – 827.

[13] Julian, D. G., R. J. Prescott, F. S. Jackson, et al.: Controlled trial of sotalol for one year after myocardial infarction. Lancet **I** (1982) 1142 – 1147.

[14] Lichstein, E.: Why do beta-receptor blockers drecrease mortality after myocardial infarction? JACC **6** (1985) 973 – 975.

[15] Manning, A. S., D. J. Hearse, D. J. Coltart: Effect of chronic β-blockade on the ischaemic myocardium: A comparative study with five drugs. J. Cardiovasc. Pharmacol. **4** (1982) 999 – 1005.

[16] May, G. S., A. Kimberley, S. Eberlein, et al.: Secondary prevention after myocardial infarction: A review of long-term trials. Prog. Cardiovasc. Dis. **XXIV** (1982) 331 – 352.

[17] Multicentre international study: Supplementary report. Reduction in mortality after myocardial infarction with long-term beta-adrenoceptor blockade. Br. Med. J. **II** (1977) 419 – 421.

[18] Rose, G.: Prophylaxis with β-blockers and the community. Br. J. clin. Pharmacol. **14** (1982) 45 S – 48 S.

[19] Schröder, R.: Oxprenolol in myocardial infarction survivors: brief review of the European Infarction Study results in the light of other beta-blocker post infarction trials. Z. Kardiol. **74** **Suppl. 6** (1985) 165 – 172.

[20] Taylor, S. H., B. Silke, A. Ebbutt, et al.: A long-term prevention study with oxprenolol in coronary heart disease. New Engl. J. Med. **307** (1982) 1293 – 1301.

[21] The Norwegian Multicenter Study Group: Timolol-induced reduction in mortality and reinfarction in patients surviving acute myocardial infarction. New Engl. J. Med. **304** (1981) 801 – 818.

[22] Yusuf, S., R. Peto, J. Lewis, et al.: Beta blockade during and after myocardial infarction: An overview of the randomized trials. Prog. Cardiovasc. Dis. **XXVII** (1985) 335 – 371.

Wirkungsspektrum der Beta-Rezeptorenblocker bei tachykarden Rhythmusstörungen

B. Lüderitz

Abstract

The efficacy of beta-adrenergic blocking agents has been observed in the treatment of a variety of cardiac arrhythmias. Electrophysiological experiments demonstrated that beta-receptor blocking drugs prevent catecholamine-induced alterations of the transmembrane action potential. Clinically used beta-blocking agents are effective in preventing arrhythmias provoked by sympathetic stimulation such as sinus tachycardia, paroxysmal junctional tachycardia, atrial, nodal, and ventricular premature contractions. Beta-receptor blocking drugs are especially useful in tachycardias based on hyperkinetic heart syndrome and in exercise-induced premature beats in patients suffering from coronary heart disease. Beta-blocking agents are – at least in our hands – most useful in combination with class I antiarrhythmic drugs with the intention to reduce the dosage – i. e. the side effects – of various antiarrhythmic drugs. In hyperthyroidism beta adrenergic blocking agents are effective complementary to the specific treatment. In cases of intoxication with beta-blocking drugs complicated by myocardial depression and severe bradycardia glucagon must be regarded as a very useful compound.

Beta-Rezeptorenblocker haben neben den klassischen Antiarrhythmika in der Therapie tachykarder Rhythmusstörungen zunehmend an Bedeutung gewonnen. Demgemäß sind zahlreiche Beta-Blocker-Präparate (mit teilweise gleicher Wirksubstanz) im Handel (vgl. Tab. 1).

Bei der Therapie der Angina pectoris, der essentiellen Hypertonie und des hyperkinetischen Herzsyndroms sind vor allem die spezifischen beta-sympatholytischen Eigenschaften wesentlich. Die antiarrhythmische Wirkung der Beta-Blocker dürfte dagegen nicht nur auf der Beta-Sympatholyse beruhen, sondern wohl auch auf den unspezifischen Membranwirkungen (Tab. 2).

Trotz gewisser substanzspezifischer Unterschiede hinsichtlich Plasmahalbwertszeit und Wirkungscharakteristik (Abb. 1) kommen jedoch in antiarrhythmischer Hinsicht den einzelnen Beta-Rezeptorenblockern keine differentialtherapeutisch gravierenden Unterschiede zu. Daraus ergibt sich für die Arrhythmiebehandlung der Vorteil, bei Unverträglichkeit bzw. Nebenwirkungen des einen Beta-Blockers auf einen anderen übergehen zu können, ohne dem Patienten therapeutische Chancen vorzuenthalten. Bei der oralen Verabfolgung ist jedoch die quantitative Wirkungscharakteristik der einzelnen Substanzen zu berücksichtigen.

Tabelle 1 Handels- und Freinamen von Beta-Rezeptorenblockern mit Angabe der sog. Membranwirkung und mittleren Tagesdosis

Handelspräparat	Freiname	„Membranwirkung“	Tägliche Dosis p. o. (mg)	Hersteller
Aptin	Alprenolol	+	200	Astra
Beloc	Metoprolol	–	100 – 200	Astra
Betadrenol	Bupranolol	+	80	Pharma Schwarz
Betapressin	Penbutolol	–	40	Hoechst
Concor	Bisoprolol	–	10	Merck
Conducton	Carazolol	+	15	Klinge
Corindolan	Mepindolol	–	2,5 – 5	Schering
Disorat	Methypranol	–	10 – 20	Boehringer Mannheim
Doberol	Toliprolol	+	20	Boehringer Ingelheim
Dociton	Propranolol	+	60 – 120	Rhein-Pharma
Endak	Carteolol	–	5 – 10	Madaus
Kerlone	Betaxolol	–	20	Beiersdorf
Lopresor	Metoprolol	–	200	Geigy
Prent	Acebutolol	+	400	Bayer
Selectol	Celiprolol	–	200	Rorer
Solgol	Nadolol	–	120	v. Heyden
Sotalex	Sotalol	–	160	Bristol
Stresson	Bunitrolol	–	20	Boehringer Ingelheim
Temserin	Timolol	–	15	Sharp & Dohme
Tenormin	Atenolol	–	50 – 100	ICI
Trasicor	Oxprenolol	+	40 – 120	Ciba
Visken	Pindolol	+	15	Sandoz

Tabelle 2 Kardiale Wirkungen der Beta-Rezeptorenblocker

Beta-Sympatholyse
- Negative Chronotropie-Frequenzabnahme
- Negative Dromotropie-Verminderung der Erregungsleitung
- Negative Inotropie-Kontraktilitätsabnahme
- Herabsetzung des O_2- und Substratverbrauchs
- Arteriolenverengung

Antihypertensive Wirkung

Lokalanästhetischer Effekt

Kardiodepression (Kalzium-Antagonismus)

Antiarrhythmische Wirkung (Membraneffekt)
- Refraktärzeitverlängerung
- Abnahme der maximalen Anstiegsgeschwindigkeit ($dp/dt_{max.}$)

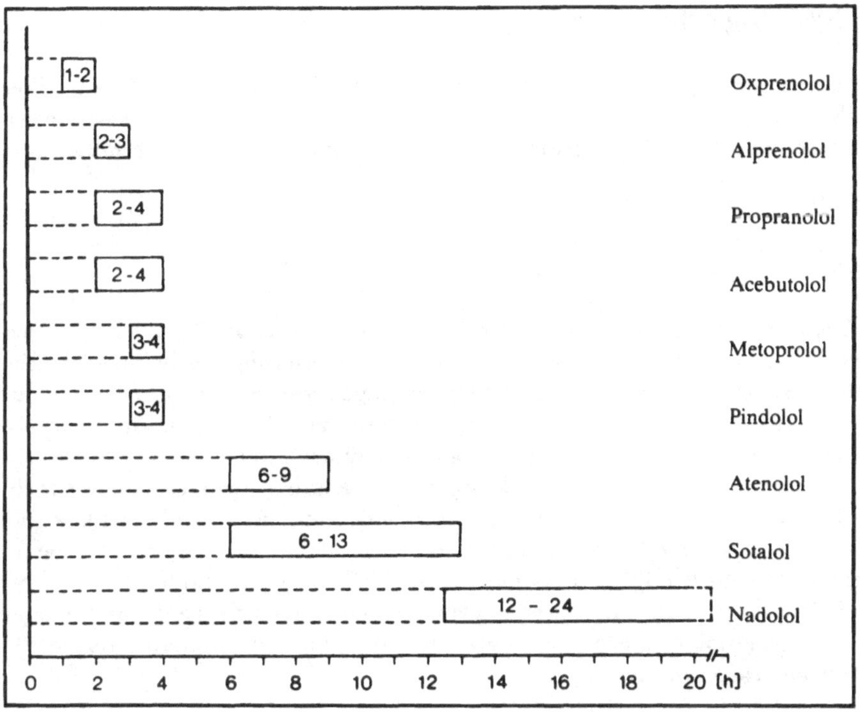

Abb. 1 Plasmahalbwertszeit nach oraler Applikation verschiedener Beta-Rezeptorenblocker.

Abgesehen von der sympatholytischen Eigenwirkung einzelner Substanzen (z. B. Acebutolol, Alprenolol, Oxprenolol, Pindolol) unterscheiden sich Beta-Rezeptorenblokker hinsichtlich ihrer negativen Inotropie, ihrer Kardioselektivität und ihrer für die antiarrhythmische Therapie möglicherweise relevanten „chinidinartigen" Membranwirkungen. Die lokalanästhetischen kardiodepressiven antiarrhythmischen und zentralen Effekte der Beta-Blocker gelten als unspezifische Wirkungen. – Die klinisch relevanten kardiodepressiven Eigenschaften, die alle Beta-Blocker besitzen, sind sowohl auf die Beta-Sympatholyse wie auf unspezifische Membranwirkungen zu beziehen. Die (unspezifische) kardiodepressive Eigenwirkung wird auf einen Kalziumantagonismus zurückgeführt. Die antiarrhythmische Wirkung beruht nicht nur auf der Beta-Sympatholyse, die einem gesteigerten sympathischen Antrieb entgegenwirkt, sondern z. T. wohl auch auf den unspezifischen Membranwirkungen. Therapeutisch wichtig ist die Kardioselektivität einer beta-blockierenden Substanz, d. h., die Eigenschaft ganz überwiegend die Beta-Rezeptoren des Herzens zu beeinflussen bei nur unbeträchtlicher Wirkung auf die anderen Organe, was jedoch nur unvollständig erreicht werden kann [10, 11].

Elektrophysiologische Grundlagen

Unter klinischen Bedingungen sind die spezifischen Wirkungen der Beta-Blocker naturgemäß vom Ausmaß der sympathischen Aktivität abhängig, die bei bestimmten Krankheitszuständen (z. B. Myokardinfarkt) in unterschiedlichem Maß erhöht ist.

Sinusknoten

Die *Sinusfrequenz* des Herzens wird durch Propranolol um etwa 10–20% herabgesetzt; gelegentlich kommt es unter therapeutischer Dosierung auch zu schweren Bradykardien [5]. Durch vergleichende Untersuchungen von d-Propranolol (das nur membranwirksam ist, ohne beta-rezeptorenblockierend zu wirken) und dl-Propranolol konnte gezeigt werden, daß die Wirkung auf den Sinusknoten ein beta-blockierender Effekt ist, der von der Membranwirkung unabhängig ist. Inwieweit diese Ergebnisse auf den erkrankten Sinusknoten zu übertragen sind, ist noch ungeklärt. Bei Patienten mit Sinusknoten-Syndrom kann es jedenfalls nach Propranololgabe in ausgeprägtem Maß zur Bradykardie kommen. Die effektive Refraktärzeit des Vorhofs nimmt nach Propranololgabe zu. In tierexperimentellen Untersuchungen konnte unter Einfluß von Oxprenolol eine nur geringfügige Abnahme der Spontanfrequenz des Sinusknotens gemessen werden [8].

AV-Knoten

Im *AV-Knotenareal* schwächen Beta-Blocker die Effekte einer sympathischen Stimulation ab. Bei konstanter Herzfrequenz (atriale Stimulation) führen beta-rezeptorenblokkierende Dosen von Propranolol zu einer PQ-Verlängerung, die einer A-H-Zunahme im His-Bündel-Elektrogramm entspricht. Auch bei therapeutischer Dosierung von Propranolol kann es zum Auftreten atrioventrikulärer Leitungsblockierungen kommen. Die AV-Leitungsverzögerung dürfte dabei auf den die Beta-Rezeptoren blockierenden Eigenschaften und nicht auf direkten Membraneffekten beruhen [14]. Propranolol verlängert sowohl die funktionelle wie die effektive Refraktärzeit des AV-Knotens. Diese Wirkung ist klinisch insofern wichtig, als durch Propranolol damit nicht nur die ventrikuläre Antwort auf schnelle Vorhofrhythmen vermindert wird, sondern auch eine kreisende Erregung im AV-Knoten als Ursache einer paroxysmalen supraventrikulären Tachykardie terminiert werden kann. Beim Wolff-Parkinson-White-Syndrom führen Beta-Rezeptorenblocker im Bereich der akzessorischen Leitungsbahn zu keiner Leitungsverzögerung und Refraktärzeitverlängerung. Bei simultaner Erregung der Ventrikel über das normale AV-Überleitungsgewebe und den Bypass vergrößert Propranolol das Ausmaß der Präexzitation [13].

Auf das spezifische *ventrikuläre Leitungsgewebe* haben Beta-Rezeptorenblocker in therapeutischer Dosierung keine signifikanten Wirkungen hinsichtlich Leitungsgeschwindigkeit und Refraktärperiode (Ausnahme: Sotalol, s. u.) [14].

Kammermuskulatur

Am *Ventrikelmyokard* zeigen Beta-Blocker ebenso wie an den übrigen kardialen Strukturen antiadrenerge Wirkungen. Tierexperimentell wird unter Propranolol (und unter Oxprenolol) eine Abnahme der maximalen Anstiegsgeschwindigkeit des Aktionspotentials deutlich, die auf eine verminderte Erregungsleitungsgeschwindigkeit hinweist. Oxprenolol ist allerdings erst in sehr hohen Konzentrationsbereichen wirksam. Die Aktionspotentialdauer findet sich selbst bei pharmakologischen Wirkstoffkonzentrationen nur geringfügig verlängert. Die mit Doppelreizen gemessene Refraktärperiode erfährt nach Oxprenololeinwirkung nur eine mäßiggradige Zunahme.

Indikationsbereich

Beta-Rezeptorenblocker kommen bei verschiedenen klinischen Zustandsbildern, die mit Arrhythmien vergesellschaftet sind, in Frage (Tab. 3), z. B. Streß, koronare Herzkrankheit, Hyperthyreose, Phäochromozytom, Subaortenstenose und einigen medikamentös induzierten Herzrhythmusstörungen (z. B. Antiarrhythmika, Glykoside, trizyklische Psychopharmaka, L-Dopa). Die Indikation der Beta-Blocker konzentriert sich im engeren Sinne auf Arrhythmien im Rahmen einer Sympathikotonie: Sinustachykardie, Vorhofextrasystolie, Vorhofflimmern und Vorhofflattern, paroxysmale supraventrikuläre Tachykardie sowie ventrikuläre Extrasystolie (Tab. 4). Somit erweisen sich die Beta-Sympatholytika als wichtiges Adjuvans für die klassische antiarrhythmische Therapie. Naturgemäß ist die Anwendung von Beta-Rezeptorenblockern in jedem Einzelfall indikationsbezogen zu prüfen. Dies gilt besonders für die Sinustachykardie, die mannigfache Ursachen haben kann. Ist ein hyperkinetisches Herzsyndrom als wesentlicher Kausalfaktor anzunehmen, so erweist sich meist ein Beta-Sympatholytikum als wirksam. Besonders eindrucksvoll ist die Wirkung von Beta-Blockern bei

Tabelle 3

Beta-Rezeptorenblocker bei Herzrhythmusstörungen
Sympathotonie („Stress")
Koronare Herzkrankheit
Hyperthyreose
Phäochromozytom
Subaortenstenose
Pharmaka (iatrogen)
– Glykoside
– Trizyklische Psychopharmaka
– L-Dopa

Tabelle 4 Indikationen für die Behandlung von Herzrhythmusstörungen mit Beta-Rezeptorenblockern

Adrenerge Stimulation
Sinustachykardie;
supraventr., ventrikuläre Extrasystolie

Koronare Herzkrankheit
Belastungsextrasystolie
Reinfarkt-Prophylaxe

Hyperthyreose (Sympathikotonie?)
Sinustachykardie, Vorhofflimmern, Extrasystolie

QT-Syndrom

LGL-, WPW-Syndrom

Mitralklappenprolaps-Syndrom

Glykosid-induzierte Arrhythmien

Als Alternativ-Antiarrhythmikum
Vorhofflimmern/-flattern
Paroxysmale supraventrikuläre Tachykardie

Als Additiv-Antiarrhythmikum
Zu differenten Substanzen wie:
Disopyramid
Mexiletin
Propafenon
Lidocain, Flecainid u. a. und deren Indikationen

der Hyperexzitationstachykardie, wie sie z. B. bei Rednern, Autorennfahrern und Piloten auftritt. Auch die Auftrittsangst des Künstlers geht mit einer Tachykardie einher und kann sich bis zu deutlichem Leidensdruck steigern. In derartig ausgeprägten Fällen ist ein Therapieversuch mit Beta-Rezeptorenblockern angebracht.

Vorhofextrasystolen sind nur bei klinischer Relevanz behandlungsbedürftig, eine Indikation für Beta-Rezeptorenblocker ist bei supraventrikulärer Extrasystolie im Rahmen einer koronaren Herzkrankheit gegeben. Beta-Blocker können sich auch als vorteilhaft erweisen, wenn der Extrasystolie eine Digitalisintoxikation zugrunde liegt.

Bei Vorhofflimmern und Vorhofflattern sind vor allem die tachysystolischen Formen therapiepflichtig, wobei nach Digitalisierung die zusätzliche Gabe von Beta-Blockern effektiv sein kann. Eine Konversion in Sinusrhythmus gelingt nur in wenigen Fällen.

Bei Hyperthyreose sind mit Beta-Blockern therapeutische Erfolge bei Vorhofflimmern und Vorhofflattern mit schneller Überleitung zu erzielen. Die sympathomimetische Therapie der paroxysmalen supraventrikulären Tachykardie sollte mit physikalischen Maßnahmen begonnen werden, wie Sedierung und Vagusreiz (Karotisdruck, Preßatmung). Außer Verapamil und Herzglykosiden können hier Beta-Rezeptorenblocker hilfreich sein. Besonders in der Anfallsprophylaxe zeigen sie eine gute protektive Wirkung bei hypersympathikoton bedingten funktionellen Störungen.

Kammerextrasystolen sind häufig Ausdruck einer organischen Herzerkrankung. Beta-Blocker sind besonders bei belastungsinduzierten Heterotopien auf dem Boden einer koronaren Herzkrankheit angezeigt. Bei bedrohlichen ventrikulären Extrasystolen infolge eines Myokardinfarkts ist im allgemeinen zunächst Lidocain, evtl. Ajmalin oder Mexiletin zu verabreichen. Extrasystolen als Ausdruck einer Herzinsuffizienz sind naturgemäß mit kardioaktiven Glykosiden anzugehen. Bei digitalogenen Kammerextrasystolen haben sich neben Kalium und Phenytoin auch die Beta-Sympatholytika bewährt. Nützlich erscheinen Beta-Blocker vor allem auch als Additiv-Antiarrhythmikum zu differenten Substanzen wie Disopyramid, Lidocain, Mexiletin, Propafenon, Flecainid, Tocainid u. a. und deren Indikationen.

Nebenwirkungen und Kontraindikationen

Die unerwünschten Wirkungen, welche nur teilweise auf der spezifischen Beta-Sympatholyse beruhen, sind von der Wirkungscharakteristik des jeweiligen Beta-Blockers und der Vorschädigung bestimmter Organe abhängig. Unspezifische Nebenwirkungen sind Schwindel, Müdigkeit, Nausea, Diarrhö, Mundtrockenheit, Pollakisurie, Exanthem, Konjunktivitis, Parästhesien und gelegentlich Sehstörungen.

Kontraindikationen

Bei Asthma bronchiale und anderen obstruktiven Lungenerkrankungen sollte kein Beta-Blocker gegeben werden. Auch mit den sog. kardioselektiven Beta-Rezeptorenblockern (s. o.) ist hier Vorsicht geboten, da dosisabhängig eine Verstärkung des obstruktiven Bildes möglich ist. – Bei manifester Herzinsuffizienz gelten Beta-Blocker wegen der negativ inotropen Wirkungen allgemein als kontraindiziert. Unter kontrollierten Bedingungen können jedoch Beta-Rezeptorenblocker bei gleichzeitiger Digitalisierung verabreicht werden (Tab. 5).

Tabelle 5

Kontraindikationen für Beta-Rezeptorenblocker
I. Absolut
Manifeste Herzinsuffizienz
Asthma bronchiale
Pathol. Bradykardie
Sinusknoten-Syndrom
SA-Block, AV-Block
Schocksyndrom
Metabol. Azidose
II. Relativ
Diabetes mellitus
Hypothyreose
Raynaud-Syndrom
Gravidität

Wegen der bekannten elektrophysiologischen Eigenschaften (s. o.) sollte auf Beta-Blocker bei allen Formen von atrioventrikulären Leitungsstörungen, wie auch beim Sinusknotensyndrom, verzichtet werden. Von Sotalol, einem nichtkardioselektiven Beta-Blocker ohne intrinsische sympathomimetische membranstabilisierende Wirkung wurden Intoxikationen mit Zunahme des QT-Intervalls und schweren Tachyarrhythmien mitgeteilt [3, 7]. Die Eigenschaft, das QT-Intervall zu verlängern [12], kann offenbar auch anderen Beta-Rezeptorenblockern unter bestimmten Umständen (z. B. chronische Therapie mit Metoprolol) zukommen [2]. – Als relative Kontraindikation gelten Spontanhypoglykämie und der insulinpflichtige Diabetes mellitus.

Beta-Rezeptorenblocker gelten auch bei metabolischer Azidose als kontraindiziert wegen der dabei stark verminderten Wirksamkeit von Adrenalin. Durch die Anwendung von Beta-Blockern kann es daher bei metabolischer Azidose zu einem akuten Kreislaufzusammenbruch kommen [1].

Die Gravidität ist für die Anwendung von Beta-Blockern insofern eine relative Kontraindikation, als die Plazentaperfusion vermindert wird und das intrauterine Wachstum eine Verzögerung erfahren kann. Eine postpartale Atemdepression ist bei Kindern beobachtet worden, die durch Sectio entbunden wurden und deren Mütter präoperativ Propranolol intravenös erhalten hatten. Vereinzelt wurden unter Propranololtherapie der Mutter auch Hypoglykämie und Bradykardie bei Neugeborenen beobachtet. Unter Metoprolol und Atenolol sollen diese Komplikationen seltener auftreten [6].

Klinische Schlußfolgerungen

Beta-Rezeptorenblocker verhindern in elektrophysiologischer Hinsicht die katecholaminbedingten Veränderungen des Membranpotentials der kardialen Einzelfaser und wirken damit der Entstehung adrenerg bedingter Arrhythmien entgegen. Die betaadrenergen Effekte werden spezifisch, kompetitiv und reversibel gehemmt. – Trotz gewisser substanzspezifischer Unterschiede hinsichtlich Plasmahalbwertszeit und Wirkungscharakteristik kommen den einzelnen Beta-Blockern jedoch kaum differentialtherapeutisch relevante Unterschiede in der Arrhythmiebehandlung zu. Eine Ausnahme macht Sotalol, das zusätzlich elektrophysiologische Eigenschaften der Klasse III nach Vaughan Williams aufweist („Repolarisationsverlängerung").

Der Indikationsbereich der Beta-Rezeptorenblocker erstreckt sich innerhalb der differentialtherapeutischen Arrhythmiebehandlung auf tachykarde supraventrikuläre und ventrikuläre Rhythmusstörungen (Tab. 6): Sinustachykardie, Vorhofflimmern/-flattern, paroxysmale supraventrikuläre Tachykardie, supraventrikuläre und ventrikuläre Extrasystolie im Rahmen unterschiedlicher klinischer Zustandsbilder, wie adrenerge Stimulation (Streß, koronare Herzkrankheit, Hyperthyreose, Phäochromozytom, Subaortenstenose) und einigen medikamentös (z. B. iatrogen) induzierten Herzrhythmusstörungen (Antiarrhythmika, Glykoside, trizyklische Psychopharmaka, L-Dopa u. a.).

Tabelle 6

Beta-Rezeptorenblocker in der Antiarrhythmischen Differentialtherapie	
Sinustachykardie	Sedierung, Glykoside, *Beta-Blocker*
Supraventr. ES	*Beta-Blocker*, Verapamil, Ajmalin Chinidin, Disopyramid
Supraventr. Tachykardie	Sedierung, Vagusreiz Verapamil *Beta-Blocker*, Glykoside, Chinidin Disopyramid; Elektrotherapie
Vorhofflattern/-flimmern	Glykoside, Verapamil, *Beta-Blocker* Chinidin, Flecainid; Elektrotherapie
Ventrikuläre ES	Lidocain, Ajmalin, *Beta-Blocker* bzw. Sotalol, Chinidin, Disopyramid Propafenon, Mexiletin, Tocainid Flecainid, Amiodaron (Phenytoin)
Kammertachykardie	Lidocain, Ajmalin; Elektrotherapie
Kammerflimmern	Defibrillation (200 – 400 J)

Nützlich erscheinen Beta-Blocker auch als Additiv-Antiarrhythmikum zu differenten Substanzen, wie Disopyramid, Lidocain, Mexiletin, Propafenon, Flecainid, Tocainid u. a., da durch die Kombination häufig die Dosis der spezifischen nebenwirkungsbelasteten Substanzen niedrig gehalten werden kann. – Hervorragende Bedeutung kommt neuerdings den Beta-Blockern bei der Reinfarktprophylaxe zu. Allerdings kann noch nicht entschieden werden, inwieweit der Rückgang des plötzlichen Herztodes nach akutem Myokardinfarkt durch Beta-Blocker auf eine Suppression letaler Arrhythmien zurückzuführen ist. – Bei Syndromen mit verlängerter QT-Dauer bieten sich Beta-Blocker, die die intraventrikuläre Erregungsleitung nicht verzögern (d. h. ausgenommen Sotalol), für die Langzeitprophylaxe an. So konnte beim Jervell-Syndrom unter einer Dauertherapie mit Beta-Rezeptorenblockern ein Rückgang der Mortalität beobachtet werden.

Fazit: Die Beta-Rezeptorenblockade stellt in der Therapie von tachykarden Rhythmusstörungen eine wesentliche Bereicherung der medikamentösen Möglichkeiten dar. Spezifische Nebenwirkungen ergeben sich durch die Beta-Sympatholyse selbst. Die unspezifischen Nebenwirkungen sind im Vergleich zu den differenten Antifibrillantien gering.

Literatur

[1] Branch, R. A., D. G. Shand, G. R. Wilkinson, et al.: Hemodynamic drug interaction: The reduction of lidocaine clearance by dl-propranolol. An example of hemodynamic drug interaction. J. Pharmacol. Exp. Ther. **184** (1973) 515.

[2] Edvardsson, N., S. B. Olsson: Effects of acute and chronic beta receptor blockade on ventricular repolarization in man. Br. Heart. J. **45** (1981) 628.

[3] Elonen, E., P. J. Neuvonen, L. Tarssanen, et al.: Sotalol intoxication with prolonged Q-T-interval and severe tachyarrhythmias. Br. Med. J. **1** (1979) 1184.
[4] Fleckenstein, A., H. G. Döring, H. Kammermeier: Einfluß von β-Rezeptorenblockern und verwandten Substanzen auf Erregung, Kontraktion und Energiestoffwechsel der Myokardfaser. Klin. Wochenschr. **46** (1968) 343.
[5] Gibson, D. E. Sowton: The use of beta-adrenergic receptor blocking drugs in dysrhythmias. Prog. Cardiovasc. Dis. **12** (1969) 16.
[6] Goeschen, K.: Beratung bei chronischen Herz-Kreislauferkrankungen vor geplanter Schwangerschaft. Kreislauftelegramm **2/85** (1985) 9.
[7] Kuck, K. H., K. P. Kunze, N. Roewer, et al.: Sotalol-induced torsade de pointes. Am. Heart J. **107** (1984) 179.
[8] Lüderitz, B.: Betarezeptorenblocker bei kardialen Rhythmusstörungen. Internist **19** (1978) 532.
[9] Lüderitz, B.: Beta-Rezeptorenblocker und Antiarrhythmika im engeren Sinne. In: Handbuch der Inneren Medizin IX/1 (B. Lüderitz Hg.) Springer-Verlag. Berlin, Heidelberg, New York, 1983.
[10] Lüderitz, B.: Therapie der Herzrhythmusstörungen – Leitfaden für Klinik und Praxis. 3. Aufl. Springer-Verlag. Berlin, Heidelberg, New York, Tokyo, 1987.
[11] Lüderitz, B.: Wirkungsspektrum der Betarezeptorenblockade bei Herzrhythmusstörungen. Z. Kardiol. 75 Suppl. 5 (1986) 41.
[12] Manz, M., A. J. Kuhl, B. Lüderitz: Sotalol bei supraventrikulärer Tachykardie. Elektrophysiologische Messungen bei Wolff-Parkinson-White-Syndrom und AV-Knoten-Reentrytachykardie. Z. Kardiol. **74** (1985) 500.
[13] Rosen, K. M., C. Barwolf, A. Ehsani, et al.: Effects of lidocaine and propranolol on the normal and anomalous pathways in patients with preexcitation. Am. J. Cardiol. **30** (1972) 801.
[14] Wit, A. L., B. F. Hoffman, M. R. Rosen: Electrophysiology and pharmacology of cardiac arrhythmias. IX. Cardiac electrophysiologic effects of beta adrenergic receptor stimulation and blockade. Part C. Am. Heart J. **90** (1975) 795.

Wechselwirkungen zwischen Beta-Rezeptorenblockern und Antiarrhythmika

H. Scholz

Abstract

This review summarizes the present classification and effects of antiarrhythmic agents as well as the interactions between these substances and beta-adrenoceptor blocking drugs. Such interactions may change the response to either the beta-blocker or the antiarrhythmic agent, they may be beneficial (increase in the antiarrhythmic efficacy) or adverse (increase in the negative inotropic, negative chronotropic, negative dromotropic or hypotensive effects), and may be either pharmacokinetic or pharmacodynamic. Pharmacokinetic interactions occur mainly with lidocaine and lipid soluble beta-blockers such as propranolol. Pharmacodynamic interactions between antiarrhythmic and beta-adrenoceptor blocking agents are usually more important. Beta-blockers may increase the desired and undesired effects especially of class I and class IV (calcium-channel blockers) antiarrhythmic agents, increasing not only the therapeutic effect but also the risk of myocardial depression, cardiac failure, bradycardia, atrioventricular block, asystole, and hypotension.

Einleitung

Die folgende kurze Übersicht beschäftigt sich mit den pharmakodynamischen und pharmakokinetischen Wechselwirkungen zwischen Beta-Rezeptorenblockern und Antiarrhythmika. Zum besseren Verständnis werden die zur Zeit übliche Klassifikation von Antiarrhythmika sowie ihre erwünschten und unerwünschten Wirkungen vorangestellt.

Klassifikation und Wirkung von Antiarrhythmika

Antiarrhythmika sind Substanzen, die zur Behandlung von bradykarden und tachykarden Rhythmusstörungen verwendet werden. Zur Behandlung von Bradyarrhythmien werden Beta-Sympathomimetika (zum Beispiel Orciprenalin) oder Parasympatholytika (zum Beispiel Atropin oder Ipratropiumbromid) verwendet. In der vorliegenden Arbeit werden jedoch nur Substanzen zur Behandlung tachykarder Rhythmusstörungen berücksichtigt. Diese Substanzen zur Behandlung von Extrasystolen und Tachyarrhythmien werden nach E. M. Vaughan Williams [84, 85] nach ihren elektrophysiologischen, mit der Mikroelektrodentechnik an isolierten Herzmuskelpräparaten in vitro beobachteten Wirkungen heute folgendermaßen eingeteilt (Tab. 1):

Tabelle 1 Klassifizierung von Antiarrhythmika zur Behandlung tachykarder Rhythmusstörungen

Klasse		Substanz	Handelspräparat
I.	Membranstabilisierende Antiarrhythmika = Antifibrillantien		
	A Vom Chinidintyp	Chinidin	Chinidin-Duriles u. a.
		Procainamid	Novocamid
		Ajmalin	Gilurytmal
		Prajmaliumbitartrat	Neo-Gilurytmal
		Disopyramid	Rythmodul, Norpace
	B Vom Lidocaintyp	Lidocain	Xylocain
		Diphenylhydantoin	Phenhydan u. a.
		Aprindin	Amidonal
		Mexiletin	Mexitil
		Tocainid	Xylotocan
		Propafenon[1]	Rytmonorm
	C Vom Lidocain/ Chinidintyp	Lorcainid	Remivox
		Flecainid	Tambocor
		Encainid	
II.	Beta-Rezeptorenblocker	z. B. Propranolol	z. B. Dociton u. a.
III.	Repolarisationshemmer	Amiodaron	Cordarex
		Sotalol[2]	Sotalex
IV.	Calcium-Antagonisten	Verapamil	Isoptin u. a.
		Gallopamil	Procorum
		Diltiazem	Dilzem

[1] Propafenon hat zusätzlich eine Beta-Rezeptoren-blockierende Wirkung
[2] Sotalol ist ein Beta-Rezeptorenblocker, der zusätzlich die Aktionspotentialdauer verlängert

I. Membranstabilisierende Substanzen oder Antifibrillantien
A) vom Chinidintyp und
B) vom Lidocaintyp,
die hauptsächlich eine Hemmung des schnellen Na^+-Einstroms und damit schneller Aktionspotentiale bewirken. Damit kommt es zur Abnahme der Erregungsleitungsgeschwindigkeit und der Erregbarkeit. Die Substanzen unterscheiden sich aber in der Potentialabhängigkeit dieser Wirkung sowie vor allem in der Beeinflussung der Aktionspotentialdauer. Chinidinartig wirkende Antifibrillantien (Klasse I A; Verlängerung des Aktionspotentials) sind Procainamid, Ajmalin, Prajmaliumbitartrat und Disopyramid, während Diphenylhydantoin, Aprindin, Mexiletin und Tocainid neben Lidocain als Antifibrillantien vom Lidocaintyp (Klasse I B; Verkürzung des Aktionspotentials) anzusehen sind. Letzteres gilt auch für Propafenon. Bei dieser Substanz kommen jedoch beta-rezeptorblockierende Eigenschaften hinzu. Die neuen Antifibrillantien Lorcainid, Flecainid und Encainid weisen chinidin- und lidocainähnliche Eigenschaften auf und bilden deshalb die Klasse

I C. Substanzen der Klasse I C haben keine nennenswerte Wirkung auf die Dauer des Aktionspotentials. Sie dissoziieren aber sehr langsam von den inaktivierten Na^+-Kanälen ab (mit einer Zeitkonstante von 13,2 – 20,3 sec) und hemmen die Depolarisationsphase (Phase 0) des Aktionspotentials deshalb auch bei normaler Reizfrequenz von etwa 1 Hz.

II. Beta-Rezeptorenblocker, die eine eigene Gruppe von Antiarrhythmika bilden und deren Wirkung vor allem auf einer Blockade der durch Ca^{++} vermittelten arrhythmogenen Katecholaminwirkungen beruht. Zwischen den einzelnen Beta-Rezeptorenblockern bestehen in dieser Beziehung keine Unterschiede; allerdings führt Sotalol zusätzlich zu einer Verbreiterung des Aktionspotentials.

III. Substanzen, die wahrscheinlich infolge Hemmung des K^+-Ausstroms das Aktionspotential verbreitern (Repolarisationshemmer) und dadurch zu einer Verlängerung der effektiven Refraktärzeit führen. In diese Gruppe gehört vor allem Amiodaron.

IV. Kalzium-Antagonisten, insbesondere Verapamil als Prototyp, das eine Hemmung des langsamen Ca^{++}-Einstroms und damit langsamer Aktionspotentiale bewirkt, die physiologisch in Sinus- und AV-Knoten und pathologisch in infarzierten Myokardarealen vorkommen. In diese Gruppe gehören auch Gallopamil und Diltiazem. Kalzium-Antagonisten vom Nifedipintyp haben keine antiarrhythmische Wirkung.

Auf elektrophysiologischer Ebene führen Antifibrillantien also zu einer Hemmung des Na^+-Einstroms, Beta-Rezeptorenblocker und Kalzium-Antagonisten zu einer Hemmung des Ca^{++}-Einstroms und Substanzen mit Aktionspotential-verlängernder Wirkung zu einer Hemmung des K^+-Ausstroms.

Die heute übliche Einteilung der Antiarrhythmika zur Behandlung tachykarder Rhythmusstörungen hat häufig keine wesentliche Bedeutung in bezug auf die Differentialtherapie in der Klinik, d. h. in bezug auf die Vorhersagbarkeit der Wirksamkeit einer bestimmten Substanz bei einer bestimmten Arrhythmieform. Sie erleichtert jedoch die

Tabelle 2 Kardiovaskuläre unerwünschte Wirkungen von Antiarrhythmika zur Behandlung von tachykarden Rhythmusstörungen*

1. Negativ inotrop → Myokardinsuffizienz
2. Negativ chronotrop und negativ dromotrop
   → Bradykardie, AV-Block
3. Ventrikuläre Tachykardie infolge
   - vagolytischer Wirkung bei Chinidin, Procainamid und Disopyramid
   - inhomogener Hemmung der intraventrikulären Reizleitung
     → „paradoxe" Tachyarrhythmien (iatrogene Reentry-Arrhythmien)
4. Hypotension infolge
   - negativ inotroper Wirkung am Myokard
   - Vasodilatation (direkt oder allergisch)

* Bei allen Substanzen und besonders bei i. v. Applikation möglich

Kombinationstherapie (nur Substanzen mit unterschiedlichem Wirkungsmechanismus sollen kombiniert werden!) und sie erleichtert die Zuordnung neuer Substanzen.

Unerwünschte Wirkungen von Antiarrhythmika

Unerwünschte Wirkungen von Antiarrhythmika können kardiovaskulärer und extrakardiovaskulärer Art sein (Tabellen 2, 3). An kardiovaskulären unerwünschten Wir-

Tabelle 3 Extrakardiovaskuläre unerwünschte Wirkungen von Antiarrhythmika zur Behandlung tachykarder Rhythmusstörungen

Chinidin	Allergische Reaktionen (Probedosis!) Gastrointestinale Störungen Cinchonismus (Tinnitus, Schwindel, Sehstörungen) Anticholinerge Wirkungen
Procainamid	Agranulocytose Lupus erythematodes Anticholinerge Wirkungen
Ajmalin Prajmaliumbitartrat	Cholestatische Hepatose
Disopyramid	Anticholinerge Wirkungen
Lidocain	ZNS-Störungen wie Paraesthesien, Tremor und Nausea; Krämpfe (cave Leberinsuffizienz!)
Diphenylhydantoin	Schwindel, Nausea, Ataxie, Nystagmus; Enzyminduktion
Aprindin	Agranulocytose
Mexiletin Tocainid Lorcainid Flecainid	Zentralnervöse Störungen
Propafenon	Gastrointestinale Störungen Zentralnervöse Störungen Mundtrockenheit, Obstipation
Beta-Rezeptorenblocker	Bronchokonstriktion Periphere Durchblutungsstörungen Hypoglykämie
Amiodaron	Cornea-Einlagerung Hautverfärbung unter Lichteinfluß Schilddrüsendysfunktion Lungenfibrose Leberschäden
Verapamil Diltiazem	Obstipation, Oedeme

kungen kommen Myokardinsuffizienz, Bradykardie, AV-Block, Herzstillstand und Hypotension in Frage. Alle Substanzen zur Behandlung von Extrasystolen und Tachyarrhythmien können paradoxerweise aber auch zu ventrikulären Tachykardien infolge vagolytischer Wirkung am AV-Knoten oder über Reentry-Mechanismen führen [82, 86]. Die extrakardiovaskulären unerwünschten Wirkungen sind von Substanz zu Substanz verschieden. Allen lidocainähnlichen Antiarrhythmika sind jedoch Störungen von seiten des zentralen Nervensystems wie Parästhesien, Tremor, Nausea, Schwindel und Schlaflosigkeit gemeinsam.

Wechselwirkungen zwischen Beta-Rezeptorenblockern und Antiarrhythmika

Wechselwirkungen zwischen Beta-Rezeptorenblockern und Antiarrhythmika können pharmakokinetischer und pharmakodynamischer Art sein. Bei pharmakokinetischen Interaktionen ändert sich die *Konzentration* einer Substanz am Erfolgsorgan, bei pharmakodynamischen Wechselwirkungen die *Wirkung* einer gegebenen Substanzkonzentration am Erfolgsorgan.

Bei *pharmakokinetischen* Wechselwirkungen zwischen Beta-Rezeptorenblockern und Antiarrhythmika kann entweder die Konzentration des Beta-Rezeptorenblockers durch das Antiarrhythmikum oder umgekehrt die Konzentration des Antiarrhythmikums durch den Beta-Rezeptorenblocker beeinflußt werden. Derartige Interaktionen betreffen wie bei jedem anderen Arzneimittel vor allem die Absorption, die Verteilung (zum Beispiel die Plasmaproteinbindung), den Metabolismus in der Leber (zum Beispiel den Stoffwechselvorgang selbst oder den hepatischen Blutfluß) und die biläre oder renale Exkretion. Dabei finden sich hepatisch bedingte Wechselwirkungen insbesondere bei Beta-Rezeptorenblockern (z. B. Propranolol und Metoprolol) und Antiarrhythmika (z. B. Lidocain), die intensiv metabolisiert werden, und weniger bei überwiegend renal eliminierten Substanzen (z. B. Atenolol, Sotalol, Nadolol).

Auch bei *pharmakodynamischen* Wechselwirkungen kann entweder die Wirkung des Beta-Rezeptorenblockers durch das Antiarrhythmikum oder umgekehrt die Wirkung des Antiarrhythmikums durch den Beta-Rezeptorenblocker verändert werden. Das wiederum kann in beiden Fällen sowohl die erwünschten (also die antiarrhythmischen) als auch die unerwünschten Wirkungen betreffen. Die pharmakodynamischen Wechselwirkungen zwischen Beta-Rezeptorenblockern und Antiarrhythmika können aufgrund der Wirkungen beider Substanzklassen in der Regel vorausgesagt werden. Sie betreffen in erster Linie eine gegenseitige Verstärkung der antiarrhythmischen, aber auch der negativ inotropen, negativ chronotropen und negativ dromotropen Wirkungen beider Gruppen, wobei meistens nicht genau festgelegt werden kann, ob das Antiarrhythmikum die Wirkung des Beta-Rezeptorenblockers verstärkt oder ob die Interaktion umgekehrt ist. Eventuell wird die Zuordnung durch die Überlegung erleichtert, daß die Therapie mit Beta-Rezeptorenblockern (z. B. bei Hypertonie und koronarer Herzkrankheit) eher als diejenige mit z. B. Klasse I-Antiarrhythmika eine chronische Therapie ist. In jedem Fall ist an eine Verstärkung der unerwünschten Wirkungen vor allem bei Patienten mit präexistenten Herzerkrankungen zu denken.

Auf Übersichtsliteratur zu Wechselwirkungen allgemein und zu Wechselwirkungen zwischen Beta-Rezeptorenblockern und Antiarrhythmika sei hingewiesen [zum Beispiel 3, 15–20, 32, 41, 91].

Wechselwirkungen zwischen Beta-Rezeptorenblockern und Antiarrhythmika der Klasse I (Antifibrillantien)

Beta-Rezeptorenblocker hemmen vor allem die durch Katecholamine bzw. Ca^{++} vermittelten kardialen Wirkungen. Sie blockieren langsame Aktionspotentiale und hemmen die Erregungsbildung (Automatizität) und wirken dadurch antiarrhythmisch, negativ inotrop, negativ dromotrop und negativ chronotrop. Schnelle Aktionspotentiale werden durch Beta-Rezeptorenblocker in normalen Konzentrationen in der Regel nicht beeinflußt. Antifibrillantien dagegen blockieren vor allem schnelle Aktionspotentiale und vermindern zusätzlich die Automatizität und die Kontraktionskraft. Daraus ergibt sich, daß sich die antiarrhythmische Wirksamkeit einer Kombination von Beta-Rezeptorenblockern und Antifibrillantien wegen der unterschiedlichen Wirkungsmechanismen nicht selten in günstiger Weise addiert. Andererseits ist zu erwarten, daß sich die negativ chronotropen und negativ inotropen Wirkungen beider Substanzklassen, die in der Regel unerwünscht sind, ebenfalls addieren.

Chinidinartige Antifibrillantien (Klasse I A)

Chinidin

Da Beta-Rezeptorenblocker und Chinidin in ähnlicher Weise die Herzfrequenz und die Kontraktionskraft des Herzens hemmen, wird immer wieder darauf hingewiesen (zum Beispiel [32]), daß sich die Wirkungen von Chinidin und Beta-Rezeptorenblockern in dieser Hinsicht in ungünstiger Weise summieren. In den wenigen Untersuchungen bzw. Berichten zu dieser Frage scheint sich diese Vermutung jedoch nicht zu bestätigen. Zum Beispiel berichten Stern [77, 78, 79] und Dreifus et al. [14], daß sich die erwünschten antiarrhythmischen Wirkungen bei supraventrikulären Tachyarrhythmien ergänzen bzw. daß die Kombination wirksam war, nachdem die Substanzen allein gegeben nicht zu dem gewünschten therapeutischen Effekt geführt hatten. Auch in bezug auf unerwünschte Bradykardien oder negativ inotrope Wirkungen war die Kombination zwischen Chinidin und Beta-Rezeptorenblockern sowohl im Tierversuch als auch beim Menschen weniger ausgeprägt, als bei einer Addition zu erwarten gewesen wäre [78, 79, 87]. Visioli et al. [87] sprechen in diesem Zusammenhang sogar von einer „negative interaction“, die von Stern [78, 79] zum Teil darauf zurückgeführt wird, daß Chinidin bei niedrigen Herzfrequenzen (die durch Beta-Rezeptorenblocker erst herbeigeführt werden) nicht nur nicht negativ, sondern sogar positiv inotrop wirken kann [42]. Insgesamt wird aus diesen Befunden zum Beispiel von Hansten [32] geschlossen, daß die gleichzeitige Anwendung von Chinidin und Beta-Rezeptorenblockern in erfahrener Hand keine Schwierigkeiten bereiten sollte.

Für pharmakokinetische Wechselwirkungen zwischen Chinidin und Beta-Rezeptorenblockern gibt es keine überzeugenden Hinweise. Zwar haben Kessler et al. [43] berichtet, daß die Elimination von Chinidin durch Propranolol gehemmt wird. Diese

Untersuchungen wurden jedoch von Reed et al. [66] in Frage gestellt und von anderen Autoren nicht bestätigt [25, 56]. Umgekehrt wird durch Chinidin auch die Pharmakokinetik von Propranolol nicht beeinflußt [25]. Im Gegensatz zu Lidocain, das anders als Chinidin einer hohen hepatischen Clearance unterliegt, muß also bei Chinidin nicht mit nennenswerten pharmakokinetischen Interaktionen mit Beta-Rezeptorenblockern gerechnet werden.

Eine unerwünschte Wechselwirkung zwischen Chinidin und dem Beta-Rezeptorenblocker Timolol im Sinne einer zu starken Bradykardie wurde allerdings kürzlich von Dinai et al. [13] beschrieben. Diese Wechselwirkung war unerwartet und zeigt, daß auch bei lokaler Anwendung von Beta-Rezeptorenblockern mit systemischen Wirkungen bzw. Wechselwirkungen gerechnet werden muß.

Disopyramid

Cumming und Robertson [11] berichten über zwei Fälle, bei denen zur Behandlung von supraventrikulären Tachykardien Practolol und Disopyramid zusammen intravenös gegeben wurden. Bei beiden Patienten kam es zu Bradykardie, Bewußtlosigkeit und Hypotension, und einer der Patienten starb. Bei beiden Patienten hatte Practolol alleine keine Wirkung. Die Autoren empfehlen bei mit Practolol vorbehandelten Patienten, Disopyramid nicht intravenös zu applizieren. Dieser Bericht wird von Dukes und Elis [16] besonders erwähnt, die betonen, daß jedes Klasse I-Antiarrhythmikum generell zu einer Kardiodepression führen kann. Dem stehe nicht entgegen, daß es bei gesunden Freiwilligen bei der gleichzeitigen Gabe von Propranolol und Disopyramid nicht zu einer additiven Einschränkung der Funktion des linken Ventrikels, gemessen an der Ejektionsfraktion und an systolischen Zeitintervallen, gekommen war [7]. Vielmehr bedeute das, daß die Interaktion zwischen Beta-Rezeptorenblockern und Disopyramid, das ja als Antiarrhythmikum mit besonders ausgeprägter negativ inotroper Wirkung gilt [33, 50, 64, 90], besonders bei Patienten mit eingeschränkter Myokardfunktion beachtet werden müsse.

Eine pharmakokinetische Interaktion zwischen Disopyramid und Atenolol im Sinne einer Hemmung der Disopyramid-Clearance wurde von Bonde et al. [5] beschrieben. Möglicherweise trägt dies zu der oben erwähnten Verstärkung der Wirkung von Disopyramid durch Beta-Rezeptorenblocker bei.

Lidocainartige Antifibrillantien (Klasse I B)

Lidocain

Lidocain wird ganz überwiegend durch Metabolismus in der Leber eliminiert. Die wichtigste Wechselwirkung zwischen Beta-Rezeptorenblockern und Lidocain bezieht sich dementsprechend auf eine Beeinflussung, und zwar eine Hemmung, des hepatischen Metabolismus von Lidocain. Metoprolol, Propranolol und Nadolol reduzieren im Tierversuch und beim Menschen die Clearance von Lidocain und verlängern seine Eliminationshalbwertszeit [10, 12, 55, 70, 83]. In Anwesenheit von Propranolol kam es bei Infusion von Lidocain beispielsweise zu einer Zunahme der Eliminationshalbwertszeit von Lidocain von 65 auf 101 min und zu einer Steigerung des Lidocainplasmaspiegels um etwa 30% [55]. Die Verringerung des Lidocainmetabolismus beruht wahrscheinlich auf einer Reduktion der Herzleistung durch den Beta-Rezeptorenblokker und infolgedessen auf einer Abnahme im Leberblutfluß. Da die hepatische Clearance von Lidocain hoch ist und dementsprechend vom Leberblutfluß abhängt, kann eine Abnahme im Leberblutfluß die Reduktion der Lidocainclearance erklären. Dafür spricht auch, daß bei entsprechenden Untersuchungen mit Chinidin [56] keine Hemmung des Chinidinmetabolismus gefunden wurde; denn die hepatische Clearance von Chinidin ist relativ niedrig und dementsprechend weitgehend unabhängig vom Leberblutfluß. Zusätzlich zur Verringerung im Leberblutfluß wird von Ochs et al. [55] diskutiert, daß Propranolol auch zu einer direkten Hemmung des Lidocainmetabolismus in der Leber führen könne. Im Gegensatz zu Propranolol und Metoprolol fanden Ochs et al. [57] mit Penbutolol keine Veränderung der Lidocainclearance, was sie mit der Annahme erklären, daß Penbutolol möglicherweise keine direkte Hemmung der mikrosomalen Leberenzyme bewirkt.

Ochs et al. [55] und andere Autoren (z. B. [3]) halten die Interaktion zwischen Lidocain und Propranolol für klinisch bedeutsam und empfehlen wegen der engen therapeutischen Breite von Lidocain eine Reduktion der Lidocaindosis unter Bedingungen, die eine gleichzeitige Behandlung mit Propranolol erfordern. In Einklang mit dieser Empfehlung berichten Graham et al. [29] von zwei Zwischenfällen, die wahrscheinlich auf eine Interaktion zwischen Lidocain und Propranolol zurückzuführen sind. Bei einem Patienten mit 40 mg Propranolol oral täglich führte die zusätzliche Bolusinjektion von 50 mg Lidocain innerhalb von 15 Minuten zu Schwindel, Bradykardie und Sinusstillstand. Die Kombination war zur Kontrolle von ventrikulären Extrasystolen appliziert worden. Bei einem anderen Fall wurde ebenfalls zusätzlich zur Therapie mit Propranolol 100 mg Lidocain zur Kontrolle ventrikulärer Tachykardien gegeben. Hier kam es zur Verstärkung von zentralnervösen Wirkungen von Lidocain.

Die Schlußfolgerung aus diesen Fällen ist, daß an die Möglichkeit einer Interaktion zwischen Beta-Rezeptorenblockern und Lidocain gedacht werden muß. Eine derartige Wechselwirkung führt vor allem zu einer Zunahme der Lidocainkonzentration und infolgedessen zu einer Zunahme der Lidocaintoxizität, die entweder die kardialen oder die zentralen unerwünschten Wirkungen von Lidocain betreffen kann.

Berichte über eine Beeinflussung der Pharmakokinetik von Beta-Rezeptorenblockern durch Lidocain habe ich in der Literatur nicht gefunden.

Das gleiche gilt für direkte pharmakodynamische Interaktionen zwischen Beta-Rezeptorenblockern und Lidocain.

Diphenylhydantoin

Diphenylhydantoin wird bekanntlich nicht nur als Antiarrhythmikum, sondern auch als Antiepileptikum verwendet. Es unterscheidet sich von allen anderen Antifibrillantien dadurch, daß es eine Enzyminduktion bewirkt. Dementsprechend wurde über eine Steigerung der Propranolol-Clearance durch Diphenylhydantoin berichtet [74]. Im Gegensatz zu Propranolol wurde die Clearance von Sotalol in der gleichen Untersuchung durch Diphenylhydantoin nicht beeinflußt. Über das Verhalten der

Konzentration von Diphenylhydantoin äußern sich die Autoren in dieser Untersuchung nicht.

In bezug auf eine mögliche pharmakodynamische Interaktion zwischen Diphenylhydantoin und Beta-Rezeptorenblockern wird von Hansten [32] eine additive Verstärkung der negativ inotropen und negativ chronotropen Wirkungen beider Substanzen für möglich gehalten. Angesichts der hemmenden Wirkung beider Substanzen auf Herzfrequenz und Kontraktionskraft halte ich dies für berechtigt; einen Beleg habe ich in der Literatur jedoch nicht gefunden.

Mexiletin

Die Wechselwirkungen zwischen Mexiletin und Beta-Rezeptorenblockern sowie anderen Substanzen sind in einer Übersicht von Bigger [4] dargestellt worden. Bigger weist insbesondere auf günstige Interaktionen mit Beta-Rezeptorenblockern sowie mit Chinidin und Amiodaron im Sinne einer Verstärkung der antiarrhythmischen Wirksamkeit von Mexiletin hin. Die Kombination Mexiletin und Propranolol war wirksamer und hatte weniger unerwünschte Wirkungen als die Gabe der Einzelsubstanzen allein. Dabei war der Plasmaspiegel von Mexiletin unverändert. Es handelt sich also offenbar um eine ausschließlich pharmakodynamische Wechselwirkung. Der Autor hält diese Interaktion für klinisch bedeutsam. Er führt aus, daß die Wirksamkeit von Mexiletin limitiert ist und in einem Drittel der Fälle schwerwiegende unerwünschte Wirkungen auftreten. Durch Zugabe von Beta-Rezeptorenblockern kann die Wirksamkeit gesteigert und die Toxizität vermindert werden. Umgekehrt werden Beta-Rezeptorenblocker vielfach bei Patienten mit arterieller Hypertonie, koronarer Herzkrankheit, supraventrikulären Tachyarrhythmien und prophylaktisch nach durchgemachtem Myokardinfarkt eingesetzt. Bei der Therapie von zusätzlich auftretenden ventrikulären Arrythmien mit Mexiletin sind in Anwesenheit von Beta-Rezeptorenblockern kleinere Dosen von diesem Antiarrhythmikum erforderlich.

In bezug auf mögliche pharmakokinetische Interaktionen mit Mexiletin ist zu sagen, daß Mexiletin ein relativ hohes Verteilungsvolumen von 5 – 10 l/kg Körpergewicht hat und hauptsächlich durch Metabolismus in der Leber eliminiert wird. Nur 3 – 15% einer gegebenen Dosis werden unverändert renal ausgeschieden. Es ist also theoretisch denkbar, daß Beta-Rezeptorenblocker den Blutfluß in der Leber reduzieren und dadurch zu einer Abnahme des Verteilungsvolumens sowie des hepatischen Metabolismus und damit zu einer Steigerung der Plasmakonzentration von Mexiletin führen. Hinweise dafür, daß derartige phamakokinetische Interaktionen tatsächlich auftreten, gibt es m. W. bisher jedoch nicht.

Ergänzend sei zu pharmakokinetischen Interaktionen zwischen Mexiletin und anderen Arzneimitteln erwähnt, daß eine Steigerung des Mexiletinmetabolismus mit entsprechend beschleunigter Eliminationsgeschwindigkeit für Phenytoin und Rifampicin beschrieben worden ist. Diese Substanzen sind Enzyminduktoren und führen dadurch zu einer Stimulation des Mexiletinabbaus. Ähnliches gilt im übrigen auch für den Abbau von Chinidin oder Disopyramid. Eine Hemmung des Mexiletinabbaus hält Bigger [4] bei Cimetidin für denkbar, obwohl dies bisher nicht nachgewiesen wurde. Zur Vermeidung von Mexiletinintoxikationen muß an die Möglichkeit dieser Interaktion jedoch gedacht werden. Schließlich sei erwähnt, daß eine pharmakokinetische Interaktion zwischen Mexiletin und Digoxin bisher nicht nachgewiesen worden ist.

Insgesamt läßt sich also sagen, daß pharmakokinetische Wechselwirkungen zwischen Beta-Rezeptorenblockern und Mexiletin nicht von großer Bedeutung zu sein scheinen. Das gilt offenbar nicht für pharmakodynamische Interaktionen; hier ist eine klinisch relevante Steigerung der antiarrhythmischen Wirksamkeit von Mexiletin durch Beta-Rezeptorenblocker erwähnenswert.

Tocainid

Tocainid ist ein Klasse I-Antiarrhythmikum vom Lidocaintyp. Die Eigenschaften von Tocainid sind in einer Übersicht von Holmes et al. [34] zusammengefaßt worden, und eine humanpharmakologische Untersuchung über die Wechselwirkungen zwischen dem Beta-Rezeptorenblocker Metoprolol und Tocainid stammt von Ikram [39]. Zwischen Metoprolol und Tocainid ergaben sich keine Hinweise auf pharmakokinetische Interaktionen. In bezug auf die Hemmung der ventrikulären Kontraktilität verhielten sich beide Substanzen additiv. Jedoch kam es bei drei Patienten mit präexistenten elektrophysiologischen Störungen der Sinusknoten- bzw. AV-Knotenfunktion zu Asystolie. Daraus hat Ikram [39] geschlossen, daß Metoprolol und Tocainid relativ sicher miteinander kombiniert werden können, es sei denn, es handele sich um Patienten mit elektrophysiologischen Abnormalitäten. Rubino und Jackson [69] berichten von einem schweren Fall von Paranoia im Zusammenhang mit der Koadministration von Tocainid und Propranolol. In diesem Bericht bleibt der ursächliche Zusammenhang offen; diskutiert wird eine pharmakokinetische Interaktion derart, daß Propranolol infolge Hemmung des Leberblutflusses zu einer Hemmung des Tocainidmetabolismus führt, wie es auch für Propranolol und Lidocain beschrieben worden ist. Diese Erklärung ist allerdings nicht sehr überzeugend. Denn Tocainid ist ein Antiarrhythmikum ohne nennenswerten First-pass-Metabolismus, das zu etwa 40% unverändert renal eliminiert wird [34].

Propafenon

Wagner et al. [88] haben kürzlich berichtet, daß Propafenon die Elimination von Metoprolol hemmt. Da beide Pharmaka nach erfolgter Resorption bereits während der ersten Leberpassage durch oxydativen Metabolismus eliminiert werden, wurde dieser Befund mit einer Hemmung des First-pass-Metabolismus und der systemischen Clearance von Metoprolol durch Propafenon erklärt. Diese Interaktion ist klinisch möglicherweise relevant, da die Plasmakonzentration von Metoprolol immerhin um das 2,6 – 5,3fache zugenommen hat.

Chinidin-/lidocainartige Antifibrillantien (Klasse I C)

Flecainid

Flecainid hat keine nennenswerten Wirkungen auf die Dauer des schnellen Aktionspotentials und wird deshalb zu den Antifibrillantien der Klasse I C gerechnet. Die Eigenschaften von Flecainid wurden von Holmes und Heel [35] zusammengefaßt.

Wechselwirkungen zwischen Flecainid und Propranolol wurden von Lewis und Holtzman [49] an gesunden Probanden untersucht. Dabei verhielten sich Propranolol und Flecainid in bezug auf die Abnahme des arteriellen Blutdrucks sowie den negativ chronotropen und den negativ inotropen Effekt additiv. Beide Substanzen verlängerten auch das PR-Intervall; in dieser Beziehung ergab sich bei der Kombination eine subadditive Wirkung. In bezug auf die pharmakokinetischen Wechselbeziehungen kam es zu einer Zunahme der Plasmaspiegel bei beiden Substanzen um maximal 30% (AUC-Werte); die Eliminationshalbwertszeiten von Propranolol (4,2 ± 1,3 Stunden) oder Flecainid (16,4 ± 4,5 Stunden) änderten sich durch Flecainid bzw. Propranolol jedoch nicht. Die Schlußfolgerung von Lewis und Holtzman [49] aus diesen Untersuchungen ist, daß zwischen Propranolol und Flecainid pharmakodynamische und pharmakokinetische Wechselbeziehungen bestehen. Die Wechselwirkungen sind jedoch nicht so groß, daß eine Dosisanpassung erforderlich ist. An eine gegenseitige Verstärkung der qualitativ ähnlichen Wirkungen sollte bei der gleichzeitigen Anwendung beider Substanzen jedoch gedacht werden.

Wechselwirkungen zwischen Beta-Rezeptorenblockern und Antiarrhythmika der Klasse III (Amiodaron u. a.)

Amiodaron

Die Wechselwirkungen zwischen Amiodaron und Beta-Rezeptorenblockern sind in einer Übersicht von Marcus [51] dargestellt worden. Pharmakokinetische Interaktionen sind bisher offenbar nicht bekannt. Anders ist die Situation bei pharmakodynamischen Interaktionen. Amiodaron hemmt die Sinusknotenautomatizität und verlängert die Refraktärperiode des AV-Knotens. Bei Patienten mit Sinusbradykardie, Sick-Sinus-Syndrom und partiellem AV-Block kann es deshalb bei zusätzlicher Gabe von Beta-Rezeptorenblockern (oder auch Kalzium-Antagonisten vom Verapamil- bzw. Diltiazem-Typ) zu einer weiteren Verlangsamung der Sinusfrequenz oder zu einer Verstärkung des AV-Blocks kommen. Marcus [51] beschreibt zwei Fälle, in denen bei Patienten, die mit Amiodaron vorbehandelt waren, in einem Fall ein Herzstillstand und im anderen eine ausgeprägte Bradykardie mit nachfolgendem Kammerflimmern aufgetreten ist. Die Schlußfolgerung von Marcus [51] ist, daß Amiodaron zusammen mit Beta-Rezeptorenblockern oder Kalzium-Antagonisten wie Verapamil oder Diltiazem sehr vorsichtig eingesetzt werden sollte, was insbesondere für Patienten mit gestörter Sinusknotenfunktion oder partiellem AV-Block gilt.

Auf eine ähnliche Wirkungsverstärkung zwischen Beta-Rezeptorenblockern und Amiodaron, die im Sinne einer Verstärkung der antiarrhythmischen Wirksamkeit allerdings auch erwünscht sein kann, wird auch in der Monographie von Späth [75] hingewiesen.

Wechselwirkungen zwischen Beta-Rezeptorenblockern und Antiarrhythmika der Klasse IV (Kalzium-Antagonisten)

Beta-Rezeptorenblocker hemmen die stimulierende Wirkung der Beta-Sympathomimetika auf den langsamen Ca^{++}-Einstrom und wirken dadurch am Herzen negativ chronotrop, negativ dromotrop und negativ inotrop; die Koronargefäße und die Gefäße der Peripherie werden verengt. Kalzium-Antagonisten bewirken eine direkte Blockade des langsamen Ca^{++}-Kanals und wirken dadurch ebenfalls negativ chronotrop, negativ dromotrop und negativ inotrop; im Gegensatz zu den Beta-Rezeptorenblockern führen sie allerdings zu einer Gefäßerweiterung. Unterschiede zwischen den einzelnen Kalzium-Antagonisten bestehen insofern, als der Abstand zwischen vasodilatatorischer und kardiodepressiver Wirkung bei Nifedipin größer als bei Verapamil und Diltiazem ist. Außerdem fehlt bei Nifedipin und anderen 1,4-Dihydropyridinen die negativ dromotrope Wirkung am AV-Knoten. Die negativ inotropen und negativ chronotropen Wirkungen der Kalzium-Antagonisten machen sich in vivo infolge der Vasodilatation bzw. der dadurch bedingten adrenerg vermittelten Kardiostimulation nicht sehr bemerkbar. Sie können jedoch relevant werden, wenn das Herz bereits vorgeschädigt ist oder wenn die Kompensationsmechanismen ausgeschaltet werden, zum Beispiel durch Kombination mit Beta-Rezeptorenblockern oder bei bereits bestehender Herzinsuffizienz, bei der es kompensatorisch zwar zu einer gesteigerten Sympathikusaktivität, aber auch zu einer Abnahme der Beta-Rezeptorenzahl und damit der kardialen Reaktionsfähigkeit kommt. An die Möglichkeit einer Vorschädigung bzw. einer eingeschränkten kardialen Reaktionsfähigkeit muß insbesondere auch bei älteren Patienten gedacht werden.

Insbesondere bei der Hypertonie und der koronaren Herzerkrankung kann eine Kombination zwischen Kalzium-Antagonisten und Beta-Rezeptorenblockern in schweren Fällen wegen des unterschiedlichen Wirkungsmechanismus beider Substanzen sinnvoll und notwendig sein, um die Wirksamkeit zu verbessern. In jedem Fall ist die Kombination zwischen Beta-Rezeptorenblockern und Kalzium-Antagonisten relativ häufig. Vor einer unkritischen und vor allem einer fixen Kombination zwischen beiden Substanzklassen, insbesondere in der ambulanten Praxis, muß jedoch gewarnt werden. Wie bereits erwähnt, wirken Kalzium-Antagonisten am Patienten nur deshalb nicht so stark negativ inotrop und negativ chronotrop, weil diese Wirkungen über den Sympathikus infolge der Vasodilatation kompensiert werden. Wenn diese Gegenregulation mit Beta-Rezeptorenblockern unterbunden wird, so können die negativ inotrope Wirkung und die negativ chronotrope Wirkung der Kalzium-Antagonisten voll zur Geltung kommen. Sie machen sich gegebenenfalls sogar besonders deutlich bemerkbar, weil die kardiodepressiven Eigenwirkungen der Beta-Rezeptorenblocker hinzukommen. Dies erklärt, warum die unkritische Kombination zwischen Kalzium-Antagonisten und Beta-Rezeptorenblockern nicht selten zu schwerwiegenden Zwischenfällen geführt hat, die überwiegend mit Verapamil und Diltiazem aufgetreten sind. Die unerwünschten Wirkungen hierbei umfassen Hypotension, AV-Block, bedrohliche Bradykardien bis zum Herzstillstand sowie Herzinsuffizienz bis zum kardiogenen Schock. Am ausgeprägtesten waren die Symptome bei Patienten mit überstandenem Herzinfarkt sowie bereits bestehender Kardiomyopathie, Herzinsuffizienz, Hypotension oder Störung der Erregungsbildung und Erregungsleitung sowie bei parenteraler Applikation. Es muß jedoch betont werden, daß diese Effekte auch bei oraler Gabe von Beta-Rezeptorenblockern bzw. von Verapamil auftreten können und daß das Gesagte nicht nur für Verapamil, sondern auch für Diltiazem gilt [z. B. 8, 58, 65, 92]. Schließlich ist anzumerken, daß ein Fall von Sinusbradykardie und Herzstillstand auch bei gleichzeitiger Applikation von Verapamil und Timolol-Augentropfen berichtet worden ist [73].

Man liest gelegentlich (zum Beispiel [80, 94]), daß Beta-Rezeptorenblocker mit Nifedipin ohne weiteres miteinander kombiniert werden können oder daß diese Kombination generell als unproblematisch anzusehen ist, weil die kardiodepressive Wirkung von Nifedipin relativ gering ausgeprägt ist bzw. infolge der starken Vasodilatation besonders gut kompensiert wird. Es ist sicher richtig, daß eine Kombination zwischen Kalzium-Antagonisten und Beta-Rezeptorenblockern, wenn diese indiziert ist, mit einer Substanz vom Nifedipintyp am sichersten durchgeführt werden kann. Andererseits ist zu betonen, daß auch diese Kombination keineswegs als unproblematisch angesehen werden darf. Auch hier sind Nutzen und Risiko der Therapie streng abzuwägen, denn es sind Fälle von bedrohlichem Blutdruckabfall [63, 76], Herzstillstand [54] und Herzinsuffizienz mit Lungenödem aufgetreten [1, 68]. Bedrohliche Hypotension bzw. Herzinsuffizienz mit Lugenödem sind im übrigen auch mit Nifedipin allein, d. h. in Abwesenheit von Beta-Rezeptorenblockern beobachtet worden [6, 28]. Auf weitere Übersichten bzw. Kommentare zur Kombination zwischen Kalzium-Antagonisten und Beta-Rezeptorenblockern sowie zu Wechselwirkungen zwischen beiden Substanzklassen sei verwiesen [8, 18–21, 31, 40, 45, 47, 58–62, 65, 67, 71, 89, 92, 93].

Insgesamt ergibt sich also, daß die Kombinationstherapie von Beta-Rezeptorenblokkern und Kalzium-Antagonisten bei der Behandlung der arteriellen Hypertonie und der koronaren Herzkrankheit wegen des unterschiedlichen Wirkungsmechanismus sinnvoll und notwendig sein kann. Andererseits können sich die negativ inotrope, die negativ chronotrope, die negativ dromotrope Wirkung und die hypotensive Wirkung beider Substanzklassen addieren bzw. die Gegenregulation durch gleichzeitige Beta-Rezeptorenblockade unterdrückt werden. Dies ist insbesondere bei bereits vorgeschädigten Herzen oder bei parenteraler Applikation der Fall. Insbesondere auch bei älteren Patienten ist diese Kombinationstherapie also sehr sorgfältig abzuwägen und bei bestehender Notwendigkeit bzw. Indikation nicht mit Verapamil/Diltiazem, sondern nach Möglichkeit mit Nifedipin durchzuführen.

Literatur

[1] Anastassiades, C. J.: Nifedipine and beta-blocker drugs. Br. Med. J. **281** (1980) 1251–1252.

[2] Bassan, M. M., D. Weiler-Ravell, O. Shalev: Comparison of the antianginal effectiveness of nifedipine, verapamil, and isosorbide dinitrate in patients receiving propranolol: A double-blind study. Circulation **68** (1983) 568–575.

[3] Beeley, L.: Drug interactions and β blockers. Br. Med. J. **289** (1984) 1330–1331.

[4] Bigger, J. T.; The interaction of mexiletine with other cardiovascular drugs. Am. Heart. J. **107** (1984) 1079–1085.

[5] Bonde, J., S. Botker, H. R. Angelo: Atenolol inhibits the elimination of disopyramide. Eur. J. Clin. Pharmacol. **28** (1985) 41–43.

[6] Brooks, N., M. Cattell, J. Pidgeon, et al.: Unpredictable response to nifedipine in severe cardiac failure. Br. Med. J. **281** (1980) 1324.

[7] Cathcart-Rake, W. F., J. E. Coker, F. L. Atkins: The effect of concurrent oral administration of propranolol and disopyramide on cardiac function in healthy men. Circulation **61** (1981) 938–945.

[8] Chaffman, M., R. N. Brodgen: Diltiazem: A review. Drugs **29** (1985) 387 – 454.
[9] Choong, C. Y. P., G. S. Roubin, W. F. Shen: Hemodynamic basis of improved exercise capacity with addition of metoprolol to nifedipine in patients with exercise angina. Circulation **68** (Suppl III) (1983) III-53.
[10] Conrad, K. A., J. M. Byers, P. R. Finley, et al.: Lidocaine elimination: Effects of metoprolol and propranolol. Clin. Pharmacol. Ther. **33** (1983) 133 – 138.
[11] Cumming, A. D., C. Robertson: Interaction between disopyramide and practolol. Br. Med. J. **279** (1979) 1264.
[12] D'Arcy, P. F.: Lidocaine clearance reduced by propranolol. Pharmacy Int. **2** (1981) 6.
[13] Dinai, Y., M. Sharir, N. Naveh, et al.: Bradycardia induced by interaction between quinidine and ophthalmic timolol. Ann. Intern. Med. **103** (1985) 890 – 891.
[14] Dreifus, L. S., H. F. Lim, Y. Watanabe, et al.: Propranolol and quinidine in the management of ventricular tachycardia. JAMA **204** (1968) 190 – 191.
[15] Dukes, M. N. G.: Meyler's side effects of drugs. An encyclopedia of adverse reactions and interactions. Elsevier. Amsterdam, New York, Oxford 1984.
[16] Dukes, M. N. G., J. Elis: Side effects of drugs annual 6. A worldwide yearly survey of new data and trends. Excerpta Medica. Amsterdam, Oxford, Princeton 1982.
[17] Dukes, M. N. G., J. Elis: Side effects of drugs annual 7. A worldwide yearly survey of new data and trends. Excerpta Medica. Amsterdam, Oxford, Princeton 1983.
[18] Dukes, M. N. G., J. Elis: Side effects of drugs annual 8. A worldwide yearly survey of new data and trends. Elsevier. Amsterdam, New York, Oxford 1984.
[19] Dukes, M. N. G., L. Beeley: Side effects of drugs annual 9. A worldwide yearly survey of new data and trends. Elsevier. Amsterdam, New York, Oxford 1985.
[20] Dukes, M. N. G., L. Beeley: Side effects of drugs annual 10. A worldwide yearly survey of new data and trends. Elsevier. Amsterdam, New York, Oxford 1986.
[21] Editorial: Calcium antagonists and the heart. Br. Med. J. **282** (1981) 89 – 90.
[22] Eisenberg, J. N. H., G. D. G. Oakley: Probable adverse interaction between oral metoprolol and verapamil. Postgrad. Med. J. **60** (1984) 705 – 706.
[23] Epstein, S. E., D. R. Rosing: Verapamil: Its potential for causing serious complications in patients with hypertrophic cardiomyopathy. Circulation **64** (1981) 437 – 441.
[24] Farringer, J. A., J. A. Green, R. A. O'Rourke, et al.: Nifedipine-induced alterations in serum quinidine concentrations. Am. Heart J. **108** (1984) 1570 – 1571.
[25] Fenster, P., D. Perrier, M. Mayersohn, et al.: Kinetic evaluation of the propranolol-quinidine combination. Clin. Pharmacol. Ther. **27** (1980) 450 – 453.
[26] Findlay, I., H. J. Dargie, M. Ford, et al.: The combination of nifedipine and atenolol in angina pectoris: Efficacy and effect on left ventricular function. Circulation **68** (Suppl III) (1983) III-53.
[27] Geddes, J. S.: Calcium antagonists and beta-blockade – a useful combination. Postgrad. Med. J. **59** (Suppl 2) (1983) 62 – 69.
[28] Gilmer, D. J., P. Kark: Pulmonary oedema precipitated by nifedipine. Br. Med. J. **280** (1980) 1420 – 1421.
[29] Graham, C. F., W. M. Turner, J. K. Jones: Lidocaine-propranolol interactions. N. Engl. J. Med. **304** (1981) 1301.
[30] Green, J. A., W. A. Clementi, C. Porter, et al.: Nifedipine-quinidine interaction. Clin. Pharmacol. **2** (1983) 461 – 465.
[31] Guerrero, J. R., S. S. Martin: Verapamil: Full spectrum calcium channel blocking agent: An overview. Med. Res. Rev. **4** (1984) 87 – 109.
[32] Hansten, P. D.: Arzneimittel-Interaktionen. Hippokrates Verlag. Stuttgart 1981.
[33] Harrison, D. C.: Antiarrhythmic drug classification: New science and practical applications. Am. J. Cardiol. **56** (1985) 185 – 187.

[34] Holmes, B., R. N. Brodgen, R. C. Heel, et al.: Tocainide. A review of its pharmacological properties and therapeutic efficacy. Drugs **26** (1983) 93 – 123.

[35] Holmes, B., R. C. Heel: Flecainide. A preliminary review of its pharmacodynamic properties and therapeutic efficacy. Drugs **29** (1985) 1 – 33.

[36] Honerjäger, P.: Pharmaka mit Wirkung auf das Herz. In: Lehrbuch der allgemeinen und systematischen Pharmakologie und Toxikologie (J. Estler, Hg.) S. 221 – 249. Schattauer Verlag. Stuttgart, New York 1983.

[37] Hung, J., I. H. Lamb, S. J. Connolly, et al.: The effect of diltiazem and propranolol, alone and in combination, on exercise performance and left ventricular function in patients with stable effort angina: A double-blind, randomised, and placebo-controlled study. Circulation **68** (1983) 560 – 567.

[38] Hutchison, S. J., A. R. Lorimer, A. Lakhdar: β blockers and verapamil: A cautionary tale. Br. Med. J. **289** (1984) 659 – 660.

[39] Ikram, H.: Haemodynamic and electrophysiologic interactions between antiarrhythmic drugs and beta blockers with special reference to tocainide. Am. Heart J. **100** (1980) 1076 – 1080.

[40] Joshi, P. I., J. J. Dalal, M. S. J. Ruttley, et al.: Nifedipine and left ventricular function in beta-blocked patients. Br. Heart J. **45** (1981) 457 – 459.

[41] Kendall, M. J., L. Beeley: Beta-adrenoceptor blocking drugs: Adverse reactions and drug interactions. Pharmacol. Ther. **21** (1983) 351 – 369.

[42] Kennedy, B. L., T. C. West: Factors influencing quinidine-induced changes in excitability and contractility. J. Pharmacol. Exp. Ther. **168** (1969) 47 – 59.

[43] Kessler, K. M., W. C. Humphries, M. Black, et al.: Quinidine pharmacokinetics in patients with cirrhosis or receiving propranolol. Am. Heart J. **96** (1978) 627 – 635.

[44] Kounis, N. G.: Asystole after verapamil and digoxin. Br. J. Clin. Pract. **34** (1980) 57.

[45] Krebs, R.: Adverse reactions with calcium antagonists. Hypertension **5** (Suppl II) (1983) II-125 – II-129.

[46] Krikler, D. M., L. Harris, R. Rowland: Calcium channel blockers and beta-blockers: Advantages and disadvantages of combination therapy in chronic stable angina pectoris. Am. Heart J. **104** (1982) 102 – 108.

[47] Lander, R.: Verapamil/beta-blocker interaction. Missouri Medicine **80** (1983) 626 – 629.

[48] Leon, M. B., D. R. Rosing, R. O. Bonow, et al.: Clinical efficacy of verapamil alone and combined with propranolol in treating patients with chronic stable angina pectoris. Am. J. Cardiol. **48** (1981) 131 – 139.

[49] Lewis, G. P., J. L. Holtzman: Interaction of flecainide with digoxin and propranolol. Am. J. Cardiol. **53** (1984) 52 B – 57 B.

[50] Lüderitz, B.: Antiarrhythmika: Neue Substanzen erweitern das Therapiespektrum. Dtsch. Ärztebl. **81** (1985) 3409 – 3417; **82** (1985) 1265 – 1266.

[51] Marcus, F. I.: Drug interactions with amiodarone. Am. Heart J. **106** (1983) 924 – 930.

[52] McGoutry, J. C., J. H. Silas, S. A. Solomon: Tolerability of combined treatment with verapamil and beta-blockers in angina resistant to monotherapy. Postgrad. Med. J. **61** (1985) 229 – 232.

[53] Morse, J. R.: A comparison between nifedipine and isosorbide dinitrate when used adjunctively with propranolol. Circulation **68** (Suppl III) (1983) III-53.

[54] Motté, B., B. Chanu, C. Sébag, et al.: Nifédipine et bêta-bloqueur: Une association potentiellement dangereuse? Nouv. Presse Méd. **9** (1980) 379 – 380.

[55] Ochs, H. R., G. Carstens, D. J. Greenblatt: Reduction in lidocaine clearance during continuous infusion and by coadministration of propranolol. N. Engl. J. Med. **303** (1980) 373 – 377.

[56] Ochs, H. R., D. J. Greenblatt, E. Woo, et al.: Effect of propranolol on pharmacokinetics and acute electrocardiographic changes following intravenous quinidine in humans. Pharmacology **17** (1978) 301 – 306.

[57] Ochs, H. R., D. Skanderra, D. R. Abernethy, et al.: Effect of penbutolol on lidocaine kinetics. Arzneimittelforsch. **33** (1983) 1680 – 1681.

[58] Oesterle, S. N., E. L. Alderman, L. Beier-Scott, et al.: Diltiazem and propranolol in combination: Hemodynamic effects following acute intravenous administration. Am. Heart J. **111** (1986) 489–497.
[59] Oesterle, S. N., J. S. Schroeder: Calcium-entry blockade, beta-adrenergic blockade and the reflex control of circulation. Circulation **65** (1982) 669–670.
[60] Opie, L. H.: Drugs and the heart four years on. Lancet I (1984) 496–501.
[61] Opie, L. H.: Calcium ions, drug action and the heart – with special reference to calcium antagonist drugs. Pharmacol. Ther. **25** (1984) 271–295.
[62] Opie, L. H.: Calcium antagonists. Mechanisms, therapeutic indications and reservations: A review. Quart. J. Med. **53** (1984) 1–16.
[63] Opie, L. H., D. A. White: Adverse interaction between nifedipine and β-blockade. Br. Med. J. **281** (1980) 1462.
[64] Pop, T.: Therapie mit Antiarrhythmika. Arzneimitteltherapie **4** (1986) 9–20.
[65] Reboud, J. P., J. E. Wolf, J. Machecourt, et al.: Accidents au cours de l'association diltiazem-β-bloquants. Presse Méd. **13** (1984) 1396.
[66] Reed, W. E., R. L. Talbert, T. M. Ludden: Clearances of propranolol and quinidine. Am. Heart J. **97** (1979) 678.
[67] Rietbrock, N., B. G. Woodcock: Arzneimittelinteraktionen bei oraler antihypertensiver Therapie mit Calcium-Antagonisten. In: Calcium-Antagonisten und Hypertonie. Aktueller Stand (J. Rosenthal, Hg.) S. 25–50. Excerpta Medica. Amsterdam, Hongkong, Princeton, Sydney, Tokio 1986.
[68] Robson, R. H., M. C. Viswanath: Nifedipine and beta-blockade as a cause of cardiac failure. Br. Med. J. **284** (1982) 104.
[69] Rubino, M., E. Jackson: Severe paranoia with concomitant tocainide and propranolol therapy. Clin. Pharmacol. **1** (1982) 177–179.
[70] Schneck, D. W., J. R. Luderer, D. Davis, et al.: Effects of nadolol and propranolol on plasma lidocaine clearance. Clin. Pharmacol. Ther. **36** (1984) 584–587.
[71] Scholz, H.: Calcium-Antagonisten in der Herztherapie. Dtsch. Med. Wochenschr. **108** (1983) 767–770.
[72] Seabra-Gomes, R., A. Rickards, R. Sutton: Hemodynamic effects of verapamil and practolol in man. Eur. J. Cardiol. **4** (1976) 79–85.
[73] Sinclair, N. I., J. L. Benzie: Timolol eye drops and verapamil – a dangerous combination. Med. J. Aust. **1** (1983) 548.
[74] Sotaniemi, E. A., M. Anttila, R. O. Pelkonen, et al.: Plasma clearance of propranolol and sotalol and hepatic drug-metabolizing enzyme activity. Clin. Pharmacol. Ther. **26** (1979) 153–161.
[75] Späth, G.: Amiodaron. Ein Antiarrhythmikum für therapieresistente Rhythmusstörungen. De Gruyter. Berlin, New York 1984.
[76] Staffurth, J. S., P. Emery: Adverse interaction between nifedipine and beta-blockade. Br. Med. J. **282** (1981) 225.
[77] Stern, S.: Synergistic action of propranolol with quinidine. Am. Heart J. **72** (1966) 569–570.
[78] Stern, S.: Haemodynamic changes following separate and combined administration of beta-blocking drugs and quinidine. Eur. J. Clin. Invest. **1** (1971) 432–436.
[79] Stern, S.: Treatment and prevention of cardiac arrhythmias with propranolol and quinidine. Br. Heart J. **33** (1971) 522–525.
[80] Stone, P. H., E. M. Antman, J. E. Muller, et al.: Calcium channel blocking agents in the treatment of cardiovascular disorders. Part II: Hemodynamic effects and clinical applications. Ann. Intern. Med. **93** (1980) 886–904.
[81] Tirlapur, V. G., M. A. Mir: Cardiorespiratory effects of isosorbide and nifedipine in combination with nadolol: A double-blind comparative study of beneficial and adverse antianginal drug interactions. Am. J. Cardiol. **53** (1984) 487–492.

[82] Torres, V., D. Flowers, J. C. Somberg: The arrhythmogenicity of antiarrhythmic agents. Am. Heart J. **109** (1985) 1090 – 1097.

[83] Tucker, G. T., N. D. S. Bax, M. S. Lennard, et al.: Effects of β-adrenoreceptor antagonists on the pharmacokinetics of lignocaine. Br. J. Clin. Pharmacol. **17** (1984) 21 S – 28 S.

[84] Vaughan Williams, E. M.: Classification of antidysrhythmic drugs. Pharmacol. Ther. B. **1** (1975) 115 – 138.

[85] Vaughan Williams, E. M.: A classification of antiarrhythmic actions reassessed after a decade of new drugs. J. Clin. Pharmacol. **24** (1984) 129 – 147.

[86] Velebit, V., P. Podrid, B. Lown, et al.: Aggravation and provocation of ventricular arrhythmias by antiarrhythmic drugs. Circulation **65** (1982) 886 – 894.

[87] Visioli, O., G. Botti, S. Tagliavini, et al.: Effects of interaction of quinidine and beta-blocking agents on some cardiodynamic and hemodynamic parameters of normal individuals. Am. Heart J. **78** (1969) 217 – 223.

[88] Wagner, F., D. Kalusche, D. Trenk, et al.: Kumulation von Metoprolol im Plasma unter der Therapie mit Propafenon. Z. Kardiol. **75** (1986) 25.

[89] Wayne, V. S.: Interaction of calcium channel and beta-adrenergic blocking agents. J. Am. Coll. Cardiol. **2** (1982) 594 – 595.

[90] Wehr, M., B. Noll, J. Krappe: Was ist gesichert in der Therapie tachykarder Herzrhythmusstörungen? Internist **26** (1985) 741 – 749.

[91] Wood, A. J. J., J. Feely: Pharmacokinetic drug interactions with propranolol. Clin. Pharmacokinet. **8** (1983) 253 – 262.

[92] Young, G. P.: Calcium channel blockers in emergency medicine. Ann. Emerg. Med. **13** (1984) 712 – 722.

[93] Zatuchni, J.: Bradycardia and hypotension after propranolol HCl and verapamil. Heart Lung **14** (1985) 94 – 96.

[94] Zelis, R.: Calcium-blocker therapy for unstable angina pectoris. N. Engl. J. Med. **306** (1982) 926 – 928.

Beta-Rezeptorenblocker bei arterieller Hypertonie

A. Distler, J. Paßfall

Abstract

Beta-receptor blockers have been used for the treatment of hypertension for more than 20 years. All beta-receptor blockers lower blood pressure to a similar extent. The blood pressure lowering effect appears to be more pronounced in younger patients and in patients with high plasma renin. As opposed to diuretics beta-receptor blockers also lower blood pressure during exercise. The mechanism of the blood pressure lowering effect is still unclear. $Beta_1$-receptor selectivity or non-selectivity are obviously without importance for the blood pressure lowering efficiency. A decrease in cardiac output or in plasma renin which is regularly observed with beta-blockers without intrinsic sympathomimetic activity, however, not with beta-blockers with ISA, does not appear to be a prerequisite for the blood pressure lowering effect. Within the framework of antihypertensive therapy a cardioprotective effect of the beta-receptor blockers has not been demonstrated so far for the primary prevention of myocardial infarction. Besides diuretics beta-receptor blockers are among the best studied substances regarding efficiency and side-effects and are suitable for monotherapy as well as for combination therapy of hypertension.

Bereits 1964 beschrieb Prichard, daß eine Behandlung mit den Beta-Rezeptorenblokkern Pronethalol [33] bzw. Propranolol [34] bei Patienten mit essentieller Hypertonie zu einer Blutdrucksenkung führt. Die von Prichard verwendeten Dosen waren zum Teil sehr hoch und betrugen bis maximal 4 g Propranolol pro Tag. Erst etwa ab Anfang der siebziger Jahre fanden die Beta-Rezeptorenblocker breiteren Eingang in die Hochdrucktherapie und traten als Standard-Antihypertensiva neben die etablierten Substanzen wie Diuretika oder Reserpin. Die blutdrucksenkende Wirkung entspricht etwa derjenigen von Diuretika [9, 20, 23, 32, 39], es sind jedoch unterschiedliche Patientengruppen, die auf Beta-Blocker bzw. Diuretika reagieren (s. u.). Alle Beta-Rezeptorenblocker wirken etwa gleich stark blutdrucksenkend, d. h., sie senken den Blutdruck bei Hypertonikern im Durchschnitt um etwa 10 – 15% der Werte vor Behandlung [27]. Die Blutdruckabnahme unter Beta-Rezeptorenblockade ist bereits innerhalb weniger Stunden nachweisbar [1, 37], die volle blutdrucksenkende Wirkung ist innerhalb von 2 Wochen erreicht [1].

Beeinflussung des Belastungsblutdrucks

Beta-Rezeptorenblocker senken bei Hypertonikern im Gegensatz zu den Diuretika nicht nur den Ruheblutdruck, sondern auch den Blutdruck unter körperlicher Belastung [8, 13, 14]. Auch der Blutdruckanstieg unter psychischem Streß wird durch Beta-Rezeptorenblocker reduziert [11, 15, 25].

Welche Parameter bestimmen die blutdrucksenkende Wirkung?

Plasmarenin

Als erste haben Bühler et al. [3, 4] gezeigt, daß Patienten mit hohem Plasmarenin mit einem deutlichen Blutdruckabfall unter einer Behandlung mit dem Beta-Rezeptorenblocker Propranolol, Patienten mit niedrigem Renin dagegen im allgemeinen nicht mit einer Blutdruckabnahme reagieren. Obwohl die Abhängigkeit des blutdrucksenkenden Effekts von der Höhe des Plasmareninspiegels verschiedentlich bestritten wurde, wurde sie in verschiedenen Nachuntersuchungen eindeutig bestätigt [5, 18, 21, 29, 38].

Sympathikusaktivität

Esler und Nestel [12] beobachteten bei Patienten mit essentieller Hypertonie eine positive Korrelation zwischen Noradrenalinausscheidung während eines Kipptisch-Orthostaseversuchs und dem nachfolgenden blutdrucksenkenden Effekt des Beta-Rezeptorenblockers Practolol. In einer Untersuchung des blutdrucksenkenden Effekts von Atenolol fanden wir [7], daß das Ausmaß der Drucksenkung bei Patienten mit essentieller Hypertonie mit einem Parameter der Sympathikusaktivität, nämlich dem Plasmanoradrenalinspiegel unter Ergometerbelastung, korrelierte. Die blutdrucksenkende Wirkung war am deutlichsten bei Patienten, die unter einer Fahrradergometer-Belastung mit 200 W über 2 Minuten einen starken Anstieg des Plasmanoradrenalinspiegels zeigten.

Lebensalter

Mehrere Arbeitsgruppen haben eine Abhängigkeit des blutdrucksenkenden Effekts der Beta-Rezeptorenblocker vom Lebensalter gefunden, wobei die blutdrucksenkende Wirkung am ausgeprägtesten bei jüngeren, am geringsten bei älteren Patienten war [6, 10, 21]. Andere Autoren konnten jedoch keine Beziehung zwischen Lebensalter und blutdrucksenkendem Effekt von Beta-Rezeptorenblockern feststellen [2, 16, 29, 41].

Mechanismus der blutdrucksenkenden Wirkung der Beta-Rezeptorenblocker

Zur Erklärung der blutdrucksenkenden Wirkung der Beta-Rezeptorenblocker wurden u. a. folgende Hypothesen entwickelt:

Herzminutenvolumen-Theorie

Unter Beta-Rezeptorenblockern ohne intrinsische sympathomimetische Aktivität (ISA) kommt es zu einer raschen Abnahme des Herzzeitvolumens, die als wesentliche Ursache der Blutdrucksenkung angesehen wurde [26]. Diese Theorie vermag jedoch nicht zu erklären, weshalb Beta-Blocker mit ISA, die nicht oder nur zu einer geringfügigen Senkung des Herzzeitvolumens führen, ebenfalls blutdrucksenkend wirken.

Renin-Theorie

Die Reninsekretion in der Niere wird durch nicht-selektive wie auch durch $beta_1$-Rezeptoren-selektive [7, 17] Beta-Rezeptorenblocker gehemmt [3, 30, 40]; die Unterdrückung der Reninsekretion wurde als ein wesentlicher Mechanismus der blutdrucksenkenden Wirkung von Beta-Rezeptorenblockern angesehen [3, 27]. Da jedoch Beta-Rezeptorenblocker mit ISA die Reninsekretion nicht beeinflussen [27, 38], scheint der reninsenkende Effekt nicht von entscheidender Bedeutung für die Blutdrucksenkung zu sein.

Zentrale Wirkung

Tierexperimentell konnte gezeigt werden, daß die intraventrikuläre Gabe von Beta-Rezeptorenblockern den Blutdruck senkt [24, 31]. Da jedoch hydrophile Beta-Blocker wie Atenolol, welche die Blut-Hirn-Schranke schlecht passieren, den Blutdruck ebenso effektiv senken wie lipophile Beta-Blocker, dürfte ein zentraler Effekt ohne wesentliche Bedeutung für die blutdrucksenkende Wirkung sein.

„Resetting“ der Barorezeptoren

Unter Propranolol wurde eine Verstärkung der Empfindlichkeit des Barorezeptorenreflexes beobachtet, die als Erklärung für die blutdrucksenkende Wirkung herangezogen wurde [35]. Andere Autoren konnten jedoch unter verschiedenen Beta-Rezeptorenblockern keine Erhöhung der Barorezeptorenempfindlichkeit beim Menschen beobachten [22, 36].

Aufgrund einer sorgfältigen Auswertung von Literaturdaten zu 10 verschiedenen Beta-Rezeptorenblockern konnten Man in't Veld und Schalekamp [27] wahrscheinlich machen, daß eine Senkung des Herzzeitvolumens oder eine Verminderung der Reninsekretion nicht essentiell für die blutdrucksenkende Wirkung der Beta-Rezeptorenblocker ist. Entscheidend für die Blutdruckabnahme unter Langzeittherapie scheint immer eine Abnahme des peripheren Gefäßwiderstands zu sein (Abb. 1). Im Falle der Beta-Rezeptorenblocker ohne ISA tritt diese Abnahme erst nach einer initialen reflektorischen Zunahme infolge Absinkens des Herzzeitvolumens ein, wobei schließlich die Werte vor der Therapie wieder erreicht werden. Bei Anwendung von Beta-Rezeptorenblockern mit ISA sinkt der periphere Gefäßwiderstand, möglicherweise infolge einer präsynaptischen Beta-Rezeptorenblockade [27], sofort ab. Eine reflektorische Zunahme des Gefäßwiderstandes bleibt aus, da das Herzzeitvolumen durch

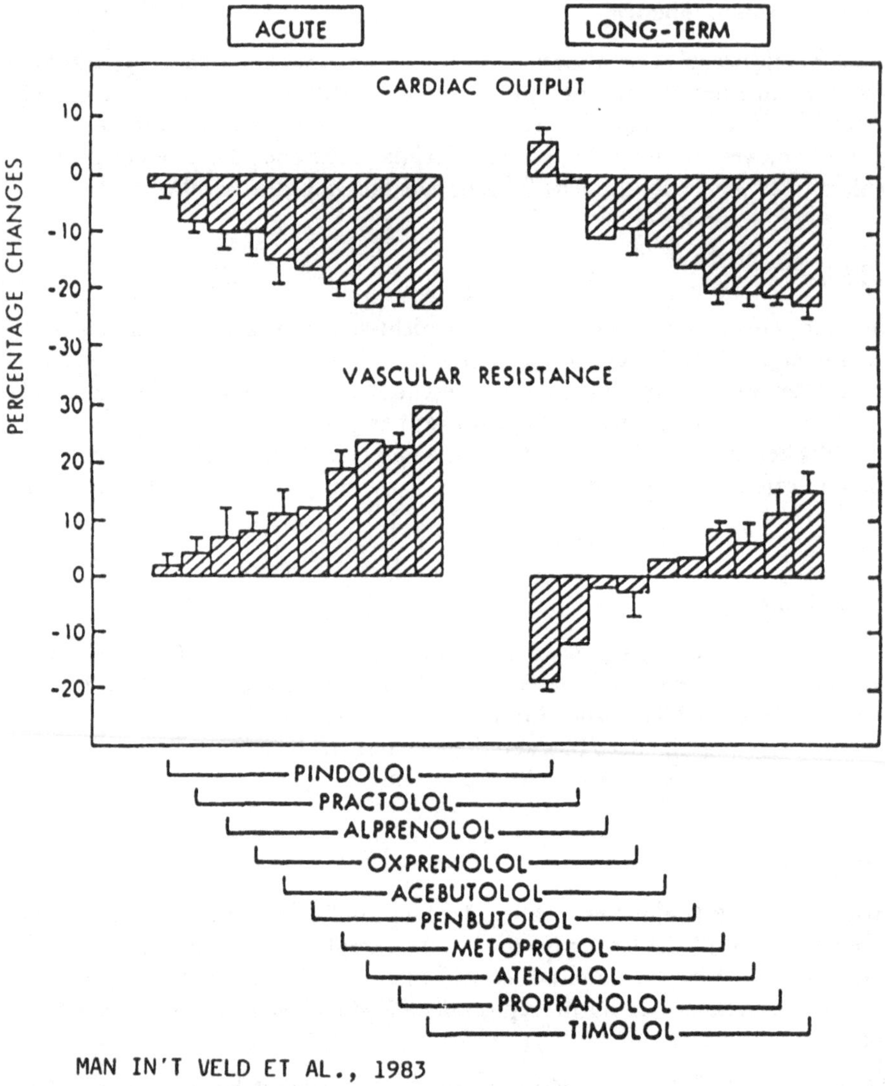

Abb. 1 Akute und Langzeit-Effekte von 10 verschiedenen Beta-Rezeptorenblockern auf Herzzeitvolumen und peripheren Gefäßwiderstand bei Hypertonikern. Wiedergegeben sind die prozentualen Veränderungen und SEM aufgrund von publizierten Daten. Die Beta-Blocker sind von links nach rechts entsprechend der abnehmenden Intensität ihrer ISA angeordnet. Daten aus [27].

Beta-Blocker mit ISA praktisch nicht beeinflußt wird. Die Höhe des unter Langzeittherapie schließlich erreichten Niveaus des peripheren Gesamtwiderstands wird demnach in erster Linie durch das Vorhandensein oder Fehlen der ISA bestimmt (Abb. 2). $Beta_1$-Rezeptoren-Selektivität oder Nicht-Selektivität sind für die hämodynamischen Wirkungen ohne Bedeutung [27].

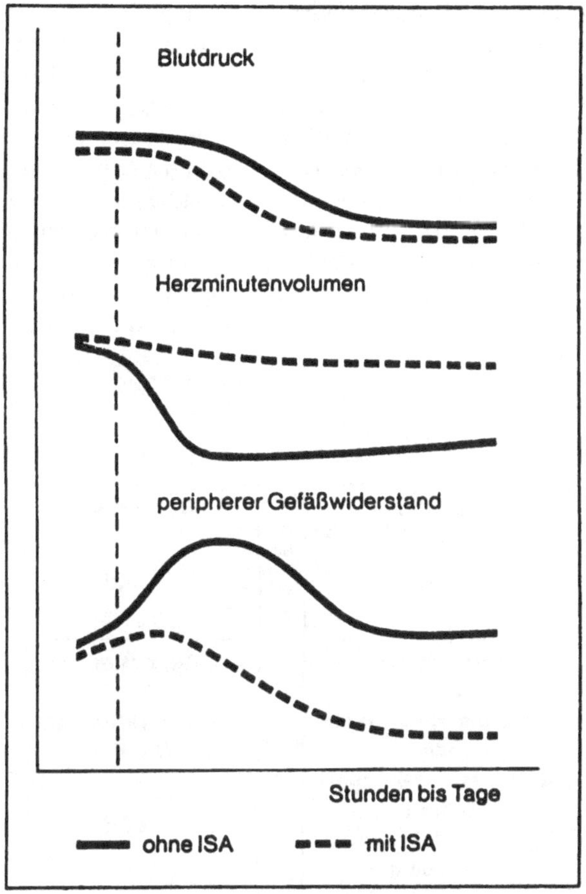

Abb. 2 Vergleich der akuten und der chronischen Wirkung von Beta-Rezeptorenblockern ohne und mit ISA auf Blutdruck, Herzminutenvolumen und peripheren Gefäßwiderstand. Nach [27 a].

Stellung der Beta-Rezeptorenblocker im Rahmen der antihypertensiven Therapie

Die Qualität eines Antihypertensivums wird nicht nur durch die Intensität seiner blutdrucksenkenden Wirkung, sondern auch durch Stärke und Häufigkeit seiner unerwünschten Wirkungen bestimmt. Auf die unerwünschten Wirkungen der Beta-Rezeptorenblocker wird im Rahmen dieses Symposiumsbandes von anderen Autoren eingegangen (vgl. u. a. die Beiträge von Janka, Seidel, Matthys und Rahn), so daß hier nur eine kurze Anmerkung zu den metabolischen Nebenwirkungen der Beta-Rezeptorenblocker gemacht werden soll. Theoretisch könnte eine durch Beta-Rezeptorenblocker hervorgerufene Beeinträchtigung der Glukosetoleranz oder eine ungünstige Beeinflussung des Fettstoffwechsels den Gewinn infolge der blutdrucksenkenden

Wirkung zunichte machen. Die bisher vorliegenden Langzeitstudien [19, 28] lassen jedoch keine nachteiligen Wirkungen einer Beta-Rezeptorenblocker-Therapie auf die kardiovaskuläre Morbidität oder Mortalität erkennen. Eine verschiedentlich von den Beta-Rezeptorenblockern erhoffte *kardioprotektive* Wirkung im Rahmen der Hypertoniebehandlung ließ sich allerdings ebenfalls nicht nachweisen [19]; im einzelnen sei hierzu auf den Beitrag von Stumpe verwiesen. Obwohl heute neuere Prinzipien wie ACE-Hemmer oder Kalziumantagonisten zur Hochdruckbehandlung zur Verfügung stehen, die gewisse Nachteile wie metabolische Nebenwirkungen oder eine Verminderung des Herzzeitvolumens nicht aufweisen, sind Beta-Rezeptorenblocker in der Hochdrucktherapie weiterhin unverzichtbar. Die Beta-Rezeptorenblocker gehören neben den Diuretika zu den in dieser Hinsicht am besten untersuchten Substanzen,

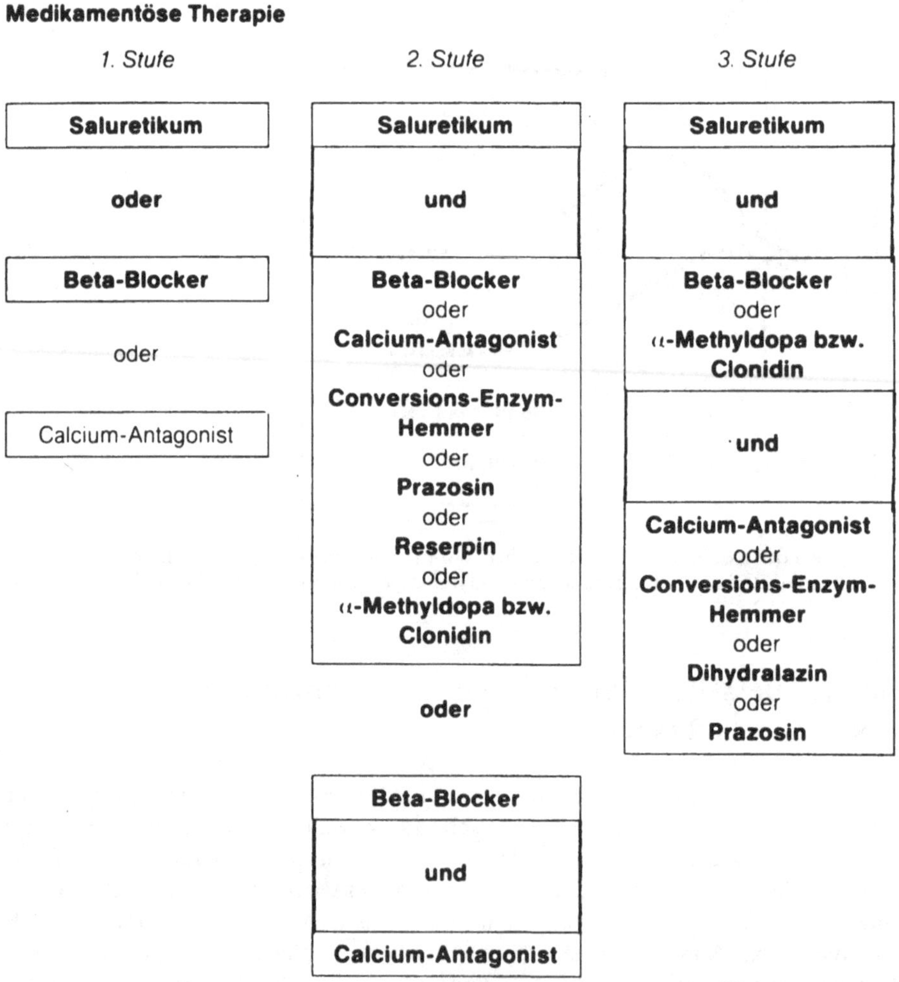

Abb. 3 Stufenschema der „Deutschen Liga zur Bekämpfung des hohen Blutdruckes" zur medikamentösen Behandlung der Hypertonie (1984).

der Beweis einer Überlegenheit der neueren Substanzen über die Beta-Rezeptorenblokker ist bis heute nicht erbracht. Die „Deutsche Liga zur Bekämpfung des hohen Blutdruckes" empfiehlt Beta-Rezeptorenblocker neben Diuretika bzw. Kalziumantagonisten als Mittel der ersten Wahl bereits in der ersten Stufe der Hochdruckbehandlung, d.h. auch bei leichter bis mittelschwerer Hypertonie. Daneben kommen Beta-Rezeptorenblocker nach diesen Empfehlungen auch für die Kombinationstherapie bei jedem Schweregrad der Hypertonie in Betracht (Abb. 3). Im Rahmen der Kombinationstherapie eignen sich Beta-Rezeptorenblocker insbesondere für die Kombination mit Vasodilatatoren wie Hydralazin oder Dihydropyridinderivaten (Nifedipin, Nitrendipin), da sie die unter diesen Substanzen auftretende Tachykardie zu kupieren vermögen.

Literatur

[1] Barritt, D. W., A. J. Marshall: Treating hypertension. The place of beta blockade. Br. Heart J. **39** (1977) 821–824.

[2] Birkenhäger, W. H., P. W. de Leeuw, T. L. Kho, et al.: Selection of hypertensive patients for treatment with beta-blockers. In: „Beta Blockade 1977", (W. Mäurer, A. Schömig, R. Dietz, P. Lichtlen, Hg.). S. 113–122. Thieme Verlag. Stuttgart, 1978.

[3] Bühler, F. R., J. H. Laragh, L. Baer, et al.: Propranolol inhibition of renin secretion: a specific approach to diagnosis and treatment of renin-dependent hypertensive diseases. N. Engl. J. Med. **287** (1972) 1209–1214.

[4] Bühler, F. R., J. H. Laragh, E. D. Vaughan, jr., et al.: The antihypertensive action of propranolol: specific antirenin responses in high and normal renin essential, renal, renovascular and malignant hypertension. Am. J. Cardiol. **32** (1973) 511–522.

[5] Bühler, F. R., F. Burkart, B. E. Lütold, et al.: Antihypertensive beta blocking action as related to renin and age: a pharmacological tool to identify pathogenic mechanisms in essential hypertension. Am. J. Cardiol. **36** (1975) 653–669.

[6] Bühler, F. R.: Antihypertensive Wirkung von Beta-Blockern in Abhängigkeit von Renin-Aktivität und Alter bei essentiellem Hochdruck. In: „Beta-adrenerge Blocker und Hochdruck", (D. Ganten, R. Dietz, B. Lüth, F. Gross, Hg.). S. 88–99. Thieme Verlag. Stuttgart 1976.

[7] Distler, A., H. J. Keim, U. Cordes, et al.: Sympathetic responsiveness and antihypertensive effect of beta-receptor blockade in essential hypertension. Am. J. Med. **64** (1978) 446–451.

[8] Distler, A.: Beta-Rezeptorenblocker in der Hypertoniebehandlung. Nieren- und Hochdruckkrankheiten **9** (1980) 167–175.

[9] Drayer, J. I., P. W. Kloppenborg, J. Festen, et al.: Intrapatient comparison of treatment with chlorthalidone, spironolactone and propranolol in normoreninemic essential hypertension. Am. J. Cardiol. **36** (1975) 716–721.

[10] Drayer, J. I., H. J. Keim, M. A. Weber, et al.: Unexpected pressor responses to propranolol in essential hypertension. An interaction between renin, aldosterone and sympathetic activity. Am. J. Med. **60** (1976) 897–903.

[11] Dunn, F. G., D. I. Melville, J. V. Jones, et al.: Standardized stress and hypertension: comparison of effect of propranolol and methyldopa. Br. J. Clin. Pharmac. **5** (1978) 223–226.

[12] Esler, M. D., P. J. Nestel: Evaluation of practolol in hypertension. Br. Heart J. **35** (1973) 469–474.

[13] Franz, I. W.: Differential antihypertensive effect of acebutolol and hydrochlorothiazide/amiloride hydrochloride combination on elevated exercise blood pressures in hypertensive patients. Am. J. Cardiol. **46** (1980) 301–305.

[14] Franz, I. W.: Vergleichende ergometrische Untersuchungen über die Wirkung von β-Rezeptorenblockern und Diuretika und deren Kombination auf den Blutdruck und das Doppelprodukt bei Hochdruckkranken. Z. Kardiol. **71** (1982) 129 – 137.

[15] Guazzi, M., C. Fiorentini, A. Polese, et al.: Antihypertensive action of propranolol in man: lack of evidence for a neural depressive effect. Clin. Pharmacol. Ther. **20** (1976) 304 – 309.

[16] Hansson, L.: Beta-adrenergic blockade in essential hypertension. Effects of propranolol on hemodynamic parameters and plasma renin activity. Acta Med. Scand. (Suppl.) **550** (1973) 1 – 40.

[17] Hansson, B. G., J. F. Dymling, H. Hedeland, et al.: Long term treatment of moderate hypertension with the beta$_1$-receptor blocking agent metoprolol. Eur. J. Clin. Pharmacol. **11** (1977) 239 – 245.

[18] Hollifield, J. W., K. Sherman, R. V. Zwagg, et al.: Proposed mechanisms of propranolol's antihypertensive effect in essential hypertension. N. Engl. J. Med. **295** (1976) 68 – 73.

[19] IPPPSH Collaborative Group: Cardiovascular risk and risk factors in a randomized trial of treatment based on the beta-blocker oxprenolol: the international prospective primary prevention study in hypertension (IPPPSH). J. Hypertens. **3** (1985) 379 – 392.

[20] Karlberg, B. E., B. Kagedal, L. Tegler, et al.: Renin concentrations and effects of propranolol and spironolactone in patients with hypertension. Br. Med. J. **1** (1976) 251 – 254.

[21] Klumpp, F., B. Braun, D. Klaus, et al.: Die Behandlung der essentiellen Hypertonie mit Propranolol. Dtsch. Med. Wochenschr. **101** (1976) 1482 – 1488.

[22] Krediet, R. T., A. J. Dunning: Baroreflex sensivity in hypertension during beta-adrenergic blockade. Br. Heart J. **41** (1979) 106 – 110.

[23] Lederballe Pedersen, O.: Comparison of metoprolol and hydrochlorothiazide as antihypertensive agents. Eur. J. Clin. Pharmacol. **10** (1976) 381 – 385.

[24] Lewis, P. J.: Propranolol – an antihypertensive drug with a central action. In: „Central action of drugs in blood pressure regulation". (R. Davies, J. L. Reid, Hg.) S. 206 – 214. University Park Press. Baltimore 1975.

[25] Lorimer, A. R., F. G. Dunn, J. V. Jones, et al.: Indications for beta-adrenoceptor blocking drugs in hypertension. Postgrad. Med. J. (Suppl. 4) **52** (1976) 81 – 85.

[26] Lydtin, H., T. Kusus, W. Daniel, et al.: Propranolol therapy in essential hypertension. Am. Heart J. **83** (1972) 589 – 595.

[27] Man in't Veld, A. J., M. A. D. H. Schalekamp: Effects of 10 different β-adrenoceptor antagonists on hemodynamics, plasma renin activity, and plasma norepinephrine in hypertension: the key role of vascular resistance changes in relation to partial agonist activity. J. Cardiovasc. Pharmacol. **5** (1983) S 30 – S 45.

[27 a] Man in't Veld, A. J., M. A. D. H. Schalekamp: Der Einfluß der spezifischen sympathomimetischen Aktivität (ISA) auf die hämodynamischen Wirkungen von β-Adrenozeptorenblockern bei der Behandlung der Hypertonie. Sandorama 5 (1982) 8 – 12.

[28] Medical Research Council Working Party: MRC trial of treatment of mild hypertension: principal results. Br. Med. J. **291** (1985) 97 – 104.

[29] Menard, J., X. Bertagna, P. T. N'Guyen, et al.: Rapid identification of patients with essential hypertension sensitive to acebutolol. Am. J. Med. **60** (1976) 886 – 890.

[30] Michelakis, A. M., R. G. McAllister: The effect of chronic adrenergic receptor blockade on plasma renin activity in man. J. Clin. Endocrinol. **34** (1972) 386 – 394.

[31] Myers, M. G., P. J. Lewis, J. L. Reid, et al.: Brain concentration of propranolol in relation to hypotensive effect in the rabbit with observations on brain propranolol levels in man. J. Pharmacol. Exp. Ther. **192** (1975) 327 – 335.

[32] Paterson, J. W., C. T. Dollery: Effect of propranolol in mild hypertension. Lancet **II** (1966) 1148 – 1150.

[33] Prichard, B. N. C.: Hypotensive action of pronethalol. Br. Med. J. **5392** (1964) 1227 – 1228.

[34] Prichard, B. N. C., P. M. S. Gillam: Use of propranolol (Inderal) in the treatment of hypertension. Br. Med. J. **5411** (1964) 725–727.
[35] Prichard, B. N. C., P. M. S. Gillam: Treatment of hypertension with propranolol. Br. Med. J. **1** (1969) 7–16.
[36] Simon, G., W. Kiowski, S. Julius: Effect of beta adrenoceptor antagonists on baroreceptor reflex sensitivity in hypertension. Clin. Pharmacol. Ther. **22** (1977) 293–298.
[37] Stumpe, K. O., R. Kolloch, W. Gramann, et al.: Renin, aldosterone and arterial pressure responses to acute β-adrenergic receptor blockade in hypertensive patients. Klin. Wochenschr. **54** (1976) 775–782.
[38] Stumpe, K. O., R. Kolloch, H. Vetter et al.: Acute and long-term studies of the mechanisms of action of beta-blocking drugs in lowering blood pressure. Am. J. Med. **60** (1976) 853–865.
[39] Thomas, G. W., J. G. G. Ledingham, L. J. Beilin, et al.: Renin unresponsiveness and the effects of oxprenolol, methyldopa and spironolactone in patients with essential hypertension. Austr. N. Zeal. J. Med. (Suppl. 3) **6** (1976) 44–48.
[40] Winer, N., D. S. Chokshi, M. Sun Yoon, et al.: Adrenergic receptor mediation of renin secretion. J. Clin. Endocrinol. **29** (1969) 1168–1175.
[41] Woods, J. W., A. W. Pittman, C. C. Pulliam, et al.: Renin profiling in hypertension and its use in treatment with propranolol and chlorthalidone, N. Engl. J. Med. **294** (1976) 1137–1143.

IV Weitere Indikationen

Wirkungsmechanismus der Beta-Blocker bei hyperthyreoter Stoffwechsellage

W. Krawietz

Abstract

The effect of thyroid hormone on the beta-receptor coupled adenylate cyclase in rat crude cardiac membranes was analyzed by measuring the number of DHA-binding sites, adenylate cyclase activity and the amount of cholera toxin catalyzed ADP-ribosylation of a protein with a molecular weight of 42 000 in cardiac and erythrocyte membranes. In crude rat cardiac membranes, the number of DHA-binding sites (78 ± 15 fmole/mg protein in the euthyroid state) is increased to 158 ± 20 fmole/mg protein in the hyperthyroid state and decreased to 51 ± 6 fmole/mg protein in the hypothyroid state; the affinity of the binding sites remained unchanged (K_D = 2.9 – 4.3 nM). L-Isoprenaline (10^{-4} M)-stimulated adenylate cyclase activity varied in parallel to the number of DHA-binding sites in hyper- and euthyroidism. Thyroid hormone, however, did not influence GppNHp (10^{-4} M)-stimulated adenylate cyclase activity. Cholera toxin catalyzed ADP-ribosylation of normal crude cardiac membranes resulted in a 1.8 fold increase in adenylate cyclase activity in the presence of GTP (10^{-4} M) and l-isoprenaline (10^{-4} M), presumably as a result of inhibition of GTPase. In crude cardiac membranes cholera toxin catalyses the ADP-ribosylation of one major protein, which comigrates on sodium dodecylsulfate-polyacrylamide gel electrophoresis with the putative regulatory component of adenylate cyclase (mol. wt 42 000). In different thyroid states the amount of the regulatory component (as determined by cholera toxin dependent labelling) was equal (112 fmole/mg protein in euthyroid crude cardiac membranes). Basal activity of adenylate cyclase showed a significant difference between activity in euthyroid (3.7 ± 0.2 pmole cAMP/mg protein/min) and hypothyroid (5.4 ± 0.2 pmole cAMP/mg protein/min), but not in hyperthyroid crude cardiac membranes (3.4 ± 0.2 pmole cAMP/mg protein/min).

Our results indicate that thyroid hormones regulate the number of DHA-binding sites and basal activity (in hypothyroidism) in crude cardiac membranes and thereby causes different results in l-isoprenaline-induced adenylate cyclase activity.

Auswirkungen der hyperthyreoten Stoffwechsellage auf das kardiovaskuläre System

Das klinische Syndrom, verursacht durch exzessive Schilddrüsenhormonsekretion, findet sich bei der Basedow-Erkrankung, dem dekompensierten toxischen Adenom, bei einigen Formen der Hashimoto-Thyreoiditis, nach exzessiver Schilddrüsenhormonsubstitution und seltener als paraneoplastisches Syndrom bei TSH-produzierenden Tumoren. Bereits Basedow erkannte, daß die kardiovaskulären Symptome bei der Thyreotoxikose das klinische Bild bestimmten: Tachykardie, unregelmäßiger Herzschlag und Herzinsuffizienz. Die Erklärungsmöglichkeiten für diesen Mechanismus sind weiterhin kontrovers. Erst während der letzten Jahre gelang es durch Untersuchungen molekularbiologischer Veränderungen bei der Hyper- und Hypothyreose, Erkenntnisse für einen möglichen pathogenetischen Mechanismus und einen daraus resultierenden Therapieansatz zu erarbeiten.

Auswirkungen einer Thyreotoxikose auf das Herz

Die Effekte eines Schilddrüsenhormonexzesses auf das kardiovaskuläre System, wie es in Tier- und Menschenuntersuchungen beobachtet wurde, lassen sich direkt oder indirekt herleiten; es zeigt sich 1. ein erhöhter Metabolismus und entsprechender Sauerstoffverbrauch, 2. eine gesteigerte Inotropie, 3. eine gesteigerte Chronotropie und 4. zeigen sich vermehrte periphere AV-Shunts. Herzkatheterisierungen [103] bei hyperthyreoten Patienten ergaben eine Erhöhung von Herzfrequenz, Schlagvolumen, Herzminutenvolumen, Auswurffraktion und myokardialem Sauerstoffverbrauch. Die Herzarbeit ist gesteigert als Ausdruck eines vermehrten myokardialen und körperlichen Metabolismus sowie zur Bedarfsdeckung des erhöhten peripheren Blutflusses bei gesteigertem Sauerstoffbedarf der Peripherie.

Hämodynamische Effekte bei der Thyreotoxikose

Die hämodynamischen Effekte bei der Thyreotoxikose sind seit Jahren bekannt. Gründe für das gesteigerte Herzminutenvolumen sind bisher allerdings unklar, aber periphere Vasodilatation und verminderter peripherer Widerstand, bedingt durch den notwendigen Wärmetransport bei exzessiv gesteigertem Metabolismus [103], gesteigerte Herzfrequenz und gesteigertes Schlagvolumen, scheinen mit der Thyreotoxikose vergesellschaftet zu sein. Es ist wichtig, dieses festzuhalten, da die Ruheindizes hoch sind bei Menschen und Tieren mit unkomplizierter Thyreotoxikose, sie sinken auf Normalniveau bei thyreotoxischen Menschen mit kongestiver Kardiomyopathie [41] und steigen nicht an bei Belastung [31]. Die letzte Kategorie von Patienten weist nur einen geringen Herzinsuffizienzgrad auf. Einige der hämodynamischen Effekte der Thyreotoxikose können auf die direkte Einwirkung des Schilddrüsenhormons auf die Herzmuskelkontraktilität zurückgeführt werden.

Auswirkungen der Thyreotoxikose auf die Erregungsleitung des Herzens

Die Neigung von thyreotoxischen Patienten, kardiale Arrhythmien zu entwickeln, wird seit Jahren beobachtet. Die bisher bekannten Daten zeigen eine verkürzte Vorhofleitungszeit und verkürzte Refraktärperiode als charakteristischen Effekt exzessiver Mengen an Schilddrüsenhormonen auf das Leitungssystem. Diese Wirkung kann nicht durch Katecholamine oder Atropin gesteigert werden.

Nach akuter Injektion von T_3 in Hunde haben His-Bündel-Ableitungen eine Verkürzung des A-H-Intervalls gezeigt, ohne Effekt auf das H-V-Intervall.

Einfluß der Thyreotoxikose auf bestehende Herzerkrankungen

Das wesentliche klinische Problem bei der Hyperthyreose in bezug auf das Herz sind kardiale Arrhythmien und dilative Kardiomyopathie. Obwohl es als gesichert angesehen werden kann, daß Schilddrüsenhormone einen direkten Effekt auf das Herz besitzen, wurde lange Zeit darüber diskutiert, ob die kardialen Manifestationen in thyreotoxischen Patienten ohne zugrundeliegender Herzerkrankung anderer Ätiologie, wie koronarer Herzkrankheit, Hochdruck, rheumatischem Fieber, Vaskulitis und ähnlichem, möglich sind. Dieses Problem ergibt sich aufgrund der Tatsache, daß keine eindeutige histopathologische Veränderung des Herzens mit dem klinischen Bild der Thyreotoxikose einhergeht, wohingegen die Herzen von hyperthyreoten Tieren gelegentlich Lymphozyten- und Eosinophileninfiltrate, Fibrose und Fetteinlagerungen aufweisen. Andererseits haben post-mortem-Studien kardiale Dilatation und Hypertrophie in Patienten gezeigt, bei denen keine weitere Herzerkrankung als Ursache hierfür vorlag. Kürzlich wurden in echokardiographischen Studien ähnliche Befunde bei hyperthyreoten Patienten erhoben, bei denen keine kardiale Erkrankung bekannt war.

Die Inzidenz der dilativen Kardiomyopathie und Thyreotoxikose ist im allgemeinen in höheren Lebensjahrzehnten gegeben, parallel mit der höheren Inzidenz der koronaren Herzkrankheit in diesem Lebensabschnitt. Obwohl eine kardiale Mitbeteiligung bei einigen Patienten ohne eine zugrundeliegende Herzkrankheit vorkommt, erscheint es doch wahrscheinlich, daß das Auftreten einer kongestiven Kardiomyopathie bei der Thyreotoxikose eine bisher unbekannte Herzerkrankung widerspiegelt, die durch den erhöhten Sauerstoffbedarf und die erhöhte Herzarbeit dekompensiert.

Interaktionen von Schilddrüsenhormonen und autonomem Nervensystem

In mancher Hinsicht entspricht der hyperdynamische Zustand bei der Hyperthyreose einer gesteigerten adrenergen Aktivität. Dies kann bedingt sein durch 1. eine gesteigerte Katecholaminproduktion, 2. eine gesteigerte Empfindlichkeit des Gewebes für Katecholamine oder 3. additive Effekte von Katecholaminen und Schilddrüsenhormonen auf das kardiovaskuläre System. Gegen die erste Annahme spricht, daß die totalen Plasmakatecholamine niedrig sind und Noradrenalin- und Adrenalinspiegel normal in thyreotoxischen Patienten [18, 100]. Die Urinausscheidung von Noradrenalin und Vanillinmandelsäure ist niedrig [36, 62]. Vor kurzem konnte gezeigt werden, daß die Dopamin-Beta-Hydroxylase in thyreotoxischen Patienten vermindert ist, und auch der verminderte Adrenalingehalt im Nebennierenmark von thyreotoxischen Tieren hat die Annahme unterstützt, daß die Katecholaminproduktion bei der Hyperthyreose vermindert ist [75, 76]. Im Gegensatz hierzu sind die Adrenalin- und Noradrenalinspiegel bei hypothyreoten Tieren sowie Plasmakatecholamine, Dopamin-Beta-Hydroxylase-Aktivität, Urinausscheidung von Vanillinmandelsäure in hypothyreoten Menschen gesteigert [92].

Die Frage, ob die gesteigerte sympathische Aktivität des kardiovaskulären Systems durch eine gesteigerte Gewebesensitivität gegenüber Katecholaminen bedingt ist, scheint teilweise geklärt. Untersuchungen vor 1968 [60] befürworteten eine gesteigerte Katecholaminsensitivität, während neuere Untersuchungen eher einen direkten Effekt der Schilddrüsenhormone für eine gesteigerte Inotropie und Chronotropie als einen Synergismus zwischen Schilddrüsenhormonen und Katecholaminen fanden. Die Untersuchungen haben nämlich gezeigt, daß weder Tiere noch Menschen, die durch T_3- oder T_4-Gaben in eine Thyreotoxikose gerieten, deutlich auf Noradrenalininfusion ansprachen [2, 91].

Darüber hinaus konnte durch Beta-Blockertherapie in diesen Untersuchungen die gesteigerte myokardiale Kontraktilität und Arrhythmieneigung nicht vermindert werden [32, 60]. In den wenigen Studien, in denen gesteigerte Sensitivität gegenüber Katecholaminen gezeigt werden konnte, wurde vermutet, daß der Effekt durch eine positive Kochsalzbilanz im Rahmen der Thyreotoxikose bedingt sei, einhergehend mit vergrößertem Plasmavolumen und verminderter Aldosteronsekretion [92].

Die Möglichkeit, daß Schilddrüsenhormone zu einer verminderten Katecholaminaufnahme im intersynaptischen Spalt des Nervengewebes führen, wurde als mögliche Erklärung für eine sympathische Manifestation der Thyreotoxikose angesehen [70, 92, 111]. Tatsächlich würde hierbei eine hohe Konzentration an Katecholaminen im synaptischen Spalt von Herzmuskelgewebe und anderen Geweben liegenbleiben. Der Nachweis einer verminderten Aufnahme von ^{3}H-Noradrenalin und Adrenalin durch das Nervengewebe beim thyreotoxischen Herzen und die gesteigerte Aufnahme und Turnover beim Hypothyroidismus unterstützen diese Theorie. Zum anderen wurde diskutiert, daß Thyroxin möglicherweise als Substrat für die Thyrosin-Hydroxylase dienen könnte, einem bedeutenden Enzym für die Katecholaminbiosynthese, und dadurch die Neurotransmitterproduktion und sympathische Aktivität steigert [24, 92]. Obwohl es zunehmend klarer wird, daß bei der Thyreotoxikose die Schilddrüsenhormone nicht synergistisch mit dem sympathischen Nervensystem zusammenarbeiten und nicht zu einer Steigerung der Katecholaminkonzentration führen, besteht kein Zweifel, daß die adrenerge Aktivität etwas mit diesem Zustand einer hyperdynamischen peripheren Zirkulation zu tun hat.

Dies könnte durch eine gesteigerte Zahl oder Affinität der beta-adrenergen Rezeptoren bedingt sein. In Tierversuchen konnte gezeigt werden, daß nach T_3-Applikation die Zahl der Beta-Rezeptoren ohne Änderung der Affinität zunahm [110].

Untersuchungen des kardialen Beta-Rezeptor-Adenylatzyklasesystems von euthyreoten Herzmuskelmembranen

Grundsätzlicher Aufbau und Wirkungsweise des Beta-Rezeptor-Enzymsystems

Durch radioaktiv markierte Beta-Blocker charakterisierbare Bindungsstellen [1, 3, 48, 63] können erst dann als Beta-Rezeptoren bezeichnet werden, wenn nach Bindung eines beta-adrenergen Pharmakons eine meßbare biologische Antwort intrazellulär erfolgt [8, 10, 12, 22]. Tatsächlich läßt sich nach Katecholaminbindung an spezifische Membranproteine eine Änderung der pro Zeiteinheit intrazellulär gebildeten Menge an cAMP bestimmen [25, 30, 73, 102].

Zyklisches Adenosinmonophosphat (cAMP), das durch die Adenylatzyklase aus ATP gebildet wird, vermag intrazellular als „second messenger“ zu wirken. In perfundierten Rattenherzen korreliert die Änderung der Kontraktionskraft durch Adrenalin mit einer Zunahme der intrazellulären cAMP-Konzentration [85]. Die Wirkung von cAMP beruht dabei auf einer akuten Zunahme der Ca^{2+}-Ionenkanäle in der Herzmuskelmembran [84]. Die dadurch ermöglichte Zunahme der intrazellulären Kalziumkonzentration führt ihrerseits zur Kontraktionskraftsteigerung.

Neben dieser Wirkung auf einen transmembranären Ionenfluß verändert cAMP über Proteinkinasen die intrazelluläre Aktivität von Lipasen und Gylkogensynthetasen und damit den zellulären Stoffwechsel (Abb. 1) [82].

Durch Solubilisierung läßt sich der beta-adrenerge Rezeptor aus der Membran entfernen, so daß eine Katecholamin-induzierbare Adenylatzyklaseaktivität nicht mehr nachweisbar ist. Fluorid und intrazelluläre Guaninnukleotide (z. B. GTP) können die Konzentration an intrazellulärem cAMP in solubilisierten Membranen aber weiterhin beeinflussen. Birnbaumer et al. [11] postulierten daher, daß das Rezeptor-Adenylatzyklasesystem aus drei Komponenten besteht (Abb. 1):
- dem Hormon- bzw. Pharmakonrezeptor,
- dem Guaninnukleotid- und Fluorid-bindenden Protein, auch regulatorische Untereinheit der Adenylatzyklase genannt,
- der katalytischen Einheit, an die ATP (Adenosintriphosphat), das Substrat zur Bildung von cAMP (zyklisches Adenosinmonophosphat), gebunden wird.

Durch Affinitätschromatographie ist solch ein Guaninnukleotid-bindendes Protein als Bestandteil der Adenylatzyklase aus Tauben- bzw. Truthahnerythrozytenmembranen isoliert worden [78, 95]. Das Guaninnukleotidbindungsprotein besitzt wegen seiner Mittlerfunktion zwischen Rezeptor und katalytischer Einheit (Abb. 1) eine Schlüsselfunktion für die hormonelle Wirkung auf die intrazelluläre cAMP-Konzentration.

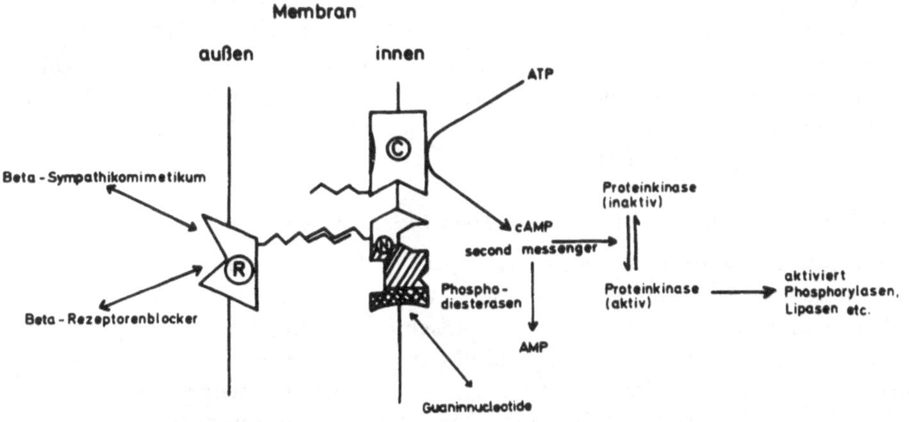

Abb. 1 Schematische Darstellung des Beta-Rezeptor-gekoppelten Adenylatzyklasesystems.
R = Beta-Rezeptor
N = Regulatorische Einheit (= Guaninnukleotid-Bindungsprotein)
C = Katalytische Einheit

Material

Radioaktiv markierte Nukleotide stammten von ICN Chemicals und Radioisotope Division (Irvine, Calif.), Choleratoxin von Schwarz/Mann (Orangeburg, NY). Alle anderen Chemikalien waren von analytischer Reinheit.

Methodik

Untersuchungen der drei Komponenten des Beta-Rezeptor-Adenylatzyklasesystems in Herzmuskelmembranen

Herzmuskelmembranpräparation

Herz: Die Tiere wurden durch Genickschlag getötet, die Herzen rasch entnommen und in gekühlter physiologischer Kochsalzlösung gespült, um das Blut zu entfernen. Die Herzen wurden dann in 10 mM Tris-HCl, pH 7.45, 4°C, sorgfältig von den Vorhöfen, dem Bindegewebe und den großen Gefäßen gesäubert, anschließend grob mit der Schere zerkleinert und mit dem Ultraturrax homogenisiert. Das Homogenat wurde dann bei 1500 × g (Sorvall RC-5, Rotor SS34, 3500 Upm) 15 min bei 4°C zentrifugiert. Das Sediment wurde, nachdem es jeweils während 30 sec in einem vorgekühlten Glas/Teflon-Potter homogenisiert worden war, noch zweimal im gleichen Volumen eines 10 mM-Tris-HCl-Puffers, pH 7.45, bei 1500 × g gewaschen. Zum Schluß wurde das Sediment in eisgekühltem 10 mM-Tris-HCl, pH 7.45, gelöst, wobei das Volumen dem 8–10fachen Feuchtgewicht der Herzen entsprechen soll. Die Proteinkonzentration lag im Bereich von 2–3 mg Protein/ml.

Messung der Beta-Rezeptorbindung in Herzmuskelmembranen

Frisch präparierte Membransuspension (0.2–0.7 mg Protein) wurden bei 37°C in 5.0 mM Tris-HCl, pH 7.4, 2.5 mM $MgCl_2$ mit 1.6 pMole ^{3}H-DHA und Substanzen, je nach Angabe, in einem Endvolumen von 1.0 ml inkubiert. Nach 10 Minuten, wenn nicht anders angegeben, wird membrangebundener und freier Ligand durch rasche Filtration und zwei folgende Spülungen mit 7.5 mM Tris-HCl, pH 7.4 (jeweils 10 ml) über Whatman-Fiberglasfilter (GF/C) getrennt. Die auf dem Filter befindliche Radioaktivität wurde durch einen Flüssigkeitsszintillationszähler bestimmt. Die unspezifische Bindung wurde, wie im nächsten Abschnitt beschrieben, in Anwesenheit von 10^{-5} M (–)Propranolol bestimmt.

Messung der Adenylatzyklaseaktivität in Herzmuskelmembranen

Die Enzymaktivität wird in einem zweistufigen Inkubationsverfahren gemessen. Zuerst inkubierten wir die Membransuspension (siehe oben) zusammen mit den jeweils angegebenen Substanzen 10 min bei 0°C. Anschließend fügten wir die Substanzen des Adenylatzyklaseassays hinzu und inkubierten das gesamte Reaktionsvolumen nochmals 10 min bei 37°C. Insgesamt wurden 60 µl eingesetzt, wobei das Reaktionsvolumen folgende Substanzen in der angegebenen Konzentration enthielt:

$MgCl_2$ 1 mM, Kreatinphosphat 8.7 mM, Kreatinphosphatkinase 50 U/ml, cAMP 1 mM, Isobutylmethylxanthin 5.4 mM, Tris-Puffer 50.5 mM, pH 7.8, ^{32}P-ATP 0.3 mM (25–50 cpm/pMol). Die Konzentration der eingesetzten Membransuspension lag zwischen 80 und 160 µg Protein/60 µl. Nach Ablauf der Inkubationszeit wurde die Reaktion gestoppt durch Zugabe von ATP und Na-Dodecylsulfat in einer Pufferlösung mit pH 7.5.

Zur Bestimmung der unspezifischen Filterbindung wurde die Membransuspension durch Tris-HCl, pH 7.5, ersetzt und die Proben im übrigen gleich behandelt.

Choleratoxinvorbehandlung von Herzmuskelmembranen

Die Behandlung von Herzmuskelmembranen mit Choleratoxin erfolgte nach der von Kaslow et al. [42] angegebenen Methode. Membranen (1.5 – 4.0 mg/ml) wurden mit 12 mM Kaliumphosphatpuffer, pH 7.5, 20 mM Thymidin, 5 mM ADP-Ribose, 20 mM Arginin-HCl, 100 U/ml Trasylol, 0.1 mM GTP, 100 µg/ml Choleratoxin (aktiviert mit 20 mM DTT bei 30°C für 10 min) und 1 mM NAD^+ (für Markierungsexperimente wurde ^{32}P-NAD^+ 10 µM, 5 – 30 Ci/nmol) eingesetzt. Kontrollmembranen wurden identisch behandelt, nur wurde Choleratoxin weggelassen. Die Reaktion wurde eingeleitet durch Zugabe von Membranen und über 30 min bei 30°C inkubiert. Die Reaktion wurde gestoppt durch Zugabe von einem 10fachen Volumen an eiskaltem 15 mM Kaliumphosphatpuffer, pH 7.5, und das Inkubationsgemisch anschließend dreimal gewaschen. Das endgültige Sediment wurde in 10 mM Tris-HCl, pH 7.45, gelöst, anschließend wurde der Adenylatzyklaseassay je nach Angaben oder aber eine SDS-Gel-Chromatographie mit anschließender Autoradiographie durchgeführt.

Durchführung der SDS-Gel-Chromatographie und Autoradiographie von Herzmuskelmembranen

Membranen (2 – 4 mg/ml), mit oder ohne Choleratoxin und ^{32}P-NAD inkubiert, wie vorhergehend beschrieben, wurden einer diskontinuierlichen Gelelektrophorese nach der Methode von Laemmli [55] in der Beschreibung von O'Farrell et al. [77] mit 10% Acrylamidgel bei 400 V für 7 Stunden unterzogen. Nach Färben, Entfärben und Trocknen wurden die Gele einem Röntgenfilm für 10 – 21 Tage ausgesetzt.

Messung der inkorporierten Menge an ^{32}P-NAD in Herzmuskelmembranen

Nach Behandlung der Membranen (Herzmuskelmembranen und Erythrozytenmembranen), wie zuvor aufgeführt, wurde die Bande entsprechend einem Protein mit dem MG 42K ausgeschnitten und die inkorporierte Radioaktivität im Flüssigkeitsszintillationszähler bestimmt. Die gemessene Radioaktivität wurde korrigiert durch Abzug der gemessenen Radioaktivität in Abwesenheit von Choleratoxin. Die Bande oberhalb und unterhalb der 42K-Bande zeigte wenigstens 38 – 61% weniger inkorporierte Radioaktivität. Die eingesetzte Proteinmenge betrug pro Streifen 0.33 mg.

Die Wirkung von Schilddrüsenhormonen auf das kardiale Beta-Rezeptor-Adenylatzyklasesystem in Ratten

Behandlung von Ratten zur Erzeugung einer hyperthyreoten bzw. hypothyreoten Stoffwechsellage

Männliche Ratten (250 – 400 g) von gleichem Alter und Gewicht wurden in drei Gruppen geteilt. Eine Gruppe wurde 65 Tage vor der Membranpräparation thyreoidektomiert. Wegen des gleichzeitigen Verlustes der Nebenschilddrüse wurde zusätzlich 1% Kalziumglukonat zum Trinkwasser gegeben. Diese Tiere wurden zur Bestimmung der ADP-Ribosilierung von Erythrozyten- und Herzmuskelmembranen sowie zur Messung der Adenylatzyklaseaktivität in Herzmuskelmembranen verwendet. Eine zusätzliche Gruppe wurde mit 0.1% Propylthiouracil (w/v) zum Trinkwasser für 21 Tage behandelt. Diese Ratten wurden zur Messung der Adenylatzyklaseaktivität und für Bindungsexperimente in Herzmuskelmembranen verwendet. Die Werte für die Adenylatzyklaseaktivität waren in beiden Gruppen identisch.

Die hyperthyreote Stoffwechsellage wurde durch subkutane Injektionen von Trijodthyronin (0.5 mg/kg Körpergewicht) erzielt. Die Ratten wurden einmal täglich über 5 Tage bis 24 h vor Versuchsbeginn behandelt. Diese, die Kontrollgruppe und die hypothyreote Gruppe wurden unter identischen Bedingungen gehalten mit Zugang zu Wasser und Futter, mit Ausnahme von jodfreiem Futter für die thyreoidektomierten Tiere.

Serumspiegelbestimmung für Trijodthyronin und Thyroxin

Verglichen mit den Werten in euthyreoten Ratten ($T_3 = 1.2 \pm 0.14$ ng/ml, $T_4 = 4.0 \pm 0.7$ ng/100 ml) waren die Trijodthyroninspiegel bei den T_3-behandelten Tieren 9.0 ± 1.4 ng/ml (T_3-RIA), und der Thyroxinspiegel in den thyreoidektomierten Tieren lag unterhalb der Nachweisgrenze (<2.0 ng/100 ml, T_4-Emit, Merck, Darmstadt).

Proteinbestimmung

Die Proteinbestimmung wurde nach Lowry et al. [64] mit Rinderserumalbumin als Standard durchgeführt.

Alle Experimente wurden mindestens dreimal durchgeführt, und jeder Einzelwert entsprach dem Mittelwert einer Dreifachbestimmung.

Charakterisierung eines spezifischen kardialen beta-adrenergen Rezeptors

Markierte Pharmaka und Hormone binden sich nicht nur an eine spezifische Bindungsstelle oder einen spezifischen Rezeptor. In eigenen Untersuchungen band sich ^{3}H-DHA an Glasfaserfilter (GF/C) und konnte konzentrationsabhängig aus dieser Bindung verdrängt werden (Weinsteiger, 1981). Obwohl in diesen Bindungsexperimenten Charakteristika einer spezifischen Hormon-Rezeptor-Bindung erfüllt waren (z. B. hohe Affinitätskonstanten, Abhängigkeit der Bindung von der Inkubationszeit und der zugeführten Konzentrationen sowie Hemmung der Bindung des radioaktiv markierten Pharmakons durch unmarkierte Pharmaka), muß diese Bindung als unspezifisch angesehen werden, da mit dieser „Hormon-Rezeptor-Bindung" keine biologische Antwort verbunden ist [83].

^{3}H-DHA und steigende Konzentrationen der unmarkierten (−)stereoisomeren und (+)stereoisomeren Form von Alprenolol wurden mit Herzmuskelmembranen von Meerschweinchen inkubiert und die Bindung des radioaktiv markierten Alprenolol an seine Bindungsstellen bestimmt (Abb. 2b). Die (−)isomere Form von Alprenolol zeigt gegenüber der (+)isomeren Form eine 100fache höhere Affinität zur Bindungsstelle, die damit also eine stereospezifische Bindungseigenschaft besitzt. Bei 10^{-5} M oder höheren Konzentrationen von (+)- oder (−)Stereoisomeren des Alprenolols wird der radioaktiv markierte Ligand aus Bindungsstellen verdrängt, die über keine stereospezifische Bindungseigenschaft verfügen.

Um zwischen diesen beiden Bindungsstellen (die eine, bei der eine stereospezifische Bindungseigenschaft in Anwesenheit von Konzentrationen $< 10^{-5}$ M nachweisbar ist, und die andere, an der zwar eine Bindungshemmung für ^{3}II-DHA, aber keine Stereospezifität in Anwesenheit von Konzentrationen $> 10^{-5}$ M mehr nachweisbar ist) unterscheiden zu können, wurden Herzmuskelmembranen bei 37°C für 23 Stunden inkubiert (Abb. 2 a). Unter diesen Bedingungen nimmt der Anteil des gebundenen ^{3}H-DHA stetig ab, wohingegen die Bindungskapazität in Anwesenheit von 10^{-5} M (−)Alprenolol über 23 h gleich bleibt. Bindungsexperimente mit (+)- und (−)Alprenolol an frisch präparierten Herzmuskelmembranen zeigt die Abb. 2 b.

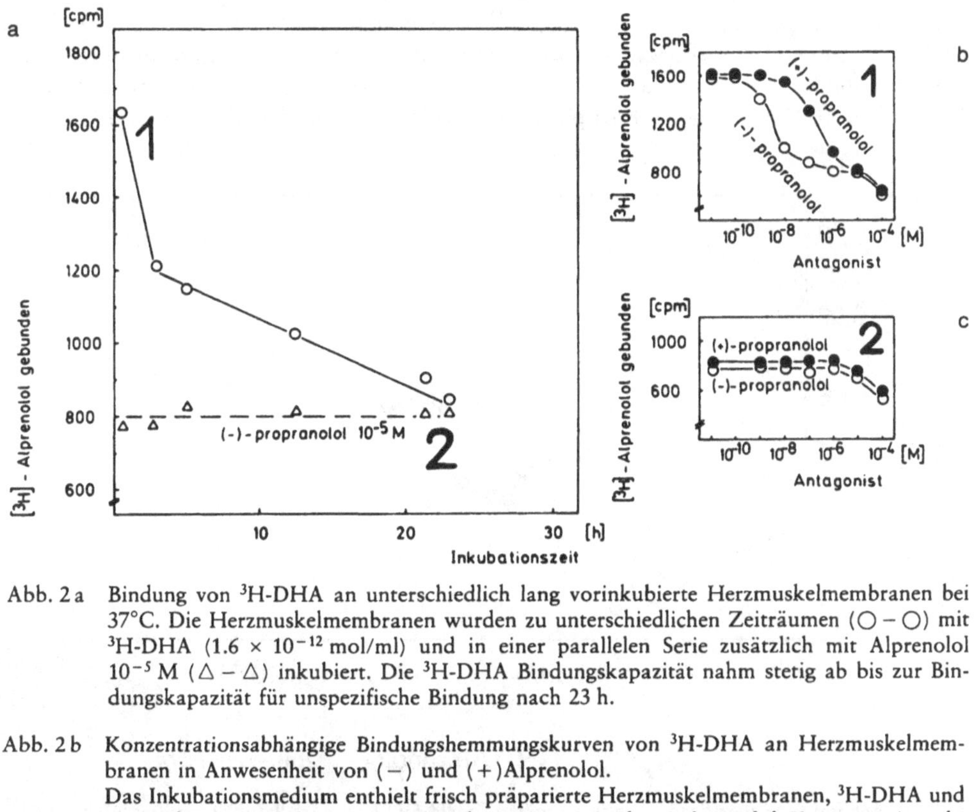

Abb. 2 a Bindung von ^{3}H-DHA an unterschiedlich lang vorinkubierte Herzmuskelmembranen bei 37°C. Die Herzmuskelmembranen wurden zu unterschiedlichen Zeiträumen (○ − ○) mit ^{3}H-DHA (1.6×10^{-12} mol/ml) und in einer parallelen Serie zusätzlich mit Alprenolol 10^{-5} M (△ − △) inkubiert. Die ^{3}H-DHA Bindungskapazität nahm stetig ab bis zur Bindungskapazität für unspezifische Bindung nach 23 h.

Abb. 2 b Konzentrationsabhängige Bindungshemmungskurven von ^{3}H-DHA an Herzmuskelmembranen in Anwesenheit von (−) und (+)Alprenolol.
Das Inkubationsmedium enthielt frisch präparierte Herzmuskelmembranen, ^{3}H-DHA und steigende Konzentrationen von unmarkiertem (−)- und (+)Alprenolol. Konzentrationsabhängige Verdrängungskurven zeigen eine 100fach vergrößertere Verdrängung durch das (−)Isomer als durch das (+)Isomer.

Abb. 2 c In diesem Experiment waren die Herzmuskelmembranen über 23 h bei 37°C vorinkubiert und dann erst mit ^{3}H-DHA und steigenden Konzentrationen von (−)- und (+)Alprenolol inkubiert. In dem Konzentrationsbereich zwischen $10^{-9}-10^{-5}$ M und größer als 10^{-5} M war kein stereospezifischer Effekt erkennbar.

Das gleiche Experiment wurde an Membranen durchgeführt, die über 23 h bei 37°C (Abb. 2c) inkubiert wurden. Konzentrationen kleiner als 10^{-5} M (+)- oder (−)Alprenolol beeinflussen nicht die Bindung von ^{3}H-DHA. Erst Konzentrationen größer als 10^{-5} M hemmen die Bindung, allerdings nicht stereospezifisch. 50% des total gebundenen ^{3}H-DHA werden an nicht stereospezifische Bindungsstellen gebunden. Dieser nicht stereospezifisch gebundene Anteil wird daher von uns auch als „unspezifische Bindung" definiert.

Abb. 3 zeigt das Ergebnis der Bindung von ^{3}H-DHA und steigender Konzentration unmarkierten Alprenolols an frisch präparierte Herzmuskelmembranen. Die Auftragung der Daten zeigt einen linearen Scatchard Plot [90] nach Abzug der gebundenen Menge von ^{3}H-DHA in Anwesenheit von 10^{-5} M (−)Alprenolol, also der unspezifischen Bindung. Die Dissoziationskonstante (K_D), die aus der Steigung der Geraden bestimmt wird, beträgt 7×10^{-9} M. Der Schnittpunkt der Ordinaten mit der Geraden gibt die maximale Zahl an Rezeptoren an (0.07 pMole/ml = 0.15 pMole/mg Protein). Das gleiche Experiment wurde durchgeführt, nachdem die Membranen 8 h bei 37°C erhitzt wurden. Bei Auftragung beider Daten in das gleiche Diagramm ergibt sich eine parallele Steigung als Hinweis für identische Dissoziationskonstanten ($K_D = 7 \times 10^{-9}$ M). Der Schnittpunkt der Geraden mit der Ordinaten entspricht

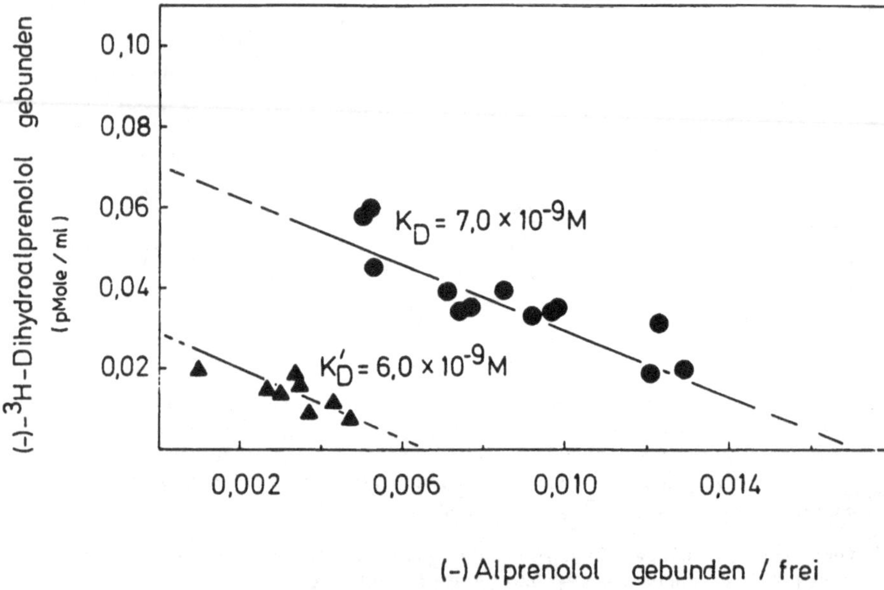

Abb. 3 Bestimmung spezifischer Bindungsstellen für ^{3}H-DHA an vorbehandelten (über 8 h bei 37°C) und nicht vorbehandelten Herzmuskelmembranen.
Frische Herzmuskelmembranen (● – ●) und über 8 h bei 37°C vorbehandelte Herzmuskelmembranen (▲ – ▲) wurden während 37°C mit 1.6 Picomolen ^{3}H-DHA, 5.0 mM Tris/HCl, 2.5 mM $MgCl_2$ und steigenden Konzentrationen an (−)- und (+)Alprenolol über 10 min bei 37°C inkubiert. Die Auftragung nach Scatchard [90] ergibt eine Bindungskapazität von 0.15 Picomolen/mg Protein und eine von 0.06 Picomolen/mg Protein an vorbehandelter Membran (über 8 h bei 37°C).

jedoch einer wesentlich kleineren Zahl an Rezeptoren (0.06 pMole/mg Protein). Bei Erhitzen von Herzmuskelmembranen nimmt also die Zahl spezifischer Bindungsstellen zeitabhängig ab; die Affinität der verbleibenden Bindungsstellen ist jedoch identisch.

Diese Experimente (Abbildg. 2 und 3) zeigen, daß radioaktiv markierte Pharmaka nicht nur an „spezifische" Bindungsstellen gebunden werden. Die Definition der „unspezifischen Bindung" ist daher wesentlich für die Wertung experimenteller Daten.

Aufgrund der von uns durchgeführten Untersuchungen (s. Abbildg. 2 und 3) kann der in Anwesenheit von 10^{-5} M (−)Alprenolol gebundene Anteil an ^{3}H-DHA aus folgenden Gründen als unspezifisch gebunden angenommen werden:

– die experimentellen Inhibitionskurven für die ^{3}H-DHA-Bindung in Anwesenheit von (−)- und (+)Alprenolol schneiden sich bei einer Konzentration von 10^{-5} M (Abb. 2 b); die stereospezifischen Bindungsstellen sind also abgesättigt;

– der an vorinkubierten Membranen (Inkubation bei 37°C über 23 h) gebundene Anteil an ^{3}H-DHA entspricht genau dem Anteil, der in Anwesenheit von 10^{-5} M (−)Alprenolol noch gebunden wird (Abb. 2 a);

– an vorinkubierten Membranen (Inkubation bei 37°C über 23 h) wird in einem Konzentrationsbereich von 10^{-9} – 10^{-5} M die Bindung von ^{3}H-DHA nicht inhibiert; dies geschieht erst bei Konzentrationen größer als 10^{-5} M (Abb. 2 c).

Im Gegensatz zu unserem Ergebnis fanden Harden et al. [33] und Caron und Lefkowitz [13] keine weitere Bindungshemmung bei einer Ligandenkonzentration größer als 10^{-5} M. Alexander et al. [1] erreichten in ihren Untersuchungen am Hundeherzen einen 15- bis 30prozentigen Anteil an spezifischer Bindung, während der Anteil an spezifischer Bindung am Meerschweinchenherzen etwa 50% beträgt.

Cuatrecasas und Hollenberg [21] wiesen eine Verdrängung von verschiedenen markierten Hormonen durch unmarkierte Hormone an verschiedenen Materialien nach. Sie folgerten deshalb ebenfalls, daß die Reversibilität einer Bindung allein nicht als Nachweis für die Spezifität einer Hormon-Rezeptorbindung dienen kann. Das stereospezifische Unterscheidungsvermögen einer Bindungsstelle erweist sich damit aufgrund der aufgeführten Bindungsexperimente (Abbildg. 2 und 3) an Herzmuskelmembranen als das entscheidende Kriterium zur Unterscheidung spezifischer und unspezifischer Bindung [47] neben den bereits von anderen Arbeitsgruppen erarbeiteten und allgemein akzeptierten Kriterien: die Bindung muß rasch reversibel, endlich sein und sollte eine hohe Affinität für beta-adrenerge Pharmaka besitzen [17, 57, 67].

Charakterisierung einer kardialen Adenylatzyklase

Ein biologischer Rezeptor liegt dann vor, wenn durch Bindung eines Pharmakons oder Hormons eine biologische Antwort hervorgerufen wird. Die Adenylatzyklase ist das entsprechende Hormon, welches an den beta-adrenergen Rezeptor gebunden ist und ATP in zyklisches AMP umbaut.

Inkubation von homogenisierten Herzmuskelzellmembranen mit steigenden Konzentrationen von l-Isoprenalin (bis 50 µM) zeigen nur einen schwachen stimulatorischen

Effekt auf die Adenylatzyklaseaktivität (Basalaktivität 250 pMole cAMP/mg Protein × 10 min) bis auf 450 pMole cAMP/mg Protein × 10 min (Abb. 4). Werden Guaninnukleotide (GppNHp 10^{-4} M) dem Inkubationsmedium zugefügt, so kommt es zu einer 7fachen Steigerung der basalen Adenylatzyklaseaktivität als Ausdruck eines potenzierenden Effektes der Guaninnukleotide auf den Katecholamineffekt.

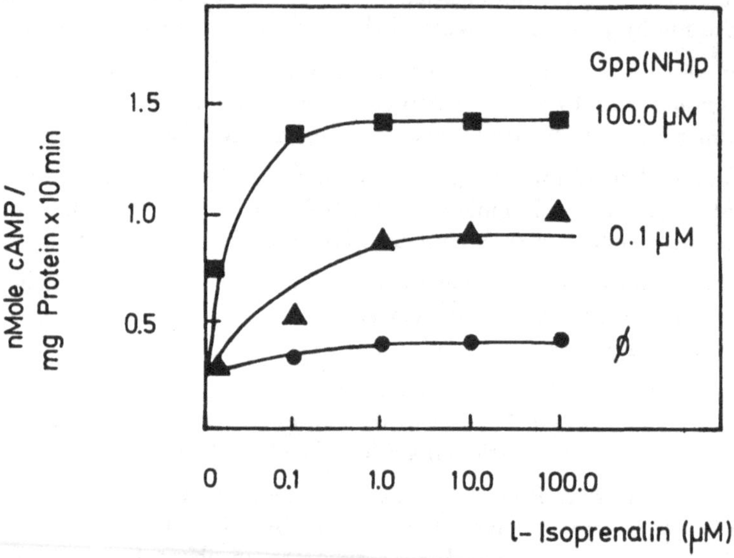

Abb. 4 Wechselseitige Abhängigkeit der Wirkung von GppNHp und l-Isoprenalin auf die Adenylatzyklase von Tris-Puffer gewaschenen Meerschweinchenherzmuskelhomogenaten. Herzmuskelmembranen (80 – 160 µg Protein/60 µl) wurden bei 0°C für 10 min mit GppNHp und Isoprenalin inkubiert, anschließend erfolgt über 10 min bei 37°C die Inkubation mit dem aufgeführten Adenylatzyklaseansatz. Gestoppt wurde die Reaktion mit ATP und Natriumdodecylsulfat im Überschuß. GppNHp vermag in Anwesenheit geringer Konzentrationen von l-Isoprenalin (1 µM) die Adenylatzyklase maximal zu stimulieren.

Durch Solubilisierung der Herzmuskelzellmembranen läßt sich der stimulatorische Effekt der Guaninnukleotide auf die Adenylatzyklaseaktivität unter Umgehung der Bindung an den Beta-Rezeptor nachweisen (Abb. 5). Eine zusätzliche Inkubation mit Katecholaminen zeigt keinen spezifischen Effekt auf die Enzymaktivität, womit gezeigt ist, daß bei der Präparation selektiv ein Verlust des Beta-Blockers aufgetreten ist. Andererseits wird die basale Aktivität durch GppNHp (10^{-4} M) und Fluorid (10^{-2} M) (Abb. 5) um ein Vielfaches gesteigert. Obwohl Fluorid das Enzym ebenfalls in Abwesenheit von Katecholaminen stimuliert, bleibt zu klären, ob Fluorid die Enzymaktivität über die gleiche Bindungsstelle stimuliert wie die Guaninnukleotide.

Um diesen Mechanismus aufzuklären, wurden Herzmuskelmembranen mit und ohne GMP (10^{-4} M) und l-Isoprenalin 10^{-4} M) (Tab. 1) inkubiert. Die basale Aktivität wies in beiden Experimenten keinen Unterschied auf. Zugabe von GppNHp (10^{-4} M) wies eine nahezu 4fache Stimulation verglichen mit einer 2fachen Stimulation in Kontrollmembranen auf. Kein weiterer Unterschied konnte bei gleichzeitiger Stimula-

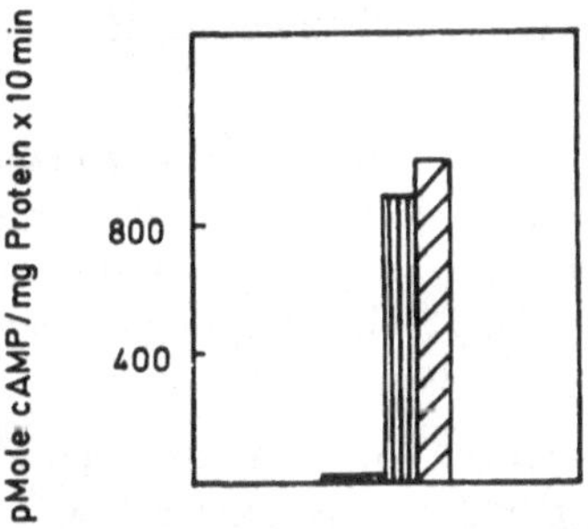

Abb. 5 Wirkung von l-Isoprenalin, GppNHp und Fluorid auf die Adenylatzyklaseaktivität in solubilisierten Herzmuskelmembranen. Herzmuskelmembranen wurden in 1% Lubrol PX solubilisiert [59], der Adenylatzyklaseassay wurde wie in Methodik erwähnt, durchgeführt. GppNHp und Fluorid demonstrieren einen deutlichen Anstieg der basalen Adenylatzyklase (26- versus 28 fach) in solubilisierten Herzmuskelmembranen, während l-Isoprenalin keinen stimulatorischen Effekt aufweist.

■ Basalaktivität
▥ GppNHp (10^{-4} M)
▧ l-Isoprenalin (10^{-4} M)
▨ Fluorid (10^{-2} M)

Tabelle 1 Wirkung einer Vorinkubation mit GMP 10^{-4} M und l-Isoprenalin 10^{-4} M auf die nachfolgende Stimulation der Adenylatzyklaseaktivität von Meerschweinchenherzmuskelmembranen (in pMole/mg Protein × min). Durch diese Vorinkubation wird eine höhere Stimulierbarkeit mit GppNHp allein erreicht als in der Kontrollmembran. Durch Anwesenheit von GTP wird der Fluorideffekt gehemmt.

Meerschweinchenherz muskelmembranen	Basal-aktivität	Gpp(NH)p 10^{-4} M	Gpp(NH)p 10^{-4} M l-Isoprenalin 10^{-4} M	F^- 10^{-2} M	F^- 10^{-2} M GTP 10^{-4} M
Kontrolle (ohne Vorinkubation	256	473	1280	814	706
Vorinkubation mit GMP 10^{-4} M und l-Isoprenalin 10^{-4} M	240	1088	1440	940	620

tion durch GppNHp (10^{-4} M) zusammen mit l-Isoprenalin (10^{-4} M) gemessen werden. In Anwesenheit von GMP (10^{-4} M) stimulierte Fluorid (10^{-2} M) die Adenylatzyklaseaktivität, aber der Effekt nahm ab in Anwesenheit von GTP (10^{-4} M).

Unsere Ergebnisse zeigen, daß Katecholamine die basale kardiale Adenylatzyklase 1,8fach stimulieren. In Anwesenheit von Guaninnukleotiden steigt die basale Aktivität um das 5–6fache, entsprechend eher eines experimentellen als eines additiven stimulatorischen Effektes der Guaninnukleotide auf den stimulatorischen Effekt der Katecholamine.

Experimentell konnte gezeigt werden, daß die stimulierenden Guaninnukleotide (^{3}H-GTP) an ein spezifisches Guaninnukleotidbindungsprotein nur in Anwesenheit von Katecholaminen gebunden werden [93]. Dissoziation dieses Komplexes ist nur in Anwesenheit von Katecholaminen möglich. Über 80% der durch l-Isoprenalin freigesetzten Guaninnukleotide sind GDP. Damit wird GTP nach Bindung an seine spezifische Bindungsstelle zu GDP hydrolysiert [96].

Hohe Konzentrationen an GTP vermindern den stimulatorischen Effekt von GppNHp auf die Adenylatzyklase [79, 88, 93]. Beide Guaninnukleotide müssen daher an dieselbe Bindungsstelle gebunden werden. GppNHp zeigt einen größeren stimulatorischen Effekt als GTP (hydrolysiert zu GDP), denn GppNHp verursacht einen dauerhaft aktivierenden Komplex des Enzyms.

Tab. 1 zeigt deutlich, daß eine gemeinsame Inkubation von Guaninnukleotiden und Fluoriden zu Interaktionen bei der Stimulation der Adenylatzyklase führt. Experimente in Truthahnerythrozytenmembranen zeigen einen hemmenden Effekt von GMP auf die Fluorid-induzierte Stimulation der Adenylatzyklase, während in Anwesenheit von GTP der gleiche Effekt wie ohne GTP meßbar war [93, 94]. Dies zeigt, daß in Truthahnerythrozytenmembranen der stimulatorische Effekt von Fluorid abhängig von dem jeweiligen Guaninnukleotid ist, welches an das Guaninnukleotidbindungsprotein gebunden ist.

Aufgrund der gegenseitigen Beeinflussung von Guaninnukleotiden und Fluoriden muß gefolgert werden, daß sowohl Guaninnukleotide als auch Fluorid die Adenylatzyklaseaktivität über dieselbe regulatorische Einheit beeinflussen. Der unterschiedliche Effekt von GMP oder GTP auf die fluoridbedingte Stimulation der Adenylatzyklase in Truthahnerythrozyten und Herzmuskelmembranen läßt eine unterschiedliche Zusammensetzung des regulatorischen Proteins vermuten [98].

Nachweis einer regulatorischen Untereinheit der kardialen Adenylatzyklaseaktivität

Bisher wurde gezeigt, daß durch Katecholamine nach Bindung an eine spezifische Bindungsstelle in Herzmuskelmembranen die Adenylatzyklaseaktivität stimuliert wird. Guaninnukleotide und Fluorid ihrerseits können die Adenylatzyklaseaktivität unter Umgehung des Beta-Rezeptors über ein eigenes Bindungsprotein, das Guaninnukleotidbindungsprotein (= regulatorische Einheit), beeinflussen [79]. Dieses Bindungsprotein besitzt ein Guaninnukleotid-spaltendes Enzym, die GTPase [15]. Durch dieses Enzym wird aktivierendes GTP zu GDP dephosphoriliert. GDP stimuliert nicht mehr die Adenylatzyklaseaktivität. Die Enzymaktivität der spezifischen GTPase kann durch Messung des abgespaltenen Phosphatmoleküls (P_i) direkt bestimmt werden.

$$\mathrm{GTP} \xrightarrow[\mathrm{GTPase}]{} \mathrm{GDP} + P_i$$

Diese Wirkung der GTPase ist nun wiederum hemmbar durch Choleratoxin [16].

Wirkung von Choleratoxin auf die regulatorische Untereinheit der Adenylatzyklase

Choleratoxin hemmt in Anwesenheit von NAD (Nicotinamid-Adenin-Dinucleotid) die GTPase-Aktivität in verschiedenen Membranen [66, 74, 79, 94]. Durch Choleratoxin-induzierte Spaltung entsteht aus NAD eine ADP-Ribose. ADP-Ribose hemmt nach Bindung an die GTPase die Bildung von GDP aus GTP.

$$\mathrm{NAD} + \mathrm{N} \xrightarrow[\mathrm{Choleratoxin}]{} \mathrm{ADP\text{-}Ribose} - \mathrm{N} + \mathrm{Nicotinamid} + \mathrm{H}^+$$

N = Regulatorprotein mit GTPase (= Guaninnukleotidbindungsprotein)

Diese Reaktion bezeichnet man auch als Choleratoxin-katalysierte ADP-Ribosilierung des Guaninnukleotidbindungsproteins.

In Herzmuskelmembranen (Abb. 6) ist die Basalaktivität der Adenylatzyklase in den Choleratoxin-vorbehandelten Membranen (14 pMole cAMP/mg Protein × min) und in den Kontrollmembranen gering unterschiedlich (18.5 pMole cAMP/mg Protein × min) (Abb. 6). GTP 10^{-4} M allein führt zu keiner Stimulation der Basalaktivität, erreicht aber in Choleratoxin-vorbehandelten Membranen eine Aktivität von 21.5 pMole cAMP/mg Protein × min (Abb. 6).

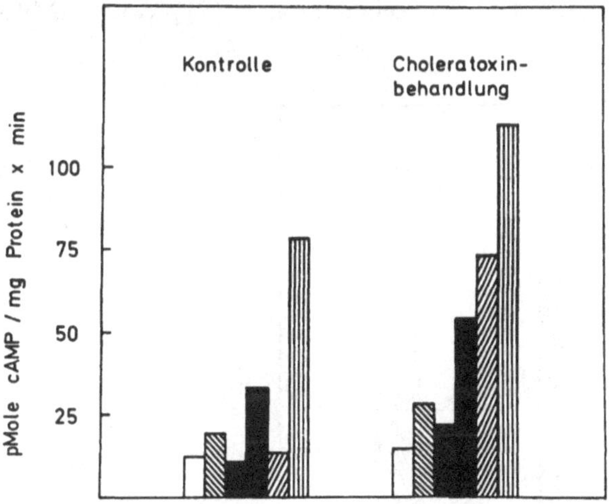

Abb. 6 Wirkung von l-Isoprenalin, GTP und GppNHp auf die Adenylatzyklaseaktivität in Choleratoxin-vorbehandelten Herzmuskelmembranen. Herzmuskelmembranen (1.5 – 4.0 mg Protein/ml) wurden mit 12 mM Kaliumphosphatpuffer, pH 7.5, 20 mM Thymidin, 5 mM ADP-Ribose, 20 mM Arginin-HCl, 100 IE/ml Aprotinin, 0.1 mM GTP, 100 µg/ml aktiviertes Choleratoxin und 1 mM NAD^+ über 30 min bei 30°C inkubiert. Kontrollmembranen wurden identisch behandelt ohne Verwendung von Choleratoxin. Die Reaktion wurde durch Überschuß an Kaliumphosphatpuffer gestoppt, anschließend die Adenylatzyklaseaktivität gemessen (s. Legende zu Abb. 8).

□ Basalaktivität;	▧ l-Isoprenalin 0.1 mM;
▦ GppNHp 0.1 mM;	▨ l-Isoprenalin und GTP;
▥ GppNHp und Isoprenalin;	■ GTP 0.1 mM

l-Isoprenalin und GTP stimulieren die Adenylatzyklase nicht in den Kontrollmembranen, während in den Choleratoxin-vorbehandelten Membranen die Wirkung mit der von l-Isoprenalin und GppNHp in den Kontrollmembranen vergleichbar ist.

GppNHp stimuliert in den Kontrollmembranen die Adenylatzyklaseaktivität auf 34 pMole cAMP/mg Protein × min und in den Choleratoxin-vorbehandelten Membranen auf 53 pMole cAMP/mg Protein × min (Abb. 6). Während Isoprenalin 10^{-4} M und GTP 10^{-4} M zusammen die Adenylatzyklase in den Kontrollmembranen nicht stimulieren, erreichen sie in Choleratoxin-vorbehandelten Membranen 72 pMole cAMP/mg Protein × min, die gleiche Aktivität wie sie durch Isoprenalin 10^{-4} M und

GppNHp 10^{-4} M in den Kontrollmembranen erreicht wird (Abb. 6). In Choleratoxin-vorbehandelten Membranen steigt die Adenylatzyklaseaktivität durch Isoprenalin und GppNHp auf 112 pMole cAMP/mg Protein × min (Abb. 6).

Den Effekt der Choleratoxinvorbehandlung auf die Fluorid-induzierte Adenylatzyklaseaktivität in Herzmuskelmembranen zeigt die Abb. 7. In Anwesenheit von Isoprenalin 10^{-4} M und GTP 10^{-4} M beträgt die Aktivität in Choleratoxin-vorbehandelten Membranen 75 pMole cAMP/mg Protein × min im Vergleich zum fehlenden Effekt in den Kontrollmembranen. Fluorid stimuliert dagegen in den Kontrollmembranen die Adenylatzyklaseaktivität deutlicher (87 pMole cAMP/mg Protein × min) als in den Choleratoxin-vorbehandelten Herzmuskelmembranen (53 pMole cAMP/mg Protein × min).

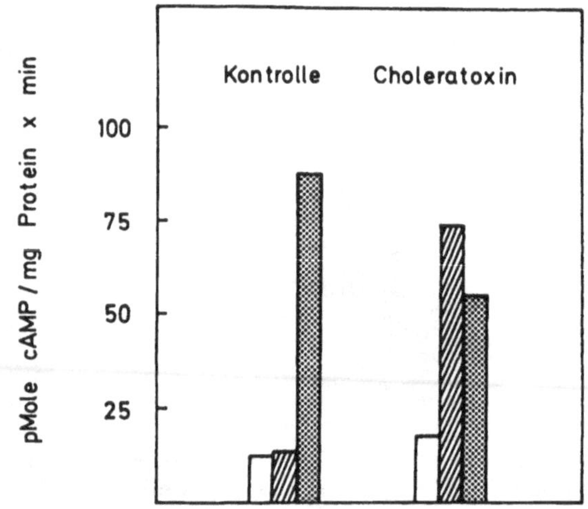

Abb. 7 Wirkung von Fluorid auf die Adenylatzyklaseaktivität in Choleratoxin-vorbehandelten Herzmuskelmembranen.
Die Wirkung von Fluorid wird in Choleratoxin-vorbehandelten Herzmuskelmembranen gehemmt.

□ Basalaktivität; ▨ l-Isoprenalin 0.1 mM und GTP 0.1 mM; ▩ Fluorid 10 mM

Choleratoxin besitzt eine NAD-spaltende Aktivität und transferiert die ADP-Ribose auf das Guaninnukleotidbindungsprotein [71, 72]. In Truthahnerythrozytenmembranen ist die hemmende Wirkung auf die GTPase-Aktivität direkt durch verminderte Phosphatbildung meßbar [16]. Diese direkt meßbare Choleratoxinwirkung kann dann mit der Adenylatzyklaseaktivität korreliert werden. Da in Herzmuskelmembranen mehrere unspezifische Nukleotidasen vorhanden sind, kann die spezifische (d. h. Katecholamin-stimulierbare) GTPase-Aktivität nicht bestimmt werden [15]. Auf die hemmende Wirkung von Choleratoxin auf die GTPase kann nur aus der gesteigerten Stimulation der kardialen Adenylatzyklaseaktivität durch GTP geschlossen werden, die in unseren Untersuchungen der von GppNHp entspricht (GppNHp wird nicht durch die GTPase dephosphoriliert).

Die verminderte Fluoridstimulation der kardialen Adenylatzyklase (Abb. 7) in Anwesenheit von Choleratoxin ist charakteristisch für die Choleratoxin-Wirkung auf die GTPase in den verschiedenen Membranen, ohne daß bisher der zugrundeliegende Mechanismus geklärt werden konnte [15, 96]. Der gehemmte Fluorideffekt kann nicht allein durch die Choleratoxin-bedingte GTPase-Hemmung erklärt werden.

Während der fluoridbedingte Effekt auf die Adenylatzyklaseaktivität in Choleratoxin-vorbehandelten Herzmuskel- und Truthahnerythrozytenmembranen vergleichbar ist, ist die Wirkung von Isoprenalin und GppNHp unterschiedlich. In Truthahnerythrozytenmembranen wird in Kontroll- und Choleratoxin-vorbehandelten Membranen die gleiche maximale Aktivität erreicht [96], während in Herzmuskelmembranen eine unterschiedliche Aktivität erreicht wird (Kontrollmembranen 72 pMole cAMP/mg Protein × min, Choleratoxin-vorbehandelte Membranen 112 pMole cAMP/mg Protein × min) (Abb. 6). Möglicherweise ist dieser Befund auf die unterschiedliche Zugänglichkeit des Guaninnukleotidbindungsproteins für GppNHp in Herzmuskel- und Truthahnerythrozytenmembranen zurückzuführen. Am Guaninnukleotidbindungsprotein von Truthahnerythrozytenmembranen ist ein Guaninnukleotidwechsel nur in Anwesenheit von Katecholaminen oder nach Vorinkubation mit GMP möglich, während in Herzmuskelmembranen die Katecholamine den Austausch nur beschleunigen, aber ihn nicht erst ermöglichen.

Es wäre also denkbar, daß durch Choleratoxin nur die Guaninnukleotidbindungsproteine beeinflußt werden, die in Verbindung mit einem Beta-Rezeptor stehen. Bei der Vorbehandlung der Herzmuskelmembranen mit Choleratoxin befindet sich bereits l-Isoprenalin/GTP im Ansatz, so daß nach der Vorbehandlung der Membranen für die Untersuchung der Adenylatzyklasestimulierbarkeit die hohe GppNHp-Konzentration ausreichen könnte, über Guaninnukleotidbindungsproteine zu stimulieren, die nicht über Beta-Rezeptoren mit dem Enzym verbunden sind.

Markierung der regulatorischen Untereinheit der Adenylatzyklase mit radioaktivem NAD

In Taubenerythrozytenmembranen gelang erstmals durch Verwendung von radioaktivem NAD (^{32}P-NAD) in Anwesenheit von Choleratoxin durch SDS-Gelelektrophorese im Autoradiogramm der Nachweis eines Proteins, an das sich markierte ADP-Ribose spezifisch bindet (die Reaktion entspricht der Choleratoxin-katalysierten ADP-Ribosilierung) [28, 29]. Auf die Identität dieses Proteins mit dem Guaninnukleotidbindungsprotein wird im Rahmen der Diskussion eingegangen. Der gleiche experimentelle Ansatz ermöglicht den Nachweis des Guaninnukleotidbindungsproteins in menschlichen Erythrozytenmembranen [42, 43] und in Truthahnerythrozytenmembranen [94].

An Herzmuskelmembranen sind derartige Verfahren u. W. noch nicht publiziert worden.

Herzmuskelmembranen werden, wie zuvor unter Methodik beschrieben, mit Choleratoxin und radioaktiv markiertem NAD inkubiert, um die ADP-Ribosilierung des Regulatorproteins zu erreichen.

Im Autoradiogramm der SDS-Gelelektrophorese kommen in den Membranen, die mit Choleratoxin inkubiert wurden, deutliche Proteinbande zur Darstellung: in Erythrozytenmembranen von Menschen und Ratten jeweils eine Bande mit einem Molekulargewicht von 42000; in Rattenherzmuskelmembranen finden sich zwei spezifische ADP-ribosilierte Banden, entsprechend einem Molekulargewicht von 42000 und 46000 (Abb. 8).

In Erythrozytenmembranen von Menschen und Ratten erfolgt eine spezifische Choleratoxin-katalysierte ADP-Ribosilierung an einem Protein mit dem Molekulargewicht 42000 (Abb. 8). Die Erklärung dafür, daß dieses Protein dem Guaninnukleotidbindungsprotein entspricht, ist folgende:

Choleratoxin hemmt die GTPase-Aktivität, wodurch GTP nicht gespalten wird und die Adenylatzyklase wie GppNHp stimuliert, das nicht durch die GTPase inaktiviert werden kann [15]. Taubenerythrozytenmembranen mit ^{32}P-NAD und Choleratoxin

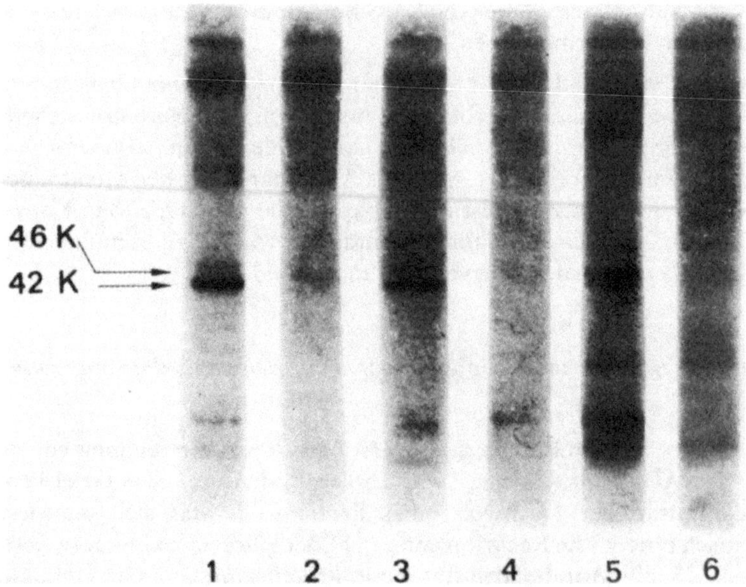

Abb. 8 Polyacrylamid-Analyse (Autoradiogramm) Choleratoxin-vorbehandelter menschlicher Erythrozytenmembranen, Rattenerythrozytenmembranen und Rattenherzmuskelmembranen.
Das Autoradiogramm zeigt in Anwesenheit von Choleratoxin eine deutliche Proteinbande (entsprechend einem Molekulargewicht von 42000) in Erythrozytenmembranen von Menschen und Ratten. In Herzmuskelmembranen finden sich zwei gleiche Banden entsprechend einem Molekulargewicht von 42000 und 46000. Die 42K-Bande entspricht dem Guaninnukleotidbindungsprotein, während die 46K-Bande einer Untereinheit des Guaninnukleotidbindungsproteins entsprechen könnte.
Experimentelle Durchführung wie unter „Methodik" beschrieben.

inkubiert, können einer GTP-Affinitätschromatographie unterzogen werden, und das spezifisch markierte Membranprotein (Molekulargewicht 42 000) kann als Eluat zurückgewonnen werden [14, 79]. Transferiert man dieses spezifisch ADP-ribosilierte Guaninnukleotidbindungsprotein in unbehandelte Taubenerythrozytenmembranen, stimuliert GTP die Adenylatzyklaseaktivität entsprechend einer gehemmten GTPase-Aktivität [14]. Guaninnukleotidbindungsprotein und spezifisch ADP-ribosiliertes Membranprotein (MG 42 000) in Anwesenheit von Choleratoxin sind damit identisch.

In Ratten- und Meerschweinchenherzmuskelmembranen finden sich im Gegensatz zur Erythrozytenmembranen zwei Banden, entsprechend den Molekulargewichten von 42 000 und 46 000. Die Bedeutung der 46K-Bande ist noch unklar. Die in die 46K-Bande inkorporierte Radioaktivität war mindestens 38% geringer als in die 42K-Bande.

Membranen von S49-Lymphomazellmembranen und Rattenhepatomazellmembranen (HTC-4) haben ebenfalls eine zusätzliche Choleratoxin-spezifische Proteinbande (MG 52 000 – 53 000) [37], ebenso menschliche Fibroblasten (MG 47 000 [66]). In der gereinigten regulatorischen Einheit aus Leberzellmembranen dienen von 3 Proteinbanden mit den Molekulargewichten 52 000, 45 000 und 35 000 nur die 52K- und 45-Bande als Choleratoxinsubstrat. Möglicherweise ist das Guaninnukleotidbindungsprotein aus Untereinheiten mit unterschiedlichen Molekulargewichten aufgebaut, die die stimulatorische oder inhibitorische Wirkung eines Guaninnukleotidbindungsproteins auf die Adenylatzyklase mitbestimmen [86]. Die Zusammensetzung der Untereinheiten könnte spezies- bzw. organspezifisch unterschiedlich sein.

In den letzten Jahren wurden Befunde erhoben, die zeigen konnten, daß die stimulatorische Einheit aus drei differenten Untereinheiten besteht, nämlich alpha, beta und gamma [97]. GTP bindet an die α-Untereinheit, und wenn die Bindung erfolgt, dissoziiert die α-Untereinheit von β- und γ-Untereinheit ab und aktiviert die katalytische Einheit.

Beeinflussung des Beta-Rezeptor-gekoppelten Adenylatzyklasesystems in Herzmuskelmembranen durch die Schilddrüsenstoffwechsellage

Nach Charakterisierung und Quantifizierung der Einzelkomponenten des Beta-Rezeptor-Adenylatzyklasesystems in den vorhergehenden Abschnitten soll nun untersucht werden, inwieweit die hyperthyreote Stoffwechsellage das Beta-Rezeptor-Enzymsystem beeinflußt.

Inzwischen weiß man, daß die Katecholaminspiegel bei der Hyperthyreose eher normal oder sogar gering erniedrigt sind [100]. Normale Katecholaminspiegel, aber Symptome eines gesteigerten adrenergen Antriebes, lassen eine erhöhte Sensitivität des Beta-Rezeptor-Adenylatzyklasesystems vermuten. Eine gesteigerte Sensitivität des Beta-Rezeptor-Adenylatzyklasesystems wurde kürzlich in Rattenherzmuskelgewebe aufgrund einer Zunahme an Beta-Rezeptoren nachgewiesen [109]. Darüber hinaus kommt es in Herzmuskelmembranen hyperthyreoter Tiere zu einer gesteigerten Adenylatzyklaseaktivität in Anwesenheit von Katecholaminen [19]. Diese Untersuchungsergebnisse sind aber nicht allgemein akzeptiert. Im Gegensatz zu den parallelen Veränderungen einer gesteigerten Zahl an Rezeptoren und erhöhter Enzymaktivität sahen Bilezikian et al. [9] bei der Hyperthyreose neben einer unveränderten Zahl an Rezeptoren eine katecholaminabhängige Zunahme der Enzymaktivität, während bei der Hypothyreose die Zahl der Beta-Rezeptoren und die katecholaminabhängige cAMP-Bildung vermindert sind.

Malbon und Gill [66] fanden keine erkennbare Veränderung der Zahl der Rezeptoren, aber Änderungen der Adenylatzyklaseaktivität in isolierten Fettzellmembranen in Abhängigkeit von der Schilddrüsenstoffwechsellage. Die Autoren diskutieren eine schilddrüsenhormonabhängige Modulation zwischen Beta-Rezeptor und Adenylatzyklase. Um diese mögliche „Modulator"-Rolle von Schilddrüsenhormonen aufzuklären, ist es notwendig, jede der einzelnen Komponenten des Beta-Rezeptor-Adenylatzyklasesystems bei verschiedenen Schilddrüsenstoffwechsellagen zu untersuchen. Es wurden daher die Zahl der Beta-Rezeptoren, die Menge der regulatorischen Einheiten (aufgrund der inkorporierten Menge an ADP-Ribose an die 42K-Bande) und die Adenylatzyklaseaktivität bestimmt [46, 49].

Wirkung der Schilddrüsenstoffwechsellage auf die Anzahl und Affinität der Beta-Rezeptoren

Die Untersuchungen des Beta-Rezeptor-Adenylatzyklasesystems wurden an Ratten durchgeführt, die eine hyperthyreote oder hypothyreote Stoffwechsellage aufwiesen. Tab. 2 zeigt die Behandlung der Ratten zur Erzeugung einer hyper- bzw. hypothyreoten Schilddrüsenstoffwechsellage. Zur Erzeugung einer hyperthyreoten Stoffwechsel-

Tabelle 2 Behandlung der Ratten zur Erzeugung unterschiedlicher Schilddrüsenstoffwechsellagen. Änderung des Trijodthyronin- und Thyroxinspiegels sowie des Körpergewichtes in den letzten 5 Tagen vor der Untersuchung hyper-, eu- und hypothyreoter Tiere.
T_3 – Ratten = hyperthyreote Ratten
PTU – Ratten = hypothyreote Ratten

Gruppe	Behandlung der Ratten	Serumspiegel T_3 ng/ml	T_4 γ/100 μl	Änderung des Körpergewichts über 5 Tage
T_3-Ratten	0.5 mg T_3/kg KG/d i. p. über 5 d	9.0 ± 1.4	–	–10%
Kontrollratten	0.9% NaCL s.c.	1.2 ± 0.14	4.0 ± 0.7	+7%
PTU-Ratten	0.1% Propylthiouracil p. o. (PTU) über 21 d	–[1]	<2 μg%	–4.5%

[1] Die bestimmten Serumspiegel lagen unterhalb der Nachweisgrenze

lage erhielten die Tiere über 5 Tage 0,5 mg Trijodthyronin/kg Körpergewicht s. c. injiziert. Diese Dosis wurde gewählt, weil auch andere Autoren [89, 109] ihre Untersuchungen damit durchgeführt hatten und die Vergleichbarkeit der Ergebnisse gewährleistet sein sollte.

Die hypothyreote Stoffwechsellage entstand durch 0,1% Propylthiouracil im Trinkwasser über 21 Tage. Als Kontrolltiere dienten 6 gleichaltrige Ratten, die NaCl-Injektionen statt Trijodthyronininjektionen erhielten. Trinkwasser stand allen 3 Gruppen ad libitum zur Verfügung. Die in der Trijodthyronin-behandelten Gruppe bestimmten Trijodthyroninspiegel im Serum zeigten im Vergleich zum Normalkollektiv (1.2 ± 0.14 ng/ml) deutlich erhöhte Werte (0.9 ± 1.4 ng/ml). Bei den hypothyreoten Tieren lag der Trijodthyroninspiegel unterhalb des Meßbereiches, und der Thyroxinspiegel lag jeweils unter 2 µg/100 µl im Vergleich zum Normalkollektiv mit 4.0 ± 0.7 µg/100 µl. Das Körpergewicht nahm in der Trijodthyronin-behandelten (–10% des Ausgangsgewichtes) und in der Propylthiouracil-behandelten Gruppe (–4,5% des Ausgangsgewichtes) ab, während in der Kontrollgruppe das Körpergewicht um etwa 7% des Ausgangsgewichtes innerhalb von 5 Tagen zunahm.

Eine geringere Abnahme des Körpergewichtes bei Thyroxin- und Propylthiouracil-behandelten Tieren gegenüber den Kontrolltieren fanden Ciaraldi und Marinetti [19]. Nach Meinung der Autoren verursacht die ausgeprägte Lipolyse bei der hyperthyreoten Stoffwechsellage die geringe Abnahme des Körpergewichtes.

Jeweils am gleichen Tag wurde die maximale Zahl der Bindungsstellen pro mg Herzmuskelprotein von jeweils einer Ratte mit hyperthyreoter, euthyreoter und hypothyreoter Stoffwechsellage bestimmt. Das Ergebnis solch eines Experiments ist in der Auftragung nach Scatchard abgebildet (Abb. 9). Die Zahl der Bindungsstellen beträgt bei der mit Trijodthyronin-behandelten Ratte 160 fMole/mg Protein, bei der Kontrollratte 84 fMole/mg Protein und bei der Propylthiouracil-behandelten Ratte 50 fMole/mg Protein. Die Steigung der Geraden und damit die Affinität des Rezeptors gegenüber (–)Alprenolol ist im Rahmen der experimentellen Fehlerbreite nicht unterschiedlich.

Die Bestimmung der maximalen Zahl an Bindungsstellen an 6 euthyreoten, 6 hyperthyreoten und 6 hypothyreoten Tieren ist in Tab. 3 aufgeführt. Die Zahl der DHA-Bindungsstellen nimmt bei der Hyperthyreose (158 ± 20 fMole/mg Protein) gegenüber der Euthyreose (78 ± 15 fMole/mg Protein) zu, und bei der Hypothyreose auf 51 ± 6 fMole/mg Protein ab. Die Zunahme der DHA-Bindungsstellen beträgt das Zweifache ($p < 0.05$, signifikant) bei der Hyperthyreose und die Abnahme 30% (nicht signifikant) bei der Hypothyreose im Vergleich zur Euthyreose. Die Dissoziationskonstanten sind nicht signifikant verändert (K_D = 2.9–4.3 nM).

Wirkung der Schilddrüsenstoffwechsellage auf die Adenylatzyklaseaktivität

Die Messung der Adenylatzyklaseaktivität nach Bindung von Katecholaminen an den Beta-Rezeptor sowie durch das nicht hydrolysierbare Guaninnukleotid in hyper-, eu- und hypothyreoten Rattenherzmuskelmembranen ist in der Tab. 4 aufgeführt.

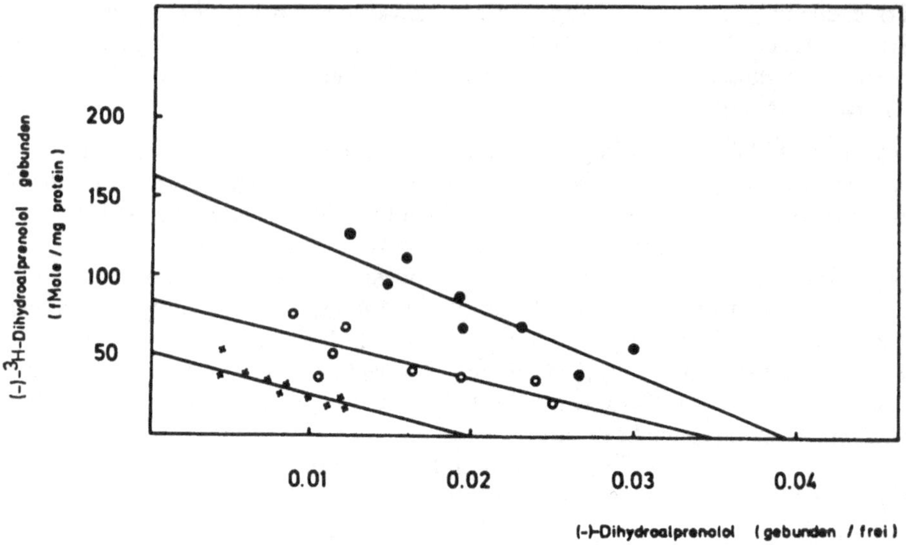

Abb. 9 Bestimmung der maximalen DHA-Bindungskapazität in Herzmuskelmembranen einer hyper-, eu- und hypothyreoten Ratte.
Die Herzmuskelmembranen wurden von den 3 Tieren mit unterschiedlicher Schilddrüsenstoffwechsellage am gleichen Tag präpariert und die Bindungsexperimente durchgeführt. 0.7 mg Membranprotein wurde mit 5.0 mM Tris-HCl, pH 7.4, 2.5 mM $MgCl_2$, 1.5 nM ^{3}H-DHA und steigenden Konzentrationen von (−)Alprenolol für 10 min bei 37°C inkubiert. Die Reaktion wurde durch rasche Filtration gestoppt. Die maximale Bindungskapazität ergibt sich aus dem Schnittpunkt der Geraden mit der Ordinate.
In hyperthyreoten Tieren (● – ●) liegt die Bindungskapazität mit 160 fMole/mg Protein deutlich über der in der Kontrollratte (○ – ○) (84 fMole/mg Protein) und in einer hypothyreoten Ratte (× – ×) (50 fMole/mg Protein). Die Steigerungen der Geraden entsprechen dem Affinitätsverhalten der Bindungsstelle.

Tabelle 3 Wirkung von hyperthyreoter und hypothyreoter Stoffwechsellage auf die DHA-Bindungskapazität und die Dissoziationskonstante in Rattenherzmuskelmembranen. Die Werte entsprechen den Mittelwerten ±SEM der jeweils angegebenen Zahl an Tieren. Die Experimente wurden jeweils in Dreifach-Bestimmung durchgeführt.

Gruppe	(−)DHA Bindungs-Kapazität (fMole/mg Protein)	Dissoziations-Konstante (K_D) (nM)
euthyreot (n = 6)	78 ± 15	3.0 ± 1.6
hyperthyreot (n = 6)	158 ± 20[1]	2.9 ± 0.9[2]
hypothyreot (n = 6)	51 ± 6[2]	4.3 ± 2.9[2]

[1] $p < 0.05$, signifikant
[2] nicht signifikant im Vergleich zur Euthyreose

Tabelle 4 Wirkung von hyperthyreoter und hypothyreoter Stoffwechsellage auf die Basalaktivität und die Katecholamin- und Guaninnukleotid-stimulierbare Adenylatzyklaseaktivität von Herzmuskelmembranen. Die Adenylatzyklasebestimmung wurde, wie unter „Methodik" beschrieben, durchgeführt. Die Werte entsprechen den Mittelwerten ± SEM der angegebenen Zahl an Experimenten, die jeweils in Dreifachbestimmung durchgeführt wurden.

Adenylatzyklase Assay	Adenylatzyklaseaktivität in Rattenherzmuskelmembranen					
	hyperthyreot		euthyreot		hypothyreot	
n = 6	*pMole cAMP* mg × min	prozentuale Stimulation	*pMole cAMP* mg × min	prozentuale Stimulation	*pMole cAMP* mg × mg	prozentuale Stimulation
basal	3.4 ± 0.2[2)]	100	3.7 ± 0.2	100	5.4 ± 0.2[1)]	100
l-Isoprenalin (10^{-4} M)	7.4 ± 0.3[1)]	217	5.7 ± 0.4	154	7.0 ± 0.4	129
GppNHp (10^{-4} M)	19.6 ± 1.6[2)]	–	16.6 ± 1.8	–	15.4 ± 1.9[2)]	–

[1)] $p < 0.05$, signifikant

[2)] nicht signifikant im Vergleich zur Euthyreose

Die Basalaktivität ist bei hyperthyreoter (3.4 ± 0.2 pMole cAMP/mg × min) und euthyreoter Stoffwechsellage (3.7 ± 0.2 pMole cAMP/mg × min) nicht signifikant voneinander unterschiedlich, bei der hypothyreoten Stoffwechsellage aber signifikant höher (5.4 ± 0.2 pMole cAMP/mg × min) als die Kontrolle ($p < 0.05$). Die Absolutwerte der Katecholamin-stimulierten Adenylatzyklase sind bei der Hypothyreose höher (7.0 ± 0.4 pMole cAMP/mg × min) als bei der Euthyreose (5.7 ± 0.4 pMole cAMP/mg × min). Berechnet man diese Werte jedoch als prozentuale Steigerung der Basalaktivität, verursachen Katecholamine eine geringere Steigerung der Adenylatzyklaseaktivität bei der Hypothyreose (129%) als bei der Euthyreose (154%); bei der Hyperthyreose liegt eine Steigerung um 217% vor.

Das nicht hydrolysierbare Guaninnukleotid (GppNHp 10^{-4} M) wird an das Guaninnukleotidbindungsprotein gebunden und stimuliert die Adenylatzyklase unter Umgehung des Beta-Rezeptors unabhängig von der Schilddrüsenstoffwechsellage zwischen 15.4 und 19.6 pMole cAMP/mg Protein × min. Die gesteigerte l-Isoprenalin-stimulierte Adenylatzyklaseaktivität bei der Hyperthyreose könnte zusätzlich durch eine veränderte Zahl an regulatorischen Einheiten (= Guaninnukleotidbindungsstelle) bedingt sein.

Wirkung der Schilddrüsenstoffwechsellage auf die Zahl der regulatorischen Einheiten

In Herzmuskelmembranen und Erythrozyten von hyperthyreoten, euthyreoten und hypothyreoten Ratten wurde eine Choleratoxin-katalysierte ADP-Ribosilierung durchgeführt, um Änderungen des Guaninnukleotidbindungsproteins zu messen. Weder die durchgeführte SDS-Gelelektrophorese noch die anschließend durchgeführte Autoradiographie ließen auf eine unterschiedliche Proteinzusammensetzung schließen. Daher wurde in dieser Bande die inkorporierte Radioaktivität bestimmt, um die Menge an regulatorischen Einheiten (s. Methodik) bestimmen zu können. Die Menge der inkorporierten ADP-Ribose lag in Rattenherzmuskelmembranen zwischen 116 – 126 fMole/mg Protein und in Rattenerythrozytenmembranen zwischen 105 – 110 fMole/mg Protein (Tab. 5).

Tabelle 5 Bestimmung der inkorporierten ADP-Ribosemoleküle in die 42K-Bande von Herzmuskel- und Erythrozytenmembranen von hyper-, eu- und hypothyreoten Ratten. Experimentelle Durchführung wie unter „Methodik“ beschrieben. Ein quantitativer Unterschied an regulatorischen Einheiten (= Menge inkorporierter ADP-Ribosemoleküle) ist bei unterschiedlicher Schilddrüsenstoffwechsellage nicht erkennbar.

	hyperthyreot	euthyreot	hypothyreot
Ratten-Herzmuskelmembranen	126	112	116
Ratten-Erythrozytenmembranen	107	110	105

Diskussion der Ergebnisse über den Einfluß der Schilddrüsenhormone auf das Beta-Rezeptor-Adenylatzyklasesystem in Herzmuskelmembranen

Die Befunde in der Literatur darüber, welche der drei Einheiten des Beta-Rezeptor-Adenylatzyklasesystems durch Schilddrüsenhormone beeinflußt werden und damit das System empfindlicher oder unempfindlicher machen, sind widersprüchlich [9, 19, 66, 109].

Einfluß von Trijodthyronin auf die DHA-Bindungskapazität

Die hier vorgelegten Befunde zeigen, daß das Schilddrüsenhormon Trijodthyronin in vivo die Zahl der Beta-Rezeptoren erhöht (Tab. 3), wie auch von Ciaraldi und Marinetti [19] gezeigt werden konnte. Die Zunahme der Beta-Rezeptorenzahl könnte

1. durch eine de-novo-Proteinsynthese von Rezeptoren bedingt sein. Tatsächlich nimmt unter der Wirkung von Schilddrüsenhormonen die Zahl verschiedener Rezeptoren zu, wie Glukagon- [65], Östrogen- [20], Glukokorticoid- [58], Vasopressin [34] oder Prolactinrezeptoren [7]. Diese Wirkung auf verschiedene Rezeptoren spricht unter Berücksichtigung einer ungerichteten Zunahme der Messenger-RNA für eine Zunahme der Proteinsyntheserate unter Schilddrüsenhormonen [45]. Kempson et al. [45] unterscheiden einen Langzeiteffekt (über 15 Stunden) von einem Kurzzeiteffekt (1,5 – 2 Stunden) von Trijodthyronin auf die Zunahme der DHA-Bindung an Herzmuskelmembranen. Die Zunahme der Beta-Rezeptorenzahl nach 15stündiger Inkubation von Herzmuskelschnitten mit Trijodthyronin ist hemmbar durch Cycloheximid, einem Proteinsynthesehemmer, nicht jedoch die innerhalb von 1,5 – 2 Stunden eintretende Zunahme der Beta-Rezeptorenzahl. Dieser akute Effekt von Trijodthyronin läßt auf eine extranukleäre Wirkung schließen. In unseren Untersuchungen dürfte es sich aufgrund der langen Behandlungsdauer der Tiere mit Trijodthyronin um eine de-novo-Synthese von Beta-Rezeptoren gehandelt haben. Eine rasche Änderung der Beta-Rezeptorenzahl könnte

2. durch Einbau präformierter Rezeptoren aus dem Zytosol in die Zellmembran erfolgen [45]. Der Nachweis von Bindungsproteinen im Zytosol menschlicher Leberzellen [35] für Trijodthyronin läßt einen Mechanismus möglich erscheinen, über den Trijodthyronin Beta-Rezeptoren aus Depots im Zytosol freisetzt. Andererseits benötigt Trijodthyronin keine spezifischen Zytosolbindungsproteine, um im Zellkern an spezifische Bindungsproteine gebunden zu werden [87]. Eine andere Möglichkeit wäre eine Änderung der Membranviskosität durch Trijodthyronin, wodurch „maskierte Rezeptoren“ [101] für Katecholamine zugänglich werden könnten. Katecholamine können die Membranviskosität durch Aktivierung eines der Enzymschritte verändern, bei der die Bildung von Phosphatidylcholin aus Phosphatidylethanolamin in der Zellmembran erfolgt [37]. Dieser Schritt geht möglicherweise der Adenylatzyklaseaktivierung voraus [37]. Der Nachweis eines solchen Mechanismus im Herzmuskelgewebe sowie seiner möglichen Empfindlichkeit auf Schilddrüsenhormone könnte dem Wirkort für Akuteffekte von Schilddrüsenhormonen auf die Katecholaminwirkung näherkommen.

3. Eine weitere Hypothese ist der Wechsel von Alpha- in Beta-Rezeptoren unter Einwirkung von Schilddrüsenhormonen [19, 51, 54]. Diese Möglichkeit eines Konformationswechsels von Alpha- in Beta-Rezeptoren (und umgekehrt) wurde erstmals von Kunos und Nickerson [53] durch Kälteinduktion am schlagenden Froschherzen gezeigt. Über diesen Konformationswechsel gibt es zwei Vorstellungen:

- Konformationsänderung der Rezeptormoleküleinheit
- Änderung der Rezeptorkopplung zwischen in der Membran befindlichen Molekülen und/oder dem Enzym.

Der von Kunos [50] geführte experimentelle Nachweis eines Wechsels von Alpha- $\rightleftharpoons$ Beta-Rezeptoren bei Temperaturänderungen ist allerdings nicht unwidersprochen geblieben. Benfey [4, 5] kritisierte die unphysiologisch hohen Phenoxybenzaminkonzentrationen, die zum Nachweis verwendet wurden.

Bei Untersuchungen an Rattenherzen konnte bei hyperthyreoter Stoffwechsellage eine deutliche Zunahme der Beta-Rezeptoren und geringere Zunahme der Alpha-Rezeptoren, bei der hypothyreoten Stoffwechsellage eine Abnahme der Alpha-Rezeptoren, aber eine Zunahme ihrer Affinität, sowie Abnahme der Beta-Rezeptoren gegenüber der euthyreoten Stoffwechsellage gemessen werden [19]. Damit dominieren bei der Hyperthyreose die Beta-Rezeptoren bei Abnahme der Alpha-Rezeptoraffinität und bei der Hypothyreose die Alpha-Rezeptoren aufgrund der erhöhten Rezeptoraffinität [51].

Einfluß des Schilddrüsenhormons auf die Menge an regulatorischen Einheiten (= spezifisch ADP-ribosilierte Proteine MG 42 000)

Die veränderte Schilddrüsenstoffwechsellage könnte über eine Änderung der Menge an regulatorischen Einheiten zu einer veränderten Kopplung zwischen Beta-Rezeptor und Enzym führen. Da qualitativ kein Unterschied in den Autoradiogrammen von Herzmuskelmembranen (Abb. 8) bei unterschiedlicher Schilddrüsenstoffwechsellage erkenntlich ist, wurde eine Quantifizierung der regulatorischen Einheiten durchgeführt.

In Rattenherzmuskel- und Erythrozytenmembranen konnte eine spezifische Bande nach Choleratoxin-katalysierter ADP-Ribosilierung entsprechend einem Protein mit dem Molekulargewicht 42 000 nachgewiesen werden (Abb. 8). Eine gesteigerte Adenylatzyklaseaktivität nach l-Isoprenalin und GTP gegenüber nicht Choleratoxin-vorbehandelten Membranen beweist die Identität zwischen Regulatorprotein und der spezifischen Proteinbande (Abb. 6) [14]. Eine zweite Proteinbande stellt sich in Herzmuskelmembranen mit einem Molekulargewicht von 46 000 dar. Die Bedeutung dieser Bande ist noch unklar. Die in diese Bande inkorporierte Radioaktivität war mindestens um 38% geringer als die in der 42K-Bande. Membranen von S49-Lymphomazellen und Rattenhepatomazellen (HTC-4) haben ebenfalls eine zusätzliche Choleratoxin-spezifische Proteinbande (MG 52 000 – 53 000) [42], ebenso menschliche Fibroblasten (MG 47 000) [107]. Die Tatsache, daß Schilddrüsenhormone die Menge an regulatorischen Einheiten nicht beeinflussen (Tab. 5), läßt sich an Erythrozytenmembranen nochmals überprüfen, die über keinen Beta-Rezeptor und keine katalytische Einheit, aber über eine regulatorische Einheit verfügen. 65 Tage nach Thyroidektomie mit Hypothyreose sollten ausreichend sein, um eine Änderung in der 42K-Bande von Erythrozytenmembranen hypothyreoter Tiere im Vergleich zu euthyreoten Tieren darzustellen (die Halbüberlebenszeit von Rattenerythrozyten beträgt 32 Tage [26]).

Die vorliegenden Untersuchungen erbrachten keinen Einfluß von Schilddrüsenhormonen auf die Zahl regulatorischer Einheiten (= Konzentration der Guaninnukleotidbindungsproteine) in Herzmuskelmembranen oder Erythrozytenmembranen. Ein ähnliches Ergebnis wurde von Malbon und Gill [66] in Fettzellmembranen erzielt. Nur Stiles et al. [99] berichteten kürzlich von einer Konzentrationsabnahme der Guaninnukleotidbindungsproteine, allerdings in Retikulozyten von hypothyreoten Ratten.

Einfluß der Schilddrüsenhormone auf die Adenylatzyklaseaktivität

Die Basalaktivität bei euthyreoter und hyperthyreoter Stoffwechsellage zeigt dieselben Absolutwerte, während bei der Hypothyreose (Tab. 4) die Basalaktivität erhöht ist. Die Basalaktivität der Adenylatzyklase entspricht jenem Zustand, bei dem Rezeptor und Enzym getrennt vorliegen. Das stimulierende Guaninnukleotid ist an die regulatorische Einheit gebunden, was einem steadystate von GTP-Bindung, GTP-Hydrolyse und -Freisetzung und damit einem Maß für die GTPase-Aktivität entspricht [80].

Höhere Basalaktivität in Herzmuskelmembranen hypothyreoter Tiere könnte auf eine verminderte GTPase-Aktivität hinweisen. Diese Möglichkeit müßte allerdings durch eine Messung der GTPase-Aktivität überprüft werden, was uns wegen der hohen unspezifischen Nukleosidtriphosphataseaktivität nicht gelang. Für die Basalaktivität der Adenylatzyklase fanden Stiles et al. [99] in Retikulozyten hypothyreoter Tiere eine geringere Aktivität als in euthyreoten Tieren, während in Herzmuskelmembranen hypothyreoter Ratten eine höhere Basalaktivität als in euthyreoten Tieren gemessen wurde [49]. Da auch die Zahl an regulatorischen Einheiten in Retikulozytenmembranen hypothyreoter Ratten vermindert war – im Gegensatz zu den Befunden an Herzmuskelmembranen – lassen die von Stiles et al. [99] vorgelegten Ergebnisse den Schluß zu, daß die Änderungen des Beta-Rezeptor-Adenylatzyklasesystems in Rattenretikulozyten sich von denen in Herzmuskelmembranen unterscheiden. Eine ebenfalls unterschiedliche Basalaktivität fanden Bhalla und Ashley [6] in Herzmuskelmembranen normotoner Ratten im Vergleich mit hypertonen, bei denen die basale Aktivität erniedrigt war. Die Autoren vermuten eine höhere GTPase Aktivität bei hypertonen Ratten.

Bei Hyperthyreose verglichen mit Euthyreose ist die l-Isoprenalin-induzierte Adenylatzyklaseaktivität signifikant erhöht (217%), entsprechend auch einer erhöhten Zahl an Beta-Rezeptoren. Bei der Hypothyreose findet sich eine l-Isoprenalin-induzierte Steigerung der Adenylatzyklaseaktivität nur um 129%, was auf eine verminderte Ansprechbarkeit hinweist, entsprechend einer verminderten Rezeptorenzahl. Das nicht-hydrolysierbare Guaninnukleotid (GppNHp) zeigt den gleichen stimulatorischen Effekt auf die Adenylatzyklase. Prozentuale Stimulation wurde nicht angegeben, da GppNHp an dieselbe Guaninnukleotidbindungsstelle bindet, die im Zustand der Basalaktivität durch das intrazellulär verfügbare GTP besetzt ist.

GppNHp ist ein nicht hydrolysierbares Guaninnukleotid, dessen Aktivierungsfähigkeit nicht durch die GTPase-Aktivität beeinflußt wird. Aufgrund der vorgelegten Ergebnisse ist die gesteigerte Empfindlichkeit des Herzens bei der hyperthyreoten Stoffwechsellage mit einer zahlenmäßigen Zunahme der Beta-Rezeptorenzahl vereinbar. Bei der hypothyreoten Stoffwechsellage wäre die verminderte Ansprechbarkeit gegenüber Katecholaminen auf eine, allerdings nicht signifikante Abnahme der Beta-Rezeptoren zurückzuführen, verbunden mit einer wahrscheinlich verminderten GTPase-Aktivität (als Ursache für die erhöht gemessene Basalaktivität der Adenylatzyklase).

Eine unterschiedliche Sensitivität könnte aber auch auf Veränderungen zurückgeführt werden, die die Wirkung der Katecholamine vor oder nach dem Beta-Rezeptor beeinflussen [61, 91].

Die Vorstellungen über die Wirkung der Schilddrüsenhormone auf die Enzyme (Monaminooxidase, MAO; Katecholortho-Methyltransferase, COMT), die die Katecholamine metabolisieren, sind gegensätzlich. Die mitgeteilten Ergebnisse weisen beträchtliche Variationen je nach Tierart, Gewebe, Alter oder Geschlecht auf. In der erwachsenen Ratte ist MAO unverändert [105] oder gering vermindert unter einer T_4-Behandlung [39]. Die Aktivität von COMT wird in Rattenherzen nicht durch T_4-Behandlung beeinflußt.

Andererseits wurde eine verminderte Gewebeaufnahme von Noradrenalin bzw. ein dadurch gesteigertes Angebot an das Myokard als Ursache für einen gesteigerten Noradrenalineffekt bei der Hyperthyreose vermutet [23]. Der Umsatz von Noradrenalin im Myokard ist bei der Hyperthyreose gesteigert [56]. Die gesteigerte Freisetzung des Neurotransmitters könnte indirekt den Effekt der hypothyreoten Stoffwechsellage auf das Endorgan durch eine „down-regulation" der Beta-Rezeptoren verursachen [81]. Entleerung der Noradrenalinspeicher durch Reserpin bei hypothyreoten Ratten beeinflußt allerdings nicht die Abnahme der Beta-Rezeptorenzahl [52], was gegen den indirekten Effekt von endogenem Noradrenalin spricht. Ein mehr direkter Effekt von Schilddrüsenhormonen ließ sich bei Inkubation von isolierten Herzmuskelzellen mit Trijodthyronin durch Zunahme der Beta-Rezeptorensensitivität für Katecholamine messen [106, 108]. Dieser Befund beweist, daß ein vor dem Beta-Rezeptor gelegener Mechanismus für die gesteigerte Rezeptorsensitivität unter erhöhten Schilddrüsenhormonspiegeln ausgeschlossen ist.

Beeinflussung von Reaktionsabläufen nach Bindung von Katecholaminen durch die Schilddrüsenhormone könnte ebenfalls eine gesteigerte Sensitivität von Katecholaminen verursachen. Obwohl die Bedeutung von cAMP für die Kontraktilitätssteigerung des Herzmuskels nicht unwidersprochen ist [40], bildet die cAMP-abhängige intrazelluläre Enzymaskade ein Enzymsystem, welches erlaubt, Änderungen nach einer Hormon-Rezeptorbindung intrazellulär messen zu können. Auf die Wirkung von Trijodthyronin auf das Guaninnukleotidbindungsprotein, die Basalaktivität, die Guaninnukleotid- und Katecholamin-induzierte Aktivität wurde bereits eingegangen. Eine durch Adrenalin erhöhte cAMP-Konzentration konnte in isolierten Rattenherzmuskelzellkulturen in Gegenwart von Trijodthyronin bestimmt werden [106]. Die erhöhte cAMP-Konzentration bei der hyperthyreoten Stoffwechsellage kann nicht durch einen verminderten cAMP-Metabolismus erklärt werden, da keine Änderung der Phosphodiesteraseaktivität gefunden werden konnte [61]. Die Steigerung der kardialen Glykogenolyse durch Katecholamine in hyperthyreoten Tieren ist gesichert [38, 69]. Da einige Autoren den Effekt von Katecholaminen auf die kardiale Adenylatzyklase bei der Hyperthyreose unbeeinflußt fanden, erschien es durchaus möglich, daß Schilddrüsenhormone an Komponenten des cAMP-abhängigen Kaskadensystems wirken. Unterstützt wurde diese Annahme durch den Befund, daß die kardiale Phosphorylase durch Dibutyryl-cAMP in hyperthyreoten Ratten gesteigert war [68]. Andere Untersucher konnten diesen Befund jedoch nicht bestätigen; die hyperthyreote Stoffwechsellage beeinflußt nicht die Aktivität der kardialen Phosphorylase-b-Kinase [27] und steigert nicht die Aktivität der Proteinkinase in Anwesenheit von cAMP oder Noradrenalin [44].

Damit ist der wesentliche Wirkort für die Schilddrüsenhormone sicher vor dem Bildungsort von cAMP (der Adenylatzyklase) gelegen. Schilddrüsenhormone wirken auch nicht auf Mechanismen direkt vor dem Beta-Rezeptor oder nach dem Rezeptor gelegen. Als wesentlicher Mechanismus für das gesteigerte Ansprechen auf Katecholamine bei der Hyperthyreose bleibt die in den vorliegenden Untersuchungen aufgezeigte Zunahme der Beta-Rezeptorenzahl. Diese Zunahme dürfte durch eine de-novo-Proteinsynthese an Rezeptoren bedingt sein. Beta-Blocker besetzen und blockieren diese neugebildeten Rezeptoren und hemmen dadurch die Auswirkung der Thyreotoxikose auf das kardiovaskuläre System [104].

Literatur

[1] Alexander, R. W., L. F. Williams, R. J. Lefkowitz: Identification of cardiac β-adrergic receptors by $(-)^3$H-alprenolol binding. Proc. Natl. Acad. Sci. USA 72 (1975) 1564–1568.

[2] Aoki, V. S., W. R. WIlson, E. O. Theilen: Studies of the reputed augmentation of the cardiovascular effects of catecholamines in patients with spontaneous hyperthyroidism. J. Pharmacol. Exper. Ther. **181** (1967) 362.

[3] Aurbach, G. D., S. A. Fedak, C. J. Woodard, et al.: β-Adrenergic receptor. Stereospecific interaction of iodinated β-blocking agent with high affinity site. Sience **186** (1974) 1223–1224.

[4] Benfey, B. G.: Cardiac-adrenoceptors. Can. J. Physiol. Pharmacol. **58** (1980) 1145–1157.

[5] Benfey, B. G.: Cardiac adrenoceptors at low temperature and the adrenoceptor interconversion hypothesis. Can. J. Physiol. Pharmacol. **57** (1979) 771–777.

[6] Bhalla, R. C., T. Ashley: Altered function of adenylate cyclase in the myocardium of the spontaneously hypertensive rat. Biochem. Pharmacol. **27** (1978) 1967–1971.

[7] Bhattacharya, A., B. K. Vonderhaar: Thyroid hormone regulation of prolactin binding. Biochem. Biophys. Res. Commun. **88** (1979) 1405–1411.

[8] Bilezikian, J. P., G. D. Aurbach: β-Adrenergic receptor of the turkey erythrocyte. I. Binding of catecholamine and relationship to adenylate cyclase activity. J. Biol. Chem. **248** (1973) 5577–5583.

[9] Bilezikian, J. P., J. N. Loeb, D. E. Gammon: The influence of hyperthyroidism and hypothyroidism on the β-adrenergic responsiveness of the turkey erythrocyte. J. Clin. Invest. **63** (1979) 184–192.

[10] Birnbaumer, L.: Hormone sensitive adenylate cyclase: useful models for studying hormone receptor functions in cell-free systems. Biochim. Biophys. Acta **300** (1973) 129–158.

[11] Birnbaumer, L., S. L. Pohl, M. L. Krans, et al.: The actions of hormones on the adenyl cyclase system. Adv. Biochem. Psychopharmacol. **3** (1970) 185–208.

[12] Brown, E. M., G. D. Aurbach, D. Hauser, et al.: β-Adrenergic receptor interactions: characterization of iodohydroxybenzylpindolol as a specific ligand. J. Biol. Chem. **251** (1976) 1232 – 1238.

[13] Caron, M. G., R. J. Lefkowitz: β-Adrenergic receptors: solubilization of (–)-^{3}H-alprenolol binding sites from frog erythrocyte membranes. Biochem. Biophys. Res. Commun. **68** (1976) 315 – 322.

[14] Cassel, D., T. Pfeuffer: Mechanism of cholera toxin action: covalent modification of the guanyl nucleotide-binding protein of the adenylate cyclase system. Proc. Natl. Acad. Sci. USA 75 (1978) 2669.

[15] Cassel, D., Z. Selinger: Catecholamine stimulated GTPase activity in turkey erythrocyte membranes. Biochim. Biophys. Acta **452** (1976) 538 – 551.

[16] Cassel, D., Z. Selinger: Mechanism of adenylate cyclase activation by cholera toxin: inhibition of GTP hydrolysis at the regulatory site. Proc. Natl. Acad. Sci. USA **74** (1977) 3307 – 3311.

[17] Charness, M. E., D. B. Bylund, B. S. Beckmann, et al.: Independent variation of β-adrenergic receptor binding and catecholamine stimulated adenylate cyclase activity in rat erythrocytes. Life Sci. **19** (1976) 243 – 250.

[18] Christensen, N. J.: Increased levels of plasma noradrenalin in hypothyroidism. J. Clin. Endocrinol. Metab. **35** (1972) 359.

[19] Ciaraldi, T. P., G. V. Marinetti: Hormone action at the membrane level. VIII. Adrenergic receptors in rat heart and adipocytes and their modulation by thyroxine. Biochim. Biophys. Acta **541** (1978) 334 – 346.

[20] Cidlowski, J. A., T. G. Muldoon: Modulation by thyroid hormones of cytoplasmic estrogen receptor concentrations in reproductive tissues of the rat. Endocrinology **97** (1975) 59 – 67.

[21] Cuatrecasas, P., M. D. Hollenberg: Binding of insulin and other hormones to non-receptor materials: saturability, specificity and apparent „negative cooperativity". Biochem. Biophys. Res. Commun. **62** (1975) 31 – 41.

[22] DeLean, A., J. M. Stadel, R. J. Lefkowitz: A ternary complex model explains the agonist-specific binding properties of the adenylate cyclase-coupled β-adrenergic receptor. J. Biol. Chem. **255** (1980) 7108 – 7117.

[23] Dengler, H. J., H. E. Spiegel, E. O. Titus: Effects of drugs on uptake of isotopic norepinephrine by cat tissues. Nature **191** (1961) 816 – 817.

[24] Dratman, M. B.: On the mechanism of action of thyroxine and amino acid analogue of tyrosine. J. Theoret. Biol. **46** (1974) 255..

[25] Drummond, G. I., D. L. Severson: Preparation and characterization of adenylate cyclase from heart and skeletal muscle. In: Methods in Enzymology 38 (J. G. Hardman, B. W. O'Malley, Hg.), S. 143 – 149. Academic Press, New York-San Francisco-London 1974.

[26] Edmondson, P. W., J. R. Wyburn: The erythrocyte life-span. Red cell mass and plasma volume of normal guinea-pigs as determined by the use of ^{51}chromium, ^{32}phosphorus labelled di-isopropyl fluorophosphonate and ^{131}iodine labelled human serum albumin. Br. J. Exp. Pathol. **404** (1963) 72 – 80.

[27] Frazer, A., M. E. Hess, J. Shanfeld: The effect of thyroxine on rat heart adenosine 3',5'-monophosphate, phosphorylase b kinase and phosphorylase a activity. J. Pharmacol. Exp. Ther. **170** (1969) 10 – 16.

[28] Gill, D. M.: Involvement of nicotinamide adenine dinucleotide in the action of cholera toxin in vitro. Proc. Natl. Acad. Sci. USA 72 (1975) 2064 – 2068.

[29] Gill, D. M., R. Meren: ADP-ribosylation of membrane proteins catalyzed by cholera toxin: basis of the activation of adenylate cyclase. Proc. Natl. Acad. Sci. USA **75** (1978) 3050 – 3054.

[30] Glossmann, H., C. J. Struck, C. Konrad, et al.: Adenylate cyclase regulation and β-adrenergic receptors in guinea-pig myocardial tissue. In: Myocardial Failure (G. Riecker, A. Weber, J. Goodwin, Hg.), S. 132 – 152. Springer Verlag, Berlin-Heidelberg-New York 1977.

[31] Graettinger, J. S., J. J. Muenster, L. A. Selverstone, et al.: A correlation of clinical and hemodynamic studies in patients with hyperthyroidism with and without congestive heart failure. J. Clin. Invest. **38** (1959) 1316.

[32] Grossman, W., N. I. Robin, L. W. Johnson, et al.: The enhanced myocardial contractility of thyrotoxicosis. Role of the beta adrenergic receptor. Ann. Intern. Med. **74** (1971) 869.

[33] Harden, T. K., B. B. Wolfe, P. B. Molinoff: Binding of iodinated beta adrenergic antagonists to proteins derived from rat heart. Mol. Pharmacol. **12** (1976) 1–15.

[34] Harkcom, T. M., J. K. Kim, P. J. Palumbo, et al.: Modulatory effect of thyroid function on enzymes of the vasopressin sensitive adenosine 3′,5′-monophosphate system in renal medulla. Endocrinology **102** (1978) 1475–1484.

[35] Harmada, S., M. Fukase: Cytosol receptors for thyroxine (T_4) and triiodothyronine (T_3) in human liver. In: Thyroid Research (J. Robbins, Braverman, Hg.), S. 338–341. Excerpta Medica, Amsterdam-Oxford 1976.

[36] Harrison, T. S., J. H. Siegel, W. S. Wilson, et al.: Adrenergic reactivity in hyperthyroidism. Arch. Surg. **94** (1967) 396.

[37] Hirata, F., W. J. Strittmatter, J. Axelrod: β-Adrenergic receptor agonists increase phospholipid methylation, membrane fluidity, and β-adrenergic receptor-adenylate cyclase coupling. Proc. Natl. Acad. Sci. USA **76** (1979) 368–372.

[38] Hornbrook, K. R., P. V. Quinn, J. H. Siegel, et al.: Thyroid hormone regulation of cardiac glycogen metabolism. Biochem. Pharmacol. **14** (1965) 925–936.

[39] Ho-Van-Hap, A., L. M. Babineau, L. Berlinguet: Hormonal action of monoamine oxidase activity in rats. Can. J. Biochem. **45** (1967) 355–362.

[40] Hu, E. H., J. C. Venter: Adenosine cyclic 3′,5′-monophosphate concentrations during the positive inotropic response of cat cardiac muscle to polymeric immobilized isoproterenol. Mol. Pharmacol. **14** (1978) 237–245.

[41] Ikram, H.: Haemodynamic effects of beta-adrenergic blockade in hyperthyroid patients with and without heart failure. Br. Med. J. **1** (1977) 1505.

[42] Kaslow, H. R., Z. Farfel, G. L. Johnson, et al.: Adenylate cyclase assembled in vitro: cholera toxin substrates determine different patterns of regulation by isoproterenol and guanosine 5′-triphosphate. Mol. Pharmacol. **15** (1979) 472–483.

[43] Kaslow, H. R., G. L. Johnson, V. M. Brothers, et al.: A regulatory component of adenylate cyclase from human erythrocyte membranes. J. Biol. Chem. **255** (1980) 3736–3741.

[44] Katz, D., T. Hamilton, Tenner, et al.: Cyclic AMP-dependent protein kinase activations in heart from euthyroid and hyperthyroid rats. Res. Commun. Chem. Pathol. Pharmacol. **18** (1977) 777–780.

[45] Kempson, S., G. V. Marinetti, A. Shaw: Hormone action at the membrane level. VII. Stimulation of dihydroalprenolol binding to betaadrenergic receptors in isolated rat heart ventricle slices by triiodothyronine and thyroxine. Biochim. Biophys. Acta **540** (1978) 320–329.

[46] Krawietz, W.: Effect of thyroid hormone on β-receptor, regulatory protein and adenylate cyclase activity in cardiac tissue. Circulation **64** (1981) Suppl. IV, 286.

[47] Krawietz, W., E. Erdmann: Specific and unspecific binding of ^{3}H-(–)-dihydroalprenolol to cardiac tissue. Biochem. Pharmacol. **28** (1979) 1283–1288.

[48] Krawietz, W., D. Poppert, E. Erdmann, et al.: β-Adrenergic receptors in guinea-pig myocardial tissue. Naunyn-Schmiedeberg's Arch. Pharmacol. **295** (1976) 215–224.

[49] Krawietz, W., K. Werdan, E. Erdmann: Effect of thyroid status on β-adrenergic receptor, adenylate cyclase activity and guanine nucleotide regulatory unit in rat cardiac and erythrocyte membranes. Biochem. Pharmacol. **31** (1982) 2463–2469.

[50] Kunos, G.: Adrenoceptors. Ann. Rev. Pharmacol. Toxicol. **18** (1978) 291–311.

[51] Kunos, G.: Thyroid hormone-dependent interconversion of myocardial α- and β-adrenoceptors in the rat. Br. J. Pharmac. **59** (1977) 177–189.

[52] Kunos, G., L. Mucci, S. O'Regan: The influence of hormonal and neuronal factors on rat heart adrenoceptors. Br. J. Pharmac. **71** (1980) 371–386.
[53] Kunos, G., M. Nickerson: Temperature-induced interconversion of α- and β-adrenoceptors in the frog heart. J. Physiol. **256** (1976) 23–40.
[54] Kunos, G., M. Szentivanyi: Evidence favouring the existence of a single adrenergic receptor. Nature **217** (1968) 1077–1078.
[55] Laemmli, V. K.: Cleavage of structural protein during the assembly of the head of bacteriophage T_4. Nature **227** (1975) 680–685.
[56] Landsberg, L., J. Axelrod: Influence of pituitary, thyroid, and adrenal hormones on norepinephrine turnover and metabolism in the rat heart. Circ. Res. **22** (1968) 559–571.
[57] Lefkowitz, R. J.: Identification of adenylate cyclasecoupled beta-adrenergic receptors with radiolabeled beta-adrenergic antagonists. Biochem. Pharmacol. **24** (1975) 1651–1658.
[58] Lesney, A. M., J. J. Befort, N. Befort, et al.: Effects of thyroidectomy on glucocorticoid receptors in rat liver. FEBS Lett. **99** (1979) 239–241.
[59] Levey, G. S.: Solubilization of myocardial adenyl cyclase. Biochem. Biophys. Res. Commun. **38** (1970) 86–92.
[60] Levey, G. S.: The heart and hyperthyroidism: Use of beta-adrenergic blocking drugs. Med. Clin. N. Am. **59** (1975) 1193 (36 references)
[61] Levey, G. S., C. L. Skelton, S. E. Epstein: Decreased myocardial adenyl cyclase activity in hypothyroidism. J. Clin. Invest. **48** (1969) 2244–2250.
[62] Levine, R. J., J. A. Oates, A. Vendsalu, et al.: Studies on the metabolism of aromatic amines in relation to altered thyroid function in man. J. Clin. Endocrinol. Metab. **22** (1962) 1242.
[63] Levitzki, A., D. Atlas, M. L. Steer: The binding characteristics and number of β-adrenergic receptors on the turkey erythrocyte. Proc. Natl. Acad. Sci. USA **71** (1974) 2773–2776.
[64] Lowry, O. H., N. J. Rosenbrough, A. L. Farr, et al.: Protein measurement with the folin phenol reagent. J. Biol. Chem. **193** (1951) 265–275.
[65] Madsen, S. N., O. Sonne: Increase of glucagon receptors in hyperthyroidism. Nature **262** (1976) 793–795.
[66] Malbon, C. C., D. M. Gill: ADP-ribosylation of membrane proteins and activation of adenylate cyclase by cholera toxin in fat cell ghosts from euthyroid and hypothyroid rats. Biochim. Biophys. Acta **586** (1979) 518–527.
[67] Maquire, M. E., R. A. Wikling, J. H. Anderson, et al.: Binding ^{125}J-Jodohydroxybenzylpindolol to putative β-adrenergic receptors of rat glioma cells and other cell clones. J. Biol. Chem. **251** (1976) 1221–1231.
[68] McNeill, J. H.: Enhancement of the cardiac phosphorylase activating effect of dibutyryl cyclic AMP by thyroid hormone. Res. Commun. Chem. Pathol. Pharmacol. **16** (1977) 735–743.
[69] McNeill, J. H., T. M. Brody: The effect of triiodothyronine pretreatment of amine-induced rat cardiac phosphorylase activation. J. Pharmacol. Exp. Ther. **161** (1968) 40–46.
[70] Michaels, R., J. Cason, L. Sokoloff: Thyroxine: Effects on amino acid incorporation into protein in vivo. Science **140** (1963) 1417.
[71] Moss, J., S. J. Stanley, M. C. Lin: NAD glycohydrolase and ADP-ribosyltransferase activities are intrinsic to the A_1 peptide of choleragen. J. Biol. Chem. **254** (1979) 11 993–11 996.
[72] Moss, J., M. Vaughan: Activation of adenylate cyclase by choleragen. Ann. Rev. Biochem. **48** (1979) 581.
[73] Murad, F., Y. M. Chi, T. W. Rall, et al.: Adenyl cyclase III. The effect of catecholamines and choline esters on the formation of adenosine 3',5'-phosphate by preparations from cardiac muscle and liver. J. Biol. Chem. **237** (1962) 1233–1238.
[74] Nakaya, S., J. Moss, M. Vaughan: Effects of nucleoside triphosphate on choleragen-activated brain adenylate cyclase. Biochemistry **19** (1980) 4871.
[75] Nishizawa, Y., N. Hamada, S. Fujii, et al.: Serum dopamine-beta-hydroxylase in thyroid disorders. J. Clin. Endocrinol. Metab. **39** (1974) 599.

[76] Noth, R. H., S. W. Spaulding: Decreased serum dopamine-beta-hydroxylase in hyperthyroidism. J. Clin. Endocrinol. Metab. **39** (1974) 614.

[77] O'Farrell, P. Z., L. M. Gold, W. M. Huang: The identification of prereplicative bacteriophage T_4 protein. J. Biol. Chem. **248** (1973) 5499–5501.

[78] Pfeuffer, I.: GTP-binding proteins in membranes and the control of adenylate cyclase activity. J. Biol. Chem. **252** (1977) 7224–7243.

[79] Pfeuffer, T.: Guanine nucleotide-controlled interactions between components of adenylate cyclase. FEBS Lett. **101** (1979) 85–89.

[80] Pike, L. J., R. J. Lefkowitz: Activation and desensitization of β-adrenergic receptor-coupled GTPase and adenylate cyclase of frog and turkey erythrocyte membranes. J. Biol. Chem. **255** (1980) 6860–6867.

[81] Raff, M.: Self regulation of membrane receptors. Nature **259** (1976) 265–266.

[82] Rall, T. W., E. W. Sutherland, J. Berthet: The relationship of epinephrine and glucagon to liver phosphorylase. IV. Effect of epinephrine and glucagon on the reactivation of phosphorylase in liver homogenates. J. Biol. Chem. **224** (1957) 463–475.

[83] Randell, M. H., L. J. Altman, R. J. Lefkowitz: Structure and biological activity of (−)-^{3}H-dihydroalprenolol, a radioligand for studies of β-adrenergic receptors. J. Med. Chem. **20** (1977) 1090–1094.

[84] Reuter, H., H. Scholz: The regulation of calcium conductance of cardiac muscle by adrenaline. J. Physiol. **264** (1977) 49–62.

[85] Robison, G. A., R. W. Butcher, I. Øye, et al.: The effect of epinephrine on Adenosine 3',5'-Phosphate levels in the isolated perfused rat heart. Mol. Pharmacol. **1** (1965) 168–177.

[86] Rodbell, M., P. M. Lad, T. B. Nielsen, et al.: The structure of adenylate cyclase systems. Adv. Cycl. Nucl. Res. **14** (1981) 3–14.

[87] Samuels, H. H., J. S. Tsai, R. Cintron: Thyroid hormone action: a cell-culture system responsive to physiological concentrations of thyroid hormones. Science **181** (1973) 1253–1256.

[88] Salomon, Y., M. C. Lin, C. Londons, et al.: The hepatic adenylate cyclase system. I. Evidence for transition states and structural requirements for guanin nucleotide activation. J. Biol. Chem. **250** (1975) 4239–4225.

[89] Scarpace, P. J., I. B. Abrass: Thyroid hormone regulation of β-adrenergic receptor number in aging rats. Endocrinology **108** (1981) 1276–1278.

[90] Scatchard, G.: The attractions of proteins for small molecules and ions. Ann. N. Y. Acad. Sci. **51** (1949) 660–672.

[91] Schott van der, J. B., N. C. Moran: An experimental evaluation of the reputed influence of thyroxine on the cardiovascular effects of catecholamines. J. Pharmac. Exp. Ther. **149** (1965) 336–345.

[92] Spaulding, S. W., R. H. Noth: Thyroid-catecholamine interactions. Med. Clin. N. Am. **59** (1975) 1123. (61 references)

[93] Spiegel, A. M., G. D. Aurbach: Binding of 5'-guanylylimidodiphosphate to turkey erythrocyte membranes and effects on β-adrenergic-activated adenylate cyclase. J. Biol. Chem. **249** (1974) 760–7636.

[94] Spiegel, A. M., R. W. Downs: Guanine nucleotides: key regulators of hormone receptor-adenylate cyclase interaction. Endocrine Rev. **2** (1981) 275–305.

[95] Spiegel, A. M., R. W. Downs, G. D. Aurbach: Separation of a guanine nucleotide regulatory unit from the adenylate cyclase complex with GTP affinity chromatography. J. Cyc. Nucl. Res. **5** (1979) 3–17.

[96] Spiegel, A. M., R. W. Downs, M. A. Levine, et al.: The role of guanine nucleotides in regulation of adenylate cyclase activity. Recent Prog. Horm. Res. **37** (1981) 635–665.

[97] Spiegel, A. M., P. Gierschik, M. A. Levine, et al.: Clinical implications of guaninenucleotide-binding protein as receptor-effector couplers. N. Engl. J. Med. **312** (1985) 26–33.

[98] Sternweis, P. C., J. K. Northup, E. Hanski, et al.: Purification and properties of the regulatory component (G/F) of adenylate cyclase. Adv. Cyc. Nucl. Res. **14** (1981) 23–36.

[99] Stiles, G. L., J. M. Stadel, A. DeLean, et al.: Hypothyroidism modulates beta adrenergic receptor-adenylate cyclase interactions in rat reticulocytes. J. Clin. Invest. **68** (1981) 1450–1455.

[100] Stoffer, S. S., N. S. Jiang, C. A. Gorman, et al.: Plasma catecholamines in hypothyroidism and hyperthyroidism. J. Clin. Endocrinol. Metab. **36** (1973) 587.

[101] Strittmatter, W. J., F. Hirata, J. Axelrod: Phospholipid methylation unmasks cryptic β-adrenergic receptors in rat reticulocytes. Science **204** (1979) 1205–1207.

[102] Sutherland, E. W., T. W. Rall, T. Menon: Adenyl cyclase. 1. Distribution, preparation, and properties. J. Biol. Chem. **237** (1961) 1220–1227.

[103] Theilen, E. O., W. R. Wilson: Hemodynamic effects of peripheral vasoconstriction in normal and thyrotoxic subjects. J. Appl. Physiol. **22** (1967) 207.

[104] Toft, A. D., W. J. Irvine, I. Sinclair, et al.: Thyroid function after surgical treatment of thyrotoxicosis: a report of 100 cases treated with propranolol before operation. N. Engl. J. Med. **298** (1978) 643–647.

[105] Tong, J. H., A. D'Iorio: Differential effects of l-thyroxine on cardiac and hepatic monoamine oxidase activity toward benzylamine and serotonin. Endocrinology **98** (1976) 761–766.

[106] Tsai, J. S., A. Chen: Effect of l-triiodothyronine on $(-)^3$H-dihydroalprenolol binding and cyclic AMP response to (−)adrenaline in cultured heart cells. Nature **275** (1978) 138–140.

[107] Watkins, P. A., J. Moss, M. Vaughan: Effects of GTP on choleragen-catalyzed ADP-ribosylation of membrane and soluble proteins. J. Biol. Chem. **255** (1980) 3959–3963.

[108] Wildenthal, K.: Studies of isolated fetal mouse hearts in organ culture. Evidence for a direct effect of triiodothyronine in enhancing cardiac responsiveness to norepinephrine. J. Clin. Invest. **51** (1972) 2702–2709.

[109] Williams, L. T., R. J. Lefkowitz: Thyroid hormone regulation of beta-adrenergic receptor number. J. Biol. Chem. **252** (1977) 2787–2789.

[110] Williams, L. T., R. J. Lefkowitz, A. M. Watanabe, et al.: Thyroid hormone regulation of beta-adrenergic receptor number. J. Biol. Chem. **252** (1977) 2787.

[111] Wurtman, R. J., I. J. Kopin, J. Axelrod: Thyroid function and disposition of catecholamines. Endocrinology 73 (1963) 63.

Zur Beta-Blocker-Therapie des Glaukoms

E. Gramer

Abstract

Different aspects of the glaucomatous disease as well as risk factors for the visual field damage in glaucoma are highlighted. A survey shows the various beta-blocker agents which are in use at present. The high acute and the decreasing long-term effect in pressure reduction are described. Local and systemic side effects, contraindications, and indications of beta-blockers in glaucoma therapy are summarized, with reference to current literature. The clinical consequences for intraocular pressure regulation are discussed.

Risikofaktoren glaukomatöser Gesichtsfeldschädigung

Die lokal am Auge angewandten Beta-Rezeptorenblocker haben sich in den letzten 10 Jahren zu den am häufigsten verordneten Wirkstoffen in der Behandlung des Weitwinkelglaukoms entwickelt [17].

Glaukom ist ein Oberbegriff für ätiologisch verschiedene Krankheitsbilder des Auges. Gemeinsames Kennzeichen dieser Krankheitsbilder ist eine Erhöhung des Augeninnendrucks auf Werte, die für eine langfristig ausreichende Durchblutung des Sehnervenkopfes zu hoch sind. Unterschreitet der arterielle Perfusionsdruck der Sehnervenpapille ein kritisches Maß, so kommt es zur Sehnervenschädigung mit Gesichtsfelddefekten, Exkavation und Atrophie der Papille (Abb. 1).

Diese glaukomatöse Schädigung ist im allgemeinen vorwiegend abhängig von der Höhe des intraokularen Drucks, aber auch von systemischen Faktoren wie Blutdruck, kardialer Leistungsfähigkeit oder dem Vorliegen einer lokalen Vasosklerose. Beim Glaucoma simplex ist somit ein erhöhter Augeninnendruck als Hauptschädigungsfaktor, aber auch ein vom intraokularen Druck unabhängiger, vaskulärer Faktor, der vor allem bei Glaukom ohne Hochdruck überwiegt, an der Gesichtsfeldschädigung in unterschiedlichem Ausmaß beteiligt [27, 28, 30, 31, 32]. Diese multifaktorielle Genese kann erklären, daß bei Glaucoma simplex das Gesichtsfeld auch nach Regulierung des Augeninnendrucks oder bei Glaukom ohne Hochdruck mit Druckwerten im statistischen Normbereich weiter verfallen kann [25, 26, 30, 31].

Wenngleich auch andere Faktoren als der gesteigerte Augeninnendruck bei Glaukom eine Rolle spielen können, so ist doch der erhöhte intraokulare Druck der entscheidende Ansatzpunkt operativer und konservativer Behandlungsmaßnahmen, die durch die Einführung der Beta-Blocker erheblich erweitert wurden. Das Risiko der Papillen- und Gesichtsfeldschädigung infolge Druckerhöhung korreliert mit der Dauer und der Höhe des gesteigerten Augeninnendrucks [52].

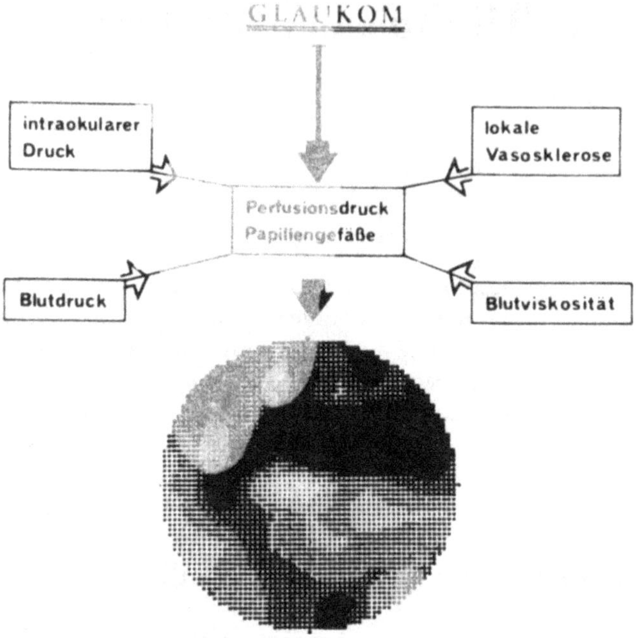

Abb. 1 Risikofaktoren glaukomatöser Gesichtsfeldschädigung. Neben der Erhöhung des Augeninnendrucks als wesentlichem Risikofaktor können auch kardiovaskuläre Ursachen an der Papillen- und Gesichtsfeldschädigung beteiligt sein, so z. B. ein niedriger Blutdruck beim Glaukom ohne Hochdruck [30, 31].

Vorkommen und Bedeutung der Glaukomerkrankung

Glaukom ist die zweithäufigste Erblindungsursache in den meisten industrialisierten Ländern, in denen infektiöse Augenleiden selten sind. Etwa -20% aller Blinden haben ihr Augenlicht durch das Glaukom verloren.

Glaucoma simplex ist bei Zwanzig- bis Dreißigjährigen selten und wird nach dem 40. Lebensjahr immer häufiger. Rund 2% der Bevölkerung haben nach dem 40. Lebensjahr Glaucoma simplex, viele, ohne von der Krankheit etwas zu ahnen. Etwa 0,5 – 0,7% haben Gesichtsfeldausfälle [29]. Auf ca. 10 – 20% der Patienten mit Weitwinkelglaukom entfällt ein akutes Glaukom, während das Vorkommen des angeborenen frühkindlichen Glaukoms in der Literatur nur mit 0,01 – 0,079% angegeben wird [52].

Man unterscheidet *primäre* Glaukomformen (Glaucoma chronicum simplex mit weitem Kammerwinkel; akutes Glaukom mit engem, verlegtem Kammerwinkel; kongenitales Glaukom) von *sekundären* Glaukomformen, bei denen die Augendrucksteigerung die Folge anderer Augenerkrankungen, z. B. einer Iritis, ist, oder Folge systemischer oder lokaler Cortisontherapie oder durch Gefäßneubildungen bei Diabetes u. a. eintritt.

Symptome

Beim *chronischen Weitwinkelglaukom* fehlen bei ca. 60% der Patienten subjektive Symptome völlig, so daß diese Erkrankung oft erst im Spätstadium erkannt wird, in dem bereits große Gesichtsfeldausfälle vorliegen. Ca. 20% der Patienten zeigen am Anfang atypische subjektive Symptome wie Brennen der Augen, Kopfschmerzen oder zeitweiliges Verschwommensehen. Diese in der Grunderkrankung liegenden Symptome müssen von ähnlichen lokalen Nebenwirkungen der Beta-Blocker-Therapie (vergl. Tab. 2) abgegrenzt werden. Von weiteren 20% der Patienten werden Symptome angegeben, die dem Winkelblockglaukom zugeordnet werden können: Nebelsehen, Stirnkopfschmerzen, Farbringe um Lichter.

Beim *akuten Winkelblock*, dem Glaukomanfall, kommt es durch eine anatomische Disposition zu einer plötzlichen Verlegung der engen Kammerwinkelbucht durch die Regenbogenhaut, wodurch der Kammerwasserabfluß unterbrochen wird. Dies führt zu plötzlichen Augeninnendruckanstiegen auf Werte von 60 – 80 mm Hg. Über 50% der Patienten berichten über Prodrome, die dem Anfall vorausgehen und in Sehstörungen oder Stirnkopfschmerzen bestehen.

Im Glaukomanfall haben fast 90% der Patienten heftigste Augen- und Stirnkopfschmerzen, 40% leiden zugleich an Erbrechen oder Übelkeit sowie Schmerzausstrahlung in den Leib, was öfters als Symptom eines akuten Abdomens fehlgedeutet wird. Bei Palpation des Auges durch das Oberlid findet man im Glaukomanfall ein „steinhartes“ Auge, was auch ohne Druckmessung auf die richtige Diagnose weist. Nur 8% der Patienten mit akutem Winkelblockglaukom haben unerhebliche Beschwerden und suchen erst im fortgeschrittenen Stadium den Augenarzt auf.

Der akute Glaukomanfall ist sehr gefährlich, da die Erblindung innerhalb von Tagen eintreten kann, wenn der Patient nicht behandelt wird, während bei Glaucoma simplex in Abhängigkeit von der Höhe des Augeninnendrucks und den sonst vorhandenen Risikofaktoren nicht selten bis zu 15 Jahren zwischen den ersten Drucksteigerungen und dem ersten manifesten Gesichtsfeldausfall liegen können. Beim akuten Glaukomanfall führen die starken Schmerzen den Patienten rasch zum Augenarzt [29].

Bei der Therapie des akuten Glaukoms hat die zusätzliche Gabe von Beta-Blockern mit der initial raschen und ausgeprägten Senkung des Augeninnendrucks als additive Therapie zur klassischen Pilocarpin-Augentropfenserie das Behandlungskonzept entscheidend verbessert.

Beim *kongenitalen Glaukom* (Hydrophthalmie) besteht die klassische Symptomentrias: Lichtscheu, Tränenträufeln und Lidschlußkrampf. Die Hornhaut zeigt einen vergrößerten Durchmesser und ist häufig eingetrübt. Auch hier fühlt sich der Augapfel bei Abtasten mit den Fingerspitzen durch das geschlossene Lid nicht selten steinhart an. Nach Sicherung der Diagnose durch Untersuchung des Säuglings in Narkose bestehen hier die augendrucksenkenden Maßnahmen ausschließlich in einer operativen Durchtrennung (Angulozision) des embryonalen Gewebes im Kammerwinkel, das den Kammerwasserabfluß verlegt.

Bei den *Sekundärglaukomen* liegen die Symptome in Abhängigkeit von der Höhe der Augeninnendruckwerte zwischen denen des Weitwinkelglaukoms und des akuten Glaukoms. Dabei stehen meist die subjektiven Symptome der Augengrunderkrankung, welche zu den erhöhten Druckwerten führte, im Vordergrund [45]. Da hier im Zuge von Entzündungen oder als Nebenwirkung einer Cortisontherapie oder nach Kataraktextraktion oft hohe Augendruckwerte vorliegen und eine Miotikatherapie wegen des bestehenden intraokularen Reizzustandes oft kontraindiziert ist, stellt die lokale Beta-Blocker-Therapie mit der anfangs ausgeprägten Senkung der Kammerwasserproduktion (vergl. Abb. 2) neben der Therapie mit Karboanhydrasehemmstoffen oft die situationsgerechteste augendrucksenkende Behandlung dar.

Ziel der Übersicht

In der vorliegenden Übersicht wird die Beta-Blocker-Therapie der Glaukome unter **klinischen** Aspekten betrachtet, wobei besonders die klinisch wichtigen Unterschiede in der Drucksenkung zu Beginn einer Behandlung und bei Langzeitgabe sowie die Indikationen und Risiken der Beta-Blockerbehandlung aufgezeigt werden sollen.

In einer Übersicht werden die verschiedenen, in der Ophthalmologie derzeit gebräuchlichsten Beta-Blocker, die zum Teil erst seit kurzem im Handel sind, zusammengestellt. Zum pharmakologischen Wirkungsmechanismus soll im Rahmen dieser Übersicht nur auf entsprechende weiterführende Literatur [43, 44] (mit weiteren Literaturangaben) verwiesen werden.

Verschiedene, noch ungeklärte Aspekte der Beta-Blocker-Therapie im Zusammenhang mit der Pathogenese des Glaukoms werden angesprochen.

Welche Beta-Blocker stehen zur Verfügung?

Phillips et al. [74] beschrieben als erste den augendrucksenkenden Effekt von Propranolol [20]. Die ersten Erfahrungen mit Propranolol waren wegen seiner anästhetischen Wirkung an der Hornhaut und den damit verbundenen Unverträglichkeitserscheinungen enttäuschend [49].

Günstiger waren die Erfahrungen dagegen mit dem Beta-Blocker Timolol. Obwohl bereits eine große Zahl beta-blockierender verschiedener Substanzen zur Behandlung des chronischen Glaukoms verwendet wird [43], liegen über Timolol die umfangreichsten klinischen Untersuchungen und Erfahrungen vor. Die ersten klinischen Prüfungen mit Timolol als lokalem Glaukomtherapeutikum erfolgten 1974, und bereits 1982 gab es über 600 Publikationen, die sich mit der Verwendbarkeit von Timolol in der Glaukomtherapie befaßten. Der größte Teil der Veröffentlichungen zeigte, daß dieser nicht selektive, wasserlösliche Beta-Rezeptorenblocker über eine starke augendrucksenkende Wirkung bei guter subjektiver und objektiver Verträglichkeit verfügt [11]. Er war damit der erste gut verträgliche und lokal anwendbare Beta-Blocker mit wenig Nebenwirkungen.

Tabelle 1 Übersicht der Beta-Blocker-Antiglaukomatosa, die derzeit im augenärztlichen Gebrauch sind. Die angegebenen Dosen sind Einzeldosen. Angaben zum pharmakologischen Profil nach Krieglstein [43].

Beta-Blocker	Handelsname	Hersteller	Einzeldosen (%)	Beta-Rezeptoren-blockierende Potenz	Plasmahalbwertszeit (h)	ISA	Kardioselektivität	lokalanästhetische Wirkung
Befunolol	Glauconex®	(Thilo)	0,25 – 0,5	2 – 6	1,5	(+)	–	(+)
Betaxolol	Betoptima®	(Alcon)	0,5	3 – 10	16	–	++	(+)
Carteolol	Arteoptic®	(Dispersa-Baeschlin)	1 – 2	30	5 – 7	++	–	–
Levobunolol	Vistagan®	(Allergan)	0,5	6		–	–	–
Metipranolol	Beta-Mann®	(Mann)	0,1 – 0,6	2	2,5	–	–	(+)
Pindolol	Glauco-Visken®	(Wander-Pharma)	0,5 – 1	20	3 – 4	++	–	+
Timolol	Timoptol®	(Chibret)	0,1 – 0,5	5 – 10	4 – 5	–	–	(+)

In den letzten Jahren sind nun weitere Beta-Blocker zur lokalen Anwendung am Auge entwickelt und in den Handel gebracht worden. Die bekanntesten sind in Tab. 1 zusammengefaßt. Die dort angegebenen Dosen sind Einzeldosen.

Der therapeutische Konzentrationsbereich für Beta-Blocker-Augentropfen hängt von der Wirkungsstärke der Substanz und der Permeabilität durch die menschliche Hornhaut ab [41].

Die pharmakologische Wirkung der verschiedenen Beta-Blocker kann differenziert werden nach ihrer Beta-Rezeptoren-blockierenden Potenz verglichen zum Propranolol, der Halbwertszeit im Plasma, der intrinsischen sympathomimetischen Aktivität (ISA), ihrer Selektivität und ihrer membranstabilisierenden, lokalanästhetischen Wirkung (vgl. Tab. 1).

Die augendrucksenkende Wirkung der verschiedenen Beta-Blocker-Präparate ist im allgemeinen nicht wesentlich verschieden [12, 43, 59]. Unterschiede bestehen jedoch unter anderem in ihrer Verträglichkeit [43, 53], in den systemischen Nebenwirkungen auf Herz, Lunge und Kreislaufsystem [61], in den lokalanästhetischen Nebenwirkungen [15, 16], im Einfluß auf die Tränenfilmaufreißzeit [81, 82] und im Einfluß auf die Tränensekretion [7].

Beta-Blocker mit ausgeprägter intrinsischer sympathomimetischer Aktivität (ISA) gelten als sicherer bei pulmonalen und kardialen Risikogruppen. Als positiver ISA-Effekt wird z. B. für Carteolol über eine vergleichsweise geringe Herabsetzung der Lungenfunktion berichtet [75], wobei bei einer Asthmaanamnese Anfälle trotz der ausgeprägten ISA auftreten können.

Auch selektive $Beta_1$-Blocker sollen keine Veränderungen des Atemwegswiderstandes bei obstruktiven Bronchialerkrankungen bewirken [4, 5, 18]. Trotz der hohen $Beta_1$-Selektivität des Betaxolol [2] sollte dieser Beta-Blocker bei bestehender Asthmaanamnese nicht angewendet werden, da auch geringste Stimuli Asthmaanfälle auslösen können. Für Pindolol und Befunolol wird über Herabsetzungen des systolischen Blutdrucks und der Herzfrequenz berichtet [43].

Untersuchungen zum Levobunolol beschreiben mit dem Timolol vergleichbare Wirkungen und Nebenwirkungen [19, 56].

Die Erfahrungen und klinischen Studien mit den erst seit kurzem im Handel befindlichen Beta-Blockern sind noch begrenzt.

Augendrucksenkende Wirkung zu Beginn der Behandlung

Die lokale, intravenöse oder orale Gabe eines Beta-Blockers [42, 43, 44] führt am gesunden wie am glaukomkranken menschlichen Auge innerhalb einer Stunde zu einer dosisabhängigen, signifikanten Augeninnendrucksenkung, z. B. bei Timolol mit einem Maximum des Effekts nach ca. 3 – 4 Stunden [14, 92, 93]. Der drucksenkende Effekt hält beim Glaukomauge nach einmaliger Applikation eines Beta-Blockers mehr als 24 Stunden an [92, 93] und führt auch zu einer Augendrucksenkung am nichtbehandelten Partnerauge des Patienten [71].

Bei der erstmaligen Anwendung eines Beta-Blockers bei Glaukom beträgt die relative Augendrucksenkung dosisabhängig (vergl. Tab. 1) zwischen 30% und 70% (im Mittel ca. 40%) des unbehandelten Druckniveaus. Hinsichtlich der Höhe der initialen Drucksenkung der verschiedenen neuen Beta-Blocker (vergl. Tab. 1) sei auf die Übersichtsarbeit von Krieglstein [43] verwiesen.

Augendrucksenkung bei Langzeitbehandlung

In der Langzeittherapie mit Beta-Blockern läßt die augendrucksenkende Wirkung in den ersten Tagen und Wochen nach Beginn der Behandlung schnell nach (vgl. Abb. 2).

Bei einem Drittel der Patienten ist das Nachlassen der drucksenkenden Wirkung so ausgeprägt, daß man von einer Tachyphylaxie sprechen kann [42] (Abb. 2a, 2b).

Bei fortgeschrittenem Glaukom ist die Augendrucksenkung auf die Dauer mit Beta-Blockern allein daher nicht ausreichend.

Im Mittel kann man bei Patienten mit erhöhtem Augeninnendruck, die aber noch keinen Glaukomschaden aufweisen, von einem Dauereffekt von 20–25% relativer Drucksenkung ausgehen.

Auch andere Antiglaukomatosa haben einen, wenn auch nicht so ausgeprägten Wirkungsverlust in der Langzeitbehandlung [39, 87]. Häufige Augeninnendruck-Kontrollen sind deshalb zu Beginn einer Beta-Blocker-Therapie angezeigt, um Druckanstiege rechtzeitig erkennen zu können. Die regelmäßige Anwendung (Compliance) der Beta-Blocker-Augentropfen ist weit höher als die bei Miotika [90], was für die Langzeittherapie [90] wichtig ist.

Vergleichende Untersuchungen über die Wirksamkeit von Beta-Blockern zeigen, daß sie auf längere Zeit ebenso wirksam sind wie etwa Pilocarpin, etwas stärker wirksam als Adrenalin alleine, jedoch schwächer als eine Kombinationsbehandlung mit Pilocarpin und Adrenalin zusammen.

Die Entwicklung einer Subsensitivität des Auges auf Beta-Blocker, die bei etwa einem Drittel der Patienten eintritt und sehr rasch oder erst im Langzeitverlauf eintreten kann, ist unspezifisch und gilt für chemisch verschiedene Beta-Blocker (vergl. Tab. 1) sowohl aus der Gruppe der $Beta_1$-Blocker als auch der $Beta_2$-Blocker und der nicht selektiven Beta-Blocker [40, 41].

Nach Absetzen der Beta-Blocker wird die ursprüngliche Empfindlichkeit nach 1–2 Monaten wieder hergestellt. Es verbleibt nach Absetzen der Beta-Blocker eine residuale Drucksenkung für die Dauer von 1–2 Wochen. Nach völligem Abklingen der Beta-Blocker-induzierten drucksenkenden Wirkung ist zuweilen ein Anstieg des Augendrucks über das ursprüngliche, unbehandelte Druckniveau hinaus (Rebound-Phänomen) zu beobachten (vgl. Abb. 2a).

Auch bei einer Kombination der Beta-Blocker mit Miotika ist ein deutliches Nachlassen des Beta-Blocker-Effekts zu beobachten [68], was im fortgeschrittenen Stadium der Erkrankung besonders ausgeprägt scheint [3]. Nielsen und Eriksen [64, 65]

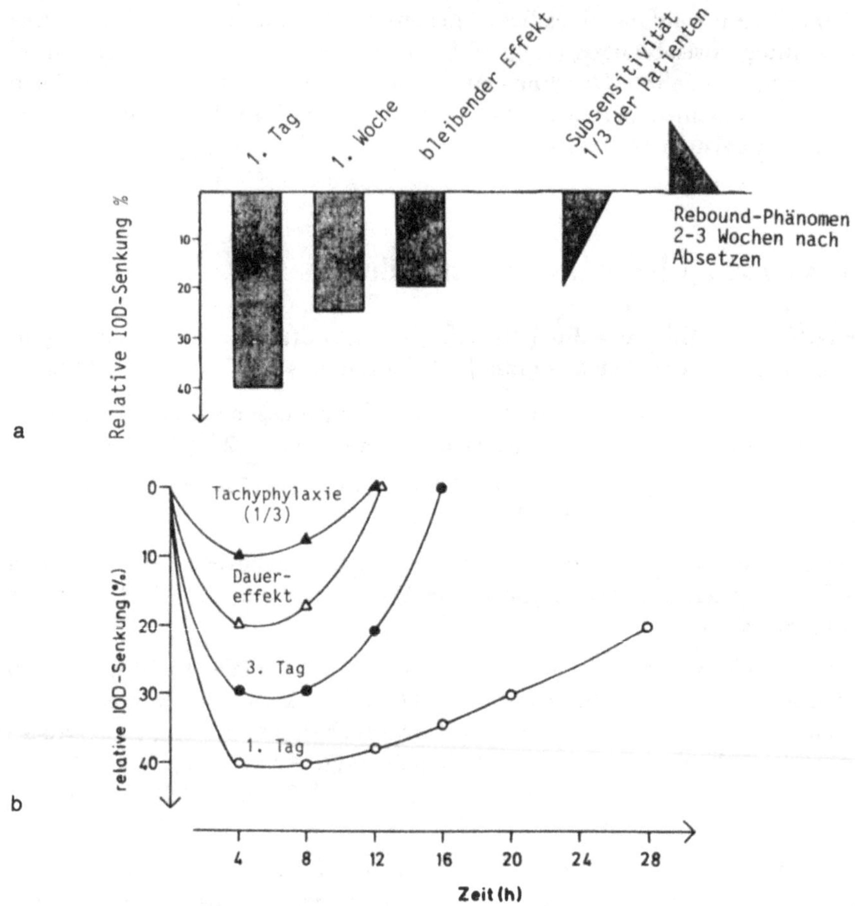

Abb. 2 a Zeit-Wirkungs-Charakteristik von Beta-Blockern bei lokaler Applikation am Auge in Abhängigkeit von der Behandlungsdauer. Am 1. Tag der Behandlung besteht ein ausgeprägter augendrucksenkender Effekt mit einer relativen intraokularen Drucksenkung von im Mittel 40% des unbehandelten Druckniveaus. Der drucksenkende Effekt verringert sich bereits nach der 1. Woche der Behandlung und zeigt nach mehreren Wochen einen Dauereffekt von etwa 20% relativer Drucksenkung. Ein Drittel der Patienten zeigt eine Subsensitivität mit einer nur geringgradigen augendrucksenkenden Wirkung. 2–3 Wochen nach Absetzen der Beta-Blocker-Therapie am Auge kann es zu einem Rebound-Phänomen kommen mit einem Anstieg des Augeninnendrucks über das ursprüngliche unbehandelte Druckniveau hinaus (nach Krieglstein [41]).

Abb. 2 b Zeit-Wirkungs-Charakteristik: Die Dauertherapie führt neben dem Nachlassen der relativen Augeninnendrucksenkung auch zur Verkürzung der Wirkungsdauer der Einzelapplikation (nach Krieglstein [41]).

fanden, daß bei unbehandeltem intraokularen Druck von 25 mm Hg die Beta-Blocker-Therapie allein gewöhnlich auf die Dauer nicht ausreicht, um einen Augendruck unter 20 mm Hg zu erreichen.

Kombinationstherapie

Zusammen mit Karboanhydrasehemmstoffen und zusammen mit Miotika ist ein additiver Effekt der Beta-Blocker-Therapie unbestritten. Über die Wechselwirkung der Adrenalintherapie zusammen mit Beta-Blockern beim chronischen Glaukom gehen jedoch die Meinungen weit auseinander. Während Keates und Stone [36] und Ober und Scharrer [69] über einen sicheren additiven Effekt beider Wirksubstanzen berichten, sehen Phillips et al. [73] und Thomas und Epstein [84] eine Abhängigkeit des additiven Effekts von der Reihenfolge der Medikamentenanwendung. Werden die Patienten zuerst mit Adrenalin für eine gewisse Zeit vorbehandelt und wird dann ein Beta-Blocker hinzugegeben, so zeigt sich ein zusätzlicher augendrucksenkender Effekt des Beta-Blockers. Bei Vorbehandlung mit dem Beta-Blocker und zusätzlicher Gabe von Adrenalin konnte der additive Effekt nicht beobachtet werden.

Öhrström und Pandolfi [70] fanden, daß die Adrenalin-induzierte Augeninnendrucksenkung durch die Gabe von Beta-Blockern aufgehoben wird.

Viele Autoren sehen in der Kombinationstherapie traditioneller Antiglaukomatosa zusammen mit Beta-Blockern den größeren Nutzen als in der Anwendung der Beta-Blocker allein bei manifestem Glaukom [41, 77, 78].

Dosierung

Lokale Beta-Blocker sollten nicht mehr als zweimal täglich angewendet werden. Man sollte im Gegenteil bei gut eingestellten Augeninnendruckwerten versuchen, ob es möglich ist, mit einer einmaligen Anwendung in 24 Stunden auszukommen, was durch eine Tagesdruckkurve zu überprüfen ist.

Dies gilt besonders für den Beta-Blocker Carteolol: Die initiale Wirkungsdauer eines einzelnen Augentropfens von 1%iger Konzentration beträgt 24 Stunden und die von 2%iger Konzentration sogar bis zu 48 Stunden.

Für klinische Gesichtspunkte ist diese lange Haftung der Beta-Blocker am Pigmentepithel wichtig. Bei den gebräuchlichen Miotika (z. B. Pilocarpin oder Carbachol) ist etwa 24 Stunden nach Absetzen keine Wirkung der Medikamente mehr nachweisbar.

Die relative Augeninnendrucksenkung durch Carteolol beträgt 40% [23]. Carteolol-2%-Augentropfen erreichen den Maximalwert im Ziliarkörper erst nach 24 Stunden und haben eine Halbwertszeit von 15 Tagen im Pigmentepithel. Diese Wirkungsdauer ist sehr lang, eine signifikante Druckreduktion kann bis zu 2 Wochen nach Absetzen der Therapie bestehen.

Diese langen Auswaschzeiten und zeitliche Unterschiede im Erreichen des Therapiemaximums müssen bei der medikamentösen Druckeinstellung besonders bei der Kombinationstherapie beachtet werden. Nach Umsetzen von Beta-Blockern auf ein anderes Medikament könnte die verbliebene Restdruckwirkung vermeintlich der neuen Substanz zugeschrieben werden. Bei der Druckeinstellung sind daher in diesen Übergangszeiträumen besonders engmaschige Augendruckkontrollen erforderlich.

Nebenwirkungen der Beta-Blocker-Therapie

Wenn man die medikamentöse Miosis und die akkomodative Myopie bei der klassischen Miotikatherapie des Glaukoms als Nebenwirkung auffaßt, so sind die Nebenwirkungen bei der Beta-Blocker-Therapie am Auge wesentlich seltener. Treten jedoch Nebenwirkungen auf, sind sie oft schwerwiegender.

Die meisten unerwünschten Nebeneffekte der lokalen Beta-Blocker am Auge erklären sich aus deren pharmakologischer Wirkungsweise. Da alle am Auge gegebenen Medikamente auch über die Tränenwege und die Nasenschleimhaut rasch resorbiert werden, ergeben sich systemische Nebenwirkungen und Nebenwirkungen am Auge (Tab. 2). Die Bestimmung von Plasmaspiegeln bei lokal am Auge appliziertem Timolol ergab, daß auch bei Gabe als Augentropfen systemisch wirksame Beta-Blocker-Spiegel im Blut erreicht werden [66, 67]. Diese systemische Wirkung des lokal am Auge applizierten Beta-Blockers wird im Falle von Timolol auch durch eine dosisabhängige Herabsetzung der Ruhepulsfrequenz deutlich [94].

Lokale Nebenwirkungen

Bedingt durch die lokalanästhetischen Eigenschaften der Beta-Blocker kann eine Anästhesie der Hornhaut mit trophischen Störungen des Hornhautepithels sowie eine Keratitis punctata auftreten [9, 33, 64, 65, 85]. Subjektive Symptome sind Brennen der Augen, Trockenheitsgefühl und Fremdkörpergefühl.

Eine allergische Blepharokonjunktivitis oder akute allergische Reaktionen können wie bei allen anderen Antiglaukomatosa auftreten. Kontaktallergien bei ophthalmologischen Beta-Blockerpräparaten können auch durch eine Sensibilisierung auf die Vehikelsubstanz oder Konservierungsstoffe erklärt werden [89].

Bei Dauergebrauch von Beta-Blockern zeigen sich quantitative und qualitative Änderungen der Tränensekretion. Im Tierexperiment wurde eine $beta_1$-adrenerge Innervation der Tränensekretion nachgewiesen [1]. Es kann zum Syndrom des trockenen Auges durch Verminderung des Lysozym-Gehalts der Tränen kommen [65, 67]. Die Möglichkeit einer Verminderung der Tränensekretion wurde mit dem Schirmer-Test nachgewiesen [7]. Wegen dieser qualitativen und quantitativen Einschränkung der Tränensekretion verbietet sich diese Therapieform bei „trockenem Auge" und sollte bei Kontaktlinsenträgern mit besonderer Vorsicht erfolgen.

Beta-Blocker ohne gleichzeitige Gabe von Miotika sind bei Engwinkelglaukom kontraindiziert, da der Sphinkter der Pupille $Beta_1$-Rezeptoren trägt und deren Blockierung eine relative Erschlaffung des Sphinktermuskels zur Folge hat, was zu einem Winkelblock führen kann.

Der Nahvisus kann beeinträchtigt werden durch eine geringe Reduzierung der Akkomodationsfähigkeit.

Irreversible Schäden an den vorderen Augenabschnitten sind von den bisher gebräuchlichen antiglaukomatösen Beta-Blockern nicht berichtet worden [41].

Tabelle 2 Mögliche lokale und systemische Nebenwirkungen der Beta-Blocker-Therapie

I. Lokale Nebenwirkungen:

- Bindehauthyperämie
- Keratitis punctata
- herabgesetzte Sensibilität der Hornhaut
- Verringerung des Tränenflusses
- Syndrom des trockenen Auges
- Beeinträchtigung der Akkommodationsfähigkeit

II. Systemische Nebenwirkungen

1. Kardiovaskuläre:
   - Bradykardie
   - Arrhythmien
   - Blutdruckerniedrigung
   - Herzversagen
2. Pulmonale:
   - Asthmaanfall
   - Atemnot
   - Verschlechterung obstruktiver Bronchialerkrankungen
3. Zentralnervöse:
   - Depression
   - Angst
   - Verwirrtheit
   - Halluzination
   - Müdigkeit
4. Gastrointestinale:
   - Durchfall
   - Krämpfe
   - Übelkeit
5. Im Hautbereich:
   - Exantheme
   - Haarausfall (Alopexie)
   - allergische Blepharitis

Systemische Nebenwirkungen

Da die am Auge applizierten Beta-Blocker auch systemisch wirksam werden können (vgl. Tab. 2), sind sie bei Risikopatienten mit obstruktiven Atemwegserkrankungen [34] und bei kardialen Erkrankungen wegen der möglichen Kardiodepression [22, 86] kontraindiziert. Über Herzversagen und schwere Bradykardien durch lokal am Auge angewandte Beta-Blocker wurde berichtet [8, 35, 79] sowie über das Auftreten akuter Asthmaanfälle und Verschlechterung obstruktiver Bronchialerkrankungen [8]. An kardiovaskulären Nebenwirkungen können Bradykardie, Arrhythmie, Blutdruckerniedrigung und Herzversagen vorkommen.

Komplikationen seitens der Lunge sind Atemnot, Bronchialspasmus und Asthmaanfälle.

Seitens der Haut wurde über Exantheme und Alopezie berichtet, seitens des Magen-Darm-Trakts über Diarrhoe, Krämpfe und Übelkeit. Auch zentralnervöse Erscheinungen wie Depression, Angst, Verwirrtheit, Halluzinationen, Kopfschmerz und Müdigkeit wurden beobachtet [79].

Die wichtigsten Gegenindikationen sind somit: Asthma bronchiale, manifeste Herzinsuffizienz, Bradykardie sowie AV-Überleitungsstörungen II. und III. Grades. Vorsicht ist auch bei Kaliummangel durch Behandlung mit Karboanhydrasehemmern geboten sowie bei Patienten, die wegen Bluthochdrucks in allgemeiner Behandlung mit Beta-Blockern sind [53] (vergl. Tab. 2).

Um Risikopatienten von der Therapie mit Beta-Blockern auszuschließen, sollten vor der Verordnung von Beta-Blockern folgende 5 Fragen geklärt werden:

Besteht eine kardiovaskuläre Erkrankung?
Hat der Patient abnorm niedrige Blutdruckwerte?
Hat der Patient eine abnorm niedrige Pulsfrequenz?
Besteht eine Belastungsdyspnoe?
Besteht Asthma oder ein chronisches Bronchialleiden?

Zum Wirkungsmechanismus

Auf welche Weise Beta-Blocker am Auge die Kammerwasserproduktion mindern, ist noch weitgehend unklar. Neufeld [62] und Neufeld et al. [63] fanden, daß die Rezeptordichte am Ziliarkörper unter Beta-Blocker-Therapie zunimmt und die Augendrucksenkung wesentlich länger anhält als die Rezeptorbindung, so daß die augendrucksenkende Wirkung vermutlich über andere (oder zusätzliche) Mechanismen als die Blockade geschieht. Die Stereospezifität fehlt, da auch rechtsdrehendes Timolol den Augendruck senkt. Ungeklärt ist, warum die starke Wirkung nach wenigen Tagen oder Wochen nachläßt.

Auch die verschiedenen adrenergen Antiglaukomatosa hemmen wie die Beta-Blocker die Kammerwasserproduktion. Eine mögliche Erklärung ist, daß es sich um einen zellulären Effekt auf das nicht-pigmentierte Ziliarkörperepithel handelt. Mit großer Wahrscheinlichkeit wird durch die membranstabilisierende Wirkung des Beta-Blokkers der Ionentransport im nicht-pigmentierten Ziliarkörperepithel gehemmt, der für die Sekretion des Kammerwassers entscheidend ist. Daneben ist eine vaskuläre Minderperfusion des Ziliarkörpers über die durchblutungsreduzierenden Eigenschaften der Beta-Blocker denkbar. Ein weiterer, noch ungeklärter Aspekt sind die kalziumantagonistischen Eigenschaften der Beta-Blocker, die ebenfalls in den Sekretionsmechanismus am Ziliarkörperepithel eingreifen können [80]. Beta-Blocker ändern die Abflußleichtigkeit nicht [83] und wirken nur über eine Verminderung der Kammerwasserproduktion [43].

Beta-Blocker-Therapie und Glaukompathogenese

Mögliche Risiken der Beta-Blocker-Therapie, die viel diskutiert, aber bisher nicht abschließend geklärt werden konnten, sind zum einen der Einfluß der Beta-Blocker auf die Blutversorgung des Sehnervs, zum anderen der Einfluß der verminderten Perfusion des Trabekelwerks durch Medikamente, die die Kammerwasserproduktion senken.

Ziel der Glaukomtherapie ist es, über die Senkung des erhöhten Augeninnendrucks auch den Perfusionsdruck der Papillengefäße zu verbessern und so die Entstehung oder Zunahme von Gesichtsfeldausfällen zu verhindern. Vasoaktive Therapeutika wie die Beta-Blocker könnten den günstigen Effekt, den sie auf den Augeninnendruck haben, möglicherweise durch eine ungünstige Wirkung auf die Durchblutung der prälaminären Papille wieder ausgleichen. Hinsichtlich des arteriellen Perfusionsdrucks des Gewebes, das es zu schützen gilt, wäre dann möglicherweise wenig gewonnen.

Hypotone Blutdruckwerte oder kardiale Leistungsschwäche zählen, wie in der Einführung dargestellt, zu den Risikofaktoren einer glaukomatösen Gesichtsfeldschädigung [24, 30, 31]. Da an der glaukomatösen Gesichtsfeldschädigung druckbedingte, aber auch vaskuläre Faktoren in unterschiedlichem Ausmaß beteiligt und diese zusätzlichen, vaskulären Faktoren schwer quantifizierbar sind, ist eine schlüssige Beweisführung, daß Beta-Blocker den Glaukomschaden aufhalten können, schwierig [24], weil trotz Regulierung des Augeninnendrucks mit unterschiedlichen Medikamenten weitere Gesichtsfeldveränderungen auftreten können, wenn vaskuläre Schädigungsfaktoren im Vordergrund stehen.

So wird z. B. für Timolol-Augentropfen von vielen Autoren über eine Herabsetzung der Herzfrequenz ohne wesentliche Beeinträchtigung des Blutdrucks berichtet [6, 38, 94].

Abb. 3 zeigt den EKG-Befund eines 70jährigen Glaukompatienten mit Therapie von Timolol 0,5% (Pfeile) und den Befund 4 Wochen nach Absetzen der lokalen Beta-Blockergabe. Der Ruhepuls unterscheidet sich um 14 Schläge pro Minute. Über eine Reduktion der Herzfrequenz von 12% bei einem Beobachtungszeitraum von 2 Jahren berichten Merte und Merkle [60]; hier handelte es sich um kreislaufgesunde Patienten, die keine Kontraindikationen für eine Beta-Blocker-Therapie aufwiesen. Flammer und Barth [21] fanden unter lokaler Beta-Blocker-Therapie bei gesunden Probanden keine signifikante Veränderung der Ruhekreislaufparameter. Bei Belastung jedoch bestand eine deutliche Herabsetzung der Herzfrequenz und des arteriellen Mitteldruckniveaus. Sobald jedoch kardiale Risikofaktoren, wie z. B. eine vorbestehende Bradykardie, hinzukommen, könnten die Kreislaufwirkungen lokal applizierter Beta-Blocker größere Ausmaße erreichen [37].

Die aufgezeigten systemischen Nebenwirkungen der lokal am Auge applizierten Beta-Blocker auf Herzfrequenz, Blutdruck und peripheren Gefäßwiderstand im Zusammenhang mit den viel diskutierten, aber bisher nicht geklärten Wirkungen auf die Durchblutung des Sehnervs zeigen unter dem möglicherweise auch vaskulären Aspekt der Sehnervenschädigung die Notwendigkeit der strengen Beachtung der Kontraindikationen.

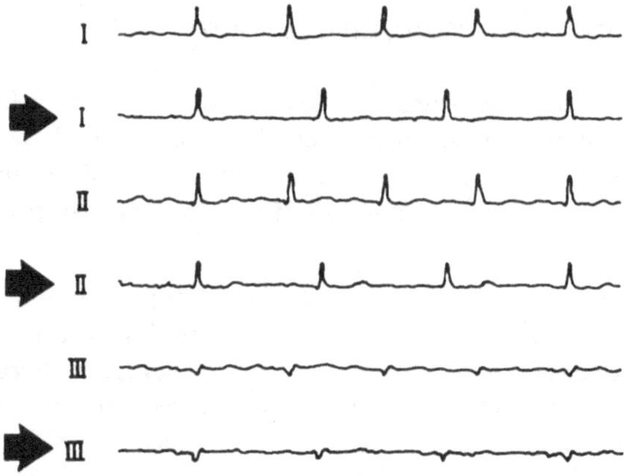

Abb. 3 Elektrokardiogramm eines 70jährigen Glaukompatienten unter der Therapie mit Timolol-Augentropfen 0,5% (durch Pfeile gekennzeichnet). Jeweils darüber aufgetragen das EKG 4 Wochen nach Absetzen der lokalen Beta-Blocker-Therapie am Auge. Während der Dauerbehandlung mit Beta-Blockern war die Herzfrequenz um 14 Schläge pro Minute langsamer als ohne Beta-Blocker-Therapie.

Eine Augendrucksenkung durch Beta-Blocker erfolgt, wie erwähnt, durch Herabsetzung der Kammerwasserproduktion [10, 91] und nicht durch eine Verbesserung des Kammerwasserabflusses wie bei der Miotikatherapie. Besonders interessant ist daher eine Arbeit von Lütjen-Drecoll [57], die für Karboanhydrasehemmer nachweist, daß die verminderte Perfusion des Trabekelwerks zu einer Ansammlung von Substanzen im Trabekelsystem führt, die den Abfluß weiter verschlechtert. Für Beta-Blocker ist dieser Effekt bisher nicht nachgewiesen, kann jedoch nicht von vornherein ausgeschlossen werden, da auch hier die Augendrucksenkung durch eine Drosselung der Kammerwasserproduktion im Ziliarkörper bewirkt wird.

Über Unterschiede in der blutdrucksenkenden Wirkung der in Tab. 1 aufgeführten neuen Beta-Blocker ist noch wenig bekannt; dies bedarf, da ein niedriger Blutdruck unter anderem als Risikofaktor der Gesichtsfeldschädigung angesehen werden kann [30, 31], weiterer Untersuchungen. Somit kann eine endgültige Bewertung der Beta-Blocker-Therapie bei Glaukom erst nach sicherer Klärung dieser Zusammenhänge gegeben werden [41].

Indikationen zur Beta-Blocker-Therapie

Eine alleinige Druckregulierung mit Beta-Blockern ist besonders indiziert im Frühstadium der Glaukomerkrankung oder bei okulärer Hypertension, bei jungen Patienten mit noch akkomodationsfähiger Linse und insbesondere bei jungen Patienten mit Myopie, bei denen eine Miotikatherapie von vornherein wegen der zu erwartenden Sehkraftbeeinträchtigung nicht sinnvoll erscheint (Tab. 3).

Es sollte versucht werden, mit anfangs möglichst geringen Dosierungen auszukommen bei einer Gabe 2mal täglich. Da die Nachteile der Pupillenverengung und der akkomo-

Tabelle 3 Indikationen für Beta-Blocker-Antiglaukomatosa

- Glaukom mit offenem Kammerwinkel
- Okuläre Hypertension (bei indizierter Augeninnendrucksenkung)
- Fehlende Compliance auf andere antiglaukomatöse Medikation wie:
  - Sehkraftbeeinträchtigung durch medikamentöse Miosis
  - Glaukompatient mit Katarakt
  - Unverträglichkeit auf Adrenalinpräparate oder Karboanhydrasehemmer
- Postoperative Augeninnendruckerhöhung (ausgenommen: nach filtrierender Glaukomoperation)
- In Kombination mit Miotika bei Engwinkelglaukom
- Zur maximalen drucksenkenden medikamentösen Therapie in Kombination mit anderen Antiglaukomatosa

dativen Myopie im Gegensatz zur Miotikatherapie bei den Beta-Blockern fehlen, ist die Regelmäßigkeit der Anwendung (Compliance) viel größer als bei den Miotika, die in der Regel 4mal täglich angewendet werden müssen.

Die Therapie bei okulärer Hypertension ohne Risikofaktoren der Patienten ist angezeigt, wenn der intraokulare Druck über 26 mm Hg beträgt [54]. Bei Druckwerten über 30 mm Hg ist durch alleinige Gabe von Beta-Blockern in der Regel keine dauerhafte Druckregulierung zu erreichen. Wegen der noch ungeklärten Wechselwirkungen zwischen der Beta-Blocker-Therapie und der Pathogenese des Glaukoms sollten bei älteren Patienten mit linsenhaltigem Auge die Beta-Blocker erst bei Versagen der Adrenalintherapie oder bei nicht ausreichender Miotikatherapie gegeben werden. Antiglaukomatosa, die die Abflußleichtigkeit des Kammerwassers verbessern, werden der Pathophysiologie der Erkrankung sehr viel mehr gerecht als Medikamente, die die Kammerwasserproduktion verringern.

Die gute Verträglichkeit der Beta-Blocker bei vielen jungen Patienten rechtfertigt noch nicht den Therapiebeginn, wenn eine Glaukomdiagnose noch unsicher ist [54, 79].

Eine weitere wichtige Indikation ist der zusätzliche Effekt der Beta-Blocker zu anderen Therapieschemata mit Miotika oder Adrenalinderivaten, wobei unter Beachtung der Kontraindikationen ein Therapieversuch mit der zusätzlichen Gabe von Beta-Blockern unternommen werden sollte, bevor man sich zu einer Operation entschließt. Bei Glaukompatienten mit Linsentrübungen sind ebenfalls oft die Beta-Blocker vorzuziehen, da hier eine medikamentöse Miosis oft störend ist.

Wegen der zu Therapiebeginn ausgeprägten, raschen Augendrucksenkung eignen sich die Beta-Blocker gut zur Behandlung kurzfristiger Sekundärglaukome, wenn eine Reduktion der Kammerwasserproduktion erwünscht ist. Dies gilt besonders bei Augendruckproblemen nach Kataraktextraktion. Aber auch die Behandlung von sekundären Augendruckerhöhungen, z. B. bei Steroidtherapie oder Iritis, die eine Gabe von Miotika verbieten, oder die Therapie bei hämorrhagischem Sekundärglaukom, sind Anwendungsbereiche für Beta-Blocker-Therapie.

Bei Engwinkelglaukom sollen Beta-Blocker nur zusammen mit Miotika verwendet werden, weil sie einen unterschwelligen mydriatischen Reiz darstellen [13].

Zur Durchbrechung eines akuten Glaukomanfalls zusammen mit einer Pilocarpin-Augentropfenserie zur akuten Drucksenkung und auch zur vorübergehenden Therapie bei juvenilen und kongenitalen Glaukomformen bis zur Ausführung der Operation können sie nützlich sein [41]. Beim Glaukom ohne Hochdruck, bei dem pathogenetisch die vaskuläre Komponente im Vordergrund steht, sollten Beta-Blocker möglichst nicht angewendet werden, da bei diesen Patienten häufig auch niedrige Blutdruckwerte vorliegen [30, 31, 88].

Unter sorgfältiger Beachtung von Nutzen und Risiken führt die Beta-Blocker-Therapie am Auge somit zu einer wesentlichen Erweiterung des konservativen Behandlungsspektrums der Glaukomerkrankung.

Zusammenfassung

Bedeutung und Symptomatik der Glaukomerkrankung sowie Risikofaktoren der glaukomatösen Gesichtsfeldschädigung werden aufgezeigt. Die derzeit gebräuchlichsten Beta-Blocker-Antiglaukomatosa werden in einer Übersicht dargestellt. Die Zeit-Wirkungs-Charakteristik der Beta-Blocker mit ihrer initial hohen, später nachlassenden augendrucksenkenden Wirkung wird besprochen. Dosierung, Wirkungsmechanismus, lokale und systemische Nebenwirkungen, Kontraindikationen und Indikationen werden in dieser Übersichtsarbeit mit ausführlichen Literaturverweisen unter dem Aspekt der klinischen Anwendung erläutert.

Literatur

[1] Aberg, G., G. Adler, J. Wikberg: Inhibition and facilitation of lacrimal flow by β-adrenergic drugs. Acta Ophthalmol. 57 (1979) 225–235.

[2] Berry, D. P., E. M. van Buskirk, M. B. Shields: Betaxolol and A timolol: A comparison of efficacy and side effects. Arch. Ophthalmol. **102** (1984) 42–45.

[3] Bischoft, P.: Langzeitresultate mit Timolol. Klin. Monatsbl. Augenheilk. **176** (1980) 551–554.

[4] Bleckmann, H., P. Dorow: Die Wirkung von Timolol- und Pindolol-Augentropfen auf den intraokularen Druck und den Atemwegwiderstand. In: Medikamentöse Glaukomtherapie (G. K. Krieglstein, W. Leydhecker, Hg.), S. 151–156. Bergmann Verlag, München 1982.

[5] Bleckmann, H., T. Pham Duy, O. Grajewski: Therapeutische Wirksamkeit von Metipranolol-AT 0,3%/Timolol-AT 0,25%. Eine Doppelblind-Crossover-Studie. In: Metipranolol: Pharmakologie der Beta-Blocker und ophthalmologische Anwendung von Metipranolol (H.-J. Merté, Hg.), S. 106. Springer-Verlag, Wien-New York 1983.

[6] Boger, W. P., R.. F. Steinert, C. A. Puliafito, et al.: Clinical trial comparing timolol ophthalmic solution to pilocarpine in open-angle glaucoma. Am. J. Ophthalmol. **86** (1978) 8–18.

[7] Bonomi, L., G. Zavarise, E. Noya, et al.: Effects of timolol maleate on tear flow in human eyes. A. v. Graefe's Arch. Clin. Exp. Ophthalmol. **213** (1980) 19–22.

[8] Britman, N. A.: Cardiac effects of topical timolol. N. Engl. J. Med. **300** (1979) 566.

[9] Calissendorff, B.: Corneal anaesthesia after topical treatment with timolol maleate. Acta Ophthalmol. **59** (1981) 347–349.

[10] Coakes, R. L., R. F. Brubaker: The mechanism of timolol in lowering intraocular pressure. Arch. Ophthalmol. **96** (1978) 2045–2048.

[11] Dausch, D., K. Schad: Eignet sich 0,1%ige Timolol-Maleat-Augentropflösung zur Therapie des chronischen Glaukoms?. Klin. Monatsbl. Augenheilk. **180** (1982) 141–145.
[12] Dausch, D., W. Görnich, H. Honegger: Eignet sich Pindolol zur Therapie des Glaukoms?. Klin. Monatsbl. Augenheilk. **184** (1984) 536–538.
[13] Demmler, N., G. Müller-Bardorff: Timolol-therapeutische Möglichkeiten in der Praxis bei Engwinkelglaukom (Langzeitbehandlung). Klin. Monatsbl. Augenheilk. **177** (1980) 94–96.
[14] Diamond, G. R., T. P. Werblin, R. Richter, et al.: Extended clinical studies using timolol in patients with ocular hypertension and chronic open-angle glaucoma. Glaucoma 1 (1979) 63–68.
[15] Draeger, J. H., H. Buhr-Unger, R. Winter: Die Wirkung von β-Blockern auf die Hornhautsensibilität. In: Medikamentöse Glaukomtherapie (G. K. Krieglstein, W. Leydhecker, Hg.), S. 195–199. Bergmann Verlag, München 1982.
[16] Draeger, J. H., B. Schneider, R. Winter: Die lokalanästhetische Wirkung von Metipranolol im Vergleich zu Timolol. Klin. Monatsbl. Augenheilk. **182** (1983) 210–213.
[17] Drance, S. M., A. H. Neufeld: Glaucoma: Applied pharmacology in medical treatment. Grune & Stratton, New York-London-Tokyo 1984.
[18] Dunn, T. L., M. J. Gerber, A. S. Shen, et al.: The Effect of Topical Ophthalmic Instillation of Timolol and Betaxolol on Lung Function in Asthmatic Subjects. Am. Rev. Respir. Dis. **133** (1986) 264–268.
[19] Duzman, E., M. Ober, A. Scharrer, et al.: A clinical evaluation of the effects of topically applied levobunolol and timolol on increased intraocular pressure. Am. J. Ophthalmol. **94** (1982) 318–327.
[20] Fechner, P. U., K. D. Teichmann: Medikamentöse Augentherapie. Bücherei des Augenarztes **67** S. 80. Ferdinand Enke Verlag, Stuttgart 1982.
[21] Flammer, J., D. Barth: Kardiovaskuläre Effekte bei lokal appliziertem Timolol. Klin. Monatsbl. Augenheilk. **176** (1980) 561–565.
[22] Fraunfelder, F. T.: Interim report: national registry of possible drug-induced ocular side effects. Ophthalmology **87** (1980) 87–90.
[23] Gorgone, G., F. Spina, L. Amantia: Carteolol: Preliminary study on ocular pressure-reducing action. Ophthalmologica **187** (1983) 171–173.
[24] Gramer, E.: Gesichtsfeldveränderungen bei Glaukom. In: Das chronische Glaukom – Zeitgemäße Diagnostik und Therapie. Symposiums-Band der Glaukomtagung in Rom, Mai, 1986. (G. K. Krieglstein, Hg). Augenspiegelverlag Ratingen, (im Druck).
[25] Gramer, E., G. Althaus: Zur Progredienz des glaukomatösen Gesichtsfeldschadens Eine klinische Studie mit dem Programm Delta des Octopus-Perimeters 201; Vortrag bei der 85. Tagung der Deutschen Ophthalmologischen Gesellschaft, Heidelberg, 20.–23. 9. 1987.
[26] Gramer, E., G. Althaus: Quantifizierung und Progredienz des Gesichtsfeldschadens bei Glaukom ohne Hochdruck, Glaucoma simplex und Pigmentglaukom. Eine klinische Studie mit dem Programm Delta des Octopus-Perimeters 201. Klin. Monatsbl. Augenheilk. (1987) (im Druck).
[27] Gramer, E., G. Althaus, W. Leydhecker: Lage und Tiefe glaukomatöser Gesichtsfeldausfälle in Abhängigkeit von der Fläche der neuroretinalen Randzone der Papille bei Glaukom ohne Hochdruck, Glaucoma simplex, Pigmentglaukom. Eine klinische Studie mit dem Octopus-Perimeter 201 und dem Optic Nerve Head Analyzer. Klin. Monatsbl. Augenheilk. **189** (1986) 190–198.
[28] Gramer, E., G. Althaus, W. Leydhecker: Topography and progression of visual field damage in glaucoma simplex, low tension glaucoma, and pigmentary glaucoma with program delta of Octopus Perimeter 201. 7th International Visual Field Symposium, Amsterdam, September 1986. Doc. Ophthal. Proc. Series (E. L. Greve a. A. Heijl, Hg.) S. 349–363. Dr. W. Junk Publishers Dordrecht (im Druck) 1987.
[29] Gramer, E., G. K. Krieglstein, W. Leydhecker: Augeninnendruckmessung in der Praxis des niedergelassenen Arztes. Diganostik **13** (1980) 160–172.

[30] Gramer, E., W. Leydhecker: Glaukom ohne Hochdruck. Eine klinische Studie. Klin. Monatsbl. Augenheilk. **186** (1985) 262–267.

[31] Gramer, E., W. Leydhecker: Zur Pathogenese des Glaukoms ohne Hochdruck. Z. prakt. Augenheilk. **6** (1985) 329–333.

[32] Gramer, E., J. Mohamed, G. K. Krieglstein: Der Ort von Gesichtsfeldausfällen bei Glaucoma simplex, Glaukom ohne Hochdruck und ischämischer Neuropathie. Indikationen zur vasoaktiven Therapie. In: Medikamentöse Glaukomtherapie (G. K. Krieglstein, W. Leydhecker, Hg.), S. 59–72. Bergmann-Verlag, München 1982.

[33] Hockwin, O., H.-R. Koch: Arzneinebenwirkungen am Auge. Gustav Fischer Verlag, Stuttgart-New York 1977.

[34] Holtmann, H. W., J. P. Holle, K. Glänzer: Änderung des bronchialen Strömungswiderstandes bei Athma bronchiale durch einmalige lokale Applikation von Timolol-0,25%-Augentropfen. Klin. Monatsbl. Augenheilk. **176** (1980) 441–444.

[35] Jones, F. L.: Systemic betablockade by tymolol eye drops. N. Engl. J. Med. **301** (1979) 270.

[36] Keates, E. U., R. A. Stone: Safety and effectiveness of concomitant administration of dipivefrin and timolol maleate. Am. J. Ophthalmol. **91** (1981) 243–248.

[37] Kim, J. W., P. H. Smith: Timolol-induced bradycardia. Anesthesia and Analgesia **59** (1980) 301–303.

[38] Kosman, M. E.: Timolol in the treatment of open angle glaucoma. JAMA **241** (1979) 2301–2303.

[39] Krieglstein, G. K.: Zur Tachyphylaxie von β-Rezeptorenblockern am Glaukomauge. Ber. Dtsch. Ophthalmol. Ges. **75** (1978) 357–360.

[40] Krieglstein, G. K.: Response of the intraocular pressure to various β-blocking agents. In: Glaucoma Update (G. K. Krieglstein, W. Leydhecker, Hg.), S. 179–186. Springer-Verlag, Berlin-Heidelberg-New York 1979.

[41] Krieglstein, G. K.: Beta-Blocker-Therapie der Gaukome. In: Medikamentöse Glaukomtherapie (G. K. Krieglstein, W. Leydhecker, Hg.), S. 29–40. Bergmann-Verlag, München 1982.

[42] Krieglstein, G. K.: The Uses and Side Effects of Adrenergic Drugs in the Management of Intraocular Pressure. In: Applied Pharmacology in the Medical Treatment of Glaucomas (S. M. Drance, A. Neufeld, Hg.), S. 255–276. Grune & Stratton, New York 1984.

[43] Krieglstein, G. K.: Current Beta-Blocker Therapy. Suppl. Chibret Inter. J. Ophthalmol. (1985) 133–141.

[44] Krieglstein, G. K.: Klinisch-pharmakologische Grundlagen der Glaukomtherapie. Nova Acta Leopoldina NF **57** (1985) 185–194.

[45] Krieglstein, G. K.: Glaukom und Antiglaukomatosa. In: Aktuelle Pharmakologie. Fortbildungsreihe für Krankenhausapotheker, 5. Deutscher Apotheker-Verlag, Stuttgart 1986.

[46] Krieglstein, G. K.: Cholinergic drugs in the treatment of chronic open-angle glaucoma. Glaucoma Society Meeting Turin 1986 – Proceedings. In: New Trends in Ophthalmology Vol II – N.1 (1987) 29–37.

[47] Krieglstein, G. K., E. Gramer: The Response of Ophthalmic Arterial Pressure to Topically Applied Clonidine. A. v. Graefe's Arch. Clin. Exp. Ophthalmol. **207** (1978) 1–5.

[48] Krieglstein, G. K., E. Gramer: Allgemeine Nebenwirkungen augenärztlicher Medikamente. Intern. Praxis **23** (1983) 755–760.

[49] Krieglstein, G. K., B. Scoville: Eye irritation caused by topical beta-blocker therapy. A new methodological screening approach. Doc. Ophthalmol. Proc. Series. **43** (1985) 139–144.

[50] Krieglstein, G. K., E. Gramer, W. Leydhecker: The ocular responses of oral administration of Penbutolol in the glaucomatous patient. Acta Ophthalmol. **58** (1980) 608–616.

[51] Leopold, I. H.: Perspectives in drug therapy of glaucoma. In: Glaucoma: Applied pharmacology in medical treatment (S. M. Drance, Hg.), S. 1–22. Grune & Stratton, New York 1984.

[52] Leydhecker, W.: Glaukom. Ein Handbuch, 2. Auflage. Springer-Verlag, Berlin-Heidelberg-New York 1973.

[53] Leydhecker, W.: Nebenwirkungen von Medikamenten zur Glaukomtherapie. In: Medikamentöse Glaukomtherapie (G. K. Krieglstein, W. Leydhecker, Hg.), S. 41 – 48. Bergmann-Verlag, München 1982.
[54] Leydhecker, W.: Beta-Blocker bei okulärer Hypertension. In: Okuläre Hypertension (W. Leydhecker, G. K. Krieglstein, Hg.), S. 97 – 101. Kaden-Verlag, Heidelberg 1984.
[55] Leydhecker, W., G. K. Krieglstein: Die Früherkennung des Glaukoms als sozialmedizinisches Problem. Klin. Monatsbl. Augenheilk. **171** (1977) 265 – 271.
[56] Long, D., T. Zimmerman, G. Spaeth, et al.: Levobunolol: Minimum concentration required to control IOP in subjects with primary open-angle glaucoma or ocular hypertension. 2nd Symposium of the European Glaucoma Society, Hyvinkaa, Finland, 1984.
[57] Lütjen-Drecoll, E.: Morphologische Grundlagen der Glaukomtherapie. In: Medikamentöse Glaukomtherapie (G. K. Krieglstein, W. Leydhecker, Hg.), S. 3 – 11. Bergmann-Verlag, München 1982.
[58] McMahon, C. D., J. Hetherington, H. D. Hoskins, et al.: Timolol and pediatric glaucomas. Ophthalmology **88** (1981) 249 – 252.
[59] Merté, H.-J.: Metipranolol. Pharmakologie der β-Blocker und ophthalmologische Anwendung von Metipranolol. In: Beiträge zum 1. Metipranolol-Symposium (H.-J. Merté, Hg.). Springer-Verlag, Berlin 1983.
[60] Merté, H.-J., W. Merkle: Timolol-Augentropfen in der Glaukombehandlung. Ergebnisse einer Langzeitstudie. Klin. Monatsbl. Augenheilk. **177** (1980) 562 – 571.
[61] Merté, H.-J., J. R. Stryz: Weitere Erfahrungen mit dem β-Blocker Befunolol bei Glaukomen mit weitem Kammerwinkel von einem Jahr. Klin. Monatsbl. Augenheilk. **184** (1984) 316 – 317.
[62] Neufeld, A. H.: Experimental studies on the mechanism of action of timolol. Surv. Ophthalmol. **23** (1979) 363 – 370.
[63] Neufeld, A. H., K. A. Zawistowski, E. D. Page, et al.: Influences on the density of β-adrenergic receptors in the cornea and iris-ciliary body of the rabbit. Invest. Ophthalmol. Vis. Sci. **17** (1978) 1069 – 1075.
[64] Nielsen, N. V., J. S. Eriksen: Timolol in maintenance treatment of ocular hypertension and glaucoma. Acta Ophthalmol. **57** (1979) 1070 – 1077.
[65] Nielsen, N. V., J. S. Eriksen: Timolol transitory manifestations of dry eyes in long term treatment. Acta Ophthalmol. **57** (1979) 418 – 424.
[66] Nielsen, N. V., J. S. Eriksen: Timolol and metoprolol. A diurnal study of the ocular and systemic effects in glaucoma patients. Acta Ophthalmol. **59** (1981) 517 – 525.
[67] Nielsen, N. V., J. U. Prause, J. S. Eriksen: Lysozyme, alpha-1-antitrypsin and serum albumin in tear fluid of timolol-treated glaucoma patients with and without symptoms of dry eyes. Acta Ophthalmol. **59** (1981) 503 – 509.
[68] Ober, M., A. Scharrer: Timolol und Parasympathicomimetica bei der Behandlung des erhöhten intraocularen Druckes. A. v. Graefe's Arch. Clin. Exp. Ophthalmol. **211** (1979) 59 – 66.
[69] Ober, M., A. Scharrer: Timolol and Adrenalindipivalat bei der Behandlung des erhöhten intraocularen Druckes. A. v. Graefe's Arch. Clin. Exp. Ophthalmol. **213** (1980) 273 – 281.
[70] Öhrström, A., M. Pandolfi: Regulation of intraocular pressure and pupil size by β-blockers and epinephrine. Arch. Ophthalmol. **98** (1980) 2182 – 2184.
[71] Oye, R. van, E. de Sutter, S. de Bie: The effect of timolol maleate on the fellow eye. Bull. Soc. Belge Ophthalmol. **191** (1980) 69 – 74.
[72] Packer, A. J., A. J. Fraioli, D. L. Epstein: The effect of timolol and acetazolamide on transient intraocular pressure elevation following cataract extraction with alphachymotrypsin. Ophthalmologica **88** (1981) 239 – 243.
[73] Phillips, C. I., S. M. Gore, P. M. Gunn: Atenolol versus adrenaline eye drops and an evaluation of these two combined. Br. J. Ophthalmol. **62** (1978) 296 – 301.
[74] Phillips, C. I., G. Howitt, P. J. Rowlands: Propranolol as ocular hypotensive agent. Br. J. Ophthalmol. **51** (1967) 222 – 226.

[75] Sano, Y., T. Nakagawa, T. Miyamoto: Effect of carteolol eye drops on bronchial asthma-comparison with timolol (in press).

[76] Scoville, B., G. K. Krieglstein, E. Then, et al.: Measuring drug-induced eye irritation: A simple new clinical assay. J. Clin. Pharmacol. **25** (1985) 210–218.

[77] Smith, R. J., S. Nagasubramanian, R. Watkins, et al.: Addition of timolol maleate to routine medical therapy: a clinical trial. Br. J. Ophthalmol. **64** (1980) 779–781.

[78] Sonty, S., B. Schwartz: The additive effect of timolol on open angle glaucoma patients on maximal medical therapy. Surv. Ophthalmol. **23** (1979) 381–388.

[79] Spaeth, G. L.: Place of timolol in the treatment of glaucoma. Symposium on Glaucoma, Trans. New Orleans Acad. Ophthalmol., S. 368–378. Mosby, St. Louis-Toronto-London 1981.

[80] Stamper, R. L.: Mechanism of action of antiglaucomatous drugs. In: Perspectives on current glaucoma therapy. Excerpta Medica, Amsterdam-Oxford 1980.

[81] Strempel, I.: The influence of topical β-blockers on the breakup time. Ophthalmologica **189** (1984) 110–115.

[82] Strempel, I.: Immediatwirkung topischer β-Blocker auf die ‚Breakup time'. Ophthalmologica **192** (1986) 11–16.

[83] Thomas, J. V.: Ocular adrenergic receptor sites pertinent to aqueous humor dynamics. Ann. Ophthalmol. **12** (1980) 96 ff.

[84] Thomas, J. V., D. L. Epstein: Timolol and epinephrine in primary open angle glaucoma. Arch. Ophthalmol. **99** (1981) 91–95.

[85] Van Buskirk, E. M.: Corneal anaesthesia after timolol maleate therapy. Am. J. Ophthalmol. **88** (1979) 739–743.

[86] Van Buskirk, E. M.: Adverse reactions from timolol administration. Ophthalmology **87** (1980) 447–450.

[87] Wettrell, K., K. Wilke, M. Pandolfi: Topical Atenolol versus Pilocarpine: a double-blind study of the effect on ocular tension. Br. J. Ophthalmol. **62** (1978) 292.

[88] Wilson, R. P., N. Kanal, G. L. Spaeth: Timolol: its effectiveness in different types of glaucoma. Ophth. AAO **86** (1979) 43–50.

[89] Wind, C. A.: Acute allergic reaction to timolol. Glaucoma **3** (1981) 56–58.

[90] Worthen, D. M.: Patient compliance and the „Usefulness product" of Timolol. Surv. Ophthalmol. **23** (1979) 403.

[91] Yablonski, M. E., T. J. Zimmerman, S. R. Waltman, et al.: A fluorophotometric study of the effects of topical timolol on aqueous humor dynamics. Exp. Eye Res. **27** (1978) 135–142.

[92] Zimmerman, T. J., H. E. Kaufman: Timolol. Dose-response and duration of action. Arch. Ophthalmol. **95** (1977) 605–607.

[93] Zimmerman, T. J., H. E. Kaufman: Timolol. A β-adrenergic blocking agent for the treatment of glaucoma. Arch. Ophthalmol. **95** (1977) 601–604.

[94] Zimmerman, T. J., M. A. Kass, M. E. Yablonski, et al.: Timolol maleate. Efficacy and safety. Arch. Ophthalmol. **97** (1979) 656–658.

[95] Zimmerman, T. J., B. J. Leader, D. S. Golob: Potential side effects of timolol therapy in the treatment of glaucoma. Ann. Ophthalmol. **13** (1981) 683–689.

Beta-Blocker bei psychiatrischen Erkrankungen

H. Wetzel, O. Benkert

Abstract

The initial enthusiasm about the usefulness of beta-adrenoceptor blocking agents in psychiatry has given way to a more rational assessment. Therapeutic application in psychiatric disorders is now being viewed in a more cautious and restrained manner than in the preceding years. Only in a few psychiatric disorders beta-blocking agents appear to be the treatment of first choice. In anxiety states benzodiazepines and antidepressants are usually preferred, while in schizophrenia neuroleptics, and in mania neuroleptics, lithium and carbamazepine are thought to be more effective. A restricted area of indication for beta-blocking drugs are stress reactions and situational anxiety, "somatic" anxiety with prominent cardiovascular symptoms, and anxiety states refractory to benzodiazepine monotherapy, where beta blockers should be added in combination. In patients with organic brain disease and episodes of rage and aggressive behavior nonresponsive to other psychopharmacological intervention a trial with beta-blocking drugs seems justified. Further indications are lithium-induced tremor and – with limitations – withdrawal symptoms and neuroleptic-induced akathisia. Moreover, beta-blocking drugs have been used in the treatment of neurological disorders, such as migraine and tremor.

Problemstellung

Verschiedene psychiatrische Krankheitsbilder sind – ausgehend von der Hypothese einer dabei pathophysiologisch relevanten sympathischen Überfunktion – auf ihre Therapierbarkeit durch Beta-Rezeptorenblocker untersucht worden [3, 7, 30, 31, 54, 71].

Angstzustände

Schon 1966 zeigten Granville-Grossman und Turner in einer Doppelblind-Cross-over-Studie an 15 ambulanten Angstpatienten, die jeweils eine Woche lang 4 × 20 mg Propranolol oder Placebo erhielten, daß Propranolol vor allem „somatische", durch eine Überfunktion des sympathischen vegetativen Nervensystems hervorgerufene Begleiterscheinungen der Angst wie z. B. Tachykardie, Schwitzen und Diarrhoe mildern oder gar beseitigen konnte, ohne jedoch die „psychischen" Angstsymptome wesentlich zu beeinflussen [22].

Schon an dieser Untersuchung ließen sich jedoch Evaluationsprobleme aufzeigen, die auch eine schlüssige Interpretation nachfolgender Studien über Beta-Blocker-Wirkungen bei Angstzuständen erschweren. Die Unterschiedlichkeit der verwendeten Rating-Skalen und das breite, in sich uneinheitliche Spektrum der klinischen Angstsymptome, der langjährige Mangel an allgemein anerkannten, einigermaßen objektiven diagnostischen Kriterien, so daß selten homogene Patientenpopulationen untersucht wurden, und die oft widersprüchliche Beurteilung des therapeutischen Erfolgs, das Fehlen einer hinreichend langen Placebo-Washout-Phase vor Studienbeginn, um Placebo-Responder ausschließen zu können, wären hier ebenso zu nennen wie die Unsicherheit hinsichtlich therapeutischer Dosen und die Uneinigkeit über die notwendige Therapiedauer. In manchen Studien waren sogar Psychopharmaka als Beimedikation nicht ausgeschlossen. Immerhin konnte der genannte ursprüngliche Befund dieser Erstbeschreibung in den meisten, wenn auch längst nicht allen Studien bestätigt werden [8, 30, 41, 52, 58, 71].

Es sollen hier kurz einige praktisch relevante Untersuchungen referiert werden, in denen Beta-Blocker in randomisierten Doppelblind-Studien gegen Placebo oder gegen ein Standard-Anxiolytikum aus der Benzodiazepin-Reihe geprüft wurden. So fanden Tanna et al. [72] bei Patienten mit mäßig bis schwer ausgeprägter *chronischer Angstneurose*, daß *Propranolol* nur in einer Dosis von 120 mg, nicht aber 40 mg täglich bei 12 von 14 Hauptsymptomen Placebo überlegen war, allerdings erst in der dritten Behandlungswoche. In einer placebokontrollierten Studie von Kathol et al. [37] besserte *Propranolol* in einer Dosis von 160 mg pro Tag bei zwei Drittel aller Patienten, die an verschiedenen, nach dem amerikanischen Diagnosekriterienkatalog DSM-III diagnostizierten *Angstsyndromen* (in der Hauptsache Panikattacken bzw. Agoraphobie mit Panikattacken) litten, vor allem „psychische" und „kardiovaskuläre" Angstsymptome, jedoch nur in der globalen Selbst- und Fremdbeurteilung der Patienten; auf der Hamilton-Angst-Skala zeigte sich auf dem 5%-Signifikanz-Niveau kein positiver Effekt. Tyrer und Lader [76] kamen bei 12 ambulanten Patienten mit *chronischen Angstzuständen*, die nach einem Cross-over-Design *Propranolol* (120 – 360 mg), Diazepam (6 – 18 mg) und Placebo erhielten, zu dem Ergebnis, daß Propranolol nur bei vorwiegend „somatisierter" Angst, nicht aber bei Patienten mit hauptsächlich „psychischen" Angstsymptomen genauso gut wirkte wie Diazepam. In einer placebokontrollierten Cross-over-Studie an 24 ambulanten Patienten mit *chronifizierten Angstsyndromen* (29) wurden Diazepam, Propranolol und die Kombination aus beiden Pharmaka gegeneinander verglichen. Die therapeutische Wirkung war insgesamt nicht überzeugend; Diazepam war jedoch besser wirksam als Propranolol oder Placebo. Die *Kombination* aus Diazepam und Propranolol erwies sich einer alleinigen Diazepam-Behandlung als überlegen; überraschenderweise zeigte sich dies gerade bei den „psychischen" Angstsymptomen. Propranolol, das in dieser Studie übrigens die körperlichen Begleiterscheinungen der Angst nicht signifikant besserte, erzielte – sowohl bei der alleinigen Gabe als auch in der Kombination mit Diazepam – dann eine bessere Wirkung, wenn gegenüber Placebo der Ruhepuls um mindestens 7,5 Schläge/min gesenkt wurde. Bei einer Durchschnittsdosis von 180 mg Propranolol pro Tag war dies nur bei der Hälfte der Patienten der Fall. Neben Propranolol wurde auch *Oxprenolol* gegen Diazepam und Placebo geprüft. In der einen Studie [34] zeigte sich Diazepam besser und schneller wirksam als Oxprenolol, in der anderen [12] fand sich kein signifikanter Unterschied.

Andere Untersuchungen lassen Rückschlüsse auf den Wirkmechanismus von Beta-Blockern bei Angstzuständen zu. Zum einen werden auch *Practolol* [11] und *Sotalol* [75], die im Gegensatz zu Propranolol oder auch Oxprenolol kaum die Blut-Hirn-Schranke passieren können, anxiolytische Wirkungen zugeschrieben, wiederum besonders auf die körperlichen Begleiterscheinungen der Angst; zum anderen scheint *d-Propranolol*, das wie das l-Stereoisomer leicht ins Gehirn übergeht, aber nur etwa 100fach schwächer Beta-Rezeptoren blockiert, keine angstlösende Wirkung zu haben [10]. Diese Befunde sprechen für einen peripheren anti-beta-adrenergen Wirkmechanismus. Demnach könnte man – ganz im Sinne der James-Lange-Theorie, wonach Angst als emotionales Phänomen nicht die Ursache, sondern die Folge der vom Patienten wahrgenommenen vegetativen Beschwerden ist – annehmen, daß durch eine Verminderung der „somatischen" Angstsymptome in der Peripherie, wie Herzklopfen, Schwitzen oder Tremor, sekundär auch „psychische" Angstsymptome reduziert werden können. Es ist ja vorstellbar, daß sich „somatische" und „psychische" Angstsymptome in einem circulus vitiosus – sozusagen in einem verhängnisvollen positiven Rückkopplungsprozeß – gegenseitig aufschaukeln und daß Beta-Blocker diesen Kreislauf unterbrechen. Cannon konnte aber 1927 mit Hilfe experimenteller Befunde belegen, daß sowohl die Angst als auch die sie begleitende vegetative Symptomatik auf einer sympathischen Übererregung im ZNS beruhen [13]. Gegenwärtig stehen limbische Strukturen als Hauptangriffspunkt der Benzodiazepine und der noradrenerge Locus coeruleus im Zentrum neurobiologischer Angsttheorien.

Man nimmt heute nach Klein [40] und in der Folge vieler empirischer Untersuchungen eine klassifikatorische Trennung von Angstzuständen in generalisierte Angst und Panikerkrankung vor. Beim *generalisierten Angstsyndrom* nach DSM-III (1980) handelt es sich um eine mindestens einen Monat dauernde Ängstlichkeit mit motorischer Spannung, vegetativer Überaktivität, Erwartungsangst sowie gesteigertem „arousal" mit übermäßiger Aufmerksamkeit und ständiger Überprüfung der Umgebung. Bei der *Panikerkrankung* leidet der Patient unter häufig rezidivierenden Panikattacken, also akut auftretenden Angstanfällen mit starker vegetativer Begleitsymptomatik, wie Herzrasen, Schmerzen oder Unwohlsein in der Brust, Luftnot, Schwitzen, Zittern, Schwindel und der Furcht zu sterben oder „verrückt" zu werden. In dieser Beschreibung des Paniksyndroms läßt sich leicht die frühere „Herzneurose" oder „Herzhypochondrie" wiedererkennen. In der Tat konnte kürzlich gezeigt werden [46], daß es sich bei dem sog. „Herzangstsyndrom" lediglich um einen Subtyp von Panikattacken handelt. Möglicherweise stellt auch die „Hyperventilationstetanie" nur eine Spielart der Panikerkrankung dar. Befunde, wonach Metoprolol eine günstige Wirkung auf Hyperventilationssyndrome habe [20 a], bedürfen noch weiterer Bestätigung.

Im allgemeinen sind Beta-Blocker bei der Behandlung von Angstzuständen, wie z. B. dem *generalisierten Angstsyndrom*, oder zur *Akuttherapie* von *Panikattacken* weniger gut wirksam als Benzodiazepine. Lediglich wenn bei Patienten mit einem generalisierten Angstsyndrom die *vegetativ-somatische*, insbesondere *kardiovaskuläre* Symptomatik im Vordergrund steht, scheinen Beta-Blocker den Benzodiazepinen gleichwertig zu sein, und nur dann können sie in einem ersten Behandlungsschritt indiziert sein [9]. Hierbei werden für Propranolol Dosen von 40–320 mg, verteilt auf 3–4 Einzelgaben, empfohlen [52]. Falls Patienten mit einem generalisierten Angstsyndrom auf Benzodiazepine allein nicht ausreichend ansprechen, erscheint der Versuch einer Kombinationstherapie mit Propranolol sinnvoll. Allerdings können bei generalisierten Angstsyndromen auch Antidepressiva gegeben werden [9, 35]. Bei rezidivierenden Angstanfällen im Sinne einer *Panikerkrankung* ist heute schon als Therapie der Wahl eine *prophylaktische* Behandlung mit Antidepressiva wie Imipramin oder MAO-Hemmern allgemein akzeptiert [26]. Darüber hinaus scheinen nach ersten Berichten auch Benzodiazepine wie Alprazolam bei Paniksyndromen ähnlich gut wie Antidepressiva zu wirken [6]; wegen des Abhängigkeitspotentials dieser Substanzen ist bei längerfristiger Verordnung jedoch Vorsicht geboten. Bei Patienten mit *Panikattacken* und *Agoraphobie* erwies sich Propranolol nicht als hinreichend wirksam [28, 53], wenngleich in Einzelfällen [73] von positiven Effekten (hier: Nadolol) berichtet wurde. Zur Linderung kardiovaskulärer Symptome sind jedoch Beta-Blocker bei Paniksyndromen manchmal von Nutzen; sie können zusammen mit Antidepressiva gegeben werden, besonders wenn Patienten sich initial von Antidepressiva-Nebenwirkungen wie Tachykardie irritiert fühlen [6].

Eine wichtige Indikation haben Beta-Rezeptorenblocker bei *Streßreaktionen* und *sozialen Phobien* [21, 42]. Situationsbedingte, passagere Ängste wie Examensangst, Rednerangst, Flugangst und Lampenfieber vor Theateraufführungen und Konzerten können durch Beta-Blocker wie Propranolol, Oxprenolol oder Atenolol gemildert werden, ohne daß – zumindest in gängigen Dosen – eine Leistungsminderung durch Sedierung oder kognitive Einbußen befürchtet werden müßte.

Ein wesentlicher Vorteil der Beta-Rezeptorenblocker gegenüber den Benzodiazepinen liegt zwar im fehlenden Abhängigkeitspotential; es ist jedoch mehr als fraglich, ob dies den Nachteil einer im allgemeinen schwächeren anxiolytischen Wirkung aufwiegt.

Schizophrenie

Eine antipsychotische Wirkung von Propranolol wurde erstmals – eher zufällig – von Atsmon und Blum 1970 bei einer Patientin mit einer *Porphyrie-Psychose* beobachtet, deren Tachykardie hohe Dosen Propranolol erforderte [4]. In der Folge wurden in einer Reihe von zumeist offenen Studien mit Propranolol-Dosen von in der Regel deutlich über 1000 mg pro Tag von verschiedenen Autoren recht widersprüchliche Befunde bei psychotischen Syndromen erhoben [30]. Positive Ergebnisse zeigten sich am ehesten bei Patienten mit erregt-psychotischen und maniformen Zustandsbildern; bei schizophrenen Patienten fand sich kein akuter antipsychotischer Effekt [16]. In einigen kontrollierten Doppelblindstudien [43, 60, 81] wurde zwar im Gegensatz zu anderen [38, 51, 56] eine antipsychotische Wirkung von Propranolol mitgeteilt, bei allen 3 Studien mit positivem Befund (und übrigens auch bei zweien mit negativem Ergebnis) wurde jedoch Propranolol nur als Beimedikation zu einem Neuroleptikum gegeben. Da Propranolol den Abbau von Phenothiazinen in der Leber hemmen und beispielsweise die Plasmaspiegel von Chlorpromazin auf das 4fache anheben kann, ist wohl eher an eine Wirkungsverstärkung des Neuroleptikums durch pharmakokinetische Wechselwirkung als an einen genuinen antipsychotischen Effekt zu denken. Die einzige randomisierte Doppelblindstudie mit 42 Patienten, in der eine Propranolol-Monotherapie sich einer Chlorpromazin-Behandlung als ebenbürtig erwies [82], hatte keine Placebo-Kontrollgruppe und Chlorpromazin war mit Dosen bis höchstens 300 mg pro Tag ganz offensichtlich unterdosiert. In einer 1986 veröffentlichten Doppelblindstudie von Manchanda und Hirsch wurde die Wirkung von *d-Propranolol* gegen Placebo nach einwöchiger Haloperidol-Vorbehandlung geprüft. Obwohl sich unter d-Propranolol die Symptomatik in der Folge deutlich weniger verschlechterte als unter Placebo, wurde von den Autoren herausgestellt, daß d-Propranolol in seiner Wirkung nicht an Standard-Neuroleptika heranreicht [47].

Die antipsychotische Wirkung von Propranolol ist bisher *nicht* nachgewiesen und derjenigen von Neuroleptika unterlegen.

Manie

Im Unterschied zum fehlenden antipsychotischen Effekt betont Emrich [16] die nachgewiesene antimanische Wirksamkeit einer hochdosierten Propranolol-Behandlung [17, 50, 61, 79]. Da das nicht Beta-Rezeptoren blockierende d-Stereoisomer fast ebenso stark antimanisch wirkt wie das Racemat [17], dürfte diese Wirkung auf dem lokalanästhetischen, membranstabilisierenden Effekt von Propranolol und nicht auf einer Blockade von Beta-Rezeptoren beruhen. (Noch unklar ist, ob und inwieweit bei der behaupteten antipsychotischen oder der antimanischen Wirkung eine Interaktion mit Serotonin-Rezeptoren vom 5-HT-1B-Typ [55] von Bedeutung sein könnte.) Wegen ihrer Nebenwirkungen hat die Propranolol-Hochdosistherapie keine praktisch-klinische Bedeutung erlangt. Auch muß darauf hingewiesen werden, daß bei antimanisch wirkenden Medikamenten die zur Evaluation und zum Wirksamkeitsnachweis verwendeten Methoden umstritten sind.

Hirnorganisch bedingte Erregungszustände

In den letzten 10 Jahren wird zunehmend häufiger über die Wirksamkeit von Propranolol auf Agitiertheit, Erregungszustände, Aggressivität und Verlust der Impulskontrolle bei Patienten mit *Schädel-Hirn-Traumata* oder *hirnorganischen Psychosyndromen* berichtet. Es handelt sich hauptsächlich um offene Studien [15, 25, 62, 83, 84] an zumeist nur wenigen Patienten, bei denen andere pharmakotherapeutische Maßnahmen versagt hatten. In einer jüngst veröffentlichten placebokontrollierten Doppelblind-Cross-over-Studie [24] konnte der positive Befund bestätigt werden. Die Propranolol-Dosis betrug 120 bis 520 mg täglich; meist lag sie über 300 mg pro Tag. Auch aggressives Verhalten von chronisch schizophrenen Patienten kann offenbar durch Beta-Blocker wie Nadolol oder Propranolol gemindert werden [68]. Mattes [48] wandte Metoprolol mit gutem Erfolg bei 2 Patienten mit einer intermittierenden explosiven Störung an.

Entzugssyndrome

Wenn bei oder nach *Absetzen von Benzodiazepinen* Entzugssymptome auftreten, können durch Propranolol in einer Dosis von 40–120 mg pro Tag insbesondere somatische Beschwerden zwar nicht gänzlich verhindert, aber doch spürbar abgemildert werden [77]. Auch die vegetative *Alkoholentzugssymptomatik* kann durch Beta-Rezeptorenblocker gemindert werden [33]; das Mittel der Wahl bei dieser Indikation ist aber in Europa das Clomethiazol. Da Propranolol die *Opiatentzugssymptomatik* kaum dämpfen kann [32], empfiehlt sich bei diesem Entzugssyndrom der α_2-Agonist Clonidin.

Psychopharmakabedingte Nebenwirkungen

Die günstige Wirkung von Propranolol (3 × 10 bis 3 × 40 mg täglich) auf den *lithiuminduzierten Tremor* ist schon seit mehr als 10 Jahren bekannt [19, 39]. Auch bei Tachykardien, Tremor oder Schweißausbrüchen *unter Antidepressiva* können Beta-Blocker in niedriger Dosierung eingesetzt werden. Beta-Blocker wie Propranolol oder Nadolol werden auch zur Behandlung von *Neuroleptika-induzierten Akathisien* und *Spätdyskinesien* empfohlen [14, 44, 64, 80]. In einer Doppelblind-Cross-over-Studie konnte die bessere Wirksamkeit von Propranolol (20–60 mg täglich) gegenüber Placebo bei Akathisie gezeigt werden [1].

Neurologische und mögliche psychosomatische Indikationen

Die anerkannten neurologischen Indikationen für Beta-Blocker sind *Migräne* [69] sowie *essentieller* und *aktivierter physiologischer Tremor* [20]. Darüber hinaus fanden Beta-Blocker auch bei *Narkolepsie* und *Torticollis spasmodicus* [71] Verwendung. Schließlich soll noch erwähnt werden, daß durch Beta-Blocker-Medikation (hier: Atenolol) möglicherweise das sog. Typ-A-Verhaltensmuster, das als Risikofaktor für die koronare Herzkrankheit angesehen wird, verändert und in Richtung eines Typ-B-Verhaltens modifiziert werden kann [66].

ZNS-Nebenwirkungen

In der Literatur finden sich immer wieder Einzelfallberichte über *Depressionen* unter Propranolol [36, 49, 57, 59]. In einer amerikanischen Vergleichsstudie mit 394 Patienten traten in der Propranolol-Gruppe mit 0,7% etwas häufiger Depressionen auf als in der Hydrochlorothiazid-Gruppe mit 0,4% [78]. Avorn et al. [5] werteten die Einnahme von tricyclischen Antidepressiva als Hinweis für das Vorliegen einer Depression. In einer retrospektiven Studie an einer randomisierten Stichprobe von knapp 150 000 Patienten stellten sie fest, daß bei Beta-Blocker-Therapie die gleichzeitige Einnahme tricyclischer Antidepressiva mit 23% signifikant häufiger war als bei Behandlung mit Hydralazin oder oralen Antidiabetika (je 15%) und mit Methyl-Dopa oder gar Reserpin (je 10%). Bei 20- bis 44jährigen, die mit Beta-Blockern behandelt wurden, war die Einnahme tricyclischer Antidepressiva häufiger (29%) als bei 45- bis 64jährigen (24%) und über 65jährigen (17%). Gugler [27] empfiehlt, bei Patienten mit einer Depression Propranolol zu vermeiden und einen weniger lipophilen Beta-Blocker zu geben. McNeil et al. [49] berichten von einer – allerdings zusätzlich unter Imipramin stehenden – Patientin, deren depressive Symptome innerhalb einer Woche abklangen, nachdem Propranolol gegen Atenolol ausgetauscht worden war. Nach der Studie von Avorn et al. [5] hatten jedoch Patienten, welche den hydrophilen Beta-Blocker Nadolol einnahmen, bezogen auf Hydralazin-Patienten sogar ein zweifaches Risiko, ein tricyclisches Antidepressivum verschrieben zu bekommen, während bei Propranolol die Wahrscheinlichkeit nur auf das 1,5fache erhöht war. (In diesem Zusammenhang sei darauf hingewiesen, daß Antidepressiva nach längerfristiger Gabe zu einer Verminderung postsynaptischer Beta-Rezeptoren – „beta-down-regulation“ – und einer Subsensitivität der an sie gekoppelten Adenylatzyklase führen [70], übrigens nur im Gehirn, nicht am Herzen. Es ist jedoch noch unklar, ob diese Empfindlichkeitsveränderungen tatsächlich auf einen physiologisch relevanten Wirkungsmechanismus der Antidepressiva hinweisen oder ob es sich dabei nicht doch nur um ein Epiphänomen von untergeordneter pathophysiologischer Bedeutung handelt. Daher kann aus diesen theoretischen Erwägungen und aufgrund der Tatsache, daß Beta-Rezeptorantagonisten im Gegensatz zu Antidepressiva eine Zunahme der Beta-Rezeptorenzahl – „up-regulation“ – verursachen, nicht ohne weiteres auf ein vermehrtes Auftreten „pharmakogener“ Depressionen unter Beta-Blockern geschlossen werden. Allerdings gibt es zu denken, daß nach Schätzung von Avorn et al. [5] gut 4% der von ihnen untersuchten, mit Antidepressiva behandelten Patienten diese nur wegen einer Beta-Blocker-Medikation benötigten.)

Visuelle Halluzinationen sollen, hauptsächlich beim Einschlafen oder beim Aufwachen, bei 0,92% und *Schlafstörungen* sollen bei 1,9% der Patienten unter Beta-Blockern auftreten [18]. Die Häufigkeit visueller und taktiler Wahrnehmungsstörungen wird von Greenblatt und Kochweser [23] mit 0,4 – 2,3% angegeben. Alpträume und Halluzinationen sollen vermehrt unter Beta-Blockern mit intrinsischer sympathomimetischer Aktivität wie Pindolol auftreten [27].

Vereinzelt können unter Beta-Blockern *Delirien* und *Verwirrtheitszustände* sowie *Wahnsyndrome* und *Halluzinosen* auftreten. *Toxische Psychosen* mit Halluzinationen, Wahnideen, Desorientierung und bizarrem Verhalten waren eine nicht seltene Komplikation bei der zuvor geschilderten Propranolol-Hochdosis-Behandlung [3]; übrigens trat dabei paradoxerweise bei einem Drittel der Patienten auch eine Hypertonie auf.

In niedrigeren Dosen haben Beta-Blocker im allgemeinen keine oder nur geringe Wirkungen auf die *Reaktions- und Konzentrationsfähigkeit* und auf andere psychomotorische und kognitive Funktionen, doch liegen auch hier widersprüchliche Ergebnisse vor [45, 54, 65, 67], die zumindest teilweise auf eine unterschiedliche Prüfmethodik zurückzuführen sein dürften.

Zusammenfassung

Der Einsatz von Beta-Rezeptorenblockern wird heute in der Psychiatrie gegenüber früheren Jahren nüchterner gesehen; sie stellen nur bei wenigen psychiatrischen Krankheitsbildern die Therapie der Wahl dar. Bei Angstsyndromen werden in der Regel Benzodiazepine und Antidepressiva vorgezogen, bei Schizophrenien Neuroleptika, bei Manien Neuroleptika, Lithium oder Carbamazepin. Einen begrenzten Indikationsbereich haben Beta-Blocker bei Streßreaktionen und situationsbedingten Ängsten, bei „somatischen", insbesondere kardiovaskulären Angstsymptomen und in der Kombination mit Benzodiazepinen bei therapierefraktären Angstzuständen. Auch bei gegenüber anderen Psychopharmaka resistenten Erregungszuständen mit aggressivem Kontrollverlust können Beta-Blocker versucht werden. Eine weitere Indikation stellen der lithiuminduzierte Tremor und mit Einschränkungen auch vegetative Entzugssymptome und Neuroleptika-induzierte Akathisien dar. In der Neurologie werden Beta-Blocker zur Therapie der Migräne und zur Tremorbehandlung angewandt.

Literatur

[1] Adler, L., B. Angrist, E. Peselow, et al.: A controlled assessment of propranolol in the treatment of neuroleptic-induced akathisia. Br. J. Psychiatry **149** (1986) 42–45.

[2] American Psychiatric Association: Diagnostic and Statistical Manual of Mental Disorders, 3rd ed. American Psychiatric Association, Washington, DC. (1980) (dt. Beltz, Weinheim-Basel 1984).

[3] Ananth, J., K.-M. Lin: Propranolol in psychiatry. Therapeutic uses and side effects. Neuropsychobiology **15** (1986) 20–27.

[4] Atsmon, A., I. Blum: Treatment of acute porphyria variegata with propranolol. Lancet **I** (1970) 196–197.

[5] Avorn, J., D. E. Everitt, S. Weiss: Increased antidepressant use in patients prescribed beta-blockers. JAMA **255** (1986) 357–360.

[6] Ballenger, J. C.: Pharmacotherapy of the panic disorders. J. Clin. Psychiatry **47** (1986) Suppl. 6, 27–32.

[7] Benkert, O.: Indikationen für Beta-Rezeptorenblocker in der Psychiatrie. Internist **19** (1978) 542–546.

[8] Benkert, O.: Angstbehandlung mit Benzodiazepinen und Beta-Blockern in der ärztlichen Praxis. In: Beta-Rezeptorenblocker. Aktuelle klinische Pharmakologie und Therapie (H.-D. Bolte, A. Schrey, Hg.), S. 166–170. Springer, Berlin-Heidelberg-New York 1981.

[9] Benkert, O., H. Hippius: Psychiatrische Pharmakotherapie, 4. Aufl., Springer, Berlin-Heidelberg-New York 1986.

[10] Bonn, J. A., P. Turner: D-Propranolol and anxiety. Lancet **I** (1971) 1355–1356.

[11] Bonn, J. A., P. Turner, D. C. Hicks: Beta-adrenergic receptor blockade with practolol in treatment of anxiety. Lancet **II** (1972) 814–815.

[12] Burrows, G. D., B. Davies, L. Fail, et al.: A placebo controlled trial of diazepam and oxprenolol for anxiety. Psychopharmacology **50** (1976) 177–179.

[13] Cannon, W. B.: The James-Lange theory of emotions: A critical examination and an alternative theory. Am. J. Psychol. **39** (1927) 106–124.

[14] Chaudhry, R., D. Radonjic, B. Waters: Efficacy of propranolol in a patient with tardive dyskinesia and extrapyramidal syndrome. Am. J. Psychiatry **139** (1982) 674–676.

[15] Elliot, F. A.: Propranolol for the control of belligerent behavior following acute brain damage. Ann. Neurol. **1** (1977) 489–491.

[16] Emrich, H. M.: ZNS-Aktivität von Beta-Rezeptorenblockern und ihre Anwendung bei psychotischen Erregungszuständen. In: Beta-Rezeptorenblocker in der Neurologie und Psychiatrie – interdisziplinäre Bewertung (H. Hippius, G. Schettler, Hg.), S. 65 – 75. Zuckschwerdt, München-Bern-Wien 1985.

[17] Emrich, H. M., D. v. Zerssen, H.-J. Möller, et al.: Action of propranolol in mania: Comparison of effects of the d- and the l-stereoisomer. Pharmakopsychiat. **12** (1979) 295 – 304.

[18] Fleming, P. D., D. A. Drachman: Propranolol, halluzinations and sleep disturbance. Am. J. Psychiatry **139** (1982) 540 – 541.

[19] Floru, L.: Klinische Behandlungsversuche des lithiumbedingten Tremors durch einen Beta-Rezeptorenantagonisten (Propranolol). Int. Pharmacopsychiat. **6** (1971) 197 – 222.

[20] Freund, H.-J.: Behandlung des Tremors mit Beta-Rezeptorenblockern. In: Beta-Rezeptorenblocker in der Neurologie und Psychiatrie – interdisziplinäre Bewertung (H. Hippius, G. Schettler, Hg.), S. 37 – 43. Zuckschwerdt, München-Bern-Wien 1985.

[20 a] Folgering, H., A. Cox: Beta-blocker therapy with metoprolol in the hyperventilation syndrome. Respiration **41** (1981) 33 – 38.

[21] Gorman, J. M., M. R. Liebowitz, A. J. Fyer, et al.: Treatment of social phobia with atenolol. J. Clin. Psychopharmacol. **5** (1985) 298 – 301.

[22] Granville-Grossman, K. L., P. Turner: The effect of propranolol on anxiety. Lancet I (1966) 788 – 790.

[23] Greenblatt, D. J., J. Koch-Weser: Adverse reactions to beta-adrenergic receptor blocking drugs: A report from Boston collaborative drug surveillance program. Drugs **7** (1974) 118 – 129.

[24] Greendyke, R. M., D. R. Kanter, D. B. Schuster, et al.: Propranolol treatment of assaultive patients with organic brain disease. J. Nerv. Ment. Dis. **174** (1986) 290 – 294.

[25] Greendyke, R. M., D. B. Schuster, J. A. Wootton: Propranolol in the treatment of assaultive patients with organic brain disease. J. Clin. Psychopharmacol. **4** (1984) 282 – 285.

[26] Grunhaus, L., S. Gloger, E. Weisstub: Panic attacks. A review of treatments and pathogenesis. J. Nerv. Ment. Dis. **169** (1981) 608 – 613.

[27] Gugler, R.: Therapie mit Beta-Rezeptorenblockern. Nebenwirkungen und Kontraindikationen. Internist **19** (1978) 547 – 551.

[28] Hafner, J., F. Milton: The influence of propranolol on the exposure in vivo of agoraphobics. Psychol. Med. **7** (1977) 417 – 425.

[29] Hallstrom, C., I. Treasaden, J. G. Edwards, et al.: Diazepam, propranolol and their combination in the management of chronic anxiety. Br. J. Psychiatry **139** (1981) 417 – 421.

[30] Hayes, P. E., S. C. Schulz: The use of beta-adrenergic blocking agents in anxiety disorders and schizophrenia. Pharmacotherapy **3** (1983) 101 – 117.

[31] Hippius, H., G. Schettler: Beta-Rezeptorenblocker in der Neurologie und Psychiatrie – interdisziplinäre Bewertung. Zuckschwerdt, München-Bern-Wien 1985.

[32] Hollister, L. E., J. J. Prusmack: Propranolol in withdrawal from opiates. Arch. Gen. Psychiatry **31** (1974) 695 – 698.

[33] Johnson, J. M.: Psychiactric uses of antiadrenergic and adrenergic blocking drugs. J. Nerv. Ment. Dis. **172** (1984) 123 – 132.

[34] Johnson, G., B. Singh, M. Leeman: Controlled evaluation of the beta-adrenoceptor blocking drug oxprenolol in anxiety. Med. J. Austr. **1** (1976) 909 – 921.

[35] Kahn, R. J., D. M. McNair, R. S. Lipman, et al.: Imipramine and chlordiazepoxide in depressive and anxiety disorders. II. Efficacy in anxious outpatients. Arch. Gen. Psychiatry **43** (1986) 79 – 85.

[36] Kalayam, B., C. Shamoian: Propranolol, psychoneuroendocrine changes, and depression. Am. J. Psychiatry, **139** (1982) 1374 – 1375.

[37] Kathol, R., R. Noyes Jr., D. J. Slymen, et al.: Propranolol in chronic anxiety disorders: A controlled study. Arch. Gen. Psychiatry **37** (1980) 1361 – 1367.

[38] King, D. J., S. M. Turkson, J. Liddle, et al.: Some clinical and metabolic aspects of propranolol in chronic schizophrenia. Br. J. Psychiatry **137** (1980) 458–468.
[39] Kirk, L., P. C. Baastrup, M. Schou: Propranololbehandlung bei Lithiumtremor. Nervenarzt **44** (1973) 657–658.
[40] Klein, D. F.: Anxiety reconceptualized. Compr. Psychiatry **21** (1980) 411–427.
[41] Lader, M.: Beta-Rezeptorenblocker in der Behandlung von Angstzuständen. In: Beta-Rezeptorenblocker in der Neurologie und Psychiatrie – interdisziplinäre Bewertung (H. Hippius, G. Schettler, Hg.), S. 44–54. Zuckschwerdt, München-Bern-Wien 1985.
[42] Liebowitz, M. R., J. M. Gorman, A. J. Fyer, et al.: Social phobia. Review of a neglected anxiety disorder. Arch. Gen. Psychiatry **42** (1985) 729–736.
[43] Lindstrom, L. H., E. Persson: Propranolol in chronic schizophrenia: A controlled study in neuroleptic treated patients. Br. J. Psychiatry **137** (1980) 126–130.
[44] Lipinski, J. F., G. S. Zubenko, B. M. Cohen, et al.: Propranolol in the treatment of neuroleptic-induced akathisia. Am. J. Psychiatry **141** (1984) 412–415.
[45] Madden, D. J., J. A. Blumenthal, L.-G. Ekelund, et al.: Memory performance by mild hypertensives following beta-adrenergic blockade. Psychopharmacology **89** (1986) 20–24.
[46] Maier, W., R. Buller, H. Rieger, et al.: The cardiac anxiety syndrome – a subtype of panic attacks. Eur. Arch. Psychiatr. Neurol. Sci. **235** (1985) 146–152.
[47] Manchanda, R., S. R. Hirsch: Does propranolol have an antipsychotic effect? A placebo-controlled study in acute schizophrenia. Br. J. Psychiatry **148** (1986) 701–707.
[48] Mattes, J. A.: Metoprolol for intermittent explosive disorder. Am. J. Psychiatry **142** (1985) 1108–1109.
[49] McNeil, G. N., P. K. Shaw, D. S. Dock: Substitution of atenolol for propranolol in a case of propranolol-related depression. Am. J. Psychiatry **139** (1982) 1187–1188.
[50] Möller, H.-J., D. v. Zerssen, H. M. Emrich, et al.: Action of d-propranolol in manic psychoses. Arch. Psychiat. Nervenkr. **227** (1979) 301–317.
[51] Myers, D. H., P. L. Campbell, N. M. Cocks, et al.: A trial of propranolol in chronic schizophrenia. Br. J. Psychiatry **139** (1981) 118–121.
[52] Noyes Jr., R.: Beta-blocking drugs and anxiety. Psychosomatics **23** (1982) 155–170.
[53] Noyes Jr., R., D. J. Anderson, J. Clancy et al.: Diazepam and propranolol in panic disorder and agoraphobia. Arch. Gen. Psychiatry **41** (1984) 287–292.
[54] Patel, L., P. Turner: Central actions of beta-adrenoceptor blocking drugs in man. Med. Res. Rev. **1** (1981) 387–410.
[55] Pazos, A., G. Engel, J. M. Palacios: Beta-adrenoceptor blocking agents recognize a subpopulation of serotonin receptors in brain. Brain Res. **343** (1985) 403–408.
[56] Peet, M., M. S. Bethell, A. Coates, et al.: Propranolol in schizophrenia: Comparison of propranolol, chlorpromazine and placebo. Br. J. Psychiatry **139** (1981) 105–111.
[57] Petrie, W. M., R. J. Maffucci, R. L. Woosley: Propranolol and depression. Am. J. Psychiatry **139** (1982) 92–94.
[58] Pitts Jr., F. N., R. E. Allen: Beta-adrenergic blockade in the treatment of anxiety. In: The Biology of Anxiety (R. J. Mathew, Hg.), S. 134–161. Brunner/Mazel, New York 1982.
[59] Pollack, M. H., J. F. Rosenbaum, N. H. Cassem: Propranolol and depression revisited: Three cases and a review. J. Nerv. Ment. Dis. **173** (1985) 118–119.
[60] Pugh, C. R., J. Steinart, R. G. Priest: Propranolol in schizophrenia: A double blind, placebo controlled trial of propranolol as an adjunct to neuroleptic medication. Br. J. Psychiatry **143** (1983) 151–155.
[61] Rackensperger, W., W. Fritsch, D. Schwarz, et al.: Wirkung des Beta-Rezeptoren-Blockers Propranolol auf Manien. Arch. Psychiat. Nervenkr. **222** (1976) 223–243.
[62] Ratey, J. J., E. J. Mikkelsen, G. B. Smith, et al.: Beta-blockers in the severely and profoundly mentally retarded. J. Clin. Psychopharmacol. **6** (1986) 103–107.

[63] Ratey, J. J., R. Morrill, G. Oxenkrug: Use of propranolol for provoked and unprovoked episodes of rage. Am. J. Psychiatry **140** (1983) 1356–1357.

[64] Ratey, J. J., P. Sorgi, S. Polakoff: Nadolol as a treatment for akathisia. Am. J. Psychiatry **142** (1985) 640–642.

[65] Salem, S. A., D. G. McDevitt: Central effects of beta-adrenoceptor antagonists. Clin. Pharmacol. Ther. **33** (1982) 52–57.

[66] Schmieder, R., G. Friedrich, H. Neus, et al.: The influence of beta blockers on cardiovascular reactivity and type A behavior pattern in hypertensives. Psychosom. Med. **45** (1983) 417–423.

[67] Solomon, S., E. Hotchkiss, S. M. Saravay, et al.: Impairment of memory function by antihypertensive medication. Arch. Gen. Psychiatry **40** (1983) 1109–1112.

[68] Sorgi, P. J., J. J. Ratey, S. Polakoff: Beta-adrenergic blockers for the control of aggressive behaviors in patients with chronic schizophrenia. Am. J. Psychiatry **143** (1986) 775–776.

[69] Soyka, D.: Beta-Rezeptorenblocker bei Schmerzsyndromen in der Neurologie, insbesondere bei Migräne. In: Beta-Rezeptorenblocker in der Neurologie und Psychiatrie – interdisziplinäre Bewertung (H. Hippius, S. Schettler, Hg.), S. 26–36. Zuckschwerdt, München-Bern-Wien 1985.

[70] Sugrue, M.: Chronic antidepressant therapy and associated changes in central monoaminergic receptor functioning. Pharmacol. Ther. **13** (1983) 1–33.

[71] Suzman, M. M.: Use of beta-adrenergic receptor blocking agents in psychiatry. In: Neuropharmacology of Central Nervous System and Behavioral Disorders (G. C. Palmer, Hg.), S. 339–391. Academic Press, London-New-York-Toronto-Sydney-San Francisco 1981.

[72] Tanna, V. T., R. P. Penningroth, R. F. Woolsen: Propranolol in the treatment of anxiety neurosis. Compr. Psychiatry **18** (1977) 319–326.

[73] Tollefson, G.: Use of a long acting peripheral beta blocker, nadolol, in panic disorder. J. Clin. Psychopharmacol. **4** (1984) 170–171.

[74] Tyrer, P. J.: Use of beta-blocking drugs in psychiatry and neurology. Drugs **20** (1980) 308–308.

[75] Tyrer, P. J., M. H. Lader: Effects of beta-blockade with sotalol in chronic anxiety. Clin. Pharmacol. Ther. **14** (1973) 418–426.

[76] Tyrer, P. J., M. H. Lader: Response to propranolol and diazepam in somatic and psychic anxiety. Br. Med. J. **II** (1974) 14–16.

[77] Tyrer, P., D. Rutherford, T. Huggett: Benzodiazepine withdrawal symptoms and propranolol. Lancet **I** (1981) 520–522.

[78] Veterans Administration Cooperative Study Group on Antihypertensive Agents: Comparison of propranolol and hydrochlorothiazide for the initial treatment of hypertension. II. Results of long-term therapy. JAMA **248** (1982) 2004–2011.

[79] Volk, W., W. Bier, J. P. Braun, et al.: Behandlung von erregten Psychosen mit einem Beta-Rezeptoren-Blocker (Oxprenolol) in hoher Dosierung. Nervenarzt **43** (1972) 491–492.

[80] Wilbur, R., F. A. Kulik: Propranolol (Inderal) for tardive dyskinesia and extrapyramidal side effects from neuroleptics: Possible involvement of beta-adrenergic mechanisms. Prog. Neuro-Psychopharmacol. **4** (1981) 627–632.

[81] Yorkston, N. J., J. H. Gruzelier, S. A. Zaki, et al.: Propranolol as an adjunct to the treatment of schizophrenia. Lancet **II** (1977) 575–578.

[82] Yorkston, N. J., S. A. Zaki, M. P. Weller, et al.: Dl-propranolol and chlorpromazine following admission for schizophrenia. A controlled comparison. Acta Psychiat. Scand. **63** (1981) 13–27.

[83] Yudowsky, S., L. Stevens, J. Silver, et al.: Propranolol in the treatment of rage and violent behavior associated with Korsakoff's psychosis. Am. J. Psychiatry **141** (1984) 114–115.

[84] Yudowsky, S., D. Williams, J. Gorman: Propranolol in the treatment of rage and violent behavior in patients with chronic brain syndromes. Am. J. Psychiatry **138** (1981) 218–220.

V Therapeutische Probleme unter Beta-Blocker-Therapie

Beta-Rezeptorenblocker in der Behandlung der idiopathischen dilativen Kardiomyopathie

T. Meinertz

Die idiopathische dilative Kardiomyopathie (IDC) ist definitionsgemäß eine Erkrankung unbekannter Ätiologie. Sie stellt wahrscheinlich das gemeinsame Endstadium einer Reihe ätiologisch und pathogenetisch unterschiedlicher Erkrankungen dar. Bevor die Diagnose einer IDC gestellt werden kann, müssen eine hypertensive, koronare, valvuläre oder pulmonal bedingte Herzerkrankung sowie angeborene Anomalien ausgeschlossen werden. Darüber hinaus muß sichergestellt sein, daß keine spezifischen Herzmuskelerkrankungen wie Myokarditiden, metabolische oder toxische Herzerkrankungen vorliegen.

Verlauf und Prognose

Die Ergebnisse verschiedener Studien zur Prognose der IDC bieten ein relativ einheitliches Bild, wenn die Diagnose und die hämodynamische Charakteristik der Patienten auf einer invasiven angiographischen Untersuchung basierte und vergleichbare Stadien im Krankheitsverlauf betrachtet werden. Nach verschiedenen Untersuchungsbefunden liegt die 5-Jahres-Mortalität asymptomatischer oder wenig symptomatischer Patienten bei 10–20%, die von Patienten mit deutlicher klinischer Symptomatik bei 40–80%, z. B. [5]. Insgesamt muß man davon ausgehen, daß die Erkrankung in der Regel von Beginn der klinischen Symptome an progredient verläuft und über einen mehrjährigen Zeitraum zum Tode führt. Bei einer kleinen Zahl von Patienten (23 von 104 Patienten der Studie von Fuster und Mitarbeitern) blieb die klinische Situation jedoch über einen mehr als sechsjährigen Verlauf stabil. Die Ergebnisse der Studie von Figulla und Mitarbeitern [4] unterscheiden sich diesbezüglich von nahezu allen anderen Untersuchungsergebnissen. Diese Autoren fanden unter 42 Patienten, die über im Mittel 32 Monate verfolgt wurden, bei etwa 50% eine Stabilisierung oder Besserung der hämodynamischen Situation. Diese Befunde sowie die Ergebnisse der Mayo-Klinik-Studie machen deutlich, daß es einzelne Patienten mit günstigem Krankheitsverlauf gibt, und weisen damit auch indirekt auf die heterogene Pathogenese dieses Krankheitsbildes hin. Unmittelbare Todesursache sind die therapierefraktäre Herzinsuffizienz bei 40–50% und ein plötzlicher Herztod bei 30–45% der Patienten [8, 9, 11, 12]. Nur relativ wenige Patienten versterben an den Folgen thromboembolischer Komplikationen. Nach Kuhn und Mitarb. [10] sollen 64% der Patienten an einer therapierefraktären Herzinsuffizienz, 25% an einem plötzlichen Herztod und 12% an thromboembolischen Komplikationen versterben.

Prognostische Faktoren

Patienten mit ungünstiger Prognose lassen sich mit klinisch brauchbarer Zuverlässigkeit von solchen mit günstiger Prognose unterscheiden. Sie zeichnen sich durch folgende Charakteristika aus:
- deutliche klinische Symptomatik (NYHA III – IV);
- klinisch, echokardiographisch oder röntgenologisch erfaßbare deutliche Vergrößerung des linken Ventrikels;
- elektrokardiographisch fehlende Zeichen der linksventrikulären Hypertrophie bei deutlicher intraventrikulärer Erregungsausbreitungsstörung;
- im Langzeit-EKG nachweisbare häufige Episoden nichtanhaltender ventrikulärer Tachykardien und/oder ventrikulärer Paare; anhaltende ventrikuläre Tachykardien;
- echokardiographische Zeichen einer verminderten linksventrikulären Wanddicke;
- Cardiac-Index <3 l/min/m^2;
- linksventrikulärer enddiastolischer Druck >20 mmHg;
- linksventrikulärer enddiastolischer Volumenindex >200 ml/m^2;
- linksventrikuläre Auswurffraktion $<40\%$;
- deutliche morphologische Veränderungen im Biopsie-Material.

Therapie

Ziele der Therapie sind die Beseitigung der Grunderkrankung, die Beeinflussung des Verlaufes und der Prognose, die Besserung der klinischen Symptome und Beschwerden sowie die Vermeidung von Komplikationen.

Grunderkrankung

Naturgemäß läßt sich die Grunderkrankung nicht beseitigen. In jedem Fall ist es wichtig, eine differentialdiagnostisch mögliche andere Erkrankung, die eventuell einer kausalen Therapie zugänglich ist, auszuschließen. Hierzu sollte man im Einzelfall die gesamte invasive kardiologische Diagnostik einschließlich endomyokardialer Biopsie einsetzen. Liegt eine IDC vor, ist zu prüfen, ob auslösende bzw. aggravierende Faktoren wie zum Beispiel Äthylalkoholkonsum oder Hypertonie vorliegen. In solchen Fällen ist strikte Alkoholkarenz bzw. eine konsequente Behandlung der Hypertonie indiziert.

Verlauf und Prognose

Bei der Mehrzahl der Patienten ist der Verlauf der Erkrankung progredient, nur wenige bleiben über einen längeren Zeitraum klinisch und hämodynamisch stabil [5]. Ein derart günstiger klinischer Verlauf mit längerdauernder Stabilität ist keine Folge einer spezifischen Therapie, sondern wahrscheinlich durch eine besondere Genese der Grunderkrankung bedingt. Da die Prognose der Patienten im fortgeschrittenen Stadium außerordentlich ungünstig ist, müssen die therapeutischen Anstrengungen darauf gerichtet sein, den Verlauf der Erkrankung schon im präklinischen Stadium zu beeinflussen. Hierzu liegen bis heute weder systematische Untersuchungen noch verläßliche klinische Befunde vor. Unter theoretischen und praktischen Aspekten läßt sich jedoch die Therapie dieser Erkrankung mit Beta-Rezeptorenblockern hier einordnen.

Theoretisches Konzept der Beta-Rezeptorenblockade bei kongestiver Herzinsuffizienz

Die Mehrzahl der in klinische Behandlung kommenden Patienten mit IDC weist Symptome der Belastungs- oder Ruheherzinsuffizienz auf. Typischerweise ist bei diesen Patienten der Sympathikustonus erhöht. Klinisches Korrelat hierfür sind Tachykardieneigung und Schwitzen, Tremor und periphere arterielle Minderdurchblutung. Laborchemisch drückt sich dieser Zustand durch erhöhte Plasma-Noradrenalin-Konzentrationen aus. Höchste Katecholaminkonzentrationen haben Patienten mit schwer eingeschränkter Leistungsfähigkeit, schlechter linksventrikulärer Funktion und ungünstiger Lebenserwartung. Da man davon ausgehen muß, daß der gesteigerte Sympathikustonus bei Patienten mit kongestiver Herzinsuffizienz ein primär sinnvoller Kompensationsmechanismus zur Aufrechterhaltung der kardialen Auswurfleistung und des Blutdrucks ist, erscheint ein Eingriff in diesen Regulationsmechanismus – z. B. durch Anwendung von Beta-Rezeptorenblockern – problematisch. Andererseits ist durchaus bekannt, daß eine exzessive Stimulation des Sympathikus ungünstige Effekte auf den Organismus ausübt: mehr als notwendige Tachykardie und Inotropie, erhöhter Sauerstoffverbrauch des Herzens, tachykarde supraventrikuläre und ventrikuläre Arrythmien, direkte toxische Effekte der Katecholamine auf Myozyten und kontraktile Proteine, Gefäßspasmen kleiner myokardialer Gefäße, „Down-Regulation" der Beta-Rezeptoren, Verarmung des Herzens an Katecholaminen, „unnötige" Vasokonstriktion in der arteriellen und venösen Strombahn, vermehrte Bildung von Angiotensin II, vermehrte Bildung von Aldosteron mit Salz und Wasserretention und Hypokaliämie.

Obwohl durchaus nicht sicher ist, daß alle diese Effekte auch beim Patienten mit chronischer kongestiver Herzinsuffizienz von Bedeutung sind, muß man davon ausgehen, daß eine Verminderung des Sympathikustonus zumindest in den frühen Stadien der Herzinsuffizienz – wenn vom Patienten toleriert – durchaus nützlich sein könnte.

Klinischer Einsatz von Beta-Rezeptorenblockern

Waagstein und Mitarbeiter berichteten erstmals 1975 über die günstigen klinischen und hämodynamischen Effekte einer Therapie mit Beta-Rezeptorenblockern bei Patienten mit IDC. Bei diesen durch eine Ruhetachykardie charakterisierten Patienten kam es zu einer Besserung der NYHA-Funktionsklasse, zu einer meßbaren Zunahme der körperlichen Belastbarkeit, zu einer Verkleinerung der röntgenologischen Herzgröße, zu einer Besserung des klinischen Untersuchungsbefundes und zu einer Normalisierung des vor Therapie pathologischen Apexkardiogramms [16]. In nachfolgenden Untersuchungen wurden diese Befunde auch an Patienten ohne vorbestehende Ruhetachykardie bestätigt und erweitert [13, 14]. Absetzen der Beta-Rezeptorenblocker führte dagegen bei der Mehrzahl der Patienten zu einer klinischen Verschlechterung und zu einer Abnahme der linksventrikulären Auswurffraktion [15]. Verglichen mit einer zugeordneten Patientengruppe mit ähnlichen Ausgangsbedingungen hatten Patienten, die mit Beta-Rezeptorenblockern behandelt wurden, eine bessere Lebenserwartung [16].

Diese Ergebnisse der Göteburger Arbeitsgruppe sind wiederholt kritisiert und insgesamt skeptisch beurteilt worden. Die Kritik richtete sich dabei sowohl auf den unkontrollierten Charakter der Studien als auch auf die zur Beurteilung des therapeutischen Effektes herangezogenen Meßverfahren.

Ikram und Fitzpatrick untersuchten in einer plazebokontrollierten, randomisierten Cross-over-Studie die Wirkung von Acebutolol bei 15 Patienten mit IDC. Während einer einmonatigen Verlaufsbeobachtung kam es unter Acebutolol im Vergleich zu Plazebo zu einer Verschlechterung der körperlichen Belastbarkeit und der linksventrikulären Funktion [6]. In einer weiteren plazebokontrollierten Studie mit Metoprolol (mittlere Dosis 130 mg täglich) konnten Currie und Mitarbeiter ebenfalls keine Besserung der Symptome und der Hämodynamik nachweisen [3].

Die beiden vorgenannten Studien umfaßten relativ kleine Patientenkollektive, außerdem wurde die Therapie nur über einen kurzen Zeitraum durchgeführt. Günstige Effekte einer Behandlung mit Beta-Rezeptorenblockern sollen aber erst etwa 3 Monate nach Therapiebeginn nachweisbar sein [17]. Von größerer Aussagekraft als die vorgenannten Studien ist daher eine von Anderson und Mitarbeitern durchgeführte plazebokontrollierte Studie an 50 Patienten mit IDC. Die Verlaufsbeobachtung betrug im Mittel 19 (1 – 38) Monate. Die Dosis von Metoprolol wurde individuell bis zur höchsten tolerierten Dosis (im Mittel 61 mg täglich) gesteigert. Funktionell – gemessen an der klinischen Symptomatik und an der körperlichen Belastbarkeit – waren Patienten unter Beta-Blockertherapie besser als unter Plazebobedingungen [2].

Die Ergebnisse bezüglich der Prognose lassen den Schluß zu, daß Patienten, die Beta-Rezeptorenblocker tolerieren, möglicherweise eine bessere Prognose haben als Patienten, die Beta-Rezeptorenblocker nicht tolerieren oder nicht erhalten. Die verbesserte Prognose von Patienten unter Beta-Rezeptorenblockern könnte sowohl durch einen Selektionsprozeß – weniger kranke Patienten tolerieren Beta-Rezeptorenblokker besser – als auch durch einen echten protektiven Effekt zustande kommen.

Die Frage, ob Beta-Rezeptorenblocker bei der Therapie der IDC von Nutzen sind, läßt sich angesichts dieser widersprüchlichen Befunde derzeit nicht eindeutig beantworten. Es könnte jedoch durchaus sein, daß bestimmte Untergruppen von Patienten mit IDC von einer solchen Therapie klinisch, hämodynamisch und prognostisch profitieren [1]. Erst die Ergebnisse größerer multizentrisch angelegter Studien werden die Frage beantworten helfen, ob Patienten mit IDC – und wenn ja, welche – mit Beta-Rezeptorenblockern behandelt werden sollen [1, 2, 7]. Bis zum Vorliegen solcher

Ergebnisse sollten Beta-Rezeptorenblocker in der klinischen Routine nicht zur Behandlung der IDC eingesetzt werden.

Literatur

[1] Alderman, J., W. Grossman: Are β-adrenergic-blocking drugs useful in the treatment of dilated cardiomyopathy? Circulation 5 (1985) 854–857.

[2] Anderson, J. L., J. R. Lutz, E. N. Gilbert, et al.: A randomized trial of low-dose beta-blockade therapy for idiopathic dilated cardiomyopathy. Am. J. Cardiol. 55 (1985) 471–475.

[3] Currie, P. J., M. J. Kelly, A. McKenzie, et al.: Oral beta-adrenergic blockade with metoprolol in chronic severe dilated cardiomyopathy. J. Am. Coll. Cardiol. 3 (1984) 203–209.

[4] Figulla, H. R., G. Rahlf, M. Nieger, et al.: Spontaneous hemodynamic improvement or stabilization and associated biopsy findings in patients with congestive cardiomyopathy. Circulation 71 (1985) 1095–1104.

[5] Fuster, V., B. J. Gersh, E. R. Giuliani, et al.: The natural history of idiopathic dilated cardiomyopathy. Am. J. Cardiol. 47 (1981) 525–531.

[6] Ikram, H., M. A. Fitzpatrick: Double-blind trial of chronic beta-blockade in congestive cardiomyopathy. Lancet 1 (1983) 490–493.

[7] Ikram, H., M. A. Fitzpatrick: Beta-blockade for dilated cardiomyopathy: the evidence against therapeutic benefit. Europ. Heart J. 4 (1983) 179–180.

[8] Johnson, R. A., I. Palacios: Dilated cardiomyopathies of the adult (first of two parts). N. Engl. J. Med. 307 (1982) 1051–1058.

[9] Johnson, R. A., I. Palacios: Dilated cardiomyopathies of the adult (second of two parts). N. Engl. J. Med. 307 (1982) 1119–1126.

[10] Kuhn, H., R. Becker, J. Fischer, et al.: Untersuchungen zur Ätiologie, zum Verlauf und zur Prognose der dilativen Kardiomyopathie (DCM). Z. Kardiol. 71 (1982) 497–508.

[11] Meinertz, T., T. Hofmann, W. Kasper, et al.: Significance of ventricular arrhythmias in idiopathic dilated cardiomyopathy. Am. J. Cardiol. 53 (1984) 902–907.

[12] Segal, J. P., J. F. Stapleton, J. R. McClellan, et al.: Idiopathic cardiomyopathy: Clinical features prognosis and therapy. Curr. Probl. Cardiol. 3 (6) (1978) 1–48.

[13] Swedberg, K., Å, Hjalmarson, F. Waagstein, et al.: Prolongation of survival in congestive cardiomyopathy during treatment with beta-receptor blockade. Lancet I (1979) 1374–1376.

[14] Swedberg, K., Å. Hjalmarson, F. Waagstein, et al.: Veneficial effects of long-term beta-blockade in congestive cardiomyopathy. Br. Heart J. 44 (1980) 117–133.

[15] Swedberg, K., Å. Hjalmarson, F. Waagstein, et al.: Adverse effects of beta-blockade withdrawal in patients with congestive cardiomyopathy. Br. Heart J. 44 (1980) 134–142.

[16] Waagstein, F., Å. Hjalmarson, E. Varnauskas, et al.: Effect of chronic beta-adrenergic receptor blockade in congestive cardiomyopathy. Br. Heart J. 37 (1975) 1022–1036.

[17] Waagstein, F., Å. Hjalmarson, K. Swedberg, et al.: Betablockers in dilated cardiomyopathies: they work. Europ. Heart J. 4 (1983) 173–178.

Beta-Rezeptorenblocker bei Herzinsuffizienz: Beta-Rezeptorenblocker ohne negativ-inotrope Eigenschaften?

H. Just, G. Hasenfuß

Abstract

Beta-blockade is characterized by negative chronotropic and negative inotropic actions on the heart. Negative inotropism is undesired in patients with depressed left ventricular function or manifest heart failure.

The new beta-blocker CGP 17 582 B (CIBA-GEIGY AG) has experimentally, as well as in preliminary clinical studies shown a conspicuous absence of negative inotropic actions. We therefore investigated the drug in 7 patients with coronary artery disease with disturbed left ventricular function, albeit not in frank heart failure.

After 4 mg of CGP 17 582 B heart rate fell in all patients, except for one (mean 12%). Left ventricular enddiastolic pressure and cardiac index remained unchanged, whereas stroke volume rose (+ 12,4%, $p < 0.01$); dp/dtmax did not show a significant change, nor did the left ventricular ejection fraction. Likewise ventricular enddiastolic volume remained unchanged, endsystolic volume fell slightly. Total peripheral resistance did not change.

Inadvertend effects did not occur. The iv.application of 4 mg was well tolerated.

We conclude from our observations, that the new beta-blocker CGP 17 582 B is indeed devoid of significant negative inotropic effects, even in patiens with compromised left ventricular function and with dilated ventricles. This mode of action – negative chronotropism without negative inotropism – may clinically be useful in certain cases.

A pharmacological explanation for this unusual pattern of actions can not yet be given. Experimental studies have shown that CGP 17 582 B is a potent cardioselective blocker with mild intrinsic sympathomimetic and dopaminergic activity.

Beta-Rezeptorenblocker werden zur Behandlung von supraventrikulären und ventrikulären Arrhythmien und in der Sekundärprävention bei koronarer Herzkrankheit nach Infarkt und zur symptomatischen Behandlung der Angina pectoris eingesetzt. Der Anwendungsbereich wird limitiert bei Bradykardie und bei Vorliegen von Herzinsuffizienz. Unter Beta-Rezeptorenblockern sind gefährliche Verlangsamungen der Sinusknotenfrequenz und der AV-Überleitung beschrieben worden. Die negativ-inotrope Wirkung kann bei vorgeschädigtem Herzen zu einer lebensbedrohenden Dekompensation führen. Dennoch ist die Anwendung von Beta-Blockern bei Herzinsuffizienz empfohlen worden: Die Göteborger Arbeitsgruppe verwendet seit Jahren Beta-Rezeptorenblocker in geringer Dosierung zur Dauertherapie von Patienten mit idiopathischer dilativer Kardiomyopathie mit Herzinsuffizienz [1]. Andernorts konnten diese günstigen Erfahrungen nicht immer bestätigt werden.

Grundsätzlich erscheint der Einsatz von Beta-Rezeptorenblockern bei Herzinsuffizienz wünschenswert: Herzinsuffiziente neigen zu Arrhythmien und sind in besonderer Weise durch plötzlichen Herztod gefährdet. Ferner besteht in der Insuffizienz eine erhöhte endogene sympathische Aktivität, die bei längerem Bestehen zu einer Verminderung der Rezeptorendichte am Myokard führt und damit zu einer Einschränkung der Anpassungsfähigkeit an unterschiedliche Arbeitsbedingungen. Schließlich ist unter einer Dauertherapie mit Beta-Rezeptorenblockern damit zu rechnen, daß bei einer Verschlechterung der Grunderkrankung mit Entwicklung von Herzinsuffizienz besonders rasch nachteilige Wirkungen zu gewärtigen sind durch die negativ-inotropen Wirkeigenschaften der gebräuchlichen Beta-Rezeptorenblocker. Gänzlich unbekannt ist es, wie sich eine Kumulation von Beta-Rezeptorenblockern auf die Herzfunktion auswirkt. Einige Beta-Rezeptorenblocker werden renal eliminiert. Bei Nierenfunktionsstörungen ist somit unter Dauertherapie grundsätzlich eine Kumulation möglich [2]. Tritt gleichzeitig eine Verschlechterung der kardialen Grunderkrankung ein, so muß unter Umständen mit dem Eintreten von Herzinsuffizienz gerechnet werden.

Zwar ist bekannt, daß die negativ-inotrope Wirkung durch Digitalisglykoside ausgeglichen werden kann, jedoch bringen diese Stoffe eigenständige Probleme ins Spiel. Eine Kompensation der negativ-inotropen Wirkung durch gleichzeitige Applikation von Vasodilatantien ist nicht oder nur mit Einschränkung möglich, denn die therapeutisch günstige Wirkung der Vasodilatantien beruht z. T. auf einer Aktivierung des Barorezeptorreflexes, welcher durch den Beta-Rezeptorenblocker blockiert wird. Hierdurch kann es zu gefährlichen Hypotensionen kommen, wenn Vasodilatantien und Beta-Blocker gleichzeitig verabreicht werden.

Aus den genannten Gründen hat es nicht an Versuchen gefehlt, die verfügbaren Beta-Rezeptorenblocker nach ihren unterschiedlichen Wirkungsspektren bei Patienten mit Herzinsuffizienz einzusetzen (Tab. 1). Grundsätzlich ist für den Einsatz bei Herzinsuffizienz die Kombination von Beta-1-Selektivität zusammen mit intrinsischer sympathomimetischer Aktivität (Gruppe 4) als günstig einzustufen. In dieser Gruppe stehen jedoch nur Acebutolol und Practolol zur Verfügung. Das erstere besitzt eine nur geringe, möglicherweise sogar fragliche Beta-1-Selektivität. Das Practolol ist nur intravenös verfügbar.

Kürzlich ist eine neue beta-blockierende Substanz vorgestellt worden (CGP 17 582 B), die kardioselektiv mit mäßig starker intrinsischer sympathomimetischer Aktivität wirkt und gleichzeitig zentrale dopaminerge Wirkungen entfaltet (Tab. 2). Bei der Prüfung dieser Substanz an gesunden Probanden (und bei Patienten ohne koronare Herzkrankheit im Rahmen diagnostischer Herzkatheteruntersuchungen) wurde beobachtet, daß die sonst von Beta-Rezeptorenblockern bekannten negativ-inotropen Wirkungen fehlten. Es wurde eine Verkürzung der Prä-Ejektionsperiode beobachtet, und bei sinkender Herzfrequenz blieb das Herzminutenvolumen gleich, so daß eine Zunahme des Schlagvolumens beobachtet wurde [3]. Aus diesen Beobachtungen mußte man schließen, daß diese neue Substanz inotrope Eigenschaften besitzt oder jedenfalls nicht negativ-inotrop wirkt.

Tabelle 1 Rezeptor-Selektivität und intrinsische sympathomimetische Aktivität gebräuchlicher Beta-Rezeptorenblocker

Nicht-selektiv, ohne ISA	
	Propranolol Timolol
Nicht-selektiv, mit ISA	
	Oxprenolol Pindolol
Selektiv, ohne ISA	
	Atenolol Metoprolol
Selektiv, mit ISA	
	Acebutolol Practolol

„Nicht-selektiv": Beta-1- und Beta-2-Rezeptoren besetzend
„Selektiv": überwiegend Beta-1-Rezeptoren besetzend
„ISA": intrinsische sympathomimetische Aktivität

Tabelle 2 CGP 17582 B

Eigenschaften
Potenter Beta-1-Blocker (3 – 10 × Metoprolol)
Kardioselektiv (wenig Beta-2-Akt.) (5 × Metoprolol)
Leichte ISA (etwa Practolol, Oxprenolol)
Sehr schwach kardiodepressiv (nur in vitro)
Keine lokalanästhetische Wirkung
Dopaminerge Wirkung

Wir haben daher bei sieben Patienten mit koronarer Herzkrankheit und unterschiedlichem Schweregrad einer ventrikulären Funktionsstörung mittels invasiver Technik die Frage geprüft, ob auch bei Patienten mit erkranktem Herzen ein Fehlen der negativ-inotropen Wirkung oder sogar eine positive Inotropie beobachtet werden könne.

Methodik

Sieben Patienten im Alter von 42 bis 71 Jahren wurden im Rahmen diagnostischer Herzkatheteruntersuchungen wegen symptomatischer koronarer Herzkrankheit untersucht. Alle Patienten waren informiert und hatten mündlich und schriftlich ihr Einverständnis zur Untersuchung erteilt.

Die durchwegs männlichen Patienten waren im klinischen Schweregrad II bis III. Zwei hatten im Verlauf eine manifeste Herzinsuffizienz gehabt. Alle waren zum Zeitpunkt der Untersuchung kompensiert. Tab. 3 zeigt die enddiastolischen Druckwerte (LVEDP) bei Ruhe. Man erkennt, daß bei drei Patienten dieser Wert beträchtlich erhöht war. Tab. 5 zeigt z. T. sehr stark vergrößerte Kammervolumina und eine reduzierte Ejektionsfraktion.

Die Patienten wurden vormittags nüchtern untersucht, nachdem koronarwirksame Pharmaka und Diuretika mindestens 24 Stunden, Digitalisglykoside mindestens eine Woche zuvor abgesetzt worden waren. Keiner der Patienten war mit Beta-Rezeptorenblockern behandelt. Die Rechtsherzkatheteruntersuchung wurde mit einem Swan-Ganz-Thermistorkatheter von der rechten V. femoralis aus vorgenommen. Die Linksherzsondierung erfolgte mittels Millar-Mikrotip-Katheter mit simultaner, hochfrequenzgetreuer Mikromanometerdruckregistrierung und hydraulischer Druckmessung. Das erstgenannte Signal wurde zur Zeit differenziert (dp/dt).

Die linke Herzkammer wurde nach der selektiven Koronarangiographie mit biplaner, isozentrischer Technik nach Injektion von 25 bis 30 ml Solutrast mit einer Injektionsgeschwindigkeit von 12 ml/sec dargestellt und das Ventrikulogramm simultan mit der frequenzgetreuen Druckregistrierung auf Kinofilm mit 50 Bildern pro Sekunde aufgenommen. Die Auswertung der Angiokardiogramme erfolgte computergesteuert (AVD-System, Siemens AG). Die Synchronisation von Drucksignal und Kinofilm erfolgte über den computergestützten Sicor-Meßplatz (Siemens AG). Für die Auswertung wurden nur extrasystolenfreie Herzaktionen verwendet. Auch postextrasystolische Schläge wurden streng vermieden.

CGP 17582 B wurde in einer Dosis von 4 mg über zwei Minuten injiziert. Zehn Minuten nach Injektionsende wurden die hämodynamischen und angiokardiographischen Messungen wiederholt. Die gewonnenen Meßwerte wurden mit Student's-T-Test auf statistische Signifikanz geprüft.

Ergebnisse

Alle Patienten tolerierten den Beta-Blocker ohne subjektiv wahrnehmbare Symptome. Die Herzfrequenz sank um durchschnittlich 12%. Nur bei einem Patient (Ka) stieg die Herzfrequenz aus ungeklärten Gründen an (Tab. 3).

Die hämodynamischen Daten sind in den Tabellen 3 und 4 angegeben. Man erkennt, daß bei sinkender Herzfrequenz der linksventrikuläre enddiastolische Druck – bei z. T. hohen Ausgangswerten – unverändert bleibt, während aber das Schlagvolumen statistisch signifikant um 18% zunimmt. Das Herzminutenvolumen bleibt unverändert, ebenso der periphere Gesamtgefäßwiderstand. Der Kontraktilitätsindex gemessen als dp/dt max über das frequenzgetreu arbeitende Mikromanometersystem zeigte zwar eine Tendenz zum Absinken, diese Änderung war jedoch statistisch nicht signifikant (Tab. 4).

Die Volumina der linken Herkammer blieben vor und nach CGP 17 582 B unverändert, so auch die Austreibungsfraktion (EF).

Tabelle 3 Herzfrequenz (HR; min^{-1}), enddiastolischer Druck (LVEDP; mmHg) und Schlagvolumen (SV; ml) vor (bef) und nach (after) Applikation von CGP 17 582 B

Init	HR bef	HR after	d%	LVEDP bef	LVEDP after	d%	SV bef	SV after	d%
Fe	80	75	− 6.25	11	17	54.55	59	62	5.08
He	95	80	−15.79	9	12	33.33	70	82	17.14
Oc	77	72	− 6.49	16	10	−37.50	54	75	38.89
Ma	58	49	−15.52	20	14	−30.00	86	104	20,93
Ka	53	75	41.51	10	5	−50.00	102	77	−24.51
Ca	58	52	−10.34	8	12	50.00	90	113	25.56
He	70	57	−18.57	18	16	−11.11	99	103	4.04
Mean	70.14	65.71	− 4.49	13.14	12.29	1.32	80.00	88.00	12.45
SD	15.00	12.65	20.84	4.78	4.03	43.79	19.14	18.74	20.23
Mean ecxl KA	73.00	64.17	−12.16	13.67	13.50	9.88	76.33	89.83	18.61
SD excl KA	14.20	13.11	5.21	5.01	2.66	41.06	18.07	19.83	13.13

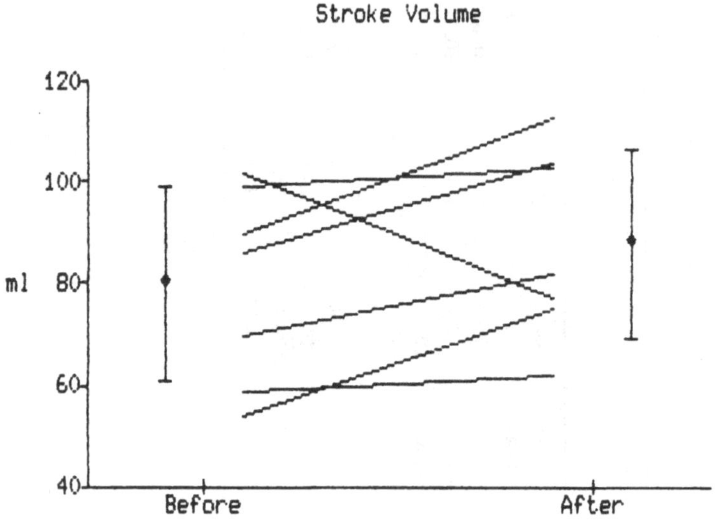

Abb. 2: Verhalten des Schlagvolumens (stroke volume) vor (before) und nach (after) 4 mg CGP 17 582 B iv.
Man erkennt einen Anstieg bei 6 der 7 Patienten. Der Unterschied ist signifikant bei $p < 0.01$. Die mittlere Zunahme beträgt 12,4%. Der einzige abfallende Wert wurde bei dem Pat. Ka beobachtet, der auf die iv-Gabe des Beta-Blockers mit einem Herzfrequenzanstieg reagierte.

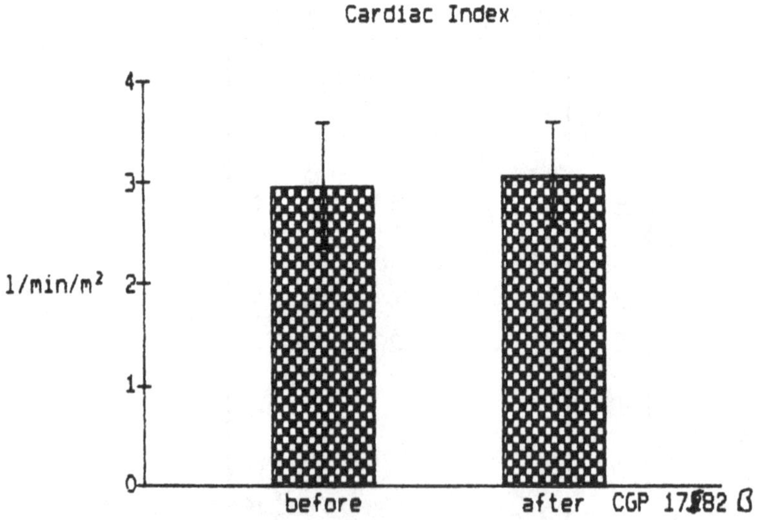

Abb. 3: Verhalten des Herzindex (cardiac index) vor (before) und nach (after) 4 mg CGP 17 582 B iv. Der Unterschied ist gering und nicht statistisch signifikant.

Tabelle 4 Herzindex (CI; l/min/m²), maximale Druckanstiegsgeschwindigkeit (dp/dt_{max}; mmHg/s), und peripherer Widerstand (TPR; dyn·s·cm^{-5}) vor (bef) und nach (after) Applikation von CGP 17 582 B

Init	CI bef	CI after	dp/dt bef	dp/dt after	TPR bef	TPR after
Fe	2.60	2.80	1455	1440	2053	2314
He	4.10	4.00	2126	1968	847	1187
Oc	3.10	3.00	1988	1141	1381	1425
Ma	2.40	2.40	1299	1434	1632	1422
Ka	2.60	2.90	2137	2598	1629	1613
Ca	2.60	3.00	1483	1351	1385	1261
He	3.40	3.40	1680	1758	1368	1333
Mean	2.97	3.07	1738.29	1670.00	1470.71	1507.86
SD	0.61	0.51	344.83	491.25	366.31	380.71

Tabelle 5 Enddiastolisches Volumen (EDV; ml), endsystolisches Volumen (ESV; ml), und Ejektionsfraktion (EF; %) vor (bef) und nach (after) Applikation von CGP 17 582 B

Init	EDV bef	EDV after	ESV bef	ESV after	EF bef	EF after
Fe	170	180	40	50	76	77
He	210	204	43	51	80	75
Oc	263	264	198	177	25	33
Ma	340	313	80	113	76	64
Ka	146	169	25	32	83	80
Ca	226	256	41	57	82	78
He	188	195	40	44	79	79
Mean	220.43	225.86	66.71	74.86	71.57	69.43
StD	65.04	52.79	60.28	51.93	20,71	16.94

Diskussion

CGP 17 582 B ist ein potenter kardioselektiver Blocker (Tab. 2). Er besitzt das Grundgerüst eines Phenoxypropanolamins (Abb. 1). Die Substanz ist kardioselektiv und besitzt eine leichte ISA. Eine lokalanästhetische Wirkung ist nicht nachweisbar, jedoch eine dopaminerge Wirkung (Prolaktin-Freisetzung an der Hypophyse). Eine direkte inotrope Wirkung konnte experimentell nicht gezeigt werden. Die Strukturformel ist in der Abb. 1 angegeben.

Das hämodynamische Wirkprofil zeigt bei den hier untersuchten koronarkranken Patienten mit z. T. schwerer Kammerfunktionsstörung tatsächlich keine negativinotrope Wirkung. Die Herzfrequenz sinkt im erwarteten Ausmaß, wie auch in den vorausgegangenen Untersuchungen an herzgesunden Probanden und an koronargesunden Herzkatheterpatienten gezeigt [3]. Bei unverändertem enddiastolischem Druck und unverändertem Herzminutenvolumen kommt es zu einem statistisch signifikanten

Chemischer Name:

1-[2-(3-Carbomoyl-4-hydroxy-phenoxy)-äthylamino]-3-[4-(2-methoxy-ethoxy)-phenoxy]-2-propranolol-methansulfonat

Strukturformel:

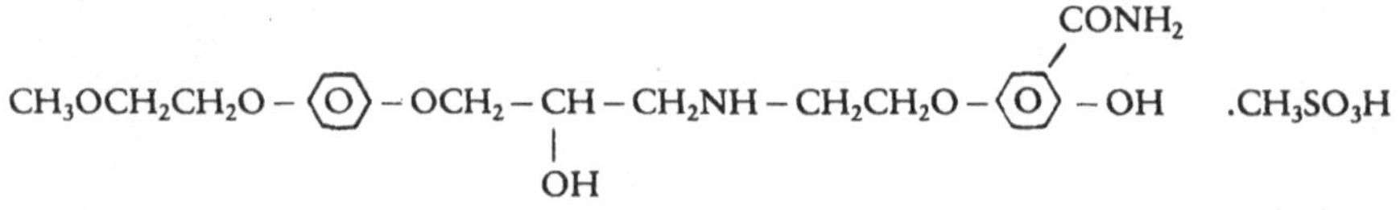

Abb. 1: Chemische Bezeichnung und Strukturformel des Beta-Blockers CGP 17 582 B

Anstieg des Schlagvolumens. Dies kann bei gleichbleibendem Gesamtgefäßwiderstand nur als Folge inotroper Wirkung gedeutet werden. Die isovolumetrischen Kontraktilitätsindizes (dp/dt max) zeigen keine Änderung. Jedenfalls sieht man nicht die für einen Beta-Blocker sonst zu erwartende Reduktion dieses Wertes unter der Wirkung der Substanz.

Kammervolumina und Austreibungsfraktion ändern sich nicht. Allerdings sind diese Werte bei den koronarkranken Patienten mit z. T. ausgedehnten Wandbewegungsstörungen und asymmetrischer, irregulärer Kammerkonfiguration trotz biplaner Aufnahmetechnik nur mit Einschränkung bewertbar. Zur Definition einer inotropen Wirkung sind diese Größen ohnehin nur von eingeschränkter Bedeutung.

Die vorliegenden Untersuchungen, die bei herzgesunden Probanden eine Verkürzung der Prä-Ejektionsperiode zeigten [3] und nach denen bei herzkatheterisierten Patienten ohne hämodynamisch wirksame koronare Herzkrankheit eine Zunahme des Herzschlagvolumens bei gleichbleibendem enddiastolischem Druck gezeigt wurde, werden durch die hier vorgelegte Studie ergänzt: Auch bei Patienten mit koronarer Herzkrankheit **und** Kammerfunktionsstörung unterschiedlichen Schweregrades wird eine negativ-inotrope Wirkung nicht sichtbar.

Es bleibt fraglich, worauf diese Effekte zurückzuführen sind. Direkte Hinweise für eine dopaminerge Wirkung am Myokard fehlen. Andere myokardspezifische Wirkungen dieser Substanz sind ebenfalls bisher nicht bekannt geworden.

Es scheint tatsächlich eine Dissoziation zwischen negativ-chronotroper und negativ-inotroper Wirkung vorzuliegen. Eine endgültige Beantwortung dieser Frage wird jedoch nur möglich sein, wenn Isoprenalintitrationsstudien bei Patienten mit und ohne Kammerfunktionsstörung vorgelegt werden.

Das interessante Wirkungsprofil von CGP 17 582 B rechtfertigt weitere Untersuchungen. Möglicherweise liegt hier tatsächlich eine Substanz vor, die bei Patienten mit Herzinsuffizienz ein höheres Maß an Therapiesicherheit bieten kann, als dies mit den bisher verfügbaren Beta-Rezeptorenblockern der Fall ist.

Literatur

[1] Swedberg, K., Å. Hjalmarson, F. Waagstein, I. Wallentin: Prolongation of survival in congestive cardiomyopathy by beta-receptor blockade. Lancet I (1979) 1374–1376.
[2] Knauf, H., M. Schäfer-Korting, E. Mutschler: Pharmakokinetik und biologische Wirkdauer von β-Rezeptorenblockern bei Niereninsuffizienz. Internist 22 (1981) 616–621.
[3] Klepzig, M., B. E. Strauer: CGP 17582 – ein Betablocker ohne negativ-inotrope Eigenschaften. Herz/Kreisl 18 (1986) 439–442.

Therapeutische Probleme der Beta-Blocker-Therapie bei Diabetes mellitus

H. U. Janka

Abstract

Beta-blocker therapy still plays an important part in the antihypertensive treatment of diabetics. In these patients, substances with high $beta_1$-selectivity should be used preferentially. An influence of beta-blocker treatment on blood glucose and serum lipids, however, cannot be excluded. In the treatment of mild to moderate hypertension, a low-dose combination of beta-blocker and/or calcium antagonist and/or diuretica has advantages over a high-dose monotherapy in diabetes mellitus because of undesired side effects. In an extremely labile metabolic situation (brittle diabetes), or when hypoglycemia related warning symptoms are lost, beta-blockers are contraindicated.

Wirksam behandelte Hypertoniker leiden signifikant weniger unter Schlaganfällen, Herzinfarkt und peripheren Durchblutungsstörungen als unbehandelte Patienten. Dies ist das Ergebnis einer Reihe von Interventionsstudien [16, 27]. Zwar wurden zwingende Argumente für eine zurückhaltende Pharmakotherapie der milden Hypertonie vorgebracht [2], doch ist das Risiko für Herz-Kreislauf-Komplikationen bei Patienten mit multiplen Risikofaktoren durch zusätzlich erhöhte Blutdruckwerte ungleich höher [12]. Der nicht-insulinpflichtige Typ II-Diabetiker ist durch ein multiples Risikofaktorensyndrom von Hypertonie, Fettstoffwechselstörungen, Hyperglykämie, Hyperinsulinämie und Übergewicht gekennzeichnet [29]. Gerade diese Patienten mit ihrer nachweislich hohen Rate an Makroangiopathie und vorzeitigem Tod dürften durch eine nebenwirkungsarme antihypertensive Therapie profitieren, wenn eine ausreichende Senkung der erhöhten Blutdruckwerte durch Gewichtsreduktion und Kochsalzbeschränkung allein nicht gelingt.

Als therapeutische Faustregel für den älteren Diabetiker gilt, daß die antihypertensive Therapie dann einsetzen sollte, wenn die Blutdruckwerte über 160/90 mm Hg ansteigen [21]. Zur Retardierung einer fortschreitenden diabetischen Nephropathie oder Retinopathie wurde eine Behandlung bei weit niedrigeren Blutdruckwerten empfohlen [17, 23].

Auch bei Diabetikern kommen die zur Basistherapie der Hypertonie empfohlenen Substanzen Beta-Blocker, Diuretika und Kalziumantagonisten zur Anwendung. Aus der Sicht des Diabetologen erscheint aber eine niedrig dosierte Kombinationstherapie von Antihypertensiva einer hochdosierten Monotherapie überlegen zu sein, da bekanntlich Antihypertensiva mit unterschiedlichen Wirkungsprinzipien durch additive

Effekte zur Dosiseinsparung der Einzelkomponenten und damit zu einer Reduzierung der Nebenwirkungen beitragen.

Beta-Blocker werden heute weltweit in der Behandlung von Angina pectoris und Hypertonie auch bei Diabetikern angewendet, Patienten, die besonders häufig unter Hypertonie und koronarer Herzkrankheit leiden [19]. In der norwegischen Timolol-Studie wurde eine signifikante Reduktion von kardiovaskulärem Tod und Reinfarkten gesehen, wobei der günstige Effekt der Beta-Blocker-Therapie besonders bei Diabetikern nachweisbar war [14]. Eine exakte Erklärung für diese Befunde steht noch aus. Einige Autoren wiesen neben dem Effekt einer Blutdrucksenkung auf die antiarrhythmischen Eigenschaften der Beta-Blocker, andere auf eine Hemmung der Thrombozytenaggregabilität und des Gerinnungssystems hin, die eine Teilerklärung für die reduzierte Rate an Herz-Kreislauf-Komplikationen unter dieser Therapie sein könnte [5, 30].

Neuere Studien weisen darauf hin, daß eine Verlangsamung der Herzfrequenz die koronare Atherosklerose verzögert [3]. Im Vergleich zu Kontrollpersonen haben Diabetiker eine höhere Herzfrequenz, insbesondere Patienten mit autonomer Neuropathie [7, 39]. Eine Senkung des beschleunigten Pulses durch eine Beta-Blocker-Therapie ist deshalb gerade für das antihypertensive Programm des Diabetikers von Nutzen.

Angesichts der Wirkungen auf den Kohlenhydrat- und Lipidstoffwechsel, auf die peripheren Gefäße und wegen der möglichen Maskierung hypoglykämischer Symptome sollte die Beta-Blocker-Therapie bei Diabetikern mit großer Vorsicht erfolgen. Hinsichtlich der Beta-Blockerwirkung auf den Blutzucker finden sich widersprüchliche Angaben in der Literatur. Die Berichte reichen von einer Verschlechterung der diabetischen Stoffwechseleinstellung [15, 38] bis hin zu einer verbesserten Glukosetoleranz [6]. Einige kasuistische Mitteilungen weisen auf das Auftreten von schweren und verlängerten Hypoglykämien unter Propranolol hin [1]. Die Stoffwechseleffekte müssen aus den verschiedenen Angriffspunkten dieser Substanzen erklärt werden [36]. So konnten eine Blockierung der Muskelglykogenolyse und der Leberglukoneogenese sowie eine Hemmung der Insulinfreisetzung aus dem Pankreas nachgewiesen werden [1, 31]. Während sich die Stoffwechseleffekte im Akutversuch gut demonstrieren ließen, zeigt eine Reihe längerfristig angelegter Studien keine erkennbare Wirkung auf den Glukosehaushalt des Diabetikers [20, 22, 24]. Die Wahl des Beta-Blockers ist dabei nicht ohne Bedeutung [36], wobei den sogenannten kardioselektiven Blockern geringere Nebenwirkungen angelastet werden [9, 13, 25, 37]. In eigenen Untersuchungen besaßen die angewendeten beta$_1$-selektiven Beta-Blocker Celiprolol und Bisoprolol keinen nachweisbaren Einfluß auf Blutglukose- und HbA$_I$-Werte des Typ II-Diabetikers [20, 22].

Unterschiedlich ausgeprägt werden auch die Effekte auf den Lipidstoffwechsel für einzelne Beta-Blocker beschrieben. Zwar ist die Beta-Blocker-induzierte Hemmung der Lipolyse mit Absinken der Serumkonzentration für freie Fettsäuren seit Einführung dieser Substanzen bekannt [36], jedoch beobachteten in den letzten Jahren mehrere Arbeitsgruppen unter Langzeittherapie einen bisher nicht geklärten Anstieg der Serumtriglyceride mit Absinken der HDL-Lipoproteine, der bei den kardioselektiven Blockern nicht oder nur geringer nachweisbar war [4, 8, 20, 22, 26, 28, 34]. Dies ist für den Diabetiker mit seiner hohen Arteriosklerosegefährdung nicht unerheblich, da gerade die erhöhten Serumtriglyceride für diese Patienten als kardiovaskulärer Risikofaktor erkannt wurden [18].

Franz et al. fanden einen Anstieg der Triglyceride nach den ersten 4 Wochen Therapie mit dem $beta_1$-selektiven Blocker Atenolol, während nach 16 Monaten Therapie die Triglyceride normalisiert waren. Im Gegensatz dazu war der Anstieg der Triglyceride unter dem nicht-selektiven Nadolol deutlich stärker und persistierte während der gesamten Behandlungsdauer von 16 Monaten [11]. Substanzen mit ausgesprochen hoher $Beta_1$-Selektivität dürften deshalb für Diabetiker die Beta-Blocker der Wahl darstellen. Die Kontrolle von Blutzucker- und Lipidwerten muß unter diesen Substanzen bei Typ-II-Diabetikern nicht über das übliche Maß hinaus ausgeweitet werden [20, 22].

Ein weiteres Argument für die Wahl eines kardioselektiven Präparates der Beta-Blocker ist die geringere Wirkung auf die peripheren Gefäße. Der für nicht-selektive Beta-Blocker beschriebene massive Anstieg des peripheren Widerstands [35] trat unter den kardioselektiven Blockern nur verringert oder überhaupt nicht auf [10, 36]. Dies könnte natürlich bei Diabetikern mit ihrer hohen Rate an peripheren Durchblutungsstörungen von klinischer Bedeutung sein, doch scheint der vasokonstriktorische Effekt nur kurzfristig zu Beginn der Therapie vorhanden zu sein [10].

Neben den genannten Nebenwirkungen bedarf die Maskierung hypoglykämischer Symptome unter Beta-Blocker-Therapie größter Aufmerksamkeit. Eine Suppression der Hypoglykämie-induzierten Tachykardie und des typischen Zitterns (nicht jedoch des Schwitzens [33]) wurde vor allem unter nicht-selektiven Beta-Blockern beobachtet, während diese Nebenwirkung bei den kardioselektiven Blockern als eindeutig vermindert beschrieben wurde [9, 32]. Auch ein paradoxer diastolischer Blutdruckanstieg in der Hypoglykämie wurde bei Propranolol im Gegensatz zu den kardioselektiven Blockern gefunden [32].

Aus diesen Befunden lassen sich für die Beta-Blocker-Therapie bei Diabetes mellitus folgende Schlüsse ziehen:

1. Beta-Blocker sind auch für Diabetiker weiterhin wichtiger Bestandteil der antihypertensiven Therapie.
2. Bei diesen Patienten sollte Substanzen mit hoher $Beta_1$-Selektivität der Vorrang gegeben werden. Dennoch kann ein Einfluß auf Blutzucker und Serumlipide langfristig nicht ausgeschlossen werden.
3. Bei der Behandlung der leichten bis mittelschweren Hypertonie ist eine niedrig dosierte Kombination von Beta-Blockern und/oder Kalziumantagonisten und/oder Diuretika einer hochdosierten Monotherapie wegen unerwünschter Nebenwirkungen überlegen.
4. Bei äußerst labiler Stoffwechsellage (Brittle-Diabetes) oder bereits vorhandenem Verlust der Hypoglykämie-Warnsymptomatik sollte auf Beta-Blocker verzichtet werden.

Literatur

[1] Abramson, E. A., R. S. Arky: Role of beta-adrenergic receptors in counter-regulation to insulin-induced hypoglycemia. Diabetes **17** (1968) 141 – 146.

[2] Anlauf, M., F. Weber, K. D. Bock: Milde Hypertonie: Risiko und Chance: Ergebnisse kontrollierter Studien. Münch. Med. Wschr. **128** (1986) 81 – 86.

[3] Beere, P. A., S. Glasgov, C. K. Zaring: Retarding effect of lowered heart rate on coronary atherosclerosis. Science **226** (1984) 180 – 182.

[4] Bielmann, P., G. Leduc, M. Germain, et al.: Beta-blockers and changes in lipoprotein fractions. N. Engl. J. Med. **302** (1980) 298.

[5] Brommer, E. J. P., E. A. Loeliger: Timolol after mycocardial infarction, (Letter). N. Engl. J. Med. **305** (1981) 406 – 407.

[6] Conway, M., R. P. Eaton: Improvement in glucose tolerance with beta-adrenergic blockade. Diabetes **20** (1971) Suppl. 1, 351 – 352.

[7] Cruickhanks, K. J., T. J. Orchard, D. J. Becker: The cardiovascular risk profile of adolescents with insulin-dependent diabetes mellitus. Diabetes Care **8** (1985) 118 – 124.

[8] Day, J. L., N. Simpson, J. Metcalfe, et al.: Metabolic consequences of atenolol and propranolol in treatment of essential hypertension. Brit. Med. J. **1** (1979) 77 – 80.

[9] Deacon, S. P., D. Barnett: Comparison of atenolol and propranolol during insulin-induced hypoglycaemia. Brit. Med. J. **2** (1976) 272 – 273.

[10] Diehm, C.: Effects of betaadrenergic blocking drugs on arterial blood flow. VASA **13** (1984) 201 – 206.

[11] Franz, I. W., F. W. Lohmann, L. Röcker: Unterschiedlicher Einfluß einer Langzeittherapie mit β_1-selektiven und β_1/β_2-Rezeptorblockern auf den Lipidstoffwechsel bei Hochdruckkranken. Herz/Kreislauf **3** (1984) 115 – 120.

[12] Freis, E. D.: Should mild hypertension be treated. N. Engl. J. Med. **307** (1982) 306 – 309.

[13] Groop, L., K.-J. Totteman, K. Hamo, et al.: Influence of beta blocking drugs on glucose metabolism in patients with noninsulin dependent diabetes mellitus. Acta Med. Scand. **211** (1982) 7 – 10.

[14] Gundersen, T., J. Kjeskhus: Timolol treatment after myocardial infarction in diabetic patients. Diabetes Care **6** (1983) 285 – 290.

[15] Hasslacher, Ch., P. Wahl: Zur Anwendung von Beta-Rezeptorenblockern bei Diabetikern. Med. Welt **24** (1973) 942 – 943.

[16] HDFP Hypertension Detection and Follow-up Program Cooperative Group: Five-year findings of the hypertension detection and follow up program. I. Reduction in mortality of persons with high blood pressure, including mild hypertension. J. Amer. Med. Ass. **242** (1979) 2562 – 2571.

[17] Hommel, E., E. Mathiesen, B. Edsberg, et al.: Acute reduction of arterial blood pressure reduces urinary albumin excretion in type 1 (insulin-dependent) diabetic patients with incipient nephropathy. Diabetologia **29** (1986) 211 – 215.

[18] Janka, H. U.: Five-year incidence of major macrovascular complications in diabetes. Horm. Metab. Res. (1985) Suppl. 15 15 – 18.

[19] Janka, H. U.: Herz-Kreislaufkrankheiten bei Diabetikern: Schwabinger Studie. Urban & Schwarzenberg, München 1986.

[20] Janka, H. U., G. Disselhoff, A. G. Ziegler, et al.: Kohlenhydratstoffwechsel von Typ II-Diabetikern: Einfluß von Bisoprolol. Münch. Med. Wschr. **128** (1986) 582 – 583.

[21] Janka, H. U., E. Haupt, E. Standl: Gefäßkrankheiten bei Diabetes mellitus. In: Diabetologie in Klinik und Praxis (H. Mehnert, E. Schöffling, Hg.), S. 405 – 429. Thieme Verlag, Stuttgart 1984.

[22] Janka, H. U., H. Petschke, A. Standl, et al.: Kohlenhydrat- und Lipidstoffwechsel unter β-Blocker-Therapie mit Celiprolol. Arzneim.-Forsch./Drug Res. **33** (1983) 76 – 79.

[23] Janka, H. U., H. Walter, A. G. Ziegler, et al.: Predictors of proliferative diabetic retinopathy under intensified insulin therapy. Diabetologia **29** (1986) 552.

[24] Knick, B., L. Thomas, L. Vollmar, et al.: Der Einfluß von Metipranolol auf den Kohlenhydratstoffwechsel. Med. Klin. 74 (1979) 313–317.

[25] Lager, I., G. Blohme, U. Smith: Effect of cardioselective and non-selective diabetics. Lancet I (1979) 458–459.

[26] Lohmann, F. W.: Die Beeinflussung des Stoffwechsels durch Beta-Rezeptorenblocker. Klin. Wschr. 59 (1981) 49–57.

[27] MRC Working Party: MRC trial of treatment of mild hypertension principal results. Brit. Med. J. 291 (1985) 97–104.

[28] Nilsson, A., B.-G. Hansson, B. Hökfect: Beta-blockers and lipid metabolism. Brit. Med. J. 2 (1977) 126.

[29] Ruderman, N. B., Ch. Haudenschild: Diabetes as an atherogenic factor. Prog. Cardiovasc. Dis. 26 (1984) 373–412.

[30] Schulz, V.: Hemmung der Thrombozytenaggregation durch Beta-Blocker. Fortschr. Med. 102 (1984) 1203–1205.

[31] Sirek, O. V., A. Sirek, Z. Policova: Inhibition of sulphonylurea-stimulated insulin secretion by beta-adrenergic blockade. Diabetologia 11 (1975) 269–272.

[32] Smith, U., I. Lager: Beta blockade in diabetes. N. Engl. J. Med. 299 (1978) 1467–1468.

[33] Strom, L.: Propranolol in insulin-dependent diabetes. N. Engl. J. Med. 299 (1978) 487.

[34] Tanaka, N., S. Sakaguchi, K. Oshige, et al.: Effect of chronic administration of propranolol on lipoprotein composition. Metabolism. 25 (1976) 1071–1075.

[35] Tarazi, R. C., H. P. Dustan, E. D. Fröhlich, et al.: Plasma renin and arterial pressure response to propranolol. Circulation 46 (1972) 70–72.

[36] Waal-Manning, H. J.: Hypertension: which beta-blocker. Drugs 12 (1976) 412–441.

[37] Waal-Manning, H. J.: Can betablockers be used in diabetic patients. Drugs 17 (1979) 157–158.

[38] Wright, A. D., S. G. Barber, M. J. Kendall, et al.: Beta adrenoceptor blocking drugs and blood sugar control in diabetes mellitus. Brit. Med. J. 1 (1979) 159–161.

[39] Zabel-Langhennig, R., W. Adolph, H. Schmechel, et al.: Vergleichende Analysen elektrokardiographischer Befunde bei Diabetikern und Stoffwechselgesunden. Z. Inn. Med. 31 (1976) 1034–1039.

Lipid-, Lipoprotein- und Apoprotein-konzentrationen bei koronarangiographierten Patienten mit und ohne Beta-Blocker-Therapie

D. Seidel, P. Cremer, A. Stolle, H. Kreuzer

Abstract

Lipid, lipoproteins and apoproteins A-I and B were measured in 245 patients treated with Pindolol (Visken), in 91 patients treated with Metoprolol (Beloc) and in 331 controls. The groups were matched for sex (male), age (40 – 60 years), relative body-weight, smoking, drinking habits and treatment by diuretic drugs. All patients were examined by coronary angiography because of a clinical indication.

In comparison with the controls, patients treated with either Pindolol or Metoprolol showed significantly lower values for total cholesterol, LDL-cholesterol, beta-cholesterol and apo B. In contrast, no statistical significance was found between the groups for HDL-cholesterol, a-cholesterol or Apo A-I concentrations. The lowest serum triglyceride, VLDL-cholesterol and pre-beta-cholesterol concentrations were found in the Pindolol treated subjects. Patients under Metoprolol had higher plasma-triglyceride and pre-beta-cholesterol concentrations as compared to the controls.

The prevalence of a pathological lipoprotein profile was lower in the groups of patients treated with beta-blocking agents than in controls.

This study shows that treatment with beta-blocking agents is not contradicted in hypercholesterolemia. However, elevated serum triglycerides or pre-beta-lipoproteins may require attention in the treatment with beta-blocking agents.

Einleitung

Aus einer Vielzahl epidemiologischer Studien läßt sich heute eindeutig ablesen, daß die Dyslipoproteinämien neben der Hypertonie und dem Zigarettenrauchen zu den hauptsächlichen Risikofaktoren einer frühzeitigen Atherosklerose zählen. Es ist zudem gesichert, daß sich diese drei primären Risikofaktoren bei kombiniertem Auftreten in ihrer atherogenen Wirkung nicht nur addieren, sondern sogar potenzieren. Die Gleichwertigkeit dieser Hauptrisikofaktoren bedeutet aber auch, daß Therapieformen, die ein Risiko verringern, ein anderes aber verstärken, u. U. als bedenklich eingestuft werden müssen. Diesem Umstand gilt es, Rechnung zu tragen, wenn mit der Behandlung einzelner Risikofaktoren auch das eigentliche Ziel verfolgt werden soll, die Atherogenese zu verlangsamen oder gar zu verhüten.

In diesem Zusammenhang wurde in den letzten Jahren den Beta-Rezeptorenblockern verstärkt Beachtung geschenkt. Es fanden sich Hinweise, daß diese weit verbreiteten, meist i. S. einer Langzeitmedikation eingesetzten und daher bezüglich unerwünschter Nebenwirkungen besonders kritisch zu prüfenden Präparate potentiell ungünstige Einflüsse auf den Fettstoffwechsel ausüben können. Die bisher zu diesem Thema veröffentlichten Ergebnisse sind allerdings widersprüchlich [2, 3, 4, 9, 10, 11, 16, 17, 18, 21, 22, 29]. Während der Gesamtcholesterinwert in fast allen Studien keine erheblichen Veränderungen unter Beta-Blockern zeigte, steigen die Serumtriglyceride in der Regel leicht an; eindeutig pathologische Werte über 250 mg/dl bilden allerdings die Ausnahme. Nur bei einem Teil dieser Studien wurden neben Plasmalipiden auch Lipoproteine quantifiziert [2, 4, 10, 11, 16, 18, 22, 29]. Hierbei fand sich für die eigentlich „atherogene" Lipoproteinfraktion, die low-density-Lipoproteine (LDL oder Beta-Lipoproteine), ähnlich wie für Gesamtcholesterin, keine eindeutige Beeinflussung durch Beta-Blocker. Hingegen fand man für very-low-density-Lipoproteine (VLDL oder Prä-Beta-Lipoproteine) erwartungsgemäß und entsprechend den Serumtriglyceriden zumeist einen Anstieg, der jedoch nur in Ausnahmefällen wirklich pathologische Bereiche von mehr als 35 – 40 mg/dl VLDL-Cholesterin erreichte. Als Ursache wird neben einer Hemmung der Lipoproteinlipase eine gesteigerte Lipolyse im Fettgewebe unter Beta-Rezeptorblockade diskutiert, was zu einer vermehrten hepatischen VLDL-Synthese führen könnte. Verhältnismäßig einheitlich wurde unter Beta-Blockern ein Abfall der Serumspiegel der high-density-Lipoproteine (HDL oder a-Lipoproteine) beobachtet [4, 11, 16, 18, 22, 29]. Zwar fanden sich zwischen Patienten mit und ohne bzw. vor und nach Beta-Blocker-Behandlung in keiner Studie durchschnittliche HDL-Cholesterindifferenzen von mehr als 10 mg/dl, meist sogar solche unter 5 mg/dl, dennoch vertreten einige Autoren [4, 11, 17, 18] die Auffassung, daß wegen des Absinkens der HDL-Spiegel die Anwendung einer Beta-Rezeptorenblocker-Therapie in vielen Fällen bedenklich sein könne. Dieses erscheint jedoch übereilt angesichts der bislang unzureichenden Abklärung der physiologischen Funktion der verschiedenen Subfraktionen in der HDL-Dichteklasse. Tatsächlich muß gerade diese Lipoproteinklasse als außerordentlich heterogen bezüglich Funktion und Zusammensetzung angesehen, ihre Rolle in dem sog. „Reversed-Cholesterol-Transport-Komplex" als weitgehend ungeklärt bewertet werden [24, 27]. Dieses in Verbindung mit neueren, relativierenden epidemiologischen Daten [8, 25] hat dazu geführt, daß die Bedeutung der HDL als antiatherogener Faktor heute von vielen Autoren bei weitem nicht mehr so hoch eingestuft wird [19, 20, 24, 25, 27, 32], wie dies noch vor einigen Jahren üblich war [1, 7, 13, 23]. Vielmehr haben in zunehmendem Maße, gestützt auf solide, experimentelle Befunde und eindeutige klinische und epidemiologische Beobachtungen, die low-density- oder Beta-Lipoproteine die Position der diagnostisch bedeutsamsten und besonders zu beachtenden Fettstoffwechselkomponente eingenommen [5, 8, 12, 19, 20, 26, 27, 31, 32]. Dies vor allem deshalb, weil deutlich wurde, daß diese wichtigsten Cholesterin-transportierenden Partikel des Blutes bei erhöhter Konzentration als schwerwiegendste atherogene Komponente des Fettstoffwechsels zu werten sind.

Unter diesem Aspekt wurden für die vorliegende Diskussion aus einer Population von etwa 2500 koronarangiographierten Patienten alle 40- bis 60jährigen Männer ausgewählt, die wenigstens drei Monate lang konstant mit Beta-Rezeptorenblockern behandelt worden waren. Aus dem Gesamtkollektiv wurden diesen zum Vergleich Patienten gegenübergestellt, die zum Zeitpunkt der Untersuchung über mindestens drei Monate keine Beta-Blocker eingenommen hatten. Das Ziel der Studie war eine Abschätzung des Einflusses einer Beta-Blocker-Behandlung auf den Lipoproteinstatus. Dabei wurden ein kardioselektiver und ein kardiounspezifischer, mit intrinsisch sympathomimetischer Aktivität (ISA) ausgestatteter Beta-Blocker vergleichend geprüft.

Material und Methoden

Geprüft werden sollte in der vorliegenden retrospektiven Studie der Einfluß des kardioselektiven Beta-Blockers Metoprolol (Beloc) und des kardio-unspezifischen, mit intrinsisch sympathomimetischer Aktivität (ISA) ausgestatteten Präparates Pindolol (Visken) auf den Lipoproteinstatus. Das untersuchte Patientenkollektiv bestand aus insgesamt 576 Männer der Altersgruppe 40 bis 60 Jahre und gliederte sich im einzelnen wie folgt.

- 338 Personen mit gesicherter Koronarsklerose. Hiervon waren zum Zeitpunkt der Blutentnahme 93 mit Pindolol und 59 mit Metoprolol behandelt. Die verbleibenden 186 Personen waren unbehandelte Kontrollen.
- 238 Probanden mit angiographisch ausgeschlossener Koronarsklerose. Hierunter waren 61 Pindolol-, 32 Metoprolol-Behandelte und 145 unbehandelte Kontrollen.

Alle genannten Teilkollektive waren bezüglich Alter und relativem Körpergewicht gut vergleichbar (s. Tab. 1). Der Anteil von Personen, die mit Thiaziddiuretika behandelt wurden, lag in allen Subpopulationen gut vergleichbar zwischen 23 und 25%, derjenige der Raucher einheitlich um 65%. Regelmäßiger Alkoholkonsum fand sich bei 54% der Visken- und der Beloc-Behandelten sowie bei 53% der Referenzpopulation. Abstinent waren je 13% der Untersuchten in allen Teilkollektiven.

Tabelle 1 Mittelwert und Standardabweichung für Alter und relatives Körpergewicht in Gruppen differenziert nach Behandlung mit Beta-Rezeptorenblockern. – Die Gruppen sind bezüglich Alter und relativem Körpergewicht untereinander gut vergleichbar.

	n	Alter (Jahre) $\bar{x} \pm S$	Rel. Körpergewicht (%)* $\bar{x} \pm S$
a) ohne Beta-Blocker	331	45,4 ± 5,2	107,2 ± 11,4
b) Visken	154	46,3 ± 4,4	108,2 ± 12,9
c) Beloc	91	46,1 ± 4,1	108,7 ± 14,4
p-Werte:			
a vs b		NS ($p \geq 0{,}05$)	NS
a vs c		NS	NS
b vs c		NS	NS

* Normalgewicht nach Broca = 100%

Bei allen Patienten wurden die Nüchternmeßwerte für Lipide, Lipoproteine und Apoproteine A-I und B gemessen und verglichen. Zur Lipoproteinquantifizierung kamen dabei parallel ein quantitativ elektrophoretisches Verfahren [34][1] sowie Präzipitationstechniken zur LDL- [35][2] und HDL-Cholesterinbestimmung (Natriumphosphowolframatfällung)[3] zur Anwendung. Die Apoproteine A-I und B wurden nach dem Prinzip der kinetischen Immunnephelometrie quantifiziert [30, 33].

Die Koronarangiographien wurden nach der Methode von Sones mit Cine-Angiographie [28] durchgeführt.

[1] Lipidophor All In; Immuno Diagnostika GmbH, Heidelberg
[2] Merck, Darmstadt
[3] Boehringer, Mannheim

Resultate

Serumlipide

In der koronarkranken Teilpopulation unseres Kollektivs weisen Mittelwerte und Standardabweichungen für Serum-Cholesterin signifikante Unterschiede zwischen Personen mit und ohne Beta-Blocker-Medikation auf (Tab. 2): Einem Mittelwert von 264 mg/dl bei koronarkranken Personen ohne Beta-Blocker-Behandlung stehen Werte von 245 mg/dl (Visken-Behandelte) und 247 mg/dl (Beloc-Behandelte) gegenüber. In der Gruppe der Koronargesunden weisen Personen ohne Beta-Blocker-Behandlung ein mittleres Gesamt-Cholesterin von 219 mg/dl auf. Dieser Wert unterscheidet sich nicht signifikant von den Durchschnittswerten (Tab. 2) bei Beloc- (213 mg/dl) und Visken-Behandelten (216 mg/dl). Hinzuweisen ist auf die unabhängig von der Beta-Blocker-Medikation eindeutigen Unterschiede im Gesamt-Cholesterin zwischen Koro-

Tabelle 2 Serumlipidkonzentrationen mit und ohne Beta-Blocker-Medikation in Teilkollektiven differenziert nach koronar-angiographischem Befund. – Sowohl Visken- wie Beloc-Behandelte weisen günstigere Gesamtcholesterinwerte auf als unbehandelte Kontrollpersonen; hinsichtlich des Triglyceridwertes (TG) finden sich bei Beloc-Behandelten signifikant höhere Meßwerte als in den beiden anderen Gruppen.

		KHK + $\bar{x} \pm S$ (mg/dl)		KHK – $\bar{x} \pm S$ (mg/dl)		
	n	Chol.	TG	n	Chol.	TG
a) ohne Beta-Blocker	186	264 ± 64	229 ± 198	145	219 ± 38	165 ± 98
b) Visken	93	245 ± 45	190 ± 88	61	216 ± 40	171 ± 83
c) Beloc	59	247 ± 62	269 ± 211	32	213 ± 48	242 ± 78
p-Werte:						
a vs b		<0,01	<0,05		NS (≥0,05)	NS
a vs c		NS	NS		NS	<0,0001
b vs c		NS	<0,01		NS	<0,0001

narkranken und Koronargesunden, die sämtlich ein statistisch signifikantes Niveau erreichen (Tab. 2).

Auffällige Unterschiede zwischen den drei nach Beta-Blocker-Medikation eingeteilten Gruppen finden sich auch für den Parameter Serum-Triglyceride. Bei Koronarkranken ohne Beta-Blocker-Behandlung finden sich durchschnittlich 229 mg/dl gegenüber 269 mg/dl bei Beloc- und 190 mg/dl bei Visken-Behandelten. Auch in der Gruppe der Koronargesunden liegen die Mittelwerte für Triglyceride bei Visken-Behandelten (171 mg/dl) und unbehandelten Kontrollen (165 mg/dl) deutlich niedriger als bei Personen unter Beloc-Medikation (242 mg/dl). Die Unterschiede zwischen Beloc-Behandelten und den beiden übrigen Gruppen erreichen, unabhängig vom koronarangiographischen Befund, ein statistisch signifikantes Niveau (Tab. 2).

Lipoproteine (nach elektrophoretischer Trennung quantifiziert)

Beta-Cholesterin (Tab. 3)

Sowohl bei Koronarkranken wie Koronargesunden findet man die höchsten Mittelwerte für Beta-Cholesterin einheitlich bei den nicht mit Beta-Blockern behandelten Patienten. In der Gruppe der Koronarkranken weisen die unbehandelten Kontrollen einen Mittelwert von 193 mg/dl auf, dem 179 mg/dl bei Visken- und 167 mg/dl bei Beloc-Behandelten gegenüberstehen. Die entsprechenden Konzentrationen in der Gruppe der Koronargesunden sind: 153 mg/dl für unbehandelte Kontrolle, 148 mg/dl für Visken-Behandelte und 139 mg/dl für Personen unter Beloc-Therapie. In der Gruppe der Koronarkranken sind die Unterschiede zwischen Unbehandelten und beiden Beta-Blocker-behandelten Gruppen statistisch signifikant, nicht aber in der Gruppe der Koronargesunden. Die beobachteten Unterschiede zwischen Beloc- und Visken-Patienten erreichen weder bei Koronarkranken noch bei Koronargesunden statistische Signifikanz.

Auffällig ist auch bezüglich des Parameters Beta-Cholesterin der gravierende, statistisch signifikante Unterschied zwischen koronarkranken und koronargesunden Untersuchten unabhängig von der Beta-Blocker-Medikation.

Prä-Beta-Cholesterin (Tab. 3)

Da sämtliche Untersuchungen an 12-Stunden-Nüchternseren durchgeführt wurden, ist es nicht überraschend, daß die Beziehungen zwischen Prä-Beta-Lipoproteinen und Beta-Blocker-Medikation weitgehend die für Serum-Triglyceride gemachten Beobachtungen bestätigen. Unabhängig vom Koronarbefund zeigen nicht mit Beta-Blockern Behandelte und Patienten unter Visken-Therapie ähnliche Durchschnittswerte für Prä-Beta-Cholesterin. Beloc-Behandelte weisen dagegen deutlich höhere Meßwerte auf. Bei Koronarkranken betragen diese im Mittel 39 mg/dl und weichen vom Mittelwert bei Unbehandelten (30 mg/dl) ebenso wie vom Mittelwert bei Visken-Therapierten (27 mg/dl) statistisch signifikant ab. Auch bei Koronargesunden besteht eine statistisch signifikante Differenz zwischen dem Prä-Beta-Cholesterinmittelwert von Beloc-Behandelten (32 mg/dl) und unbehandelten Kontrollen (23 mg/dl). Der Mittelwert der Visken-Therapierten (27 mg/dl) ist von keinem der beiden anderen signifikant verschieden.

a-Cholesterin (Tab. 3)

In unserem Kollektiv zeigt sich für diesen Parameter keine sichere Beziehung für Beta-Blocker-Behandlung. Der Mittelwert für a-Cholesterin liegt bei unbehandelten Koronargesunden mit 44 mg/dl am höchsten, bei Visken-behandelten Koronarkranken mit 39 mg/dl am niedrigsten. Alle übrigen Teilkollektive weisen einheitlich einen Durchschnittswert von 41 mg/dl auf. Statistisch signifikante Unterschiede bestehen in keinem Fall.

Tabelle 3 Lipoproteinkonzentrationen (quantitative Lipoproteinelektrophorese) mit und ohne Behandlung durch Beta-Rezeptorenblocker, dargestellt in Teilkollektiven differenziert nach koronarangiographischem Befund. – Unbehandelte Kontrollpersonen weisen ungünstigere Werte für Beta-Cholesterin auf als Visken-, bzw. Beloc-Behandelte; bezüglich Prä-Beta-Cholesterin schneiden Beloc-Behandelte ungünstiger ab als die beiden anderen Gruppen; bezüglich a-Cholesterin finden sich keine signifikanten Unterschiede.

		KHK +				KHK −		
		$\bar{x} \pm S$ (mg/dl)				$\bar{x} \pm S$ (mg/dl)		
	n	β-Chol	p-β-Chol	a-Chol	n	β-Chol	p-β-Chol	a-Chol
a) ohne Beta-Blocker	186	193 ± 55	30 ± 28	41 ± 11	145	153 ± 33	23 ± 14	44 ± 11
b) Visken	93	179 ± 35	27 ± 14	39 ± 14	61	148 ± 46	27 ± 14	41 ± 17
c) Beloc	59	167 ± 55	39 ± 31	41 ± 13	32	139 ± 29	32 ± 13	41 ± 14
p-Werte:								
a vs b		<0,01	NS (≥0,05)	NS		NS	NS	NS
a vs c		<0,001	<0,05	NS		NS	<0,0001	NS
b vs c		NS	<0,001	NS		NS	NS	NS

Lipoproteine (nach Anwendung von Präzipitationsverfahren quantifiziert; Tab. 4)

Die zuvor beschriebenen und auf elektrophoretischer Basis ermittelten Lipoproteindaten können anhand der mittels Präzipitationsverfahren erstellten Werte ohne Einschränkung bestätigt werden. Vergleicht man die Ergebnisse für das durch Fällung ermittelte LDL-Cholesterin mit jenen für Beta-Cholesterin, so beobachtet man sowohl bezüglich der Meßwerte selbst wie auch hinsichtlich ihrer Beziehungen zur Beta-Blocker-Medikation eine hervorragende Übereinstimmung. Die Mittelwerte für LDL- und Beta-Cholesterin differieren in keinem Fall um mehr als 5 mg/dl.

Ähnliches läßt sich auch beim Vergleich der Mittelwerte für das elektrophoretisch bestimmte a-Cholesterin und das durch Fällungsverfahren ermittelte HDL-Cholesterin sagen, die in keinem Fall um mehr als 2 mg/dl differieren. Auch die Beziehungen zwischen HDL-Cholesterin und der Art der Beta-Blocker-Medikation entsprechen genau denjenigen, die für den korrespondierenden Elektrophorese-Parameter beobachtet wurden. Die gute Übereinstimmung der verschiedenen Meßverfahren zur Lipoproteinquantifizierung entspricht älteren Beobachtungen.

Tabelle 4 Lipoproteinkonzentrationen im Serum (Präzipitationsverfahren) mit und ohne Behandlung durch Beta-Rezeptorenblocker dargestellt in Teilkollektiven differenziert nach koronarangiographischem Befund. – Unbehandelte Kontrollpersonen weisen ungünstigere Meßwerte für LDL-Cholesterin auf als Visken- bzw. Beloc-Behandelte; bezüglich HDL-Cholesterin finden sich keine signifikanten Unterschiede zwischen Gruppen mit und ohne Beta-Blocker-Behandlung.

	n	KHK + $\bar{x} \pm S$ (mg/dl) LDL-Chol	HDL-Chol	n	KHK – $\bar{x} \pm S$ (mg/dl) LDL-Chol	HDL-Chol
a) ohne Beta-Blocker	186	193 ± 52	40 ± 13	145	149 ± 39	43 ± 12
b) Visken	93	176 ± 38	39 ± 16	61	150 ± 44	39 ± 16
c) Beloc	59	164 ± 57	40 ± 14	32	140 ± 38	41 ± 14
p-Werte:						
a vs b	< 0,01		NS (≥ 0,05)		NS	NS
a vs c	< 0,001		NS		NS	NS
b vs c	NS		NS		NS	NS

Apoproteine

Apo B (Tab. 5)

Für Apo B, die Hauptteiweißkomponente der atherogenen Beta- und Prä-Beta-Lipoproteine findet sich, zumindest tendenziell, eine Neigung zu höheren Mittelwerten bei Personen ohne Beta-Blocker-Medikation. Bei Koronarkranken liegt der durchschnittliche Apo-B-Wert der unbehandelten Gruppe mit 152 mg/dl sogar signifikant höher als bei Visken- und Beloc-Behandelten (137 bzw. 135 mg/dl). Kaum Unterschiede ergeben sich hingegen beim Vergleich der Apo-B-Werte in den koronargesunden Gruppen (ohne Beta-Blocker-Behandlung 118 mg/dl, Visken-Behandelte 121 mg/dl, Beloc-Behandelte 110 mg/dl).

Apo A-I (Tab. 5)

Für Apo A-I, die Hauptteiweißkomponente der a-Lipoproteine bzw. HDL, finden sich, wie auch schon für diese beiden Lipoprotein-Parameter selbst, kaum Unterschiede zwischen Beta-Blocker-Behandelten und Beta-Blocker-freien Kontrollen. In der koronarkranken Gruppe sind die Mittelwerte für Apo A-I bei Patienten ohne Beta-Blocker-Behandlung (106 mg/dl), Visken-Behandelten (104 mg/dl) und Beloc-Therapierten (108 mg/dl) praktisch identisch. Für Koronargesunde gilt gleiches mit 119, 114 und 120 mg/dl.

Beim Vergleich von Koronarkranken und Koronargesunden findet man erwartungsgemäß statistisch signifikante Unterschiede für Apo B, welches bei Koronarkranken im Mittel deutlich höher liegt als bei Koronargesunden. Für Apo A-I weist die letztgenannte Gruppe demgegenüber die höheren Mittelwerte auf; diese Unterschiede sind jedoch nur bei Personen ohne Beta-Blocker-Medikation statistisch signifikant.

Tabelle 5 Serumkonzentration der Apolipoproteine A-I und B mit und ohne Behandlung durch Beta-Rezeptorenblocker, dargestellt in Teilkollektiven differenziert nach koronarangiographischem Befund. – Unbehandelte Kontrollpersonen zeigen ungünstigere Meßwerte für Apo B als Visken-, bzw. Beloc-Behandelte; bezüglich Apo A-I finden sich keine signifikanten Unterschiede zwischen Gruppen mit und ohne Beta-Blocker-Behandlung.

		KHK + $\bar{x} \pm S$ (mg/dl)			KHK – $\bar{x} \pm S$ (mg/dl)	
	n	Apo B	Apo A-I	n	Apo B	Apo A-I
a) ohne Beta-Blocker	186	152 ± 46	106 ± 28	145	118 ± 30	119 ± 31
b) Visken	93	137 ± 35	104 ± 26	61	121 ± 43	114 ± 39
c) Beloc	59	135 ± 47	108 ± 34	32	110 ± 32	120 ± 34
p-Werte:						
a vs b		<0,01	NS (≥0,05)		NS	NS
a vs c		<0,05	NS		NS	NS
b vs c		NS	NS		NS	NS

Lipoprotein- und Apoprotein-Verhältnisse (Parameter, die sich durch Anwendung von Verhältnisrechnungen ergeben; Tab. 6)

Aufgrund früherer von anderen und uns erhobener Befunde [8, 27] können bestimmte Rechenparameter, wie z. B. das Beta/a-Lipoprotein- bzw. das Apo-B/Apo-A-I-Verhältnis eine zusätzliche Sicherheit bei der Beurteilung des Lipoproteinprofils zur Abschätzung des Atheroskleroserisikos bieten. Für diese Verhältniswerte finden sich innerhalb der koronarkranken Gruppe die höchsten Durchschnittswerte bei den Kontrollpersonen ohne Beta-Blocker-Therapie. Wie schon beim Vergleich des Gesamtcholesterins, des Beta-Cholesterins und des Apo-B sind die Unterschiede bezüglich der Verhältnis-Parameter zwischen den Kollektiven innerhalb der koronargesunden Gruppe weit weniger deutlich. Hingegen zeigt der Vergleich von Koronarkranken und Koronargesunden beim Beta/a- und Apo-B/Apo-A-I-Verhältnis, unabhängig von der Beta-Blokker-Medikation, eindeutige Unterschiede mit erheblich höheren Werten in dem koronarkranken Teilkollektiv.

Prävalenz pathologischer Fettstoffwechselbefunde (Tab. 7)

Eine differenzierte Quantifizierung der einzelnen Lipoproteinparameter mittels geeigneter Analysenverfahren erlaubt neben der Beurteilung von Einzelparametern auch eine zusammenfassende Beurteilung des Gesamt-Lipoproteinstatus im Einzelfall [8, 27]. Ein solches Vorgehen hat sich zur Unterscheidung von Koronarkranken und Koronargesunden als auch zur Identifizierung von Risikoträgern gut bewährt. Ein pathologischer Befund sollte dabei in jedem Falle bei Beta-Cholesterinkonzentrationen über 180 mg/dl (absolute Hyper-Beta-Lipoproteinämie) diagnostiziert werden, ebenso bei Prä-Beta-Cholesterinwerten über 40 mg/dl (Hyper-Prä-Beta-Lipoproteinämie). Als koronargefährdet müssen außerdem solche Personen angesehen werden, deren Beta-

Tabelle 6 Werte für Beta/a-Lipoprotein- bzw. Apo-B/A-I-Verhältnis mit und ohne Behandlung durch Beta-Rezeptorenblocker, dargestellt in Teilkollektiven differenziert nach koronarangiographischem Befund. – Für beide „Rechenparameter" finden sich die prognostisch ungünstigsten Werte bei unbehandelten Kontrollpersonen, gefolgt von Visken-Therapierten. Beloc-Behandelte schneiden jeweils günstiger ab als die vorgenannten Gruppen.

	n	KHK + x̄ ± S β/a-Lp	B/A-I	n	KHK − x̄ ± S β/a-Lp	B/A-I
a) ohne Beta-Blocker	186	1,88 ± 0,60	1,47 ± 0,52	145	1,39 ± 0,50	1,06 ± 0,39
b) Visken	93	1,83 ± 0,57	1,32 ± 0,37	61	1,44 ± 0,50	1,06 ± 0,31
c) Beloc	59	1,63 ± 0,48	1,25 ± 0,42	32	1,32 ± 0,50	0,92 ± 0,25
p-Werte:						
a vs b		NS (≥0,05)	<0,01		NS	NS
a vs c		<0,001	<0,001		NS	<0,01
b vs c		<0,01	NS		NS	<0,05

Cholesterin zwischen 140 und 180 mg/dl liegt, sofern gleichzeitig das Beta/a-Lipoproteinverhältnis einen Wert von 1,6 (bzw. das Beta/a-Cholesterinverhältnis einen solchen von 4,0) überschreitet. In diesen Fällen liegt eine relative Hyper-Beta-Lipoproteinämie (bezogen auf a-Cholesterin) vor.

Der mit einer solchen Analyse und Bewertung des Lipoproteinstatus erreichbare prädiktive Wert wurde anhand von nahezu 3000 Koronarangiographierten ermittelt und liegt, mit Ausnahme der Koronarangiographie selbst, höher als der irgendeines anderen heute verfügbaren Verfahrens [27].

Tabelle 7 Prävalenz pathologischer Lipoproteinprofile [27] mit und ohne Behandlung durch Beta-Rezeptorenblockern, dargestellt in Teilkollektiven differenziert nach koronarangiographischem Befund. – Normalbefunde werden am häufigsten bei Beloc-Behandelten erhoben, Visken-Behandelte schneiden nur geringfügig günstiger ab als unbehandelte Kontrollpersonen.

	n	KHK + % patholog. Lp	n	KHK − % patholog. Lp
a) ohne Beta-Blocker	186	80	145	38
c) Visken	93	72	61	33
c) Beloc	59	59	32	21
p-Werte:				
a vs b		<0,05		NS
a vs c		<0,0001		<0,01
b vs c		<0,0001		<0,01

Ein völlig normaler Fettstoffwechselbefund nach den vorgenannten Kriterien findet sich bei den koronarkranken Kontrollen ohne Beta-Blocker-Therapie in 20%, bei Beloc-Behandelten in 41% und bei Visken-Behandelten in 28% der Fälle. Im koronargesunden Teilkollektiv hingegen liegt ein normaler Fettstoffwechselbefund bei 62% der Personen ohne Beta-Blocker-Therapie, bei 67% der Visken-Behandelten und 79% der Beloc-Behandelten vor.

Diskussion

Einige bisher veröffentlichte Studien, die sich mit der Problematik von Wechselwirkungen zwischen einer Beta-Rezeptorenblocker-Medikation und dem Fettstoffwechselbefund befassen, haben dazu geführt, daß heute verbreitet von einer ungünstigen Beeinflussung des Lipoproteinmusters durch Beta-Sympatholytika ausgegangen wird [17]. Unsere hier vorgestellten Befunde können diese Auffassung nicht unterstützen und zeigen zusätzlich, daß eine pauschale Stellungnahme ohne Differenzierung nach der Art des eingesetzten Wirkstoffs ungenau sein muß. Wir beobachten im Einklang mit einigen Untersuchern [4, 9, 10, 11, 18], aber keineswegs allen [2, 3, 16, 22], eine Konzentrationssteigerung der Triglyceride und des Prä-Beta- bzw. VLDL-Cholesterins für eines der beiden von uns untersuchten Präparate: für das kardioselektive Metoprolol. Das kardiounspezifische, mit intrinsisch-sympathomimetischer Aktivität (ISA) ausgestattete Pindolol hingegen zeigt keinerlei Auswirkungen auf diese Serumparameter. Auch die Einflüsse auf Gesamt-Cholesterin, LDL- bzw. Beta-Cholesterin und Apo B sind präparateabhängig. Beide hier geprüften Medikamente bewirken im Trend zwar die gleichen Veränderungen, doch ist das kardioselektive Metoprolol dem Pindolol in bezug auf die günstige Beeinflussung dieser wichtigen, weil sicher atherogenen Parameter des Fettstoffwechsels überlegen. Unsere Ergebnisse unterstreichen die Auffassung [27], daß bei der klinischen Bewertung des Fettstoffwechsels nicht nur Einzelparameter berücksichtigt werden sollten, sondern das gesamte Lipid- und Lipoproteinprofil im Zusammenhang zu betrachten ist. Dieses gilt auch für die Beurteilung der Beta-Blocker-Therapie in ihrer Wirkung auf den Fettstoffwechsel. In den meisten bisher publizierten Studien zu diesem Thema wurden keine Veränderungen im Gesamt- bzw. Beta-Cholesterinwert beobachtet. Die am häufigsten als „ungünstig" beschriebenen Veränderungen im Lipoproteinmuster unter Beta-Blockern stützen sich lediglich auf einen Anstieg der Serum-Triglyceride und der Prä-Beta-Lipoproteine bzw. VLDL sowie auf einen Abfall des a- oder HDL-Cholesterins. Die nach unseren Beobachtungen um durchschnittlich 5 mg/dl niedrigeren Werte für a- bzw. HDL-Cholesterin können jedoch klinisch nicht als relevant angesehen werden, umso mehr, als diese auch mit um durchschnittlich 20 mg/dl niedrigeren Werten für Beta- bzw. LDL-Cholesterin einhergehen. Für das Beta/a-Lipoprotein-Verhältnis (und analog für die Apo-B/A-I-Ratio) finden sich dadurch sogar prognostisch günstigere Werte bei Beta-Blocker-Behandelten. Entsprechend zeigt auch die Bewertung des Gesamt-Lipoproteinstatus unter besonderer Berücksichtigung der „relativen und absoluten" Hyper-Beta-Lipoproteinämie bei Personen mit Beta-Blocker-Behandlung eine geringere Prävalenz pathologischer Befunde als dies bei den unbehandelten Vergleichsgruppen der Fall ist.

Obwohl die günstige Beeinflussung des Beta-Cholesterins und des Beta/a-Cholesterin-Verhältnisses durch den kardioselektiven Beta-Blocker Metoprolol noch ausgeprägter als durch Pindolol ist, kann dieses Medikament hinsichtlich seiner Wirkung auf den Lipoproteinbefund z. Zt. nur eingeschränkt positiv beurteilt werden. Den günstigen Auswirkungen steht eine ungünstige – potentiell atherogene [6, 12, 14, 15, 31] – Beeinflussung von VLDL- bzw. Prä-Beta-Cholesterin und Triglyceriden gegenüber. Es ist derzeit noch unklar, ob das Fehlen der ISA im Metoprolol hierfür verantwortlich ist. Es wäre denkbar, daß die LDL-Senkung eines Beta-Rezeptorenblockers dann besonders ausgeprägt ist, wenn er gleichzeitig durch Hemmung der Lipoproteinlipase zu einem Anstieg der Triglyceride und VLDL im Plasma führt.

Es muß bedacht werden, daß unsere Ergebnisse für Pindolol nicht repräsentativ für die gesamte Gruppe der kardiounspezifischen, mit ISA ausgestatteten Beta-Rezeptorenblocker sein können, was sinngemäß natürlich auch für Metoprolol als Repräsentant der kardioselektiven Beta-Blocker ohne partiell agonistische Begleitwirkung gilt. Dennoch erscheint u. E. die zusammenfassende Feststellung gerechtfertigt, daß die hier vorgelegten Ergebnisse keine Veranlassung geben, die Indikation für eine Beta-Blocker-Behandlung im Hinblick auf mögliche atherogene Veränderungen im Lipoproteinmuster strenger als üblich zu stellen und den Gebrauch aus solchem Grunde einzuschränken. Eine Kontrolle verdient allenfalls der Serum-Triglyceridspiegel. Vor Behandlungsbeginn bestehende Fettstoffwechselstörungen von der Art einer relativen oder absoluten Hyper-Beta-Lipoproteinämie stellen dagegen keine Kontraindikation für eine Therapie mit Beta-Blockern dar.

Zusammenfassung

Bei 245 Männern der Altersgruppe 40 bis 60 Jahre, von denen 154 über mindestens drei Monate mit Pindolol (Visken) und 91 mit Metoprolol (Beloc) behandelt wurden, wurden Plasmalipide, Lipoproteine und die Apoproteine A-I und B gemessen. Die Ergebnisse wurden den Werten von 331 Kontrollpersonen gegenübergestellt, die in bezug auf Alter, relatives Körpergewicht, Rauchen und Alkoholgewohnheiten sowie Diuretika-Medikation mit den Behandelten gut vergleichbar waren. Alle Patienten waren aus klinischer Indikation koronarangiographiert.

Im Vergleich zu den unbehandelten Kontrollpersonen zeigten Patienten unter Behandlung mit Pindolol sowie mit Metoprolol signifikant niedrigere Werte für Gesamt-Cholesterin. LDL- bzw. Beta-Cholesterin und Apo-B. Statistisch gesicherte Unterschiede zwischen den Gruppen konnten dagegen weder für HDL- bzw. a-Cholesterin noch für Apo A-I beobachtet werden. Die niedrigsten Meßwerte für Serum-Triglyceride und VLDL- bzw. Prä-Beta-Cholesterin fanden sich bei den Pindolol-Behandelten, gefolgt von den unbehandelten Kontrollen. Patienten unter Metoprolol weisen dagegen für diese beiden Parameter signifikant höhere Werte als die Kontrollgruppe auf.

Die Prävalenz pathologischer Lipoproteinprofile war in den Gruppen mit Beta-Blocker-Therapie geringer als in den Vergleichsgruppen.

Eine Hypercholesterinämie bzw. Hyper-Beta-Lipoproteinämie kann somit nicht als Kontraindikation für eine Beta-Rezeptorenblocker-Therapie gelten. Eine Hypertriglyceridämie bzw. Prä-Beta-Cholesterinerhöhung verdient hingegen bei der Therapie mit Beta-Rezeptorenblockern Beachtung.

Literatur

[1] Assmann, G., H. Schriewer, H. Schulte, et al.: Der Stellenwert des HDL-Cholesterin als Risikofaktor der koronaren Gefäßkrankheit. Internist **21** (1980) 1–11.
[2] Bauer, J. H., Cs. Brooks, I. Weinstein, et al.: Effects of diuretics and propranolol on plasma lipoprotein lipids. Clin. Pharmacol. Ther. **30** (1981) 35–43.
[3] Berglund, G., O. Anderson: Beta-blockers or diuretics in hypertension? A six year follow-up of blood pressure and metabolic side effects. Lancet **I** (1981) 744–747.
[4] Bielmann, P., G. Leduc, J. C. Jequier, et al.: Changes in the lipoprotein composition after chronic administration of metoprolol and propranolol in hypertriglyceridemic-hypertensive subjects. Curr. Ther. Res. **30** (1981) 956–967.
[5] Bierman, E. L., R. Ross: Aging and atheroscerosis. Atheroscl. Rev. **2** (1977) 70–111.
[6] Böttiger, L. E., L. A. Carlson: Risk factors for ischemic vascular death for men in the Stockholm Prospective Study. Atherosclerosis **36** (1980) 389–408.
[7] Castelli, W. P., J. T. Doyle, T. Gordon, et al.: HDL-cholesterol and other lipids in coronary heart disease. The Cooperative Lipoprotein Phenotyping Study. Circulation **55** (1977) 767–772.
[8] Cremer, P., M. Weise, H. Wieland, et al.: Bewertung des Plasmalipoproteinstatus von 657 koronarangiographierten Patienten mit und ohne Koronarsklerose. Inn. Med. **9** (1982) 257–265.
[9] Day, J. L., N. Simpson, J. Metcalfe, et al.: Metabolic consequences of atenolol and propranolol in treatment of essential hypertension. Br. Med. J. **1** (1979) 77–80.
[10] Eliasson, K., L. E. Lins, S. Rössner: Serum lipoprotein changes during atenolol treatment of essential hypertension. Europ. J. Clin. Pharmacol. **20** (1981) 335–338.
[11] England, J. D. F., L. A. Simons, J. C. Gibson, et al.: The effect of metoprolol and atenolol on plasma high density lipoprotein levels in man. Clin. Exp. Pharmacol. **7** (1980) 329–333.
[12] Epstein, F. H.: Epidemiologie der koronaren Herzkrankheit. Internist. Welt **2** (1983) 57–65.
[13] Gordon, T., W. P. Castelli, M. C. Hjortland, et al.: High density lipoprotein as a protective factor against coronary heart disease. The Framingham Study. Am. J. Med. **62** (1977) 707–714.
[14] Heyden, S., G. Heiss, A. Bartel, et al.: Fasting triglycerides as predictors of total and CHD mortality in Evans County, Georgia. J. Chron. Dis. **33** (1980) 275–282.
[15] Kannel, W. B.: Some lessons in cardiovascular epidemiology from Framingham. Am. J. Cardiol. **37** (1976) 268–282.
[16] Kjeldsen, S. E., I. Eide, P. Leren, et al.: The effect on HDL cholesterol of oxprenolol and atenolol. Scand. J. Clin. Lab. Invest. **42** (1982) 449–453.
[17] Krone, W., H. Greten: Beta Rezeptoren Blocker und Blutfette. Dtsch. Ärztebl. **80** (1982) 34–36.
[18] Leren, P., P. O. Foss, A. Helgeland, et al.: Effect of propranolol and prazosin on blood lipids. Lancet **II** (1980) 4–6.
[19] Lewis, B.: The lipoproteins: Predictors, Protectors, pathogens. Br. Med. J. **287** (1983) 1161–1163.
[20] Lipid Research Clinics Program: The Lipid Research Clinics Coronary Primary Prevention Trial Results. J. Am. Med. Ass. **251** (1984) 351–374.
[21] Lohmann, F. W.: Veränderungen der Serumlipide bei der medikamentösen Hochdrucktherapie. Wien. Med. Wschr. **132** (1982) Suppl. 2, 6–14.
[22] Miettinen, T. A., H. Vanhanen, J. K. Huttune, et al.: HDL cholesterol and beta-adrenoceptor blocking agents in a 5 year multifactorial primary prevention trial. Br. J. Clin. Pharmacol. **13** (1982) 431 s–434 s.

[23] Miller, N. E.: The evidence for the antiatherogenicity of high density lipoprotein in man. Lipids **13** (1978) 914 – 918.

[24] Palmer, R. H., A. V. Nichols, R. B. Dell, et al.: Lack of relationship in humans of the parameters of body cholesterol metabolism with plasma levels of subfractions of HDL or LDL, or with Apo E isoform phenotype. J. Lip. Res. **27** (1986) 637 – 644.

[25] Pocock, A. G. Shaper, A. N. Phillips, et al.: High density lipoprotein cholesterol is not a major risk factor for ischaemic heart disease in British men. Br. Med. J. **292** (1986) 515 – 519.

[26] Ross, R., J. A. Glomset: The pathogenesis of atherosclerosis. N. Engl. J. Med. **195** (1976) 369 – 377.

[27] Seidel, D., P. Cremer, J. Thiery: Plasmalipoproteine und Atherosklerose. Internist. Welt **8** (1985) 114 – 124, 159 – 165.

[28] Sones, F. M.: Cine coronary arteriography. In: The Heart (I. W. Hurst, Hg.), S. 377 – 386. McGraw Hill, New York 1974.

[29] Wallace, R. B., D. B. Hunnighake, S. Reiland, et al.: Alterations of plasma high density lipoprotein cholesterol levels associated with consumption of selected medications. Circulation **62** (1980) Suppl. 4, 77 – 82.

[30] Weinstock, N., M. Bartholome, D. Seidel: Determination of Apolipoprotein A-I by kinetic nephelometry. Biochem. Biophys. Acta **663** (1981) 279 – 288.

[31] WHO Expert Committee: Prevention of coronary heart disease. Who Technical Report Series No. 647, Genf 1981.

[32] Wieland, H., D. Seidel: Die Plasmaproteine des Menschen: Klinische Bedeutung und Empfehlungen der diagnostischen Möglichkeiten und Notwendigkeiten. Aktuelle Endokrinologie **2** (1981) 22 – 28.

[33] Wieland, H., P. Cremer, D. Seidel: Determination of apolipoprotein B by kinetic (rate) Nephelometry. J. Lip. Res. **23** (1982) 893 – 902.

[34] Wieland, H., D. Seidel: Quantitative Lipoprotein-Electrophoresis. In: CRC Handbook of Electrophoresis, Vol. III (L. A. Lewis, Hg.), S. 83 – 102. CRC Press, Boca Raton/USA 1983.

[35] Wieland, H., D. Seidel: A simple and specific technique for precipitation of low density lipoproteins. J. Lip. Res. **24** (1983) 904 – 909.

Der Einfluß von Beta-Blockern auf die Atemwege

H. Matthys

Abstract

Beta-blockers lead to increased bronchomotor tone and secret retention. High risk patients who develop life-threathening asthmatic attacks can't be recognized with security by clinical signs and lung function data without direct beta-blocker challange. Therefore beta-blockers are contraindicated for all patients with a history of acute or chronic dyspnoea and/or bronchitic symptoms. During long term treatment beta-blocker (Pindolol) with intrinsic sympathomimetic activity (ISA) lead to less impairement of lung function than beta-blockers without ISA (Propranolol).

If there is a life-saving need for beta-blockers in the above mentioned patients with contraindications beta-1-selective drugs (Celiprolol) are preferably given under supervision and lung function control.

Der Einfluß von Beta-Blockern auf die oberen Atemwege ist wenig studiert, weil weder wesentlich klinische Wirkungen noch Nebenwirkungen beschrieben wurden. Ganz anders verhält es sich mit den unteren Atemwegen, wo fast ausschließlich unerwünschte Nebenwirkungen bis hin zu medikamentös induzierten Todesfällen bekannt wurden. Da an den Bronchien keine positiven Hauptwirkungen der Beta-Blocker nachzuweisen sind, beschränken sich die folgenden Ausführungen auf die Erwähnung unerwünschter Begleiterscheinungen (§ 4 Abs. 13, Arzneimittelgesetz 1976). Nebenwirkungen werden in sog. substanzunspezifische, substanzgruppenspezifische und einzelsubstanzspezifische eingeteilt. Unspezifische, d. h. Nebenwirkungen, die sich nicht auf die Hemmung der Beta-Rezeptoren zurückführen lassen, z. B. Allergien etc., sind an den Atemwegen von Beta-Blockern nicht beschrieben worden. Aus diesem Grunde konzentrieren sich die folgenden Ausführungen auf die spezifischen, d. h. gruppenspezifischen und substanzspezifischen, d. h. einzelsubstanzspezifischen, Wirkungen an den Bronchien.

Substanzgruppenspezifische Nebenwirkungen

An den Bronchien des Menschen überwiegen im Gegensatz zum Herzen die Beta-2-Rezeptoren. Beta-1-Rezeptoren sind aber auch nachweisbar. Die Hoffnung, mit beta-1-selektiven Blockern keine Nebenwirkungen an der Lunge zu haben, ist insofern trügerisch, weil die Beta-1-Selektivität nur ein Dosisproblem darstellt, d. h. mit steigender Konzentration von selektiven Beta-1-Blockern, z. B. Atenolol, Metoprolol, Sotalol etc., kann es trotzdem zu einer Beta-2-Blockade am Respirationstrakt mit entsprechenden Nebenwirkungen kommen (Abb. 1).

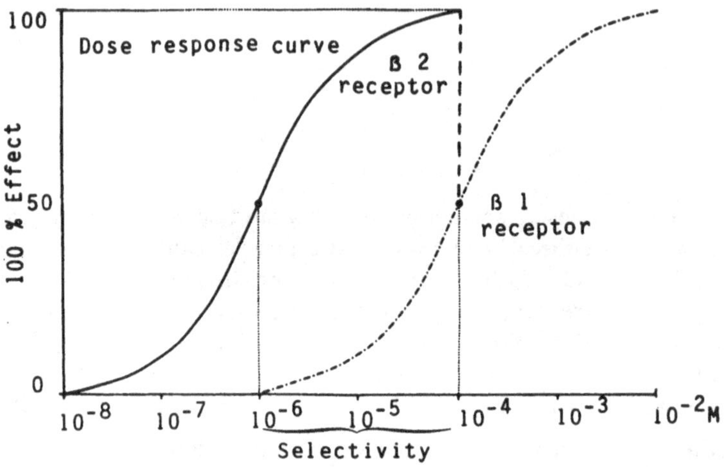

Abb. 1 Theoretische Dosis-Wirkungskurve der Beta-1- und Beta-2-Rezeptoren am Bronchialbaum zur Demonstration der Selektivität von Agonisten und Antagonisten (Beta-Blockern).

An den Bronchien führt die Beta-Rezeptorenblockade zu folgenden Wirkungen:

- Bronchiale Tonuserhöhung bis hin zum lebensgefährlichen Asthmaanfall,
- Hemmung der bronchialen Clearance bis hin zum Sekretstau.

Aus diesem Grunde gilt es, Beta-Blocker nach Möglichkeit nicht einzusetzen respektive durch andere Medikamente zu ersetzen bei allen Patienten mit den nachfolgenden Krankheiten:

Asthma bronchiale – einfache und chronische Bronchitis – obstruktives Lungenemphysem – Mukoviszidose – Bronchiektasie – Bronchopneumonien.

Der Einsatz von Beta-Blockern bei Normalpersonen führt zu keiner wesentlichen Atemwegsobstruktion [3, 8, 14].

Die Wirkung verschiedener Beta-Blocker auf die Atemwege kann durch Messung der bronchialen Obstruktion sowie der mukoziliären und tussiven Clearance objektiviert werden. Hierfür stehen die folgenden Teste zur Überprüfung der Beta-Blocker-Wirkung an den Atemwegen zur Verfügung:

- ○ Atemwegsobstruktionsmessung mit und ohne orale oder inhalative Beta-Blockergabe
- ○ Messung der Änderung der bronchialen Hyperreagibilität mit inhalativer Provokation ohne und unter Beta-Blockergabe

- ○ Messung der Reversibilität der beta-blockerinduzierten Atemwegsobstruktion durch Gabe von Beta-Agonisten etc.
- ○ Messung der Reversibilität der beta-blockerinduzierten bronchialen Clearancehemmung, z. B. durch Theophyllingabe etc.

Atemwegsobstruktionsmessung mit und ohne Beta-Blockergabe

Es gibt unterschiedlich empfindliche Meßgrößen, um die Wirkung intravenöser, oraler, inhalativer, konjunktivaler Beta-Blockergaben auf die Atemwege zu prüfen.

Am empfindlichsten erwies sich nach unseren Erfahrungen der maximale mittelexspiratorische Fluß, um Beta-Blockerresponder und Non-Responder zu trennen.

Tabelle 1 Objektivierung der Atemwegsobstruktion bei Asthmaprovokation

a)	–	**Raw (sRaw) Gaw (sGaw)**
	–	**Rvd, Ros**
b)	–	**FEV_1 (FEV_1/IVC, FEV_1/FVC)**
	–	**MMEF**
c)	–	**PEF, MEF 25, 50, 75%**

(s) Raw	= (spezifischer) Atemwegswiderstand
(s) Gaw	= spezifische Atemwegsleitfähigkeit
Rvd	= Verschlußdruckatemwiderstand
Ros	= oscillatorischer Atemwiderstand
FEV_1	= exspiratorische Sekundenkapazität
IVC	= inspiratorische Vitalkapazität
FVC	= forcierte exspiratorische Vitalkapazität
MMEF	= maximaler mittelexspiratorischer Fluß
PEF	= exspiratorischer Spitzenfluß
MEF	= maximaler exspiratorischer Fluß nach 25, 50 und 75% der FVC gemessen

Tabelle 2 Lungen-Funktions-Meßgrößen zur Prognose der Verschlechterung unter Beta-Blockade. Exspiratorische Sekundenkapazität (FEV_1) und der Atemwegswiderstand (Raw) unterscheiden sich mit einer Irrtumswahrscheinlichkeit von weniger als 5% von den Sollwerten signifikant, die Differenz des maximalen mittleren exspiratorischen Flusses (MMEF) lag aber mit dem Signifikanzniveau von $p < 0{,}001$ wesentlich günstiger, so daß die Bestimmung des MMEF besser trennt als der aufwendiger zu bestimmende Raw.

		Non-Responder Sollwert	Istwert	t-Test	Responder Sollwert	Istwert	t-Test
FEV_1 (l/sek)	$\bar{x}$	4,40	4,18	n.s.	4,17	3,85	*sign.
	s ±	0,34	0,38		0,30	0,45	
R_{aw} (kPa/l sek)	$\bar{x}$	0,183	0,216	n.s.	0,181	0,219	*sign.
	s ±	0,008	0,005		0,010	0,04	
MMEF (l/sek)	$\bar{x}$	5,26	4,42	*sign.	5,07	3,65	***sign.
	s ±	0,46	0,95		0,34	1,05	

Änderung der bronchialen Hyperreagibilität mit und ohne Beta-Blockergabe

Die Gabe von Beta-Blockern führt selbst bei Lungengesunden zu einer leichten Erhöhung der Atemwegswiderstände. Bei Patienten mit obstruktiven Lungenkrankheiten ist diese Reaktion stärker ausgeprägt und kann bei besonderer Empfindlichkeit zu lebensbedrohlichen Asthmaanfällen führen. Bei jedem Patienten, der zur Testung der bronchialen Hyperreagibilität mit Histamin, Metacholin, Carbachol etc. provoziert wird, muß daher geprüft werden, ob die Ausgangsobstruktion mit oder ohne Beta-Blockergabe der Norm entspricht und an den jeweiligen Prüftagen identisch ist. Nur dann kann eine Aussage getroffen werden, ob die Reaktion auf den Beta-

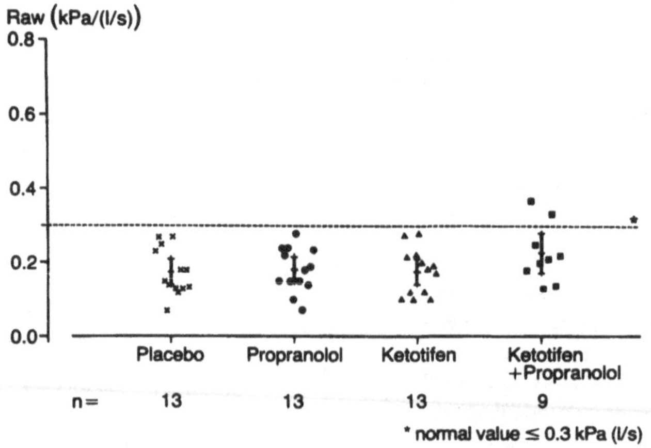

a

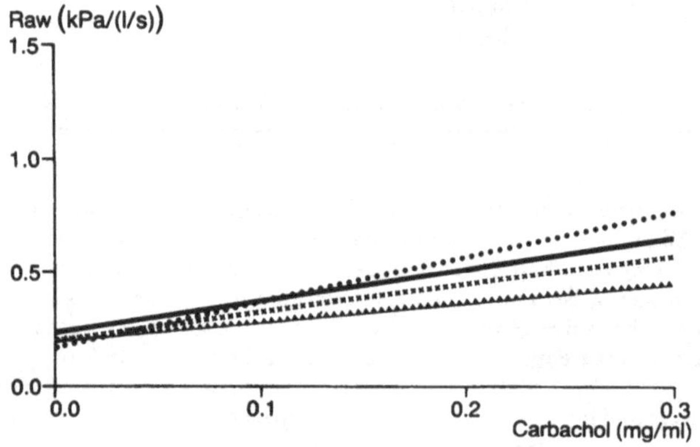

b

Abb. 2 a Doppelblind randomisierte Studie mit Placebo, Propranolol, Ketotifen, Propranolol und Ketotifen an 13 Normalpersonen. Nur unter Propranolol und Ketotifen kommt es zu einer leichten Erhöhung des Ruhetonus (Raw = Atemwegswiderstand).

Abb. 2 b Diskrete Zunahme der bronchialen Hyperreagibilität im Carbacholprovokationstest unter Propranolol (● ● ●) und Propranolol plus Ketotifen (———) im Gegensatz zu Placebo (+ + +). Unter Ketotifen allein (▲ ▲ ▲) geringgradige Senkung der bronchialen Hyperreagibilität im Vergleich zu Placebogabe. 13 Patienten, Studienplanung wie unter 2 a beschrieben.

Blocker voraussehbar gering und die Meßresultate der bronchialen Hyperregibilität vergleichbar sind.

Die Abbildg. 2 a, b und 3 a, b zeigen die Veränderungen der bronchialen Hyperreagibilität von Normalpersonen und Asthmatikern im symptomfreien Intervall mit und ohne Propranololgabe [8, 12].

a

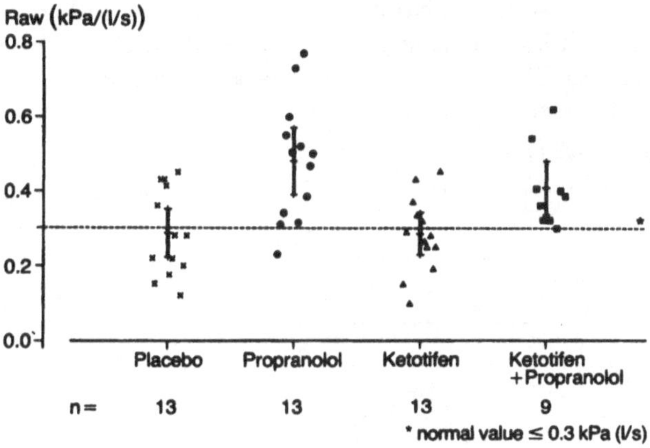

b

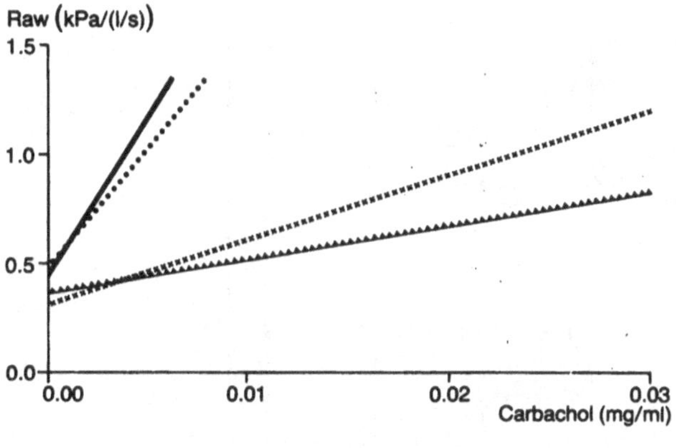

Abb. 3 a Studienplanung wie unter 2 a beschrieben. Bei den Patienten mit Asthma bronchiale liegen die Atemwegswiderstände (Raw) in Ruhe unter Propranolol und Ketotifen plus Propranolol deutlich höher als unter Placebo- und Ketotifengabe allein. Alle Ruhewerte liegen im Mittel über den Werten der Normalpersonen (siehe Abb. 2 a).

Abb. 3 b Starke Zunahme der bronchialen Hyperreagibilität im Carbacholprovokationstest unter Propranolol (———) und Propranolol plus Ketotifen (● ● ●). Unter Ketotifen allein (▲ ▲ ▲) kommt es zu einer Senkung der bronchialen Hyperreagibilität im Vergleich zu Placebogabe (+ + +). Man beachte die Änderung der Carbacholkonzentration auf der Abszisse im Verhältnis zu Abb. 2 b.

Reversibilität der beta-blockerinduzierten Atemwegsobstruktion

Abb. 4 zeigt die Reversibilität im intraindividuellen doppelblinden Cross-over-Versuch an 12 Patienten mit Asthma bronchiale, die an 4 verschiedenen Tagen 80 mg Propranolol, Placebo oder 200 und 400 mg Celiprolol erhielten. 3 Stunden nach Tabletteneinnahme ist gegenüber den Ausgangswerten unter 80 mg Propranolol eine signifikante Senkung des MMEF ($p < 0{,}001$) nachzuweisen, während der beta-2-selektive Blocker Celiprolol wie Placebo keine Änderung der Atemwegswiderstandsgrößen zum Ausgangswert feststellen läßt [6]. Nach Inhalation von jeweils 2 Hub Terbutalin 15, 30, 45, 60 und 75 Minuten danach kommt es schrittweise zu einer leichten Verbesserung der Strömungswiderstandsverhältnisse unter Einnahme von Placebo, Celiprolol 200 und 400 mg, aber nicht unter der Propranololtherapie.

In einer weiteren Studie wurde von uns an jeweils 15 und 5 Patienten mit chronisch obstruktiver Lungenkrankheit die Akutreversibilität der Atemwegsobstruktion am

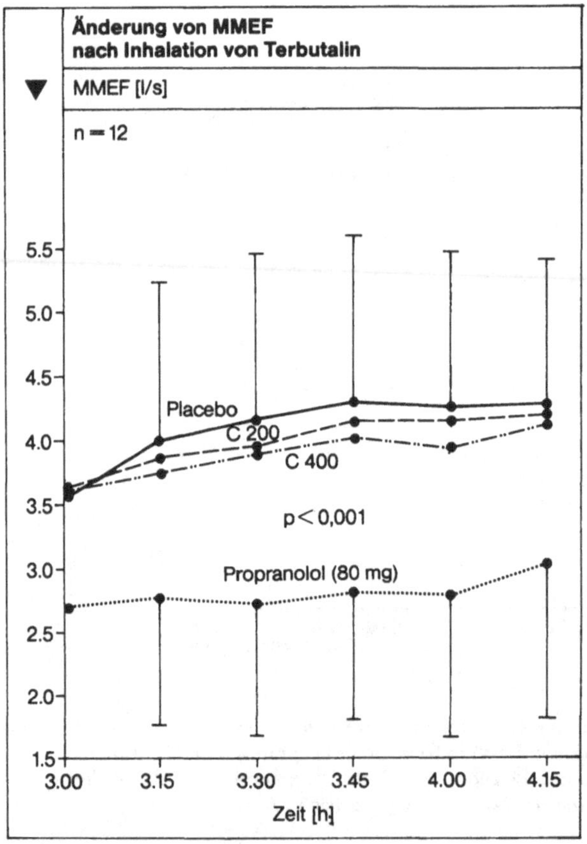

Abb. 4 Maximale mittlere exspiratorische Atemstromstärke (MMEF) unter Propranolol (80 mg) sowie Placebo und 200 respektive 400 mg Celiprolol nach 5mal 2 Hub Terbutalin-Inhalationen (Beta-2-Agonist). Der Unterschied zwischen Propranolol einerseits und Placebo sowie Celiprolol 200 und 400 mg ist signifikant ($p < 0{,}001$).

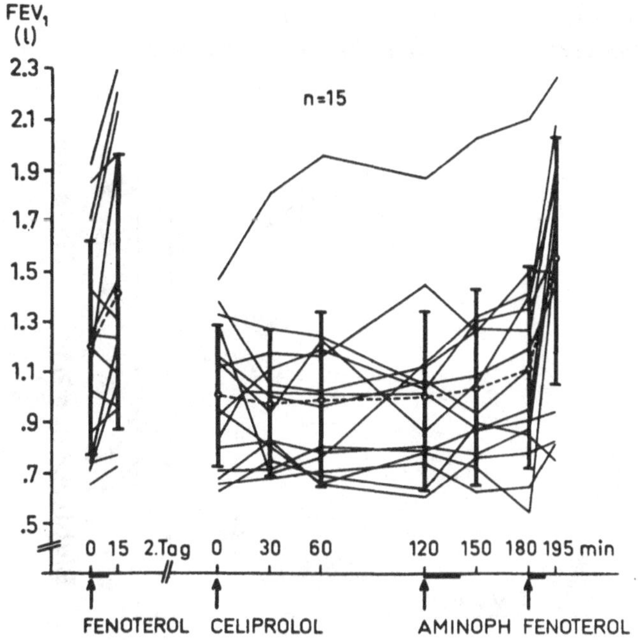

a

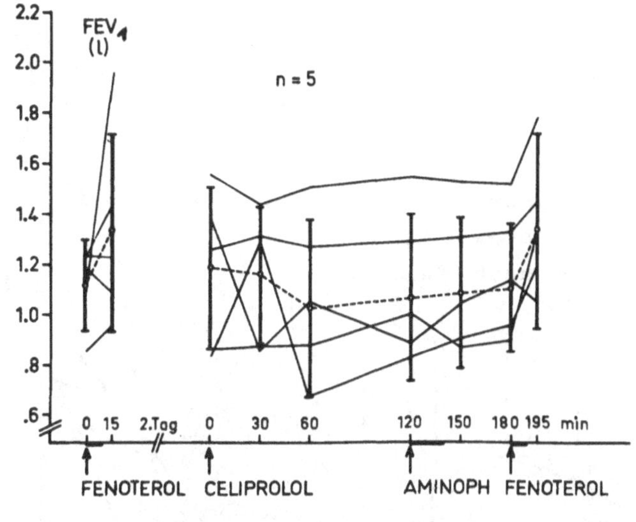

b

Abb. 5 a Verhalten der exspiratorischen Sekundenkapazität (FEV_1) im Vorversuch (vor und 15 Minuten nach Fenoterolinhalation) und im Hauptversuch (Ausgangswert, 30, 60 und 120 Minuten nach 100 mg Celiprolol oral, weiter 150 und 180 Minuten nach einer zusätzlichen Aminophyllin-Infusion sowie 15 Minuten nach einer abschließenden Fenoterolinhalation).

Abb. 5 b Verhalten der exspiratorischen Sekundenkapazität (FEV_1) im Vorversuch (vor und 5 Minuten nach Fenoterolinhalation) und im Hauptversuch (Ausgangswert, 30, 60 und 120 Minuten nach 300 mg Celiprolol oral, weiter 150 und 180 Minuten nach einer zusätzlichen Aminophyllin-Infusion sowie 5 Minuten nach einer abschließenden Fenoterolinhalation).

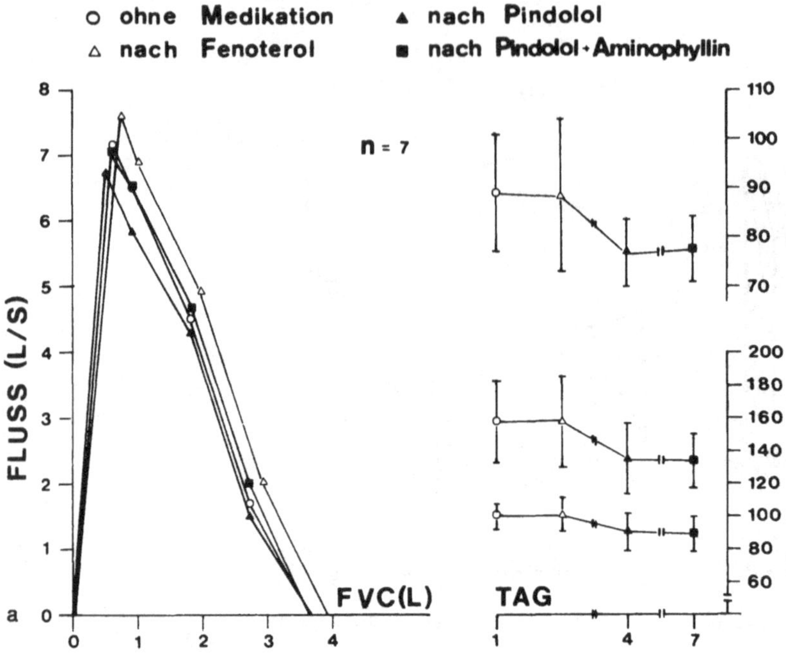

○ ohne Medikation
△ nach Fenoterol
▲ nach Pindolol
■ nach Pindolol + Aminophyllin
n = 7
FLUSS (L/S)
FVC(L)
TAG
Puls/min
Blutdruck (mmHg)
a

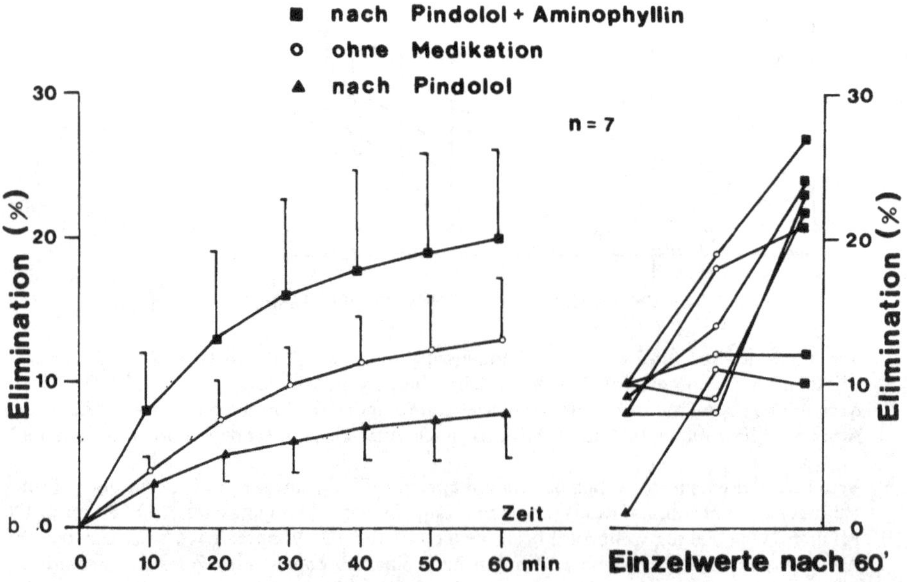

■ nach Pindolol + Aminophyllin
○ ohne Medikation
▲ nach Pindolol
n = 7
Elimination (%)
Zeit
60 min
Einzelwerte nach 60'
b

ersten Tag auf eine inhalative Gabe von Fenoterol geprüft. Am zweiten Tag wurden 100 und 200 mg Celiprolol oral gegeben und über 2 Stunden die Atemwegsobstruktion kontrolliert, ohne daß wesentliche Änderungen meßbar wurden. Eine anschließende Aminophyllininfusion (6 mg/kg KG) führte ebenfalls zu keiner signifikanten Besserung der Atemwegsobstruktion. Erst die abschließende Fenoterolinhalation ergab einen klinisch relevanten bronchospasmolytischen Effekt, der demjenigen des Vortages sogar geringgradig überlegen war [5] (Abbildg. 5 a, b).

Reversibilität der beta-blockerinduzierten bronchialen Clearance-Hemmung

Die Abbildg. 6 a und 6 b zeigen die Wirkung von Pindolol, Placebo und Pindolol plus Aminophyllin auf die mucociliäre Clearance von Rauchern mit chronischer Bronchitis und Großkreislaufhypertonie. Pindolol senkt die bronchiale Clearance signifikant gegenüber Placebogabe. Aminophyllin vermag den negativen Effekt von Pindolol allein sogar in eine positive bronchiale Clearance-Verbesserung gegenüber der Placebogabe zu steigern [9].

Einzelsubstanzspezifische Nebenwirkungen

Es ist unstrittig, daß selektive Beta-1-Blocker (Atenolol, Celiprolol, Metoprolol etc.) weniger substanzspezifische Nebenwirkungen auf die Atemwege haben als die unspezifischen Beta-1- und Beta-2-Blocker (Bupranolol, Propranolol). Weiter wurde gezeigt, daß Beta-Blocker (Pindolol) mit intrinsischer sympathomimetischer Aktivität (ISA) zwar weniger Nebenwirkungen auf die Atemwege haben als Beta-Blocker ohne ISA, z. B. Propranolol, aber nicht ohne Nebenwirkungen auf die Atemwege sind [1, 10].

Hingegen ist die Reversibilität von beta-1-selektiven Beta-Blockern auf Beta-2-Agonisten besser [4].

Wie bereits erwähnt, kommt es bei höherer Dosierung von beta-1-selektiven Blockern (Atenolol, Metaprolol, Practolol, Sotolol etc.) auch zu einer Beta-2-Blockade [15, 16]. Lediglich bei Celiprolol konnte dieser dosisabhängige Effekt am Menschen nicht beobachtet werden [2, 7, 11, 13]. Dieser Effekt von Celiprolol wurde einer Beta-2-

Abb. 6 a Links: maximale exspiratorische Flußvolumenkurve am ersten Tag vor (○) und 20 Minuten nach Inhalation von Fenoterol (△), nach 3 Tagen Behandlung mit Pindolol allein (▲) und nach weiteren 3 Tagen mit Pindolol plus Aminophyllin (■).
Rechts: in gleichen Zeitintervallen gemessene Pulszahlen, systolische und diastolische Blutdrucke.

Abb. 6 b Links: Mittelwerte und Standardabweichung der radioaktiven Eliminationsraten aus der Lunge in % der initial deponierten Radioaktivität nach 10, 20, 30, 40, 50, 60 Minuten nach Beginn der mucociliaren Clearance-Messung unter Pindolol plus Aminophyllin (■), Pindolon allein (▲) und ohne Medikation (○) gemessen.
Rechts: individuelle Meßwerte der eliminierten Radioaktivität aus dem Bronchialbaum nach 60 Minuten gemessen ohne Medikation (○), unter Pindolol allein (▲) und unter Pindolol plus Aminophyllin (■).

Stimulation bei gleichzeitiger Beta-1-Blockade zugeschrieben oder einer direkten papaverinartigen Wirkung auf die glatte Bronchialmuskulatur. Letztere würde die relative Bronchoneutralität der Substanz am besten erklären.

Wenn immer ein kardioselektiver Beta-1-Blocker indiziert ist bei Patienten mit chronischer oder akuter Atemwegsobstruktion und gestörter bronchialer Reinigung, wäre aus der Sicht von Nebenwirkungen auf den Respirationstrakt einem selektiven Beta-1-Blocker (Celiprolol) der Vorzug zu geben.

Zusammenfassung

Beta-Blocker führen zu bronchialen Tonuserhöhungen und Sekretstau bis hin zum lebensbedrohlichen Asthmaanfall. Die Risikopatienten können noch durch keinerlei klinische und lungenfunktionelle Messungen mit Ausnahme der Direktprovokation erfaßt werden. Daher sind Beta-Blocker bei allen Patienten mit einer Anamnese von akuten oder chronischen Atemnotszuständen und/oder bronchitischen Symptomen kontraindiziert. Die Langzeitgabe von Beta-Blockern mit ISA (Pindolol) führt zu geringeren Lungenfunktionsverlusten als solche ohne ISA (Propranolol). Falls trotzdem bei den o. g. Patienten mit Kontraindikationen ein Beta-Blocker lebensnotwendig sein sollte, sind beta-1-selektive Substanzen (Celiprolol) vorzuziehen. Die erste Gabe soll unter Aufsicht und Lungenfunktionskontrolle geschehen.

Literatur

[1] Dorow, P.: Die Bedeutung der Intrinsic-Aktivität von Beta-Rezeptorenblockern bei der Behandlung von chronischen Rauchern mit koronarer Herzerkrankung sowie deren Kombinationstherapie mit Metylxanthinen. In: Beta-Blockade und Atemwegsfunktion (P. Dorow, Hrsg.), S. 113 – 145. de Gruyter, Berlin – New York 1985.

[2] Doshan, H. D., R. Brown, W. J. Applin, et al.: Effects of high doses of celiprolol in asthmatic patients. J. Cardiovasc. Pharmacol. 8 (1986) Suppl. 4.

[3] Gribbin, H. R., C. J. Baldwin, A. E. Tattersfield: Quantitative assessment of bronchial beta-adrenoceptor blockade in man. Br. J. Clin. Pharmacol. 7 (1979) 551 – 556.

[4] Löfdahl, C. G.: Selectivity of β adrenoceptor agonists and antagonists in asthmatics. Eur. J. Respir. Dis. (1982) Suppl. 120.

[5] Matthys, H.: Einfluß von Celiprolol, Fenoterol und Aminophyllin auf die Atemwegsobstruktion im Asthmaanfall. Schweiz. Med. Wschr. 112 (1982) 1849 – 1853.

[6] Matthys, H., H. Braig, K.-H. Rühle: Reversibilität der betablockerinduzierten Atemwegsobstruktion bei Patienten mit hyperreagiblem Bronchialsystem nach β_2-Sympathikomimetikagabe. In: Beta-Blockade und Atemwegsfunktion (P. Dorow, Hrsg.), S. 60 – 66. de Gruyter Berlin – New York 1983.

[7] Matthys, H., H. D. Doshan, K.-H. Rühle, et al.: The bronchosparing effect of celiprolol, a new beta-I-alpha-2-receptor antagonist on pulmonary function of propranolol-sensitive asthmatics. J. Clin. Pharmacol. 26 (1985) 354 – 359.

[8] Matthys, H., G. Klein, D. Köhler, et al.: Effects of Ketotifen on cholinergic induced airway obstruction. Eur. J. Respir. Dis. 64 (1983) 504 – 511.

[9] Matthys, H., E. Vastag, G. Daikeler, et al.: The influence of aminophylline and pindolol on the mucociliary clearance in patients with chronic bronchitis. Br. J. Clin. Pract. (1983) Suppl. 23, 82 – 86.

[10] Northcote, R. J., D. Ballantyne: Influence of intrinsic sympathomimetic activity on respiratory function during chronic β blockade: comparison of propranolol and pindolol. Br. Med. J. 293 (1986) 97–99.

[11] Rosenthal, R. R., H. D. Doshan, W. J. Applin, et al.: Celiprolol: an investigation of a new $beta_2$ adrenoceptor antagonist in asthmatic patients. Br. J. Clin. Pract. 39 (1985) Suppl. 40, 34–36.

[12] Rühle, K.-H., M. Pohl, H. Matthys: Änderung der Lungenfunktion bei Patienten mit hyperreagiblem Bronchialsystem. In: Beta-Blockade und Atemwegsfunktion (P. Dorow, Hrsg.), S. 93–102. de Gruyter Berlin – New York 1985.

[13] Schindl, R., J. Würtz, H. Hoffmann: The effect of the cardioselective beta blocker celiprolol on pulmonary function in asthmatic patients. J. Cardiovasc. Pharmacol. 8 (1986) Suppl. 4.

[14] Tattersfield, A. E., D. G. Leaver, N. B. Pride: Effects of beta adrenergic blockade and stimulation on normal human airway. J. Appl. Physiol. 35 (1973) 613–619.

[15] Tönnesmann, U., P. Dorow, H. Schmutzler: Beziehungen zwischen Dosissteigerungen von Betarezeptorenblockern und obstruktiven Ventilationsstörungen. In: Beta-Blockade und Atemwegsfunktion (P. Dorow, Hrsg.), S. 79–91. de Gruyter Berlin – New York.

[16] Wichert von, P., J. Boes: Beta-Rezeptorenblocker und Bronchialsystem. Med. Klin. 74 (1979) 1544–1547.

Beta-Rezeptorenblocker und periphere Durchblutung

C. Diehm, H. Mörl

Beta-Rezeptorenblocker beeinflussen die periphere Durchblutung über zwei verschiedene Mechanismen:

1. indirekt über die Beeinflussung der zentralen Hämodynamik durch Verminderung des Herzzeitvolumens,
2. direkt über individuell unterschiedlich ausgeprägte Effekte am arteriellen Gefäßsystem durch Hemmung der gefäßerweiternd wirkenden Beta$_2$-Rezeptoren.

Während die zentrale Hämodynamik naturgemäß mitentscheidend ist für die Regulation der Durchblutung sämtlicher Gefäßbezirke, ist die direkte Gefäßwirkung von Beta-Rezeptorenblockern je nach dem Einfluß der sympathischen Regulation unter physiologischen Bedingungen von Organ zu Organ sehr verschieden.

Beta-Rezeptorenblocker und periphere Durchblutung unter physiologischen Bedingungen

Die Skelettmuskulatur kann ihren Stoffwechsel vom Ruhezustand ausgehend bei körperlicher Aktivität bis nahezu auf das 100fache steigern. Die Arbeitshyperämie wird in erster Linie durch metabolische autoregulative Vorgänge bedingt. Diese autoregulativ lokalen Vorgänge überspielen in der Regel die vom Sympathikus hervorgerufene Vasokonstriktion, insbesondere unter muskulärer Beanspruchung.

Dennoch können die kardialen Effekte und die direkten Gefäßwirkungen der vorwiegend nicht-kardioselektiven Beta-Rezeptorenblocker bei Gefäßgesunden in 5 – 30% Symptome wie Kribbeln in den Beinen, Taubheitsgefühle und kalte Füße verursachen [26, 38].

Es ist bekannt, daß kardioselektive Beta-Rezeptorenblocker und solche mit einer hohen sympathikomimetischen Eigenwirkung diese Nebenwirkungen sehr viel seltener aufweisen [4, 23, 26, 32]. Die klinische Konsequenz daraus ist, wenn die Symptome beim Gefäßgesunden unter nicht-selektiven Präparaten auftreten, zunächst einmal einen selektiven Beta$_1$-Rezeptorenblocker zu verabreichen [7, 32].

Der Einfluß von Celiprolol auf die periphere Durchblutung beim Gefäßgesunden

Celiprolol ist ein neuer $beta_1$-selektiver Adrenozeptorantagonist mit schwachen $alpha_2$-blockierenden Eigenschaften und leichter $beta_2$-agonistischer Aktivität [2, 11, 17]. Neuere Untersuchungen haben gezeigt, daß die partielle agonistische Aktivität (ISA) von Celiprolol spezifisch ist für $beta_2$-adrenerge Rezeptoren [11, 28, 29, 35]. Bereits erste tierexperimentelle Untersuchungen zeigten im Gegensatz zu den Effekten anderer Beta-Rezeptorenblocker, daß Celiprolol zu einer Zunahme des Blutflusses in der Femoralarterie führte [29, 30]. Weitere tierexperimentelle Untersuchungen haben vermuten lassen, daß dieser neue Beta-Blocker einen schwachen $alpha_2$-adrenozeptorblockierenden Effekt hat; diese Eigenschaft ist höchstwahrscheinlich für den vasodilatierenden Effekt dieser Substanz verantwortlich. Die Wirkungen von Celiprolol bei gesunden Freiwilligen unter Verwendung der quantitativen peripheren Flußmessung mittels Verschlußplethysmographie wurden erstmals von Ehringer in Wien beschrieben [11]. Acht gesunde männliche Probanden nahmen an der Studie teil, um die Wirkungen des Präparates auf den Blutstrom durch die Wade und den Fuß, auf die Pulsfrequenz sowie auf den systolischen und diastolischen Blutdruck zu untersuchen. Gleichzeitig wurden die Wirkungen von Celiprolol im Vergleich mit Propranolol untersucht. Bei intravenöser Verabreichung führte dieser Beta-Blocker in einer randomisierten Doppelblind-cross-over-Versuchsanordnung zu einer lang anhaltenden Steigerung des peripheren Blutstroms in der Wade von 25 bis 31% im Vergleich zum Ausgangswert; Propranolol führte dagegen zu einer schnell und lang anhaltenden Verminderung des Blutflusses in der Wade. Der Blutstrom im Fußbereich wurde dabei nicht verändert [11].

Zusammenfassend kann gesagt werden, daß Celiprolol in vitro und in vivo gefäßerweiternde Wirkungen hat. Alle bisher durchgeführten Untersuchungen zeigten unter Celiprolol eine Abnahme des peripheren Gefäßwiderstandes [6, 11, 35].

Beta-Rezeptorenblocker-Wirkungen bei manifester peripherer arterieller Verschlußkrankheit

Periphere arterielle Durchblutungsstörungen galten bislang als Kontraindikation für den Einsatz von Beta-Rezeptorenblocker. Die bisherige Empfehlung, bei einer peripheren arteriellen Verschlußkrankheit auf Beta-Rezeptorenblocker zu verzichten, stützt sich, abgesehen von Einzelfallbeschreibungen, auf theoretische Überlegungen. Beta-Blocker beeinflussen die zentrale Hämodynamik und senken das Herzzeitvolumen und vermindern somit in der Peripherie den Perfusionsdruck.

Durch einen Wegfall der $Beta_2$-dilatierenden Komponente und durch ein reaktives Überwiegen der Alpha-Rezeptoren-Aktivität kommt es zu einer peripheren Gefäßkonstriktion. Es kommt hinzu, daß sich in der Literatur Berichte über einzelne Patienten finden, bei denen sich während der Behandlung mit Beta-Blockern asymptomatische periphere Verschlüsse manifestierten, bereits bestehende Claudicatio intermittens-Beschwerden zunahmen und Nekrosen auftraten [15, 16, 31, 32, 36, 37, 38].

Die Frage, ob bei einer peripheren arteriellen Verschlußkrankheit Beta-Rezeptorenblocker bedenklich oder gar kontraindiziert sind, ist klinisch von erheblicher Relevanz, weil koronare Herzkrankheit, Hypertonus und periphere arterielle Verschlußkrankheit häufig gemeinsam vorkommen. Neuere Studien belegen, daß bei einer koronaren Herzkrankheit in 30 – 50% mit einer arteriellen Verschlußkrankheit gerechnet werden muß [1, 7, 18, 19, 24].

Im Gegensatz zu den Bedingungen beim Gefäßgesunden liegt bei Claudicatio intermittens, der häufigsten Manifestationsform der peripheren arteriellen Verschlußkrankheit, eine völlig andere Regulation der peripheren Durchblutung vor. Die arterielle Stenose führt, besonders bei muskulärer Beanspruchung, in den abhängigen Muskelregionen zu einer ausgeprägten Ischämie. Unter diesen ischämischen Bedingungen kommt es durch die metabolischen Azidose über eine Freisetzung von Adenosin in den abhängigen Muskelpartien zu einer maximalen Vasodilation der arteriellen Gefäße. Dabei wirkt die metabolische Autoregulation dominierend, die sympathische – oder nervale Regulation tritt ganz in den Hintergrund.

Experimentelle Befunde zeigen, daß die reaktive Hyperämie der Haut und der Skelettmuskulatur, mit der Venenverschlußplethysmographie ermittelt, bei peripherer arterieller Verschlußkrankheit weitestgehend unabhängig von der Reaktionslage des sympathischen Nervensystems ist [9, 12, 27]. Dies erklärt auch die Beobachtung, daß die Sympathektomie bei Claudicatio intermittens-Patienten auf die Muskeldurchblutung nur wenig Einfluß hat [27].

Es gibt mittlerweile mehrere Untersuchungen über den Einfluß von Beta-Rezeptorenblockern auf die periphere Durchblutung bei Claudicatio intermittens-Patienten. Ungünstige Effekte auf die periphere Zirkulation wurden nicht registriert. Im Gegenteil: unter einer chronischen Beta-Blocker-Behandlung verlängerte sich sogar die schmerzfreie Gehstrecke der Claudicatio-Patienten in mehreren Untersuchungen [8, 9, 20, 21, 22].

Auch die Auswertung des sogenannten Beta-Blocker-Heart-Attack-Trial (BHAT) brachte interessante neue Befunde hinsichtlich der Nebenwirkungen von Beta-Rezeptorenblocker auf die periphere Durchblutung. Bei Patienten mit Claudicatio intermittens, der häufigsten Manifestationsform der peripheren arteriellen Verschlußkrankheit, wird das Beschwerdebild nicht verschlechtert; im Gegenteil: in der Untergruppe der Patienten, die schon vor Studienbeginn über Claudicatio intermittens-Beschwerden klagten, traten unter Propranolol weniger (in 47,1%) Beschwerden als unter Placebo (67,1%) auf [39].

Es hat sich gezeigt, daß Beta-Blocker im wesentlichen nur initial zu einer Erhöhung des peripheren Gefäßwiderstandes führen. Unter einer chronischen Beta-Blocker-Therapie fällt sowohl beim Einsatz von nicht-kardioselektiven Beta-Rezeptorenblokkern als auch insbesondere von selektiven Beta$_1$-Rezeptorenblockern der anfangs erhöhte Gefäßwiderstand bald unter das Ausgangsniveau ab [34, 35].

Eine mögliche Erklärung für die Effekte der Beta-Blocker auf die periphere Zirkulation wäre daraus abzuleiten, daß atheromatös veränderte Gefäße nicht mehr so gut vasokonstriktorisch beeinflußbar sind wie gesunde Gefäße. Beim Einsatz von Beta-Blocker kommt es demnach vorwiegend in den gesunden, noch reagiblen Gefäßen zu einer Vasokonstriktion. Daraus könnte eine günstige Blutumverteilung resultieren mit einer verbesserten Durchblutung ischämischer Bezirke. Im angelsächsichen Sprachraum wird dieses umgekehrte „steal-Phänomen" deshalb auch als „ROBIN-HOOD-Phänomen" bezeichnet. Möglicherweise spielen neben diesen hämodynamischen Effekten noch positive Einflüsse der Beta-Blocker auf den Stoffwechsel der Skelettmuskulatur eine Rolle.

Eine neuere Arbeit von Lepäntalo hat gezeigt, daß das Absetzen von Beta-Rezeptorenblockern nach einer Langzeittherapie keine günstigen Effekte auf eine bereits vorbestehende Claudicatio intermittens-Symptomatik hat [22].

Daß Beta-Rezeptorenblocker keinen ungünstigen Effekt auf die schmerzfreie Gehstrecke von hypertonen Claudicatio intermittens-Patienten haben, zeigte Lepäntalo auch in einer weiteren Untersuchung. Bei verschiedenen Schweregraden der peripheren arteriellen Verschlußkrankheit zeigte sich unter Labetalol, Pindolol und Propranolol im Frühstadium der peripheren Verschlußkrankheit (Stadium I) ein ausgeprägter Beta-Blocker-Effekt auf die periphere Durchblutung im Sinne einer Vasokonstriktion im Gegensatz zu den schlecht-perfundierten Extremitätenarterien bei höhergradigen Stenosierungen, bei denen unter Beta-Blockade keine weitere Verschlechterung der Perfusion zu beobachten war. Der Autor schließt daraus, daß Beta-Rezeptorenblocker bei einer Zunahme der Stenosierung ihre ungünstigen hämodynamischen Effekte verlieren [20]. Die Untersuchungen von Svendsen, Kopenhagen, bestätigen diese Befunde ebenfalls. 14 Patienten mit einer essentiellen Hypertonie und intermittierendem Hinken wurden in einer randomisierten Cross-over-Studie 8 Wochen lang mit Acebutolol und 8 Wochen mit Metoprolol behandelt. Dabei nahm die schmerzfreie Gehstrecke nicht ab.

Diese Untersuchungen zeigen, daß man davon ausgehen muß, daß die Nebenwirkungsrate von Beta-Blockern hinsichtlich der peripheren Durchblutung bei Verschlußkranken nicht höher ist als beim Einsatz anderer Antihypertensiva [33]. Der dominierende Faktor ist dabei die Blutdrucksenkung durch die Verschlechterung der zentralen Hämodynamik, nicht die Beta-Blockade durch direkte Effekte am arteriellen Gefäßsystem.

Neuere Untersuchungen weisen auch darauf hin, daß Beta-Rezeptorenblocker die Blutfließeigenschaften günstig beeinflussen. Dintenfass berichtete bereits 1976 über günstige Effekte von Beta-Rezeptorenblockern auf die Blutviskosität. Ferner konnte er erstmals eine Zunahme der Erythrozyten-Flexibilität unter der Gabe eines Beta-Rezeptorenblockers zeigen [10]. Ernst konnte zeigen, daß die Gabe eines Beta-Blockers zu einer signifikanten Reduktion der Plasmaviskosität führt und gleichzeitig zu einer Zunahme der Erythrozytenflexibilität. Diese Veränderungen müssen im Sinne einer Verbesserung der rheologischen Eigenschaften gewertet werden [14]. Der Abfall der Plasmaviskosität sowie die Zunahme der Erythrozytenfiltrabilität beinhalten die potentielle Perfusionsverbesserung der Endstrombahn. Dies könnte möglicherweise zu günstigen klinischen Wirkungen bei Durchblutungsstörungen beitragen. Möglicherweise liegt auch in diesen Befunden hiermit eine Erklärung für die günstigen

Effekte der Beta-Rezeptorenblocker in der sekundären Prävention der koronaren Herzkrankheit.

Einfluß von Celiprolol auf die periphere Durchblutung bei Patienten mit Claudicatio intermittens

Zum Effekt von Celiprolol auf die periphere Zirkulation bei Patienten mit Claudicatio intermittens liegen zum jetzigen Zeitpunkt zwei Publikationen vor:

In einer ersten Pilotstudie untersuchten wir den Einfluß einer Einzeldosis von 200 mg Celiprolol bei 17 männlichen Patienten mit peripherer arterieller Verschlußkrankheit im Stadium II nach Fontaine und Hypertonie.

Diese Patienten hatten ein mittleres Alter von 61,4 Jahren. Die akuten hämodynamischen Effekte von Celiprolol wurden 90 Minuten nach der ersten Applikation von 200 mg Celiprolol untersucht, die chronischen Effekte 3 und 6 Wochen unter der anschließenden Behandlung. Als angiologische Parameter wurden kontrolliert: die schmerzfreie Gehstrecke auf dem Laufband (3,5 km/h, 10% Steigung), der systolische Blutdruck in der Arteria radialis und in der Arteria tibialis posterior mit der Ultraschall-Doppler-Methode sowie die Ruhedurchblutung und die reaktive Hyperämie mit der Methode der Venenverschlußplethysmographie.

Obwohl die Patienten während des Beobachtungszeitraumes kein zusätzliches körperliches Training absolvierten, nahm unter Celiprolol die schmerzfreie Gehstrecke von 205 ± 144 Meter auf 244 ± 167 Meter zu. Dabei nahm der systolische Blutdruck von 186 ± 14/101 ± 4 mmHg auf 158 ± 8/90 ± 5 mmHg ab. Diese erste Untersuchung zeigte, daß Celiprolol die periphere Durchblutung bei Patienten mit einer Claudicatio intermittens nicht ungünstig beeinflußte und daß sogar die schmerzfreie Gehstrecke geringgradig zunahm. In keinem Fall klagten die Patienten über Symptome wie kalte Füße und Paraesthesien. Symptome wie Muskelkrämpfe und Müdigkeit der Muskulatur traten in keinem Fall auf [6]. Auch in anderen Untersuchungen bei Hypertonikern wurden diese Nebenwirkungen nicht gesehen [17].

Diese Untersuchungsergebnisse wurden bestätigt von der Arbeitsgruppe um Karnik, Wien. Ziel seiner Studie war es, den Einfluß des $beta_1$-selektiven Blockers (mit ausgeprägter ISA) Celiprolol auf die periphere Durchblutung bei Patienten mit und ohne periphere arterielle Verschlußkrankheit zu untersuchen. Zum Vergleich verabreichten die Autoren Metoprolol. 24 Patienten (Gruppe I: 12 Patienten ohne AVK; Gruppe II: 12 Patienten mit peripherer arterieller Verschlußkrankheit Stadium II) erhielten im Akutversuch einmalig 200 mg Celiprolol und 200 mg Metoprolol im cross-over. Anschließend erhielten die Patienten randomisiert doppelblind für 3 Wochen täglich 200 mg Celiprolol oder 200 mg Metoprolol. Im Akutversuch zeigte sich venenverschlußplethysmographisch in beiden Gruppen eine geringfügige Abnahme der Ruhedurchblutung der Wade, jedoch keine signifikante Änderung der reaktiven Hyperämie und der Dopplerindices. Im cross-over-Vergleich ergab sich kein statistisch signifikanter Unterschied zwischen Celiprolol und Metoprolol in beiden Gruppen. Nach 3 Wochen Behandlung zeigte sich weder unter Celiprolol noch unter Metoprolol in den beiden Gruppen eine statistisch signifikante Änderung der peripheren Durchblutung gegenüber dem Ausgangswert [17]. Die Untersuchung demonstriert, daß ein negativer Effekt bei Patienten mit Claudicatio intermittens auch durch eine längere Anwendung von Celiprolol nicht zu erwarten ist. Celiprolol kann deshalb bei Patienten mit peripherer Verschlußkrankheit im Stadium II nach Fontaine, der häufigsten Manifestationsform der peripheren Verschlußkrankheit, ohne die Gefahr einer Verschlechterung der Symptomatik eingesetzt werden.

Raynaud-Phänomen unter Beta-Rezeptorenblockade

Die Regulation der Hautdurchblutung erfolgt über die sympathische Aktivität und via aktive Gefäßerweiterung durch Kinine. Es ist bekannt, daß Beta-Rezeptorenblokker ein Raynaud-Phänomen auslösen können [5, 13, 15, 23, 25]. Deshalb ist bei Patienten mit einer vorbestehenden Raynaud-Symptomatik Vorsicht geboten, zumal bei den meisten Raynaud-Patienten eine präexistente Tonuserhöhung der Hautgefäße vorliegt und digitale Vasospasmen häufig sind. Die Spasmenbereitschaft ist oft nicht auf die akralen Gefäße beschränkt. Nach Miller ist etwa bei $^1/_4$ der Patienten mit Raynaud-Phänomen auch mit dem Auftreten von Koronarspasmen und rezidivierenden Migräneanfällen zu rechnen [25]. Für diese pathophysiologischen Besonderheiten sprechen indirekt auch neueste Befunde, die zeigen, daß bei Infarktpatienten, die keine Koronarstenosen aufweisen, ein Raynaud-Phänomen und Migräneanfälle gehäuft auftreten [3]. Einige Autoren nennen deshalb die Prinzmetal-Angina das „myokardiale Raynaud-Phänomen"[25].

Es hat sich gezeigt, daß kardioselektive Beta-Blocker die Fingerdurchblutung beim Raynaud-Patienten weniger stark vermindern als nicht-selektive Präparate. Beta-Blocker mit einer hohen sympathikomimetischen Eigenwirkung, wie zum Beispiel Pindolol, haben dabei keine weiteren Vorteile gegenüber $beta_1$-selektiven Beta-Rezeptorenblockern [9, 13]. Von einer absoluten Kontraindikation für einen Beta-Rezeptorenblocker bei Raynaud-Patienten kann nicht gesprochen werden. Die klinische Erfahrung hat gezeigt, daß ein Behandlungsversuch mit $beta_1$-selektiven Beta-Blockern ohne großes Risiko erwogen werden kann. Alternativ bietet sich aber bei Patienten mit einer Hypertonie bzw. einer koronaren Herzkrankheit und einem Raynaud-Phänomen die Gabe von Kalziumantagonisten an [5].

Celiprolol bei Patienten mit einem Raynaud-Phänomen

Die ausgeprägten vasodilatatorischen Eigenschaften von Celiprolol haben uns bewogen, in einer kontrollierten Untersuchung bei Patienten mit einem langjährig bestehenden vasospastischen Raynaud-Phänomen die Effekte von 200 mg Celiprolol auf die periphere akrale Zirkulation akut und unter einer chronischen Therapie zu untersuchen. Dabei wurden 15 Patienten standardisiert behandelt. Zur Objektivierung der

Verträglichkeit wurden die Patienten um ihre subjektive Beurteilung der Häufigkeit und Schwere der Raynaud-Attacken gebeten. Akut (90 Minuten nach der ersten Applikation von 200 mg Celiprolol) und chronisch objektivierten wir die akrale Zirkulation mit der Methode der Photoplethysmographie und mittels Dopplerdruck-Messung in den Fingerarterien vor und nach Kälteexposition. Alle 15 Patienten haben die Behandlung mit Celiprolol gut toleriert. 8 Patienten gaben ein ausgeprägtes Wärmegefühl unter der Behandlung und eine Verminderung der Häufigkeit und Schwere der Raynaud'schen Attacken an. Eine Verstärkung der Beschwerden wurde in keinem Fall beobachtet. Die lichtplethysmographischen Messungen und die systolischen Dopplerdruckmessungen in den Fingerarterien zeigten keine Verschlechterung der akralen Durchblutung [6].

Diese Untersuchungen zeigen, daß Celiprolol infolge seiner ausgeprägten vasodilatatorischen Eigenschaften bei Patienten mit einem vasospastischen Raynaud-Phänomen bedenkenlos eingesetzt werden kann.

Zusammenfassung

Das Problem Beta-Rezeptorenblocker bei peripheren Durchblutungsstörungen wurde in der Vergangenheit falsch eingeschätzt. Alle neueren Untersuchungen zu der Fragestellung Beta-Rezeptorenblocker und periphere Durchblutung zeigen, daß eine Verschlechterung einer peripheren arteriellen Verschlußkrankheit Stadium II (Claudicatio intermittens) unter der Behandlung von Beta-Rezeptorenblockern nicht zu erwarten ist. Dies ist von großer Wichtigkeit, weil häufig eine Koinzidenz von peripheren arteriellen Durchblutungsstörungen, Hypertonie und koronarer Herzkrankheit vorliegt. Neue selektive Beta-Blocker wie Selectol zeigen in vivo ausgeprägt vasodilatorische Effekte. Der selektive Beta-Rezeptorenblocker mit einer hohen ISA führt zu einer „physiologischen" Senkung des erhöhten Blutdrucks, ohne zu einer Abnahme der peripheren Durchblutung bei gefäßgesunden Hypertonikern zu führen. Nebenwirkungen wie kalte Extremitäten und Paraesthesien sind deshalb unter der Gabe dieses neuen Beta-Rezeptorenblockers nicht zu erwarten. Immerhin muß bei der Therapie mit konventionellen Beta-Rezeptorenblocker bei Hypertonikern in 5–30% aller Fälle die Beta-Blocker-Behandlung wegen dieser unangenehmen Nebenwirkungen abgebrochen werden.

Die Ergebnisse der ersten Untersuchungen weisen daraufhin, daß Celiprolol auch bei Patienten mit manifester peripherer arterieller Verschlußkrankheit im Stadium der Claudicatio intermittens nicht zu einer Verschlechterung der peripheren Durchblutung führt. Diese Substanz kann daher beim Vorliegen einer Claudicatio intermittens bedenkenlos eingesetzt werden. Es liegen allerdings bis zum jetzigen Zeitpunkt noch keine Erfahrungen über die Auswirkungen einer Therapie mit dieser Substanz bei Patienten in fortgeschrittenem Stadium der peripheren arteriellen Verschlußkrankheit vor, weshalb hier noch Vorsicht geboten ist.

In einer ersten Untersuchung hat Celiprolol die akrale Zirkulation bei Patienten mit vasospastischem Raynaud-Phänomen nicht verschlechtert.

Literatur

[1] Bollinger, A., P. Lichtlen, F. Kaindl, et al.: Koinzidenzuntersuchungen bezüglich peripherer Arteriopathie und Koronarsklerose. Wien. Z. inn. Med. **53** (1972) 455–462.

[2] Bonelli, J., D. Magometschnigg, G. Hitzenberger, et al.: Hämodynamische Charakterisierung eines neuen β-Rezeptorenblockers. Celiprolol (ST1396) in Ruhe und unter Ergometerbelastung, verglichen mit Propranolol (Inderal®).Wien. klin. Wschr. **90** (10) (1978) 350–354.

[3] Ciraulo, D. A., G. F. Bresnahan, P. S. Frankel, et al.: Transmural Myocardial Infarction with Normal Coronary Angiograms and with Single Vessel Coronary Obstruction. Chest **83** (2) (1983) 196–202.

[4] Clement, D. L.: Does Beta Blockade Affect Blood Flow to the Limbs? In: Adaptability of Vascular Wall, (2/3) (Z. Reinis et al. (Hg.)), S. 636–637. Springer Verlag, 1980.

[5] Diehm, C., U. Müller-Bühl, H. Mörl: Neue Aspekte der Pharmakotherapie des Raynaud-Phänomens. Med. Klin. Prax. **78** (22) (1983) 33–37.

[6] Diehm, C., H. Mörl: Effects of Celiprolol in Hypertensive Patients with Intermittent Claudication. Int. Symp. on New Dimensions in Beta-Blockade Second European Meeting on Hypertension, Abstract No. 14. Milan (Italy), 13th June 1985.

[7] Diehm, C., H. Mörl, G. Schettler: Einfluß von Metoprolol auf die periphere Durchblutung bei Patienten mit peripherer Verschlußkrankheit. Z. Kardiol. **72** (1983) 44–47.

[8] Diehm, C., H. Mörl, G., Schettler: Wirkungen von Propranolol und Metoprolol auf die periphere Durchblutung bei Claudicatio intermittens. Vasa **12** (1) (1983) 59–63.

[9] Diehm, C.: Beeinflussung der arteriellen Durchblutung durch Beta-Rezeptorenblocker. Herz/Kreislauf **16** (5) (1984) 243–247.

[10] Dintenfass, L., B. Lake: Beta Blockers and Blood Viscosity. Lancet **I** (1976) 1026.

[11] Ehringer, H., U. Konecny, W. Rasser: The Effect of Celiprolol on Peripheral Circulation in Healthy Volunteers. Br. J. Clin. Pract. **39** (6) Suppl. 40 (1985) 91–99.

[12] Ehringer, H.: Beta-adrenerge Mechanismen und periphere Zirkulation. Wien. Med. Wschr. **119** (6) (1969) 108–113.

[13] Eliasson, K., L.-E. Lins, K. Sundqvist: Peripheral Vasospasm during β-Receptor Blockade – a Comparison between Metoprolol and Pindolol. Acta Med. Scand. **212** (Suppl.) (1983) 109–112.

[14] Ernst, E., Ch. Roloff, M. Marshall: Betablocker erhöht Blutfluidität. Herz + Gefäße (4) (1984) 470–479.

[15] Feleke, E., O. Lyngstam, L. Rästam, et al.: Complaints of Cold Extremities among Patients on Antihypertensive Treatment. Acta Med. Scand. **213** (1983) 381–385.

[16] Frohlich, E. D., R. C. Tarazi, H. P. Dustan: Peripheral Arterial Insufficiency. JAMA **208** (13) (1969) 2471–2472.

[17] Karnik, R., A. Valentin, J. Slany: Beeinflussung der peripheren Durchblutung durch Beta-Rezeptorenblocker bei Patienten mit und ohne periphere arterielle Verschlußkrankheit (PAVK). 5. Gemeinsame Jahrestagung der Angiologischen Gesellschaften der Bundesrepublik Deutschland, Österreichs und der Schweiz, Berlin, 25.–28. September 1985.

[18] Kriessmann, A., W. Seidlmann, A. Neiss, et al.: Häufigkeit der periphere arteriellen Verschlußkrankheit bei koronarer Herzkrankheit mit und ohne Herzinfarkt. Dtsch. med. Wschr. **104** (1979) 1604–1607.

[19] Kübler, W., E. Schütz, F. A. Gries, et al.: Periphere arterielle Verschlußkrankheit, angiographisch nachweisbare Koronarsklerose und Konstellation von „Risikofaktoren" bei Patienten mit pektanginösen Beschwerden. Dtsch. med. Wschr. **29** (1974) 2201–2206.

[20] Lepäntalo, M.: Chronic Effects of Labetalol, Pindolol and Propranolol on Calf Blood Flow in Intermittent Claudication. Clin. Pharmacol. Ther. **37** (1985) 7–12.

[21] Lepäntalo, M. J. A., K. J. Tötterman: Influence of Beta-Blockade on Calf Blood Flow. European Society of Cardiology, Meeting of the Working Group in Peripheral Circulation, Gent, 3.–4. Sept. 1982.

[22] Lepäntalo, M., J. von Knorring, O. Lindfors, et al.: The Effect of Withdrawal of Beta-Adrenergic Blockade on Intermittent Claudication. Angiology-Journal of Vascular Diseases **34** (1983) 401 – 411.

[23] McSorley, P. D., D. J. Warren: Effects of Propranolol and Metoprolol on the Peripheral Circulation. Brit. Med. J. **2** (1978) 1598 – 1600.

[24] Matthes, D., D. Opherk, H. Mörl: Nachweis einer peripheren obliterierenden Arteriosklerose bei Patienten mit koronarer Herzerkrankung und eingeschränkter Koronarreserve. Vasa 7 (2) (1978) 138 – 142.

[25] Miller, D., D. D. Waters, W. Warnica, et al.: Is Variant Angina the Coronary Manifestation of a Generalized Vasospastic Disorder? N. Engl. J. Med. **304** (13) (1981) 763 – 766.

[26] Ohlsson, O., S.-E. Lindell: The Effects of Pindolol and Prazosin on Hand Blood Flow in Patients with Cold Extremities and on Treatment with β-Blockers. Acta Med. Scand. **210** (1981) 217 – 219.

[27] Pickering, T.: Beta-Blockers and the Peripheral Circulation. Brit. Med. J. **1** (1979) 270.

[28] Pittner, H.: Pharmakodynamische Wirkungen von Celiprolol, einem kardioselektiven β-Rezeptoren-Blocker. Arzneim.-Forsch. **33** (1 a) (1983) 13 – 25.

[29] Pittner, H., R. Smith, M. Leibowitz, et al.: Investigations in the Intrinsic Sympathetic Activity of the Beta 1-Adrenergic Blocking Agent Celiprolol. Naunyn-Schmiedeberg's Arch. Pharmacology **322** (1983) R 41.

[30] Pittner, H.: Hämodynamische Wirkungen von Celiprolol und anderen β-Rezeptoren-Blockern an narkotisierten Hunden. Arzneim.-Forsch. **33** (1 a) (1983) 26 – 29.

[31] Rodger, J. C., C. D. Sheldon, R. A. Lerski, et al.: Intermittent Claudication Complicating Beta-Blockade. Brit. Med. J. **1** (1976) 1125.

[32] Stumpe, K. O.: Wann welcher Beta-Blocker? Münch. med. Wschr. **125** (45) (1983) 1029 – 1032.

[33] Svendsen, T. L., K. H. Tønnesen, R. Jelnes: Are Beta-Blockers Contraindicated in Hypertensive with Intermittent Claudication. In: Konservative Therapie arterieller Durchblutungsstörungen. (Trübestein, G. (Hg.)). No. 64. Thieme Verlag, 1986.

[34] Tarazi, R. C., H. P. Dustan: Beta Adrenergic Blockade in Hypertension. Am. J. Cardiol. **29** (1972) 633 – 640.

[35] Thulesius, O., J. E. Gjöres, E. Berlin: Vasodilating Properties of β-Adrenoceptor Blockers with Intrinsic Sympathomimetic Activity. Br. J. clin. Pharmac. **13** (1982) 229 s – 230 s.

[36] Thulesius, O., J. E. Gjöres: Beta-Adrenergic Blockade and Peripheral Circulation. Vasa **1** (2) (1972) 145 – 149.

[37] Vale, J. A., D. B. Jefferys: Peripheral Gangrene Complicating Beta-Blockade. Lancet **I** (1978) 1216.

[38] Zacharias, F. J.: Patient Acceptability of Propranolol and the Occurrence of Side Effects. Postgrad. Med. J. **52** (Suppl. 4) (1976) 87 – 89.

[39] N. N.: A Randomized Trial of Propranolol in Patients with Acute Myocardial Infarction. II. Morbidity Results. β-Blocker Heart Attack Trial Research Group. JAMA **250** (20) (1983) 2814 – 2819.

Derzeitiger Stand der Kombinationstherapie zur Behandlung der Angina pectoris bei Beta-Blockern als Grundsubstanz

P. Lichtlen

Abstract

Combination of antiischemic drugs in the treatment of stable angina pectoris has the advantage to achieve similar effects as with monotherapy using lower doses for each drug than when given alone and by this to reduce unwanted side-effects; furthermore, this results in important additive, synergistic effects.

Betablockers (BBL) can be combined both with oral nitrates as well as with Calcium-antagonists; the latter combination is especially useful in presence of a vasospastic component. Type and dose of the BBL depend on the severity of angina, the number of ischemic episodes, both silent and symptomatic ones, and on heart rate, f. i. if a significant increase in heart rate during silent ischemic episodes is present. Cardiospecificity and intrinsic sympathicomimetic activity have to be taken into consideration especially in treating patients with unstable angina (UA). However, in UA it is difficult to decide on the best drug combination without knowing the underlying anatomy. Due to the complexity of the pathomechamism of UA (vasospasm, plaque rupture, platelet thrombi) treatment with BBL (or with Calcium-antagonists) alone is often not successful, but combination with both drugs can stabilize the clinical situation before invasive diagnosis and treatment is installed.

BBL, which due to their side effects often cannot be used as a monotherapy with high doses, are ideal drugs for combined treatment of angina pectoris, where they can be administered in lower doses, still sufficient to exert their main effect, the reduction of heart rate and contractility, two important determinants of myocardial oxygen consumption. Additional nitrates will reduce the elevated left ventricular enddiastolic pressure observed under BBL, additional Calcium-antagonists will increase the reduced cardiac output and by this correct the negative inotropic effects of BBL.

Einleitung

Die medikamentöse Therapie der Angina pectoris ist in den letzten Jahren sehr komplex geworden, da laufend neue antianginöse Medikamente mit z. T. verschiedenen Angriffspunkten zur Verfügung gestellt werden. Nach wie vor stehen aber 3 Substanzgruppen im Vordergrund:

- Die *Nitrokörper*: Nitroglyzerin wurde bereits 1879 von Murrell in die Therapie der Angina pectoris eingeführt [46]. Die exakte hämodynamische Abklärung der Wirkungsweise erfolgte jedoch erst in den 50er Jahren durch Russek [59], Müller und Røwick [44], Gorlin und Brachfeld [23] sowie Honig [24]. Diese und andere Autoren konnten zeigen, daß Nitroglyzerin insbesondere zu einer Dilatation der venösen Kapazitätsgefäße führt, dadurch den venösen Rückfluß zum Herzen reduziert und das enddiastolische Volumen und den enddiastolischen Druck – vor allem wenn unter Ischämie erhöht [30, 31, 41] – zu senken vermag. Dadurch wird sowohl der systolische Wandstreß wie auch die diastolische Compliance (Druck-Volumen-Beziehung) vermindert, was wiederum in einer deutlichen Senkung des myokardialen Sauerstoffverbrauches resultiert [2, 25]. Überdies wird durch eine Änderung der Geometrie bzw. der Form des linken Ventrikels über eine Verkleinerung des Transversaldurchmessers der Druck auf die inneren Schichten des linken Ventrikels gesenkt und damit die Durchblutung des ischämischen Endokards verbessert [2]. Eine weitere Entwicklung stellte Anfang der 60er Jahre die Einführung des relativ lang wirkenden Isosorbiddinitrates dar [22, 60], wobei schon damals bei der Koronarographie eine deutliche Erweiterung der großen epikardialen Koronararterien gefunden wurde. Ende der 70er Jahre [55] gelang es, durch exakte Quantitierung von Koronarangiogrammen nachzuweisen, daß nicht nur die normale Koronararterie sich um ca. 20–30% erweitert, sondern daß auch exzentrische Stenosen mit noch normalen glatten Muskelfasern sich deutlich dilatieren lassen; überdies wurde schon 1966 von Bernstein et al. [7], und 1981 durch Engel und Lichtlen [18] gezeigt, daß der Koronarfluß unter sublingualem Nitroglyzerin sowie unter Isosorbiddinitrat entsprechend der Senkung des myokardialen Sauerstoffverbrauches autoregulativ abnimmt (Abb. 1). Die Anfang der 70er Jahre durch Aronow [4] eingeführte sublinguale Therapie mit dem langwirkenden Isosorbiddinitrat brachte eine zusätzliche Verbesserung; sie wurde später durch eine orale Therapie ergänzt, wobei allerdings das Toleranzproblem der Nitrate [6, 11] erst recht manifest wurde.

Myokard		Koronardurchblutung		Peripherie Durchblutung	
regionaler O_2-Verbrauch, poststenotisches Gebiet, Endokard Response		Tonus der glatten Gefäßmuskulatur, Koronardurchblutung, Koronardilatation		Nachlast, Blutdruck Vorlast	
Herzfrequenz	BB	Extramurale Koronararterien	NT/CA	Kapazitätsgefäße	NT/CA
Kontraktilität	BB	Stenose	NT/CA	Arteriolen	CA
Wandspannung	CA/NT/BB	Arteriolen	CA	Venen	NT

BB = Betablocker, NT = Nitrate, CA = Calcium-Antagonisten

Abb. 1 Angriffspunkte der antiischämischen Behandlung entsprechend eigenen Untersuchungen sowie Angaben der Literatur (für Einzelheiten siehe Text).

- Das Prinzip der *Beta-Rezeptorenblockade* wurde 1962 durch Black [8] in die Medizin eingeführt, wobei die Wirkung von Propranolol schon in den frühen 60er Jahren vor allem durch die englischen Autoren Prichard (1963), Alcock (1964) und Hammer (1964) klinisch breit analysiert wurde [51]. Dabei zeigte sich, daß die Beta-Blockade vor allem über eine Senkung der Herzfrequenz und der Kontraktilität sowie der linksventrikulären Wandspannung zu einer erheblichen Erniedrigung des myokardialen Sauerstoffverbrauches führt (Abb. 1), so daß über eine Angleichung des Sauerstoffverbrauches an die erniedrigte, limitierte Sauerstoffzufuhr die Ischämie im poststenotischen Gebiet über lange Zeit verhindert wird. Die Beta-Blocker wurden somit schon damals – im Gegensatz zu den Nitrokörpern – vor allem zur Verhinderung der Belastungs-Angina-pectoris und nicht zur Anfallskupierung eingesetzt, wobei der vornehmliche Effekt in der Senkung der Frequenz während Belastung beruht. Nachteilig erwies sich anfänglich die fehlende Kardioselektivität bzw. die dadurch bewirkte periphere Vasokonstriktion, welche sich aber auch an den großen Koronargefäßen nachweisen läßt, wie neuerdings nachgewiesen werden konnte [54]. Diese ungünstige Wirkung ist heute bei den kardioselektiven Substanzen wesentlich abgeschwächt und kaum mehr nachweisbar.
- Mitte der 60er Jahre schließlich wurden die *Kalzium-Antagonisten*, insbesondere das Nifedipin, durch Fleckenstein [20, 21] entdeckt und sehr bald nachher in die Klinik eingeführt. Die Kalzium-Antagonisten zeigen eine mehrfache Wirkung (Abb. 1); im Vordergrund steht jedoch die Relaxation der glatten Gefäßmuskulatur sowohl im koronaren wie im peripher-arteriellen Strombett. Die periphere arterioläre Dilatation führt zu einer Senkung des Blutdruckes und damit der Nachlast und geht, mitbedingt durch die sekundäre Steigerung des Sympathikotonus, mit einer leichten Erhöhung des Herzzeitvolumens einher [33, 39]; parallel dazu findet sich eine ca. 20- bis 30%ige Erweiterung der großen epikardialen Koronargefäße und vor allem auch der exzentrischen Stenosen [39]; überdies zeigt sich in Ruhe eine Zunahme der Koronardurchblutung um ca. 20–30% [18]; unter Streßbedingungen, z. B. Erhöhung der Herzfrequenz durch Vorhofstimulation bis zur Ischämie, wird – im Gegensatz zu den Nitraten und Beta-Blockern – die nach Verabreichung des Kalzium-Antagonisten beobachtete Senkung des myokardialen Sauerstoffverbrauches, erkennbar an der Abnahme des Frequenzdruckproduktes, insbesondere aber der Nachlast, nicht mit einer autoregulativen Senkung des Koronarflusses beantwortet; der Fluß im poststenotischen Gebiet bleibt unverändert hoch oder zeigt sogar noch eine leichte, nicht signifikante weitere Steigerung, so daß eine „Luxusperfusion" resultiert [18] (Abb. 1).

Gründe für eine Kombinationstherapie mit Beta-Blockern bei stabiler Angina pectoris

Mehrere Überlegungen befürworten eine Kombinationstherapie bei der stabilen Angina pectoris.

Erstens kann davon ausgegangen werden, daß mit der Kombination von zwei antiischämischen Substanzen die anginöse bzw. antiischämische Wirkung größer ist als die bei gleicher Dosis erzielte Wirkung jeder Substanz allein, so daß – ohne Erhöhung der Dosis – ein höherer Wirkeffekt erreicht wird; so ist schon aus den verschiedenen Angriffspunkten dieser Substanzen zu erwarten (Abb. 1), daß mehrere, den myokardialen Sauerstoffverbrauch auf verschiedenem Wege senkende Maßnahmen zusammenwirken und überdies die Erhöhung der Sauerstoffzufuhr als ergänzendes Moment wirkt. Hier sei daran erinnert, daß Herzfrequenz, Kontraktilität und Wandspannung die drei wesentlichen Determinanten des myokardialen Sauerstoffverbrauches darstellen [34].

Zweitens soll damit nicht nur die belastungsinduzierte Angina behandelt werden, sondern insbesondere auch die durch erhöhten koronaren Vasomotorentonus bedingte Senkung des Ruheflusses bzw. die primäre Angina. Es ist insbesondere zu erhoffen, daß damit auch die relativ häufigen Episoden von stummer Ischämie besser unter Kontrolle gebracht werden.

Drittens läßt sich vor allem durch eine Kombination und die daraus resultierende relativ niedrige Dosis der einzelnen Medikamente eine Reduzierung oder sogar Ausschaltung unerwünschter Nebenwirkungen einer speziellen Substanz erreichen, wie z. B. die Beeinträchtigung der linksventrikulären Funktion durch Beta-Blocker; aber auch der durch Toleranzentwicklung bedingte Wirkausfall bei Nitraten, läßt sich damit mindestens teilweise überbrücken.

Kombination von Beta-Rezeptorenblockern und Nitraten

Diese Kombination ist schon seit Ende der 60er Jahre bekannt und darf als die klassische Kombination bei Angina pectoris angesehen werden. Sie hat sich, wie zahlreiche Arbeiten aus den späten 60er und frühen 70er Jahren gezeigt haben (Übersicht [32, 41]) als sehr günstig erwiesen. Dies ist vor allem dadurch bedingt, daß die beiden Substanzen, obwohl sie teilweise einen gegensätzlichen Effekt haben, in ihrer Wirkung sich nicht aufheben, sondern – insbesondere während Belastung – zusätzlich unterstützen [49].

So wird unter der Kombination (Abb. 2) der myokardiale Sauerstoffbedarf erheblich stärker gesenkt, da sowohl die Beta-Blocker als auch die Nitrate die linksventrikuläre Wandspannung reduzieren und überdies den Blutdruck zusätzlich senken, wenn auch auf verschiedenem Wege: die Nitrate erreichen eine Blutdrucksenkung vor allem durch Reduktion des Herzzeitvolumens aufgrund des verminderten venösen Rückflusses, wobei der peripher-vaskuläre Widerstand weitgehend konstant bleibt; die Beta-Blocker führen langfristig ebenfalls über die Senkung des Herzzeitvolumens sowie auch des sympathischen Tonus zu einer Blutdrucksenkung, wobei der periphere Widerstand aber eher noch etwas zunimmt. Die Herzfrequenz erfährt unter Nitraten aufgrund des über die Blutdrucksenkung gesteigerten sympathischen Tonus eine geringe Zunahme, während sie unter den Beta-Blockern gesenkt wird, deren Wirkung unter der Kombination in der Regel auch diesbezüglich deutlich überwiegt. Im Gegensatz dazu wird der negativ inotrope Effekt der Beta-Blocker, die Abnahme der Kontraktilität, durch die sekundäre Steigerung des Sympathikotonus der Nitrate überspielt, so daß in der Regel insbesondere unter Belastung eine leichte Zunahme der Schlagarbeit bei gleichzeitiger signifikanter Senkung des linksventrikulären enddi-

NT = Nitrate, BB = Betablocker	NT	BB	NT + BB
Myokardiales O_2-Angebot Koronardurchblutung	↓	↓	↓↓
Vasomotoren-Tonus der Koronarien, epikardiale Gefäße	↓ Dil.	= ? ↑	?
Arteriolen	=	↑	? ↑
Dynamische Stenosen	↓ Dil.	↑ ?	?
Myokardialer O_2-Bedarf	↓	↓	↓↓
Herzfrequenz	(↑)	↓↓	↓
Wandspannung	↓	↓	↓↓
Blutdruck	↓	↓	↓
Kontraktilität	(↑)	↓	↓
Myokardialer O_2-Verbrauch	↓	↓	↓↓
CF: MVO_2-Verhältnis	↑	↑	↑

NT = Nitrate, BB = Betablocker

Abb. 2 Veränderungen der Hämodynamik und der koronaren Dynamik unter Nitraten allein, Beta-Blockern allein und unter der Kombination (für Einzelheiten siehe Text).

astolischen Druckes resultiert (Abb. 3), [36]. Insgesamt zeigt sich somit eine zusätzliche Senkung des myokardialen Sauerstoffverbrauches. Auf der Seite des Sauerstoffangebotes bzw. des Koronarflusses bewirkt die Kombination der beiden Medikamente eine relative Verbesserung des Gleichgewichtes zwischen Koronarfluß bzw. Sauerstoffangebot und Sauerstoffbedarf, indem die autoregulative Senkung des Koronarflusses noch verstärkt wird, wobei allerdings die leichte koronararterioläre Widerstandserhöhung der Beta-Blocker [35, 36, 37] neutralisiert wird. Im Vordergrund steht somit bei beiden Medikamenten die Senkung des Sauerstoffbedarfes, welcher auf das Niveau des poststenotisch höchstmöglichen Flusses gesenkt wird, häufig sogar noch deutlich darunter, einhergehend mit einer entsprechenden autoregulativen Senkung des Flusses. Dabei ist zu beachten, daß die Nitrate den Gesamtwiderstand im poststenotischen Gebiet weitgehend unverändert belassen [7, 18], während die Beta-Blocker den koronar-arteriolären Widerstand leicht erhöhen [35].

Unbekannt bleibt die Wirkung der Kombination auf den koronaren Vasomotorentonus, vor allem der großen epikardialen Gefäße und der exzentrischen dynamischen

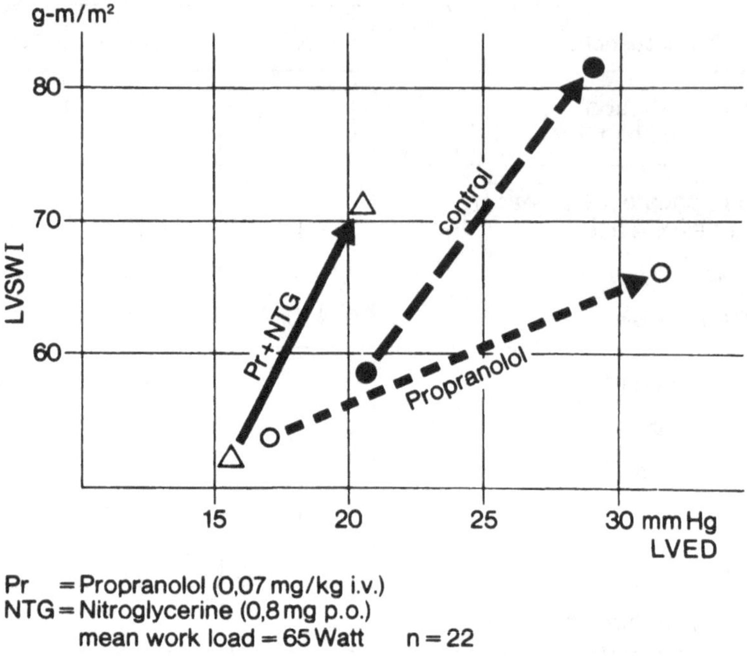

Abb. 3 Vergleich der linksventrikulären Funktion in Ruhe und unter mittelschwerer Belastung (65 Watt) bei Patienten mit Koronarsklerose und Angina pectoris vor und nach Beta-Blockade bzw. zusätzlicher Verabreichung von Nitroglycerin. Die 3 Ergometrien wurden liegend durchgeführt bei gleichzeitiger Messung der linksventrikulären hämodynamischen Parameter. – 1. Kontrollergometrie (control) bis zur signifikanten ST-Streckensenkung von mindestens 0,01 mV und Angina pectoris. – 2. Ergometrie unter 0,07 mg/kg i. v. Propranolol bei gleicher Wattzahl und Dauer wie unter Kontrolle. – 3. Ergometrie nach zusätzlicher Verabreichung von 0,8 mg Nitroglycerin sublingual wiederum bei gleicher Wattzahl und Dauer; aus [37] (für Einzelheiten siehe Text).

Stenosen [52]. Zur Zeit liegen noch keine Untersuchungen vor, welche die Frage beantworten, wie weit die vasokonstriktorische Wirkung der Beta-Blocker, bedingt durch ein Überwiegen des Alphatonus, die durch das zyklische GMP bedingte koronare Relaxation der Nitrate aufhebt. Die Beantwortung dieser Frage ist nicht zuletzt im Hinblick auf die Therapie der unstabilen Angina von wesentlicher Bedeutung.

Praktisch gesehen hat sich die Kombination von Beta-Blockern mit Nitraten bei der stabilen Angina pectoris insbesondere im Hinblick auf die Verhinderung der Belastungs-Angina als sehr günstig erwiesen, wie zahlreiche frühere Untersuchungen gezeigt haben [32]. So können z. B. Beta-Blocker allein den unter Belastung bzw. Ischämie erhöhten enddiastolischen Druck beim Koronarpatienten nicht vermindern [38], sondern er wird noch weiter erhöht unter gleichzeitiger Senkung der Schlagarbeit, bedingt durch die Abnahme der Kontraktilität und Wandspannung, was sich jedoch durch Nitrate weitgehend normalisieren läßt [36, 38]. Durch deren Senkung des venösen Rückflusses wird ein erhöhtes enddiastolisches Volumen des linken Ventrikels erheblich reduziert und überdies der unter Belastung erhöhte enddiastolische Druck häufig bis auf die Norm zurückgeführt ohne weitere Senkung der Schlagarbeit [2, 41]. Offensichtlich verhindert der Beta-Blocker die venöse Dilatation der Nitrate nicht, wie auch eine venöse Konstriktion unter Beta-Blockern – wahrscheinlich wegen der nur sehr schwachen Rezeptordichte dieser Gefäße – nicht beobachtet wird. Diese Feststellungen haben dazu geführt, daß Anfang der 70er Jahre die Kombination des langwirkenden sublingualen Isosorbiddinitrates und später der oralen Langzeitnitrate mit Beta-Blockern als eine Standardtherapie für die stabile Angina pectoris eingeführt wurde, wobei damals allerdings noch wenig auf eine eventuelle Toleranz der Nitrate geachtet wurde. Heute ist bekannt, daß eine hochdosierte Nitrattherapie über 24 Stunden zur Toleranz führt [58], so daß anzunehmen ist, daß bei der Kombination – je nach Verabreichung des Nitrates – über gewisse Stunden allein der Beta-Blocker zur Wirkung kommt. Dem sollte bei der Therapie Rechnung getragen werden, indem das Nitrat auch in der Kombination unter Berücksichtigung der Toleranz so dosiert wird, daß sein Ausfall nicht zum Wiederauftreten der Belastungs-Angina-pectoris führt. Es empfiehlt sich somit, das Nitrat vorwiegend nachts wegzulassen.

Die Kombination von Beta-Blockern mit Nitraten empfiehlt sich insbesondere bei Patienten mit latenter Herzinsuffizienz bzw. deutlich erhöhtem enddiastolischen Volumen in Gegenwart von größeren, infarktbedingten, akinetischen Arealen, wobei ohne entsprechende Therapie unter Belastung der enddiastolische Druck massiv ansteigt bzw. die Herzinsuffizienz manifest wird. Dabei ist zu beachten, daß bei diesen Patienten häufig eine kompensatorische Steigerung der Herzfrequenz resultiert; der Beta-Blocker kann dann u. U. das Nitrat überspielen, so daß der Frequenzanstieg ausbleibt, insbesondere auch in der Toleranzphase des Nitrates, wobei aber das enddiastolische Volumen noch weiter zunimmt und die Herzinsuffizienz sich eventuell verstärkt.

Bei jeder Monotherapie mit einem Beta-Blocker sollte somit entschieden werden, ob und wieweit ein Nitrat zugelegt werden sollte. Bei der überwiegenden Mehrzahl der Patienten läßt sich diese Kombination ohne wesentliche Nebenwirkungen durchführen; die Arbeitsbelastung wird, wie zahlreiche Untersuchungen gezeigt haben, deutlich verlängert bzw. die Belastbarkeit erhöht, so daß die Dosen der beiden Substanzen kombiniert häufig deutlich reduziert werden können.

Kombination von Beta-Rezeptorenblockern und Kalzium-Antagonisten

Diese Kombination ist noch relativ neu und zum Teil noch immer Gegenstand von Diskussionen, insbesondere was ihre Indikationen, aber auch Risiken betrifft. Zum besseren Verständnis sei die Hauptwirkung der Kalzium-Antagonisten nochmals kurz erwähnt (Abb. 4). Kalzium-Antagonisten wirken über eine Hemmung des langsamen Kalzium-Einstromes durch die Zellmembran sowohl im Bereich der Herzmuskel wie der glatten Gefäßmuskelzelle; dabei wird vor allem der Kalziumtransport über den potentialabhängigen Kanal, wahrscheinlich aber auch über einen Rezeptor-abhängigen Kanal gebremst [39]. Im Bereich des Sinusknotens und vor allem des AV-Knotens bewirken gewisse Kalzium-Antagonisten (Verapamil, Diltiazem) eine deutliche Verzögerung der Überleitung, welche hier ebenfalls über den langsamen Kalzium-Kanal

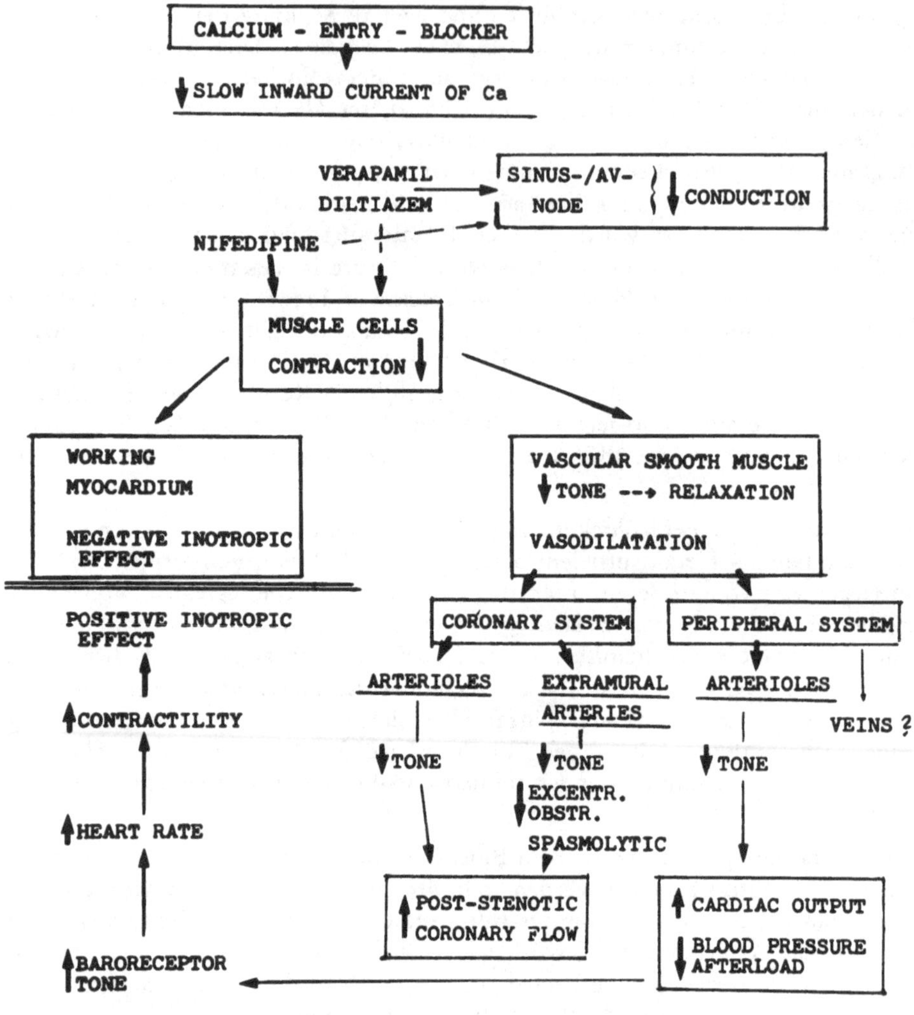

Abb. 4 Wirkschema der Kalzium-Antagonisten. Sämtliche hier angegebenen hämodynamischen Veränderungen wurden am Menschen in eigenen Untersuchungen verifiziert (für Einzelheiten siehe Text).

gesteuert wird. Am Herzmuskel führt die Hemmung des Kalziumeinstromes erwartungsgemäß zu einem negativ inotropen Effekt, wobei dies beim Menschen jedoch nur bei intrakoronarer Verabreichung ersichtlich wird [1]. Tierexperimentelle Untersuchungen am Hundeherzen in situ haben gezeigt, daß eine Dosis, welche bei intrakoronarer Verabreichung zu einer ca. 30%igen Senkung der Kontraktilität führt, mit einer ca. 50%igen Senkung des Kalziumeinstromes verbunden ist [56, 57]. Dieser negativ inotrope Effekt kommt bei systemischer Verabreichung nicht zur Wirkung, da die gleichzeitige Abnahme des peripher-arteriolären Tonus zu einer Blutdrucksenkung und sekundär zu einer Erhöhung des Barorezeptorentonus bzw. Sympathikotonus führt; damit verbunden ist eine Steigerung der Herzfrequenz und der Kontraktilität, es resultiert ein positiv inotroper Effekt, welcher den direkt negativ inotropen Effekt am Herzmuskel überspielt. Im Vordergrund steht somit die Senkung des Tonus der glatten Gefäßmuskulatur sowohl im peripher-arteriellen wie auch im Koronarsystem. Hier soll nur auf die Wirkung am letzteren eingegangen werden. Mehrere Studien haben gezeigt, daß die bekannten Kalzium-Antagonisten Verapamil, Nifedipin und Diltiazem in etwa gleichem Ausmaß den Ruhekoronarfluß steigern [10, 12, 18] und unter Vorhofstimulation bzw. Streß den Koronarfluß auf gleicher Höhe wie ohne Kalzium-Antagonisten aufrecht erhalten [18]; die durch Senkung des peripheren Druckes bedingte Abnahme des myokardialen Sauerstoffverbrauches und damit an sich verbundene autoregulative Flußsenkung wird durch die Kalzium-Antagonisten durchbrochen, ohne daß allerdings ein sog. Steal-Phänomen entsteht. Zugleich führen die klinisch gebräuchlichen Kalzium-Antagonisten Nifedipin, Diltiazem und Verapamil auch zu einer Erweiterung der großen epikardialen Gefäße, insbesondere auch der exzentrischen Stenosen [9, 39, 53]. Betrachtet man den Effekt auf den Herzmuskel isoliert, so wäre zu befürchten, daß die gleichzeitige Verabreichung von Kalzium-Antagonisten und Beta-Blockern den negativ inotropen Effekt der letzteren verstärken könnte. Der deutlich negativ inotrope Effekt der Beta-Blocker wird aber durch die Steigerung des Sympathikotonus bei systemischer Verabreichung der meisten Kalzium-Antagonisten, insbesondere der Dihydropyridine, wesentlich gemildert zusammen mit einer starken Senkung der Nachlast bzw. des Blutdruckes. Dies gilt aber nur für die Kombination von Beta-Blockern mit Dihydropyridinen [47, 61], wobei eine weitere Senkung des Ruheblutdruckes beobachtet wird, während der deprimierende Effekt der Beta-Blocker auf das Herzzeitvolumen in Ruhe weitgehend behoben ist, obwohl die Herzfrequenz zusätzlich weiter gesenkt wird. Unter Fahrradergometrie zeigt sich eine weitere Senkung des systolischen und diastolischen Blutdruckes bei gleicher Arbeitsbelastung, wobei dann das Herzzeitvolumen gegenüber dem Ausgangswert leicht gesenkt wird [63]. Es ist somit davon auszugehen, daß insgesamt der myokardiale Sauerstoffverbrauch durch die Kombination von Kalzium-Antagonisten und Beta-Blockern stärker gesenkt wird als mit jeder Substanz allein, wobei insbesondere bei Verapamil, welches schon bei systemischer Verabreichung leicht kardiodepressiv wirken kann [3], eine noch stärkere Reaktion als bei den Dihydropyridinen zu erwarten ist. Die Wirkung der Kombination auf das Myokard muß somit für die drei gebräuchlichsten Kalzium-Antagonisten als leicht verschieden betrachtet werden, wird aber auch vom gewählten Beta-Blocker abhängen bzw. ob dieser kardiospezifisch und mit oder ohne intrinsische Aktivität ist. Dieses sehr große Spektrum an Wirkungsmöglichkeiten wurde bis jetzt nur sehr wenig untersucht, insbesondere was die akute Hämodynamik betrifft [19, 26, 48, 64]. Erwähnenswert scheint, daß umgekehrt gerade die durch die Dihydropyridine häufig leicht erhöhte Herzfrequenz durch Beta-Blockade weitgehend normalisiert wird. Die Kombination reduziert somit vor allem zwei wesentliche Determinanten des myokardialen Sauerstoffverbrauches, nämlich die Herzfrequenz und den systemischen Blutdruck, allerdings auf Kosten einer kleinen Zunahme des linksventrikulären Füllungsdruckes [47]. Hämodynamisch ist diese Kombination somit günstig (Abb. 5), unterscheidet sich jedoch wesentlich von der Kombination mit Nitraten dadurch, daß der linksventrikuläre enddiastolische Druck nicht gesenkt wird; andererseits wird aber das Herz-

	CaA	BBL	CaA + BBL
Myokardiales O_2-Angebot			
Koronardurchblutung	↑	↓	↓
Koronartonus – Arteriolen	↓	↑	↑
epikardiale Gefäße	↓	?	?
exzentrische Stenosen	↓	?	?
Myokardialer O_2-Verbrauch			
Herzfrequenz	↑ = ↓	↓	↓
Kontraktilität	↑ (↓)	↓	↓
Wandspannung	↓	↓	↓↓
Nachlast, Blutdruck	↓	↓	↓↓
Vorlast	= ↓	↑	↑ =
Herzzeitvolumen	↑	↓	= (↑)
AV-Überleitung	= ↓	↓	↑↑*

* Diltiazem, Verapamil CA = Calcium-Antagonisten
BBL = Betablocker

Abb. 5 Veränderungen der Hämodynamik unter Kalzium-Antagonisten und Beta-Blockern allein und unter Kombination. Bislang noch nicht verifizierte Effekte sind mit Fragezeichen versehen (für Einzelheiten siehe Text).

zeitvolumen weniger stark reduziert als unter dem Beta-Blocker allein, bzw. der negativ inotrope Effekt des Beta-Blockers wird insbesondere unter Belastung abgeschwächt und die Pumpfunktion leicht verbessert, sogar bei Patienten mit leichter Herzinsuffizienz [61].

Es stellte sich im weiteren die entscheidende Frage, wieweit sich die Kombination auf die glatte Gefäßmuskulatur auswirkt. Aufgrund der speziellen Physiologie der glatten Gefäßmuskelkontraktion wäre ein erheblicher negativ inotroper Effekt zu erwarten (Abb. 6). Sowohl die phasische wie die tonische Kontraktion der glatten Gefäßmuskulatur wird primär durch den Kalziumeinstrom über die Zellmembran, vor allem über den potentialabhängigen Kanal gesteuert, während die zur Vasodilatation führende Relaxation der glatten Gefäßmuskulatur vorwiegend von der Stimulation der beta-adrenergen Rezeptoren abhängt. Das unter dem Einfluß der Beta-Stimulation gebildete zyklische AMP hat eine hemmende Wirkung auf die Phosphorylierung der Myosin-Leicht-Kette, wodurch die Kontraktion bzw. die Verbindung von phosphoryliertem Myosin mit Aktin verhindert wird. Überdies scheint das zyklische AMP direkt den transmembranösen Kalziumeinstrom zu hemmen. Entsprechend führt

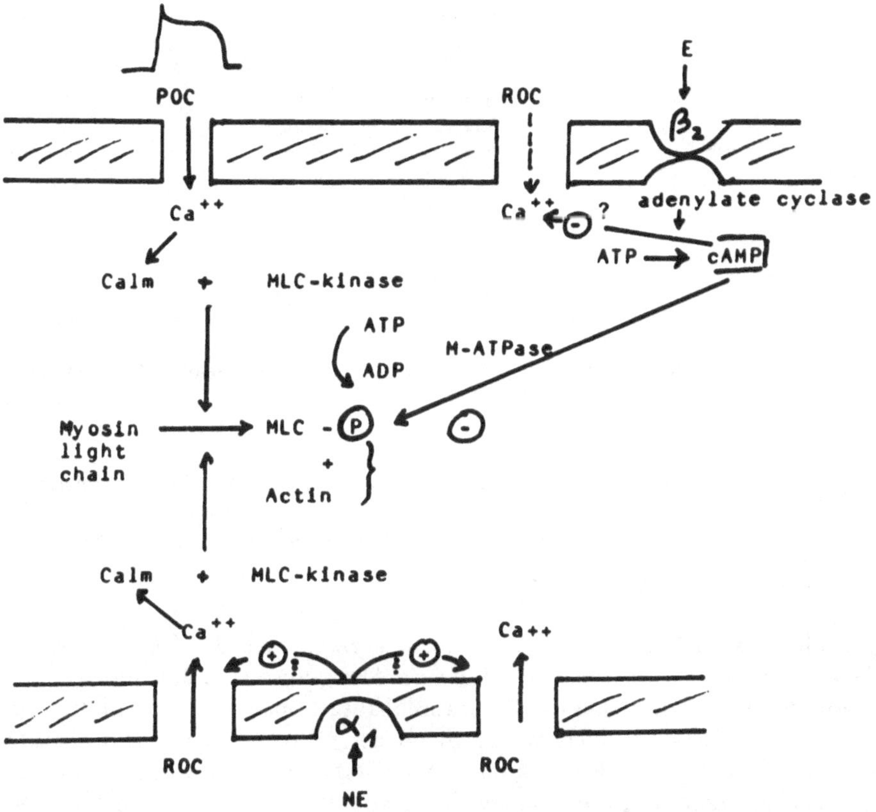

Abb. 6 Schematische Darstellung des Kontraktionsablaufes in der glatten Gefäßmuskulatur in Abhängigkeit vom Kalziumeinstrom über die Zellmembran, über den potentialabhängigen Kanal (POC), den Rezeptor-abhängigen Kanal (ROC) bzw. vermittelt durch Beta-Rezeptoren und $Alpha_1$-Rezeptoren (für Einzelheiten siehe Text).

zirkulierendes Adrenalin zur Vasodilatation, ein Vorgang, der sich durch Beta-Blockade völlig antagonisieren läßt. Auf der anderen Seite führt der Kalziumeinstrom über den potentialabhängigen Kanal zur phasischen und tonischen Kontraktion, welche auf diese Weise auf längere Zeit aufrecht erhalten wird. Der vasodilatorische Effekt der Kalzium-Antagonisten ist somit im Prinzip auf den jetzt ungehemmten Betatonus zurückzuführen, welcher offenbar nicht durch einen vermehrten Anstieg des $alpha_1$-sympathetischen Tonus und die damit verbundene Vasokonstriktion gebremst wird. Der letztere ist offensichtlich relativ schwach und kommt nicht zum Tragen, solange der Potential- und Rezeptor-abhängige Kanal funktionieren. An sich müßte angenommen werden, daß die gleichzeitige Blockierung des potentialabhängigen langsamen Kalzium-Kanales und des Rezeptor-abhängigen Beta-Kanales nur noch die Aktivität des $alpha_1$-sympathetischen Kanales zulassen (Abb. 7), welcher dann, obwohl relativ schwach in seiner Wirkung, doch wieder zu einer Vasokonstriktion führt. Eigene Untersuchungen des Koronarflusses unter der Kombination von Nifedipin und Pro-

Behaviour of vasomotion of coronary arteries depending on Pharmacological regulation of POC and ROC

Drug	POC VC	ROC-β_2 VD	ROC-α_1 VC	Vasomotion VC	Vasomotion VD
No Drug	+	+ +	+	↑	↑
Ca-Ant-Agonist	∅	+ + (+)	+ (+)	↑	⇧
Ca-Ant-Agonist	∅	∅	+	↑	–

POC = Potential operated Channel, ROC = Receptor operated Channel, VC = Vasoconstriction, VD = Vasodilation

Abb. 7 Tabellarische Zusammenfassung des Verhaltens des Vasomotorentonus bei epikardialen Koronargefäßen und koronaren Arteriolen in Abhängigkeit von der pharmakologischen Regulation des Potential- und Rezeptor-abhängigen Kanales. Es wird dabei von einem normalerweise existierenden Gleichgewicht zwischen Vasokonstriktion (VC) und Vasodilatation (VD) ausgegangen.

pranolol [13] (Abb. 8) haben dann auch gezeigt, daß die fehlende autoregulative Senkung des Koronarflusses unter Kalzium-Antagonisten, z. B. während Vorhofstimulation, nach Verabreichung von Propranolol aufgehoben wird, so daß der Koronarfluß im poststenotischen Gebiet, entsprechend der massiven Senkung des Sauerstoffverbrauches, wieder deutlich abnimmt bzw. jetzt doch autoregulativ gesenkt wird. Umgekehrt verhindert die Verabreichung von Propranolol bei nachfolgender Gabe von Nifedipin eine entsprechende Flußzunahme. Der koronararterioläre Tonus wird somit bei der Kombination von einem Dihydropyridin mit einem nicht selektiven Beta-Blocker vorwiegend abhängig vom alpha$_1$-sympathetischen Tonus, so daß eine Vasokonstriktion resultiert, in seltenen Fällen sogar ein Koronarspasmus [13]. Wieweit an den extramuralen großen Koronarästen die Kombination ebenfalls zu einer Vasokonstriktion führt, ist bislang noch nicht untersucht worden, scheint aber von wesentlicher Bedeutung zu sein.

Aufgrund dieser Überlegungen wäre klinisch somit unter Umständen eher ein ungünstiger Effekt dieser Kombination zu erwarten; demgegenüber haben aber die meisten Studien, welche Kombinationen zwischen Beta-Blockern und Kalzium-Antagonisten untersuchten, bislang eine erhebliche Steigerung der Belastbarkeit gefunden, sowohl bezüglich der Zeit bis zur ST-Streckensenkung wie auch der maximalen Belastung [5, 14, 15, 16, 50].

Speziell Ekelund [17] sowie auch Leon und Mitarbeiter [28, 29] haben eine deutliche Steigerung der Belastbarkeit gefunden, wenn die Kombination mit der Behandlung durch Beta-Blocker oder Kalzium-Antagonisten allein verglichen wurde; dies wird durch die übrige Literatur bestätigt [26].

Trotzdem scheint ein Wort der Vorsicht geboten. Zweifellos senkt die Kombination den Blutdruck stärker als jedes Medikament allein; damit kann auch – insbesondere

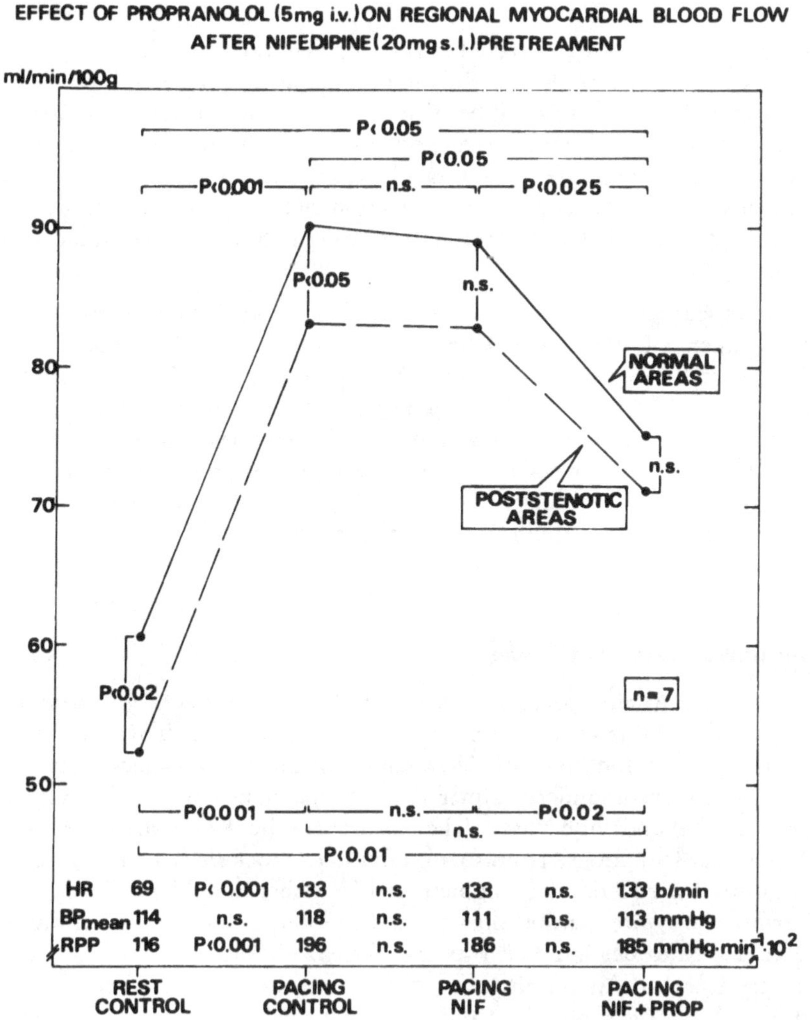

Abb. 8 Koronarfluß unter Vorhofstimulation bis zur Angina pectoris und/oder Ischämie (ST-Senkung >0,1 mV) ohne und mit Nifedipin und nachfolgend Propranolol im normalen (ausgezogene Linie) und poststenotischen (gestrichelte Linie) Areal. Untersucht wurden 7 Patienten mit isolierter hochgradiger Stenose im Bereich des Ramus interventrikularis anterior; die Flußmessung erfolgte mittels der präkordialen Xenon-Clearance-Technik. Links: Koronarfluß in Ruhe (rest, control), wobei im Mittel der poststenotische Fluß bereits signifikant tiefer lag als der Fluß im normalen Gebiet; Mitte: unter Vorhofstimulation Anstieg des Flusses im normalen und poststenotischen Gebiet, im letzteren einhergehend mit subendokardialer Ischämie bzw. typischer ST-Streckensenkung von mehr als 0,1 mV. Mitte rechts: unter der zweiten Vorhofstimulation mit gleicher Frequenz und gleicher Dauer, 15 Minuten nach Verabreichung von 20 mg Nifedipin sublingual zeigt sich trotz Senkung des myokardialen Sauerstoffverbrauches bzw. des Blutdruckes und des Frequenzdruckproduktes keine autoregulative Abnahme des Flusses und erst bei der dritten Stimulation (rechts), diesmal 10 Min. nach zusätzlicher Verabreichung von 5 mg Propranolol i. v., findet sich jetzt eine autoregulative Flußabnahme, obwohl Blutdruck und Frequenzdruckprodukt unverändert bleiben; die Senkung des Sauerstoffverbrauches erfolgt jetzt vor allem über eine Abnahme der Kontraktilität.

bei fehlendem Frequenzanstieg – das Herzzeitvolumen u. U. eine deutliche Abnahme erfahren bzw. der günstige Effekt des Kalzium-Antagonisten wäre verloren. Überdies kann durch starke Blutdrucksenkung bei Koronarpatienten mit höhergradigen Stenosen der Perfusionsdruck erheblich reduziert werden, was die Ischämie eventuell. paradox verstärken könnte. Dies könnte auch dann der Fall sein, wenn die von uns im arteriolären Bereich gesehene Vasokonstriktion sich auch im Bereich der großen epikardialen Koronararterien vollziehen würde. Weitere Studien müssen diese Punkte noch klären.

Schließlich ist unbedingt darauf hinzuweisen, daß bei der Kombination mit Verapamil, aber eventuell auch mit Diltiazem, Überleitungsstörungen im AV-Knoten auftreten können [27], unter intravenösem Verapamil bis zum totalen AV-Block. Diese Kombination, welche zwar auch mit guter Wirkung eingesetzt werden kann [62, 63, 64], verlangt somit eine besondere Überwachung des EKGs, vorallem wenn relativ hohe Dosen des Beta-Blockers verwendet werden. Bei Patienten mit vorbestehendem AV-Block sollte deshalb die Kombination eines Beta-Blockers mit Verapamil oder Diltiazem zugunsten derjenigen mit einem Dihydropyridin unterbleiben.

Diskussion und Zusammenfassung

In der Therapie der Angina pectoris lassen sich Beta-Blocker sehr gut kombinieren, und zwar sowohl mit Nitrokörpern, vor allem Langzeitnitraten, als auch mit Kalzium-Antagonisten. Die Kombination mit letzteren ist sogar aus verschiedenen Gründen häufig vorzuziehen, insbesondere immer dann, wenn neben Belastungsangina auch Ruheangina besteht und eine zusätzliche vasospastische Komponente nicht sicher ausgeschlossen werden kann. Art und Dosis des Beta-Blockers richten sich nach dem Schweregrad sowie der Klinik der Angina pectoris, wobei sowohl auf Kardiospezifität wie auf intrinsische sympathische Aktivität des Blockers zu achten ist. Klinisch spielt insbesondere der Grad der latenten Herzinsuffizienz eine Rolle, da die Nitrokörper, nicht aber die Kalzium-Antagonisten in der Lage sind, den venösen Rückfluß zu reduzieren und damit den unter Beta-Blocker leicht erhöhten enddiastolischen Druck zu normalisieren.

Bei *stabiler Angina* ohne Linksinsuffizienz bzw. bei noch normalem linkem Ventrikel, im Präinfarktstadium und fehlender Ruheangina läßt sich der Beta-Blocker sowohl mit einem Nitrokörper wie auch Kalzium-Antagonisten kombinieren, mit dem letzteren insbesondere bei gleichzeitigem Vorhandensein einer therapiebedürftigen Hypertonie, welche durch den Beta-Blocker allein nicht genügend kontrolliert wird. Bei gleichzeitiger Linksinsuffizienz bzw. vorbestehendem größerem Infarkt und durch das akinetische Areal bzw. die asynerge Kontraktion erhöhtem enddiastolischen Druck und vergrößertem enddiastolischen Volumen ist die Kombination mit Nitraten wegen gleichzeitiger Senkung der Vorlast vorzuziehen. Bei stabiler Angina und gleichzeitiger Ruheangina sollte, insbesondere bei fehlender Linksinsuffizienz, dem Kalzium-Antagonisten der Vorzug gegeben werden; bei zusätzlich vorliegender Linksinsuffizienz nach größerem Infarkt wären sowohl Diuretika zur Reduktion des zirkulierenden Blutvolumens wie auch Nitrate indiziert.

Bei typischer *unstabiler (Ruhe-)Angina pectoris* bzw. drohendem Herzinfarkt ist es schwierig, ohne Kenntnis der zugrunde liegenden Koronaranatomie einen medikamentösen Entscheid zu treffen. Zwei Interventionsstudien [42, 45] haben gezeigt, daß bei vorherbestehender Behandlung mit einem Beta-Blocker die zusätzliche Verabreichung von Nifedipin die Zahl der Ruheattacken erheblich reduziert, während umgekehrt bei vorbestehender Behandlung mit Nifedipin die zusätzliche Verabreichung von Propranolol sich als günstig auswirkt. Beide Studien waren in ihrer Aussage bezüglich der alleinigen Verabreichung eines Beta-Blockers oder auch Kalzium-Antagonisten nicht schlüssig bezüglich der infarktverhütenden Wirkung. Legt man die bekannte Pathophysiologie der unstabilen Angina zugrunde [34, 40], so ist dies zu erwarten, da die unstabile, häufig in einen Infarkt ausmündende Situation mehrheitlich durch eine starke Progredienz der Koronarsklerose bedingt wird [43], wobei sowohl Beta-Blocker wie Kalzium-Antagonisten an der in der Regel hochgradigen und überdies komplexen Stenose wenig auswirken können und lediglich eine Revaskularisation, sei es durch Bypass-Chirurgie oder Dilatation, die Lage entscheidend verbessert.

Beta-Blocker, so fragwürdig häufig ihre Monotherapie bei stabiler und insbesondere bei instabiler Angina pectoris ist, bieten sich als ideale Medikamente zur Kombination an, wobei dann ihre unerwünschten Nebenwirkungen stark in den Hintergrund treten.

Literatur

[1] Amende, I., R. Simon, W. P. Hood, et al.: Intracoronary Nifedipine in human beings: magnitude and time course of changes in left ventricular contraction/relaxation and coronary sinus blood flow. JACC 2 (1983) 1041 – 1044.

[2] Amende, I., R. Simon, W. P. Hood jr., et al.: The effects of the betablocker atenolol and nitroglycerin on left ventricular function and geometry in man. Circ. 60 (1979) 836.

[3] Amende, I., R. Simon, P. Lichtlen: Direct cardiac and peripheral actions of intravenous verapamil. JACC 2 (1986) 182 A.

[4] Aronow, W. S., H. M. Chesluk: Sublingual isosorbid-dinitrate therapy versus sublingual placebo in angina pectoris. Circ. 41 (1970) 869.

[5] Bassan, M., D. Weiler-Ravell, O. Sharev: The additive antianginal action of oral nifedipine in patients receiving propranolol. Magnitude and duration of effect. Circ. 66 (1982) 710 – 716.

[6] Becker, H. J., G. Walder, M. Kaltenbach: Gibt es eine Tachyphylaxie bzw. Gewöhnung bei der Behandlung der Angina pectoris mit Nitrokörpern? Dtsch. Gesell. Inn. Med. 82 (1976) 1209 – 1210.

[7] Bernstein, L., G. C. Friesinger, P. R. Lichtlen, et al.: The effect of nitroglycerin on the systemic and coronary circulation in men and dogs. Myocardial blood flow measured with Xenon 133. Circ. 33 (1966) 107.

[8] Black, J. W., J. S. Stevenson: Pharmacology of a new adrenergic betareceptor-blocking compound (nethalide). Lancet II (1962) 311.

[9] Bonzel, T., H. Wollschläger, H. Löllgen, et al.: Erweiterung der epikardialen Koronargefäße durch intravenöses Diltiazem bei Patienten mit koronarer Herzkrankheit. Z. Kardiol. 74 (1985) 238 – 244.

[10] Bourassa, M. G., P. Coal, P. Théroux, et al.: Hemodynamics and coronary flow following diltiazem administration in anaesthetized dogs and in humans. Chest 78 (1980) 224.

[11] Danahy, D. T., W. S. Aronow: Hemodynamic and antianginal effects of high dose oral isosorbid-dinitrate after chronic use. Circ. **56** (1977) 205–212.

[12] Daniel, W. G., H. J. Engel, P. R. Lichtlen: Effects of Ca-antagonists on regional myocardial blood flow. In: Ca-Antagonism. International Symposium on Calcium-Antagonism (U. Althaus, D. Buckhardt, E. Vogt, Hg.), S. 152–162. Universimed Verlag, Frankfurt 1984.

[13] Daniel, W. G., G. H. Reil, O. Schober, et al.: Effects of combined nifedipine and propranolol treatment on regional myocardial blood flow in coronary patients. In: 6th International Adalat Symposium (P. R. Lichtlen, Hg.), S. 414–421. Excerpta Medica, Amsterdam 1986.

[14] Dargie, H. J., P. G. Lynch, D. M. Krickler, et al.: Nifedipine and propranolol: a beneficial drug interaction. Am. J. Med. **71** (1981) 676–682.

[15] De Ponti, C., A. M. de Biasi, S. Pirelli, et al.: Effects of nifedipine, acebutolol, and their association on exercise tolerance in patients with effort angina. Cardiol. **68** (1981) Suppl. II, 195–199.

[16] Dietz, A., J. Walter, F. Ebner, et al.: Treatment of coronary heart disease with a combination of nifedipine and beta-blocker. Herzkreislauf. **11** (1979) 243–248.

[17] Ekelund, L. G., L. Oroe: Antianginal efficiency of Nifedipine with and without a betablocker, studied with exercise tests. A double-blind, randomized subacute study. Clin. Cardiol. **2** (1979) 203–211.

[18] Engel, J. H., P. R. Lichtlen: Beneficial enhancement of coronary blood flow by nifedipine; comparison with nitroglycerin and beta-blocking agents. Am. J. Med. **71** (1981) 658–667.

[19] Findlay, I. N., J. H. Dargie: The effects of nifedipine, atenolol, and their combination on left ventricular function. Postgrad. Med. J. **59** (1983) Suppl. II, 70–73.

[20] Fleckenstein, A., H. Meyer, H. J. Döring, et al.: Zum Wirkungsmechanismus neuartiger Koronar-dilatatoren mit gleichzeitig Sauerstoff-einsparenden Myokardeffekten, Prenylamin, Iproveratril. Z. Kardiol. **56** (1967) 716.

[21] Fleckenstein, A., H. Tritthard, B. Fleckenstein, et al.: Eine neue Gruppe kompetitiver Calcium-Antagonisten mit starken Hemmeffekten auf die elektromechanische Kopplung im Warmblütler-myokard. Pflüge's Archiv **307** (1969) R 25.

[22] Goldstein, R. E., D. R. Rosing, D. R. Redwood, et al.: Clinical and circulatory effects of isosorbiddinitrate: comparison with nitroglycerin. Circ. **43** (1971) 629.

[23] Gorlin, R., N. Brachfeld, C. Macleod, et al.: Effect of nitroglycerin on the coronary circulation in patients with coronary artery disease or increased left ventricular work. Circ. **19** (1959) 705–718.

[24] Honig, C. R., S. M. Tenney, P. V. Gabel: The mechanism of cardiovascular action of nitroglycer-ine. Am. J. Med. **29** (1960) 910–923.

[25] Hood, jr. W. P., I. Amende, R. Simon, et al.: The effects of intracoronary nitroglycerin on left ventricular systolic and diastolic function in man. Circ. **61** (1980) 1098.

[26] Julian, D. G.: Comparisons and combinations in antianginal therapy. Eur. Heart J. **6** (1985) Suppl. A, 37–45.

[27] Krikler, D. M., L. Harris, E. Rowland: Calcium-channel-blockers and beta-blockers: Advantages and disadvantages of combination therapy in chronic stable angina pectoris. Am. Heart J. **104** (1982) 702–708.

[28] Leon, M. B., D. R. Rosing, R. O. Bonow, et al.: Clinical efficacy of verapamil alone and combined with propranolol in treating patients with stable angina pectoris. Am. J. Cardiol. **48** (1981) 131–139.

[29] Leon, M. B., D. R. Rosing, R. O. Bonow, et al.: Combination therapy with calcium channel blockers and beta-blockers for chronic stable angina pectoris. Am. J. Cardiol. **55** (1985) 69 B–80 B.

[30] Lichtlen, P.: Myocardial function in coronary artery disease. Triangle **9** (1970) 282–292.

[31] Lichtlen, P.: The hemodynamics of clinical ischemic heart disease. Ann. Clin. Res. **3** (1971) 333–343.

[32] Lichtlen, P.: Zur Therapie der Angina pectoris in heutiger Sicht. Z. Kardiol. **61** (1972) 32–39.
[33] Lichtlen, P.: The influence of nifedipine on left ventricular and coronary dynamics at rest and during exercise in patients with coronary artery disease. In: 1st International Nifedipine Symposium (K. Hashimoto, E. Kimura, T. Kobayashi, Hg.), S. 104. University of Tokyo Press, Tokyo 1975.
[34] Lichtlen, P.: Pathophysiology of coronary and myocardial function in angina pectoris: important aspects for drug treatment. Europ. Heart J. (1985) Suppl F, 11–25.
[35] Lichtlen, P., H. Albert: Zur Wirkung der Beta-Rezeptorenblockade bei Koronarinsuffizienz. I. Koronare Dynamik unter Propranolol. Messung der Koronardurchblutung mit Xenon 133. Z. Kardiol. **59** (1970) 193.
[36] Lichtlen, P., H. Albert, T. Moccetti: Insufficence coronaire: Evaluation par les tests d'effort de la fonction de ventricule gauche sous Propranolol administré seul ou avec Nitroglycerine. Therapie **25** (1970) 259–265.
[37] Lichtlen, P., H. Albert, B. Moccetti: Left ventricular dynamics at rest and during exercise under different beta-blocking agents in patients with severe coronary artery disease. In: Coronary Heart Disease (M. Kaltenbach, P. Lichtlen, Hg.), S. 205–221. Georg Thieme Verlag, Stuttgart 1971.
[38] Lichtlen, P., H. Albert, M. Spiegel: Zur Wirkung der Betarezeptorenblockade bei Koronarinsuffizienz. II. Linksventrikuläre Dynamik bei Arbeitsbelastung unter Propranolol und der Kombination von Propranolol und Nitroglycerin. Z. Kardiol. **59** (1970) 207.
[39] Lichtlen, P., J. H. Engel, W. Rafflenbeul: Calcium-entry-blockers, especially nifedipine in angina of effort: possible mechanisms and clinicial implications. In: Calcium-antagonists and cardivascular disease (L. H. Opie, Hg.), S. 221–236. Raven Press, New York 1984.
[40] Lichtlen, P., W. Rafflenbeul, H. Freudenberg: Pathoanatomy and function of coronary obstructions leading to unstable angina pectoris; anatomical and angiographic studies. In: Unstable Angina, current concepts and management (P. G. Hugenholtz, B. S. Goldman, Hg.), S. 81–93. Schattauer-Verlag, Stuttgart 1985.
[41] Lichtlen, P., K. Gatticker, J. Halter, et al.: The effect of nitrates (isosorbiddinitrate) on coronary and ventricular dynamics under exercise in patients with coronary artery disease. In: Coronary Heart Disease (M. Kaltenbach, P. Lichtlen, Hg.), S. 42–56. Georg Thieme Verlag, Stuttgart 1973.
[42] Lubsen, J., J. T. P. Tijssen, H. J. J. Kerkkamp: The Netherlands Interuniversity Cardiology Institute. HINT: Holland Interuniversity Nifedipine/Metoprolol Trial, 1986. Eur. Heart J. In press.
[43] Moise, A., P. Théroux, Y. Taeymans, et al.: Unstable angina and progression of coronary atherosclerosis. N. Engl. J. Med. **309** (1983) 685–689.
[44] Müller, O., H. Rørvik: Hemodynamic consequences of coronary heart disease with observations during anginal pain and on the effect of nitroglycerin. Br. Heart J. **20** (1958) 302.
[45] Muller, J. E., J. Morrison, P. H. Stone, et al.: Nifedipine therapy for threatened and acute myocardial infarction: a randomized double-blind placebo-controlled comparison. Circ. **69** (1984) 740–747.
[46] Murell, W.: Nitroglycerin as a remedy of angina pectoris. Lancet I (1879) 80–81, 113–115, 151–152, 225–227.
[47] Nelson, G. I. C., B. Silke, R. C. Ahuja, et al.: The effect on left ventricular performance of nifedipine and metoprolol singly and together in exercise-induced angina pectoris. Eur. Heart J. 5 (1984) 67–79.
[48] Packer, M., J. Muller, N. Medina, et al.: Hemodynamic consequences of combined beta-adrenergic and slow calcium channel blockade in man. Circ. **65** (1982) 660–668.
[49] Parmley, B. W.: Combination of beta-adrenergic blocking agents and nitrates in the treatment of stable angina pectoris. Cardiovasc. Res. 3 (1982) 1425–1430.

[50] Pfisterer, M., J. Müller-Brand, F. Burkard: Combined acebutolol/nifedipine therapy in patients with chronic coronary artery disease: additional improvement of ischemia-induced left ventricular dysfunction. Am. J. Cardiol. **49** (1982) 1259 – 1266.

[51] Prichard, B. N. C.: Betareceptor antagonists in angina pectoris. Ann. Clin. Res. **3** (1971) 343 – 352.

[52] Rafflenbeul, W., P. R. Lichtlen: Zum Konzept der „dynamischen" Koronarstenose. Z. Kardiol. **71** (1982) 439 – 444.

[53] Rafflenbeul, W., P. R. Lichtlen: Release of residual vascular tone in coronary artery stenoses with nifedipine and glyceril trinitrate. In: 5th International Adalat Symposium (M. Kaltenbach, H. N. Neufeld, Hg.), S. 300 – 308. Excerpta Medica, Amsterdam 1983.

[54] Rafflenbeul, W., C. Berger, P. Lichtlen: Einfluß von Beta-Rezeptorenblockern auf Koronargefäße. Symposium Beta-Rezeptoren – Beta-Rezeptorenblocker. Salzburg 1986. S. 179. Walter de Gruyter, Berlin – New York 1987.

[55] Rafflenbeul, W., F. Urthaler, R. O. Russell, et al.: Dilatation of coronary artery stenoses after isosorbiddinitrate in man. Br. Heart J. **43** (1979) 546.

[56] Reil, G. H., J. Ertl, R. Frombach, et al.: Comparison between the effects of nifedipine and isosorbiddinitrate on changes in myocardial and extracellular space and 47Ca exchange in vivo. In: 6th International Adalat Symposium (P. R. Lichtlen, Hg.), S. 204 – 210. Excerpta Medica, Amsterdam 1986.

[57] Reil, G. H., R. Frombach, W. Daniel, et al.: Effects of Ca-antagonists on 47Ca-exchange in the dog heart in situ. In: Unstable angina pectoris (W. Rafflenbeul, P. R. Lichtlen, R. Balcon, Hg.), S. 88 – 92. Georg Thieme Verlag, Stuttgart 1981.

[58] Rudolph, W., R. Blasini, G. Reiniger, et al.: Tolerance development during isosorbiddinitrate treatment: can it be circumvented? Z. Kardiol. (1983) Suppl. 3, 195 – 198.

[59] Russek, H. I.: Evaluation of nitrates in the treatment of angina pectoris. Am. J. Med. Sci. **239** (1960) 478 – 486.

[60] Shapiro, S.: Angiologie **12** (1961) 53.

[61] Silke, B., S. P. Verma, M. A. Trais, et al.: Hemodynamic analysis of the effects of nicardipine and metoprolol alone and in combination in coronary artery disease. Eur. Heart J. **6** (1985) 930 – 938.

[62] Subramanian, B., M. J. Bowles, A. B. Davis, et al.: Combined therapy with verapamil and propranolol in chronic stable angina. Am. J. Cardiol. **49** (1982) 125 – 132.

[63] Winniford, M. D., R. L. Huxley, L. D. Hillis: Randomized, double-blind comparison of propranolol alone and propranolol-verapamil combination in patients with severe angina of effort. JACC **1** (1983) 492 – 498.

[64] Winniford, M. D., R. V. Markham, B. G. Firth, et al.: Hemodynamic and electrophysiologic effects of verapamil and nifedipine in patients on propranolol. Am. J. Cardiol. **50** (1985) 704 – 710.

Alternativen zu Beta-Rezeptorenblockern in der Therapie des akuten Myokardinfarktes: Thrombolysetherapie

T. Meinertz

Kurz- und Langzeitprognose von Patienten mit akutem Myokardinfarkt werden maßgeblich durch die Ausdehnung der infarktbedingten Myokardnekrose bestimmt. Wichtigstes Ziel der Behandlung des akuten Myokardinfarktes ist es daher, die Ausdehnung der Myokardnekrose möglichst klein zu halten. Die bisherigen therapeutischen Ansätze – z. B. die medikamentöse Senkung des Sauerstoff-Verbrauches des Herzens – haben keine überzeugenden klinischen Erfolge gebracht. Der derzeit einzig erfolgversprechende Weg zur Verkleinerung der Myokardnekrose geht dahin, schon im Stadium der Infarktentstehung den koronaren Blutfluß wiederherzustellen. Dies geschieht durch Wiedereröffnung des thrombotisch verschlossenen Koronargefäßes.

Theoretisches Konzept

1. Eine in der Akutphase des Myokardinfarktes durchgeführte Koronarangiographie zeigt bei einem hohen Prozentsatz der Patienten (80–90%) einen frischen thrombotischen Koronargefäßverschluß. Dieser Koronarthrombus ist in aller Regel Ursache des Myokardinfarktes.

2. Die Infarktentstehung erfolgt nicht schlagartig. Der Untergang der Herzmuskelzellen läuft vielmehr über mehrere Stunden ab. Der Zeitverlauf der Infarktentstehung und die Größe des Infarktes hängen dabei von verschiedenen Variablen ab: Lokalisation, Ausmaß und Entstehungsmodus des Koronargefäßverschlusses, Vorhandensein von Kollateralen und Sauerstoffverbrauch des Herzmuskels. Eine Wiedereröffnung des Infarktgefäßes erscheint daher nicht nur unmittelbar nach Gefäßverschluß, sondern auch noch in den ersten Stunden nach Infarkteintritt sinnvoll.

3. Aus zahlreichen tierexperimentellen Untersuchungen ist bekannt, daß eine frühe Rekanalisation oder Wiedereröffnung eines verschlossenen Koronargefäßes die Infarktgröße verkleinern kann.

4. Die Frage, ob sich auch beim Menschen durch eine Wiedereröffnung des Infarktgefäßes die Infarktgröße verkleinern und die Prognose verbessern läßt, ist Gegenstand der Forschung.

Intrakoronare Lysetherapie

Die Auflösung eines Koronarthrombus erfolgt bei einem großen Prozentsatz der Patienten spontan. Diese Spontanlyse des Thrombus tritt jedoch erst innerhalb von mehreren Stunden bis zu Tagen nach Infarktbeginn ein und kann so nicht zur Infarktbegrenzung beitragen. Die „vorzeitige“ Lyse bzw. Beseitigung des Koronarthrombus kann auf medikamentösem und mechanischem Wege erreicht werden. Ein kombinierter Einsatz beider Verfahren ist ebenfalls möglich. Zur mechanischen Rekanalisation ist eine Herzkatheteruntersuchung und eine intrakoronare Manipulation – z. B. mit speziellen Kathetern oder Führungsdrähten – notwendig. Es ist das große Verdienst dieses methodischen Ansatzes, den direkten Nachweis der Rekanalisierbarkeit von thrombotisch verschlossenen Koronargefäßen erbracht zu haben.

Durch eine Reihe kontrollierter Studien konnte gezeigt werden, daß sich durch rechtzeitige intrakoronare Gabe von Streptokinase – z. B. innerhalb von 4 Stunden nach Eintritt der Infarktsymptome – bei 70 – 80% der Patienten eine Reperfusion erzielen läßt. Dies geschieht durch intrakoronare Gabe von 250 – 500 000 IE Streptokinase über einen Zeitraum von 45 – 60 Minuten. Die Hoffnung, dabei systemische lytische Effekte – und damit Blutungskomplikationen – völlig vermeiden zu können, erfüllte sich jedoch nicht. Durch mechanische Rekanalisation allein ließen sich ähnliche Wiedereröffnungsquoten erreichen. Bei kombiniertem Einsatz pharmakologischer und mechanischer Verfahren war die Rekanalisationsrate noch größer.

In zahlreichen dieser Studien wurde geprüft, ob durch eine intrakoronare Lysetherapie bzw. durch eine erfolgreiche Rekanalisation die Funktion des linken Ventrikels verbessert werden kann. Trotz unterschiedlicher Untersuchungsverfahren und unterschiedlicher Bewertungskriterien erbringt die Mehrzahl der Studien Hinweise hierfür. In einigen Unternehmungen wurde weiterhin der Frage nachgegangen, ob sich durch diese Therapie auch die Prognose des akuten Myokardinfarktes bessern läßt. Unter statistischen Gesichtspunkten sind die jeweils untersuchten Patientenkollektive zu klein (in der Regel weniger als 100 Patienten) und zu inhomogen zusammengesetzt, um diesbezüglich Rückschlüsse zuzulassen. Lediglich zwei neuere umfangreiche und kontrollierte Studien berechtigen zu Schlußfolgerungen. In beiden wurde eine deutliche Reduktion der Mortalität bei den intrakoronar bzw. kombiniert intrakoronar und systemisch behandelten Patienten im Vergleich zu einer mit Heparin behandelten Kontrollgruppe beobachtet. Die erwähnten Studien haben exemplarisch gezeigt, daß eine frühe Wiedereröffnung des thrombotisch verschlossenen Koronargefäßes günstige Wirkungen für den Infarktpatienten hat. Die intrakoronare Lysetherapie ist jedoch ein aufwendiges und kostspieliges Verfahren, das an die Funktionsfähigkeit eines „rund um die Uhr“ einsatzbereiten Katheterlabors gebunden ist. Einfache Überlegungen zur Logistik machen deutlich, daß dieses Verfahren schon aus geographischen Gründen nur einer Minderzahl der Infarktpatienten zugute kommen kann. Es stellt sich entsprechend die Frage, ob sich auch durch eine systemische Lysetherapie ähnlich günstige Effekte erreichen lassen.

Systemische Lysetherapie

Die systemische Lysetherapie des akuten Myokardinfarktes ist ein altes Verfahren. Die Ursachen für die Mißerfolge und Komplikationen der früher geübten systemischen Lysetherapie sind aus heutiger Sicht verständlich. Die „Mißerfolge“ sind darauf zurückzuführen, daß die Therapie mit Streptokinase bis zu 24 Stunden nach Infarkteintritt eingeleitet wurde. Die häufigen, in diesen Studien berichteten Blutungskomplikationen sind im wesentlichen darauf zurückzuführen, daß die Lysetherapie nicht als Kurzzeitlyse über etwa 1 Stunde, sondern über 6 bis 24 Stunden durchgeführt wurde.

Es ist das Verdienst der Berliner Arbeitsgruppe um Schröder und Mitarbeiter, als erste auf die Effektivität einer hochdosierten intravenösen Kurzzeitlyse mit Streptokinase hingewiesen zu haben. Durch intravenöse Gabe von Streptokinase (0,5 Mio IE über 30 min bzw. 1,5 IE über 60 min) konnte bei etwa 50% der Patienten eine Reperfusion erreicht werden. Auch Neuhaus und Mitarbeiter konnten mit einer ähnlich hochdosierten Streptokinasetherapie in Form einer Kurzzeitlyse bei etwa 60% der Patienten eine Reperfusion erzielen. Die Blutungskomplikationen bei dieser Art der Kurzzeitlysetherapie waren erstaunlich gering (etwa in der Größenordnung von 1%).

Bei direktem Vergleich der Rekanalisationsquoten nach intrakoronarer und intravenöser Gabe von Streptokinase fand sich ein Unterschied zugunsten der intrakoronaren Verabreichung (etwa 75% versus 60%). Auch der Eintritt der Wiedereröffnung des Infarktgefäßes lag bei der intrakoronaren Verabreichung etwas früher (etwa 10–20 min) als bei intravenöser Verabreichung. Ähnlich wie die intrakoronare hat auch die intravenöse Gabe von Streptokinase günstige Wirkungen auf die linksventrikuläre Funktion. Wie für die intrakoronare Verabreichung ist es jedoch auch für die intravenöse Gabe von Streptokinase ungesichert, ob sich die Prognose der Infarktpatienten verbessern läßt. Die Ergebnisse verschiedener Studien sind diesbezüglich nicht kongruent, in der Tendenz tritt jedoch auch hier wie bei intrakoronarer Gabe zumindest in den kontrollierten Studien mit größeren Patientenzahlen ein Vorteil der mit Streptokinase behandelten Patienten zutage. Statistisch gesichert ist dieser Effekt jedoch nur in der kürzlich publizierten italienischen Studie für Patienten, die innerhalb der ersten 3 Stunden nach Symptombeginn behandelt wurden. Auch für systemisch verabreichte Urokinase konnte eine Wiedereröffnung von Koronargefäßen in einer ähnlichen Größenordnung wie für Streptokinase nachgewiesen werden. Bisher liegen jedoch nur relativ wenige Daten von mit Urokinase behandelten Infarktpatienten vor. Beide derzeitig zur Verfügung stehenden lytisch wirksamen Pharmaka – Streptokinase und Urokinase – haben entscheidende Nachteile: begrenzte Wirksamkeit, Blutungskomplikationen, systemisch lytische Effekte und hierdurch bedingte Kontraindikationen. Ein wesentlicher Fortschritt in der Lysetherapie des akuten Myokardinfarktes ist daher von effektiveren und nebenwirkungsärmeren Nachfolgesubstanzen der klassischen Fibrinolytika zu erwarten. In den letzten Jahren hat man daher die Entwicklung selektiv wirksamer fibrinolytischer Substanzen vorangetrieben. Dies trifft vor allem für den sogenannten Gewebeplasminogenaktivator zu.

Gewebeplasminogenaktivator (TPA)

Streptokinase aktiviert relativ unspezifisch verschiedene Vorstufen proteolytisch wirksamer Enzyme. Hierdurch kommt es nicht nur zur erwünschten Aktivierung von Plasminogen, sondern auch zum Abbau anderer zur Blutstillung notwendiger Gerinnungsfaktoren. Nach der bahnbrechenden Entdeckung eines spezifischen körpereigenen Gewebeplasminogenaktivators durch Collen und Mitarbeiter glaubte man das ideale Thrombolytikum gefunden zu haben. In der Folgezeit gelang es, diesen

Gewebefaktor gentechnologisch in einer für die Therapie ausreichenden Menge herzustellen.

Schon die ersten klinischen Erfahrungen ließen deutlich werden, daß sich durch systemisch verabreichte TPA – als Infusion – eine Wiedereröffnung thrombotischer Koronargefäße erreichen läßt. Die Wiedereröffnungsquoten lagen in der Größenordnung von 60–80%. In zwei großen multizentrischen Studien, jeweils in den USA und in Europa durchgeführt, hat man die diesbezügliche Effektivität von TPA mit der von Streptokinase – beide systemisch verabreicht – direkt verglichen. In beiden Studien war TPA der Streptokinase überlegen (Wiedereröffnungsrate 36–55% für Streptokinase und 66–70% für TPA). Blutungskomplikationen traten in beiden Studien sowohl mit Streptokinase als auch mit TPA auf. Sie waren bei TPA – betrachtet man beide Studien gemeinsam – etwas weniger häufig als bei Streptokinase. Aus den Ergebnissen dieser Studien lassen sich folgende Schlußfolgerungen ziehen:

– Intravenöse Gabe von TPA führt bei 60–70% der Patienten zu einer Wiedereröffnung thrombotisch verschlossener Koronargefäße.

– Die unerwünschten Wirkungen auf die Parameter der Blutgerinnung sind deutlich weniger ausgeprägt als bei Streptokinase oder Urokinase.

– Die Häufigkeit von Blutungskomplikationen scheint bei TPA jedoch nur unbedeutend geringer zu sein als bei hochdosierter intravenöser Kurzzeitlyse mit Streptokinase. Es ist möglich, daß diese unerwünschte Wirkung von TPA nicht durch die Substanz selbst, sondern durch die gleichzeitige Verabreichung von Heparin hervorgerufen wird.

– Trotz simultaner Heparingabe kommt es nach TPA bei einem relativ hohen Prozentsatz der Patienten (20–37%) zu einem Wiederverschluß des Koronargefäßes.

– Die Ursachen für diese relativ hohe Wiederverschlußrate sind unklar. Man darf jedoch annehmen, daß es infolge der relativ kurzen Halbwertszeit von TPA zu einer nicht vollständigen Thrombolyse der Koronarthrombose kommt. Das noch verbleibende thrombotische Restmaterial könnte so Ausgangspunkt für eine Rethrombosierung sein. Mit hohen TPA-Dosen läßt sich dagegen eine vollständige Thrombolyse erreichen, dies allerdings nur unter Inkaufnahme systemischer fibrinolytischer Effekte.

Anisoylierter Plasminogenaktivator (APSAC, Eminase)

Wünschenswert wäre nach den vorherigen Folgerungen eine fibrinolytisch wirksame Substanz mit ähnlicher Spezifität wie TPA, aber mit längerdauernder und ausgeprägter fibrinolytischer Wirkung. Eine solche Alternative zu TPA stellt die Entwicklung sogenannter anisoylierter Plasminogenaktivatoren dar. Hierbei handelt es sich um Substanzkomplexe, die aus einem Plasminogen-Streptokinase-Komplex bestehen. Durch Acylierung am katalytischen Zentrum ist das Enzym inert und damit enzymatisch unwirksam. Nach Injektion in die Blutbahn wird der Komplex mit einer Halbwertszeit von etwa 40 min durch Hydrolyse deacyliert und damit enzymatisch aktiviert. Die Affinität von APSAC für Fibrin ist durch die Acylierung am katalytischen Zentrum nicht betroffen. Zumindest theoretisch hat ein solcher Streptokinase-Plasminogen-Aktivatorkomplex gegenüber Streptokinase deutliche Vorzüge:

Es kommt zu einer Ablagerung und Anhäufung von APSAC im Thrombus, ohne daß es zu einer Inaktivierung des Komplexes durch Alpha-2-Antiplasmin in der Blutbahn kommt.

Die rasche Inaktivierung von deacyliertem APSAC in der Blutbahn durch Alpha-2-Antiplasmin könnte zu einer Verringerung der Effekte auf periphere Gerinnungsparameter führen.

Durch die verzögerte Aktivierung eines quasi Streptokinase-Depots am Thrombus bzw. in der Blutbahn kommt es zu einer fibrinolytischen Aktivität ohne Erschöpfung des Plasminogenpools.

Untersuchungen am Tiermodell haben gezeigt, daß der anisoylierte Plasminogenaktivator im Vergleich zur äquivalenten Dosis von Streptokinase eine höhere fibrinolytische Aktivität besitzt. Die intravenöse Bolusgabe von APSAC erzielt mit einer Dosis von 5, 15 oder 30 mg zu Reperfusionsraten in 21, 43 und 83% der Fälle. Untersuchungen verschiedener Arbeitsgruppen haben sowohl bei intrakoronarer als auch bei systemischer Gabe von APSAC gezeigt, daß sich Reperfusionsraten zwischen 60 und 70% erzielen lassen. Dabei scheinen die Reokklusionsraten deutlich geringer zu sein als bei TPA. Allerdings sind diese deutlichen fibrinolytischen Effekte mit ebenso deutlichen Veränderungen der Gerinnungsparameter verbunden. Es kommt zu einer mehrstündigen deutlichen Fibrinolyse und hierdurch bedingt in Einzelfällen auch zu Blutungskomplikationen. Die Häufigkeit dieser Komplikationen liegt in der Größenordnung der mit Streptokinase beobachteten Blutungen. Ein wesentlicher Vorteil gegenüber Streptokinase und gegenüber TPA besteht darin, daß sich APSAC als Bolusinjektion – über z. B. 5 min – verabreichen läßt.

Zusammenfassung und Schlußfolgerung

Die mit intrakoronarer Gabe von Streptokinase und mechanischer Rekanalisation von thrombotisch verschlossenen Koronargefäßen erzielten Ergebnisse haben exemplarischen Charakter. Durch diese Ergebnisse konnte klar belegt werden, daß sich ein thrombotisch verschlossenes Koronargefäß wiedereröffnen läßt. Hierdurch kommt es zur Verkleinerung der Infarktzone, zu einer Verbesserung der Kammerfunktion und wahrscheinlich auch zu einer Verbesserung der Prognose. Die mit intravenöser Gabe von Streptokinase erzielbaren Ergebnisse gehen in die gleiche Richtung. Hinsichtlich Effektivität und Nebenwirkungsmuster scheinen die neuentwickelten Plasminogenaktivatoren Streptokinase überlegen zu sein. Hierfür sprechen nicht nur die Überlegungen des Biochemikers, sondern auch die ersten klinischen Erfahrungen.

Alternativen in der Akuttherapie — weitere medikamentöse Maßnahmen

M. Holz-Slomczyk

Das wichtigste Ziel der medikamentösen Behandlung in der akuten Phase des Herzinfarktes ist die Verhinderung des plötzlichen Herztodes.

Hierzu dienen die Akutbehandlung von Herzrhythmusstörungen und die Begrenzung der Infarktgröße.

In den ersten Stunden des akuten Myokardinfarktes sind 30 bis 50% der Todesfälle auf ein Kammerflimmern zurückzuführen [7]. Zur Unterdrückung der infarktbedingten ventrikulären Arrhythmien wird in der Regel Lidocain eingesetzt. Ob sich die Häufigkeit des frühen Kammerflimmerns durch eine solche prophylaktische Anwendung senken läßt, steht noch nicht endgültig fest. Diesbezügliche Studien fielen überwiegend negativ aus oder sind methodisch anfechtbar [12]. Von 15 Studien mit Lidocain haben nur zwei, in denen Lidocain hochdosiert wurde, eine Reduktion der Flimmerinzidenz erbracht [10].

Berücksichtigt man diese Ergebnisse, so erscheint die häufig zu findende Empfehlung, Lidocain routinemäßig zur Prophylaxe des Kammerflimmerns nach akutem Myokardinfarkt einzusetzen [1], als bisher nicht gerechtfertigt.

Auch der prophylaktische Einsatz weiterer Antiarrhythmika (Disopyramid, Mexiletin, Aprindin, Tocainid und Phenytoin) bei Patienten mit akutem Myokardinfarkt ohne nachgewiesene Herzrhythmusstörungen ergab keine Verminderung des Kammerflimmerns und/oder der Reinfarkte sowie der Frühletalität [2, 6, 16, 27, 30, 34, 35]. Deswegen sollten auch diese Antiarrhythmika, ähnlich wie das Lidocain, beim akuten Myokardinfarkt nicht prophylaktisch, sondern zur Therapie der akut-ischämischen Arrhythmien eingesetzt werden [15].

Die heute bei Herzinfarktpatienten allgemein übliche fortlaufende EKG-Überwachung ermöglicht durch ein sofortiges Eingreifen eine erfolgreiche Behandlung in den meisten Fällen von Kammerflimmern.

Die durch Rhythmusstörung bedingte Letalität nach Herzinfarkt ist zwischen 1966 und 1979 von 14% auf 2% zurückgegangen, während Pumpversagen als Ursache mit 11 bzw. 9% sich kaum geändert hat [18].

Folglich konnte bisher die akute Letalität des Myokardinfarktes, die mit dem Ausmaß des Unterganges von Herzmuskelgewebe im Zusammenhang steht, kaum wirkungsvoll beeinflußt werden.

Durch Begrenzung der Infarktgröße wird versucht, die Verbesserung der Prognose und eine Verminderung der Reinfarkte bei Patienten mit akutem Myokardinfarkt zu erreichen. Es gibt verschiedene Ansätze, um die Infarktgröße zu begrenzen, z. B. durch Aktivierung des Herzmuskelstoffwechsels, Reduzierung des myokardialen Sauerstoffverbrauchs, Verbesserung der Perfusion – und damit der Sauerstoffversorgung – durch Wiedereröffnung der verschlossenen, das Infarktgebiet versorgenden Koronararterien.

In zahlreichen Berichten über Ergebnisse experimenteller Untersuchungen werden günstige Wirkungen auf das Ausmaß der Nekrose durch unterschiedliche pharmakologische Interventionen, die den Herzmuskelstoffwechsel positiv beeinflussen sollen, mitgeteilt (Übersicht s. [7, 9, 22, 29, 36]).

Durch Glukose-Insulin-Infusionen sollen Glykolyse und der Elektronentransport aktiviert werden, hyperosmolares Mannitol ein Ödem beseitigen, durch Gabe von L-Carnitin der mitochondriale Nukleotidtransport aktiviert und die Freisetzung lysosomaler Enzyme durch Kortikosteroide reduziert werden. Es ist bisher nicht bewiesen, daß durch derartige Behandlungen die Infarktzone zu verkleinern ist, da die Fallzahlen in den einzelnen klinischen Studien generell zu gering sind, um den Nutzen abschätzen zu können.

Inwieweit Kalziumantagonisten die Infarktgröße, die Inzidenz der Reinfarkte und die Letalität nach Infarkt beeinflussen können, ist bisher noch nicht geklärt [24].

Klinische Studien mit Nifedipin [14, 23, 25, 28] und Verapamil [33] zeigten keinen signifikant positiven Effekt beider Kalziumantagonisten auf die Infarktausdehnung, Morbidität (Inzidenz von Reinfarkten) und die Letalität.

Die retrospektive Auswertung der Patienten, die innerhalb von 6 bis 24 Stunden mit Verapamil in der dänischen Studie behandelt wurden [33], ergab eine signifikante Senkung der Letalität (9 gegenüber 17%). Dies ist möglicherweise auf eine geringere Rate an totalen Koronarverschlüssen (siehe Seite 526 der Publikation) zurückzuführen und würde die Theorie von Hugenholtz unterstützen, daß die Kalziumantagonisten ihre Wirkung am besten bei vorhandenem Koronarfluß vor oder am Anfang der Ischämie entfalten und nicht nach Beginn der Nekrose [17].

Eine positive Beeinflussung der Inzidenz von Reinfarkten um 51,2% im Vergleich zum Placebo ergab eine Studie mit Diltiazem an Infarktpatienten mit einem nichttransmuralen Infarkt, die 4 × 90 mg Diltiazem pro Tag erhielten [13]. Zwei Wochen nach dem akuten Infarktereignis hatten 12,9% der Placebo-Gruppe und 6,3% der Verum-Gruppe ein Rezidiv bekommen. Die Letalität wurde durch Diltiazem nicht beeinflußt. Langzeitergebnisse dieser Studie liegen noch nicht vor.

Nitrate (Nitroglycerin, Dinitrat, Natriumnitroprussid) werden in der Behandlung des akuten Herzinfarktes eingesetzt. Bei Herzinfarktpatienten wird vor allem das Nitroglycerin sowohl zur Behandlung der akuten Linksinsuffizienz und des Lungenödems als auch zur Beeinflussung der Infarktgröße eingesetzt.

Indem Nitroglycerin die Vor- und Nachlast reduziert, wird die Hämodynamik gebessert und der O_2-Bedarf gesenkt.

Das Infarktareal kann durch intravenöse Gabe von Nitroglycerin reduziert werden, wenn die Behandlung innerhalb der ersten 10 Stunden nach Einsetzen der Infarktsymptome beginnt und der Infarkt nicht zu ausgedehnt ist [11].

In einer Studie verringerte sich die per Thalliumszintigramm ermittelte Infarktgröße bei 48% der früh-, aber nur bei 14% der spätbehandelten Patienten [11].

Aufgrund der Reduktion der infarktbedingten ST-Streckensenkungen, der CK- und CKMB-Aktivität wurde die Abnahme der Infarktgröße vor allem bei frühem Einsatz der Nitroglycerin-Behandlung nachgewiesen [19, 20, 26]; Literaturübersicht bei [3, 31, 32].

Unter Nitroglycerin werden Dyspnoe und Schmerzen infolge eines Herzinfarktes vermindert, so daß man mit weniger Morphin auskommt [21]. Auch über eine Abnahme ventrikulärer Arrhythmien wird berichtet [3, 5, 31].

Der Einfluß der Nitroglycerin-Behandlung auf die Letalität und Mortalität bei akutem Myokardinfarkt ist zur Zeit nicht schlüssig beurteilbar [32]. Über einen günstigen Einfluß auf die Früh- und Spätletalität und die Reinfarkt-Rate wird in Studien mit kleinen Patientenzahlen berichtet [3, 4], Übersicht bei [8]. Die Ergebnisse dieser Studien bedürfen einer Bestätigung an größeren Patientenkollektiven.

Zusammenfassung

Die Letalität beim akuten Myokardinfarkt ist zur Zeit noch unakzeptabel hoch. Unabhängig von dem therapeutischen Vorgehen läßt sich das ischämische Areal nur dann wirksam eindämmen und damit die Prognose der Herzinfarktpatienten verbessern, wenn die Therapie frühzeitig nach Beginn der Infarktsymptome einsetzt.

Literatur

[1] Berte, L. E., D. C. Harrison: Should prophylactic antiarrhythmic drug therapy be employed in acute myocardial infarction? Cardiovasc. Clin. **13** (1983) 173–183.

[2] Bungeroth, K.-A.: Sekundärprävention und Kardioprotektion. Therapiewoche **36** (1986) 3095–3101.

[3] Bussmann, W.-D.: Nitroglycerin therapy in acute myocardial infarction. An overview. Z. Kardiol. **72** (1983) Suppl. 3, 137–140.

[4] Bussmann, W.-D., M. Haller: Hinweis auf eine Abnahme der Früh- und Spätmortalität beim frischen Herzinfarkt unter Nitroglycerintherapie. Klin. Wochenschr. **61** (1983) 417–422.

[5] Bussmann, W.-D., K. Neumann, M. Kaltenbach: Effects of intravenous nitroglycerin on ventricular ectopic beats in acute myocardial infarction. Am. Heart J. **107** (1984) 940–944.

[6] Campbell, R. W. F., I. Hutton, R. A. Elton, et al.: Prophylaxis of primary ventricular fibrillation with tocainide in acute myocardial infarction. Br. Heart J. **49** (1983) 557–563.

[7] Campbell, C. A., K. Przyklenk, R. A. Kloner: Infarct size reduction: A review of the clinical trials. J. Clin. Pharmacol. **26** (1986) 317–329.

[8] Chatterjee, K., W. W. Parmley: Vasodilator therapy for acute myocardial infarction and chronic congestive heart failure. J. Am. Coll. Cardiol. **1** (1983) 133–153.

[9] Corday, E., S. R. Corday: Advances in clinical management of acute myocardial infarction in the past 25 years. J. Am. Coll. Cardiol. **1** (1983) 126–132.

[10] DeSilva, R., et al.: Lignocaine prophylaxis in acute myocardial infarction: An evaluation of randomized trials. Lancet **II** (1981) 855–858.

[11] Flaherty, J. T., L. C. Becker, B. H. Bulkley, et al.: A randomized prospective trial of nitroglycerin in patients with acute myocardial infarction. Circ. **68** (1983) 576–588.

[12] Foelske, H., H. Berndt: Lidocainprophylaxe beim akuten Myokardinfarkt. Z. Ärztl. Fortbild. (Jena) 78 (1984) 165 – 166.
[13] Gibson, R. S., et al.: N. Engl. J. Med. 315 (1986) 423 – 429.
[14] Gottlieb, S. O., J. L. Weiss, J. T. Flaherty, et al.: Effect of nifedipine on clinical course and left ventricular function in low risk myocardial infarction: a double-blind randomized trial. Circ. 70 (1984) Abstr. 1028.
[15] Gülker, H.: Herzrhythmusstörungen bei Myokardischämie. DIA 8 (1982) 4 – 15.
[16] Halinen, M. O., P. J. Pentikainen, M. J. Helin, et al.: Antiarrhythmic efficacy of combined intravenous and oral mexiletine in acute myocardial infarction. A double blind placebo-controlled study. Eur. Heart J. 5 (1984) 675 – 683.
[17] Hugenholtz, P. G., P. W. Serruys, A. Fleckenstein, et al.: Warum Ca^{++}-Antagonisten vor oder bei früher Myokardischämie, jedoch nicht nach gesichertem Infarkt besonders nützlich sind. Therapiewoche 36 (1986) 1409 – 1423.
[18] Infarktzone verkleinern, Versagen des Restmyokards verhindern. Münch. Med. Wschr. 124 (1982) 14 – 16.
[19] Jaffe, A., E. M. Geltman, A. J. Tiefenbrunn, et al.: Reduction of infarct size in patients with inferior infarction with intravenous glyceryl trinitrate. A randomised study. Br. Heart J. 49 (1983) 452 – 460.
[20] Jugdutt, B. I., B. A. Sussex, J. W. Warnica, et al.: Persistent reduction in left ventricular asynergy in patients with acute myocardial infarction by intravenous infusion of nitroglycerin. Circ. 68 (1983) 1264 – 1273.
[21] Lis, Y., D. Bennet, G. Lambert, et al.: A preliminary double-blind study of intravenous nitroglycerin in acute myocardial infarction. Intens. Care Med. 10 (1984) 179 – 184.
[22] Mäurer, W., H.-C. Mehmel, W. Kübler: Die Therapie des akuten Myokardinfarktes. Internist 24 (1983) 383 – 395.
[23] Majid, P. A., J. Niznick, S. Nishizaki: Hemodynamic effects of nifedipine in acute myocardial infarction with observations on infarct size. J. Cardiol. Pharmacol. 8 (1986) 262 – 267.
[24] Moss, A. J.: Current status of calcium channel blocking drugs after myocardial infarction. Eur. Heart J. 7 (1986) Suppl. A, 31 – 34.
[25] Muller, J. E., J. Morrison, P. H. Stone, et al.: Nifedipine therapy for patients with threatened and acute myocardial infarction: a randomized, double-blind, placebo-controlled comparison. Circ. 69 (1984) 740 – 747.
[26] Roberts, R.: Intravenous nitroglycerin in acute myocardial infarction. Am. J. Med. 74 (1983) 45 – 52.
[27] Sharma, B. D., S. Chug, K. P. Mathur: Effect of oral disopyramide on mortality and extension of infarction in cases of acute myocardial infarction admitted to open wards. J. Ass. Physic. Ind. 31 (1983) 149 – 151.
[28] Sirnes, P. A., K. Overskeid, T. R. Pedersen, et al.: Evolution of infarct size during the early use of nifedipine in patients with acute myocardial infarction: The Norwegian Nifedipine Multicenter Trial. Circ. 70 (1984) 638 – 644.
[29] Sleight, P.: Interventions during and after acute myocardial infarction. Drugs 25 (1983) Suppl. 2, 282 – 294.
[30] Smyllie, H. C., J. W. H. Doar, C. D. Head, et al.: A trial of intravenous and oral mexiletine in acute myocardial infarction. Eur. J. Clin. Pharmacol. 26 (1984) 537 – 542.
[31] Stratton, M. A.: Use of nitrates in patients with acute myocardial infarction. Clin. Pharm. 3 (1984) 32 – 39.
[32] Taylor, S. H.: Nitrates in acute myocardial infarction. Scand. J. Clin. Lab. Invest. 44 (1984) Suppl. 173, 27 – 32.
[33] The Danish Study Group on Verapamil in Myocardial Infarction: Verapamil in acute myocardial infarction. Eur. Heart J. 5 (1984) 516 – 528.

[34] U. K. Rythmodan Multicentre Study Group: Oral disopyramide after admission to hospital with suspected acute myocardial infarction. Postgrad. Med. J. 60 (1984) 98 – 107.
[35] Vedin, A.: Sekundärprävention – was nützt und was nicht? Herz + Gefäße 4 (1984) 336 – 357.
[36] Yusuf, S., P. Sleight: Limitation of myocardial infarct size. Present status. Drugs 25 (1983) 441 – 450.

VI Epidemiologie

Ein Überblick über die Anwendung intravenös applizierter Beta-Blocker im frühen Stadium des akuten Myokardinfarktes

P. Sleight

Einführung

Waagstein und Hjalmarson [11] berichteten über die Wirksamkeit einer intravenösen Beta-Blockade zur Schmerzlinderung. Die offensichtliche Sicherheit dieser Behandlung bestärkte andere Autoren, weitere Untersuchungen durchzuführen.

Ende der siebziger Jahre begannen wir, Beta-Blocker intravenös anzuwenden, nachdem Yusuf [12] Meßverfahren für die Infarktgröße sowohl durch Enzym- als auch EKG-Methoden entwickelt und verbessert hatte. Wir konnten zeigen, daß intravenöse Gaben von Atenolol, durchschnittlich 5 Stunden nach Anfallsbeginn gegeben, die Infarktgröße und schwere Kammerarrhythmien vermindern und die Intensität von Brustschmerzen herabsetzen [6, 7, 13]. Vergleichbare Ergebnisse zeigten andere Beta-Blocker wie Metoprolol [1] und Timolol [2]. Eine bemerkenswerte Ausnahme dieser ermutigenden Ergebnisse bildete die sorgfältig kontrollierte Untersuchung von intravenösen Gaben von Propranolol bei akuten Myokardinfarkten, die von der MILIS-Gruppe durchgeführt wurde [8]. In dieser Untersuchung wurden 269 Patienten aus 5 verschiedenen Herzzentren 8 – 18 h nach Infarktbeginn randomisiert und erhielten entweder Propranolol oder Placebo. Es gab keinen Hinweis auf verringerte Infarktgröße, weder durch Pyrophosphatdarstellung, Enzymfreisetzung oder Anzahl der R-Zacken, und auch keine Veränderung der Auswurffraktion und der Früh- und Spätmortalität (innerhalb von 3 Jahren). Man muß allerdings sagen, daß die Aufnahme in diese komplexe Studie langsam geschah und weniger als 2% der Patienten innerhalb der ersten 4 Stunden behandelt wurden. Das ist erheblich später als bei den meisten Untersuchungen mit positiven Ergebnissen.

Große Studien

Unsere Pilotstudie mit 477 Patienten [13] bestärkte uns in der Meinung, eine umfangreiche Multicenter-Studie durchzuführen, die Mitte 1981 begonnen und Ende 1984 beendet wurde. In dieser wurden 16 027 Patienten randomisiert und erhielten entweder 5 – 10 mg Atenolol intravenös und anschließend 7 Tage Atenolol peroral zusätzlich

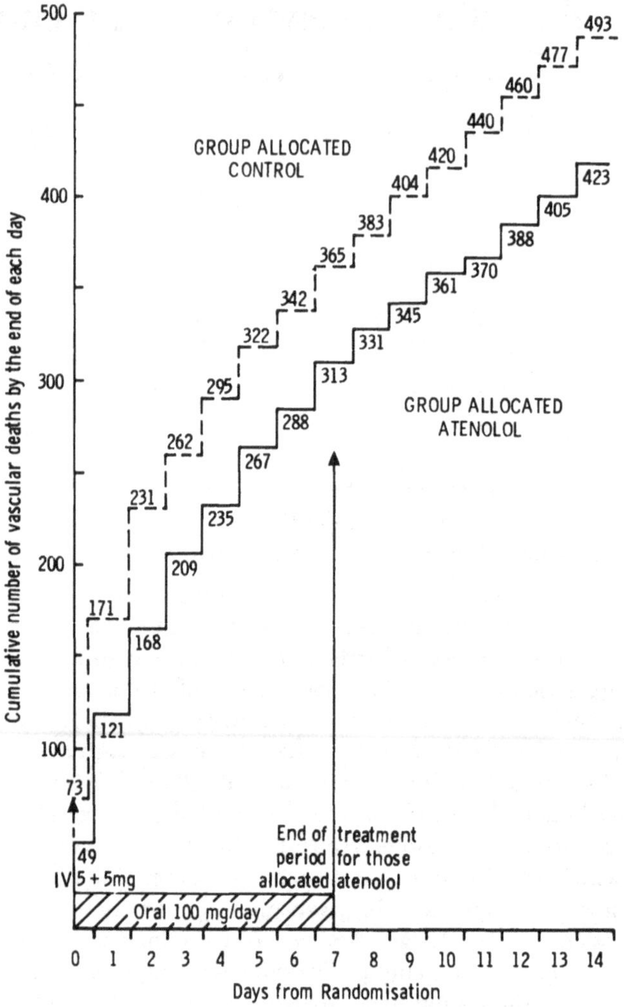

Abb. 1 Sterblichkeit durch Gefäßschäden während der Therapiephase (Tag 0–7) und im Anschluß daran (bis Tag 14). – In beiden Gruppen zeigte die Life-table-Analyse eine Sterblichkeit durch Gefäßschäden von 4% nach einer Woche, 7% nach einem Monat sowie 11%, 14% bzw. 16% nach 1, 2 bzw. 3 Jahren. Nach dem geplanten Ende der Studie am 7. Tag trat keine „rebound"-Erhöhung der Mortalität auf. Die Atenolol-Gruppe enthielt einige Patienten mehr (8037) als die Kontrollgruppe (7990): bei einer entsprechenden Korrektur ergäben sich 2 zusätzliche Todesfälle in der Kontrollgruppe. (Aus [3], mit freundl. Genehmigung.)

zur routinemäßigen Koronarbehandlung, oder ausschließlich routinemäßige Koronarbehandlung. Es handelt sich hierbei nicht um eine Doppelblindstudie, weil es sehr schwierig ist, wirklich „blind" bei der Behandlung zu sein, wenn die Reduzierung der Herzfrequenz durch intravenös verabreichtes Atenolol sofort auftritt und dies auch im Prüfprotokoll vermerkt werden muß. Außerdem steht am Ende im Prinzip kardiovaskuläre Mortalität, bei deren Bewertung man unserer Meinung nach nicht voreingenommen sein kann.

Diese Ergebnisse wurden kürzlich veröffentlicht [3]. Sie zeigen eine signifikante Verringerung der Mortalität um 15% bei denen, die Beta-Blocker erhielten ($p \leq 0,04$). Dieser Effekt scheint jedoch auf die ersten 36 h beschränkt zu sein (121 Atenolol – gegenüber 171 Kontrollpatienten, $p \leq 0,003$). Dies ist beruhigend hinsichtlich der Bedenken über direkte Nebenwirkungen auf die Herzfunktion (Abb. 1). Es gab zwar einen geringen, aber signifikanten Anstieg bei der Verwendung inotroper Medikamente (5% in der Atenolol-Gruppe gegenüber 3,4% in der Kontrollgruppe), aber es traten keine vermehrten Todesfälle auf – die Nebenwirkungen durch Schock und Herzblock waren also größtenteils reversibel. Nach siebentägiger Behandlungszeit waren keine vermehrten „rebound"-Todesfälle bei den behandelten Patienten zu beobachten, sondern eher eine kleine, nichtsignifikante Abweichung der Kurven im Sinne eines noch nach einem Jahr vorhandenen deutlichen Nutzeffekts der anfänglichen siebentägigen Behandlung. Die 15%ige Reduzierung der Mortalität war zwar signifikant, lag aber innerhalb sehr weiter Vertrauensgrenzen von 1% – 27%. Daher haben wir unsere Ergebnisse mit früher veröffentlichten, randomisierten Studien über den Gebrauch intravenös applizierter Beta-Blocker im frühen Stadium des Myokardinfarktes [3] verglichen, um mehr Daten zum Vergleich vorliegen zu haben.

Eine vergleichbar umfangreiche Untersuchung, über die die MIAMI-Gruppe letztes Jahr berichtet hat, wurde bei diesem Treffen schon angesprochen [4]. In dieser Studie, die nach ISIS-1 anfing, aber bereits früher beendet wurde, wurden 5678 Patienten randomisiert und erhielten Metoprolol oder Placebo intravenös. Auch sie erreichten eine Verringerung der Mortalität um 15% (± 14), dieses Ergebnis war aber nicht signifikant. Weitere 27 Studien waren zwar kleiner, aber sie lieferten insgesamt Daten von ca. 11 000 weiteren Patienten. Die von Peto et al. [5] entwickelte Methode, von den aufgetretenen Todesfällen die unter der Annahme der Nutzlosigkeit der Behandlung erwarteten Todesfälle zu subtrahieren, erlaubt es, aussagekräftige Vergleiche zwischen Patienten innerhalb derselben Studie anzustellen und dann die Ergebnisse aus den zwischen erwarteten und eingetretenen Todesfällen gebildeten Differenzen zusammenzufassen [3]. Falls die Behandlung tatsächlich keinen Erfolg hat, werden die Differenzen zwischen erwarteten und eingetretenen Todesfällen nicht signifikant von Null abweichen. Alle diese Studien, ISIS-1 eingeschlossen, liefern Daten über ungefähr 27 000 Patienten. Dieses Gesamtergebnis erhärtet die Schlußfolgerung von ISIS-1 bezüglich Atenolol und weist darauf hin, daß eine frühzeitige Behandlung mit Beta-Blockern Mortalität, Reinfarkt und plötzliche Todesfälle ($p \leq 0,02$, 0,02 bzw. 0,05) signifikant vermindert. Das Auftreten dieser drei Ereignisse wird bei den randomisierten Patienten von 10,3% auf 8,7% ($p < 0,0002$) vermindert (Abb. 2). Wir haben daraus den Schluß gezogen, daß das Maß der Unsicherheit (bei vorgegebenem Signifikanzniveau von 5%) bezüglich des Rückgangs der Mortalität (1 – 27%) auf einen zuverlässigeren Wert von 10 – 15% reduziert werden kann.

Wir möchten noch darauf hinweisen, daß unsere Patienten in diesen Studien bei einer Mortalität der Kontrollgruppe von 5% relativ leichte Fälle waren, denn viele Patienten, die in die Herzzentren eingeliefert werden, werden für zu krank gehalten, um die intravenöse Gabe von Beta-Blockern zu tolerieren. Durch Analyse der Untergruppen

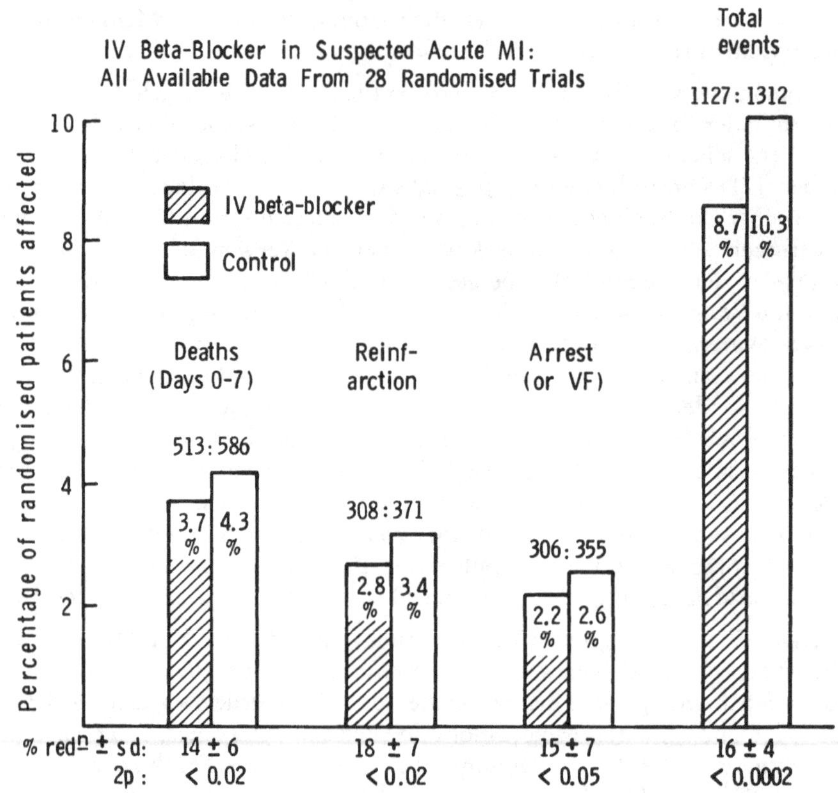

Abb. 2 Mortalität während Tag 0 – 7, Reinfarkte und Kammerflimmern in der Klinik in allen Studien über den Einsatz von i. v. Beta-Blockade im frühen Stadium eines akuten Myokardinfarkts. – „Summe der Ereignisse" entspricht der Summe der Prozentanteile für Herzstillstand, Reinfarkt und Todesfälle während Tag 0 – 7. Die Prozentzahlen beziehen sich nur auf anwendbare Daten. (Bestimmte Informationen, insbesondere bezüglich der Reinfarkte, wurden in einigen Studien nicht festgehalten.) (Aus [3], mit freundl. Genehmigung.)

konnte die MIAMI-Forschungsgruppe den größten Nutzeffekt bei denjenigen Patienten feststellen, deren Risiko innerhalb dieser relativ günstig gelegenen Gruppe eher hoch war. Wir von der ISIS-1-Gruppe können dies weder bestätigen noch widerlegen, denn die prozentuale Verminderung der Todesfälle war in allen untersuchten Untergruppen vergleichbar. Im Gegensatz zur logischen Folgerung war die Erfolgsquote bei Patienten mit anfänglicher hoher Herzfrequenz oder anfänglichem hohem Blutdruck nicht größer. Bei den Untersuchungen von ISIS-1 wurden diejenigen Patienten ausgeschlossen, die schon vorher mit Beta-Blockern behandelt worden waren (ca. 25% der Patienten).

Diese eingeschlossen schätzen wir, daß 50 – 60% der Patienten in den Herzzentren für unsere Behandlung in Frage kommen. Das schließt natürlich die Anwendung zusätzlicher, langerprobter Behandlungsmöglichkeiten wie Thrombolysis und/oder Angioplastik keinesfalls aus.

Kosten-Nutzen-Verhältnis

Wir haben bereits darauf hingewiesen [3], daß unsere Behandlung sehr kostengünstig ist, verglichen mit den höheren Kosten zur Lebenserhaltung bei langdauernder Beta-Blockade nach der Erholung von einem Myokardinfarkt und den sehr hohen Kosten für die Behandlung leichter Hypertonie. Nach einer groben Schätzung konnten pro 150–200 Patienten, die 7 Tage behandelt wurden, ein Todesfall, ein Herzstillstand und ein Reinfarkt verhindert werden. Bei einer Analyse der Untergruppen (die vorsichtig bewertet werden sollte) war ein Trend zu erkennen, daß innerhalb von 2 Stunden nach Anfallsbeginn behandelte Patienten besonders gute Ergebnisse zeigten (17 Todesfälle bei Atenolol- und 38 bei Kontrollbehandlung).

Schlußfolgerung

Die ISIS-1-Studie ist der erste überzeugende Beweis dafür, daß frühe i. v. Beta-Blockade innerhalb der ersten Stunden bei Verdacht auf Myokardinfarkt zu einem geringgradigen, aber nennenswerten Absinken der Mortalität um 15% führt. Zusammen mit der MIAMI-Studie über Metoprolol und den anderen früheren Studien mit verschiedenen anderen Medikamenten reduzierte auch diese Behandlung die Anzahl der Fälle von Herzstillstand und frühem Reinfarkt.

Unveröffentlichte Daten von den Herzzentren, die an ISIS-1 teilgenommen haben, zeigten enorme Unterschiede bei der Anwendung von Medikamenten, besonders in verschiedenen Ländern, aber auch innerhalb des gleichen Landes. Diese Unterschiede im Gebrauch von z. B. Digitalis, Nitraten und Kalziumantagonisten sind durch genaue wissenschaftliche Daten nicht begründbar, sondern spiegeln persönliche Ansichten wider und zum großen Teil auch Medikamenten-Marketing. Wir benötigen dringend die Rationalisierung der Grundvoraussetzungen. Die Übersicht weist darauf hin, daß eine effiziente frühe Beta-Blockade nützlich ist. Wir konnten zeigen, daß Beta-Blocker i. v. gegeben werden müssen, um schnell wirksam zu sein [10]. Zu viele Herzzentren benutzen im frühen Stadium Kalziumantagonisten (für deren Nutzen hinsichtlich der Mortalität es in diesem Zusammenhang keinen klaren Beweis gibt) oder setzen zu geringe Dosen oraler Beta-Blocker ein. Diese Übersicht über alle Studien bezüglich i. v. Beta-Blockade deutet darauf hin, daß diese Behandlung sinnvoll ist. Außerdem zeigte sie, daß unter Ausschluß von Patienten mit offensichtlich gestörter Linksherzfunktion die Sorge vor Auslösung eines Linksherzversagens im Großen und Ganzen unbegründet ist.*

* Diese kurze Übersicht bezieht sich in erster Linie auf die Veröffentlichungen von Yusuf et al. [3], Sleight [9] und ISIS-1 [3].

Literatur

[1] Herlitz, J., D. Elmfeldt, Å. Hjalmarson, et al.: Effect of indirect signs of the size and severity of acute myocardial infarction. Am. J. Cardiol. 51 (1983) 1282–1288.

[2] International Collaborative Study Group: Reduction of infarct size with the early use of timolol in acute myocardial infarction. N. Engl. J. Med. 310 (1984) 9–15.

[3] ISIS-1: Randomised trial of intravenous atenolol among 16.027 cases of suspected acute myocardial infarctions: ISIS-1. Lancet **II** (1986) 57 – 66.
[4] MIAMI trial research group: Metoprolol in acute myocardial infarction (MIAMI). A randomized placebo-controlled international trial (with discussion). Eur. Heart J. **6** (1985) 199 – 226.
[5] Peto, R., M. C. Pike, P. Armitage, et al.: Design and analysis of randomized clinical trials requiring prolonged observation of each patient: 1. Introduction and design. Br. J. Cancer. **34** (1976) 585 – 612.
[6] Ramsdale, D. R., E. B. Faragher, D. H. Bennett, et al.: Ischemic pain relief in patients with acute myocardial infarction by intravenous atenolol. Am. Heart J. **103** (1982) 459 – 467.
[7] Rossi, P. R. F., S. Yusuf, D. Ramsdale, et al.: Reduction of ventricular arrhythmias by early intravenous atenolol in suspected acute myocardial infarction. Br. Med. J. **286** (1983) 506 – 510.
[8] Roberts, R., C. Croft, H. K. Gold, et al.: Effect of propranolol on myocardial-infarct size in a randomized blinded multicenter trial. N. Engl. J. Med. **311** (1984) 218 – 225.
[9] Sleight, P.: Use of beta adrenoceptor blockade during and after acute myocardial infarction. Ann. Rev. Med. **37** (1986) 415 – 425.
[10] Sleight, P., S. Yusuf, R. Peto, et al.: Early intravenous atenolol treatment in suspected acute myocardial infarction. Acta. Medica. Scand. **210** (1981) 185 – 192.
[11] Waagstein, F., Å. C. Hjalmarson: Double-blind study of the effect of cardioselective beta-blockade on chest pain in acute myocardial infarction. Acta. Med. Scand. (Suppl.) **587** (1975) 201 – 211.
[12] Yusuf, S.: Beta-adrenergic blockade in acute myocardial infarction. (doctoral thesis) Oxford University, 1980.
[13] Yusuf, S., P. Sleight, P. Rossi, et al.: Reduction in infarct size, arrhythmias and chest pain by early intravenous beta blockade in suspected acute myocardial infarction. Circulation **67** (1983) 32 – 45.

Beta-Rezeptorenblocker in der Sekundärprävention des Myokardinfarktes

– Herzinfarktregister des MONICA-Projektes Augsburg –

H.-D. Bolte, H. Löwel, J. Stieber, U. Keil

Im Jahr 1981 sind in rascher Folge mehrere Studien publiziert worden, die für eine Wirksamkeit einer Beta-Rezeptorenblockade zur Prävention eines Zweitinfarktes (Sekundärprävention) sprachen [1]. Dabei waren die Letalitätsziffern sowohl bei der Anwendung von Beta-Blockern bei akutem Myokardinfarkt, wie die von Å. Hjalmarson und Mitarb., publiziert in Lancet [5], vielversprechend sowie die Studien, die langfristig eine Reduktion plötzlicher Todesfälle nach Myokardinfarkt unter einer Beta-Rezeptorenblockade dokumentiert haben. Eindrucksvoll war dies besonders bei der Timolol-Studie [8] und bei der multizentrischen Propranolol-Studie [6, 7], die bekanntlich aus ethischen Gründen vorzeitig abgebrochen wurde wegen der überzeugenden Wirksamkeit im Hinblick auf das sogenannte Präventionsziel.

Da in der Folgezeit wiederholt Studien ähnlichen Typus, allerdings mit unterschiedlichen Einschränkungen und mit z. T. unterschiedlichen Randomisierungsstrategien vorgelegt worden sind, die letztlich zu einem ähnlichen Resultat geführt haben, stellt sich die Frage, in welchem Ausmaß eine praktische Bedeutung inzwischen für die Patienten mit koronarer Herzkrankheit erzielt worden ist. Epidemiologische Studien wie beispielsweise das groß angelegte WHO-MONICA-Project (**Moni**toring of Trends and Determinants in **C**ardiovascular Disease) sowie insbesondere Kohortenstudien mit einer prospektiven Fragestellung, wie sie im MONICA-Projekt Augsburg auch durchgeführt werden, sind geeignet, auf diese Frage eine Antwort zu geben.

Es sollen daher im Folgenden aus klinischer Sicht einige z. T. noch nicht veröffentlichte Daten dargestellt werden, die durch das MONICA-Projekt Augsburg erarbeitet und mir freundlicherweise für diesen Beitrag zur Verfügung gestellt wurden. Im Rahmen der 1. MONICA-Querschnittsstudie (1984/85) kann durch Hochrechnung der Ergebnisse geschätzt werden, daß bei den 25–64jährigen Männern der Studienregion Augsburg (rd. 141 000) mit rd. 16 600 Hypertonikern (RR bei der Untersuchung ≥ 160 und/oder ≥ 95 mmHg), die von ihrer Erkrankung wissen (bekannte Hypertoniker), zu rechnen ist. In der gleichen Bevölkerung werden hochgerechnet 4200 Personen ambulant mit Beta-Blockern therapiert (Tab. 1). Bei den 141 000 Männern (25–64 Jahre) traten im Jahre 1985 523 Herzinfarkte auf, das sind durchschnittlich 4 pro 1000. Bei Patienten mit einer bekannten Hypertonie war die Herzinfarkthäufigkeit mit 9 pro 1000 mehr als doppelt so hoch, eine Zahl, die die Bedeutung des Hypertonus als Risikofaktor unterstreicht. Erstaunlich und nicht ohne weiteres zu deuten ist der Befund, daß bei hochgerechnet 4212 Personen, bei denen ambulant eine Beta-Rezeptorenblockade durchgeführt wurde, bei 16 je 1000 ein Myokardinfarkt beobach-

Tabelle 1 MONICA-PROJEKT AUGSBURG: Herzinfarkthäufigkeit der 25–64jährigen männlichen Einwohner der Studienregion Augsburg 1985 (vorläufige Ergebnisse)

	Männer absolut	Herzinfarktereignisse absolut*	Je 10^3d. Gruppe
Insgesamt	141 035	523	4
Bekannte Hypertonie	16 589**	142	9
Ambulante Beta-Blocker-Therapie	4 212**	69	16

* Ergebnisse des MONICA Herzinfarktregisters
** Geschätzte Häufigkeit aus der 1. MONICA Querschnittsstudie (1984/85)

tet wurde. Daraus alleine läßt sich nicht ableiten, daß die Beta-Rezeptorenblockade selbst einen Risikofaktor darstellt. Vielmehr läßt sich zu erkennen, daß der Verordnungsmodus insbesondere bei offensichtlicher koronarer Herzkrankheit und/oder bei Hypertonie heute eine allgemein anerkannte Indikation ist, so daß damit möglicherweise die Gruppe mit dem höchsten Herzinfarktrisiko gekennzeichnet wird.

Im Vergleich dazu ist die Zahl der Personen, die aus unterschiedlichen Gründen in der sog. Durchschnittsbevölkerung Beta-Rezeptorenblocker zu sich nehmen, verhältnismäßig hoch. So ist der Abb. 1 zu entnehmen, daß im Jahre 1985 insgesamt 3% der Studienbevölkerung von Augsburg ambulant Beta-Rezeptorenblocker eingenommen haben, vorzugsweise in der Altersgruppe zwischen 55 und 64 Jahren. Ca. 30% der 25–64jährigen Patienten mit einem überlebtem, längere Zeit zurückliegenden

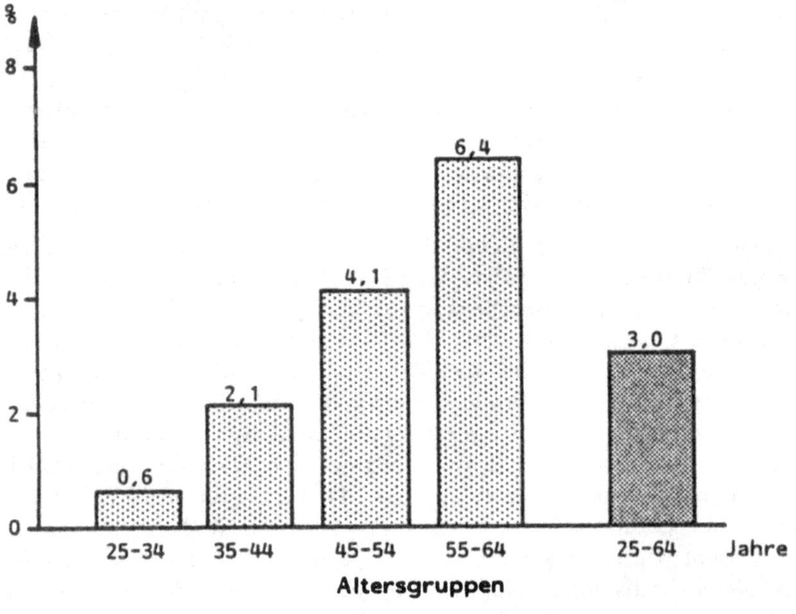

Abb. 1 MONICA-Projekt Augsburg – 1. Querschnittsstudie 1984/85: Medikation mit Beta-Rezeptorenblockern bei 25–64jährigen Männern der Studienbevölkerung (Ausgangsgruppe einer Kohortenstudie). [4]

Herzinfarkt erhielten eine ambulante Beta-Rezeptorenblockade. Da nur 20% der Patienten, die im Jahre 1985 einen erneuten akuten Myokardinfarkt erlitten haben, vor diesem Ereignis mit Beta-Blockern behandelt worden sind, kann das dafür sprechen, daß eine Beta-Rezeptorenblockade den Eintritt eines erneuten Myokardinfarktes doch erheblich hinausschiebt.

Allerdings scheint die zunehmende Behandlung mit Beta-Rezeptorenblockern bei Eintritt eines Erst- oder Reinfarktes noch keinen Einfluß auf die Letalitätsziffern zu haben. So zeigten die Untersuchungen, daß nach wie vor der größte Teil der Patienten an einem Myokardinfarkt verstirbt, bevor er das Krankenhaus erreicht (Abb. 2).

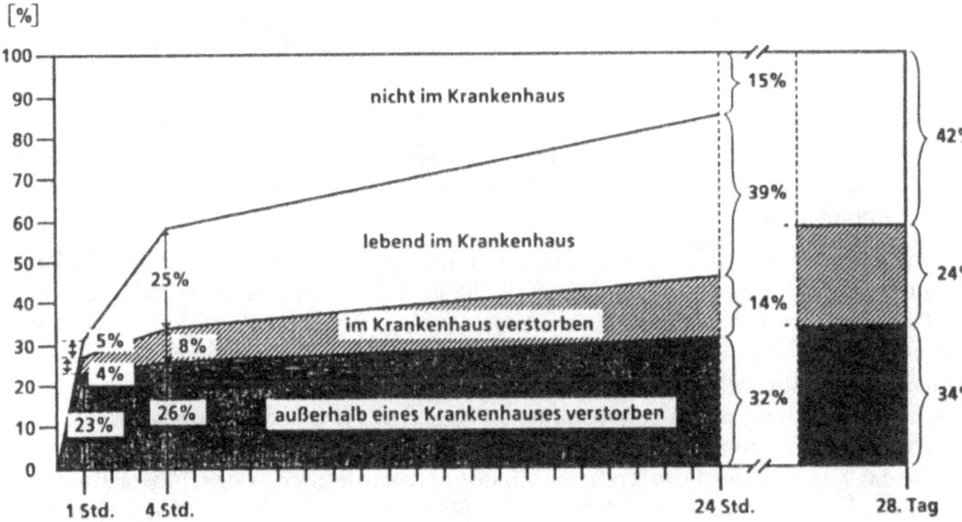

Abb. 2 MONICA-Projekt Augsburg: Herzinfarktregister (01. 10. 84 – 30. 09. 85): Zeitlicher Verlauf der Letalität und der Krankenhausaufnahme für 25 – 74jährige Herzinfarktpatienten (MONICA-Diagnose 1,2,3,9; n = 880).

Innerhalb von 24 Stunden nach dem akuten Infarktereignis verstarben 32% der 25 – 74jährigen männlichen Herzinfarktpatienten, ohne ein Krankenhaus erreicht zu haben, weitere 14% verstarben nach Erreichen des Krankenhauses. Diese Zahlen entsprechen den Beobachtungen in anderen Zentren [3]. Die 28-Tage-Letalität erhöht sich für außerhalb eines Krankenhauses Verstorbene auf 34% und zusammengenommen im Krankenhaus 24%. Dabei ist zu berücksichtigen, daß die Letalität nur noch 9% beträgt, wenn die Patienten die ersten 24 Stunden nach dem Eintritt des Myokardinfarktes überlebt haben.

In der Übersicht wurde kein Unterschied gemacht zwischen einem Erst- und einem Reinfarkt. In unserem Zentralklinikum waren 75% Erstinfarkt- und 25% Reinfarktpatienten.

Im Hinblick auf die Wirksamkeit einer Beta-Rezeptorenblockade zur Sekundärprävention ist es auch von Bedeutung, ob Patienten bereits vor Eintritt des Myokardinfarktes mit Beta-Rezeptorenblockern behandelt wurden, d. h. ob sie unter einer Beta-Rezeptorenblockade einen Myokardinfarkt erleiden, oder ob erst nach Eintritt des Myokardinfarktes mit einer Beta-Rezeptorenblockade begonnen wurde. So wurde dokumentiert, daß nur 8% (66 von 858) der Patienten mit einem ersten Myokardinfarkt zuvor Beta-Rezeptorenblocker eingenommen haben, daß aber immerhin 20% (73 von 341) vor Eintritt eines Reinfarktes mit Beta-Rezeptorenblockern behandelt wurden. Dieser Befund spricht dafür, daß die anfangs erwähnten Studien das Indikationsverhalten unserer Ärzte bereits geändert haben.

Nach eingetretenem Myokardinfarkt erhalten unter Beachtung der Kontraindikationen heute in unserer Klinik 48% der Patienten Beta-Rezeptorenblocker. Aus unterschiedlichen Gründen geht die Zahl dann in der Therapieempfehlung für die ambulante Praxis auf 30% zurück. Ohne jegliche Beta-Rezeptorenblocker bleiben demnach 52% der Herzinfarktpatienten.

Es stellt sich nun die Frage, ob sich eine ambulante Behandlung mit Beta-Blockern vor dem akuten Herzinfarkt auf die 24-Stunden-Letalität oder 28-Tage-Letalität auswirkt und ob dabei Unterschiede zwischen Erstinfarkt- und Reinfarktpatienten nachzuweisen sind.

Interessanterweise zeigt sich, daß Patienten ohne vorherige Beta-Rezeptorenblockade in geringerer Zahl einem Myokardinfarkt innerhalb der ersten 24 Stunden erliegen als Patienten mit Beta-Rezeptorenblockade (Tab. 2). Dieser Befund kann bedeuten, daß es sich bei der letzten Gruppe um eine krankheitsbedingte schwerere Verlaufsform handelt, es könnte aber auch sein, daß eine vorher bestehende Beta-Rezeptorenblockade bei Eintritt des Myokardinfarktes wegen der negativ inotropen Effekte eine zusätzliche Gefährdung für den Patienten darstellt. Bestätigen sich diese Ergebnisse, müßte das Konzept der Primärprävention des Myokardinfarktes durch Beta-Rezeptorenblockade neu diskutiert werden. Bei einem Reinfarkt sind die Verhältnisse anders. Ob mit oder ohne Beta-Rezeptorenblockade vor Eintritt des Reinfarktes, das wären also die Patienten, die aus Gründen der Sekundärprävention Beta-Rezeptorenblocker erhalten haben, sind die Letalitätsziffern identisch. Bei Reinfarktpatienten sind die

Tabelle 2 MONICA-PROJEKT AUGSBURG: Herzinfarktregister (01. 10. 1984 – 31. 12. 1985) 24-Stunden- und 28-Tage-Letalität bei 25 – 74jährigen Patienten mit akutem Myokardinfarkt (MONICA-Diagnose 1,2,3,9) nach Erst- und Reinfarkt und Beta-Blockertherapie vor dem akuten Myokardinfarkt (n = 1199) [4]

	Letalität 24 Stunden	(in %) 28 Tage
Erstinfarkt	46	51
ohne Beta-Blocker	44	49
mit Beta-Blocker	73	74
Reinfarkt	61	65
ohne Beta-Blocker	60	65
mit Beta-Blocker	63	64
Gesamt	50	55

24-Stunden- und die 28-Tage-Letalität mit rd. 60% mit oder ohne Beta-Rezeptorenblockade, wie in Tab. 2 zusammengefaßt, nahezu identisch. Bei den Letalitätsraten ist zu beachten, daß im MONICA-Herzinfarktregister **alle** Herzinfarktpatienten berücksichtigt werden, d. h. also auch diejenigen, die bereits außerhalb des Krankenhauses verstorben sind. Das bedeutet, daß die relevanten, für die Letalität entscheidenden Vorgänge sich bereits innerhalb der ersten 24 Stunden abgespielt haben.

Man muß wohl zum jetzigen Zeitpunkt davon ausgehen, daß in der Praxis bei der Verordnung von Beta-Rezeptorenblockern nicht die strengen Kriterien angewendet werden können, wie sie bei der Randomisierung für kontrollierte klinische Studien erfolgen müssen. So ist es auch nicht verwunderlich, daß in einer epidemiologischen Studie (z. B. MONICA-Projekt), in der die Ergebnisse der realen Verordnungspraxis sichtbar werden, die Resultate beispielsweise in der Sekundärprävention des Herzinfarktes durch Beta-Rezeptorenblockade weniger günstig ausfallen.

Die im Rahmen des MONICA-Projektes Augsburg begonnene Langzeitbeobachtung der überlebenden Herzinfarktpatienten, die insgesamt über 10 Jahre fortgeführt werden soll, dürfte weitere Aufschlüsse zu den diskutierten Fragen geben. Insbesondere erwarten wir als Kardiologen, daß es möglich wird, bei Patienten genau diejenigen Merkmale herauszufinden, bei denen eine Beta-Rezeptorenblockade im Sinne der Sekundärprävention erfolgreich ist, mit dem Ziel, auch nur diese Patienten einer Beta-Rezeptorenblocker-Therapie zuzuführen.

Zusammenfassung

1. Im Unterschied zu gezielten Studien zur medikamentösen Sekundärprävention des Myokardinfarktes erlaubt das MONICA-Projekt Augsburg Aussagen über die Behandlung mit Beta-Rezeptorenblockern in der prozentualen Häufigkeit, sowohl bei der Durchschnittsbevölkerung (Ausgangsgruppe einer Kohortenstudie) als auch vor und nach Myokardinfarkt.
2. Die 25–64jährige männliche Durchschnittsbevölkerung nimmt in 3% der Fälle hauptsächlich wegen einer Hypertonie und/oder koronaren Herzkrankheit regelmäßig Beta-Rezeptorenblocker ein.
3. Eine medikamentöse Beta-Rezeptorenblockade wurde **vor** Eintritt eines Myokardinfarktes bei 8% der Patienten mit Erstinfarkt und bei 20% der Patienten mit Reinfarkt durchgeführt.
4. Eine medikamentöse Beta-Rezeptorenblockade wurde **nach** einem Myokardinfarkt eingeleitet bei 48% der Patienten und nach der Entlassung bei insgesamt 30% der Patienten beibehalten.
5. Die 24-Stunden-Letalität ist bei Erstmyokardinfarkt mit bestehender Beta-Rezeptorenblockade deutlich höher (73%) als ohne Beta-Rezeptorenblockade (44%). Für Beta-Blocker vorbehandelte Erstinfarktpatienten besteht nach Überleben der ersten 24 Stunden eine günstigere Prognose als für die nicht vorbehandelten Patienten, so daß die Unterschiede in der 28-Tage-Letalität geringer werden.

6. Bei Reinfarkt sind die 24-Stunden- und die 28-Tage-Letalität mit und ohne Beta-Rezeptorenblockade mit rund 60% dokumentiert.
7. Über die Prospektivbeobachtung der Herzinfarktpatienten und der Teilnehmer der 1. MONICA-Querschnittsstudie wird erwartet, daß die Patientenmerkmale identifiziert werden, die es dem Arzt erlauben, tatsächlich nur die Patienten mit Beta-Rezeptorenblockern zu behandeln, die von dieser Behandlung auch profitieren.

Literatur

[1] Yusuff, S., R. Peto, J. Lewis, et al.: Beta-Blockade during and after Myocardial Infarktion: An Overview of the Randomized Trials Progr. Cardiovasc. Dis. XXVII (1985) 335–371.

[2] MIAMI Trial Research Group: Metoprolol in Acute Myocardial Infarction. Am. J. Cardiol. **56**, (1985) No. 14.

[3] Bolte, H. D.: Die Prognose des Myokardinfarkts. Internist 21 (1980) 665–680.

[4] MONICA-Projekt Augsburg – unveröffentlicht 1986.

[5] Hjalmarson, Å., D. Einfeldt, J. Herlitz, et al.: Effect on mortality of metoprolol in acute myocardial infarction – a double blind randomized trial. Lancet **II** (1981) 823–827.

[6] Beta-blocker Heart Attack Trial Research Group: A randomized trial of propranolol in patients with acute myocardial infarction: I. Mortality results. JAMA **247** (1982) 1707–1714.

[7] Beta-Blocker Heart Attack Trial Research Group: A randomized trial of propranolol in patients with acute myocardial infarction: II. Morbidity results. JAMA **250** (1983) 2814–2819.

[8] Norwegian Multicenter Study Group: Timololinduced reduction in mortality and reinfarction in patients surviving acute myocardial infarction. N. Engl. J. Med. **304** (1981) 801–807.

Morbidität und Mortalität bei Langzeittherapie der Hypertonie unter Beta-Blockern

K. O. Stumpe

Zusammenfassung

Beta-Rezeptorenblocker gehören heute neben Diuretika zu den Mitteln der ersten Wahl bei der Behandlung der Hypertonie. Nach wie vor ist unklar, ob diese Substanzen einen günstigen Effekt in der primären Prävention besitzen, d. h. ob sie in der Lage sind, die Inzidenz des Myokardinfarkts und des plötzlichen Herztodes bei Patienten mit hohem Blutdruck und ohne bevorstehende koronare Gefäßschäden zu reduzieren. Drei große, prospektive Interventionsstudien an jeweils mehreren tausend Patienten sind in den vergangenen Jahren zur Frage der primären Prävention mit Beta-Blockern bei milder Hypertonie durchgeführt worden. Es handelt sich im einzelnen um die MRC-Studie (Medical Research Council), um die IPPPSH-Studie (International Prospective Primary Prevention Study in Hypertension) und um die HAPPHY-Studie (Heart Attack Primary Prevention in Hypertension). Zusammengefaßt sind in diesen Studien folgende Ergebnisse erzielt worden:

Der präventive Effekt der Beta-Blocker auf die Inzidenz von cerebrovaskulären und koronaren Ereignissen bei Hypertonie ist gering. Gegen die Folgen der koronaren Herzkrankheit, d. h. gegen tödliche und nicht-tödliche Herzinfarkte und gegen den plötzlichen Herztod schützt die ausschließliche antihypertensive Therapie wenig. Bei nichtrauchenden hypertensiven Männern scheinen Beta-Blocker ein gewisses myokardinfarktreduzierendes Potential zu besitzen, und sie senken geringgradig die Inzidenz von Schlaganfällen. Bei rauchenden Männern und Frauen scheinen Beta-Blocker dagegen keinen Schutz vor dem Auftreten von Schlaganfällen und Myokardinfarkten zu bieten. Die Erwartung, daß Beta-Blocker den Diuretika langfristig überlegen sein könnten, hat sich in diesen Untersuchungen nicht erfüllt. Im Gegenteil, bei rauchenden Männern und Frauen senken Diuretika deutlich die Inzidenzrate an Schlaganfällen, während Beta-Blocker in diesen Gruppen keinen oder nur einen geringen protektiven Effekt besitzen.

Insgesamt scheinen die zur Zeit verfügbaren und als Mittel der ersten Wahl eingesetzten antihypertensiven Medikamente über die Blutdrucksenkung hinaus keine zusätzlichen präventiven Wirkungen zu besitzen. Es gibt Hinweise dafür, daß die in den Präventionsstudien durch Beta-Blocker erzielte Blutdrucksenkung nicht adäquat war und durch Reduktion des Blutdruckes auf niedrigere Werte eine stärkere Abnahme der kardiovaskulären Morbiditäts- und Mortalitäts-Inzidenz erreicht worden wäre.

Schlaganfall, myokardiale Insuffizienz und koronare Herzkrankheit sind die drei häufigsten Komplikationen der arteriellen Hypertonie. Mehrere klinische Untersuchungen haben gezeigt, daß durch antihypertensive Therapie die Inzidenz von Schlaganfall und Herzinsuffizienz deutlich gesenkt werden kann [14, 15]. Nach wie vor besteht aber Ungewißheit darüber, ob sich auch der Myokardinfarkt oder der plötzliche Herztod durch eine Behandlung verhindern lassen. Keine der bisher durchgeführten kontrollierten therapeutischen Studien bei Hypertension hat eindeutig einen günstigen protektiven kardialen Effekt der Behandlung nachgewiesen [6, 10, 12, 15]. In fast allen diesen Studien wurden die Patienten mit Diuretika therapiert. Diuretika können ungünstige Effekte auf kardiovaskuläre Risikofaktoren haben [3, 4, 11], und es ist vermutet worden, daß hohe therapeutische Diuretika-Dosen bei Patienten mit abnormen Ruhe-Elektrokardiogrammen für die kardiale Exzeßmortalität in der speziellen Interventionsgruppe des Multiple-Risk-Factor-Intervention-Trial (MRFIT) verantwortlich waren [5, 10].

Beta-Rezeptorenblocker gehören heute neben Diuretika zu den Mitteln der ersten Wahl bei der Behandlung der Hypertonie. Diese Substanzen sind effektiv und sicher, und es fehlen ihnen einige der unerwünschten Wirkungen der Diuretika [2]. Weiterhin haben sich Beta-Blocker als günstig in der sekundären Prävention erwiesen, und es konnte gezeigt werden, daß sie bei Patienten mit abgelaufenem Myokardinfarkt die kardiale Mortalität um 23%, den plötzlichen Herztod um 33% und die nicht-tödliche Reinfarktrate um 23% reduzieren [8, 13]. Es stellte sich daher die Frage, ob diese Substanzen auch einen günstigen Effekt in der primären Prävention besitzen, d. h. ob sie in der Lage sind, die Inzidenz des Myokardinfarktes und des plötzlichen Herztodes bei Patienten mit hohem Blutdruck und ohne vorbestehende koronare Gefäßschäden zu reduzieren. Theoretisch besitzen Beta-Blocker das Potential für eine kardioprotektive Wirkung. Sie reduzieren den sympathischen Antrieb des Herzens und können auf diesem Wege z. B. das Auftreten von Rhythmusstörungen verhindern. Weiterhin reduzieren sie die Herzfrequenz, die Herzarbeit und den myokardialen Sauerstoffbedarf, insbesondere dann, wenn der Blutdruck gesenkt wird. Es ist daher auch die Frage gestellt worden, ob Beta-Blocker den Diuretika in der primären Prävention überlegen sind. Mehrere primäre Präventionsstudien mit Beta-Rezeptorenblockern [1, 7, 9, 16] bei Hypertonie sind durchgeführt worden (Tab. 1). Im Folgenden sollen die wichtigsten Ergebnisse dieser Untersuchungen dargestellt und diskutiert werden.

In der *Göteborg-Studie* [1] wurde die Inzidenzrate tödlicher und nicht-tödlicher Herzinfarkte und Schlaganfälle bei 635 mit Beta-Blockern behandelten Männern mit

Tabelle 1 Studien zur primären Prävention mit Beta-Blockern bei Hypertonie

Göteborg	1978	
MRC	1985	Medical Research Council
IPPPSH	1985	International Prospective Primary Prevention Study in Hypertension
HAPPHY	1986	Heart Attack Primary Prevention in Hypertensives

derjenigen von 391 nicht behandelten Männern verglichen (Tab. 2). Der Ausgangsblutdruck der Therapiegruppe lag aufgrund zweier Messungen über 175 mmHg systolisch oder über 115 mmHg diastolisch. Die Patienten der nicht behandelten Kontrollgruppe hatten bei der ersten Screening-Messung ebenfalls Blutdruckwerte über 175 mmHg systolisch oder 115 mmHg diastolisch, doch war der Blutdruck bei diesen Patienten bei einer zweiten Messung auf unter 175 mmHg systolisch und unter 115 mmHg diastolisch abgefallen. Die mittlere Beobachtungszeit betrug 4,3 Jahre. Die beiden Gruppen, obwohl unterschiedlich groß, waren vergleichbar bezüglich der beiden kardiovaskulären Risikofaktoren Rauchen und Serum-Cholesterin-Konzentration. Die Ergebnisse dieser Untersuchung zeigen, daß die Gesamt-Todesrate in der Behandlungsgruppe mit 3,3% signifikant niedriger lag als in der Kontrollgruppe mit 6,1%. Auch wurden bei den mit Beta-Blockern behandelten Patienten weniger häufig ein plötzlicher Herztod und ein nicht-tödlicher Herzinfarkt beobachtet. Doch waren diese Unterschiede nicht signifikant. Ebenso unterschied sich die Häufigkeit nicht-tödlicher und tödlicher Schlaganfälle in der behandelten Gruppe nicht von derjenigen der unbehandelten Gruppe. Wurde dagegen die Anzahl der plötzlichen Herztodesfälle und der nicht-tödlichen Herzinfarkte addiert, wurde der Unterschied zwischen der mit Beta-Blockern behandelten und der nicht therapierten Gruppe statistisch signifikant ($p < 0,03$). Auch die kummulative Inzidenz der nicht-tödlichen Herzinfarkte und des plötzlichen Herztodes lag in der unbehandelten Gruppe signifikant höher.

Tabelle 2 Göteborg-Studie*

Nicht-Placebo kontrollierter Vergleich einer mit Beta-Blockern therapierten Gruppe (D) mit einer unbehandelten Gruppe (C)

Gruppe D: β-Blocker; N = 635	Blutdruck: systol. >175 mmHg oder diastol. >115 mmHg
Gruppe C: Nicht therapiert; N = 391	Blutdruck: systol. <175 mmHg oder diastol. <115 mmHg
Dauer: 4.3 Jahre	

* G. Berglund et al.; Lancet 1978

Zusammengefaßt weisen diese Ergebnisse darauf hin, daß eine Langzeitbehandlung der Hypertonie mit Beta-Blockern das Auftreten einer koronaren Herzkrankheit verhindern oder hinausschieben kann. Die Ergebnisse dieser Untersuchung müssen aber mit Vorsicht interpretiert werden. Die Tatsache, daß es sich nicht um eine doppel-blinde kontrollierte Untersuchung handelte und eine Plazebo-Gruppe fehlte, schränkt den Aussagewert der Befunde stark ein. Weiterhin war die Anzahl der behandelten und nicht-behandelten Patienten gering und nicht miteinander vergleichbar.

Methodisch besser und konsequenter wurde die Frage des Einflusses einer chronischen Beta-Rezeptorblockade auf die kardiovaskuläre Morbidität und Mortalität bei Hypertonie in der Studie des Britischen *Medical Research Council (MRC)* zu beantworten versucht [9]. Es handelt sich hier um die bisher größte prospektive kontrollierte

Langzeitstudie zur Behandlung des Bluthochdruckes. Insgesamt wurden 17354 Männer oder Frauen im Alter zwischen 35 und 64 Jahren mit diastolischen Blutdruckwerten von 90 bis 109 mmHg und systolischen Druckwerten unter 200 mmHg (Mittelwert aus 6 Messungen zu 3 verschiedenen Zeitpunkten) aufgenommen. Nach Zufallskriterien erfolgte für die Dauer von 5 1/2 Jahren eine Behandlung entweder mit Plazebo, mit dem Beta-Blocker Propranolol oder mit dem Diuretikum Bendrofluazid (Tab. 3). Bei unzureichender Blutdrucksenkung wurde zusätzlich Alpha-Methyldopa verabreicht. In der aktiv therapierten Gruppe wurde eine Senkung des diastolischen Blutdruckes unter 90 mmHg angestrebt. Die MRC-Studie wurde in den Praxen niedergelassener Ärzte in Großbritannien durchgeführt.

Tabelle 3 Medical Research Council (MRC)-Studie*

Einfach-blinder Vergleich einer aktiven Therapie (Beta-Blocker o. Diuretikum) mit Placebo
17354 ♂ oder ♀ Pat.; Alter: 35 – 64 J. Diastol. Druck 90 – 109 mmHg Systol. Druck < 200 mmHg
Behandlung: 8654 Pat. → Placebo 4403 Pat. → Propranolol (bis zu 240 mg/Tag) 4297 Pat. → Bendrofluazid (10 mg/Tag) Senkung d. diastol. Drucks auf < 90 mmHg **Dauer:** 5 1/2 Jahre 85572 Patientenjahre

* Br. Med. J. **291** (1985) 97 – 104

In allen drei Gruppen, einschließlich der der plazebobehandelten Patienten, fiel der systolische und diastolische Blutdruck in den ersten 2 Wochen deutlich, in den darauffolgenden 3 Monaten nur noch allmählich ab. Die mit dem Beta-Blocker therapierten Patienten erreichten weniger häufig den angestrebten diastolischen Blutdruckwert unter 90 mmHg als die mit dem Diuretikum therapierten Patienten.

Die Auswertung der Studie bezüglich Morbidität und Mortalität erbrachte einige bemerkenswerte Ergebnisse. Die Gesamtzahl der kardiovaskulären Ereignisse (nichttödliche und tödliche Schlaganfälle und Myokardinfarkte, rupturierte Aneurysmen) war in der aktiv behandelten Gruppe mit 286 Ereignissen signifikant niedriger als in der Plazebo-Gruppe mit 352 Ereignissen. Der Beta-Blocker Propranolol hatte keinen günstigeren Effekt auf die Inzidenz aller kardiovaskulären Ereignisse als das Diuretikum. Die Häufigkeit des Schlaganfalls wurde durch die aktive Therapie signifikant reduziert. Propranolol führte zu einer signifikanten Senkung der Rate an Schlaganfall-Fällen, doch war die Senkung unter dem Diuretikum stärker ausgeprägt.

Die Häufigkeit aller koronaren Ereignisse, wie tödlicher und nicht-tödlicher Herzinfarkt und plötzlicher Herztod, wurde durch die medikamentöse Therapie nicht signifikant reduziert, obwohl die Inzidenzrate der koronaren Ereignisse in der mit Propranolol therapierten Gruppe niedriger lag.

Von besonderer Bedeutung war der Einfluß des Rauchens für das Ansprechen auf die Therapie. So fand sich eine Abnahme der Inzidenzrate aller kardiovaskulären Ereignisse nur bei Nichtrauchern unter Propranolol; der Raucher-Status beeinflußte dagegen nicht das Ansprechen auf das Diuretikum. Behandelte und nicht behandelte Raucher hatten doppelt so hohe Inzidenzraten an kardiovaskulären Ereignissen wie Nichtraucher.

Auch die Schlaganfallrate war unter Propranolol nur bei den Nichtrauchern reduziert, während das Diuretikum die Häufigkeit des Schlaganfalles auch bei Rauchern senkte.

Die Rate an koronaren Ereignissen wurde durch Propranolol nur in der Gruppe der Nichtraucher gesenkt, während der Beta-Blocker keinen Einfluß bei den Rauchern hatte. Das Diuretikum senkte weder in der Raucher- noch in der Nichtraucher-Gruppe die Inzidenz der koronaren Ereignisse.

Unterschiede im Ansprechen auf die Therapie fanden sich auch bezüglich des Geschlechts. So führte der Beta-Blocker nur bei nichtrauchenden Männern und Frauen zu einer Abnahme der Inzidenz des Schlaganfalls, während männliche Raucher unter der Beta-Blocker-Therapie einen geringen, nicht signifikanten Anstieg in der Schlaganfall-Inzidenzrate aufwiesen. Dagegen senkte das Diuretikum Bendrofluazid unabhängig vom Raucherstatus und vom Geschlecht die Rate an Schlaganfällen.

Die Häufigkeit der koronaren Ereignisse wurde bei nichtrauchenden Männern durch den Beta-Blocker gesenkt, obwohl der Unterschied nicht signifikant war. Bei rauchenden Männern und Frauen hatte der Beta-Blocker keinen Einfluß auf die Inzidenz der koronaren Ereignisse, bei nichtrauchenden Frauen war die Häufigkeit der koronaren Ereignisse unter Plazebo so niedrig, daß sich ein signifikanter Effekt der aktiven Therapie nicht nachweisen ließ.

Insgesamt hat diese Untersuchung gezeigt, daß eine aktive medikamentöse Behandlung mit einem Beta-Blocker oder einem Diuretikum signifikant die Häufigkeit des Schlaganfalls reduziert, während die Inzidenz der koronaren Ereignisse nur bei Nichtrauchern unter Beta-Blockade günstig beeinflußt wird. Die Erwartung, daß Beta-Blocker langfristig den Diuretika überlegen sind, hat sich in dieser Untersuchung nicht erfüllt. Man kann annehmen, daß der Therapieerfolg nicht von der Art des Antihypertensivums, sondern von der erreichten Blutdrucksenkung abhängt. In dieser Untersuchung senkte der Beta-Blocker den Blutdruck stärker bei jüngeren und nichtrauchenden Patienten als bei älteren und rauchenden. Wie wichtig die Beachtung anderer Risikofaktoren bei der Behandlung der Hypertonie ist, zeigt der Befund, daß ein Raucher mit hohem Blutdruck, der mit Beta-Blocker behandelt wird, eine doppelt so hohe kardiovaskuläre Mortalität und Morbidität hat wie ein unbehandelter Nichtraucher mit gleich stark erhöhtem Blutdruck. Sowohl für den Schlaganfall als auch für alle kardiovaskulären Ereignisse war der Unterschied zwischen den Inzidenzraten zwischen Rauchern und Nichtrauchern größer als der Effekt der medikamentösen Therapie. Die Untersuchung hat auch gezeigt, daß die medikamentöse Therapie mit einem Beta-Blocker oder einem Diuretikum nicht die Gesamt-Mortalitätsrate reduzierte. Es fand sich aber ein Geschlechtsunterschied insofern, als die Mortalitätsrate bei Männern abnahm, aber bei Frauen anstieg, da bei diesen die nicht-kardiovaskulären tödlichen Ereignisse, im wesentlichen Neoplasien, zunahmen.

Zum Teil ähnliche Befunde wie in der MRC-Studie wurden in der *International Prospective Primary Prevention Study in Hypertension (IPPPSH)* erhoben [7]. In diese Untersuchung wurden 6357 hypertensive Männer oder Frauen mit diastolischen Druckwerten zwischen 100 und 125 mmHg im Alter zwischen 40 und 64 Jahren aufgenommen (Tab. 4). Die eine Hälfte der Patienten wurde mit dem Beta-Blocker Oxprenolol (160 bis 320 mg pro Tag) behandelt, die andere Hälfte erhielt anstelle von Oxprenolol eine antihypertensive Therapie, die keinen Beta-Blocker enthielt. Oxprenolol ist ein nicht-kardioselektiver Beta-Blocker mit sympathikomimetischer Eigenwirkung. 67% der Patienten der Beta-Blocker-Gruppe und 82% der Patienten der Nicht-Beta-Blocker-Gruppe nahmen ein Diuretikum, um den diastolischen Zielblutdruck von ≤95 mmHg zu erreichen. Die Patienten wurden über einen Zeitraum von 3 bis 5 Jahren beobachtet.

Tabelle 4 IPPPSH*

Doppel-blinder Vergleich einer Beta-Blocker- mit einer Nicht-Beta-Blocker-Therapie

6357 ♂ oder ♀ Pat.; Alter: 40 – 64 J.
Diastol. Druck: 100 – 125 mmHg

Therapie:
3172 Pat → Placebo
Diuretikum in 82%
3185 Pat. → Oxprenolol (160 mg)
Diuretikum in 67%

Senkung d. diastol. Drucks auf ≤ 95 mmHg

Dauer: 3 – 5 Jahre
25 651 Patientenjahre

* International Prospective Primary Prevention Study in Hypertension J. Hypertension 3 (1985) 379 – 392.

Beide Behandlungsmaßnahmen führten zu einem vergleichbaren Blutdruckabfall. Die Herzfrequenz nahm in der Beta-Blocker-Gruppe um 7/min ab. Kritische Ereignisse wie plötzlicher Herztod, tödliche und nicht-tödliche Herzinfarkte oder Schlaganfälle traten in der Beta-Blocker-Gruppe in gleicher Häufigkeit wie in der Nicht-Beta-Blocker-Gruppe auf. Auch die Gesamt-Mortalität war in beiden Gruppen gleich.

Wie in der MRC-Studie wurden kritische kardiale Ereignisse bei Männern, etwa dreimal so häufig wie bei Frauen beobachtet. Männer, die mit Oxprenolol therapiert wurden, wiesen insgesamt weniger kritische kardiale Ereignisraten auf als Männer in der Nicht-Beta-Blocker-Gruppe. Das Auseinanderweichen der Kurven für den kummulativen Prozentsatz der Patienten mit einem kritischen kardialen Ereignis, obwohl nicht signifikant, reflektiert die niedrigere Myokardinfarktrate in der Beta-Blocker-Gruppe im Vergleich zur Nicht-Beta-Blocker-Gruppe.

Auch der Anteil der Männer und Frauen, die einen Schlaganfall erlitten, lag in den ersten drei Jahren in der Beta-Blocker-Gruppe signifikant niedriger als in der Nicht-Beta-Blocker-Gruppe. Nach vier Jahren waren diese Unterschiede aber nicht mehr nachweisbar.

Ähnlich wie in der MRC-Studie wurde der günstige Effekt der Beta-Blockade auf die kardiale Morbidität und Mortalität nur bei nichtrauchenden Männern beobachtet, die eine nur halb so hohe Inzidenzrate an Myokardinfarkt und plötzlichem Herztod aufwiesen wie die nicht-rauchenden Patienten in der Nicht-Beta-Blocker-Gruppe. Diese Beeinflussung der Therapieantwort durch das Rauchen ließ sich bei den Frauen nicht beobachten.

Einer der wichtigsten Befunde dieser Studie ist die Beobachtung, daß unabhängig von der Art der Behandlung das Risiko, einen Schlaganfall oder ein kardiales Ereignis zu erleiden, direkt mit der durch die Therapie erzielten Blutdruckhöhe assoziiert war. Dies weist auf die Notwendigkeit einer besseren Kontrolle der erhöhten Blutdruckwerte hin, und es ist die Frage gestellt worden, ob die nur geringen günstigen Effekte der Beta-Blocker- oder der Diuretika-Therapie auf die kardiovaskuläre Morbidität und Mortalität, insbesondere bei leichter Hypertonie, nicht Folge einer ungenügenden Blutdrucksenkung sind.

In der *Heart-Attack-Primary-Prevention in Hypertensives (HAPPHY)*Studie [16] sollte die Frage beantwortet werden, ob sich die Inzidenzrate an Myokardinfarkten und Schlaganfällen von Patienten, die mit Beta-Blockern therapiert werden, von derjenigen von Patienten, die eine Diuretika-Therapie erhalten, unterscheidet (Tab. 5). Die Untersuchung wurde an 6570 Patienten durchgeführt, von denen die eine Hälfte mit den Beta-Blockern Atenolol oder Metoprolol therapiert wurde, während die andere Hälfte die Diuretika Hydrochlorothiazid oder Bendrofluazid erhielten. Die mittlere Beobachtungszeit betrug 5 Jahre. Die Ergebnisse der Studie, die noch nicht veröffentlicht sind, wurden auszugsweise auf dem 11. Scientific Meeting der International Society of Hypertension 1986 vorgetragen [16]. Im Prinzip wurden ähnliche Befunde wie in der IPPPSH- und der MRC-Studie erhoben. Es fand sich keine Überlegenheit der Beta-Blocker bezüglich einer Senkung der Inzidenzrate von koronaren Ereignissen im Vergleich zu Diuretika.

Tabelle 5 HAPPHY-Studie*

Vergleich einer Beta-Blocker- mit einer Diuretikum-Therapie
6570 ♂ Pat.; Alter: 40 – 60 J. Diastol. Druck 100 – 130 mmHg
Therapie: Diuretikum: Hydrochlorothiazid oder Bendrofluazid Beta-Blocker: Metoprolol oder Atenolol **Ziel:** Diastol. Druck < 95 mmHg

* Heart Attack Primary Prevention in Hypertensives L. Wilhelmsen; 11th Scientific Meeting of ISH, 1986

Zusammengefaßt ergibt sich unter Berücksichtigung der in den großen kontrollierten Studien – MRC, IPPPSH und HAPPHY – erhobenen Daten folgendes Bild: Der präventive Effekt der Beta-Blocker auf die Inzidenz von zerebrovaskulären und koronaren Ereignissen bei Hypertonie ist gering. Gegen die Folgen der koronaren Herzkrankheit, d. h. gegen tödliche und nicht-tödliche Herzinfarkte und gegen den plötzlichen Herztod, schützt die ausschließliche antihypertensive Therapie mit Beta-Blockern nur wenig. Bei nicht-rauchenden hypertensiven Männern scheinen Beta-Blocker ein gewisses myokardinfarktreduzierendes Potential zu besitzen, und sie senken geringgradig die Inzidenz von Schlaganfällen. Bei rauchenden Männern und Frauen scheinen Beta-Blocker dagegen keinen Schutz vor dem Auftreten von Schlaganfällen und Myokardinfarkten zu bieten. Die Erwartung, daß Beta-Blocker den Diuretika langfristig überlegen sein könnten, hat sich nicht erfüllt. Im Gegenteil, bei rauchenden Männern und Frauen senken Diuretika deutlich die Inzidenzrate an Schlaganfällen, während Beta-Blocker in diesen Gruppen keinen protektiven Effekt besitzen.

Insgesamt scheinen die z. Z. verfügbaren und als Mittel der ersten Wahl eingesetzten antihypertensiven Medikamente über die Blutdrucksenkung hinaus keine zusätzlichen präventiven Wirkungen zu besitzen. Alle kontrollierten Präventionsstudien haben deutlich gemacht, daß eine aggressive Behandlung und Prävention der kardiovaskulären Risikofaktoren, insbesondere des Zigarettenrauchens, von entscheidender Bedeutung sind. Dies schließt selbstverständlich für den individuellen Patienten nicht die Anwendung von antihypertensiven Medikamenten, die am besten seinen Blutdruck kontrollieren, ohne dabei mit seinem Wohlbefinden zu interferieren, aus. So könnten die aus den Präventionsstudien vorliegenden Daten darauf hinweisen, daß die durch Beta-Blocker erzielte Blutdrucksenkung nicht adäquat war und durch Reduktion des Blutdruckes auf niedrigere Werte eine stärkere Abnahme der kardiovaskulären Morbiditäts- und Mortalitätsinzidenz erreicht worden wäre.

Literatur

[1] Berglund, G., L. Wilhelmsen, R. Sannerstedt, et al.: Coronary heart disease after treatment of hypertension. Lancet I (1978) 1–5.

[2] Bühler, F. R., P. Bolli: The cardioprotective potential of antihypertensive therapy based on betablockade. In: Modulation of Sympathetic Tone in the Treatment of Cardiovascular Diseases (F. Gross, Hg.), S. 259–266. Hans Huber, Bern.

[3] Duke, M.: Thiazide-induced hypokalemia: association with acute myocardial infarction and ventricular fibrillation. JAMA **239** (1978) 43–46.

[4] Goldman, A. I., B. W. Steele, H. W. Schnaper, et al.: Serum lipoprotein levels during chlorthalidone therapy. JAMA **244** (1980) 1691–1695.

[5] Holme, I., A. Helgeland, I. Hjermann, et al.: Treatment of mild hypertension with diuretics: the importance of ECG abnormalities in the Oslo study and in MRFIT. JAMA **251** (1984) 1298–1299.

[6] Hypertension Detection and Follow-up Program Cooperative Group: Five-year findings of the Hypertension Detection and Follow-up Program. I. Reduction in mortality in persons with high blood pressure, including mild hypertension. JAMA **242** (1979) 2562–2571.

[7] The IPPPSH Collaborative Group: Cardiovascular risks and risk factors in a randomized trial of treatment based on the beta blocker oxprenolol: The International Prospective Primary Prevention Study in Hypertension (IPPPSH). J. Hypertension 3 (1985) 379 – 392.
[8] May, G. S., K. A. Eberlein, C. D. Furberg, et al.: Secondary prevention after myocardial infarction: a review of long term trials. Prog. Cardiovasc. Dis. 4 (1962) 331 – 352.
[9] MRC trial of treatment of mild hypertension: principal results. Br. Med. J. **291** (1985) 97 – 104.
[10] Multiple Risk Factor Intervention Trial Research Group: Multiple Risk Factor Intervention Trial. JAMA **248** (1982) 1465 – 1477.
[11] Murphy, M. B., P. J. Lewis, E. Kohner, et al.: Glucose intolerance in hypertensive patients treated with diuretics: a fourteen-year follow-up. Lancet **II** (1982) 1293 – 1295.
[12] Report of the management committee: The Australian national therapeutic trial in mild hypertension. Lancet **1** (1980) 1261 – 1267.
[13] Staessen, J., C. Bulpitt, A. Cattaert, et al.: Secondary prevention with beta-adrenoceptor blockers in post-myocardial infarction patients. Am. Heart J. **104** (1982) 1395 – 1399.
[14] Veterans Administration Cooperative Study Group on Antihypertensive Agents: Effects of treatment on morbidity in hypertension. I. Results in patients with diastolic blood pressures averaging 115 through 129 mmHg. JAMA **202** (1967) 1028 – 1034.
[15] Veterans Administation Cooperative Study Group in Antihypertensive Agents: Effects of treatment on morbidity in hypertension. II. Results in patients with diastolic blood pressures averaging 90 – 114 mmHg. JAMA **213** (1970) 1143 – 1152.
[16] Wilhelmsen, L.: Beta-blockers versus saluretics in hypertension – results of the HAPPHY Trial. 11th Scientific Meeting of the International Society of Hypertension 1986; Abstr. Nr. 0803, S. 398.

VII Toxikologische Probleme

Toxikologische Befunde bei Beta-Blockern (experimentell)

T. Lehnert, W. Wendtlandt

Abstract

This paper summarizes the most important toxicological findings of beta-blocker in animal studies. Most of the toxicological effects appear depending on exaggerated pharmacodynamic effects which are determined by 3 important properties:

1. Cardioselectivity,
2. Intrinsic sympathomimetic activity (ISA),
3. Unspecific membrane stabilizing properties, the so called chiniden-like, local anesthetising or papaverin like effects.

From the preclinical data – with the exception of cancerogenicity, pigmentation, teratogenicity and oculotoxicity – no irreversible – independent of efficacy – organ damages are known.

Only 4 substances (Bunolol, Pamatolol, Tolamolol, Zami 1305) showed cancerogenic properties in animal studies, an effect, which is probably bound to definite molecular structures. Hitherto a teratogenic effect only in Exaprolol could be found (skeletal malformation).

The „practolol syndrome", observed in man, could not be found in animals; only ophthalmic lesions like atrophy of the lacrimal gland and alterations of the tapetum lucidum were observed in dogs.

Some beta-blockers induced pigmentation and depositions in different organs. In man no pigmentations were observed.

Generally, beta-blockers are very safe in man and animal species. The limit tolerability will be determined by the pharmacodynamic (beta-blocking) effect.

Nachdem das pharmakologische Profil von Dichlorisoprenalin als dem ersten Vertreter der sogenannten Beta-Rezeptorenblocker aufgeklärt war, kam es zu einer sehr stürmischen Forschung und Entwicklung dieser Substanzklasse. Durch die rasche Verbreitung der Beta-Blocker auf dem Arzneimittelmarkt und Erschließung neuer Indikationen verfügen wir heute über ein sehr umfangreiches Erkenntnismaterial sowohl in der Klinik als auch Präklinik.

Diese Ausführungen werden sich mit den toxikologischen Befunden aus der Präklinik befassen; sie können jedoch keinen Anspruch auf Vollständigkeit erheben und werden aufgrund der Zeitvorgabe nur die wichtigsten Probleme ansprechen. Die Toxikologie der einzelnen Beta-Blocker ist ein komplexes Geschehen. Sie ist unter anderem abhängig von:

1. der Basispharmakologie,
2. dem Spektrum der additiven pharmakologischen Aktivitäten,
3. speziesspezifischen Effekten,
   (Practolol-Syndrom nur beim Menschen)
4. pharmakodynamischen Interaktionen,
5. der chemischen Struktur.

Drei wichtige Eigenschaften bestimmen das Profil der Beta-Blocker:

1. die Kardioselektivität,
2. die sympathomimetische Eigenwirkung (ISA),
3. die unspezifischen membranstabilisierenden Eigenschaften, die sogenannten chinidinartigen, lokalanästhesierenden oder papaverinartigen Wirkungen ([9, 17], Tab. 1).

Tabelle 1 Pharmakologische Eigenschaften der Beta-Blocker

Substanz	Kardiose-lektivität	ISA	Unspezifische Membranwirkung
Acebutolol	+	+	+
Alprenolol	−	+	+
Atenolol	+	−	−
Bisoprolol	+	−	+
Bupranolol	−	−	+
Carteolol	−	+	−
Celiprolol	+	+	−
Metropolol	+	−	−
Levobunolol	−	−	+
Oxprenolol	−	+	+
Penbutolol	−	+	+
Pindolol	−	+	+
Practolol	+	+	+
Propranolol	−	−	+
Sotalol	−	−	−
Timolol	−	−	−

Am Beispiel der Beta-Blocker Zami 1305, Zami 1327, Practolol und Bunolol soll gezeigt werden, welche Bedeutung der chemischen Struktur bei dieser Substanzklasse zukommt und gleichzeitig soll das eigentlich heißeste toxikologische Thema der Beta-Blocker – die Kanzerogenität – angesprochen werden [18, 31].

Zami 1305 wirkt eindeutig karzinogen bei der Ratte. Bei weiblichen Tieren, nicht bei männlichen, kam es nach chronischer Gabe dieses Beta-Blockers zu einer signifikanten Inzidenzsteigerung von Leberkarzinomen. Durch Versuche mit Kastraten konnte nachgewiesen werden, daß die kanzerogene Wirkung hormonabhängig ist. Mit dem Isomer von Zami 1305 – Zami 1327 konnten dagegen unter gleichen Versuchsbedingungen keine Leberkarzinome und keine anderen Tumore erzeugt werden ([14] s. Abb. 1).

ZAMI 1305
karzinogen

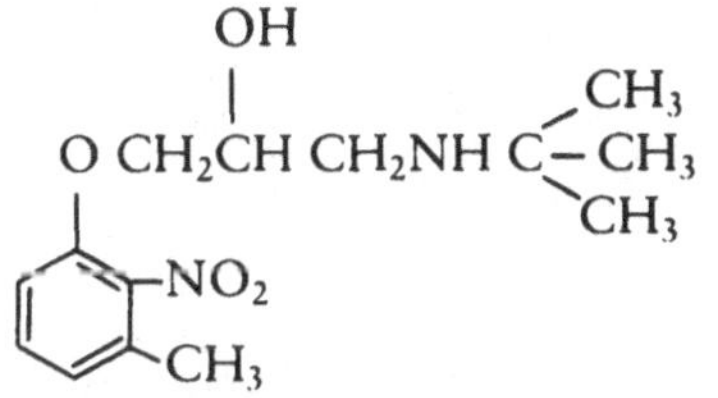

ZAMI 1327 (Isomer)
nicht-karzinogen

Pharmakodynamische Aktivität vergleichbar mit Zami 1305.

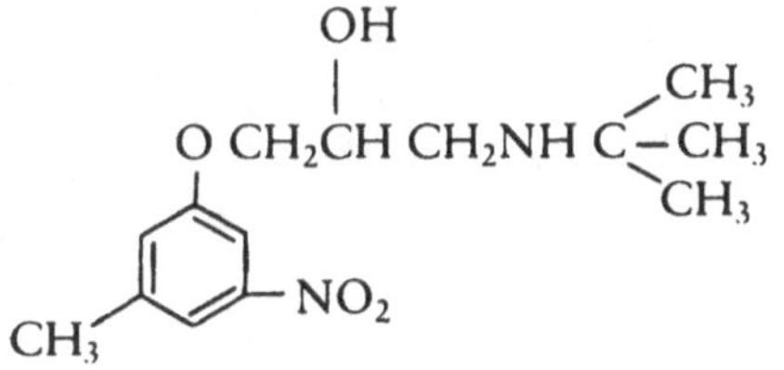

Abb. 1

Ähnlich verhält sich der Beta-Blocker Bunolol und sein Isomer Levobunolol. Bunolol erwies sich in Langzeitstudien an Maus und Ratte als kanzerogen – Uterus-Leiomyome und Leberadenome traten vermehrt auf. Dagegen wies Levobunolol weder bei der Maus noch bei der Ratte ein kanzerogenes Potential auf.

Auch unterschiedliche Reste am Grundkörper der wirksamen Substanz können das toxikologische Profil hinsichtlich Kanzerogenität verändern. Der Beta-Blocker Practolol ist nicht kanzerogen. Er unterscheidet sich vom kanzerogenen Beta-Blocker Zami 1305 lediglich durch Änderung der Reste 1–3. Die pharmakodynamische Wirkung ist vergleichbar mit der von Zami 1305 (s. Abb. 2).

Der Anlaß zur Durchführung zahlreicher Kanzerogenitätsstudien war die Aufdeckung des kanzerogenen Potentials von Pronethanol durch Paget [14]. Pronethanol war der erste suspekte Beta-Blocker, und damit geriet die ganze Substanzklasse unter Verdacht. Pronethalol erzeugte bei Mäusen nach oraler Gabe lymphoretikuläre Tumore, hauptsächlich Thymuslymphosarkome. Weitere Studien mit anderen Mäusestämmen zeigten sehr unterschiedliche Ergebnisse – nur bei 2 von 8 Stämmen konnte durch Pronethalol ein Anstieg der Lymphosarkome des Thymus hervorgerufen werden [12]. Andere getestete Spezies (Ratte 2 Jahre, Meerschweinchen 9 Monate, Hund 6 Monate, Affe 15 Monate) zeigten keine Erhöhung der Tumorinzidenz, wobei natürlich die Aussagekraft der Nichtnagerstudien und Meerschweinchenstudie durch die kurze Laufzeit sehr eingeschränkt ist [1, 3].

ZAMI 1305
karzinogen

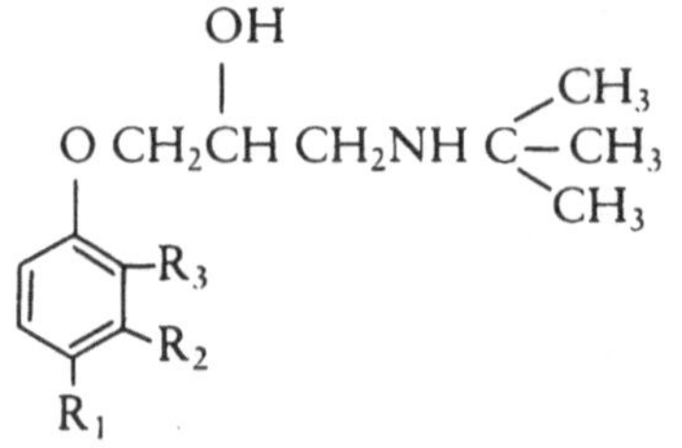

ZAMI 1305
Leberkarzinome
w. Ratte
R_1 = H
R_2 = CH_3
R_3 = NO_2

PRACTOLOL = nicht karzinogen
R_1 = NH CO CH_3
R_2 = H
R_3 = H

Abb. 2

How [6] stellt die Hypothese auf, daß ein möglicher Mechanismus der Kanzerogenität von Pronethalol in der Bildung des karzinogenen Metaboliten Äthylenamin in einigen Mäusestämmen zu suchen ist. Der Verdacht besteht, daß Pronethalol eine mäusespezifische karzinogene Wirkung hat. Solange dies aber nur eine Hypothese ist, bleibt der Makel der Kanzerogenität am Pronethalol haften.

Eine weitere nicht ganz „makellose“ Substanz ist Primidolol. Primidolol rief bei weiblichen Mäusen in der höchsten Dosisgruppe (50 mg/kg) einen Anstieg der Gesamttumorrate von 48% im Vergleich zur Kontrollgruppe mit 24% hervor. Bei den männlichen Tieren konnten in der höchsten Dosisgruppe 48% und in der Kontrollgruppe 30% tumortragende Tiere ermittelt werden. Das Fehlen eines Targetorgans läßt diese Befunde allerdings zweifelhaft erscheinen. Diskutiert werden ein möglicher statistischer Zufall oder ein eventueller cokarzinogener Effekt, der indirekt über einen hormonellen Mechanismus abläuft (s. Tab. 2). Eine 24-Monatsstudie an der Ratte mit Primidolol zeigte weder eine Erhöhung der Gesamttumorrate noch eine Inzidenzsteigerung einer bestimmten Tumorart [4].

Nicht verwunderlich ist, daß in den zahlreich durchgeführten Kanzerogenitätsstudien mit Beta-Blockern immer wieder einmal eine Tumorart gehäuft auftrat. Das ist kein Phänomen der Beta-Blocker, sondern eine Erscheinung, die allen bekannt ist, die Kanzerogenitätsstudien durchgeführt oder zu beurteilen haben ([30, 31], s. Tab. 3).

A priori kann den Beta-Blockern eine kanzerogene Wirkung nicht nachgesagt werden ([8, 11, 16, 26, 32], s. Tab. 4).

Zur Mutagenität liegen umfangreiche Untersuchungsergebnisse mit negativem Ergebnis vor ([7, 8, 13, 33], s. Tab. 5).

Tabelle 2 Kanzerogenität von Beta-Blockern

	Kanzerogen
Bunolol	– Leiomyome-Uterus, Leberadenome (Ratte)
Pamatolol	– Leberkarzinome (Ratte)
Tolamolol	– Leberkarzinome (Ratte), Mammakarzinome (Maus)
Zami 1305	– Leberkarzinome (Ratte)
	Unklar
Primodolol	– Erhöhung der Gesamttumorrate (Maus)
Pronethalol	– Lymphosarkome-Thymus (Maus)

Tabelle 3 In der Literatur beschriebene Tumore

Alprenolol:	Anstieg der Thymuslymphome (Maus) nur in 1 von 2 Studien im Bereich der Spontanvariabilität
Metoprolol:	Lungenadenome (Maus) nur in 1 von 2 Studien im Bereich der Spontanvariabilität
Timolol:	Lungenadenome (w. Maus) im Bereich der Spontanvariabilität
	Phäochromozytome (m. Ratte) im Bereich der Spontanvariabilität
	Adenokarzinome Mamma (w. Maus, Ratte) prolaktinabhängig, stammspezifisch
	Uteruspolypen (Maus) nur in 1 von 2 Studien im Bereich der Spontanvariabilität

Tabelle 4 Nicht kanzerogene Beta-Blocker

Acebutolol	Levobunolol
Alprenolol	Metoprolol
Atenolol	Nadolol
Betaxolol	Oxprenolol
Bevantolol	Pindolol
Bisoprolol	Practolol
Carteolol	Propranolol
Celiprolol	Sotalol
Cetamolol	Timolol
Epanolol	Xamatolol
Labetalol	

Tabelle 5 Beta-Blocker ohne mutagenes Potential

Acebutolol	Penbutolol
Atenolol	Pindolol
Betaxolol	Practolol
Bisoprolol	Primidolol
Carteolol	Pronethanol
Celiprolol	Propranolol
Levobunolol	Sotalol
Metoprolol	Timolol
Oxprenolol	

Außer einer gewissen Augentoxizität und Pigmentablagerung zeigen die Beta-Blocker in der Präklinik keine organspezifischen wirkungsunabhängigen toxischen Effekte. Teratogene Effekte traten nur bei einem Beta-Blocker auf. Die beobachteten klinischen, autoptischen und histologischen Veränderungen sind fast ausnahmslos durch eine dem Beta-Blocker eigene, bei extremer Dosierung übersteigerte pharmakodynamische Wirkung erklärbar. Das beim Menschen beobachtete okulo-muko-kutane Practolol-Syndrom, welches am Auge als Pankonjunktivitis mit Hornhautbeteiligung auftrat, konnte im Tierversuch nicht ausgelöst werden [5, 35]. Beim Hund senkte Practolol bei hoher Dosierung die Tränensekretion. Histologisch wurde eine Atrophie der Tränendrüse mit lymphozytärer Infiltration diagnostiziert. Im Elektroretinogramm zeigte sich eine deutliche Erniedrigung der Amplitude der A + B-Welle. Morphologische Veränderungen wies die Retina jedoch nicht auf. Auch andere Beta-Blocker bewirkten beim Hund eine Minderung des Tränenflusses mit und ohne morphologischen Veränderungen der Tränendrüse [29].

Nach 13wöchiger oraler Gabe des Beta-Blockers Sch 19 927 kam es beim Beaglehund am Tapetum lucidum zur Pigmentierung, Degeneration und Nekrose mit entzündlicher Infiltration. Atapetale Hunde, Albinoratten und Cynomolgus-Affen zeigten keinerlei Augentoxizität. Bei diesem toxischen Effekt des Beta-Blockers ist das Tapetum lucidum eindeutiges Targetorgan; der Befund ist ohne Relevanz für den Menschen, da der Mensch und etliche Versuchstiere diese lichtreflektierende Gewebsstruktur der Chorioidea nicht besitzen [22].

Nicht nur am Tapetum lucidum kann es nach Beta-Blockergabe zu Pigmentierung kommen; andere Beta-Blocker initiierten Pigmentbildung und -ablagerung in den verschiedensten Organen. So bewirkt Bunolol bei Ratten nach 6monatiger Gabe eine stahlgraue Verfärbung der inneren Organe und nach 18 Monaten auch der Haut [2]. Pindolol ruft bei Ratten, Hunden und Affen die Bildung von drei Pigmenten hervor. Abnorme Pigmentierungen werden beim Menschen nicht beobachtet [16].

Die bei Hunden beobachtete Braunfärbung des Körperfettes nach Carteolol hat vermutlich ihre Ursache in einer durch die intrinsische Aktivität bedingte Beeinflussung des Fettstoffwechsels [8]. Dafür spricht die starke sympathische Innervation des Fettgewebes. Es gibt keine Hinweise, daß dieses beim Hund (im Gegensatz zu Primaten und Nagern) normalerweise nicht auftretende braune Fettgewebe eine toxikologische Bedeutung hat. Nach neuesten Untersuchungsergebnissen soll die

Hauptfunktion des braunen Fettgewebes in der Wärmeerzeugnis ohne Muskelzittern liegen.

Die bei chronischen Rattenstudien nach hoher Beta-Blockergabe beobachteten intraalveolären Schaumzellen sind keine Beta-Blocker-spezifischen Veränderungen. Es handelt sich um eine Phospholipidose der Lunge (keiner anderen Organe), die als Störung des bei Ratten besonders ausgeprägten Lungen-Lipid-Stoffwechsels verstanden wird und auch durch andere amphiphile kationische Stoffe ausgelöst werden kann [11].

Die Beta-Blocker scheinen bis auf Exaprolol frei von teratogenen Effekten zu sein. Auch bei Kindern von Patientinnen, die mit Beta-Blockern behandelt wurden, konnten bislang keine teratogenen Effekte beobachtet werden ([25, 28, 34], s. Tab. 6).

Tabelle 6 Teratogenität von Beta-Blockern

Beta-Blocker	Ratte	Kaninchen	Maus	Hamster
Acebutolol	–	–		
Atenolol	–	–		
Betaxolol	–	–		
Bisoprolol	–	–		
Bunitrolol	–	–	–	
Bupranolol	–		–	
Carteolol	–	–	–	
Celiprolol	–	–		
Exaprolol	+ Skelett-mißbildung		+ Skelett-mißbildung	
Labetalol	–	–		
Levobunolol	–	–		
Metoprolol	–	–		
Nadolol	–	–		–
Penbutolol	–	–	–	
Practolol	–		–	
Pronethanol			–	
Propranolol	–		–	
Pindolol		–	–	
Talinolol	–			

In den Studien zur Fertilität und allgemeinen Vermehrungsfähigkeit sowie zur Peri- und Postnataltoxizität zeigen sich mit Beta-Blockern nur marginale Effekte. Embryotoxische bzw. fetotoxische Effekte wurden bei sehr hoher Dosierung oder maternaltoxischen Dosen beobachtet. So kann unter Beta-Blockergabe

- die Resorptionsrate erhöht sein,
- die Ossifikation verzögert sein,
- vermehrt „wavy ribs“ auftreten,
- das Fetengewicht erniedrigt sein,
- die postnatale Mortalität erhöht sein,

– das Plazentagewicht und die Plazentadurchblutung vermindert sein – als Ausdruck einer übersteigerten pharmakodynamischen Wirkung [16, 19, 20, 23, 24, 26, 27].

Obwohl das Rattenherz ab 10. Tag der Gestation bereits schlägt, erfolgt bis zum 6. Tag nach der Geburt nur eine minimale nervale Steuerung des Herzens. Beta-Adrenorezeptoren sind erst ab 13. Tag der Gestation vorhanden und in der Lage, auf ISA zu reagieren [10, 21].

Beta-Blocker mit sympathomimetischer Eigenwirkung können bei Ratten (nicht bei Primaten) in der Spätschwangerschaft einen Blutdruckanstieg im Fötal-Plazenta-Kreislauf bewirken. Das Plazentagewicht und das Herzgewicht der Föten sowie der Uterustonus können zunehmen.

Zusammenfassend kann gesagt werden:

1. Beta-Blocker sind generell sehr sicher bei Mensch und Tier. Die Grenze der Verträglichkeit wird durch die pharmakodynamischen Hauptwirkungen bestimmt.
2. Aus der Präklinik sind außer der Kanzerogenität, der einmal beobachteten Teratogenität, den Pigmentierungen und der Augentoxizität keine irreversiblen wirkungsunabhängigen Organschäden bekannt.
3. Bis auf Exaprolol scheinen die Beta-Blocker frei von teratogenen Effekten zu sein.
4. Nur wenige Beta-Blocker zeigen im Tiermodell kanzerogene Eigenschaften, die vermutlich an bestimmte Molekülstrukturen gebunden sind (s. Tab. 7).

Tabelle 7 Toxische Effekte der Beta-Blocker in der Präklinik

Kanzerogenität	– Bunolol, Pamatolol Tolamolol, Zami 1305
Teratogenität	– nur 1 Substanz (Exaprolol, Ratte, Maus)
Auge	– verminderter Tränenfluß (Hund) Atrophie der Tränendrüse – Practolol
Pigmentierungen	– Bunolol (Ratte) – stahlgraue Verfärbung der inneren Organe und der Haut Pindolol (Hund, Ratte, Affe) – 3 Pigmente
Braunes Fett	– durch „intrinsic activity“ (Hund) – Carteolol
Intraalveoläre „Schaumzellen“	– Phospholipidose der Lunge Störung des Lungen-Lipid-Stoffwechsels (Ratte), nicht Beta-Blocker-spezifisch
Übersteigerte pharmakodynamische Wirkung	– Erhöhung des Serum-Triglyzerid-Spiegels (Ratte) Herz-Kreislaufdepression Atemdepression embryotoxische, fetotoxische Effekte

Literatur

[1] Alcock, S. J., P. A. Bond: Study of drug toxicity. Proc. Eur. Soc. Study Drug Tox. **4** (1964) 30 – 37.

[2] Bunolol. US Food and Drug Administration. Beta Blocker status report to the Cardial-Renal Advisory Committee. May 1977.

[3] Cranstone, E.: Report to US FDA Advisory Committee on Cardial-Renal Drugs. April 1972.

[4] Faccini, J. M., E. Irisarri, A. M. Monroe: A carcinogenicity study in mice of a β-adrenergic antagonist, Primidolol increased to tumours incidence without tissue specificity. Toxicol. **21** (1981) 279 – 290.

[5] Felix, R. H., F. A. Ive, M. G. Dahl: Cutaneus and ocular reaction to Practolol. Br. J. **4** (1974) 321 – 324.

[6] Howe, R.: Carcinogenicity of Alderin (Pronethalol) in mice. Nature **207** (1965) 594 – 595.

[7] Kurosumi, M., M. Hatori, H. Nishino: Carcinogenicity of Carteolol hydrochloride in Balb/C mice. Il. Farmaco-Ed. Pr. **34** (1978) 202 – 209.

[8] Lang, W.: Zur Toxikologie von Carteol. Arzneim. Forsch. Drug. Res. **33** (1983) 290 – 296.

[9] Lydtin, H., L. Lohmüller: Betarezeptorenblocker. Aesopus Verlag. München 1977.

[10] Martin, S., B. A. Levey, G. S. Levey: Development of the cardiac beta adrenergic receptor in fetal rat heart. Biochem. Biophys. Res. Com. **54** (1973) 949 – 954.

[11] Metprolol. Product information „Lopressor". Geigy Pharmaceuticals. Ardsley. New York 1985.

[12] Newberne, P. M., et al.: Lack of carcinogenicity of Oxprenolol, a β-adrenergic blocking agent. Toxicol. Appl. Pharmacol. **41** (1977) 535 – 546.

[13] Okine, L. K. N., C. Ioannides, D. V. Parke: Studies on the possible mutagenicity of β-adrenergic blocker drugs. Toxikol. Letters **16** (1983) 167 – 174.

[14] Paget, G. E.: Carcinogenic action of pronethanol. Br. J. **2** (1963) 1266 – 1267.

[15] Passetti, G. L., E. Grassi, A. Trebbi: Metabolisms of an aryloxy beta blocking drug. Recent development in mass spectrometry in biochemistry and medicine. Vol. 2 (A. Frigeria Hg.) S. 53 – 68. Plenum Press. New York 1979.

[16] Pindolol. US FDA Summary Basis of Approval. NDA 18-285 (1985) 16.

[17] Podrid, Ph. J.: Antiarrhythmic drug therapie (Part 1). Benefits and hazard. Chest **88**, 3 (1985) 452 – 460.

[18] Ragnotti, G., et al.: Liver tumors induced by a new beta-adrenoreceptor blocking agents in female rats. JNCI **68** (1982) 669 – 672.

[19] Redmond, G. P.: Effect of drug on intrauterine growth. Symposium on pharmacology. Clin. Perinatal. **6** (1979) 5 – 19.

[20] Redmond, G. P.: Propranolol and fetal growth retardation. Seminars in Perinatalogy **6** (1982) 142 – 147.

[21] Robkin, M., T. H. Shepard, D. Baum: Autonomic drug effects on the heart rate of early rat embryos. Teratology **9** (1973) 35 – 44.

[22] Schiavo, D. M., et al.: I. Ocular changes after oral administration of a beta-adrenergic blocking agent – SCH 19927. Toxicol. Appl. Pharmacol. **72** (1984) 187 – 194.

[23] Schoenfeld, N., et al.: I. Adverse effects during pregnancy. Pediatr. Res. **12** (1978) 747 – 750.

[24] Schoenfeld, N., et al.: II. Adverse effects on development. Eur. J. Pediatr. **143** (1985) 194 – 195.

[25] Schardein, J. L.: Chemically induced birth defects. Drug Chem. Toxiocol. **2** (1985) 71 – 86.

[26] Sibley, P. L., et al.: Preclinical toxicologic evaluation of Nadolol, a new β-adrenergic antagonist. Toxicol. Appl. Pharmacol. **44** (1978) 379 – 389.

[27] Tamagawa, M., et al.: Reproduction study of carteolol hydrochloride in mice. Part. 2 peri- and postnatal toxicity. J. Toxicol. Sci. **4** (1979) 59 – 78.

[28] Tamari, L., M. Eldar, B. Rabinowitz: Medical treatment of cardiovascular disorders during pregnancy. Am. Heart J. **104** (1982) 135.

[29] Tanaka, N., et al.: Evaluation of ocular toxicity of two beta blocking drugs. Carteolol and Pracctolol in Beagle dogs. J. Pharmacol. Exp. Ther. **224** (1983) 424–430.
[30] Timolol. US FDA Summary Basis of Approval. (1982) NDA 18-017 and 18-016.
[31] US Food and Drug Administration. Status report on beta-blockers. FDA Bull. 1978, 8 : 13.
[32] Weikel, J. H., W. A. Kelly: Tumorigenicity assays of sotalol hydrochloride in rats and mice. J. Clin. Pharmacol. **19** (1979) 591–604.
[33] Wendtlandt, W., H. Pittner: Toxikologische Prüfung von Celiprolol, einem kardioselektiven β-Rezeptoren-Blocker. Arzneim. Forsch., Drug Res. **33** (1983) 41–49.
[34] Wendler, D., W. Schmidt: Talinolol (Cordanum, 02-115) im teratologischen Versuch. Pharmazie **30** (1975) 669–671.
[35] Wright, P.: Untoward effects associated with Practolol administration: Oculomucocutaneous syndrome. Br. Med. J. **1** (1975) 595–598.

Unerwünschte Wirkungen von Beta-Blockern

K. H. Rahn

Abstract

When used for the treatment of hypertension and of angina pectoris, beta-adrenergic blocking agents cause side-effects in about 10% of the patients. The main unwanted effects of beta-blockers are congestive heart failure, abnormalities of cardiac rate and rhythm such as sinus bradycardia and AV conduction disturbances as well as bronchial constriction. Furthermore, patients treated with beta-receptor blocking agents sometimes complain of cold extremities and of muscular fatigue. During chronic treatment of hypertensive patients with beta-blockers, subjective side effects prevail and not rarely are the cause of withdrawal from treatment.

Beta-Rezeptorenblocker werden bei den quantitativ wichtigsten Indikationen, der arteriellen Hypertonie und der koronaren Herzerkrankung, jahrelang, oft sogar lebenslang verabreicht. Eine derartige Langzeittherapie kann zu unerwünschten Effekten führen. Diese müssen gegen die Nachteile aufgewogen werden, die sich aus der Nichtbehandlung der Erkrankungen ergeben können. Im folgenden sollen die Begriffe unerwünschte Wirkungen von Arzneimitteln und Nebenwirkungen als Synonyma gebraucht werden.

Die Häufigkeit von Nebenwirkungen ist außer von der Art des verwendeten Medikaments von einer Reihe zusätzlicher Faktoren abhängig. Hierzu gehören Art und Schwere der Erkrankung. Im Falle der Hypertonie ist es beispielsweise wichtig, ob eine primäre oder sekundäre Hochdruckerkrankung vorliegt und welche Komplikationen das Hochdruckleiden bereits verursacht hat. Bedeutsam für die Nebenwirkungshäufigkeit sind eventuelle Beschwerden bereits vor Therapiebeginn sowie zusätzliche Erkrankungen. Besonderheiten der beobachteten Patienten spielen eine Rolle. Hierbei kommt dem Alter des beobachteten Patientenkollektivs eine besondere Bedeutung zu. Ganz generell ist bei älteren Menschen häufiger mit Arzneimittelnebenwirkungen zu rechnen als bei jüngeren. Die Nebenwirkungshäufigkeit nimmt in der Regel zu mit der Dosis der verwendeten Medikamente und mit der Dauer der Therapie. Eine zusätzliche Therapie kann die Nebenwirkungsfrequenz steigern oder vermindern. Bedeutsam ist oft auch der angestrebte Therapieerfolg, bei Hypertonie das Ausmaß der angestrebten Blutdrucksenkung. Verständlicherweise hängt die Häufigkeit von Nebenwirkungen auch ab von der Zuverlässigkeit der Medikamenteneinnahme. Diese ist besonders gering bei Hypertonikern, die ja häufig über viele Jahre hin keine Beschwerden von seiten ihrer Erkrankung haben. Die Funktion der für die Elimination von Arzneimitteln wesentlichen Organe, der Leber und der Nieren, hat Einfluß auf die Nebenwirkungsfrequenz. Man kann davon ausgehen, daß die Nebenwirkungsfrequenz bei Patienten mit deutlich eingeschränkter Nierenfunktion etwa doppelt so hoch ist wie bei Patienten mit einer normalen Nierentätigkeit. Schließlich hat für die Nebenwirkungshäufigkeit die Art der Nebenwirkungserfassung Bedeutung. Mit Hilfe einer gezielten Befragung der Patienten etwa im Rahmen einer Intensivüberwachung von Arzneimittelnebenwirkungen werden durchweg mehr unerwünschte Effekte erfaßt als allein auf Grund spontaner Äußerungen der Patienten.

Aus den bisherigen Darlegungen geht hervor, daß die Angaben über die Art und die Häufigkeit von Arzneimittelnebenwirkungen außerordentlich schwanken. Besonders schwierig zu erfassen sind meistens unerwünschte Arzneimitteleffekte, die von Patienten lediglich subjektiv empfunden werden. Quantitative Angaben können dabei oft nur ungefähre Anhaltspunkte geben. Insbesondere ist zu berücksichtigen, daß vor allem subjektiv empfundene Nebenwirkungen auch durch Placebo verursacht werden. Daher sollte insbesondere bei Studien, bei denen subjektive Nebenwirkungen erfaßt werden, ein Vergleich der Medikamente mit Placebo erfolgen. Verhältnismäßig zuverlässig werden in der Regel schwere Nebenwirkungen erfaßt. Hierunter versteht man im allgemeinen alle unerwünschten Arzneimittelnebenwirkungen, die zu einer Krankenhausaufnahme bzw. zu einer Verlängerung der Krankenhausbehandlung führen, alle Schockformen, alle Dauerschäden und alle tödlichen Nebenwirkungen. Glücklicherweise sind derartige schwere Nebenwirkungen im Falle der Beta-Blocker heute außerordentlich selten, falls diese Substanzen zur Behandlung der Hypertonie eingesetzt werden. Im Rahmen einer Nebenwirkungserfassungsstudie bei insgesamt 1592 Patienten im Behandlungszeitraum von einem Jahr wurde keine einzige durch Beta-Adrenolytika verursachte schwere Nebenwirkung im Sinne der genannten Definition registriert [5].

Beta-Rezeptorenblocker verursachen, wenn sie bei Hypertonie oder Angina pectoris eingesetzt werden, bei etwa 10% der Patienten Nebenwirkungen [2]. Schwere unerwünschte Effekte sind bei Beachtung der Kontraindikationen sehr selten. Im Vordergrund des Nebenwirkungsspektrums stehen Auslösen einer Herzinsuffizienz, bradykarde Herzrhythmusstörungen und Verschlimmerung einer Bronchospastik. Aus diesem Grunde sind Beta-Blocker bei manifester Herzinsuffizienz kontraindiziert. Das gleiche gilt für das Syndrom des kranken Sinusknotens sowie für den AV-Block II oder III. Auch bei obstruktiven Ventilationsstörungen sollten Beta-Rezeptorenblocker nicht gegeben werden. Allenfalls kommen bei derartigen Patienten unter sorgfältiger Beobachtung kardioselektive Blocker in Frage. Nicht selten verursachen Beta-Adrenolytika das Gefühl kalter Extremitäten. Es hat bemerkenswert lange gedauert, bis der Zusammenhang dieser Nebenwirkung mit dem Gebrauch von Beta-Rezeptorenblockern bekannt wurde. Manche mit Beta-Blockern behandelte Patienten klagen über eine rasche Ermüdung bei körperlicher Anstrengung. Auch dieser unerwünschte Effekt war lange Zeit objektiv nicht faßbar. Dies liegt daran, daß bei den üblichen Ergometerstudien kurzzeitig hohe Belastungen angewendet werden. Bei derartigen Untersuchungen hatten Beta-Blocker keinen oder nur einen sehr geringgradigen Effekt auf die körperliche Belastbarkeit. Erst bei Verwendung submaximaler Belastungsformen über längere Zeit konnte eine deutliche Abnahme der Belastbarkeit während Behandlung mit Beta-Blockern nachgewiesen werden.

Im Rahmen einer vor mehr als zehn Jahren durchgeführten Nebenwirkungserfassungsstudie bei 319 mit Propranolol behandelten hospitalisierten Patienten wurden lebensbedrohliche Nebenwirkungen des Beta-Blockers bei 8 Kranken (2.5%) gefunden [2]. Im einzelnen handelte es sich um Lungenödem (3 Patienten), Bradykardie mit Schock (3 Patienten), totalen AV-Block (1 Patient) und Bradykardie mit Angina pectoris (1 Patient).

Inzwischen liegen mehrere Studien über Art und Häufigkeit von Nebenwirkungen der Beta-Rezeptorenblocker vor allem bei Patienten mit Hypertonie vor. Beim Vergleich mit der Publikation von Greenblatt und Koch-Weser [2] fällt auf, daß sich das Nebenwirkungsspektrum der Beta-Adrenolytika entscheidend verändert hat. Die von den Autoren beschriebenen lebensbedrohlichen Nebenwirkungen kommen praktisch nicht mehr vor. Dabei muß man wohl berücksichtigen, daß ihre Untersuchungen an hospitalisierten Patienten mit unterschiedlichen, im einzelnen nicht genannten Indikationen für Beta-Blocker durchgeführt wurden. Im Gegensatz dazu wurden bei den neueren großen Studien mit Beta-Blockern ambulant behandelte Hypertoniker erfaßt. Dennoch kann man aus den veröffentlichten Daten schließen, daß zumindest im Rahmen solcher Studien die Kontraindikationen für Beta-Blocker sorgfältig beachtet werden und eine Behandlung rechtzeitig abgebrochen wird, bevor lebensbedrohliche Nebenwirkungen auftreten.

Im Rahmen einer Studie über antihypertensive Wirkung und unerwünschte Effekte einer acht Wochen dauernden Behandlung mit Metoprolol bei Hypertonikern im Alter zwischen 60 und 75 Jahren wurde die Behandlung mit dem Beta-Blocker bei insgesamt 5 Patienten (1.9%) wegen Nebenwirkungen abgebrochen [6]. Der Grund für die Beendigung der Therapie war nur bei einem Patienten Ödem beider Unterschenkel, möglicherweise als Ausdruck einer beginnenden Herzinsuffizienz. Bei den übrigen Hypertonikern wurde die Behandlung mit Metoprolol wegen Schwindelgefühl (2 Patienten), Müdigkeit (1 Patient) und Kopfschmerzen (1 Patient) abgebrochen. Diese Studie zeigt, daß auch bei einem Hypertonikerkollektiv, das im allgemeinen als Risikogruppe für die Behandlung mit Beta-Rezeptorenblockern angesehen wird, schwere objektiv feststellbare Nebenwirkungen außerordentlich selten sind, wenn die Kontraindikationen der Substanzen beachtet werden. Für den Abbruch einer Behandlung mit Beta-Adrenolytika sind vorwiegend subjektive Nebenwirkungen bestimmend.

Ähnliche Schlußfolgerungen ergeben sich aus der Studie der MEDICAL RESEARCH COUNCIL WORKING PARTY [4]. Dabei wurde die Wirkung von Propranolol mit der eines Diuretikums und mit der von Placebo bei Patienten mit leichter essentieller Hypertonie im Alter von 35–64 Jahren verglichen. Insgesamt 17 354 Patienten wurden für diese Studie rekrutiert. Ergebnisse über die Nebenwirkungen einer alleinigen Behandlung mit Propranolol wurden 1981 veröffentlicht [3]. Zum Abbruch der Therapie mit Propranolol gaben Klagen über Impotenz, Raynaud Phänomen, Exantheme, Dyspnoe, Müdigkeit, Übelkeit, Schwindelgefühl und Kopfschmerzen Anlaß. Der Therapieabbruch wegen dieser unerwünschten Effekte erfolgte statistisch signifikant ($p < 0.01$) häufiger in der Propranololgruppe als bei den mit Placebo behandelten Patienten.

Die soeben genannten Nebenwirkungen von Propranolol wurden bei der Studie [3] auch von einer Reihe weiterer Patienten geäußert, ohne daß dies die Beendigung der

Therapie bewirkte. Andere unerwünschte Effekte, die mit Hilfe von Fragebogen regelmäßig registriert wurden, waren bei den mit Propranolol behandelten Patienten nicht häufiger als in der Placebogruppe. Insgesamt zeigt die Studie [3], daß im Nebenwirkungsspektrum von Propranolol während einer Langzeitbehandlung bei Hypertonikern subjektive Symptome dominieren. Ähnliche Ergebnisse zeigt auch eine kürzlich in den USA publizierte Untersuchung [1].

Eine weitere wichtige Erkenntnis aus der vorgenannten Studie [3] ist die Tatsache, daß Therapieabbrüche wegen Nebenwirkungen bei chronischer Behandlung von Hypertonikern mit Beta-Rezeptorenblockern keineswegs selten sind. In den ersten Wochen der Therapie wurde auch in dieser Studie bei nur weniger als 5% der mit Propranolol behandelten Hypertoniker die Therapie wegen unerwünschter Effekte abgebrochen. Am Ende einer Behandlungsperiode über 5 Jahre mit dem Beta-Blocker war diese Zahl jedoch auf 15,5% bei Männern und 18% bei Frauen gestiegen. In Anbetracht der Tatsache, daß dabei vor allem subjektiv empfundene Nebenwirkungen einen bestimmenden Einfluß hatten, wird man derartigen unerwünschten Effekten bei der zukünftigen Entwicklung neuer Antihypertensiva besondere Beachtung schenken müssen.

Literatur

[1] Croog, S. H., S. Levine, M. A. Testa, et al.: The effects of antihypertensive therapy on the quality of life. N. Engl. J. Med. **314** (1986) 1657–1664.

[2] Greenblatt, D. J., J. Koch-Weser: Adverse reactions to beta-adrenergic receptor blocking drugs: a report from the Boston Collaborative Drug Surveillance Program. Drugs 7 (1974) 118–125.

[3] Medical Research Council Working Party on Mild to Moderate Hypertension: Adverse reactions to bendrofluazide and propranolol for the treatment of mild hypertension. Lancet II (1981) 539–543.

[4] Medical Research Council Working Party on Mild to Moderate Hypertension: MRC trial of treatment of mild hypertension: principal results. Br. Med. J. **291** (1985) 97–103.

[5] Stephany, W., H. W. Gierlichs, G. Planz, et al.: Zahl und Art von Arzneimittelnebenwirkungen in einer Medizinischen Klinik. Dtsch. med. Wschr. **101** (1976) 9–13.

[6] Wikstrand, J., G. Westergren, G. Berglund, et al.: Antihypertensive treatment with metoprolol or hydrochlorothiazide in patients aged 60 to 75 years. Report from a double-blind international multicenter study. JAMA, **255** (1986) 1304–1310.

Spezielle Erfassung von Beta-Blocker-Nebenwirkungen am Auge

U. Eckerskorn, O. Hockwin

Abstract

The beta-adrenergic blocking agents lower intraocular pressure by reducing the formation of aqueous humour. The physiological basis for such a drug has not been clearly elucidated. Ocular side effects are rare but mydriasis, blurring of vision, decreased corneal sensation, reduced tear production, punctate keratitis and local hypersensitivity reactions such as follicular conjunctivitis may occur. Local side effects following systemic application of beta-blockers include reduced tear production and ptosis in some patients. The oculo-muco-cutaneous syndrome described in 1974 was associated with systemic practolol administration. Systemic toxicity is more frequent and much more troublesome after local application. Beta-blockers may aggravate or precipitate certain cardiovascular and pulmonary disorders. Apnoic spells have been reported in the neonate. Symptoms of hypoglycemia may be masked in insulin-dependent diabetes. Adverse central nervous system effects such as fatigue, confusion, depression, or somnolence occur occasionally especially in elderly patients. Rare systemic reactions include exacerbation of myasthenia gravis, sexual impotence and gastrointestinal distress with nausea, diarrhoe and cramping.

Der primäre Pathomechanismus des Glaukoms ist ein Mißverhältnis zwischen intraokularem Druck und intraokularer Durchblutung. Dabei reagieren besonders empfindlich auf Druckbelastung die hinteren Ziliararterien, denen die nutritive Versorgung des Sehnervenkopfes obliegt. Der Verbesserung der intraokularen Durchblutung sind enge Grenzen gesetzt; es erscheint also die Senkung des Augeninnendruckes als der effektivste Therapieansatz in der Glaukombehandlung. Die Pharmakotherapie des Glaukoms umfaßt eine Vielzahl von Wirkstoffgruppen und Einzelsubstanzen, deren Wirkung auf den Augeninnendruck zumeist über Beeinflussung des sympathischen und parasympathischen Nervensystems vermittelt wird [10].

Im Jahre 1967 berichteten Phillips und Mitarbeiter [20] erstmals über eine Senkung des Augeninnendruckes bei Glaukompatienten nach intravenöser Propranololgabe. Dieser drucksenkende Effekt konnte in der Folgezeit in einer Vielzahl experimenteller und klinischer Studien auch nach lokaler Applikation von Beta-Blocker-haltigen Augentropfen bestätigt werden, sowohl für hypertensive als auch normotensive Augen. Der Einsatz von Beta-Blockern in der Augenheilkunde revolutionierte in wenigen Monaten die konservative Glaukomtherapie; in den USA werden gegenwärtig schätzungsweise 600000 Patienten mit Beta-Blocker-haltigen Augentropfen therapiert [12]. Der drucksenkende Effekt von Beta-Blockern beruht auf einer Reduktion der

Kammerwasserproduktion; der exakte Wirkmechanismus ist bis heute noch nicht endgültig erklärt. Es gelang, Beta-Rezeptoren im und am Auge in den folgenden sechs Geweben zu lokalisieren: im M. dilatator pupillae und M. ciliaris, in der glatten Gefäßwandmuskulatur, in der Hornhaut, in der Tränendrüse, im Bereich des Kammerwinkels und in einzelnen Zellschichten der Ziliarkörperfortsätze. Eine Unterteilung der okulären Beta-Rezeptoren in Beta-1- und Beta-2-Rezeptoren liegt bisher nur in Ansätzen vor, auch ist die physiologische und pharmakologische Relevanz dieser Befunde noch weitgehend unklar. Es bestehen jedoch Hinweise auf eine „klassische" Wirkung der Beta-Blocker über die Hemmung der entsprechenden Rezeptoren im Ziliarepithel. Daneben kennen wir aber auch den drucksenkenden Effekt von beta-adrenergen Substanzen wie z. B. Isoproterenol, ein Befund, der auf die Möglichkeit weiterer, noch unbekannter Wirkmechanismen der Substanzgruppe der Beta-Blocker aufmerksam machen muß [15, 17].

Während in den USA der dritte Beta-Blocker von der FDA zur lokalen Therapie des Glaukoms erst in diesem Jahr zugelassen wurde, werden in der Bundesrepublik Deutschland bereits 9 verschiedene Beta-Blocker-haltige Augentropfen angeboten. Sie differieren in ihrer Rezeptorspezifität, intrinsischen sympathomimetischen Aktivität, ihrer Wirkungsstärke sowie ihrer Membranwirkung. Die unbestrittene Präferenz der Beta-Blocker in der Glaukomtherapie seitens der Augenärzte als auch der Patienten erklärt sich aus dem breiten Anwendungsspektrum, der nur unbedeutenden Einwirkung auf Pupille und Ziliarkörper sowie einer guten Kombinationsmöglichkeit mit anderen drucksenkenden Medikamenten.

Die inzwischen 10 Jahre umfassenden Erfahrungen auf der Basis eines breiten therapeutischen Einsatzes dieser Substanzklasse in der Augenheilkunde vermittelte zunehmend detailliertere Kenntnisse über das Nebenwirkungsspektrum.

Bei grundsätzlich guter lokaler Verträglichkeit wurden vereinzelt folgende unerwünschte Wirkungen notiert:

- verringerte Tränenproduktion [18];
- Keratitis superficialis punctata, welche in ernsthaften Fällen von einer tiefen, reversiblen Hornhautanästhesie begleitet ist [5];
- Erweiterung der Pupille (Mydriasis) bei gleichzeitiger Verabreichung von Epinephrin [6, 16];
- lokale Überempfindlichkeitsreaktionen, wie z. B. follikuläre Konjunktivitis [6, 16];
- anhand einiger klinischer Fälle wurde die Vermutung diskutiert, daß Beta-Blocker über eine Reduktion der Kammerwasserbildung und damit des Nährstoffangebotes für die Augenlinse die Entwicklung von Linsentrübungen initiieren oder beschleunigen oder eine Erhöhung der Disposition für kataraktogene Mechanismen bewirken könnte [9];
- trotz Drucknormalisierung unter Therapie mit Beta-Blockern zeigten einige Patienten eine Progredienz der Gesichtsfeldausfälle. Mit hoher Wahrscheinlichkeit ist eine Perfusionsproblematik im Papillenbereich als Ursache für dieses pathologische Geschehen anzusprechen [23].

Nach systemischer Applikation von Beta-Blockern konnten folgende unerwünschte Wirkungen am Auge beobachtet werden:

- Unter Propranololtherapie wurde vereinzelt eine Verengung (Ptosis) der Lidspalte beschrieben, vorwiegend als Ausdruck einer neurologischen Komplikation bei Langzeittherapie, welche zu einer Unterfunktion eines oder beider Lidheber führt [2].
- Neben anderen neurotropen Substanzen vermögen auch Beta-Blocker eine Unterfunktion der Tränendrüse auszulösen mit den für den betroffenen Patienten sehr unangenehmen Symptomen des trockenen Auges hin bis zur Keratoconjunctivitis sicca vom Typ des Sjögren-Syndroms [11].
- Erinnert sei an dieser Stelle an das Practolol-Syndrom vor rund 12 Jahren [1, 4, 22]: Bei Tagesdosen von 100 bis 600 mg oder mehr wurden 2 Wochen bis 26 Monate nach Behandlungsbeginn okulo-muko-kutane Syndrome beobachtet. Symptome waren Keratoconjunctivitis sicca, Vernarbung und Schrumpfung der Konjunctiva sowie perforierende Hornhautulzerationen. Die okulären Affektionen waren von ekzem- oder psoriasisartigen Hautveränderungen besonders der Extremitäten begleitet sowie von Hyperkeratosen, exfoliativer Dermatitis oder Stomatitis. Absetzen des Medikamentes führte zur Besserung.
- Nach systemischer Gabe von Beta-Blockern wurde bislang kein Effekt auf Refraktion, Akkomodation oder Pupillengröße registriert [3, 21].

Häufiger und ernsthafter als die soeben aufgezeigten okulären Nebenwirkungen sind unerwünschte systemische Wirkungen nach lokaler Applikation von Beta-Blocker-haltigen Augentropfen. Es gelangen von einem Augentropfen lediglich etwa 20% unmittelbar in die Augengewebe; 80% werden nach Ableitung durch das nasolakrimale System von der Nasenschleimhaut resorbiert und erreichen über die Blutbahn ohne Metabolisierung in der Leber in therapeutisch hohen Dosen Zielorgane im Allgemeinorganismus. Das „National Registry of drug-induced ocular side effects" in Portland (Oregon/USA) verzeichnete bis 1986 2000 Meldungen über unerwünschte Wirkungen nach Applikation von timololhaltigen Augentropfen, davon betreffen 63% systemische Nebenwirkungen. Auch sind an dieser Stelle 42 Todesfälle nach lokaler Beta-Blocker-Gabe registriert [7, 13]. Infolge der unvermeidbaren systemischen Resorption nach lokaler Beta-Blocker-Applikation entspricht das beobachtete systemische Nebenwirkungsspektrum weitgehend demjenigen nach systemischer Beta-Blokker-Gabe.

- So können obstruktive Atemwegserkrankungen verschlimmert werden bis hin zur Auslösung eines akuten Status asthmaticus.
- Zu berücksichtigen ist auch die Möglichkeit einer negativen Beeinflussung bei folgenden Krankheitsbildern: Sinusbradykardie, AV-Block höheren Grades, kardiogener Schock, Cor pulmonale, dekompensierte Herzinsuffizienz, Hypotonie sowie periphere Durchblutungsstörungen.
- Bei insulinpflichtigen Diabetikern kann eine verstärkte Blutzuckersenkung unter Beta-Blocker-Therapie zum hypoglykämischen Schock führen.
- Ein Fallbericht aus der ophthalmologischen Fachliteratur beschreibt einen apnoischen Zustand bei einem Neugeborenen nach lokaler Timolotherapie [19].
- Des weiteren sind zentralnervöse Störungen wie z. B. Müdigkeit und Verschlechterung von depressiven Grundstimmungen sowie ausgeprägte Muskelrelaxation [8] nach lokaler Beta-Blocker-Therapie bekannt geworden.

- Schließlich wurde in seltenen Fällen eine Herabsetzung der Libido bis hin zur Impotenz beschrieben.
- Gastrointestinale Beschwerden betreffen Erbrechen, Übelkeit, Diarrhoe und Krämpfe.
- Vereinzelt wurde über das Auftreten von Alopezie und Nagelpigmentierungen unter Beta-Blocker-Therapie berichtet.

Dem behandelnden Augenarzt sollte bei den vorgenannten Krankheitsbildern – sofern sie von ihm anamnestisch zu erfragen sind – empfohlen werden, den Einsatz von Beta-Blockern zur intraokularen Drucksenkung nur nach vorhergehender Absprache mit dem betreuenden Internisten und Hausarzt abzuwägen.

Die pharmazeutische Industrie arbeitet weiter an der Entwicklung spezifischer Beta-Blocker zur Glaukomtherapie. Die vielfach vorgelegten präklinischen Untersuchungen der neueren Präparate lassen jedoch erkennen, daß der mögliche Methodenumfang zur frühzeitigen Erkennung von okulären Nebenwirkungen (z. B. an der Linse) meist nicht ausgeschöpft worden ist [14]. Einige klinische Studien weisen auf ein vermindertes Nebenwirkungsspektrum einiger neuerer Präparate hin; sie erlauben dem behandelnden Augenarzt jedoch noch nicht die Anwendung solcher Substanzen ungeachtet des gesundheitlichen Gesamtstatus seines Patienten.

Zusammenfassung

Beta-adrenerge Rezeptorenblocker senken den Augeninnendruck durch Verminderung der Kammerwasserproduktion. Der dabei wirksam werdende pharmakologische Mechanismus ist bislang nur unzureichend geklärt. Lokale Nebenwirkungen am Auge nach topischer Applikation von Beta-Blocker-haltigen Augentropfen sind selten; vereinzelt wird über Mydriasis, Verschwommensehen, verminderte Tränensekretion, herabgesetzte Hornhautsensibilität, Keratitis punctata superficialis sowie lokale Überempfindlichkeitsreaktionen berichtet. Nebenwirkungen am Auge nach systemischer Beta-Blocker-Applikation umfassen verminderte Tränenproduktion, Ptosis in einigen wenigen Fällen unter Langzeittherapie sowie das 1974 erstbeschriebene okulo-mukokutane Syndrom nach Practolol-Gabe. Häufiger und klinisch relevanter sind systemische Nebenwirkungen, welche nach lokaler Beta-Blocker-Applikation am Auge auftreten. Besonders einige Erkrankungen des kardiovaskulären und pulmonalen Formenkreises können nach Gabe solcher Augentropfen exazerbieren oder in ihrer Symptomatik zunehmen. Einige Fallberichte schildern das Auftreten von apnoischen Zuständen bei Neugeborenen nach Applikation von Beta-Blocker-haltigen Augentropfen. Die Symptome einer Hypoglykämie können bei insulinpflichtigem Diabetes mellitus maskiert werden. Zentralnervöse Nebenwirkungen besonders bei älteren Patienten sind Müdigkeit, depressive Verstimmtheit, Verwirrtheit sowie Schläfrigkeit. Auch sind Abdominalbeschwerden, Störungen der Sexualfunktion und Exazerbation von Myasthenia gravis als systemische Nebenwirkungen einer ophthalmologisch indizierten Beta-Blocker-Therapie bekannt geworden.

Literatur

[1] Amos, H. E., W. D. Bridgen, R. A. McKerron: Untoward effects associated with practolol: demonstration of antibody binding to epithelial tissue. Brit. Med. J. 1 (1975) 598 – 600.

[2] Bleeker, G. M., N. J. van Haeringen: Lider und Tränenapparat. In: Arzneimittelnebenwirkungen am Auge (O. Hockwin, H.-R. Koch Hg.). Gustav Fischer Verlag, Stuttgart 1977.

[3] Boger, W. P., R. F. Steinert, C. A. Puliafito, et al.: Clinical trial comparing Timolol ophthalmic solution to Pilocarpine in open-angle glaucoma. Am. J. Ophth. 86 (1978) 8.

[4] Brown, P., H. Baddeley, A. E. Read, et al.: Sclerosing peritonitis, an unusual reaction to a β-adrenergic-blocking drug (practolol). Lancet II (1974) 7895 1477 – 1481.

[5] van Buskirk, E. M.: Corneal anesthesia after timolol maleate therapy. Am. J. Ophthal. 88 (1979) 739 – 743.

[6] van Buskirk, E. M.: Adverse reactions from timolol administration. Ophthalmology 87 (1980) 447.

[7] van Buskirk, E. M., F. T. Fraunfelder: Ocular Beta-Blockers an systemic effects. Am. J. Ophthal. (1984) 623 – 624.

[8] Coppeto, J. R.: Timolol-associated myasthenia gravis, letter. Am. J. Ophthal. 88 (1984) 244.

[9] Dreis, M. W.: Adverse reactions to timolol. Intern. Symposium on drug-induced ocular side effects and ocular toxicity. Portland, Oregon 1980.

[10] Fechner, P. U., D. Teichmann: Medikamentöse Augentherapie. Grundlagen und Praxis. Bücherei des Augenarztes, Heft 67, 2. Auflage. Ferdinand Enke Verlag, Stuttgart 1982.

[11] Felix, R. H., F. A. Ive, M. G. Dahl: Cutaneous and ocular reactions to practolol. Br. Med. J. 4 (1974) 321.

[12] Fraunfelder, F.: Ocular betablockers and systemic effects. Arch. Intern. Med. 146 (1986) 6.

[13] Fraunfelder, F. T., S. M. Meyer: Recent advances in ocular drug toxicity. 5th International Symposium on dry-induced ocular side effects and ocular toxicology. S. Karger, Basel. In press.

[14] Hockwin, O., U. Eckerskorn: Toxikologische Wirkungen von Beta-Blockern am Auge (experimentell). Symposium Beta-Rezeptoren und Beta-Rezeptorenblocker, Salzburg 1986. 5. Walter de Gruyter, Berlin-New York 1987.

[15] Lotti, V. J., J. C. Le Douarec, C. A. Stone: Autonomic Nervous System: Adrenergic Antagonists. In: Pharmacology of the Eye (M. Sears Hg.) S. 249 – 277. Springer Verlag, Berlin-Heidelberg-New York-Tokyo 1986.

[16] McMahon, C. D., R. N. Shaffer, H. D. Hoskins Jr., et al.: Adverse effects experienced by patients taking timolol. Am. J. Ophthalmol. 88 (1979) 736.

[17] Neufeld, A. H., S. P. Bartels, I. H. K. Lin: Laboratory and clinical studies on the mechanism of action of Timolol. Serv. Ophthalmol. 28 (1983) Suppl. 12.

[18] Nielsen, N. V., J. S. Eriksen: Timolol, transitory manifestation of dry eyes in long term treatment. Acta Ophthalm. 157 (1979) 418.

[19] Olson, R. J., B. B. Bromberg, T. J. Zimmermann: Apneic spells associated with timolol therapy in a neonate. Am. J. Ophthal. 88 (1979) 120 – 122.

[20] Phillips, C. I., G. Howitt, D. L. Rowlands: Propranolol as ocular hypotensive agent. Br. J. Ophthalmol. 51 (1967) 222.

[21] Stiegler, G.: Bupranolol Augentropfen (Ophthorenin) in der Glaukom Dauertherapie. Klin. Mbl. Augenheilk. 174 (1979) 267.

[22] Wright, P.: Untoward effects associated with practolol administration: oculo-muco-cutaneous syndrome. Br. Med. J. 1 (1975) 595 – 598.

[23] Zorowka, G., M. Tost, J. Herde: Untersuchungen zur systemischen Wirkung lokal applizierter Beta-Blocker bei Glaukompatienten. Fol. Ophthalmol. 11 (1986) 304 – 307.

VIII Nutzen-Risiko-Abwägung

Nutzen-/Risiko-Abwägungen bei Beta-Blocker-Therapie

J. Schuster

Die Forderung, daß Arzneimittel nur dann in Verkehr gebracht werden dürfen, wenn sie wirksam und unbedenklich sind, ist im Arzneimittelrecht fest verankert.

Das deutsche Arzneimittelgesetz, das ja eine Umsetzung europäischer Normen darstellt, enthält eine Reihe von Vorschriften, die der Gewährleistung dieser Forderung dienen. Es sollen hier nur die genannt werden, die für die Entscheidung über die Zulassung eines Arzneimittels von Bedeutung sind [1]:

Die Zulassung ist von der Genehmigungsbehörde danach zu versagen, wenn
„dem Arzneimittel die ... angegebene therapeutische Wirksamkeit fehlt oder diese nach dem jeweils gesicherten Stand der wissenschaftlichen Erkenntnisse ... unzureichend begründet ist ..."
oder wenn
„bei dem Arzneimittel der begründete Verdacht besteht, daß es bei bestimmungsgemäßem Gebrauch schädliche Wirkungen hat, die über ein nach den Erkenntnissen der medizinischen Wissenschaft vertretbares Maß hinausgehen."

Entsprechende Vorschriften an anderer Stelle des Gesetzes gelten für die ggf. notwendige Entscheidung über ein Verbleiben eines Arzneimittels auf dem Markt.

Was also sind nun wirksame und unbedenkliche Arzneimittel und was haben diese Begriffe mit dem Thema zu tun? Beide Begriffe „wirksam" und „unbedenklich" sind wertende Aussagen, d. h. ein Bewertungsprozeß muß vorausgegangen sein.

Den Begriff „wirksam" oder „Wirksamkeit" oder auch „therapeutische Wirksamkeit" darf man etwa gleichsetzen mit dem Begriff „therapeutischer Nutzen", den ein Arzneimittel bei den dafür angegebenen Anwendungsgebieten hat. (Ich bin mir bewußt, daß diese Definition eine Definition aus der Sicht der Genehmigungsbehörde ist, daß Arzneimittel natürlich auch bei anderen als den genehmigten oder angegebenen Anwendungsgebieten wirksam sein können.) Dieser Nutzen sollte möglichst klar so beschrieben werden, daß Art und Umfang der Erkrankung wie auch das Ausmaß der durch das Arzneimittel erreichbaren Heilung oder Linderung deutlich erkennbar sind. Als ein Maßstab gilt dabei der Verlauf der nichtbehandelten Erkrankung (hilfsweise auch der Verlauf der Erkrankung unter einer anderen, einer sogenannten Standard-Therapie); s. auch [2].

Der Begriff „unbedenklich" oder „Unbedenklichkeit" umfaßt die den jeweiligen Stand der Wissenschaft – zu dem hier natürlich in erster Linie auch der jeweilige Stand der Arzneimittelforschung zu rechnen ist – widerspiegelnde ärztliche Wertung einer Vielzahl von Überlegungen und Abwägungen, deren Ergebnis eine positive Nutzen-/Risiko-Abwägung ist.

Eingang in diese abwägenden Überlegungen müssen finden:

- die therapeutischen Risiken, also Schwere, Häufigkeit, Spontanverlauf und Reversibilität der unter der Therapie prinzipiell zu erwartenden Nebenwirkungen, sowie mögliche Gegenmaßnahmen – einschließlich daraus sich ergebender Risiken.

  Die Erkennbarkeit durch Arzt und Patient sind von Bedeutung (schwer erkennbare Risiken haben unter Umständen ein anderes Gewicht als gut erkennbare) wie auch die Risiken, die sich aus einem vielleicht notwendig werdenden Therapieabbruch oder -wechsel ergeben.

- Zu den möglichen Risiken werden bei Zulassung eines neuen Vertreters einer bekannten Stoffgruppe auch alle aus dieser Stoffgruppe bekannten Risiken gezählt, auch dann, wenn sie sich in der klinischen Prüfung, die sich in der Regel auf begrenzte Stichproben stützt, nicht haben ermitteln lassen. In diesem Falle genügt das Vorkommen dieser Risiken in der Gruppe selbst dann den Kriterien des begründeten Verdachts, den die Behörde berücksichtigen muß, wenn nicht alle bekannten Vertreter der Stoffgruppe diese Risiken aufweisen. Der begründete Verdacht besteht solange, bis durch geeignete Untersuchungen oder genügend breite Erfahrung feststeht, daß der neue Stoff sich in dieser Hinsicht von verwandten Stoffen unterscheidet.

  Gerade bei der neueren Generation von Beta-Rezeptorenblockern ist diese Entscheidung schwieriger geworden, da es offensichtlich Änderungen im Wirkungsprofil gibt, die sich auch und gerade auf die Risikobeurteilung auswirken, denken wir z. B. nur an die dosisabhängig qualitativ unterschiedlichen Wirkungen des Levobunolol auf den Atemwegswiderstand. In solchen Fällen wird man ungünstige Auswirkungen bei Patienten mit obstruktiven Atemwegserkrankungen wegen der nicht vorhersehbaren individuellen Reaktion nicht ganz ausschließen können. Deshalb ist hier ein entsprechender Hinweis bei den Gegenanzeigen erforderlich. Bei anderen Stoffen scheint die Wirkung auf den Atemwegswiderstand dagegen entweder ganz zu fehlen – oder sogar eine Widerstandsverminderung einzutreten. Hier entfällt selbstverständlich der für die ganze Gruppe der Beta-Rezeptorenblokker sonst geltende Hinweis.

- Abzuwägen ist bei der Beurteilung der Unbedenklichkeit auch, ob therapeutische Alternativen zur Verfügung stehen. Diese können ganz anderer stofflicher Herkunft sein:
  z. B. Nitrate oder Kalziumantagonisten anstelle von Beta-Rezeptorenblockern in der Behandlung der Angina pectoris,
  z. B. Kalziumantagonisten, Diuretika, ACE-Inhibitoren anstelle von Beta-Rezeptorenblockern in der Behandlung der Hypertonie
  usw.

  Sie können aber auch aus der gleichen Stoffgruppe kommen und nebenwirkungsärmere Neuentwicklungen bei voll erhaltener Wirksamkeit darstellen.

„Ein allgemein anerkannter Maßstab, an dem ein Nutzen-/Risiko-Verhältnis gemessen werden kann, steht nicht zur Verfügung. Es sind jeweils nur Einzelentscheidungen möglich ...“ [2]. Für die Zulassungsbehörde, die solche Abwägungen vor jeder

Entscheidung über die Marktfähigkeit eines Arzneimittels vorzunehmen hat, heißt das konkret, daß sie die Bewertung von Wirkstoffen und den sie enthaltenden Fertigarzneimitteln bei unbestrittenem therapeutischen Wert der Stoffgruppe jeweils gegen die bekannten Vertreter dieser Stoffgruppe bzw. einen Repräsentanten aus dieser vornehmen wird. Im allgemeinen wird sie dabei auf die Vergleichssubstanzen angewiesen sein, die vom pharmazeutischen Unternehmer ausgewählt wurden. Es gibt wenige Beispiele, in denen diese Auswahl nicht akzeptiert und weitere Untersuchungen im Vergleich zu einer von der Behörde – gemäß dem Stand der Wissenschaft – als repräsentativ bezeichneten Substanz gefordert wurden. Dennoch, so muß man wohl zugeben, gibt es – das gilt jedenfalls heute noch auch für die Beta-Rezeptorenblocker – in der Regel keine so fundierten Vergleichsdaten für alle Vertreter einer pharmakologischen Stoffgruppe, daß eine gültige Skalierung von Nutzen und Risiken all dieser Stoffe innerhalb der Gruppe möglich wäre, so daß womöglich der Widerruf der Zulassung für die am wenigsten unbedenklichen erfolgen könnte. Es gibt hier nur grobe, jedermann ins Auge fallende Maßstäbe: Denken wir an Practolol, das mit der Corneaulceration eine sonst bei Beta-Rezeptorenblockern nicht zu beobachtende gravierende Nebenwirkung hervorrief, denken wir an andere Stoffe dieser Gruppe, die aufgrund tierexperimentell ermittelter onkogener Potentiale gar nicht erst auf den Markt gelangten. In solchen Fällen ist es einfach, unvertretbare Risiken zu postulieren und entsprechende Entscheidungen zu treffen.

In vielen anderen Fällen ist der anwendende Arzt aufgerufen, aus der verfügbaren Palette vergleichbarer Therapeutika Nutzen und Risiken für seinen jeweiligen Patienten zu ermitteln. Leider ist dabei nicht selten zu beobachten, daß der Wunsch, helfen zu wollen, und die Möglichkeit, dies mit einem wirksamen Arzneimittel auch zu können, den Blick auf die therapeutischen Risiken verstellen kann, so daß diese unterbewertet – oder gar nicht erst gesehen werden.

Vielleicht muß sich in diesem Zusammenhang auch die Zulassungsbehörde die Frage gefallen lassen, wieweit ihre Tätigkeit – also die von ihr vor Marktzugang vorzunehmende Abwägung von Nutzen und Risiken – diese dennoch weiterhin notwendige sorgsame Abwägung in der ärztlichen Praxis mindert? Der Arzt muß sich bewußt bleiben, daß die von der Behörde kontrollierte Abwägung von Nutzen und Risiken, die der pharmazeutische Unternehmer für sein Produkt vorzunehmen und zu verantworten hat und deren Resultat die Vorschriften der Gebrauchsinformation sind, immer nur eine „Regelvorschrift" darstellen kann, die den therapeutischen „Normalfall" beschreibt, von dem sein Patient die Ausnahme sein kann. Die Formel: „soweit vom Arzt nicht anders verordnet" ist nicht bloße Konzession an ärztliche Therapiefreiheit, sondern – wie jede Freiheit – auch Verpflichtung, Verpflichtung zur sorgfältigen Prüfung der besonderen Umstände seines ihm sich anvertrauenden Patienten und zum dementsprechenden angemessenen Einsatz eines prinzipiell tauglichen Mittels.

Auch die in jeder Gebrauchsinformation aufgeführten Gegenanzeigen und Wechselwirkungen stellen ja nur allgemeine Hinweise auf prinzipiell gegebene Risiken und Modifikationen von Wirkungen dar, die beachtet werden sollen. Aber auch sie sind als allgemeine Aussagen grobe Instrumente, die für den Therapeuten nur von relativer Bedeutung sind. Er allein kann das Ausmaß eines bei seinem Patienten bestehenden, die Therapie beschränkenden Gesundheitszustandes beurteilen und unter der Vielzahl unterschiedlicher, heute verfügbarer Beta-Rezeptorenblocker – oder eben auch anderer Therapeutika – das Arzneimittel auswählen, das trotz einer bezeichneten Gegenanzeige von diesem Patienten vertragen wird. Er wird dies in eigener Verantwortung tun, wenn er überzeugt ist, daß der Nutzen einer solchen Therapie die von ihm individuell ermittelten Risiken übersteigt.

Ich erinnere mich gut an die Not mancher Kollegen, die nach Rücknahme des Practolol vom Markt für ihre unter obstruktiven Atemwegserkrankungen leidenden anginösen Patienten darum baten, man möge ihnen trotz der bekannt gewordenen erheblichen Risiken, die sie und ihre Patienten damit eingingen, Practolol doch weiterhin zur Verfügung stellen. Damals gab es keinen Beta-Blocker vergleichbarer Selektivität auf dem Markt.

Dies Beispiel soll nur zeigen, daß die Wahl des kleinsten Risikos letztlich immer eine vom Therapeuten zu treffende individuelle Entscheidung verlangt. Der pharmazeutische Unternehmer kann nur prinzipielle, allgemeingültigen Grundsätzen folgende Entscheidungshilfen geben, und die Zulassungsbehörde kann nur ebensolche Entscheidungen treffen. Wie für die genannten Risikoaussagen gilt gleiches – und dort erst recht und wird dort wohl auch am ehesten so gesehen – für die Dosierungsanleitung der Gebrauchsinformation, über die Nutzen und Risiken der Therapie weitestgehend gesteuert werden. Die meist in großer Zahl in einer Gebrauchsinformation aufgeführten möglichen Nebenwirkungen treten bei einer Mehrzahl der Patienten kaum je in Erscheinung oder sind wegen ihrer geringgradigen Ausprägung zu vernachlässigen. Wäre dies nicht so, müßte wahrscheinlich manche Entscheidung über die Zulassung eines Arzneimittels überdacht werden. Tatsächlich geben ja erst nach Markteinführung feststellbare Inzidenzen oft Anlaß zur Revision. Dabei drängt sich nicht selten der Gedanke auf, ob eine solche nicht unnötig wäre, wäre der Umgang mit dem Arzneimittel professioneller erfolgt und wären Risiken dadurch minimiert worden. Deshalb ist als Risikomaßnahme der Behörde nicht immer der Widerruf der Zulassung, sondern evtl. die Unterstellung unter eine ärztliche Verschreibungspflicht geboten.

Auch dies Beispiel soll zeigen, welch hoher Stellenwert der individuellen Nutzen-/Risiko-Abwägung durch den Arzt zukommt. Auf eines sollte noch hingewiesen werden: Die Gebrauchsinformation stellt u. a. einen Spiegel dessen dar, was heute an Risiken akzeptiert wird, um den mit den Anwendungsgebieten beschriebenen Nutzen zu erreichen. Diese Akzeptanz, die Frage der Zumutbarkeit von Risiken wird – anders als deren Ermittlung – nicht im wissenschaftlichen, sondern im politischen Raum entschieden [3] und ist stetigem Wechsel unterworfen. Als Grundtendenz kann man heute eine stetige Abnahme der Risikobereitschaft feststellen, die sich u. a. in der Neigung äußert, „unschädlichere", „harmlosere" Arzneimittel einnehmen zu wollen.

Auch hier ist ausschließlich der behandelnde Arzt gefordert, der nicht nur ermessen muß, ob „Kalium chloratum" in beliebiger Verdünnung oder eben doch ein Beta-Rezeptorenblocker für seinen anginösen Patienten angezeigt ist, und er muß die therapeutischen Risiken der möglicherweise nicht angezeigten Therapie seinem Patienten ebenso klarmachen, wie diejenigen, die dieser in der Gebrauchsinformation des ihm verordneten Arzneimittels finden wird. Auch das Risiko der Nichtbehandlung ist als therapeutisches Risiko in die Nutzen-/Risiko-Abwägung immer einzubeziehen.

Literatur

[1] Gesetz zur Neuordnung des Arzneimittelrechts vom 24. August 1976 (BGBl. I, S. 2445, 2448), zuletzt geändert durch das Zweite Gesetz zur Änderung des Arzneimittelgesetzes vom 16. August 1986 (BGBl. I, S. 1296).

[2] Kloesel-Cyran: Arzneimittelrecht-Kommentar, Deutscher Apotheker-Verlag, Stuttgart, 24. Ergänzungslieferung vom 1. 6. 1984; Kommentar zu § 31 Arzneimittelgesetz.

[3] Lewandowski, G.: Probleme des Restrisikos im Arzneimittelbereich, ZfU 4/80, 865 – 872.

Aufbereitung von Beta-Blockern – ein Modell für eine Bewertung einzelner Vertreter einer Stoffgruppe im therapeutischen Gesamtspektrum

R. Mecklenburg

Neue Fertigarzneimittel dürfen mit Inkrafttreten des Arzneimittelgesetzes (AMG) von 1976 seit dem 01.01.1978 nur in den Verkehr gebracht werden, wenn sie ein behördliches Zulassungsverfahren erfolgreich durchlaufen haben und auf Qualität, Wirksamkeit und Unbedenklichkeit geprüft worden sind.

Aufgrund des Artikel 3 §7 der Übergangsbestimmungen zum Arzneimittelgesetz können aber vorerst noch ca. 140000 Humanarzneimittel sowie ca. 5000 Tierarzneimittel auf dem Arzneimittelmarkt der Bundesrepublik Deutschland bleiben, wenn

- sie sich bei Inkrafttreten des geltenden Arzneimittelgesetzes im Verkehr befanden und wenn
- sie bis zum 1. Juli 1978 fristgerecht unter Mitteilung der Bezeichnung der wirksamen Bestandteile und der Anwendungsgebiete dem Bundesgesundheitsamt in Berlin (BGA) angezeigt wurden.

Durch diese Anzeigeaktion wurden folgende Arzneimittelgenerationen erfaßt:

- *Altarzneimittel*, d.h. Arzneimittel, die bereits vor Inkrafttreten des ersten Arzneimittelgesetzes vom 16.05.1961 (AMG 1961) im Verkehr waren und nicht registriert wurden.
- *Arzneispezialitäten*, d.h. vom Bundesgesundheitsamt von den Altarzneimitteln aufgerufene und nach den formalen Kriterien des Arzneimittelgesetzes 1961 registrierte Arzneimittel,
- während der Geltungsdauer des Arzneimittelgesetzes 1961 neu auf den Markt gekommene Arzneispezialitäten,
- *Altgenerika*, d.h. während der Geltungsdauer des Arzneimittelgesetzes 1961 auf den Markt gekommene Arzneimittel ohne besondere Bezeichnung, d.h. kein geschützter Markenname; sie waren aufgrund der Definition „Arzneispezialität" nicht registrierungspflichtig.

Für diese angezeigten Fertigarzneimittel hat in der Regel eine Prüfung von Unterlagen zur Qualität, Wirksamkeit und Unbedenklichkeit durch die Behörde noch nicht stattgefunden. Sie gelten daher als „fiktiv zugelassen".

In der Bundesrepublik Deutschland befinden sich somit seit 1978 mit dem nach dem Arzneimittelgesetz 1976 zugelassenen und den als „zugelassen geltenden" Arzneimitteln hinsichtlich der behördlichen Überprüfung von Qualität, Wirksamkeit und Unbedenklichkeit unterschiedliche Arzneimittel auf dem Markt. Diese Heterogenität bedarf einer Homogenisierung, um Wirksamkeit, Unbedenklichkeit und Qualität zur Erhöhung der therapeutischen Transparenz zu gewährleisten. Zur Erreichung dieses Zieles steht eine Reihe gesetzlicher Grundlagen bereit. So sind die EG-Migliedstaaten verpflichtet, bis zum 31. 12. 1989 alle Arzneimittel, die aufgrund früherer Vorschriften auf den Markt gebracht wurden, an die Bestimmungen der EG-Richtlinien anzupassen. Dieser Verpflichtung wurde im Arzneimittelgesetz von 1976 Rechnung getragen. Es muß für die in der ersten Hälfte des Jahres 1978 angezeigten Fertigarzneimittel bis spätestens zum 31. 12. 1989 ein Antrag auf Verlängerung der Zulassung gestellt werden. Diesem Antrag auf Verlängerung der Zulassung („Nachzulassung") sind Unterlagen über die pharmazeutische Qualität wie bei einem Neuzulassungsantrag beizufügen. Auf die Vorlage von pharmakologisch-toxikologischen und klinischen Unterlagen kann daher bei der Nachzulassung verzichtet werden. Dieser Regelung liegt die Vorstellung zugrunde, daß es sich bei den „fiktiv zugelassenen" Fertigarzneimitteln um Arzneimittel mit bekannten Arzneistoffen handelt, die langjährig praktisch therapeutische Verwendung fanden, von denen wissenschaftliche Veröffentlichungen in der medizinischen Literatur vorhanden sowie fachliches Erfahrungswissen verfügbar ist.

Die Bedeutung wissenschaftlichen Erkenntnismaterials als Beurteilungsgrundlage für die Wirksamkeit und Unbedenklichkeit von Fertigarzneimitteln findet auch darin ihren Ausdruck, daß der Gesetzgeber das Bundesgesundheitsamt verpflichtet hat, für Arzneimittel, die nicht der automatischen Verschreibungspflicht (§ 49 AMG) unterliegen – d. h. keine neuen, in der medizinischen Wissenschaft bisher unbekannten Substanzen enthalten –, das Material durch Kommissionen aufbereiten zu lassen und die Ergebnisse bekanntzumachen. Das Bundesgesundheitsamt hat sodann auf der Grundlage der veröffentlichten Ergebnisse zu entscheiden; weicht das Amt davon ab, so hat es die Gründe für die abweichende Entscheidung darzulegen. Aus dem Arzneimittelgesetz geht hervor, daß es sich bei dieser Erfassung und Bewertung wissenschaftlichen Erkenntnismaterials nicht um eine vorübergehende Aufgabenstellung – zur Aufbereitung gegenwärtig vorhandenen Wissens – handelt, sondern um eine permanente Aufgabe zur bestmöglichen Nutzung jeweils vorhandener Erkenntnisse im Sinne der Erreichung größtmöglicher Arzneimittelsicherheit.

Die Aufbereitungsarbeit selbst hat durch Kommissionen zu erfolgen, deren Mitglieder auf dem Gebiet der jeweiligen Stoffgruppe und in der jeweiligen Therapierichtung über wissenschaftliche Kenntnisse verfügen und praktische Erfahrungen gesammelt haben.

Der Bundesminister für Jugend, Familie, Frauen und Gesundheit beruft die Mitglieder auf Vorschlag der Kammern der Heilberufe, der Fachgesellschaften sowie der pharmazeutischen Unternehmer. Insgesamt 14 Aufbereitungskommissionen (Tab. 1) sollen das Erkenntnismaterial für die Arzneimittel der unterschiedlichen Therapierichtungen erarbeiten; die letzten Aufbereitungskommissionen haben ihre Arbeit Ende 1985 aufgenommen.

In der Regel bestehen die Kommissionen aus 9 Mitgliedern und einer gleichen Anzahl von Stellvertretern (Bundesanzeiger Nr. 16 vom 24. 01. 1985); jeweils einem

Tabelle 1 Aufbereitungskommissionen

B 1	Angiologie, Kardiologie, Nephrologie
B 2	Rheumatologie
B 3	Neurologie, Psychiatrie
B 4	Endokrinologie, Gynäkologie
B 5	Gastroenterologie, Stoffwechsel
B 6	Infektionskrankheiten, Onkologie, Immunologie
B 7	Dermatologie, Hämatologie
B 8	Balneologie
B 9	Zahnheilkunde
B 10	Infusion und Transfusion
C	Anthroposophische Therapierichtung und Stoffgruppe
D	Homöopathische Therapierichtung und Stoffgruppe
E	Phytotherapeutische Therapierichtung und Stoffgruppe
F	Veterinärmedizinischer Bereich

Sachverständigen für Toxikologie/Pharmakologie, für klinische Pharmakologie, für medizinische Statistik, für Pharmazie sowie 5 weiteren Sachverständigen aus dem praktisch-ärztlichen Bereich.

Grundlage für das Procedere der Aufbereitung ist das vom Bundesminister für Jugend, Familie, Frauen und Gesundheit veröffentlichte „Arbeitskonzept zur Aufbereitung des Erkenntnismaterials über Unbedenklichkeit und Wirksamkeit von Arzneimitteln ..." vom 15. Januar 1985 (Bundesanzeiger Nr. 16 vom 24. 01. 1985). Abb. 1 gibt die wesentlichen Abläufe wieder. Danach besteht in Phase I der erste Schritt in der Zusammenstellung des wissenschaftlichen Erkenntnismaterials (§ 22 Abs. 3 AMG). Dieses Material besteht in der Regel aus (Bundesanzeiger Nr. 16 vom 24. 01. 1985) den in Tab. 2 genannten Quellen.

Erkenntnismaterial, das von Firmen nach entsprechendem Aufruf im Bundesanzeiger beim Bundesgesundheitsamt eingereicht wird.

In der Zwischenzeit sind 17 Aufrufe erfolgt, womit alle therapeutischen Teilgebiete erfaßt wurden. Zusätzlich hat es 3 Aufrufe für Tierarzneimittel gegeben.

Die Einsendung allen wissenschaftlichen Erkenntnismaterials ist zweckdienlich; dabei kann die Arbeit der Aufbereitungskommission wesentlich durch Vorarbeiten erleichtert werden, wenn pharmazeutische Unternehmer bzw. ihre Verbände durch Koordination der Aktivitäten Betroffener das Erkenntnismaterial zusammenführen und ordnen.

Erkenntnismaterial aus Zulassung und Risikomaßnahmen.

Hierbei greift das Bundesgesundheitsamt auf die von seiten der Ärzte, Apotheker, der Industrie und den Arzneimittelkommissionen der Ärzteschaft und der Apotheker zugegangenen Spontanberichte zurück. Auch die Meldungen aus den vom Bundesgesundheitsamt geförderten Projekten zur Erfassung unerwünschter Arzneimittelwirkungen werden erfaßt.

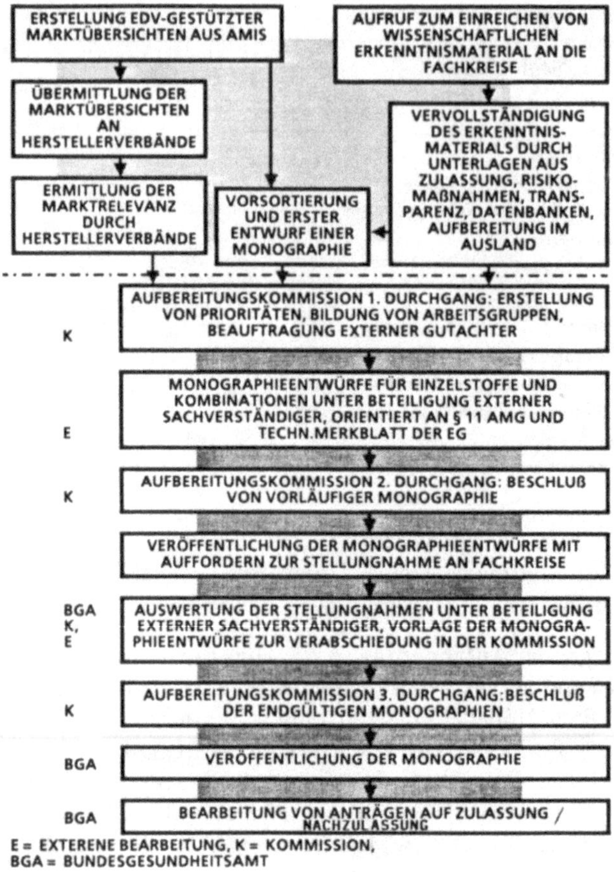

Abb. 1 Ablaufplan für die Erstellung von Monographien

Tabelle 2 Quellen für die Aufbereitung und Nachzulassung

Vom Hersteller eingereichte Unterlagen nach Aufruf
Amis-Datenbank des Bundesgesundheitsamtes
Ergänzende Literatur aus anderen Datenbanken (z. B. DIMDI)
Fachliteratur
Material der Transparenzkommission
Zulassungsunterlagen und Risikomaßnahmen
Aufbereitungsergebnisse anderer Staaten

Allgemein verfügbares Erkenntnismaterial der Transparenzkommission.

Aufbereitungsergebnisse anderer Staaten.

Erkenntnismaterial externer Datenbanken (z. B. DIMDI, dem Deutschen Institut für Medizinische Dokumentation und Information).

Parallel zur Zusammenstellung von Erkenntnismaterial erstellt das Bundesgesundheitsamt aus seinem EDV-gestützten Arzneimittelinformationssystem (AMIS) Listen der für die jeweilige Kommission relevanten Stoffe sowie eine Aufschlüsselung der betroffenen Mono- und Kombinationspräparate.

Es ist mit großem Aufwand gelungen, die chemisch definierten, aufbereitungspflichtigen Stoffe herauszufiltern und diese auf die einzelnen Kommissionen mit Untergruppen zu verteilen. Nach einer ersten Übersicht ist mit etwa 2800 chemisch definierten Grundsubstanzen zu rechnen, die etwa 6000 – 7000 Derivate, z. B. verschiedene Salze und Ester, umfassen. Außerdem befinden sich etwa 900 pflanzliche Grundstoffe für phytotherapeutische sowie rund 4500 homöopathische Grundstoffe auf dem Markt.

Für die Kommission B 1 – Angiologie, Kardiologie, Nephrologie – beträgt die Anzahl der zu bearbeitenden Stoffe 250; diese 250 Stoffe sind in rund 1750 Mono-Arzneimitteln und einer großen Anzahl von Kombinationspräparaten enthalten (Tab. 3).

Die Prioritäten werden von den Kommissionen aufgrund der vom Bundesgesundheitsamt vorgelegten Marktübersichten nach therapeutischen Gesichtspunkten getroffen. Als Ergebnis der Aufbereitung sollen für Arzneistoffe bzw. Arzneistoffkombinationen Monographien erstellt werden. Dies sind Arzneistoffbeschreibungen, die in ihrem Informationsumfang der Packungsbeilage (§ 11 AMG), ergänzt um Angaben im Technischen Merkblatt der EG bzw. den Angaben der Fachinformationen nach § 11 a des zweiten Gesetzes zur Änderung des Arzneimittelgesetzes vom 16. August 1986, entsprechen.

Zur Erstellung dieser Monographien bedienen sich die Kommissionen fachkompetenter Gutachter. Diese Gutachter können Mitglieder der Kommission, aber auch anerkannte externe Wissenschaftler sein. Auf der Basis der in Phase I erstellten Dokumentation erarbeitet der Gutachter, zum Teil auch eine Arbeitsgruppe, einen Monographie-Entwurf zur Beratung in der Kommission. In einem kurzen internen Gutachten für die Kommissionsmitglieder begründet der Gutachter die im Monographie-Entwurf erarbeiteten Angaben.

Nach Diskussion und vorläufiger Verabschiedung wird der Titel des Monographie-Entwurfes in mehreren allgemein verfügbaren Fachzeitschriften veröffentlicht und die Fachöffentlichkeit zur Stellungnahme binnen einer Frist von drei bis vier Monaten aufgefordert. Der vollständige Monographie-Entwurf kann beim Bundesgesundheitsamt angefordert werden. Die eingegangenen Stellungnahmen werden dem Gutachter bzw. der Kommission zur erneuten Diskussion vorgelegt; die Monographie wird gegebenenfalls überarbeitet, anschließend endgültig verabschiedet und im Bundesanzeiger veröffentlicht.

Tabelle 3 Kommission B 1 (Angiologie, Kardiologie, Nephrologie)

	Anzahl der Stoffe
Antiarrhythmika	26
Antihypotonika	33
Antisympathotonika	6
α-Blocker	21
β-Blocker	26
CA-Antagonisten	9
Herzglykoside	20
Ödemprotektive Stoffe	3
Organische Nitrate	7
Diuretika	43
Antiangiosa (Koronarmittel)	26
Urologika	6
Renin-Angiotensin-Aldostsin-System	2
Vasodilatatoren (Muskulatrope)	18
Vasokonstriktoren (außer Sympathomimetika)	4
	250

Diese 250 Stoffe sind enthalten in:

Nach Art. 3 § 7 AMNG		Zugelassen nach AMG 1976	
Mono-Arzneimittel	Kombi-Arzneimittel	Mono-Arzneimittel	Kombi-Arzneimittel
1022	5397	725	577

Der derzeitige Stand der Aufbereitung ist der Tab. 4 zu entnehmen (siehe auch Abb. 2). Besonderes Augenmerk sei auf die Kommission B 1 – Angiologie, Kardiologie, Nephrologie – gerichtet, in der bereits 12 Monographien, die insgesamt 74 Mono-Arzneimittel und diverse Kombinationspräparate umfassen, endgültig bearbeitet worden sind; 8 Monographien, die insgesamt 108 Mono-Arzneimittel und diverse Kombinationspräparate umfassen, zur Vorveröffentlichung verabschiedet wurden und weitere 94 Stoffe sich in der gutachterlichen Bearbeitung befinden. Es darf heute angenommen werden, daß bis 1990 die etwa 110 wichtigsten Stoffe der Herz-Kreislauftherapie sowie die entsprechenden fixen Kombinationen aufbereitet sein werden. Die 12 endgültig verabschiedeten Monographien und die 8 zur Vorveröffentlichung freigegebenen Monographien sind in Tab. 5 aufgeführt.

Insgesamt 26 Stoffe, die zur Herstellung von Beta-Blockern verwendet werden, sind ebenfalls in den nächsten Jahren aufzubereiten. Hierbei handelt es sich um die aus der Tab. 6 zu entnehmenden Stoffe. Die überwiegende Anzahl dieser Stoffe wird von der Kommission B 1 bearbeitet. Jedoch sind auch einige Monographien in Zusammenarbeit mit der Kommission B 3 – Neurologie und Psychiatrie – bei neurologischen bzw. psychiatrischen Indikationen, mit der Kommission B 4 – Endo-

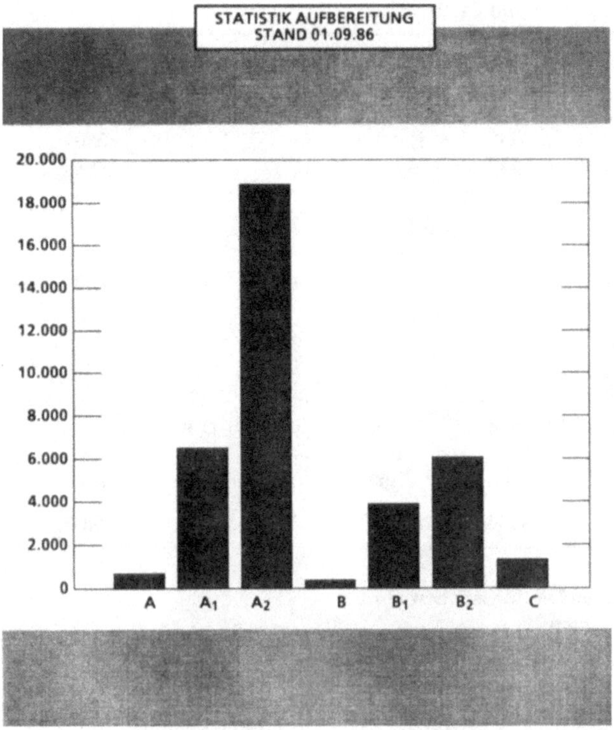

Abb. 2

krinologie, Gynäkologie – bei endokrinologischen Indikationen und mit der Kommission B 6 – Infektionskrankheiten, Onkologie, Immunologie, Pulmologie – bei Ophthalmologischen Indikationen zu erstellen. Für diese 26 Stoffe liegt bisher weder eine endgültige Monographie vor, noch hat die Kommission B 1 eine derartige Monographie zur Vorveröffentlichung verabschiedet. Insgesamt befinden sich jedoch von diesen 26 Stoffen 14 Stoffe in der gutachterlichen Bearbeitung. Sie sind in der Tab. 6 mit einem Kreuz gekennzeichnet.

Die im Bundesanzeiger bekanntgemachten Monographien können für die genannten Arzneistoffe/Arzneistoffkombination als Beleg der Wirksamkeit und Unbedenklichkeit verwendet werden. Unter Bezugnahme auf diese Monographien kann der pharmazeutische Hersteller einen Antrag auf Verlängerung der Zulassung eines Fertigarzneimittels, für das die erwähnte Übergangsregelung gilt, einreichen.

Die baldmögliche Anpassung auf dem Markt befindlicher Arzneimittel durch eine Zulassung entsprechend den Kriterien Wirksamkeit, Unbedenklichkeit und Qualität und gleichzeitigem Verzicht auf die „fiktive Zulassung" dienen der Arzneimittelsicherheit. Das Erfordernis der Anpassung an den jeweiligen wissenschaftlichen Erkenntnisstand ist unstrittig. Die Einsicht in die Notwendigkeit, diese Anpassung so schnell wie möglich zu vollziehen, ist rasch gewachsen und mit ihr die Bereitschaft zur

Tabelle 4 Statistik Aufbereitung (Stand 01. 09. 86)

Kommission	A	A_1	A_2	B	B_1	B_2	C
B 1	12	74	206	8	108	297	94
B 2	11	333	–	35	122	250	30
B 3	9	247	3616	13	237	1986	157
B 4	–	–	–	1	4	–	165
B 5	1	69	1685	2	4	25	42
B 6	–	–	–	–	–	–	105
B 7	–	–	–	4	140	2880	55
B 8	–	–	–	–	–	–	9[1]
B 9	–	–	–	4	63	–	7[1]
B 10	126	1322	–	8	N.B.	N.B.	104
C	150	660	–	44	194	–	60
D	302	3698	13190	240	2980	–	384
E	89	N.B.	N.B.	44	N.B.	N.B.	34
F	11	100	190	20	50	650	98
Summe	711	6503[2]	18887[2]	423	3898[2]	6084[2]	1344

N.B. = Nicht ohne größeren DV-Einsatz bestimmbar
[1] = Sammelmonographien
[2] = Ohne AM, die durch Monographien der Kommission E betroffen sind
A = Im Bundesanzeiger veröffentlicht bzw. zur Veröffentlichung verabschiedet
A_1 = Von Monographien nach A abgedeckte Fertigarzneimittel
A_2 = Von Monographien nach A betroffene fixe Arzneimittel-Kombinationen
B = Vorveröffentlicht bzw. zur Vorveröffentlichung verabschiedet
B_1 = Von Monographien nach B abgedeckte Fertigarzneimittel
B_2 = Von Monographien nach B betroffene fixe Arzneimittel-Kombinationen
C = Stoffe, die sich in gutachterlicher Bearbeitung befinden

Tabelle 5 Kommission B 1 (Angiologie, Kardiologie, Nephrologie)

Endgültig verabschiedete Monographien	Zur Vorveröffentlichung freigegebene Monographien
Bendroflumethiazid	Acetazolamid
Butizid	Amilorid
Clopamid	Bumetanid
Cyclothiazid	Chlortalidon
Etozolin	Etacrynsäure
Furosemid	Raubasin
Hydrochlorothiazid	Tolazolin
Mefrusid Methylclothiazid	Yohimbin
Triamteren	
Trichloromethiazid	
Polythiazid	

Tabelle 6 Substanzen zur Herstellung von Beta-Blockern

	Beta-Blocker	Gesamt-AM	Art. 3 §7/AMG 1976	AMG 1976	In Zusammen-Arbeit mit Kommission
X	1. Acebutolol	12	4	8	
X	2. Alprenolol	3	3	–	
X	3. Atenolol	8	2	6	
	4. Befundolol	2	–	2	B 6
	5. Betaxolol	2	–	2	B 6
	6. Bisoprolol	2	–	2	
X	7. Bunitrolol	4	2	2	
X	8. Bupranolol	17	3	14	B 3, B 6
X.	9. Carazolol	2	–	2	
	10. Carteolol	5	–	5	B 6
	11. Celiprolol	4	–	4	
	12. Labetalol	4	2	2	
	13. Levobunolol	4	–	4	B 6
X	14. Metipranolol	13	6	7	B 3, B 6
X	15. Metoprolol	18	2	16	B 3
	16. Mepindolol	5	–	5	
	17. Nadolol	5	1	4	
	18. Nifenalol	1	1	–	
	19. Oxprenolol	8	5	3	B 3
X	20. Penbutolol	7	–	7	
X	21. Pindolol	31	4	27	B 6
	22. Practolol	2	2	–	
X	23. Propranolol	96	11	85	B 3, B 4
X	24. Sotalol	7	2	5	
X	25. Timolol	10	4	6	B 6
	26. Toliprolol	Gelöscht			
	Insgesamt	272	54	218	

B 3 Neurologische bzw. psychiatrische Indikation
B 4 Endokrinologische Indikation
B 6 Ophthalmologische Indikation

X = In der Bearbeitung befindliche Monographien

Zusammenarbeit aller beteiligten Kreise bei der Aufbereitung wissenschaftlichen Erkenntnismaterials.

Bereits heute könnte aufgrund der geschilderten bisherigen Bilanz der Aufbereitungsarbeit für Tausende von Arzneimitteln die Nachzulassung beantragt werden. Es ist die Aufgabe des Bundesgesundheitsamtes, auch auf diese Möglichkeit ständig hinzuweisen, nicht zuletzt um die Flut der Nachzulassungsanträge im Jahre 1989 zu mindern.

Zur Markttransparenz bei Beta-Rezeptorenblockern

K. Quiring

Abstract

Transparency on drug markets can be achieved by adequate arrangement, ranking and classification procedures with respect to the cardinal parameters of drug products, i. e. drug entities and indications. Drug products thus assessed to be comparable are subject to price comparison on the basis of daily doses. In the case of beta adrenoceptor blockers, particular pharmacological properties must be taken into account, and the considerably high therapeutic index of this class of drugs may create problems in defining daily doses for the different indication areas. Solutions found by the German Transparency Commission are outlined.

In den letzten 10 Jahren wird in allen westlichen Industriestaaten in unterschiedlichem Maße, aber zunehmend versucht, die industrielle Produktinformation durch Maßnahmen zu ergänzen, die eine rationale und kostenbewußte Arzneimittel-Verordnung ermöglichen oder erzwingen sollen. Sofern solche Maßnahmen staatlicherseits institutionalisiert werden, entstehen im Extremfall Positiv- oder Negativlisten, d. h. verbindliche Kataloge verordnungsfähiger Arzneimittel oder verbindliche Kataloge geringfügiger Gesundheitsstörungen mit den zugehörigen Arzneimitteln, deren Verordnung zumindest für diese Gesundheitsstörungen untersagt ist. Daneben – oder dazwischen – gibt es Bestrebungen staatlicher oder privater Art, dem verordnenden Arzt durch systematisierte, bewertende Verzeichnisse Entscheidungshilfen zu geben, die ihm mehr oder weniger großen Handlungsspielraum lassen oder ihm zumindest in begründeten Fällen Abweichungen erlauben.

Allein in der Bundesrepublik Deutschland gibt es ein breites Spektrum derartiger Ansätze, die von Behörden, Körperschaften und anderen Institutionen bis hin zu Privatunternehmen initiiert worden sind und die von „Fast-Positiv"-Listen mit ausgeprägten Vor-Wertungen bis hin zu Negativlisten reichen. Den folgenden Ausführungen liegt die Sicht einer solchen Institution, nämlich der Transparenzkommission, zugrunde. Die Transparenzkommission ist eine Kommission unabhängiger Sachverständiger, die auf Vorschlag der Verbände der Marktbeteiligten vom Bundesminister für Jugend, Familie, Frauen und Gesundheit berufen werden und deren Aufgabe, pharmakologisch-therapeutische und preisliche Transparenz auf dem Arzneimittelmarkt herzustellen, kürzlich in der 2. Novelle zum Arzneimittelgesetz gesetzlich verankert worden ist.

Die von der Transparenzkommission herausgegebenen Transparenzlisten (Abb. 1) ordnen den Arzneimittelmarkt in die durch Indikationen gebildeten Teilmärkte und

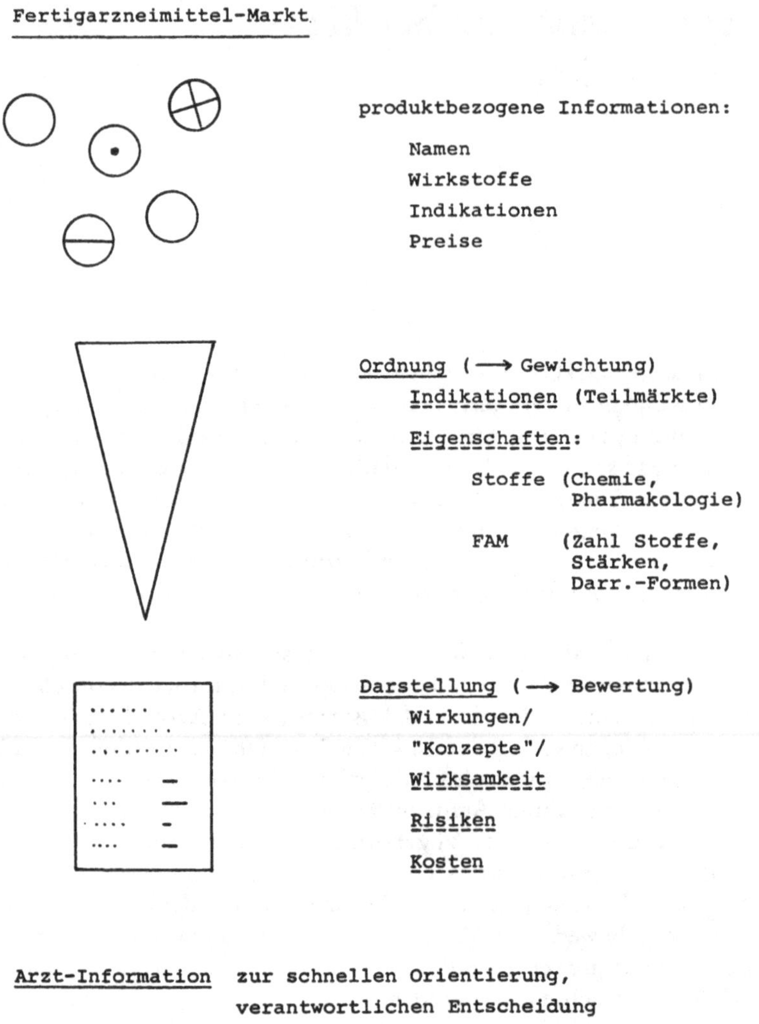

Abb. 1 Methoden und Ziele der Arbeit der Transparenzkommission.

diese wiederum gemäß den für einen Produktvergleich wesentlichen Eigenschaften der Stoffe und Fertigarzneimittel. Aus dieser Ordnung ergibt sich für den Listenbenutzer bereits eine Gewichtung, die ergänzt wird durch die Darstellung der wertbestimmenden Parameter, insbesondere der Wirksamkeit und der wesentlichen Risiken, denen schließlich die Behandlungskosten gegenübergestellt werden. Dadurch soll der Arzt in die Lage versetzt werden, die für den einzelnen Behandlungsfall notwendigen Abwägungen und vergleichenden Bewertungen rasch und verantwortlich vorzunehmen.

Charakteristische Probleme beim Erstellen solcher Listen ergeben sich aus der Interdependenz von Indikationsdefinition und Wirksamkeitsurteil, aus der Frage der Zulässigkeit von Plausibilitätserwägungen und Analogieschlüssen, aber auch aus weniger abstrakten Problemen, wie z. B. der Bioverfügbarkeit von Fertigarzneimitteln. Kompliziert wird die Situation durch die in der Bundesrepublik institutionalisierte Wissenschaftspluralität im Arzneimittelbereich, die einigen „besonderen Therapierichtungen" aus wissenschaftstheoretischen Gründen mehr oder weniger geschützte Markt-Reservate zuweist.

Derartige Probleme gibt es bei den Beta-Rezeptorenblockern glücklicherweise nicht: Die Wirksamkeit dieser Stoffgruppe für verschiedene Indikationen ist mit dem heute üblichen „schulmedizinischen" Instrumentarium nachgewiesen, unerwünschte Wirkungen und Gegenanzeigen sind ganz überwiegend bereits aus dem pharmakologischen Wirkungsprofil abzuleiten, die biologische Verfügbarkeit und andere pharmakokinetische Unterschiede spielen eine nachgeordnete Rolle. Probleme für die Markttransparenz ergeben sich im wesentlichen aus der Frage der Gewichtung bestimmter pharmakologischer Eigenschaften und – paradoxerweise – der großen therapeutischen Breite der Beta-Rezeptorenblocker.

Aus der breiten Palette von mehr als 20 Beta-Rezeptorenblockern heben sich zwei Stoffe heraus: Das Labetalol, ein Zwittermolekül mit einer Alpha-Rezeptoren blockierenden Wirkungskomponente, und das Sotalol, das gleichzeitig ein Klasse-III-Antiarrhythmikum ist. Diese besonderen Eigenschaften sollten bereits bei der Ordnung des Teilmarktes berücksichtigt werden, was aber nicht regelmäßig geschieht.

Ein Beispiel dafür ist die Anordnung der Beta-Rezeptorenblocker in British National Formulary 1986 (Tab. 1): Die Gliederung beginnt mit der „Ursubstanz" Propranolol und läuft dann in alphabetischer Reihenfolge, in die auch Labetalol und Sotalol eingeordnet sind. Die notwendigen Informationen über die Besonderheiten dieser Stoffe werden aber zusätzlich vermittelt.

Weitere pharmakologische Eigenschaften, die eine erhebliche Rolle insbesondere in der Werbung spielen, sind Kardioselektivität und intrinsische sympathomimetische

Tabelle 1 Anordnung von Beta-Rezeptorenblockern (1)

Beta-adrenoceptor blocking drugs

▷ Propranolol
Acebutolol
Atenolol
Betaxolol
▷ Labetalol
Metoprolol
Nadolol
Oxprenolol
Penbutolol
Pindolol
▷ Sotalol
Timolol

(British National Formulary, 1986)

Aktivität (ISA). Ob diese besonderen Eigenschaften besondere Ordnungsstrukturen in Arzneimittelkompendien für verordnende Ärzte begründen können, ist ausschließlich anhand der Antwort auf die Frage zu entscheiden, ob oder inwieweit diese besonderen pharmakologischen Eigenschaften therapeutisch relevant sind. Kardioselektive Beta-Rezeptorenblocker können eventuell bei extrakardial bedingten Indikationseinschränkungen verwendet werden, wenn bessere Alternativen nicht zur Verfügung stehen – allerdings nur in einem begrenzten Dosierungsbereich. Die Eigenschaft ISA verhindert exzessive Frequenzsenkungen, kann also bei bestehender Bradykardie von Vorteil sein – aber es gibt Hinweise darauf, daß eine ISA bei bestimmten Indikationen nachteilig sein kann.

Die Berücksichtigung dieser Eigenschaften für die Ordnungsstruktur wird daher zu einer Ermessensfrage; die Transparenzlisten der Transparenzkommission berücksichtigen Kardioselektivität und ISA bei der Gliederung bisher nicht. Dagegen werden in dem derzeit aktuellen Entwurf der Preisvergleichsliste des Bundesausschusses der Ärzte und Krankenkassen die kardioselektiven Beta-Rezeptorenblocker gesondert gestellt (Tab. 2). Verbliebene Ungereimtheiten sind dem Entwurfscharakter dieser Liste zuzuschreiben und werden wohl bei Vorlage der definitiven Fassung bereinigt sein.

Tabelle 2 Anordnung von Beta-Rezeptorenblockern (2)

„Beta-Rezeptorenblocker, kardioselektiv"

- Acebutolol ◁
- Atenolol
- Betaxolol
- Bisoprolol
- Metoprolol

„Beta-Rezeptorenblocker, unselektiv, z. T. mit … ISA"

- Alprenolol (ISA)
- Bunitrolol
- Bupranolol
- Carazolol
- Carteolol ◁
- Labetalol ◁
- …

(Preisvergleichsliste, Entwurf vom September 1986)

Unter dem Gesichtspunkt funktionierender Marktmechanismen ist es wesentlich zu wissen, welche Beta-Rezeptorenblocker auf den verschiedenen, durch Indikationen gebildeten Teilmärkten tatsächlich konkurrieren. Es ist nämlich durchaus nicht so, daß Beta-Rezeptorenblocker für alle Indikationen der Beta-Rezeptorenblockade zugelassen sind (d. h. ihre Wirksamkeit insoweit behördlich anerkannt ist). Abb. 2 zeigt die Verhältnisse bei oralen Arzneiformen für den Markt der Bundesrepublik Deutschland. Es ist zu ersehen, daß alle 22 am Markt befindlichen Beta-Rezeptorenblocker für die Indikation arterielle Hypertonie zugelassen sind, bei zweien ist dies aber die einzige Indikation. Fünf weitere Stoffe sind außer für Bluthochdruck nur noch für die koronare Herzkrankheit (Angina pectoris) zugelassen. Alle anderen für Angina pectoris zugelassenen Beta-Rezeptorenblocker sind auch für Herzrhythmusstörungen zugelassen, die Hälfte davon zusätzlich für die Indikation Streß. Zwei Stoffen ist

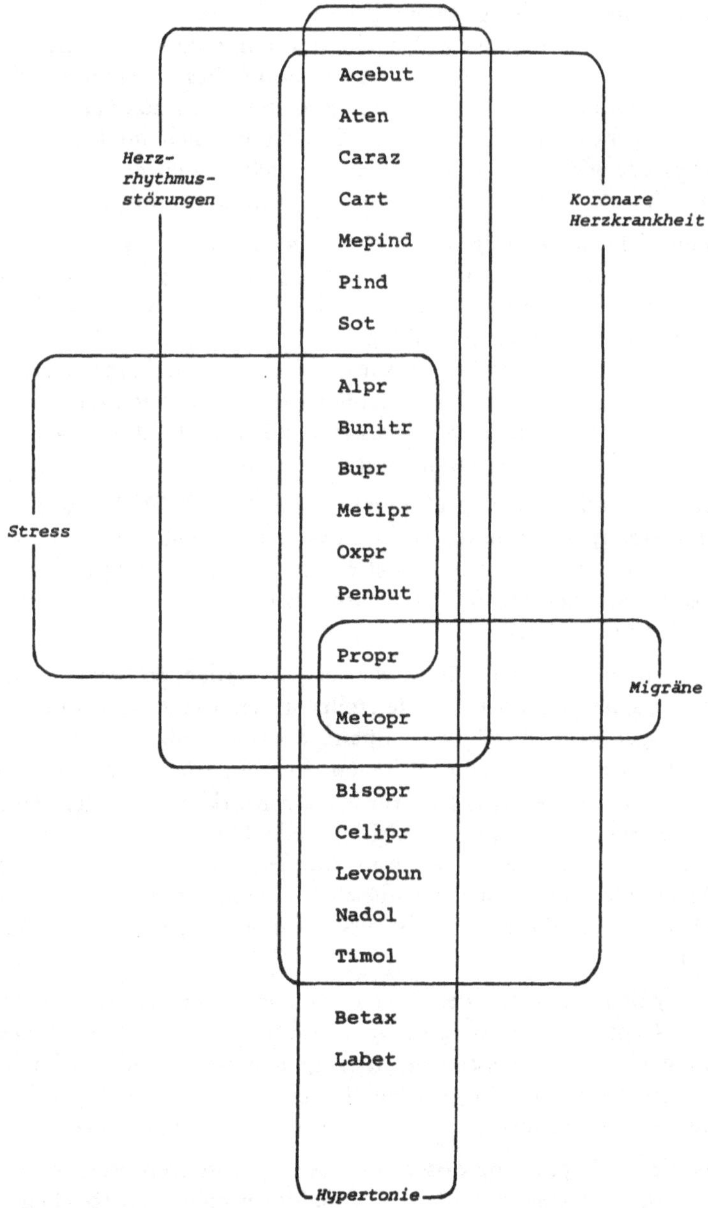

Abb. 2 Zuordnung von Beta-Rezeptorenblockern zu Transparenzlisten entsprechend der Zulassung für verschiedene Indikationsgebiete.

bislang die Zulassung für die Intervallbehandlung der Migräne erteilt worden, und nur Propranolol ist für alle fünf hier aufgeführten Indikationen zugelassen.

Die Abb. 2 gibt nicht den Stand der wissenschaftlichen Erkenntnisse, sondern den administrativen Status wieder, der aus mancherlei Gründen vom aktuellen Erkenntnisstand abweicht, insbesondere hinter ihm zurückbleiben kann. Der administrative Status ist aber wesentlich für die gesetzliche Regelung des sog. „Zweitanmelderschutzes", die ebenfalls Bestandteil der 2. Novelle des bundesdeutschen Arzneimittelgesetzes ist. Für den verordnenden Arzt ergeben sich aus dieser sehr differenzierten Situation – die übrigens nur von der Transparenzkommission adäquat transparent gemacht wird – keine besonderen Probleme: Er darf nämlich im Rahmen seiner Therapiefreiheit von den gesetzlichen Vorgaben abweichen, und er kann dies wohl gerade bei den Beta-Rezeptorenblockern grundsätzlich ohne großes Risiko tun.

Eine wichtige, wenn nicht die wichtigste arzneipolitische Funktion von Arzneimittelkompendien ist es, eine kostenbewußte Verordnung zu ermöglichen und so den Preiswettbewerb auf den durch Indikationen gebildeten Teilmärkten zu fördern. Dies geschieht durch Angabe der Tagesbehandlungskosten auf der Basis einer mittleren therapeutischen Dosierung. Die Ermittlung solcher rechnerischer Tagesdosen ist bei den Beta-Rezeptorenblockern aufgrund ihrer großen therapeutischen Breite erschwert. Eine systematische Ermittlung von therapeutischen Äquivalenzdosen würde den klinischen Prüfungsaufwand in unvertretbarem Maße steigern.

Die durchgehende Verwendung von „definierten Tagesdosen" (DDD), wie sie z. B. von der Weltgesundheitsorganisation für Verbrauchsstatistiken herangezogen werden, scheitert gewissermaßen an der innovationsfreundlichen Zulassungspraxis in der Bundesrepublik: Die Zahl der Stoffe auf diesem Markt eilt ihrer internationalen Verbreitung und Erfassung voraus.

Soll ein einheitliches Berechnungsverfahren verwendet werden, so bleibt mithin nur der Bezug auf die Dosierungsangaben der Herstellerfirmen, die im Zulassungsverfahren und bei Änderungen vom Bundesgesundheitsamt überprüft werden und somit auch nicht willkürlich verändert werden können. In Tab. 3 ist dargestellt, daß die Berechnungs-Tagesdosen aus den Angaben für die am Markt befindlichen Fertigarzneimittel ermittelt werden. Eine gewisse Fehlerquelle kann aus unterschiedlichen Angaben für verschiedene „Stärken" erwachsen: Manche Firmen beziehen die Dosierung sämtlicher Mite- oder Forte-Formen einheitlich auf einen mittleren Tagesbedarf, andere Firmen schneiden die Empfehlung bereits auf den (niedrigeren oder höheren) individuellen Bedarf zu.

Nimmt man die Angaben (hier aus der Roten Liste 1986) wie sie sind, so kommt man zu den in Tab. 4 auszugsweise dargestellten rechnerischen mittleren Tagesdosen für die Indikationen Herzrhythmusstörungen, Angina pectoris und Bluthochdruck. Ein Vergleich mit den definierten Tagesdosen (DDD) des Nordic Drug Index zeigt, daß die so ermittelten Dosierungen im Zweifelsfall etwas niedriger liegen.

Der auf der Basis dieser Berechnungsdosen angestellte Kostenvergleich zeigt für die meisten noch patentgeschützten Beta-Rezeptorenblocker keine erheblichen Unterschiede – zwischen verschiedenen Stoffen besteht weniger ein Preis- als ein Produktwettbewerb. Eine Ausnahme ist das Bisoprolol (Abb. 3): Hier wird durch den Herstel-

Tabelle 3 Ermittlung von „Berechnungsdosen" (rechnerische mittlere Tagesdosen = rmTD) aus Firmenangaben (Beispiele für die Indikation Hypertonie)

	(Rote Liste 1986)	rmTD
Acebutolol		
PRENT	400 mg (↗)	
PRENT 400	400 mg (↗)	400 mg
Alprenolol		
APTIN	200 mg	
APTIN DURILES	400 mg (↗)	300 mg
Carteolol		
ENDAK	(5 –) 10 (– 20) mg	10 mg
Metoprolol		
BELOC	100 mg (↗)	
BELOC DURILES	100 – 200 mg	
PRELIS	100 (– 200) mg	
PRELIS MITE	50 (– 150) mg	100 mg
Propranolol		
DOCITON 40/80	160 – 320 mg	
DOCITON RETARD	160 (– 320) mg	200 mg

Tabelle 4 Vergleich indikationsbezogener „Berechnungsdosen" (aus Firmenangaben) mit den nicht indikationsbezogenen „defined daily doses" (DDD) des Nordic Drug Index 1985 (Auszug)

Substanz	HRS[1]	KHK[2]	AH[3]	DDD
Acebutolol	400	400	400	600
Alprenolol	300	300	300	400
Atenolol	87,5	87,5	75	100
Betaxolol	–	–	20	20
Bisoprolol	–	7,5	7,5	–
Bunitrolol	25	25	25	–
Bupranolol	170	190	130	–
Carazolol	12,5	12,5	7,5	–
Carteolol	10	10	10	–
Celiprolol	–	200	200	–
Levobunolol	–	2,25	3	–
Mepindolol	5	5	5	5
Metipranolol	20	25	50	–
usw.				

[1] Herzrhythmusstörungen
[2] Koronare Herzkrankheit (Angina pectoris)
[3] Arterielle Hypertonie

ler ersichtlich auch ein Preiswettbewerb mit dem Ziel angestrebt, den Markt zu „penetrieren". Einen lebhaften Preiswettbewerb beobachtet man dagegen bei nicht mehr patentgeschützten Stoffen wie dem Propranolol (Abb. 4).

HANDELSNAME Firma	Zusammensetzung (mg)		Darr.-Form	Packung Inhalt	Preis	Kosten (DM) pro rmTD 1)
3.1 Acebutolol (rechnerische mittlere Tagesdosis 400 mg Base)						
NEPTAL* Röhm Pharma	Acebutolol-HCl	221,6	Tbl	30	27,15	1,81
				50	41,50	1,66
				100	75,30	1,51
NEPTAL 400* Röhm Pharma	Acebutolol-HCl	443,3	Tbl	28	40,00	1,43
				56	76,40	1,36
				98	122,70	1,25
PRENT * Bayer	Acebutolol-HCl	221,6	Tbl	30	29,45	1,96
				50	45,75	1,83
				50	37,02	1,48 2)
				50	37,96	1,52 3)
				50	39,96	1,60 4)
				50	40,26	1,61 5)
				100	86,90	1,74
				100	69,97	1,40 2) 3)
				100	75,72	1,51 4)
				100	76,48	1,53 5)
PRENT 400* Bayer	Acebutolol-HCl	443,3	Tbl	30	46,40	1,55
				50	73,40	1,47
				100	138,05	1,38
3.2 Alprenolol (rechnerische mittlere Tagesdosis 300 mg Hydrochlorid)						
APTIN Astra Chemicals	Alprenolol-HCl	50	Tbl	50	20,70	2,48
APTIN DURILES Astra Chemicals	Alprenolol-HCl	200	Tbl	30	29,80	1,49
				50	46,10	1,38
				100	82,30	1,23
3.3 Atenolol (rechnerische mittlere Tngesdosis 87,5 mg)						
TENORMIN 50* ICI-Pharma	Atenolol	50	Tbl	30	34,35	2,00
				50	54,02	1,89
				56	60,48	1,89
				100	100,25	1,75
TENORMIN 100* ICI-Pharma	Atenolol	100	Tbl	30	55,20	1,61
				50	84,05	1,47
				56	94,15	1,47
				100	150,75	1,32
3.4 Bisoprolol (rechnerische mittlere Tagesdosis 5 mg Fumarat)						
CONCOR 5* Merck	Bisoprololfumarat	5	Tbl	30	22,05	0,74
				50	33,85	0,68
				100	62,15	0,62
CONCOR 10*	Bisoprololfumarat	10	Tbl	30	32,25	0,54
				50	54,15	0,54
				100	98,10	0,49
3.5 Bunitrolol (rechnerische mittlere Tagesdosis 25 mg Hydrochlorid)						
STRESSON 10 mg Boehringer Ingelheim	Bunitrolol-HCl	10	Tbl	20	15,23	1,90
				50	33,49	1,67
TILCANT* Boehringer Ingelheim	Bunitrolol-HCl	30	Tbl	20		
				50		
				100		

1) rechnerische mittlere Tagesdosis ermittelt aus Dosierungsangaben der Herstellerfirmen
2) re- oder parallelimportiert durch Firma Pharma-Westen
3) re- oder parallelimportiert durch Firma Beragena
4) re- oder parallelimportiert durch Firma Eura Med
5) re- oder parallelimportiert durch Firma Eurim-Pharm

Abb. 3 Kostenvergleich für verschiedene patentgeschützte Beta-Rezeptorenblocker-Präparate (Auszug aus Entwurf der Transparenzliste Koronare Herzkrankheit, 1986).

HANDELSNAME Firma	Zusammensetzung (mg)		Darr.-Form	Packung Inhalt	Packung Preis	Kosten (DM) pro rmTD 1)
PROPRANUR 40 *	Propranolol-HCl	40	Tbl	20	11,80	1,77
Henning				50	23,70	1,42
				98	39,34	1,20 2)
				100	40,50	1,22
PROPRA	Propranolol-HCl	40	Tbl	50	16,70	1,00
RATIOPHARM 40 *				100	31,00	0,93
Ratiopharm						
SAGITTOL 40 *	Propranolol-HCl	40	Tbl	20	9,95	1,49
Sagitta				50	18,90	1,13
13.2 ... in Arzneiformen zu 80 mg						
BETA TABLINEN 80 *	Propranolol-HCl	80	Tbl	25	9,59	0,58
Beiersdorf				50	15,13	0,45
				100	28,75	0,43
DOCITON 80 *	Propranolol-HCl	80	Tbl	30	33,15	1,66
Rhein-Pharma				50	49,60	1,49
				100	90,55	1,36
EFEKTOLOL 80 *	Propranolol-HCl	80	Tbl	50	26,03	0,78
Efeka				100	43,08	0,65
EFEKTOLOL 80	Propranolol-HCl	80	Kps	28	21,53	1,15
RETARD *				56	35,06	0,94
Efeka				98	53,81	0,82
ELBROL 80 *	Propranolol-HCl	80	Tbl	50	20,95	0,63
Pfleger				100	38,70	0,58
INDOBLOC 80 *	Propranolol-HCl	80	Tbl	30	30,65	1,53
Degussa				50	45,60	1,37
Pharma Homburg+Asta				100	81,40	1,22
PRANO-PUREN 80 *	Propranolol-HCl	80	Tbl	20	13,00	0,98
Klinge-Nattermann-Puren				50	28,75	0,86
				100	49,90	0,75
PROPABLOC 80 *	Propranolol-HCl	80	Tbl			
Azuchemie						
PROPRANOLOL–	Propranolol-HCl	80	Tbl	20	13,79	1,03
GRY–80 *				50	24,33	0,73
Gry Pharma				100	42,81	0,64
PROPRANOLOL	Propranolol-HCl	80	Tbl	50	21,10	0,63
80 RIKER *				100	39,80	0,60
Kettelhack Riker						

1) rechnerische mittlere Tagesdosis
2) wird laut Mitteilung der Herstellerfirma nicht mehr in den Verkehr gebracht

Abb. 4 Kostenvergleich für Fertigarzneimittel, die 80 mg Propranolol enthalten (Auszug aus Entwurf der Transparenzliste Herzrhythmusstörungen, 1986).

Literatur

[1] Arzneimittelgesetz: Zweites Gesetz zur Änderung des Arzneimittelgesetzes, 1986, §§ 24 a und 39 a – e, Bundesanzeiger, Nr. 41, Bonn.

[2] British National Formulary, 1986, S. 81 – 86. British Medical Association/Pharmaceutical Press, London.

[3] Nordic Drug Index with DDD, 1985, S. 90 – 91, Nordic Council on Medicines, Uppsala.

[4] Preisvergleichsliste (Entwurf), 1986, S. 43 – 47, Bundesausschuß der Ärzte und Krankenkassen, Köln.

[5] Rote Liste 1986 (Hg. Bundesverband der Pharmazeutischen Industrie), Kap. 26.1, Editio Cantor, Aulendorf.

[6] Transparenzliste Angina pectoris, 1981, Bundesanzeiger Nr. 223 a, bzw. Transparenzliste Koronare Herzkrankheit (Entwurf), 1986.

[7] Transparenzliste Arterielle Hypertonie, 1982, Bundesanzeiger Nr. 44 a, bzw. Neufassung (Entwurf), 1986.

[8] Transparenzliste Herzrhythmusstörungen, 1979, Bundesanzeiger Nr. 205 a, bzw. Neufassung (Entwurf), 1986.

[9] Transparenzliste Migräne, 1987, Bundesanzeiger Nr. 107a.

Schlußbemerkung – Prinzipien therapeutischer Entscheidungsfindung, dargestellt am Beispiel der Beta-Blocker*

P. Schölmerich

Am Ende dieses interessanten Symposiums über Beta-Blocker war in der ersten Planung ein Resümee der Referate vorgesehen. Angesichts der Vielgestaltigkeit des Themas, die von molekular-biologischen Grundlagen der Beta-Blockerwirkung bis zur Kosten-Nutzenproblematik ihrer Anwendung reicht, könnte eine solche Zusammenfassung den plakativen Charakter verkürzter Wahrheiten kaum verbergen. Anstelle eines solchen reduktionistischen Konzeptes ist mir die Aufgabe zugefallen, im Schlußvortrag einige allgemeinere Gesichtspunkte therapeutischer Entscheidungsfindung zu vermitteln.

Therapeutisches Handeln stand, soweit medikamentöse Verfahren zur Diskussion stehen, bis vor wenigen Jahrzehnten in einem einfach strukturierten Zusammenhang mit der Krankheitsdiagnose. Die Anzahl der verfügbaren Präparate war relativ begrenzt, die therapeutische Strategie angesichts einer geringeren Anzahl von Alternativen leichter übersehbar, die Risiko/Nutzenabwägung auf eine Ebene geringerer Komplexität verschoben.

Diese Situation hat sich seither deutlich gewandelt. Die Fortschritte in der medikamentösen Therapie mit gesteigerter Wirksamkeit, häufig aber auch mit erhöhtem Risikopotential haben den Anstoß gegeben, über Indikation und Kontraindikation therapeutischer Verfahren, insbesondere auf dem medikamentösen Sektor, in größerem Umfang zu reflektieren [9, 27]. Hinzu kommt eine stärkere Differenzierung therapeutischer Methoden im Zusammenhang mit erweiterten Kenntnissen der Wirkung von Medikamenten, die vielfach auf molekularer Ebene erfaßbar geworden ist. Schließlich beeinflussen Wertvorstellungen die Indikation zu therapeutischem Handeln – oder aber auch zur Unterlassung einer Therapie, die gleichfalls als therapeutische Entscheidung begriffen werden kann [4, 10, 13, 21]. Unter sozioökonomischen Gesichtspunkten sind schließlich auch Kosten/Nutzenerwägungen, selten im Einzelfall, wohl aber in den Allokationsentscheidungen der Gesellschaft Anlaß, über Kriterien therapeutischer Entscheidungsfindung nachzudenken [1, 12, 22].

Der diagnostische Prozeß

Grundlage einer therapeutischen Entscheidung ist eine Krankheitsdiagnose, die als Zustandsdiagnose einen Krankheitsprozeß als nosologische Einheit charakterisiert,

* Herrn Prof. Dr. Dr. h.c. G. W. Löhr zum 65. Geburtstag

als Bedeutungsdiagnose die Projektion dieses Zustandsbildes auf den konkreten Patienten darstellt. Die Diagnosefindung als vielfach konditionierter Erkenntnisprozeß soll hier nicht im einzelnen erörtert werden. Es sei nur an die Vielfalt diagnostischer Endpunkte erinnert, die von der Erfassung kausal definierter Krankheiten, z. B. bei genetischen Defekten über multifaktoriell bedingte und daher häufig sehr variable Krankheitsbilder bis zur Grenzzone von Befindensstörungen reicht. Damit ist auch der dynamische Charakter des diagnostischen Prozesses besonders deutlich gemacht [2, 8, 9, 29].

Prognostische Perspektiven

Neben der Diagnose stellt die prognostische Abschätzung des zu erwartenden Krankheitsverlaufes eine weitere wesentliche Grundlage der therapeutischen Entscheidung dar [11, 24, 29]. Es ist der natürliche Verlauf einer Krankheit, insbesondere im Hinblick auf Folgewirkungen und Komplikationen, abzuwägen gegen den möglichen oder wahrscheinlichen Verlauf unter therapeutischer Entwicklung. Hierbei sind auch mögliche Folgewirkungen unerwünschten Charakters durch die angewandte medikamentöse Therapie zu beachten.

Die vergleichende Analyse vom natürlichen Verlauf und therapeutisch beeinflußter Krankheitsentwicklung beantwortet auch die Frage, ob überhaupt eine therapeutische Beeinflussung möglich ist, und speziell, ob eine kausale oder eine symptomatische Behandlung erfolgen kann.

Diese Überlegung legt die Frage nach dem therapeutischen Endpunkt, nach der Zieldefinition nahe, die je nach Diagnose und Behandlungsfähigkeit sehr unterschiedlich sein kann. Wenn man eine Skala möglicher Zieldefinitionen aufstellt, die sich an der steigenden existentiellen Betroffenheit orientiert [19], so kann das therapeutische Ziel sein, die Fähigkeit wiederherzustellen, die vor der Erkrankung wahrgenommene Rolle in Beruf, Familie und gesellschaftlichem Leben wieder auszufüllen, d. h. die altersadäquate Gesundheit wiederherzustellen. Therapeutisches Ziel kann aber auch bei Unerreichbarkeit des eben genannten Endpunktes eine Verbesserung des reduzierten gesundheitlichen Status quo unterhalb der Schwelle der Genesung sein, z. B. die Linderung subjektiver Beschwerden. Auch die Aufrechterhaltung eines beeinträchtigten gesundheitlichen Status quo, d. h. die Vermeidung fortlaufender Verschlechterung, die ohne Therapie zu erwarten wäre, kann als Ziel definiert werden.

Damit können, je nach Krankheitsform Lebenserwartung und Lebensqualität positiv beeinflußt werden.

Therapeutische Entscheidungen unter Sicherheit

Der Darstellung liegt ein rational gesteuertes Schema der therapeutischen Entscheidung zugrunde. Es besteht aber kein Zweifel, daß die ganz überwiegende Mehrzahl solcher Entscheidungen in der Praxis ohne systematisierten Erkenntnisprozeß verläuft. Sie gründen sich, wie übrigens auch vielfach die diagnostischen Festlegungen, auf schlichte Empirie in dem überschaubaren Bereich alltäglicher Krankheitsformen in der Praxis, die etwa 90% aller Interaktionen zwischen Arzt und Patient ausmachen. Hierbei ist keine Zwischenschaltung einer verzweigten Entscheidungslogik notwendig. Dieser Bereich soll uns hier nicht weiter beschäftigen.

Therapeutische Entscheidungen unter Risiko

Für unser Thema sind Entscheidungen unter Risiko, Entscheidungen bei therapeutischen Alternativen von größerem Interesse. Hier stellen sich die wichtigen Fragen 1. nach der Effektivität einer therapeutischen Handlung und 2. nach ihrer Effizienz.

Die beiden Begriffe, die in der Gesundheitsökonomie eine große Rolle spielen, werden häufig synonym verwandt, so daß eine kurze Definition zweckmäßig ist.

Die meisten Autoren, die sich mit Analysen des Systems der sozialen Sicherung befassen, haben die Terminologie von Cochrane [6] übernommen. Dabei wird unter Effektivität der Umfang der Erreichung des therapeutischen Zieles verstanden, also der Zielerreichungsgrad, z. B. die Heilungsziffer bei der Antibiotikatherapie einer bakteriellen Pneumonie oder die Verminderung des Nitratverbrauches bei einer Angina pectoris durch Behandlung mit Beta-Blockern oder Kalziumantagonisten oder die Normalisierung eines gesteigerten arteriellen Druckes bei einer Therapie mit Antihypertensiva.

Effizienz bedeutet dagegen die Bewertung der Effektivität oder der Wirksamkeit unter Berücksichtigung des Aufwandes, der zur Erreichung des therapeutischen Zieles notwendig ist. Dieser Aufwand kann in sehr unterschiedlichen Dimensionen gemessen werden. Man kann in der einfachsten Stufe lediglich die unerwünschten Wirkungen erfassen und dann eine Nutzen/Risikoanalyse vornehmen. In einer weitergehenden Bewertung lassen sich aber Nutzen und Kosten auf monetärer, d. h. ökonomischer Ebene vergleichen [3, 17, 26, 28]. Schließlich läßt sich die Effizienz auch unter Einschluß monetärer und nichtmonetärer Größen definieren. Darauf wird noch einzugehen sein.

Effektivität therapeutischer Maßnahmen

Die Bewertung der Effektivität einer therapeutischen Maßnahme stellt ein Zentralproblem der therapeutischen Entscheidung auch in der Arzneimittelgesetzgebung dar. Sie wird im AMG unter Wirksamkeit erfaßt [30]. Die Kriterien der Effektivität sind dabei je nach therapeutischer Zielsetzung sehr unterschiedlich. Sie können die prozentuale Heilungsziffer, die Letalität oder Mortalität, die Lebenserwartung, die Linderung subjektiver Beschwerden oder auch sozialmedizinische Daten wie Häufigkeit von Krankmeldungen, Dauer der Arbeitsunfähigkeit, Anzahl und Zeitaufwand für stationäre Behandlungen, vorzeitige Berentung oder einen so schwer definierbaren Begriff wie die Lebensqualität darstellen.

Für vergleichende Therapiestudien sind verständlicherweise möglichst harte Daten wie Sterblichkeit, Lebenserwartung oder die Anzahl krankheitsspezifischer Komplikationen wie apoplektischer Insult, Herzinfarkt oder Herzinsuffizienz bei Hypertonie oder Reinfarkt oder plötzlicher Herztod nach einem ersten Infarkt erwünscht.

Unter den Bedingungen einer Randomisierung, vor allem unter Berücksichtigung der Lebensalterssituation, sind solche Daten bei entsprechend großen Grundgesamtheiten verwertbar. Einen sehr wichtigen Gesichtspunkt stellt dabei die veränderte Absterbekurve der Gesamtbevölkerung dar, die eine Rektangularisierung mit Kompression der Morbidität erkennen läßt. Der Begriff Rektangularisierung bedeutet, daß bei Anerkennung einer definierten maximalen Lebenserwartung, die im statistischen Mittel bei 90 Jahren liegt, eine Reduktion der vermeidbaren Mortalität zustande kommt, womit notwendigerweise der Grenznutzen erhöhter Aufwendungen für das Gesundheitswesen geringer wird.

Die Referate des gestrigen und heutigen Tages haben zahlreiche Beispiele der Bewertung therapeutischer Verfahren in großen medizinischen Interventionsstudien bei Hypertonie und bei der koronaren Herzkrankheit vermittelt. Die Probleme sind aber auch bei solcher Bewertung nicht gering. Die Lebenserwartung ist zwar ein hartes und statistisch verwertbares Datum, sie sagt aber naturgemäß nichts aus über die Lebensqualität der gewonnenen Jahre. Unter diesem Gesichtspunkt hat es sich als zweckmäßig erwiesen, die Zahl der gewonnenen Lebensjahre zu gewichten, wobei als Bewertungskriterium das Ausmaß in der Einschränkung des subjektiven Befindens oder der objektiv erfaßbaren Begrenzung beruflicher oder sozialer Kommunikation zugrunde gelegt wird. Wilkins und Adams [34] haben sich mit einer solchen Gewichtung befaßt. Dabei wird die tatsächlich erfaßte Lebensverlängerung in Jahren mit einem Faktor multipliziert, der zwischen 1,0 bei Erhaltung des altersentsprechenden Gesundheitszustandes und einem gegen Null tendierenden Wert schwankt, wenn eine zunehmende Einschränkung körperlicher und/oder geistiger Leistungsfähigkeit vorliegt. Dieser Faktor wird durch Bewertung von Experten oder aber auch durch Selbsteinschätzung festgelegt. Es ist verständlich, daß das letztere Verfahren nur in begrenztem Umfang bei vergleichenden Wertungen verwendbar ist. Der Faktor beträgt in der Expertenmeinung z. B. bei einer dialysepflichtigen chronischen Niereninsuffizienz 0,7, bei schwerem Ausfall zerebraler Funktionen liegt er zwischen 0,5 und 0,1.

Die qualitätsgewichtete Lebenserwartung stellt einen ersten Ansatz zu einer quantitativen Vergleichsbasis z. B. in der Bewertung alternativer Therapieverfahren dar.

Jüngst haben Croog et al. [7] versucht, auch den Begriff der sogenannten Lebensqualität unabhängig von der Lebenserwartung zu quantifizieren. Die Autoren legen der Bewertung 8 Gruppen von Kriterien zugrunde. Sie umfassen subjektives Befinden, körperliche Aktivität, Belastbarkeit, emotionalen Status, kommunikative Funktionen und sexuelle Aktivität. Die Erhebung erfolgt mit Hilfe eines Fragenkatalogs, bei dem die Antworten in skalierter Form gegeben werden. Der Gesamtbewertung liegt der Begriff des „life satisfaction“ zugrunde, unter der alle Einzelangaben in einem Score zusammengefaßt werden. Auch hier ist die Problematik beim Vergleich verschiedener Populationen, z. B. unterschiedlichen Lebensalters, differenter sozioökonomischer Position oder beruflicher Stellung, oder auch bei unterschiedlichen Wertvorstellungen nicht gering. Es handelt sich aber ohne Zweifel um einen interessanten Ansatz auf einem Gebiet, das unter dem Gesichtspunkt der therapeutischen Entscheidungsfindung größeres Gewicht bekommt.

Effizienz therapeutischer Verfahren

Sind die Kriterien der Effektivität schon schwierig festzulegen, so kompliziert sich die Bewertung therapeutischer Verfahren erheblich, wenn man Aussagen über die Effizienz solcher Handlungen machen will. Unter Effizienz wird dabei, wie schon gesagt, das Verhältnis vom Zielerreichungsgrad, also Effektivität, zum dazu notwendigen Aufwand verstanden [20, 23].

Bewertungen von Nutzen wie Aufwand sind dabei auf verschiedenen Ebenen möglich. Sie können sich auf monetäre Größen beziehen. Dabei wird der Nutzen z. B. in der Verwertung des von den Gesundheitsökonomen sogenannten Humankapitals gemessen, dessen Produktivität in Jahreseinkommen ausgedrückt wird [12, 16, 19, 22]. Als Kosten werden Ausgaben für ärztliche Behandlung in der Praxis, ärztliche und pflegerische Betreuung in der Klinik, Ausgaben für Arzneimittel etc. aufgelistet. Gesundheitsökonomische Analysen können aber auch einen höheren Grad an Komplexität erfahren, wenn auf der Kostenseite die Gesamtinvestitionen in das System der Gesundheitssicherung bzw. Krankenbehandlung berücksichtigt werden, auf der Nutzenseite neben der durch Wiederherstellung der Arbeitsfähigkeit möglichen Arbeitsproduktivität die Vermeidung von Ausgaben für Krankengeld, vorzeitige Berentung usw.

Diese Kriterien haben für die Gesamtbewertung sozialer Sicherungssysteme große Bedeutung. Sie tangieren aber in der Regel nicht die ärztliche Entscheidung im Einzelfall.

Hier ist eine weitere Bewertungsebene bedeutsam, die sich auf die sogenannten intangiblen, also nicht monetär erfaßbaren Werte bezieht. Darunter versteht man die Fülle subjektiver Belastungen, die mit Krankheit verbunden sind, also Schmerz, psychische Alteration, Angst, Depression, soziale Isolierung, Störung des Selbstwertgefühls auf der Negativseite und die reziproken Werte auf der Nutzenseite. In diesen Bereich gehören auch unerwünschte Wirkungen der Therapie, z. B. das Schadenspotential von Pharmaka. Die Nutzen/Risikoabschätzung ist ein Teil dieser Bewertung.

In der Einzelbeziehung zwischen Patient und Arzt sind Effektivität und Risikopotential die bestimmenden Determinanten therapeutischen Handelns. Gross [8, 9] hat eine Nutzenfunktion formuliert, bei der die Größe des Nutzens einer Therapie direkt proportional ist den positiven Einwirkungen auf einen Krankheitsprozeß multipliziert mit dem Schaden einer unterlassenen Behandlung, umgekehrt proportional aber dem Nutzen einer unterlassenen Therapie multipliziert mit dem Schaden der durchgeführten Therapie.

Effektivität und Effizienz von Beta-Blockern

Legt man das geschilderte Bewertungsraster zugrunde, so ist auf Grund klinischer Erfahrungen und großer epidemiologischer Studien [14, 15, 31, 33], über die auch im Verlauf dieses Symposiums ausführlich berichtet wurde, kein Zweifel, daß Beta-Blockern eine Wirksamkeit bei koronarer Herzkrankheit, gesteigertem arteriellem Druck, Rhythmusstörungen, hyperkinetischem Herzsyndrom, Hyperthyreose und bei bestimmten neurologisch-psychiatrischen Erkrankungen zukommt. Dieser positive Aspekt erfährt, wie bei allen wirksamen Medikamenten, eine Einschränkung durch unerwünschte Wirkungen und Kontraindikationen.

Unerwünschte Wirkungen von Beta-Blockern

Unerwünschte Wirkungen von Beta-Blockern bewegen sich, wenn Kontraindikationen zu ihrer Anwendung sorgfältig berücksichtigt sind, in der Mehrzahl in den Grenzen zwischen Symptomen von tatsächlichem Krankheitswert und Beeinträchtigungen des Befindens, die objektiv wenig bedeutsam sind, in ihrer subjektiven Ausprägung aber höchst unterschiedlich erlebt werden. Es handelt sich z. B. um Müdigkeit bis zur Lethargie, Kopfdruck, Schwindelneigung, Schlafstörungen usf. An dieser Stelle ist ein kritisches Wort zur Bewertung therapeutischer Einflüsse mit der Skala der „Life satisfaction" auf Grund der vorhin genannten skaliert erfaßten Kriterien angebracht. Dieses Verfahren offenbart seine Grenzen, soweit subjektive Einschätzungen zur Diskussion stehen. Von einer Therapie wird normalerweise eine Verbesserung der Lebensqualität erwartet. Jeder hat aber die Erfahrung gemacht, daß sich z. B. bei der Behandlung der Hypertonie fast bei allen Antihypertensiva im Beginn der Behandlung Symptome einstellen, die zumindest einige der genannten Parameter wie Aktivität, soziale Kommunikationsfähigkeit oder sexuelle Funktionen negativ beeinflussen. Diese Tatsache ist als Negativfaktor, insbesondere unter dem Aspekt der Compliance, umso bedeutsamer, als ihm kein unmittelbar erlebtes positives Phänomen gegenübersteht, außer der epidemiologisch begründeten Erwartung auf ein längeres Leben und auf weniger krankheitsspezifische Komplikationen im späteren Verlauf. Die erhöhten Anforderungen an eine adäquate Compliance lassen sich in dieser Situation nur bei einem großen Maß an Einsicht und Vertrauen erfüllen.

Unerwünschte Wirkungen werden leichter toleriert, wenn die Therapie zu einer unermittelbaren Linderung von Beschwerden, etwa der Zahl und der Schwere von Angina-pectoris-Anfällen oder der lästigen Palpitationen bei hyperkinetischem Herzsyndrom führt. Die Frage der Compliance spielt in der therapeutischen Entscheidung eine besondere Rolle. Sie bedarf der individuellen Berücksichtigung. Ellen Weber [32] hat darauf hingewiesen, daß dieser auf die Bereitschaft des Patienten, der Therapieempfehlung zu folgen, bezogene Begriff vielfach konditioniert ist. In diesem Zusammenhang ist auch die Überzeugungskraft des Therapeuten ein wichtiger Faktor, der in die Compliance eingeht.

Kontraindikationen

Es ist in den Referaten dieses Symposiums deutlich geworden, daß in den Entscheidungsprozeß die Berücksichtigung von wohldefinierten Kontraindikationen eingehen muß. Dazu gehören Herzinsuffizienz, AV-Überleitungsstörungen, sick sinus syndrome, Neigung zu Bronchospastik, Diabetes, Schock, Azidose.

Optimierungsschritte der Therapie

Eine besondere Präferenz für die Anwendung von Beta-Blockern ergibt sich bei der häufigen Kombination von Hypertonie mit koronarer Herzkrankheit ebenso wie bei der Neigung einer koronaren Herzkrankheit zu bestimmten Rhythmusstörungen. Das pharmakodynamische Wirkprofil legt auch die Anwendung bei gesteigertem Belastungshochdruck nahe. Die Berücksichtigung von Kardioselektivität und sympathikomimetischer Eigenwirkung vermag die Anwendung weiter zu differenzieren. Differentialtherapeutische Gesichtspunkte sind auch bei der Festlegung der Behandlung z. B. der Hypertonie in verschiedenen Altersstufen zweckmäßig. Bühler [5] hat darauf hingewiesen, daß die antihypertensive Wirksamkeit der Beta-Blocker bei jüngeren Patienten ausgeprägter ist als bei älteren und daß Rauchen den Effekt deutlich vermindert.

Kosten/Nutzen-Bewertungen in der Beta-Blocker-Therapie

Einen geringen Stellenwert haben in der Individualtherapie Kosten/Nutzen-Erwägungen, wie sie von seiten der Gesundheitsökonomen bei zahlreichen epidemiologisch bedeutsamen Krankheiten diskutiert werden. Angesichts der Komplexität der Problematik gehen solche Analysen in die Individualentscheidung zur Therapie in der Regel nicht ein. Auch Preisvergleichslisten vermögen zwar das Kostenbewußtsein zu erhöhen, angesichts der differenzierten Symptomatik der meisten Krankheitsbilder können sie aber keine Basis für Individualindikationen der Therapie zu geben. Das gilt insbesondere dann, wenn eine Multimorbidität besteht, die Indikation und Kontraindikationen auf Grund der vielfachen Symptomatologie besonders kompliziert gestaltet.

Die Bedeutung von Kosten/Nutzen-Analysen unter Heranziehung der Bewertung auch aller sozialen Folgelasten und ihrer möglichen Vermeidung durch eine erfolgreiche Therapie hat Bedeutung für die Allokationsentscheidungen im Gesamtsystem der sozialen Sicherung, etwa bei der Zuteilung von Mitteln für Prävention, kurative Medizin und Rehabilitation. Unter diesem Aspekt werden die Ergebnisse in der derzeitigen Gesundheitspolitik lebhaft diskutiert. Dabei hängt die Bilanz von den Prämissen ab. Vergleicht man die Aufwendung für Diagnostik und Therapie mit der möglichen Steigerung der Produktivität und der Vermeidung sozialer Folgelasten durch eine erfolgreiche Behandlung, so ist die Bilanz in hohem Maße positiv. Erfaßt man etwa bei der Hypertonie die Aufwendungen für ein generelles Screeningverfahren und vergleicht sie mit den zu erwartenden Entlastungen auf dem Sektor sozialer Folgelasten nicht erfaßter und damit nicht behandelter Hypertoniefälle, so ist die Bilanz im monetären Sinn stark negativ. Die Konsequenz ist, Risikogruppen zu erfassen oder die tatsächlich festgestellten Fälle von Hypertonie adäquat zu therapieren. Auf diese Fragen soll aber an dieser Stelle nicht weiter eingegangen werden.

Schlußbemerkungen

Eine therapeutische Entscheidung beruht in der Mehrzahl aller Interaktionen zwischen Arzt und Patient auf empirischen Daten, die dem einzelnen Arzt zur Verfügung stehen. Sie erlauben eine Festlegung ohne differenzierte Abwägung von Alternativen. Je höher das Risikopotential einer Krankheit, und je differenzierter der mögliche therapeutische Ansatz ist, in desto stärkerem Umfang muß die vorrationale Empirie durch eine rational gesteuerte Entscheidungslogik in Form von Optimierungsschritten ersetzt werden. Dazu gehören neben der elementaren diagnostischen Erfassung prognostische Bewertung unter den Bedingungen möglicher alternativer Therapien, die Bewertung von unerwünschten Wirkungen, von Risiken, von Kontraindikationen und schließlich die Frage der Akzeptanz der Therapie, die in der Regel ein sehr individuelles Problem darstellt. Die Vielfalt von therapeutischen Alternativen, auch der gezielten Kombination von Pharmaka, hat in der Behandlung der Hypertonie ebenso wie bei koronaren Herzkrankheiten und bei Arrhythmien wesentliche Fortschritte ermöglicht, an denen Beta-Blocker einen großen Anteil haben.

Literatur

[1] Andreae, C. A.: Anmerkungen zum Stellenwert ökonomischer Überlegungen im Gesundheitswesen. Steiner, Wiesbaden 1981.

[2] Anschütz, F.: Indikation zum ärztlichen Handeln. Springer, Berlin-Heidelberg-New York 1982.

[3] Beuermann, G.: Grenzen der Nutzen-Kosten-Analyse in der Medizin. Med. Welt **29** (1978) 115.

[4] Bock, H. E.: Ärztliche Ethik am Krankenbett aus internistischer Sicht. In: Ärztliche Ethik (R. Gross, H. H. Hilger, W. Kaufmann, et al., Hg.). Schattauer, Stuttgart-New York 1978.

[5] Bühler, R., W. Kiowski, L. H. Block et, al.: Adrenerge Rezeptoren und Herzkreislaufregulation: Bedeutung für eine pathophysiologisch-orientierte antihypertensive Therapie. In: Kardiovaskuläre Rezeptoren (P. Schölmerich, H. J. Holtmeier, Hg.). Thieme, Stuttgart-New York 1986.

[6] Cochrane, A. L.: Effectiveness and efficiency. Random reflections on health services. Nuffield Provincial Hosp. Trust 1971.

[7] Croog, S. H., S. Levine, M. A. Testa, et al.: The effects of antihypertensive therapy on the quality of life. New Engl. J. Med. **314** (1986) 1657.

[8] Gross, R.: Medizinische Diagnostik, Grundlagen und Praxis. Springer, Berlin-Heidelberg-New York 1969.

[9] Gross, R.: Über diagnostische und therapeutische Entscheidungen. Klin. Wschr. **53** (1975) 293.

[10] Gross, R., H. Hilger, W. Kaufmann, et al., Hg.: Ärztliche Ethik. Schattauer, Stuttgart-New York 1978.

[11] Hartmann, F.: Der Arzt als Prognostiker. Internist, **22** (1981) 111.

[12] Herder-Dorneich, P.: Gesundheitsökonomik. Enke, Stuttgart 1980.

[13] Jonas, H.: Das Prinzip Verantwortung. Insel, Frankfurt 1983.

[14] Laaser, U., P. Allhoff: Cardiovascular intervention studies: Problems and perspectives. In: Primary hypertension (W. Kaufmann, G. Bönner, R. Lang, et al., Hg.). Springer, Berlin-Heidelberg-New York 1986.

[15] May, G. S., K. A. Eberlein, C. D. Furberg, et al.: Secondary prevention after myocardial infarction: a review of long-term trials. In: Secondary prevention of coronary heart disease. (K. Pyörälä et al., Hg.) Thieme, Stuttgart-New York 1973.

[16] Metze, L.: Gesundheitspolitik. Ökonomische Instrumente zur Steuerung von Angebot und Nachfrage im Gesundheitswesen. Kohlhammer, Stuttgart-Berlin-Köln-Mainz 1982.

[17] Mildner, R.: Zur Anwendung von Nutzen-Kosten-Untersuchungen im Gesundheitswesen. Öff. Gesundh.-Wes. **46** (1984) 320.

[18] Münnich, F. E.: Wie teuer darf die Gesundheit sein? Pharmadioalog **76** (1981) Frankfurt.

[19] Münnich, F. E.: Kosten und Nutzen des Arzneimitteleinsatzes. Pharm. Ind. **46** (1984) 234.

[20] Schaefer, H.: Effektivität und Effizienz der Medizin: Grundbegriffe und Prioritätensetzung. Medica **2** (1982) 473.

[21] Schaefer, H.: Medizinische Ethik. Fischer, Heidelberg 1983.

[22] Schicke, R. K.: Ökonomie des Gesundheitswesens. Vandenhoeck u. Rupprecht, Göttingen 1981.

[23] Schipperges, H.: Effektivität und Effizienz in der Medizin. Die Suche nach den Prioritäten. Medica **2** (1981) 328.

[24] Schölmerich, P.: Prognostische Indices als Entscheidungshilfen in der inneren Medizin. Leopoldina **27** (1981) 150.

[25] Schölmerich, P.: Probleme der Gesundheitsökonomie. Therapiewoche **34** (1984) 27.

[26] Schölmerich, P.: Zur Bewertung der therapeutischen Effizienz. Med. Welt **36** (1985) 662.

[27] Schölmerich, P.: Therapeutische Entscheidungsfindung. Arzneimitteltherapie **3** (1985) 1.

[28] Schölmerich, P.: Effektivität und Effizienz in der kurativen Medizin. Gesundheitsökonomica, **2** (1985) 33.

[29] Schölmerich, P.: Grundlagen ärztlicher Entscheidungsprozesse. Steiner, Wiesbaden 1985.

[30] Schuster, J.: Definition von „Wirkung", „Wirksamkeit" und „therapeutischer Nutzen". In: Rationale Therapie-Grundfragen der Arzneiverordnung. MPS, Mainz 1985.

[31] Staessen, J., R. Fagard, P. Lijnen, et al.: Indications for antihypertensive treatment. In: Primary hypertension (W. Kaufmann, G. Bönner, R. Lang, et al., Hg.) Springer, Berlin-Heidelberg-New York-Tokyo 1986.

[32] Weber, E.: Compliance-Meßmethoden. In: 3. Internationales Kolloqium über Patienten-Compliance der Bayer-AG. (G. P. Albus, W. Kaufmann, Hg.). Medical Tribune, Wiesbaden 1985.

[33] Wilhelmsen, L.: Treatment with Beta-Blockers after myocardial infarction. In: Secondary prevention of coronary heart disease (K. Pyörälä, et al. Hg.). Thieme, Stuttgart-New York 1983.

[34] Wilkins, R., O. B. Adams: Healthfulness of life. The Institute for Research on Public Policy, Montreal 1978.

Autorenverzeichnis

Alexander, M., Prof. Dr., Freie Universität Berlin, Universitätsklinikum Charlottenburg, Med. Klinik u. Poliklinik, Spandauer Damm 130, D-1000 Berlin 19

Benkert, O., Prof. Dr., Dir. der Psychiatrischen Klinik, Langenbeckstraße 1, D-6500 Mainz

Berger, C., Dr., Med. Hochschule Hannover, Dep. für Innere Medizin, Abt. für Kardiologie, Karl-Wiechert-Allee 9, D-3000 Hannover 61

Bolte, H. D., Prof. Dr., Zentralklinikum Augsburg, Medizinische Klinik, Stenglinstr. 2, D-8900 Augsburg

Cremer, P., Dr., Universität Göttingen, Zentrum Innere Medizin, Abt. für Klinische Chemie, Robert-Koch-Str. 40, D-3400 Göttingen

Diehm, C., Prof. Dr., Universität Heidelberg, Medizinische Klinik, Abt. für Kardiologie, Bergheimer Str. 58, D-6900 Heidelberg 1

Dienstl, F., Prof. Dr., Universitätsklinik für Innere Medizin, Anichstr. 35, A-6020 Innsbruck

Distler, A., Prof. Dr., Freie Universität Berlin, Klinikum Steglitz, Abt. für allgemeine Innere Medizin und Nephrologie, Hindenburgdamm 30, D-1000 Berlin 45

Eckerskorn, U., Dr., Rheinische Friedrich Wilhelms Universität Bonn, Universitäts-Augenklinik, Abt. für Exp. Ophthalmologie, Sigmund-Freud-Str. 25, D-5300 Bonn 1

Follath, F., Prof. Dr., Kantonsspital Basel, Departement Innere Medizin, Abt. für klinische Pharmakologie, Ch-4031 Basel

Freissmuth, M., Dr., Universität Wien, Pharmakologisches Institut, Währinger Str. 13a, A-1090 Wien

Frölich, J. C., Prof. Dr., Medizinische Hochschule Hannover, Institut für klinische Pharmakologie, Konstanty-Gutschow-Str. 8, D-3000 Hannover 61

Göthert, M., Prof. Dr., Universität Bonn, Institut für Pharmakologie und Toxikologie, Reuterstr. 2b, D-5300 Bonn 1

Gramer, E., Priv. Doz. Dr., Universitäts-Augenklinik, Joseph-Schneider-Str. 11, D-8700 Würzburg

Gülker, H., Prof. Dr., Medizinische Universitätsklinik, Albert-Schweitzer-Str. 33, D-4400 Münster

Gundert-Remy, U., Prof. Dr., Bundesgesundheitsamt, Institut für Arzneimittel, Seestr. 10, D-1000 Berlin 65

Haeusler, G., Prof. Dr., E. Merck, Pharmazeutische Forschungsabteilung, Postfach 4119, D-6100 Darmstadt

Hasenfuß, G., Dr., Medizinische Universitätsklinik, Abt. Innere Medizin III, Hugstetter Str. 55, D-7800 Freiburg/Br.

Hausleithner, V., Dr., Universität Wien, Pharmakologisches Institut, Währinger Str. 13a, A-1090 Wien

Hjalmarson, Å., M. D., Ph. D., Universität Göteborg, Sahlgren's Hospital, Departement of Medicine I, Sahlgrenska Sjukhuset, S-41345 Göteborg

Hockwin, O., Prof. Dr., Rheinische Friedrich Wilhelms Universität Bonn, Universitäts-Augenklinik, Abt. für Exp. Ophthalmologie, Sigmund-Freud-Str. 25, D-5300 Bonn 1

Holz-Slomczyk, M., Dr., Bundesgesundheitsamt, Institut für Arzneimittel, Seestr. 10, D-1000 Berlin 65

Janka, H. U., Priv. Doz. Dr., Akademisches Lehrkrankenhaus München-Schwabing, III. Med. Abteilung, Kölner Platz 1, D-8000 München 40

Just, H., Prof. Dr., Medizinische Universitätsklinik, Abt. Innere Medizin III, Hugstetter Straße 55, D-7800 Freiburg/Br.

Kemkes, B., Dr., Ludwig-Maximilians-Universität, Klinikum Großhadern, Herzchirurgische Klinik, Marchionistr. 15, D-8000 München 70

Krawietz, W., Prof. Dr., Ludwig Maximilians-Universität München, Zentralklinikum Augsburg, Medizinische Klinik I, D-8900 Augsburg

Krämer, B., Prof. Dr., Med. Universitätsklinik, Abt. Innere Medizin III (Kardiologie), Bergheimer Str. 58, D-6900 Heidelberg

Krämer, G., Dr., Med. Universitätsklinik, Abt. Innere Medizin III (Kardiologie), Bergheimer Str. 58, D-6900 Heidelberg

Kreuzer, H., Dr., Universität Göttingen, Zentrum Innere Medizin, Abt. für Kardiologie und Pulmologie, Robert-Koch-Str. 40, D-3400 Göttingen

Kübler, W., Dr., Med. Universitätsklinik, Abt. Innere Medizin III (Kardiologie), Bergheimer Str. 58, D-6900 Heidelberg

Lehnert, T., Dr., Bundesgesundheitsamt, Institut für Arzneimittel, Seestr. 10, D-1000 Berlin 65
Lichtlen, P., Prof. Dr., Med. Hochschule Hannover, Dept. für Innere Medizin, Abt. für Kardiologie, Karl-Wiechert-Allee 9, D-3000 Hannover 61
Lüderitz, B., Prof. Dr., Universität Bonn, Abt. Innere Medizin, Kardiologie, Sigmund-Freud-Str. 25, D-5300 Bonn 1
Matthys, H., Prof. Dr., Albert-Ludwigs-Universität, Klinikum, Abt. Pulmologie, Hugstetter Str. 55, D-7800 Freiburg
Mecklenburg, R., Bundesgesundheitsamt, Institut für Arzneimittel, Seestr. 10, D-1000 Berlin 65
Meesmann, W., Prof. Dr., Direktor des Instituts für Pathophysiologie, Universitätsklinikum Essen, Hufelandstr. 55, D-4300 Essen
Meinertz, T., Prof. Dr., Universität Freiburg, Medizinische Klinik, Abt. Innere Medizin III, Hugstetter Str. 55, D-7800 Freiburg
Mörl, H., Prof. Dr., Diakonissenkrankenhaus, Innere Abteilung, Speyerer Str. 91 – 93, D-6800 Mannheim
Nees, S., Dr., Universität München, Physiologisches Institut, Pettenkoferstr. 12, D-8000 München 2
Neubert, D., Prof. Dr., Freie Universität Berlin, Institut für Toxikologie und Embryonalpharmakologie, Garystr. 5, D-1000 Berlin 33
Palm, D., Prof. Dr., Klinikum der J. W. Goethe Universität, Zentrum Pharmakologie, Theodor-Stern-Kai 7, D-6000 Frankfurt
Paßfall, J., Dr., Freie Universität Berlin, Klinikum Steglitz, Abt. für allgemeine Innere Medizin und Nephrologie, Hindenburgdamm 30, D-1000 Berlin 45
Quiring, K., Prof. Dr., Bundesgesundheitsamt, Institut für Arzneimittel, Seestr. 10, D-1000 Berlin 65
Raberger, G., Prof. Dr., Universität Wien, Pharmakologisches Institut, Währinger Str. 13a, A-1090 Wien
Rafflenbeul, W., Prof. Dr., Med. Hochschule Hannover, Dep. für Innere Medizin, Abt. für Kardiologie, Karl-Wiechert-Allee 9, D-3000 Hannover 61
Rahn, K. H., Prof. Dr., Universität Limburg, Departement Innere Medizin, Abt. Nephrologie/Hypertonie/Klinische Pharmakologie, Postfach 1918, NL-6201 BX Maastricht
Schnieders, B., Prof. Dr., Bundesgesundheitsamt, Institut für Arzneimittel, Seestr. 10, D-1000 Berlin 65
Schölmerich, P., Prof. Dr., Akademie der Wissenschaften und der Literatur, Geschwister-Scholl-Str. 2, D-6500 Mainz
Schömig, A., Prof. Dr., Universität Heidelberg, Abt. Innere Medizin III, Bergheimer Str. 58, D-6900 Heidelberg
Scholz, H., Prof. Dr., Universitätskrankenhaus Eppendorf, Abt. Allgemeine Pharmakologie, Martinistr. 52, D-2000 Hamburg 20
Schröder, R., Prof. Dr., Freie Universität Berlin, Klinikum Steglitz, Abt. Innere Medizin/Schwerpunkt Pneumologie und Kardiologie, Hindenburgdamm 30, D-1000 Berlin 45
Schuster, J., Dr., Bundesgesundheitsamt, Institut für Arzneimittel, Seestr. 10, D-1000 Berlin 65
Schütz, W., Dr., Universität Wien, Pharmakologisches Institut, Währinger Str. 13a, A-1090 Wien
Seidel, D., Prof. Dr., Universität Göttingen, Zentrum Innere Medizin, Abt. für Klinische Chemie, Robert-Koch-Str. 40, D-3400 Göttingen
Sleight, P., Prof. Dr., Universität Oxford, John Radcliffe Hospital, Abt. Kardiologie, U.K. Headington, Oxford OX9 DU
Spieckermann, P. G., Prof. Dr., Universität Wien, Institut für med. Physiologie, Schwarzspanierstr. 17, A-1090 Wien
Stolle, A., Dr., Universität Göttingen, Zentrum Innere Medizin, Abt. für Klinische Chemie, Robert-Koch-Str. 40, D-3400 Göttingen
Strasser, R. H., Dr., Universität Heidelberg, Med. Klinik, Abt. Innere Medizin III, Bergheimer Str. 58, D-6900 Heidelberg
Stumpe, K. O., Prof. Dr., Universität Bonn, Medizinische Poliklinik, Wilhelmstr. 35 – 37, D-5300 Bonn
Wellstein, A., Dr., Klinikum der J. W. Goethe Universität, Zentrum Pharmakologie, Theodor-Stern-Kai 7, D-6000 Frankfurt
Wendtlandt, W., Dr., Biomedizinische Forschungsgesellschaft m.b.H., St.-Peter-Str. 25, A-4020 Linz
Wetzel, H., Dr., Psychiatrische Klinik, Langenbeckstr. 1, D-6500 Mainz

Kolibri 360 GmbH
Ferdinand-Jühlke-Straße 7
99095 Erfurt, Deutschland
produktsicherheit@kolibri360.de